PLASTISCHE OPERATIONEN AN KOPF UND HALS

ERSTER BAND

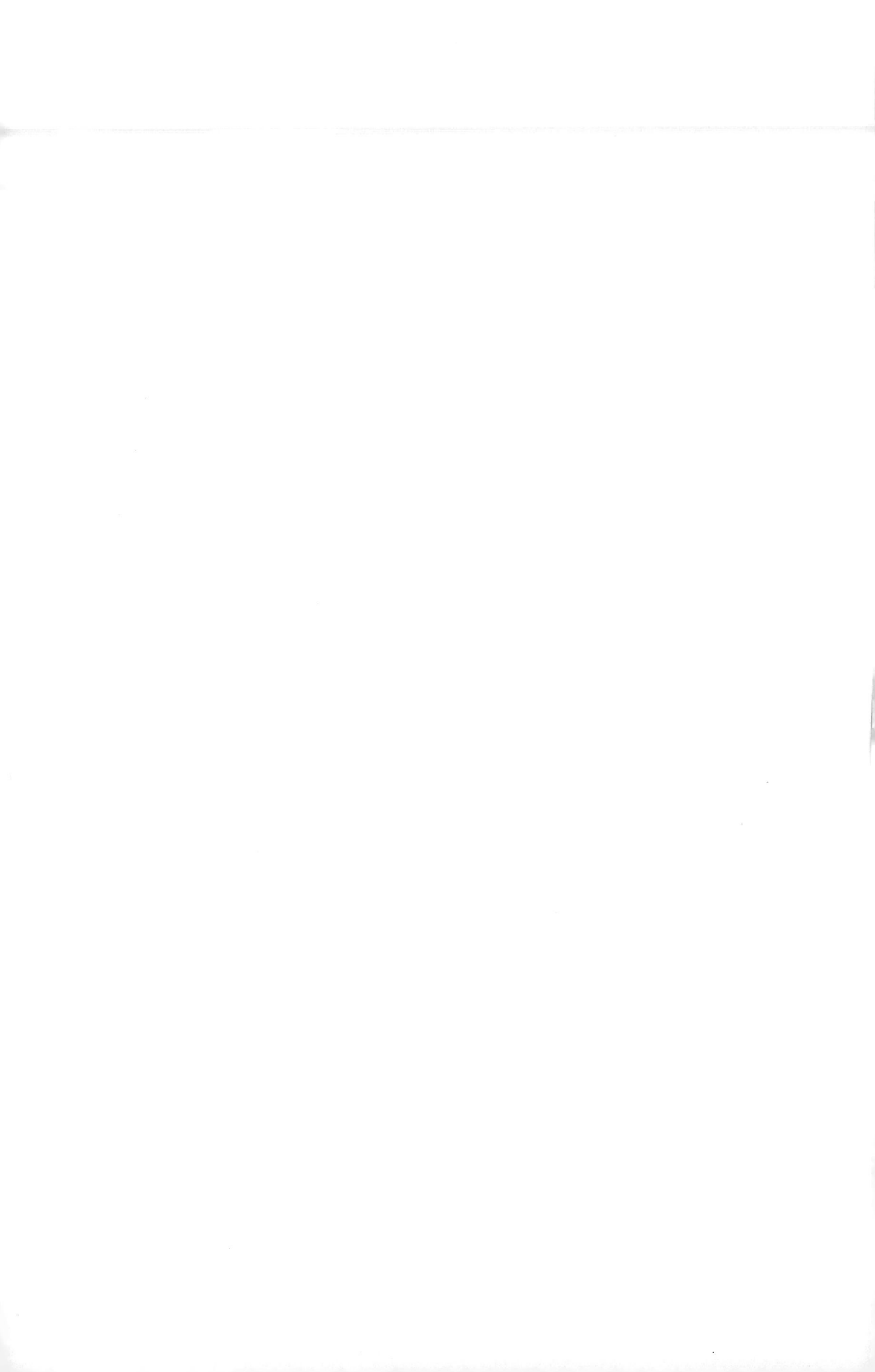

PLASTISCHE OPERATIONEN AN KOPF UND HALS

IN ZWEI BÄNDEN

ERSTER BAND

KORRIGIERENDE UND REKONSTRUKTIVE NASENPLASTIK

VON

H. J. DENECKE
PROFESSOR (APL.) DR. MED.,
OTO-RHINO-LARYNGOLOGE IN HEIDELBERG

UND

RUDOLF MEYER
DR MED, MÉDICIN ADJOINT FUR PLASTISCHE CHIRURGIE
AN DEN UNIVERSITÄTSKLINIKEN LAUSANNE (EHEMALS ST GALLEN)

MIT 515 GRÖSSTENTEILS FARBIGEN ABBILDUNGEN

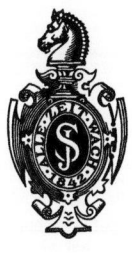

SPRINGER-VERLAG BERLIN HEIDELBERG GMBH

ISBN 978-3-642-49621-9   ISBN 978-3-642-49914-2 (eBook)
DOI 10.1007/978-3-642-49914-2

Alle Rechte, insbesondere das der Übersetzung in fremde Sprachen, vorbehalten

Ohne ausdrückliche Genehmigung des Verlages ist es auch nicht gestattet, dieses Buch oder Teile daraus auf photomechanischem Wege (Photokopie, Mikrokopie) oder auf andere Art zu vervielfältigen

© by Springer-Verlag Berlin Heidelberg 1964

Ursprünglich erschienen bei Springer-Verlag OHG, Berlin · Gottingen · Heidelberg

Softcover reprint of the hardcover 1st edition 1964

Library of Congress Catalog Card Number 64-22231

Die Wiedergabe von Gebrauchsnamen, Handelsnamen, Warenbezeichnungen usw. in diesem Werk berechtigt auch ohne besondere Kennzeichnung nicht zu der Annahme, daß solche Namen im Sinn der Warenzeichen- und Markenschutz-Gesetzgebung als frei zu betrachten wären und daher von jedermann benutzt werden durften

Titel-Nr. 0150

Geleitwort

> ... fungar vice cotis, acutum
> reddere quae ferrum valet exsors ipsa secandi
> (HORATIUS — Ars poetica)

Era da prevedere che dopo parentesi assai lunga di silenziosa elaborazione, al grande sviluppo della chirurgia plastica ed al suo affermarsi come «specialità» generalmente riconosciuta, seguisse la fioritura di testi vari di mole e di intenzione a quella dedicati.

Lodevoli opere quasi tutte ma per la maggior parte riflettenti massima la preoccupazione degli autori di esibire i più brillanti risultati raggiunti anzichè indicare con sufficiente chiarezza e dettaglio i mezzi più idonei a conseguirli.

Ma ecco finalmente uscire per le stampe questi volumi splendidi di veste dove gli Autori, pur valentissimi chirurghi, quasi dappertutto rinunciano a far bella mostra di sè col fotografico sciorinamento di quanto pur sanno fare ed invece con modestia pari a quella dell'antico Poeta esporre ogni più riposto dettaglio di interventi fondamentali o meno comuni valendosi del sussidio di figure di rigorosa rispondenza e di insuperata artistica efficacia.

Opera questa destinata ad imporsi ed a rimanere proprio perchè di essa può farsi il raro elogio d'essere veramente strumento di lavoro cui tanti chirurghi non mancheranno di fare frequente ricorso onde affinare la propria esperienza proprio come Orazio pensava dovesse essere dell'opera sua.

Nobile fatica quella che sopratutto si propone di migliorarci in ciò che vogliamo apprendere e questo anche se a proposito di così difficile impresa bisogna pur richiamare il monito di un altro Poeta sollecito a ricordare che solo un tanto dell'Arte può essere insegnato, chè il resto è tuttavia l'Artista che se lo deve da solo imparare...

... nur ein Teil der Kunst kann gelehrt werden:
der Künstler macht das Ganze! (GOETHE)

Milano, 1964 G. SANVENERO-ROSSELLI

Es war vorauszusehen, daß in der plastischen Chirurgie auf eine ziemlich lange Zeitspanne stiller Entwicklung zu hohem Stand und zu der Behauptung als allgemein anerkanntes Spezialfach das Erscheinen von an Umfang und Tendenz verschiedenartigen Büchern folgen würde.

Diese Werke sind fast alle lobenswert, doch spiegeln sie zum großen Teil die Absicht der Autoren wider, ihre brillantesten Resultate zu zeigen, statt mit genügender Klarheit und unter Darlegung der Einzelheiten die geeignetsten Operationswege aufzuzeigen und zu verfolgen.

Nun erscheint hier endlich ein Werk, herrlich in seiner Aufmachung, dessen Autoren fast gänzlich darauf verzichten, sich durch die photographische Wiedergabe ihres Könnens ins beste Licht zu setzen, obwohl sie sehr tüchtige Operateure sind, und dafür jede verborgenste Einzelheit der grundlegenden und auch der weniger verbreiteten Operationsverfahren darstellen, eine Bescheidenheit, die der des großen Dichters der Antike gleichkommt. Sie benutzen dabei Abbildungen von größter Genauigkeit und von unübertroffener künstlerischer Wirksamkeit.

Dieses Werk ist dazu bestimmt, sich durchzusetzen und von bleibendem Wert zu sein, weil ihm das seltene Lob zukommt, wirklich ein Arbeitsinstrument zu sein, an das sich viele Operateure häufig wenden werden, um ihre eigene Erfahrung zu verfeinern, gerade so, wie Horaz es gedacht hat, daß es mit seinem Werk geschehen solle.

Es ist ein edles Bestreben, welches sich vor allem darum bemüht, uns in dem zu verbessern, was wir lernen wollen, und das auch, wenn man sich bei einem so schwierigen Vorhaben noch das Wort eines anderen Dichters in Erinnerung rufen muß, der besorgt war, uns darauf hinzuweisen, daß nur ein Teil der Kunst gelehrt werden kann, der Rest aber vom Künstler selbst erlernt werden muß:

... nur ein Teil der Kunst kann gelehrt werden:
der Künstler macht das Ganze! (GOETHE)

Mailand, 1964   G. SANVENERO-ROSSELLI

Vorwort

Auf Anregung der in der Praxis tätigen Hals-, Nasen-, Ohrenärzte haben die beiden Autoren ihre Erfahrungen auf dem Gebiet der korrigierenden und der rekonstruktiven Chirurgie des Faches sowie der angrenzenden Gebiete niedergelegt und aus der sehr umfangreichen Literatur diejenigen Operationsverfahren herausgezogen, deren Kenntnis ihnen zweckmäßig erschien. Sie sind von der Voraussetzung ausgegangen, daß eine derartige Operationslehre dem Leser die Technik in Wort und Bild näherbringen soll. Bei der Auswahl des Bildmaterials ist bewußt auf zeichnerische Darstellungen zurückgegriffen worden, während Erfolgsphotogramme, die das Buch wesentlich kostspieliger gestaltet hätten zurückgestellt wurden, zumal bekanntlich jeder Operateur gute und schlechte Resultate vorweisen kann und aus den Photogrammen der Ablauf einer Operation nicht ersichtlich ist.

Das Buch soll es dem Operateur ermöglichen, sich ohne Zeitverlust vor und während eines Eingriffs zu orientieren. Frische Unfallverletzungen, die einer sofortigen Versorgung bedürfen, stellen den weniger erfahrenen Operateur oft überraschend vor schwierige plastische Aufgaben. Wird während des ersten Eingriffs auf das spätere kosmetische Resultat zu wenig Rücksicht genommen so kann dieses Versäumnis häufig nur durch größere plastische Operationen ausgeglichen werden, und auch dann kann es schwierig sein, leidlich gute Resultate zu erzielen. Die besten Chancen werden auf diese Weise vergeben.

Ähnlich verhält es sich in der Tumorchirurgie des Gesichtsschädels und des Halses. Bei der Tumorexstirpation wird der in der plastischen Chirurgie erfahrene Operateur wesentlich günstigere kosmetische Resultate erzielen als der unerfahrene. Auch in diesen Fällen läßt sich der rekonstruktive Eingriff in der Regel besser frühzeitig im unmittelbaren Anschluß an den Haupteingriff durchführen als zu einem späteren Zeitpunkt, wenn Vernarbung eingetreten ist. In der Tumor- und Unfallchirurgie der Nase und ihrer Nebenhöhlen hat man es bei ausgedehnten Tumoren und schweren Verletzungen auch mit der Chirurgie der Dura und des benachbarten Schädels zu tun. Die Orbita kann ebenfalls mit ergriffen sein und der plastischen Versorgung bedürfen.

Auf dem Gebiet des Ohres liegen die Verhältnisse ähnlich. Tiefer greifende Prozesse können die Dura und Teile des angrenzenden Schädels mitbefallen haben und neben der auf die Ausheilung der Erkrankung gerichteten Chirurgie eine plastische Versorgung notwendig machen.

Im Bereich des Kehlkopfes, der Luftröhre und des Halsoesophagus haben die Autoren die Beschreibung der Operationstechniken da begonnen, wo der allgemeinlaryngologische Eingriff als beendet betrachtet werden kann und die plastische Versorgung beginnt. Der Standpunkt der Autoren, daß der ursprüngliche, einen Defekt hinterlassende Eingriff und der plastische Ersatz in einer Hand liegen sollen, bleibt dadurch unberührt. Die Technik der allgemeinlaryngologischen Eingriffe kann in anderen Operationslehren nachgelesen werden.

Für die Korrektur von Entstellungen, die durch Eingriffe bei entzündlichen zum Teil auch knochenzerstörenden Prozessen entstanden sind, haben die Autoren versucht, Operationsmethoden in den verschiedensten Modifikationen darzulegen. Daß auch die Korrektur der Mißbildungen, wie die der Lippen-Kiefer

Gaumenspalten, der Choanalatresien, der Mikrotie, der Fisteln u. a. m., weitgehend berücksichtigt wurde, ist selbstverständlich. — Im Bereich von Nase, Rachen, Kehlkopf, Luft- und Speiseröhre ist auch auf Operationsverfahren eingegangen worden, die die Funktion dieser Organe verbessern oder wiederherstellen. — Die Zunahme der Strahlentherapie im Bereich des Kopfes und des Halses verlangt heute öfter die Durchführung von korrigierenden und rekonstruktiven Eingriffen, die in ernährungsgestörtem Gebiet unter erschwerten Bedingungen erfolgen müssen. Auch zu diesen Problemen sowie zu den Fragen der plastischen Chirurgie am alternden Patienten und im Greisenalter ist Stellung genommen worden.

Das hier Dargelegte soll andere Operationslehren nicht ersetzen, sondern sie nur insofern ergänzen, als es eine Darstellung des in der heutigen Zeit sehr wichtig gewordenen Fachgebietes der plastischen Chirurgie aus der Sicht des Oto-Rhino-Laryngologen bringt. Aus dem fast unübersehbaren Schrifttum, in dem zum Teil völlig gegensätzliche Ansichten vertreten werden, soll dem Leser hier das von den Autoren für wesentlich Erachtete nahegebracht werden. Während in den bisher erschienenen Werken über plastische Chirurgie überwiegend die eigenen Verfahren der Autoren abgehandelt worden sind, soll hier das von verschiedenen Operateuren Erprobte dargelegt werden.

Die Einteilung ist so vorgenommen worden, daß der erste Band die plastischen Eingriffe an der Nase und einige Grundtechniken der plastischen Chirurgie umfaßt, während im zweiten Band die plastischen Operationen im Bereich des übrigen Gesichtes, der Ohren und des Halses einschließlich des Larynx, der Halstrachea und des Pharynx dargestellt sind.

Das Literaturverzeichnis umfaßt die gesamte Weltliteratur, soweit sie erreichbar war. Es befindet sich, kapitelweise geordnet, am Ende jeden Bandes. — Das Sachregister wurde möglichst ausführlich ausgearbeitet, um dem Operateur das Aufsuchen der einzelnen Operationsverfahren und ihrer Phasen zu erleichtern. Es wurde ebenfalls für jeden Band getrennt aufgestellt. — Durch die große räumliche Entfernung der Wohnsitze der beiden Autoren von einander und die damit verbundenen Schwierigkeiten wurde das Erscheinen des Werkes etwas verzögert.

Herrn H. BRAND, der seine Abbildungen in Deutschland fertigte, und Herrn H. SCHUMACHER, der infolge der Großzügigkeit des Verlages in der Schweiz arbeiten konnte, sprechen die Autoren ihre Anerkennung und ihren Dank aus. Beide Herren haben die Abbildungen mit großem Geschick und unerhörtem Fleiß hergestellt. Unermüdlich haben sie sich in die oftmals schwierigen anatomischen Belange der einzelnen Operationsverfahren hineingedacht und auf diese Weise sehr eindrucksvolle Abbildungen geschaffen.

Bei der Einteilung und Formulierung des Textes war uns Frau Dr. med. MARIA-URSULA DENECKE, Fachärztin für Hals-, Nasen- und Ohrenkrankheiten, außerordentlich behilflich. Von ihr wurde auch das Sachregister zusammengestellt. Die Autoren sagen ihr ihren aufrichtigen Dank dafür, daß sie ihnen außer ihrer Gabe, den Text gut verständlich auszuarbeiten und übersichtlich einzuteilen auch ihre große Erfahrung zur Verfügung stellte, die sie in über einem Jahrzehnt beim Sachregisteranstrich des Zentralblattes für Hals-, Nasen- und Ohrenheilkunde gesammelt hat.

Dem Springer-Verlag sei für das Vertrauen, das er uns entgegengebracht hat, und die hervorragende Ausstattung des Werkes unser ganz besonderer Dank ausgesprochen.

Heidelberg/Lausanne, Frühjahr 1964   H. J. DENECKE
RUDOLF MEYER

Inhaltsverzeichnis

Allgemeiner Teil

A. Geschichte der Nasenplastik 1
B. Anatomie der Nase. 2
C. Physiologie der Nase 13
D. Form, Winkel und Maße 14
E. Dokumentation 18
F. Allgemeine Indikation zu den korrigierenden und rekonstruktiven Eingriffen . . . 22
G. Psychologische Vorbereitung und juristische Fragen 25
H. Operationssaal und Beleuchtungsquellen 26
J. Allgemeines zu Anaesthesie und Medikation 30
K. Technik der Lokalanaesthesie bei der Nasenplastik 37
L. Instrumentarium für die Nasenplastik 39

Spezieller Teil

A. Korrigierende Nasenplastik 41
    I. Incisionen 41
    II. Décollement über dem Nasenrücken und den seitlichen Nasenwänden. Transfixion 42
    III. Korrektur der knöchernen Nase 44
        1. Höckerabtragung 44
        2. Korrektur der isolierten knöchernen Breitnase 67
        3. Korrektur der Breitnase bei Ozaena 70
        4. Korrektur der zu schmalen knöchernen Nase 74
    IV. Formung der Nasenspitze einschließlich der Flügelknorpel und der Columella 76
        1. Allgemeines zu den Nasenspitzenplastiken, erforderliche Incisionen 76
        2. Knorpelexcisionen am Septum 77
        3. Korrigierende Eingriffe an den Flügelknorpeln 82
            a) Luxationsmethode. 82
            b) Eversionsmethode 84
            c) Incisionen und Excisionen an den Flügelknorpeln zu ihrer Modellierung 87
        4. Korrektur des Nasolabialwinkels und Fixation der neumodellierten Spitze 100
    V. Totalverkleinerung der Nase 105
    VI. Eingriffe bei besonderen Stellungsanomalien und Formstörungen der Nasenflügel 105
        1. Korrektur des Ansaugens der Nasenflügel (Flügelkollaps) 105
        2. Korrektur abnorm geformter Nasenflügel 108
    VII. Eingriffe bei besonderen Stellungsanomalien und Formstörungen der Columella 110
        1. Verschmälerung der zu breiten Columella 110
        2. Hebung der hängenden Columella 111
        3. Verkürzung der Columella. 112
        4. Verlängerung der Columella 113
        5. Korrektur des Schiefstands der Columella 115
        6. Korrektur des Nasolabialwinkels und der „hidden Columella" 116
    VIII. Korrekturen am Nasenseptum in ihrer Beziehung zur Rhinoplastik 117
        1. Allgemeines 117
        2. Submuköse Septumresektion nach KILLIAN 120
        3. Septumplastiken 124
        4. Korrektur der knöchernen und knorpeligen Schiefnase in Kombination mit dem Eingriff am Septum 137
        5. Verschluß der Septumperforationen 140
        6. Dermatoplastik am Nasenseptum und in der Nasenhöhle 143

IX. Korrektur der Sattelnase 144
1. Allgemeines 144
2. Korrektur der leichtgradigen Sattelnase durch naseneigenes Gewebe . . . 145
   a) Korrektur mit Septumknorpel 145
   b) Korrektur mit Flugelknorpel 146
   c) Korrektur durch Verschmalerung 148
   d) Korrektur mit Dreiecksknorpel 148
3. Korrektur der Sattelnase durch Einschlusse 149
   a) Geschichtliche und allgemeine Daten zur Aufbereitung der Transplantate 150
      α) Knorpel 150
         Knorpelbank S. 151. — Gewinnung von Ohrknorpel als Autotransplantat S. 151. — Verpflanzung von zerstuckeltem Knorpel als Autotransplantat S. 152. — Meniscusknorpel als Homotransplantat S. 152. — Heterotransplantation von Knorpel S. 153. — Homotransplantation von Knorpel S. 155.
      β) Knochen 155
         Autotransplantation von Knochen S. 155. — Auto- und homotransplantierte Knochen in der Nase S. 156. — Homotransplantation von Knochen S. 157.
   b) Entnahme, Verarbeitung und Einfuhrung der Transplantate 158
      α) Knorpel 158
         Knorpelentnahme aus der Rippe S. 161. — Formgestaltung des Transplantates S. 164. — Knorpeltransplantation bei Kindern und alten Patienten S. 166.
      β) Knochen 167
         Entnahme aus der Crista iliaca S. 167. — Entnahme aus der Tibia S. 169. — Knochenbank fur Nasenspane S. 169. — Transplantation von zerstuckeltem Knochen. Morcellement Bonechips S. 171. — Resultate bei Knochentransplantationen in die Nase S. 171.
      γ) Dermalappen als Transplantat fur die Sattelnasenplastik 174
   c) Alloplastisches Material fur die Nase 174
      α) Fruhere Implantate 174
      β) Heute gebrauchliche Implantate 176
         Harte Kunststoffe S. 176. — Weiche Kunststoffe S. 180. — Chemie der Kunststoffe S. 181. — Metalle S. 183. — Charakteristica des alloplastischen Materials S. 184.
   d) Incisionen fur die Einschlußplastik bei der Sattelnase 185
   e) Fixation der Einschlusse 187

X. Korrektur der Stulp- oder Schrumpfnase 189
1. Verschiebe- und andere Lappenplastiken 190
2. Endonasale Prothesen und Retentionsapparate 198

XI. Korrektur des Rhinophyms 200

XII. Versorgung der Nasenverletzungen 206
1. Frische Verletzungen der Nasenweichteile 206
2. Alte Verletzungen der Nasenweichteile 208
3. Frakturen des knochernen und knorpeligen Nasengerustes 208
4. Fixation der korrigierten Nasenfraktur 216
5. Plastischer Verschluß von Durafisteln im Bereich der Nase und ihrer Nebenhohlen 223

XIII. Plastische Operationen im Bereich der Glabella und der Stirnhohle 226

XIV. Korrektur der Hasenschartennase 230
1. Korrektur der einseitigen Hasenschartennase 230
   Primaroperation S. 230. — Sekundaroperation S. 232.
2. Korrektur der beiderseitigen Hasenschartennase 248

XV. Beseitigung der Atresien und Stenosen der Nase 259
1. Korrektur der vorderen Atresien und Stenosen der Nase 259
2. Korrektur der Choanalatresie 268

		a) Perseptaler Operationsweg 270
		b) Permaxillarer Operationsweg 271
		c) Endonasaler Operationsweg 271
		d) Transpalatinaler Operationsweg 273
		e) Operatives Vorgehen bei narbigem Choanalverschluß 275
	3.	Korrektur der naso-pharyngealen Atresien und Stenosen 276
XVI.	Plastiken bei angeborenen Mißbildungen der Nase 285
	1.	Monstren (Cyclopie-Cyclopenauge bei Arhinie) 285
	2.	Korrektur kongenitaler Spalten im Bereich der Nase 286
		a) Mediane Nasenspalte 286
		b) Doppelbildungen 295
		c) Laterale Nasenspalten 296
	3.	Korrektur der genetisch zu den Gesichtsspalten gehörigen Mißbildungen . 297
		a) Korrektur der Aplasie der Nase 297
		b) Korrektur der Proboscis lateralis 298
		c) Korrektur der Nase bei doppelseitiger Gesichtsspalte 302
		d) Beseitigung der medianen Nasenfisteln und Dermoidcysten 302
		e) Korrektur weiterer Mißbildungen der Nase 308
		α) Korrektur der Flachnase 308
		β) Korrektur der Mikrorhinie 309
		γ) Plastik bei Fehlen des Septums 309
		δ) Quere Stränge durch die Nase 309

B. Rekonstruktive Nasenplastik (Ersatzplastik) 309

  I. Rekonstruktion der Columella 309

    1. Rekonstruktion der Columella durch Lappen aus der Nachbarschaft . . . 310

    2. Rekonstruktion der Columella durch Fernlappen 319

 II. Zusammengesetzte Ohrmuscheltransplantate („composite grafts") für die Ersatzplastik der Columella und der Nasenflügel 334

      Geschichtliche Entwicklung der composite grafts S. 334. — Untersuchungen über die Einheilung freier zusammengesetzter Ohrmuscheltransplantate S. 334. — Indikation S. 336. — Technisches Vorgehen bei der Entnahme von composite grafts und der Versorgung der Entnahmestelle S. 336. — Technisches Vorgehen beim Einnähen von composite grafts S. 339. — Verbandstechnik S. 341. — Ergebnisse S. 341. — Weitere Möglichkeiten S. 341.

 III. Rekonstruktion der Nasenflügel 343

    1. Lokale Rekonstruktionsverfahren 343

    2. Rekonstruktion durch Lappen aus der Nachbarschaft 352

    3. Rekonstruktion durch Septumlappen 358

    4. Rekonstruktion durch Fernlappenplastik 359

      a) Stirnlappen 359

      b) Halslappen 363

      c) Fronto-temporaler Lappen 364

      d) Lappen aus dem Oberarm (italienische Methode) 366

 IV. Rekonstruktion der Nasenspitze 369

    1. Rekonstruktion durch Lappen aus der Nachbarschaft 369

    2. Rekonstruktion durch Fernlappen 373

      a) Stirnlappen 373

      b) Fronto-temporale Lappen 377

      c) Rundstiellappen von Kopf und Hals 379

      d) Visierlappen 382

      e) Lappen aus dem Arm 382

      f) Reimplantation der Nase 384

 V. Rekonstruktion bei weiteren partiellen Defekten der Nase (laterale Nasenwand und Nasenrücken) 385

    1. Rekonstruktion durch freie Ganzhauttransplantate 385

    2. Rekonstruktion durch Verschiebelappen nach der geraden Linie 387

        3. Rekonstruktion durch Rotations- und Transpositionslappen aus der Wange 387
        4. Rekonstruktion durch Rotations- und Transpositionslappen aus der Stirn 392
        5. Rekonstruktion durch fronto-temporale Lappen 395
        6. Rekonstruktion durch Septumlappen 396
        7. Rekonstruktion durch Insellappen 396
        8. Rekonstruktion durch Rundstiellappen 399
        9. Rekonstruktion durch abdomino-brachialen Sandwichlappen 403
   VI. Subtotale und totale Ersatzplastik der Nase 404
        1. Die indische und die italienische Methode 404
        2. Rekonstruktion durch Visierlappen oder Bruckenlappen 419
        3. Rekonstruktion durch fronto-temporale Lappen 421
        4. Rekonstruktion durch Rundstiellappen 421
   VII. Plastisches Vorgehen bei Nasentumoren 432
        1. Zugangswege und Rekonstruktionen nach Tumorabtragung an und in der
           Nase 432
        2. Versorgung der Defekte des Nasenbodens nach Tumorentfernung . . 436
        3. Behandlung der Hamangiome der Nase 436

C. Anhang 440

   I. Nasenplastik bei Kindern 440

   II. Wundversorgung und Verbande 442

   III. Fehler und Komplikationen bei Nasenplastiken 447

   IV. Sonstige Erkrankungen der Nase in ihrer Beziehung zur plastischen Chirurgie 455
        1. Nasenplastik bei Lupus vulgaris 455
        2. Schleifen und Frasen bei Erkrankungen der Nasenhaut (Dermabrasio) . . 456
        3. Behandlung der Paraffinome der Nase 457

   V. Epithesen 457

Literatur 462

Namenverzeichnis 512

Sachverzeichnis 528

Allgemeiner Teil

A. Geschichte der Nasenplastik

Die Geschichte der Nasenplastik, die die interessanteste der gesamten plastischen Chirurgie ist, kann in drei Perioden eingeteilt werden. Die erste geht in die Steinzeit zurück, aus der die frühesten Aufzeichnungen stammen, die zweite umfaßt die Zeit von 1450 bis 1860, die dritte die letzten hundert Jahre. Schon zwischen 2500 und 600 v.Chr. sind in Indien und Ägypten Nasenplastiken ausgeführt worden. Sowohl in altindischen Schriften als auch in ägyptischen Hieroglyphen finden sich Aufzeichnungen darüber. Vor über 2000 Jahren hat Susruta Samhita die damals übliche Methode der Rekonstruktion der Nase aus Stirnhaut und Wangenhaut in seinem Werk Ayur-Veda beschrieben. Für bestimmte Vergehen gegen Gesetz und Sittlichkeit, aber auch bei Kriegsgefangenen pflegten Nase, Ohren und Lippen abgeschnitten zu werden. Die Wiederherstellung der so verlorengegangenen Körperteile wurde den Comaas übertragen, einer Kaste von Töpfern, die vermutlich wegen ihres Sinnes für Form und Ausdruck und ihrer plastischen Gestaltungsfähigkeit für diese Aufgabe prädestiniert schienen. Die Inder verwendeten zur Wiederherstellung von Nasen auch freie Hautlappen aus dem Gesäß.

Aulus Cornelius Celsus beschrieb aus der alexandrinischen Schule erstaunliche Einzelheiten über Operationen an Nase, Lippen und Augenlidern. Erst im 15. Jahrhundert kam diese chirurgische Technik über Persien und Arabien nach Griechenland und Italien. Um 1450 wurde in der sizilianischen Familie der Branca von Vater und Sohn Hervorragendes geleistet. Zur Wiederherstellung von Nasen bedienten sie sich der indischen Methode. Der Sohn Antonio begann auch, gestielte Lappen vom Oberarm zu verwenden, eine Methode, die ein Jahrhundert später von Gaspare Tagliacozzi wieder aufgegriffen wurde. Tagliacozzi beschrieb diese sog. italienische Methode in seinem berühmten Werk über die plastische Chirurgie. Es ist erstaunlich, bis in welche Einzelheiten das Vorgehen Tagliacozzis der heutigen Technik entspricht, obwohl es inzwischen für hunderte von Jahren in Vergessenheit geraten war. Von Tagliacozzi stammt auch der weise Satz, daß die Rekonstruktion nicht deshalb ausgeführt werde, damit sich das Auge erfreue, sondern um den Geist des Betroffenen aufzuheitern. Er mußte damals verzweifelte Kämpfe gegen die Kirche durchfechten, die auf dem Standpunkt stand, daß Verstümmelungen durch Geburt oder Unglück gottgewollt seien. Nach seinem Tode wurde seine Seele verdammt, sein Körper exhumiert und außerhalb des Friedhofes beigesetzt. Heute steht ihm zu Ehren eine Büste im Universitätsgebäude zu Bologna. Tagliacozzi hatte nur wenige Nachahmer: einen Chirurgieprofessor in Messina, Cortesi, der seine Methode etwas veränderte, und Griffon, einen Wundarzt in Lausanne, der Ende des 16. Jahrhunderts zwei Nasenplastiken an zwei Mädchen mit Erfolg ausgeführt haben soll. Diese zwei Fälle sollen die einzigen sein, die damals außerhalb Italiens operiert worden sind. Weitere Nachfolger Tagliacozzis waren Thomas Fienus aus Antwerpen, der nach Bologna übersiedelte und sein Schüler wurde, und Molinetti, der in Venedig eine Nase plastisch wiederherstellte. Es folgte eine Pause von 2 Jahrhunderten, die des 16. und des 17. Jahrhunderts, in der die plastischen Rekonstruktionen des Gesichts vergessen waren. Sage und Spott befaßten sich mit den Arbeiten TAGLIACOZZIs. Im Jahre 1793 traf aus Indien die Nachricht von gelungenen Nasenplastiken ein. In einer Zeitung von Madras erschien die Beschreibung der Rekonstruktion einer bei einem indischen Ochsentreiber in Kriegsgefangenschaft amputierten Nase durch einen Chirurgen bei Kumar in der Nähe von Poona. 1814 führte der englische Arzt JOSEPH CONSTANTIN CARPUE, der diesen Bericht über die Wiederherstellung aus dem Stirnlappen studiert hatte, die gleiche Operation mit Erfolg an einem Offizier durch. 2 Jahre später ersetzte KARL FERDINAND VON GRÄFE in Berlin einem Soldaten die durch einen Säbelhieb abgeschlagene Nase aus einem Armlappen. Es folgten viele Nachahmer in Frankreich wie DUPUYTREN, DELPECH, LISRANC, LABAT, SERRE, in Italien wie SIGNORINI, BARONI, RIBERI, in England wie HUTCHINSON und SYME, in Rußland wie HÖFFT und DYBECK, in Amerika wie WARREN und in Deutschland wie BECK, BÜNGER, HEIDENREICH und ZEIS. Der bedeutendste war der Berliner Arzt JOHANN FRIEDRICH DIEFFENBACH, der sowohl die indische wie auch die italienische Methode vervollkommnete, aber auch andere Methoden der Nasenplastik und der übrigen Gesichtsplastik einführte. Er soll auch schon die Rundstiellappentechnik beherrscht haben (BÜRKLE DE LA CAMP) und war der einzige der damaligen Pioniere, der noch vor seinem plötzlichen Tode die Entdeckung der Narkose erlebte und mit all seiner Fortschrittlichkeit die dadurch bedingte Revolution der Chirurgie heranrücken sah. Er sagte, die eigene Arbeit werde sich zu den Ergebnissen der Zukunft verhalten „wie rohe Holzdrechslerware zu Bildhauerarbeit oder wie Puppenschnitzwerk zu CANOVAs Meisterwerken". Es war auch DIEFFENBACH, der in seiner 1845 herausgegebenen „Operativen Chirurgie" erstmalig von einer Nasenverkleinerung sprach, ohne jedoch die Technik zu beschreiben. Damit war aber zum ersten Male von der korrektiven Nasenplastik die Rede, die sich in den folgenden Jahrzehnten mit Beiträgen der Amerikaner ROE, INGALS und WEIR weiterentwickelte. Die Ersatzplastik des Nasengerüsts sowie der weitere Ausbau des Ersatzes der äußeren Haut und der Schleimhaut finden als Nasenplastik der Neuzeit um 1860 ihre Anfänge. Um die Jahrhundertwende beginnt die Septumplastik mit INGALS, KRIEG, FREER und KILLIAN. Die erste totale Nasenverkleinerung ohne äußeren Schnitt wurde 1897 durch ROE in New York ausgeführt und beschrieben. Unabhängig von ihm führte 1 Jahr darauf JACQUES JOSEPH in Berlin die gleiche Operation aus. JOSEPH, der bedeutendste Pionier der heutigen korrektiven Nasenplastik, schuf die Grundlagen für die jetzigen Methoden. Seine Benennungen für die korrektiven Eingriffe: Rhinomioplastik, Rhinoorthoplastik und Rhinometaplastik fanden jedoch keinen Anklang. Zu den Pionieren der subcutanen Höckerabtragungen gehören auch GOODALE, SMITH und MONKS, während sich im ersten Weltkrieg GILLIES, BLAIR, DAVENPORT, THOMSON, ZIMMERMANN, SEBILEAU u.a. als Plastiker verdient machten. 1931 publizierte JOSEPH sein für die moderne Nasenplastik immer noch grundlegendes Werk: „Nasenplastik und sonstige Gesichtsplastik".

Auf weitere Einzelheiten der geschichtlichen Entwicklung der Operationsmethoden wird in den entsprechenden Kapiteln eingegangen.

B. Anatomie der Nase

Für den Operateur sind gründliche Vorkenntnisse der Anatomie der Nase von unbedingter Notwendigkeit. Die äußere Nase besteht aus Knochen, Knorpel und Muskeln, wird von Gefäßen und Nerven versorgt und von der äußeren Haut bekleidet. — Nach DIEFFENBACH, dem bedeutenden Pionier der Nasenplastik, ist ,,die Nase das paradoxeste Organ des Menschen. Sie hat die Wurzel oben, den Rücken vorn, die Flügel unten, und man steckt sie am liebsten da hinein, wo sie nicht hingehört".

Die *knöcherne äußere Nase* wird von den Oberkieferknochen, von den Nasenbeinen und teilweise vom Stirnbein gebildet. Die Nasenbeine, Ossa nasalia, der Hauptbestandteil der knöchernen äußeren Nase, bestehen aus einer äußeren und einer inneren Corticalis, die ineinander verfließen können. Sie zeigen die verschiedensten Formen vom unregelmäßigen länglichen Rechteck bis zur Sanduhrform. Die physiologische Schwankung der Nasenbeinlänge liegt zwischen 8 mm und 33 mm. Die obere Breite schwankt zwischen 2 mm und 17 mm, die untere

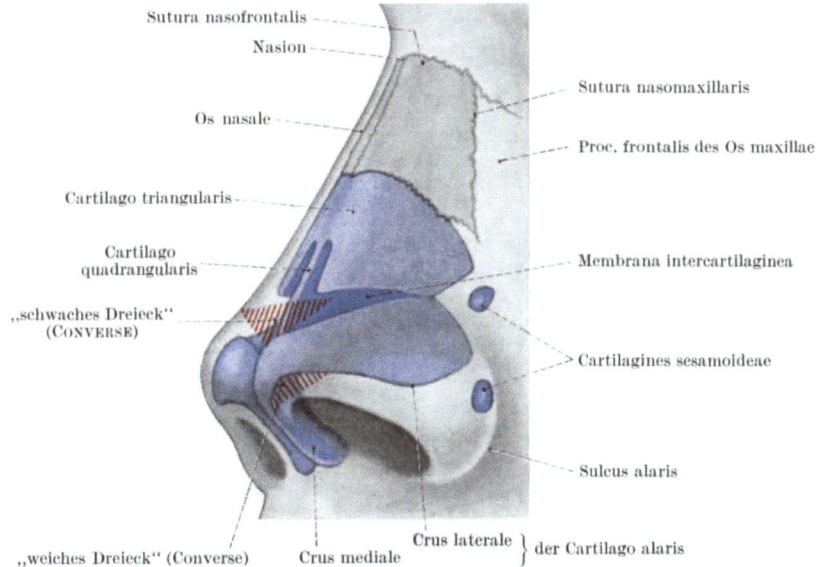

Abb. 1. Anatomie der äußeren Nase

Breite zwischen 7 mm und 24 mm. Diese Zahlen beweisen die große Variationsmöglichkeit der Form. Die Ossa nasalia accessoria, die von STRAATSMA beschrieben worden sind, liegen an der Crista piriformis im Bereich der unteren äußeren Winkel der Nasenbeine. Sog. subnasale Knöchelchen von FIUMICELLI werden nur selten angetroffen. — Die Nasenbeine sind mit der Umgebung durch Nähte verbunden. Die Sutura internasalis verläuft ungefähr in der Mittellinie, kann aber die verschiedensten Asymmetrien aufweisen. In Abb. 1 sind etwa die normalen Verhältnisse der Knochen und Nähte dargestellt, während Abb. 2 und 3 die verschiedensten Abweichungen zeigen, wie sie von HOVORKA zusammengestellt wurden. Die Sutura nasofrontalis verläuft entweder geradlinig horizontal, bogenförmig oder zackig (Abb. 2 oben). Die Nasenbeine können mit dem Stirnbein in einer Ebene stehen. Sie zeigen aber in ihrem obersten Teil oft eine Eindellung, so daß der Nasensattel deutlich markiert erscheint. Das wird aber außer durch die Stellung der Nasenbeine zum Stirnbein auch durch die Vorwölbung der Glabella bedingt. Der Winkel, den Nasenbeine und Stirnbein zueinander bilden, weist alle Übergänge von einer fast geraden Linie bis zu starker Abwinkelung auf. Es ist anthropologisch feststellbar, daß niedere Rassen trotz stark vorgewölbter Glabella einen seichten Sattel besitzen, während den Kulturvölkern ein tiefer

Nasensattel und eine seichte Vorwölbung der Glabella zu eigen ist. Beim griechischen Ideal bildet die Stirn mit dem Nasenrücken eine Ebene.

Die Stirnhöhlen können nach unten bis über die Sutura nasofrontalis hinab, ja bis zur Mitte der Ossa nasalia reichen. Dann ergeben sich Schwierigkeiten in

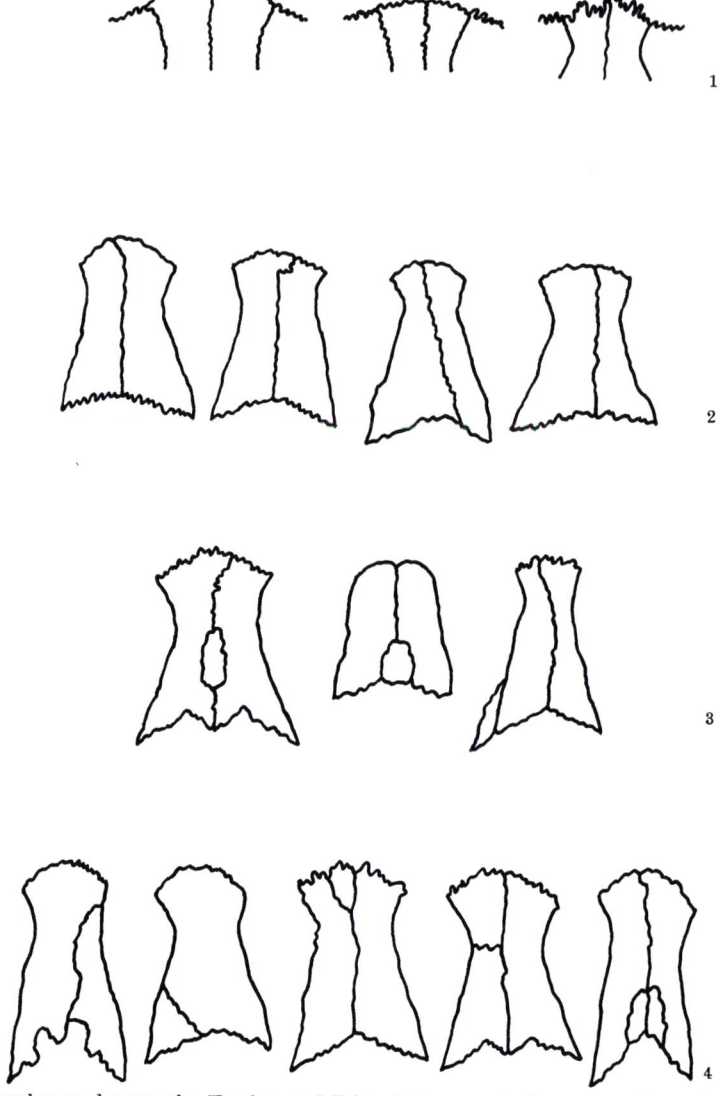

Abb. 2. Abweichungen der normalen Knochen- und Nahtverhältnisse nach HOVORKA 1. Reihe Sutura nasofrontalis. 2. Reihe Ungleichmäßiger Verlauf der Sutura internasalis. 3. Reihe Schaltknochen. 4. Reihe Nahtvarietäten

der korrektiven Nasenplastik beim Durchbrechen der Nasenknochen bei der Höckerabtragung und bei der Verschmälerung der äußeren Nase, weil die Stirnhöhlen eröffnet werden müssen. Umgekehrt können die Stirnhöhlen auch sehr klein oder gar nicht angelegt sein. Man trifft dann im Bereich des Nasion, d.h. im Bereich des Schnittpunktes der Medianlinie mit der Sutura nasofrontalis, auf einen besonders dicken, kompakten Knochen, was die Osteotomien und Knochenverlagerungen ebenfalls erschweren kann. Röntgenaufnahmen geben über diese anatomischen Verhältnisse Aufschluß.

Lateral grenzen die Nasenbeine an die Processus frontales maxillae, die ebenfalls am Aufbau der äußeren Nase beteiligt sind. Die Trennungslinie ist die Sutura nasomaxillaris. Im allgemeinen sind die Stirnfortsätze der Oberkiefer dort, wo sie an die Nasenbeine angrenzen, fast so dünn wie die Nasenbeine selbst. Bei breiten Nasen sind sie allerdings meistens ziemlich dick, was für die Verschmälerung der Nase nach der Osteotomie eher von Vorteil ist.

Der Proc. frontalis des Oberkiefers weist lateral den Sulcus praelacrimalis auf, der für die plastische Chirurgie von großer Bedeutung ist, bildet er doch die

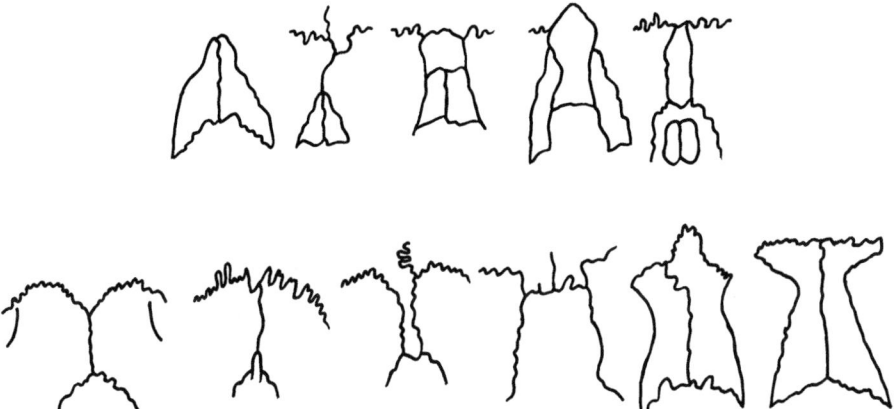

Abb. 3. Von der Norm abweichende Knochenverhältnisse nach HOVORKA. Obere Reihe. Hypoplasien der Nasenbeine. Untere Reihe Varietäten der Nasenbeine

laterale Begrenzung für das operative Vorgehen, besonders für die sog. laterale Osteotomie. Hinter dieser Grenzlinie, auf die besonders LUONGO aufmerksam gemacht hat und die digital durch die Haut gefühlt werden kann, befinden sich Strukturen, die unbedingt geschont werden müssen.

Die totale Verschmelzung der Nähte — Sutura internasalis, Sutura nasomaxillaris und Sutura nasofrontalis — ist sehr selten. Für die Nasenfrakturen ist der Umstand, daß die Nähte nicht verknöchern, von großer Bedeutung. Die Nase ist an den Nahtstellen sehr elastisch, und gewöhnlich brechen die Processus frontales maxillae und die Nasenbeine neben den Nahtstellen.

Die Lamina perpendicularis des Ethmoids kann weit nach vorn reichen und im Bereich der Sutura internasalis der Ossa nasalia die Nasenrückenlinie mitbestimmen. Diese Tatsache ist besonders für die Korrektur der Schiefnasen von Bedeutung, weil die Lamina perpendicularis dann ebenfalls infrakturiert werden muß. In der Regel liegt ihre vordere Begrenzung aber einige Millimeter bis zu 1 cm dorsal vom oberen Winkel der Apertura piriformis, wie es in praktisch allen Anatomiebüchern dargestellt ist. Dann ist nur oder fast nur die Lamina quadrangularis des Septums an einer Schiefnase beteiligt. Auf diese Variationen hat CRIKELAIR aufmerksam gemacht und sich dabei auf anatomische Studien von LE DOUBLE bezogen.

Die Apertura piriformis, die birnen- oder herzförmige Öffnung der knöchernen Nase, kann recht variabel ausgebildet sein, wie Abb. 4 zeigt. In der Mitte der Basis dieser Apertur, d.h. an der Berührungsstelle der Oberkieferknochen, befindet sich die Spina nasalis ant., ein Gebilde des Zwischenkiefers. Auch hier gibt

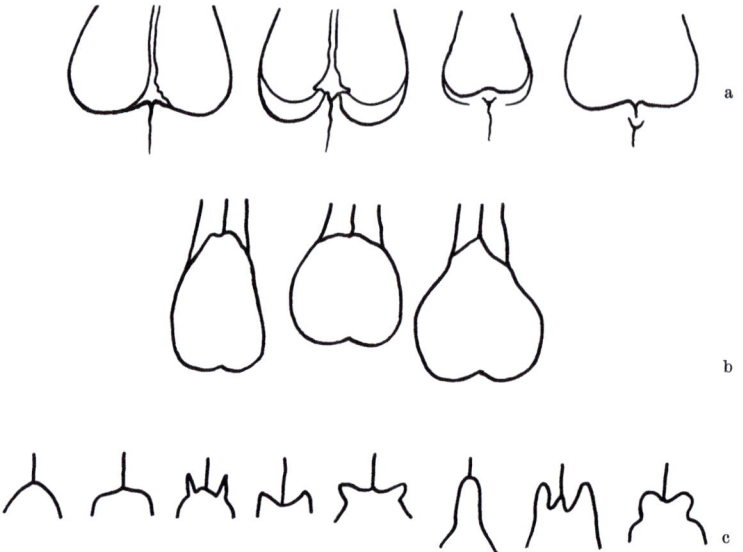

Abb. 4a—c. Variationen der Knochenverhältnisse nach HOVORKA. a Unterer Teil der Apertura piriformis. b Verschiedene Formen der Apertura piriformis. c Oberer Teil der Apertura piriformis

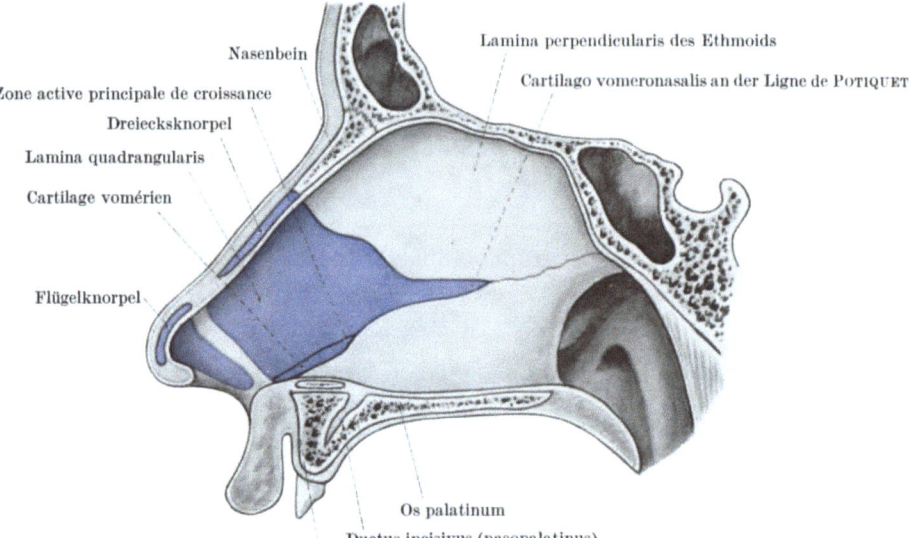

Abb. 5. Normale Anatomie des Naseninneren. Aufsicht auf das Septum

es eine große Variabilität der Form. Die Spina kann groß und nach oben oder nach unten gebogen sein, sie kann aber auch sehr klein sein oder ganz fehlen. Die am stärksten entwickelte und am meisten nach vorn ragende Spina besitzen die Europäer, die flachste die Mongolen und die Neger. Je stärker die Spina entwickelt ist, um so mehr ist die Weichteilnase vorgebaut. Der Antropologe BROCA hat diese Verhältnisse besonders genau studiert.

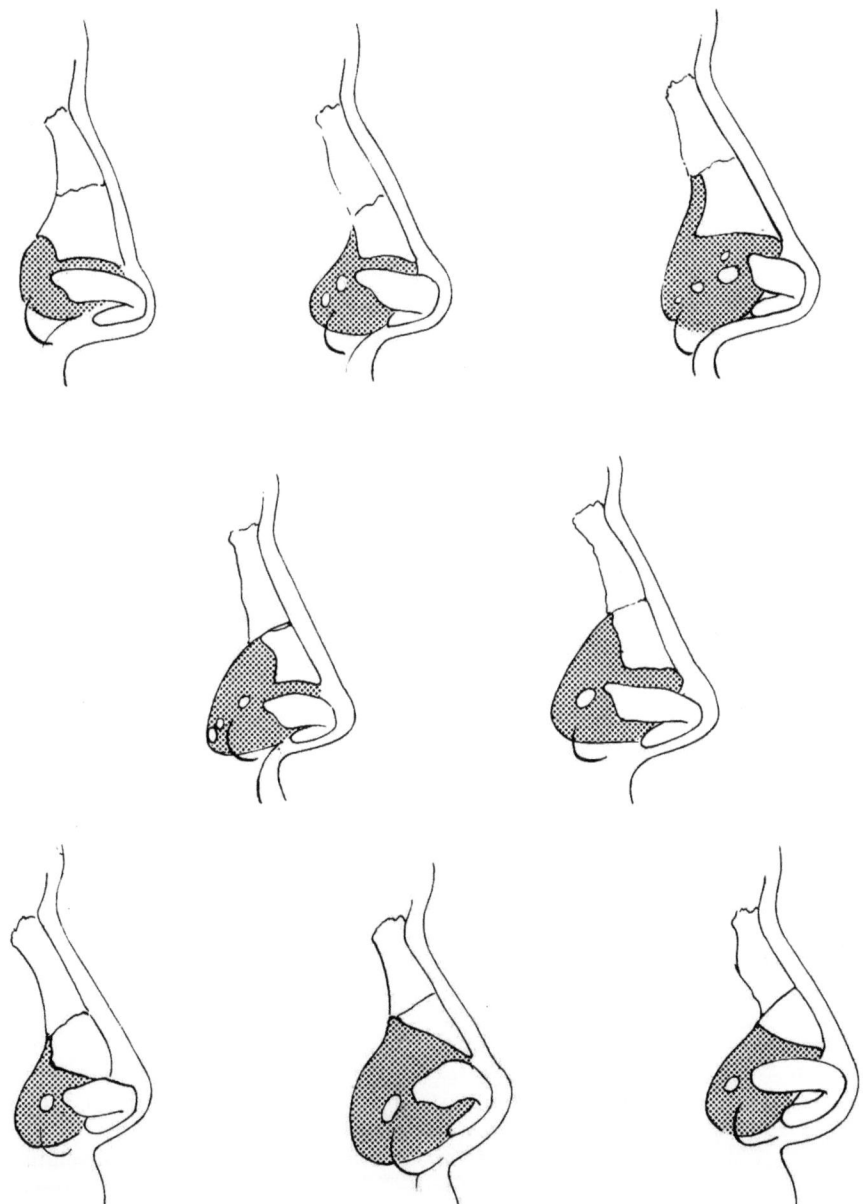

Abb. 6. Größenverhältnisse der Dreiecksknorpel zu den Flügelknorpeln beim weißen und beim schwarzen Menschen (nach SCHULTZ). Von oben links nach unten rechts sind alle Übergangsformen von der Nase des weißen zu der des schwarzen Menschen dargestellt

Die *Nasenknorpel* bilden den größten Teil des Gerüsts der äußeren Nase. Sie sind maßgebend für die Gestaltung ihres vorderen unteren Abschnittes. Der Septumknorpel, Cartilago quadrangularis, grenzt hinten und oben an die Lamina perpendicularis des Ethmoids, hinten und unten an den Vomer an. Der schräge Vorderrand des Vomer an der Grenze zur Lamina quadrangularis wird ligne maîtresse des déviations de POTIQUET bezeichnet. An dieser Linie entgleitet der

Knorpel oft bei Frakturen. Ihr grenzt die aktive Wachstumszone der Lamina quadrangularis an (zone active principale de croissance). Eine schmale Knorpellamelle, die zwischen dem Vomer und der Lamina quadrangularis liegt, wird von den Franzosen Vomerknorpel (Cartilage vomérien) genannt. Sie kann nach vorn bis an die Spina nasalis ant. reichen. In diesem Bereich kennen die Franzosen auch einen Untervomerknochen (Os sous-vomérien), der der Crista nasalis med. maxillae vorn aufliegt (AUBRY). Seitlich von der Spina nasalis ant. können Knochenlamellen, sog. ,,Lamelles inconstantes de JACOBSON", auftreten. In manchen Fällen findet man einen streifenförmigen Knorpelkeil zwischen der Lamina perpendicularis des Ethmoids und dem Vomer als schräg nach hinten oben gerichteten schwanzartigen Ausläufer des Septumknorpels, die sog. Cartilago vomeronasalis Jacobsoni (Abb. 5). Eine imaginäre Verbindungslinie zwischen der Spina nasalis anterior und dem Nasion trennt das vordere Septum, das wir als unentbehrliche Stütze für die äußere Nase ansehen, vom hinteren Anteil der Nasenscheidewand, welcher für diese Funktion keine Bedeutung hat.

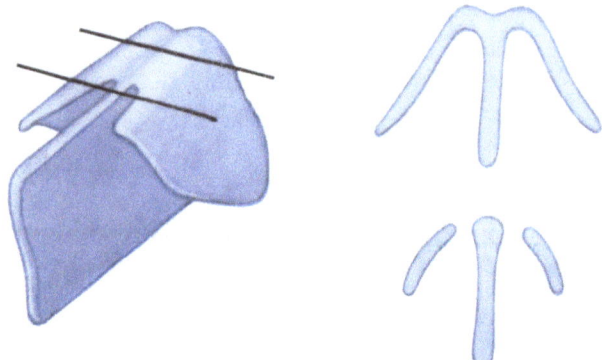

Abb. 7. Verbindung der Dreiecksknorpel mit dem Septumknorpel in der Schrägansicht. Die Nebenskizzen zeigen die durch die schwarzen Linien markierten Querschnitte

Die Dreiecksknorpel, Cartilagines nasi laterales oder triangulares, bilden gewissermaßen die caudale Fortsetzung der Nasenbeine. Sie inserieren flügelartig am Vorderrand des Septumknorpels. Im allgemeinen haben sie eine dreieckige Form, zeigen aber auch viele Abweichungen und variieren in ihrem Größenverhältnis zu den Nasenbeinen, Beziehungen, die von SCHULTZ studiert wurden (Abb. 6). Der Übergang des Dreiecksknorpels auf den Nasenknochen ist eine Seit-zu-Seit-Apposition und nicht eine Syndesmose. Das Überlappen des Knorpels über den Knochen kann nach B. R. STRAATSMA und C. R. STRAATSMA 2 bis 11 mm betragen. Die beiden Autoren stellten histologische Untersuchungen dieser Knochen-Knorpel-Apposition an. Auch die Verbindung des Dreiecksknorpels mit dem Septumknorpel wurde von ihnen eingehend studiert. Im oberen Abschnitt gehen die beiden Knorpel unmittelbar ineinander über, während sie im unteren Teil durch eine mit Bindegewebe gefüllte Spalte voneinander getrennt sind. Abb. 7 stellt diese Verhältnisse in der Aufsicht und in zwei Querschnitten dar. Nur in seltenen Fällen fehlt die Spalte. In allen neueren Anatomiebüchern wird die Spalte nicht erwähnt; nur in dem alten Werk von GEGENBAUER ist sie berücksichtigt und eingezeichnet.

Die Nasenflügelknorpel, Cartilagines alares, umschließen gewölbe- oder zangenartig den vorderen Teil der beiden Nasenvorhofe. Sie liegen in der Substanz der Nasenflügel und der Columella. Ihre Wölbung in der Nasenspitze weist zwei Abwinkelungen auf, eine mediale und eine laterale, die 2 bis 3 mm voneinander entfernt sind. Das Crus mediale liegt medial von diesen Knickstellen, das Crus laterale lateral davon (Abb. 8). DALEY und CONVERSE haben sich besonders mit der Anatomie der Flügelknorpel befaßt. — Die Verbindung zwischen Dreiecksknorpel und Flügelknorpel bildet die Membrana intercartilaginea am sog. Limen nasi. Diese Falte spielt in der plastischen Chirurgie der Nase eine besondere Rolle. Sie bildet den Übergang zwischen Vestibulumhaut und Nasenschleimhaut, liegt unterhalb bzw. lateral der Apertura piriformis und geht am Nasenboden in eine Falte am Rande dieser Apertur über. — In diesen Bandmassen liegen häufig mehrere kleinere rundliche oder eckige Knorpelinseln eingesprengt, die Cartilagines sesamoideae. — Das ganze Gebiet des Flügelknorpels ist sehr elastisch, läßt sich aber trotzdem schwer formen, weil nicht nur jeder Teil gesondert, sondern auch alle Teile gemeinsam zur einheitlichen Gestaltung der Nasenspitze beitragen. Die Sesamknorpel verursachen in der Regel keine Formfehler.

Eine Region, die in der Rhinoplastik für die Entstehung unerwünschter leichter Einsattelungen oberhalb der Nasenspitze eine besondere Rolle spielt, ist das von Bindegewebe ausgefüllte sog. ,,schwache Dreieck" (CONVERSE). Eine weitere, etwas heikle Gegend stellt der knorpelfreie Anteil der Hautduplikatur am Vestibulumrand im Bereich des Übergangs vom Nasenflügel auf den Nasensteg dar, das sog. ,,weiche Dreieck" (CONVERSE). Beide Dreiecke sind in Abb. 1 rotgestrichelt eingezeichnet.

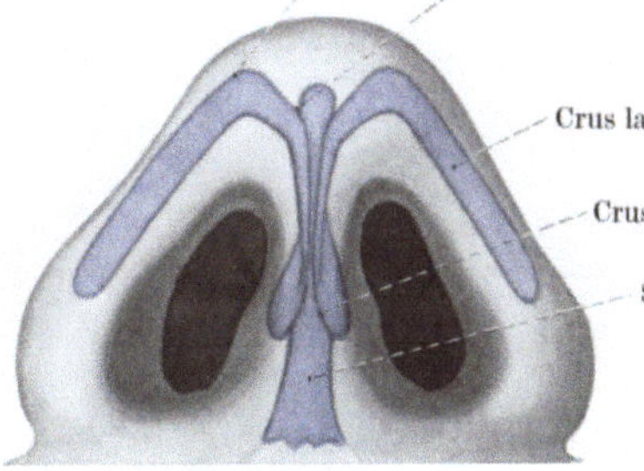

Die *Muskeln* der Nase sind in zwei Schichten angelegt, einer oberflächlichen und einer tiefen, die sich aber nur teilweise decken. GRIESMAN hat sich mit der Anatomie der Nasenmuskeln besonders eingehend befaßt. Die für die Nasenplastik wichtigen Muskeln sind in erster Linie die Elevatoren, die die Nase verkurzen und die Nasenlocher dilatieren. Es sind dies der M. procerus oder pyramidalis, der als Fortsetzung des Stirnmuskels angesehen werden kann und nach VIRCHOW auch Drepressor glabellae genannt wird, und das Caput angulare musculi quadrati labii sup. Zu den Depressoren, die die Nase verlängern, aber auch die Nasenlöcher dilatieren, gehoren die Pars alaris musculi nasalis (M. dilatator) und der M. depressor septi nasi. Der einzige Kompressor, der das Zusammendrücken der Nase vermittelt, die Nase verlängert und die Nasenlöcher verengt, ist die Pars transversa musculi nasalis (Abb. 9). Die feste Verbindung der Dreiecksknorpel mit dem Septum sorgt dafür, daß die Nasenlöcher normalerweise offenbleiben. Der Flügelknorpel kann durch den M. procerus nasi mit dem Nasenrücken vertikal gehoben werden. Das ventilartige Spiel der Nasenflügel wurde besonders von MINK und von UDDERSTRÖMER analysiert.

Abb. 8. Anatomie der Nase (von unten)

Nach GRIESMAN soll der M. procerus beim Décollement des Nasenruckens durch den intercartilaginären Schnitt am Limen nasi so gut wie möglich geschont werden. Ebenso sorgfältig soll der einzige Muskel, der die innere Nasenöffnung komprimiert und den Nasenvorhof verengt, die Pars transversa musculi nasalis, beachtet werden; er ist der Antagonist des M. procerus. Auch alle übrigen Nasenmuskeln, die wie die beiden genannten aus zarten Muskelbündeln bestehen, sollen möglichst erhalten werden, da ihre Verletzung postoperativ eine Einschränkung der Beweglichkeit der Nase verursachen und ein starres Aussehen bewirken kann. Beim Décollement wird deshalb der gesamte Muskelmantel mit Periost und Perichondrium von der Unterlage abgehoben.

Die zwei bis drei sesamoiden Knorpelchen im intercartilaginären Ligament wirken bei dem ventilartigen Spiel der Flügelknorpel als eine Art Kugellager (ballbearing mechanism). Je nach der Breite des Ligaments können Flügelknorpel und Dreiecksknorpel mehr oder weniger übereinandergeschert werden.

Die Kenntnis über den Verlauf der *Gefäße* ist für die plastischen Eingriffe an der Nase ebenfalls von Bedeutung. Die arterielle Versorgung erfolgt durch die A. angularis, die aus der A. carotis ext. bzw. aus der A. maxillaris ext. (A. facialis) stammt, und die A. dorsalis nasi, die aus der A. carotis int. bzw. aus der A. ophthalmica kommt. Aus der A. maxillaris ext. stammen auch die A. labialis sup., die die kleine Columellararterie abgibt, und die A. nasalis lat., deren Äste am oberen und unteren Rand des Nasenflügels verlaufen. — Die A. angularis verläuft

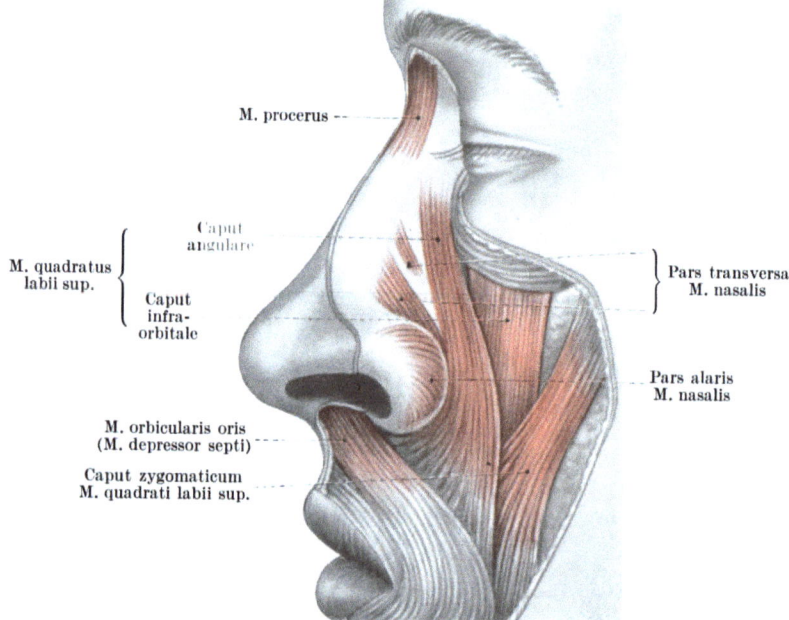

Abb. 9. Oberflächliche Muskeln

an der Seitenwand der Nase nach aufwärts, versorgt den Nasenrücken und wird zur A. dorsalis nasi. Eine weitere Anastomose zwischen dem Versorgungsgebiet der Carotis ext. und dem der Carotis int. finden wir zwischen der oberen Nasenflügelarterie und dem Ramus terminalis der A. ethmoidalis ant. (Abb. 10 und 11).

Der venöse Abfluß erfolgt über die kleinen Vv. nasales ext., die in die V. angularis und von da in die V. ophthalmica sup. und die V. ophthalmica inf. führen, sowie in die V. facialis ant. Da die V. facialis ant. durch die V. facialis profunda mit dem Plexus venosus pterygoideus und dieser wiederum mit der V. ophthalmica inf. durch Anastomosen verbunden ist, besteht neben der Kommunikation über die V. angularis hier eine zweite Verbindung zwischen den Venen der äußeren Nase und dem Sinus cavernosus.

Die größeren Gefäße der äußeren Nase verlaufen lateral vom Knorpel-Knochengerüst, so daß sie beim Freilegen des Skelets nicht unbedingt geschädigt werden müssen.

Als Gefäße der inneren Nase kennen wir an der lateralen Nasenwand die A. ethmoidalis ant. und die A. ethmoidalis post., die beide von der A. ophthalmica

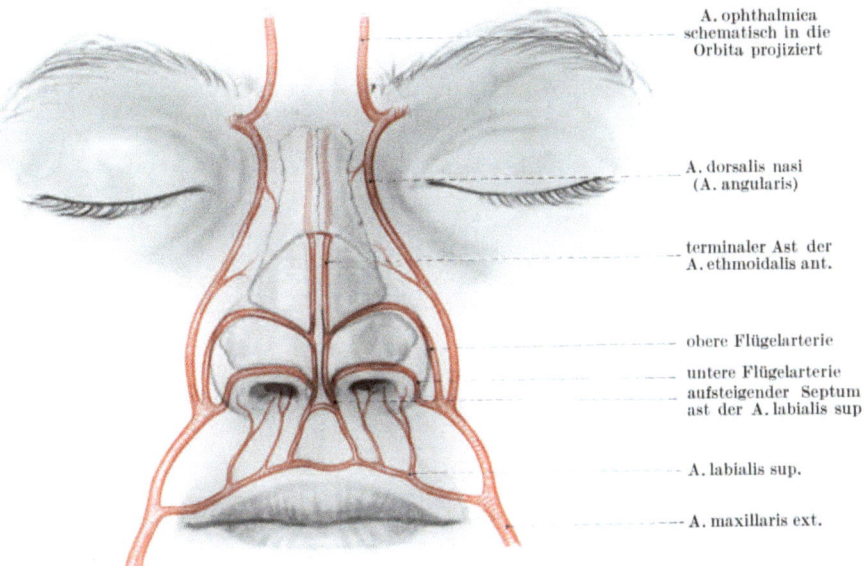

Abb. 10. Arterien der Nase in der Frontansicht

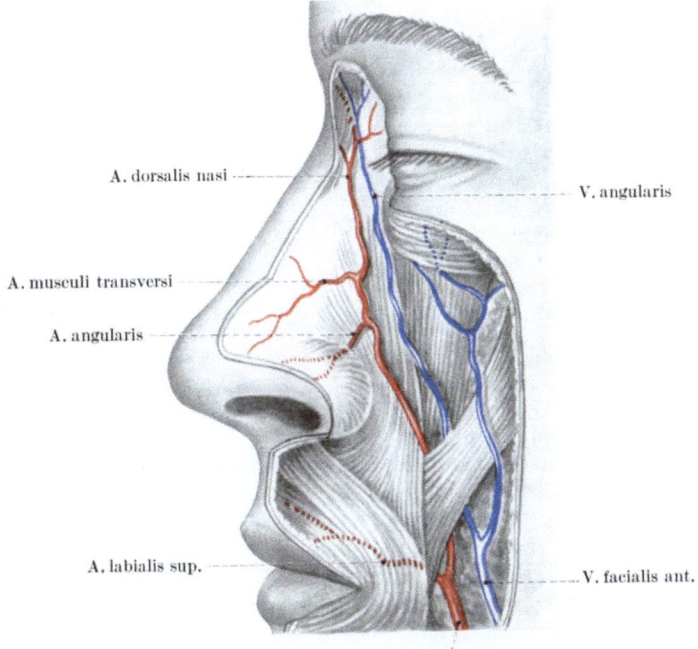

Abb. 11. Oberflächliche Gefäßversorgung der Nase

stammen, und weiter hinten die Aa. nasales post. lat. und die Aa. palatinae majores und minores, die aus der A. maxillaris int. kommen (Abb. 12). Am Septum finden wir die A. ethmoidalis ant. und die A. ethmoidalis post., die aus der A. ophthalmica stammen, sowie die Aa. nasales post. septi, die aus der A. maxillaris int. kommen. Sie anastomosieren mit der A. palatina major (Abb. 13)

Von den Venen der inneren Nase seien die V. ethmoidalis ant. und die V. ethmoidalis post. sowie die Äste der V. sphenopalatina genannt.

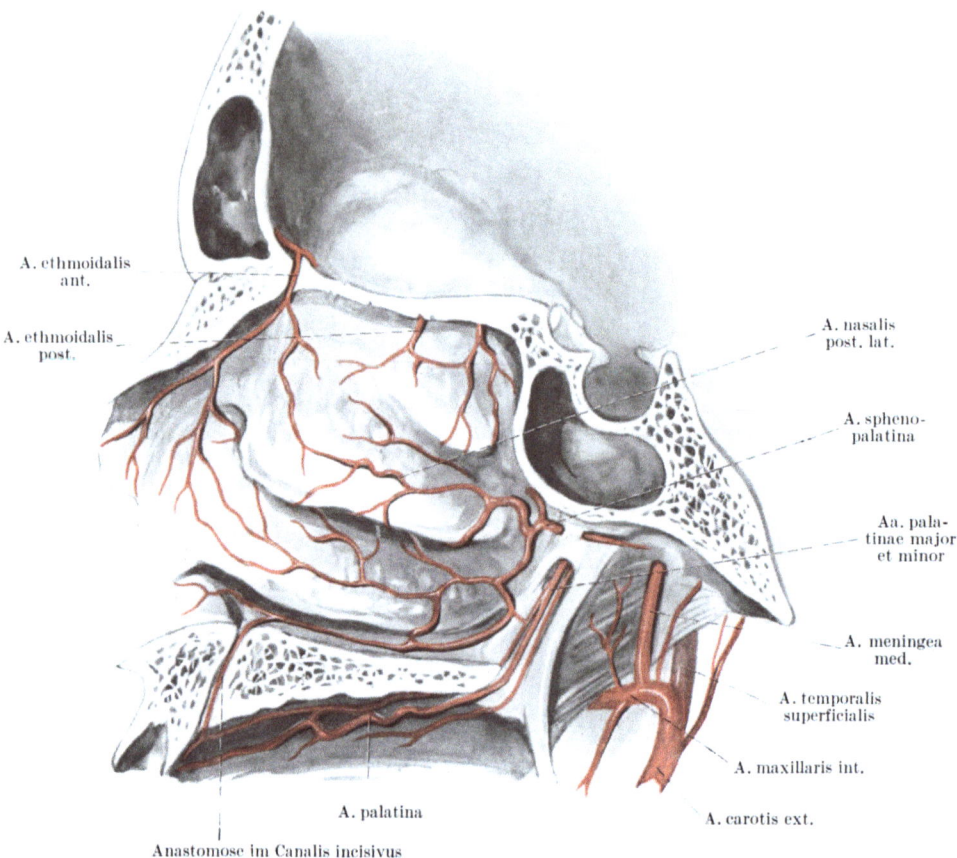

Abb 12. Arterielle Versorgung der lateralen Wand der Nasenhöhle. (Aus LAUTENSCHLAGER)

Aus den Gewebsspalten der mittleren Gesichtsregion gelangt die *Lymphe* in folgende Nodi lymphatici: parotidei profundi, faciales profundi, submaxillares, submentales, und von da in die Nodi lymphatici cervicales profundi superiores et inferiores. Aus diesem sog. Plexus jugularis sammelt sich die Lymphe im Truncus jugularis.

Nähere Angaben über den Verlauf der feinen Arterien der Nasenflügel und des Nasenstegs finden sich in einer ausführlichen Arbeit von THÉVENIN.

Die *Nerven* der äußeren Nase teilen sich in die sensiblen und die motorischen Nerven. Erstere stammen vom Trigeminus, letztere vom Facialis. Der Ramus nasalis ext. des N. ethmoidalis ant. verläuft hinter dem Nasenbein, gelangt zwischen Nasenbein und Dreiecksknorpel an die Oberfläche und entsendet von hier aus Zweige zum Nasenrücken und zur Nasenspitze. Die Nasenflügel und die Seitenflächen der Nase werden von den Verästelungen des N. infraorbitalis des 2. Trigeminusastes versorgt. Nähere Ausführungen finden sich im Kapitel über die Lokalanaesthesie der Nase.

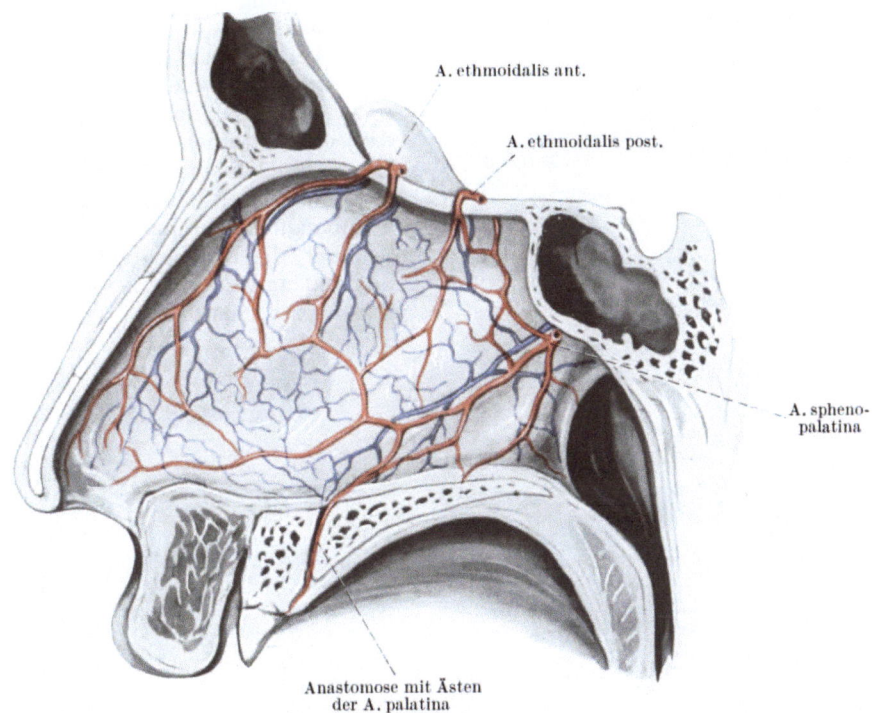

Abb. 13. Gefäßversorgung des Septums. (Aus LAUTENSCHLAGER)

C. Physiologie der Nase

Der Aufbau der Nase schützt den Naseneingang, der die einströmende Atemluft in bestimmte Bahnen lenkt. Durch das Bestreichen der Nasenschleimhaut wird sie geprüft, gereinigt, der Körpertemperatur angepaßt, befeuchtet oder getrocknet. Dazu muß das Nasenlumen eine Mindestgröße besitzen. Bei partiellem oder totalem Ausfall der Durchgängigkeit der Nase wird der Mund vikariierend für die Luftpassage benutzt. Die Atemluft wird dann nicht mehr genügend vorbereitet, da die Mundschleimhaut die Funktionen der Nasenschleimhaut nicht vollwertig übernehmen kann. Behinderte Nasenatmung ist ungesund und wird als lästig empfunden. Außerdem bewirkt sie eine Klangveränderung der Sprache. Eine noch so ideale Form der äußeren Nase kann den Patienten nicht zufriedenstellen, wenn sie mit einem Funktionsausfall der Nase erkauft ist. Es ist daher wichtig, bei Nasenplastiken die physiologischen Grundsätze zu beachten. Andererseits können durch eine äußere Nasenplastik auch ohne Vergrößerung der Nasenlöcher die Strömungsverhältnisse in der Nase verbessert werden. — Abb. 14 zeigt die Abhängigkeit der Strömungsverhältnisse von der Form der äußeren Nase. Mit den Gesetzmäßigkeiten der Luftpassage in den oberen Luftwegen haben sich vor allem PROETZ und MINK befaßt.

Als Test für eine ausreichende Luftpassage durch die Nase gilt die Rosenthalsche Probe, bei der 20mal durch die Nase eingeatmet werden muß, ohne daß Dyspnoe oder Pulsbeschleunigung eintreten. Als weitere Proben zur Untersuchung und Beurteilung der physiologischen Verhältnisse in der Nase kennen wir die direkte und indirekte Rhinometrie (ZWAARDEMAKER), die Rhinohygrometrie (ESCAT), die Athmorhinometrie (FOY), die vordere Rhinomanometrie mit der von Peschschen Maske, die hintere Rhinomanometrie mit dem Beyne-Apparat, die Rhinomanometrie nach SCALORI und nach AZZI und schließlich die Spirometrie.

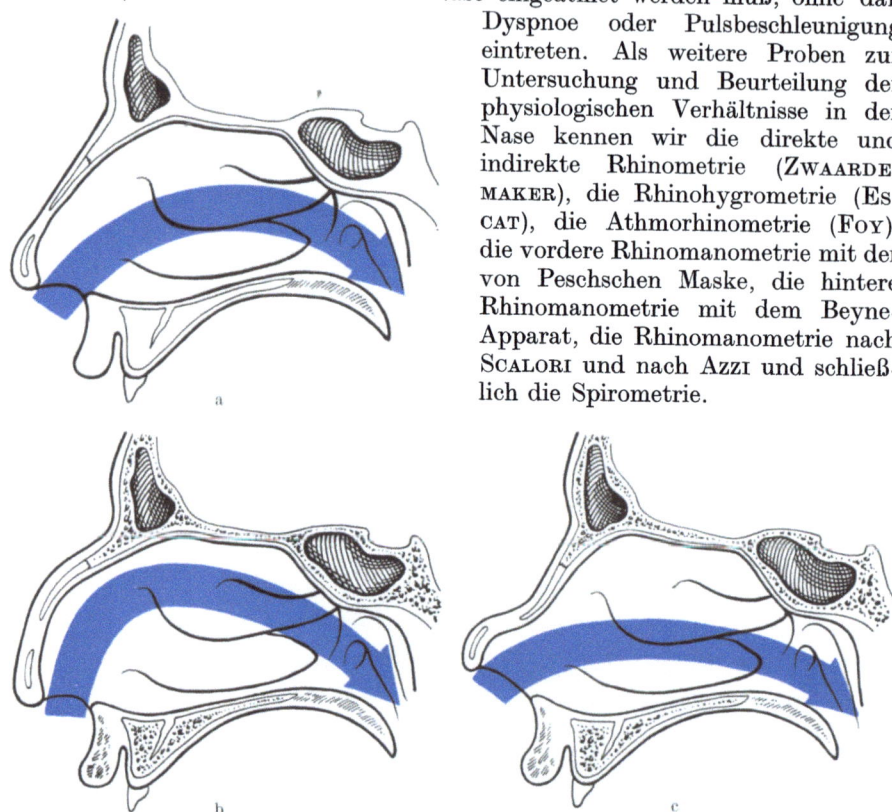

Abb. 14 a—c. Luftströmungsverhältnisse in der Nase nach PROETZ. a Bei normaler Nasenform, b bei Hockernase mit Senkung der Nasenspitze, c bei vorspringender Nasenspitze (Stupsnase)

D. Form, Winkel und Maße

Die *Form der Nase* kann sehr mannigfaltig sein. Wir kennen hierüber die Aufzeichnungen der Anthropologen, der Physiognomen, der bildenden Künstler und der plastischen Chirurgen. Große Künstler wie POLYKLET, MYRON, VITRUVIUS, MICHELANGELO, LEONARDO DA VINCI, DÜRER und später SCHADOW haben versucht, Gesetze und Konstruktionsregeln aufzustellen, nach denen die menschliche Schönheit geformt werden kann. Eine nach solchen Regeln konstruierte Figur heißt Kanon. Der erste, der versucht hat, die Nasenformen irgendwie systematisch zusammenzufassen, war ALBRECHT DÜRER. Er hat sie auf Grund von Proportionsdifferenzen geordnet. Im 19. Jahrhundert hat sich als einer der ersten TOPINARD mit den Nasenformen befaßt. Er unterschied 5 Grundtypen: die Adlernase, die gerade Nase, die stumpfe Nase, die Semitennase und die Habichtnase. — Abb. 15 zeigt eine Zusammenstellung von Nasenformen, wie sie heute in der korrektiven Nasenplastik eine Rolle spielen. Es sind der Reihe nach dargestellt: 1. das normale Nasenprofil, 2. die Sattelnase, 3. die Lorgnettennase, 4. die abgeplattete Nase, 5. die spitze Nase, 6. die Sattelnase mit prominenter Spitze, 7. die gerade Nase mit vorspringender Spitze, 8. die Nase mit hängen-

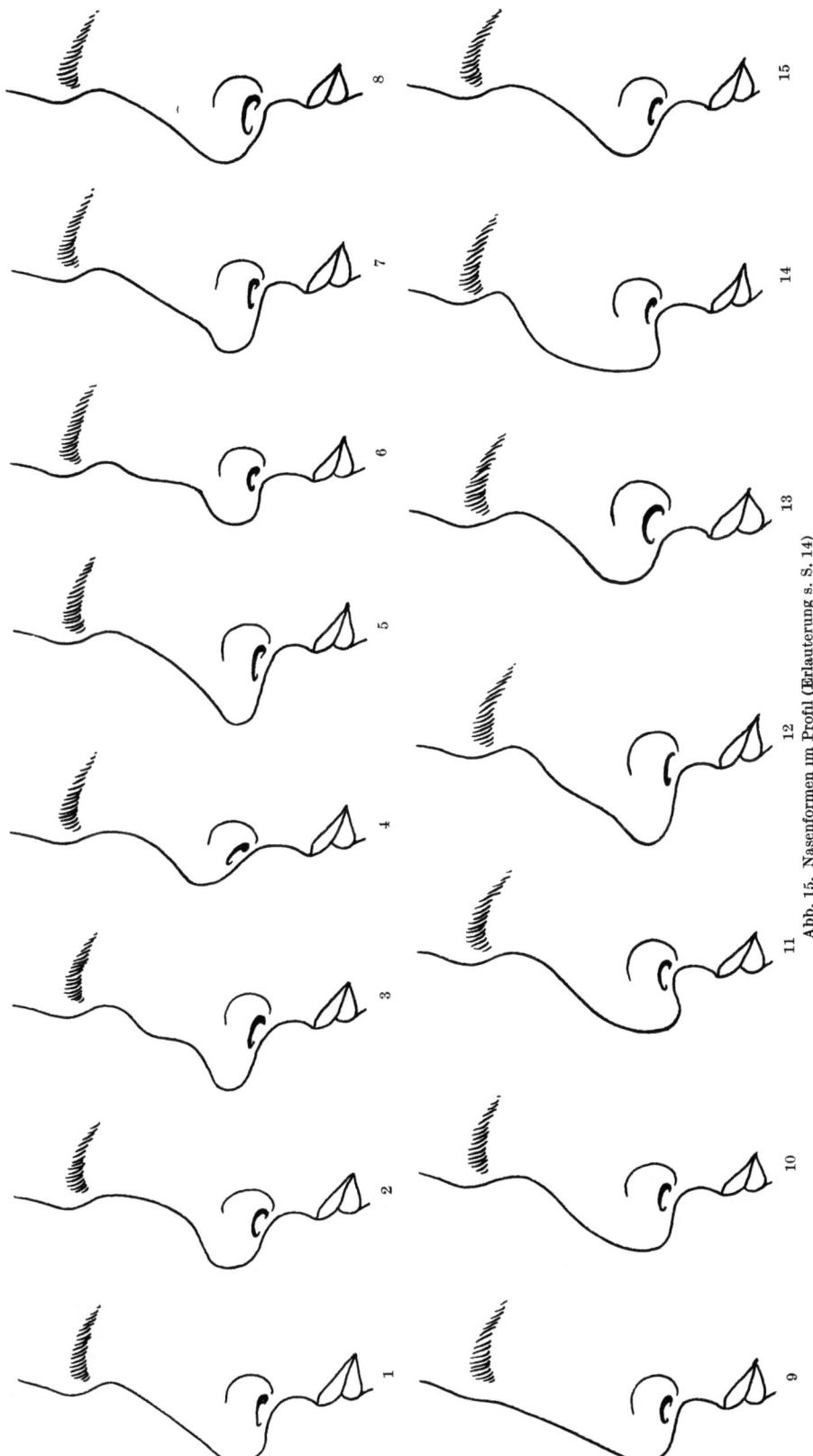

Abb. 15. Nasenformen im Profil (Erläuterung s. S. 14)

der Columella, 9. die griechische Nase, 10. die romische Nase, 11. die semitische Nase, 12. die assyrische Nase, 13. die Negernase, 14. die Aztekennase und 15. die sog. moderne amerikanische Nase. Diese Zusammenstellung enthält einerseits Nasenformen nach dem Schema von MARTIN, andererseits anatomische Abarten vom Gesichtspunkt des plastischen Chirurgen, wie sie von JOSEPH und von DUFOURMENTEL eingeteilt wurden. Dabei handelt es sich nur um eine Einteilung bei der Betrachtung im Profil. Hinzu kommen noch Abweichungen von der Norm, die man nur im en-face-Bild sieht, wie die Breitnase, die zu schmale Nase, die Doggennase und die Doppelnase, die zu breite Nasenspitze oder Kartoffelnase, die totale oder partielle Schiefnase. Weitere Formfehler der Nase stellen die partiellen oder totalen Defekte und hochgradigen Deformitäten der Nase dar, die in entsprechenden Kapiteln ausführlich beschrieben sind.

Die *Proportionen der Nase* zum ganzen Gesicht spielen für plastisch-chirurgische Betrachtungen eine wesentliche Rolle. Auch hier erstreben wir mit unseren Eingriffen die Erreichung gewisser idealer Beziehungen. Die Kieferorthopäden befassen sich ebenfalls mit derartigen Überlegungen. Ihre Studien gehen zuruck auf ANGLE, SIMON und KANTOROVICZ. — A. M. SCHWARZ hat die heute gultigen Regelbeziehungen ausgebaut. Grundlage für die Beurteilung ist das Mittelwertgesicht. Ähnlich wie in der bildenden Kunst teilt man das Gesicht in verschiedene Abschnitte ein, wozu die allgemein anerkannten Bezugspunkte an der Haut als Hilfsmittel dienen. Ausgewertet wird das Profilbild in der Senkrechten und in der Waagerechten. In der Senkrechten sollen Stirnhöhe, Nasenhöhe und Kieferhöhe, die durch die Haargrenze, den Nasenpunkt, den Unternasenpunkt und das Kinn begrenzt sind, annähernd je ein Drittel der gesamten Gesichtshöhe ausmachen. Doch kann das Kieferdrittel bei natürlicher Größe des Gesichtes um 5 bis 10 mm größer sein als das Nasendrittel, ohne die Ebenmäßigkeit der Gesichtszuge zu beeinträchtigen. Ein der Norm entsprechendes Profil wird von den Kieferorthopäden cephalometrisch in den Bezugsebenen folgendermaßen dargestellt: In der Waagerechten verbindet man den Ohrpunkt mit dem Augenpunkt und erhält so die Ohr-Augenebene, von der man im Augenpunkt senkrecht nach unten die sog. Augensenkrechte und parallel dazu die durch das Nasion gehende Nasensenkrechte zieht. Die beiden senkrechten Linien schließen das sog. ,,Kieferprofilfeld" ein, in dem die Durchschnittsumrisse der Mundgegend eines Erwachsenen liegen (A. M. SCHWARZ).

Die Nasionebene geht durch den Subnasalpunkt, die Augensenkrechte oder Orbitaebene beruhrt den Mundwinkelpunkt (Abb. 16).

In der Profilansicht ist nach GOTTFRIED SCHADOW die Tiefe der Nasenspitze ein Drittel der Nasenlänge. Die Nase wirkt harmonisch, wenn sie halb so lang ist wie die Entfernung vom Kinn bis zur Glabella und die Nasenflügel sich lateral bis zur senkrechten Verlängerung des inneren Augenwinkels ausdehnen. Die Nasenspitze ist von unten betrachtet die Spitze eines gleichschenkligen Dreiecks. Im Profil soll der Nasenrücken parallel zur Langsachse des Ohres verlaufen. Nach SCHADOW entspricht die Breite der Nasenflügel dem Abstand der inneren Augenwinkel. Die normale Breite der Nase beträgt 70% der Länge.

JOSEPH teilt die Nasenformen auf Grund von drei anatomischen Profilkomponenten ein, und zwar der Nasenbein-, Septumknorpel- und Spitzenknorpelkomponente, die nach seiner Ansicht ungefähr im Verhaltnis 2:2:1 stehen. Abb. 17 zeigt gegenüber der Josephschen Unterteilung eine Abweichung, die sich bei der Nasenbeurteilung auch bewahrt hat: Das Verhältnis zwischen Nasenbeinlange zu Dreiecksknorpelausdehnung und Flügelknorpelbereich beträgt 1:1:1. Die Begrenzungslinie (2) zwischen Nasenbein und Dreiecksknorpel zieht durch die Kontaktstelle dieser beiden Partien am Nasenrücken. Mittleres und unteres Nasengebiet werden von einer Linie (3), die an der unteren seitlichen Dreiecksknorpelgrenze und der oberen Kante des seitlichen Schenkels des Flügelknorpels parallel zur oberen Linie verläuft, getrennt. Das untere Drittel der Nase wird gegen die Oberlippenpartie durch eine am unteren Rand des medialen Schenkels des Flügelknorpels verlaufende Linie (4) abgeschlossen.

Gegenüber der „ungefähren" Unterteilung von JOSEPH, bei der der Flügelknorpel in seinem seitlichen Schenkel unbestimmt unterteilt wird, umfaßt bei der hier angegebenen Unterteilung das untere Nasendrittel einen größeren Gebietsstreifen, das mittlere einen etwas schmäleren.

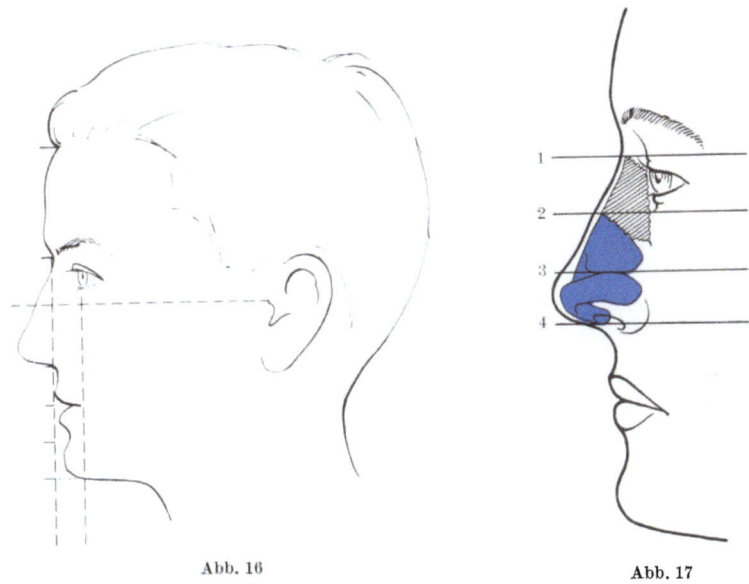

Abb. 16. Abb. 17

Abb. 16. Kephalometrische Bezugsebene im Profil

Abb. 17. Unterteilung der Nase in drei annähernd gleich hohe Abschnitte. die Knochenkomponente zwischen 1 und 2, die Dreiecksknorpelkomponente zwischen 2 und 3 und die Spitzenknorpelkomponente (lateralen und medialen Schenkel umfassend) zwischen 3 und 4

Da der *Stirnnasenwinkel* nicht immer identisch mit der oberen medialen Nasenbeinvereinigung ist (s. Abb. 2), kann das obere Drittel entsprechenden Variationen unterliegen. Eine oder zwei der Komponenten können entweder hervortreten oder zurückversetzt sein. Am gleichen Profil können aber auch einige Komponenten hervorragen und die anderen zurücktreten, so daß eine Wellenlinie entstehen kann. Auf diese Weise besitzen wir nach JOSEPH eine Serie von 30 Profilbildern, die zum Teil mit den oben gezeigten übereinstimmen.

DUFOURMENTEL hat ebenfalls eine praktische Einteilung der verschiedenen Nasenformen, die durch die Unterschiedlichkeit der einzelnen Komponenten der Nase gegeben sind, angelegt.

In der Profilansicht werden die ästhetischen Profilwinkel mit dem Profilwinkelmesser oder Profilometer gemessen, wie ihn JOSEPH konstruiert und BERSON modifiziert hat (Rhinometer nach BERSON, Abb. 18).

Der Nasenrücken umschließt mit der Stirn-Kinnlinie einen Winkel von 30°. Eine Differenz von 7° nach beiden Seiten ist ästhetisch noch zulässig. Nach JOSEPH sollen Profile schon dann häßlich wirken, wenn der Profilwinkel um einige Grade größer als 37° oder kleiner als 23° ist. Nach vielen Autoren ist ein Profilwinkel von 35° bis 36° ideal. Der *Nasenspitzenwinkel* oder septodorsale

Winkel der durch Nasenrückenlinie, und Columellalinie gebildet wird, beträgt etwa 75°, variiert aber stark, besonders in der modernen Schönheitsauffassung der Nase.

Der *Nasolabialwinkel* oder Septolabialwinkel, der durch die Columellalinie und die Oberlippenlinie gebildet wird, soll 90° betragen (Abb. 19), beträgt aber nach vielen heutigen Schonheitsidealen bis 120°.

Manche amerikanische Autoren bedienen sich eines Photometers, einer Plexiglasscheibe mit Winkelgradeinteilung, die sie auf die Profilphotos legen, um die verschiedenen Winkel zu messen. Im Buch über Nasenplastik von GALTIER ist ein solches Photometer dargestellt.

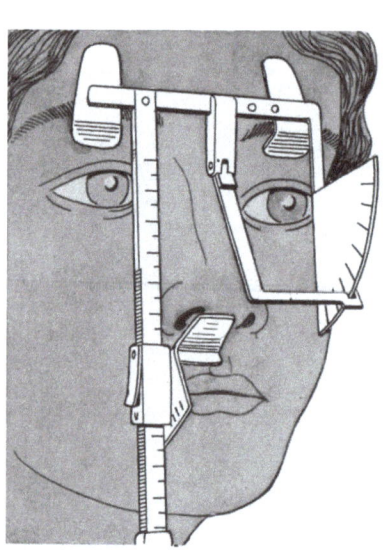
Abb. 18. Rhinometer nach BERSON

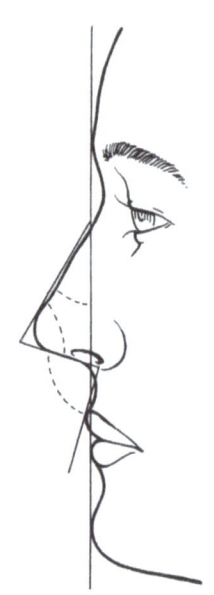
Abb 19. Nasenwinkel

Aus allen diesen Angaben ersehen wir, daß es durchaus geeignete Regeln gibt, die in Verbindung mit dem absoluten ästhetischen Gefuhl und dem künstlerischen Verständnis von hoher Bedeutung für die chirurgischen Eingriffe an der menschlichen Physiognomie sind. Eine Bestätigung dieser alten Regeln finden wir in den neueren Proportionsregeln, wie sie von BROADBENT und MATHEWS für die plastischen Operationen im Gesicht angegeben werden.

Jedoch bleibt die Beurteilung der Form und der Maße der Nase weitgehend eine individuell-ästhetische, wobei die Regeln nur als Richtlinien Geltung haben. Wesentlich für die korrektive Nasenplastik ist, daß die zu korrigierende Nase in eine Harmonie mit der ästhetischen Anatomie und der Physiognomie des Gesichtes gebracht wird.

E. Dokumentation

Neben einer exakten Krankenblattführung spielt die Dokumentation des Befundes durch die *Photographie* und den Film in der korrigierenden und rekonstruktiven Chirurgie des Kopfes und des Halses die wesentlichste Rolle. Es sind sehr viele verschiedene Vorschläge gemacht worden, wie die Befunde vor und nach der Operation zum Vergleich am besten festgehalten werden können. Für gewöhnliche korrigierende Eingriffe im Gesicht und am Hals, besonders aber für die kosmetischen Nasenplastiken und die Hautspannungen genügen an sich Schwarzweißaufnahmen, während für die Tumorchirurgie mit Rekonstruktion sowie für die dermatologische Chirurgie mit Rekonstruktion, meist auch für die traumatologische Chirurgie mit Rekonstruktion die Photos möglichst in Farbe aufgenommen werden sollten, da das Schwarzweißverfahren bei nicht sicherer Beherrschung der Ausleuchtung diesen oder jenen Schaden verdecken oder zu stark hervorheben kann. In der Klinik oder in der Praxis kann man sich ein kleines Photoatelier einrichten. Wichtig sind dabei die standardisierte Aufnahmeposition, die gleichbleibende Belichtung und ein konstanter Abbildungsmaßstab. Es bleibt dem Operateur überlassen, in wie vielen Richtungen Kopf und Hals aufgenommen werden sollen. Bei der Nase empfiehlt es sich, außer der Profil- und der En-face-Aufnahme noch zwei zusätzliche Schrägaufnahmen unter 45° anzufertigen sowie eine weitere Aufnahme, die die Ansicht von unten mit Nasensteg und Nasenlöchern wiedergibt. AUFRICHT rät sogar zu acht Aufnahmen für die Nase: beide Profilseiten, die Ansicht von vorn, die Ansicht von unten und alle vier Projektionen in Ruhe und im Lachen. Wir fertigen eine En-face-Aufnahme, eine Profilaufnahme von der linken Seite oder bei Asymmetrien von beiden Seiten und eine axiale Aufnahme von unten an und verzichten meistens auf die Halbprofilaufnahmen. Bei den Ohrkorrekturen braucht man meist vier Aufnahmen: eine von vorn, je eine von der Seite und eine von hinten. Die Haare müssen dabei gegebenenfalls mit Haarspangen weggehalten werden. Bei den Luftröhren-, Kehlkopf- und Rachenplastiken wird man in der Regel mit einer Aufnahme auskommen. Aufnahmerichtung und Ausschnitte hängen von dem jeweiligen Befund ab. Die Entfernung der Kamera vom Objekt ist von der Größe des aufzunehmenden Gebietes sowie von der Brennweite des Objektivs abhängig. Für Ohr, äußeren Hals, Kehlkopf, Pharynx und Luftröhre haben sich die Standard-Entfernungen von 20 cm, 30 cm und 50 cm bewährt. Für Nase und Gesicht sollten größere Abstände mit langbrennweitigen Objektiven genommen werden, um ein Verzeichnen und nicht getreue Projektion auszuschließen.

Der Photoapparat muß einfach und schnell zu bedienen sein und einen automatischen Parallaxenausgleich besitzen. Man kann sich entweder einer Kleinbildkamera mit Teleobjektiv, einer 6×6 cm-Kamera oder eines alten Plattenapparates mit guter Optik bedienen. Als Beleuchtungsquelle kommen ein Elektronenblitzgerät oder photographische Lampen (z. B. zwei Weichstrahler mit je einer 500 Watt-Birne) in Frage. Die Benutzung des Elektronenblitzes hat den Vorteil, daß die Blendenwerte des Objektivs immer gleich bleiben können und keine Fehler durch Lichtschwankungen entstehen. Man gewinnt auch rascher eine gewisse Routine als bei häufig wechselnden Beleuchtungsverhältnissen.

Der eine oder andere plastische Chirurg arbeitet im Sinne der Photometrie, der sich die Kieferorthopädie schon seit langem bedient. Mit ihr ist es möglich, meß- und vergleichbare Aufnahmen vor und nach der Behandlung herzustellen. Photostatkonstruktionen (SIMON, KORKHAUS u.a.) sind aber kompliziert und kostspielig. GÜNTER schlägt vor, einen großen Winkel an der Wand zu benutzen und bei der orthoradialen Einstellung des Kopfes das Prinzip der Photometrie anzuwenden.

Die Photographie kann auch zur Planung der Operation und bei der präoperativen Besprechung mit dem Patienten herangezogen werden. Man kann auf ein über die Aufnahme gelegtes Pauspapier das gewünschte Profil sowie die gewünschte Nasenspitzen- und Nasenlochform einzeichnen und sehen, ob diese neuen Konturen mit dem übrigen Gesicht harmonieren. O. BECKER zeichnet die Profilphotographie auf die Rückseite der Aufnahme durch, um dem Patienten das Aussehen nach der Korrektur demonstrieren zu können. Einem ähnlichen Zweck dient das Profiloskop von WODAK, eine Spiegelanlage, in der auch der Patient sein Profil sieht. FOMON unterteilt die Photos durch Linien (Abb. 20a—c), die zur Analyse und zur Planung der Korrektur dienen. Dadurch kommen manchmal sonst unbeachtete Asymmetrien des Gesichts zum Vorschein. Es kann sich z.B. zeigen, daß die Horizontallinie der Augen nicht parallel zur Horizontallinie des Mundes verläuft. So bleibt in ausgeprägten Fällen nach einer Nasenkorrektur eine leichte Schiefstellung der Nase übrig, weil die Nasenlinie nur zu einer der beiden Linien senkrecht stehen kann oder eine Mittelstellung einnehmen muß.

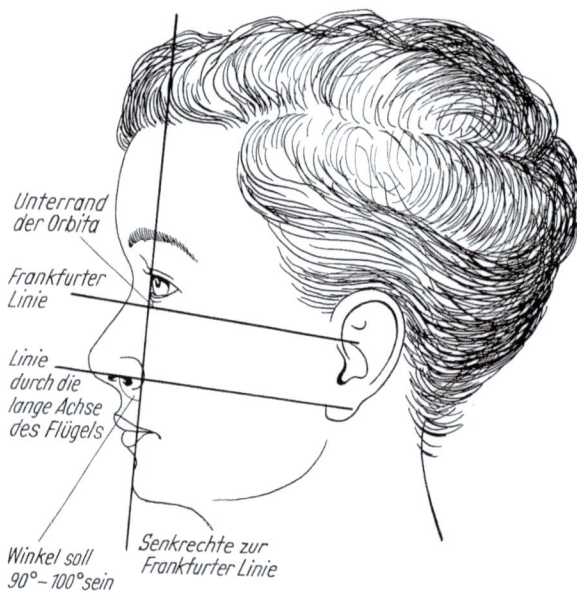

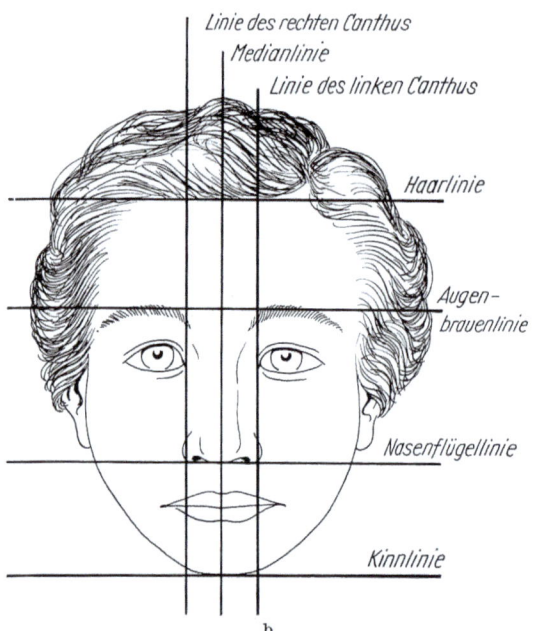

Abb. 20a—c. Aufteilung des Gesichts durch Linien (nach FOMON)

Ein Verfahren, das sich für Aufnahmen im Rachen, in der Mundhöhle, am eröffneten Kehlkopf und an der gespaltenen Luftröhre sehr gut bewährt, ist das Stereoverfahren. Es ist in den letzten Jahren so weit entwickelt worden, daß jeder Laie mit handelsüblichen Kameras in Kürze eine zuverlässige Aufnahmetechnik erlernen kann.

Gewisse plastische Operationen, insbesondere solche, die die Funktion eines Organs verbessern sollen, können am besten durch die *Filmaufnahme* dokumentiert werden. Dabei ist zu bedenken, daß das Auflösungsvermögen bei 8 mm-Filmen für wissenschaftliche Zwecke kaum ausreicht und man am besten nur mit 16 mm-Material arbeitet.

Einen wesentlichen Beitrag zur Dokumentation leistet selbstverständlich auch das *Röntgenbild*. Bei Unfallverletzungen des Gesichtsschädels ist es oft für Planung und Beurteilung des korrigierenden bzw. rekonstruktiven Eingriffs von

Bedeutung. Ein Verfahren, das der Erwähnung wert ist, stellt das seitliche Röntgenbild des Gesichts mit Kontrastdarstellung des Profils dar. Die Kontrastdarstellung wird durch das Auftragen von grauer Quecksilbersalbe auf die Medianlinie vor Anfertigung der Röntgenaufnahme erreicht (E. SCHMID). Im Bereich von Kehlkopf und Luftröhre geben die Röntgenaufnahmen vor dem Eingriff Auskunft über Sitz und Ausmaß der Zerstörung bzw. der Verlagerung. Nach der Plastik kann das Röntgenbild mit Kontrast das Resultat des vorgenommenen Eingriffs bestätigen. Ähnlich liegen die Verhältnisse im Bereich des Rachens und der Halsspeiseröhre. Hier tritt aber das Röntgenbild gegenüber der Röntgenkinematographie an Bedeutung in den Hintergrund, da es den Funktionsablauf nicht so deutlich zeigt wie diese. — Die Röntgenaufnahmen bei Nasenfrakturen werden in einem speziellen Kapitel behandelt.

Die Anfertigung von *Gesichtsmasken* vor und nach Nasenoperationen, eine in den USA sehr verbreitete Methode (SELTZER, BERSON, BROWN, McDOWELL, FOMON usw.), stellt eine weitere Art der Dokumentation dar und ermöglicht es, am Modell die gewünschten Veränderungen vorzunehmen und sie meßtechnisch auszuwerten. Die Maske kann aus Gips, Wachs oder Kunststoff hergestellt werden. Das Gesicht wird mit einem Tuch eingerahmt. In jedes Nasenloch wird zur Aufrechterhaltung der Nasenatmung ein Gummidrain eingelegt, daneben werden die Nasenlöcher abgedichtet. Die Augenbrauen werden mit Vaseline eingefettet. In die Augen

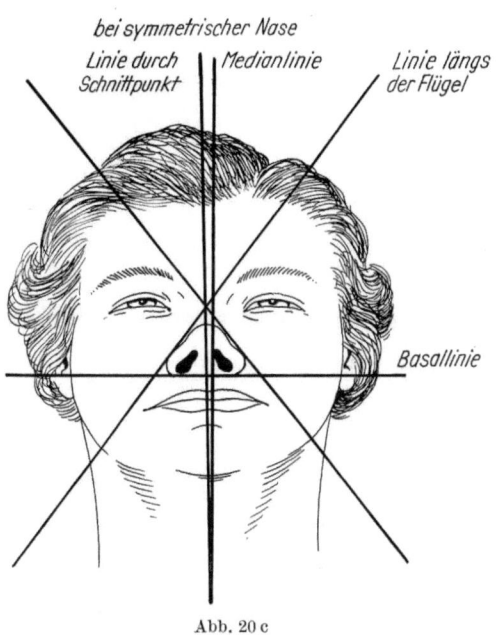

Abb. 20 c

wird ein wenig Augenborsalbe gestrichen. Zur Anfertigung einer Negativmaske aus Gips braucht man etwa 4 Tassen Gips, der in dickflüssigem Zustand auf das Gesicht aufgegossen wird. Sobald der Gips hart ist, wird er sorgfältig abgehoben. So erhält man das Negativ, aus dem das Positiv aus Wachs oder wieder aus Gips gewonnen werden kann (Abb. 21a—c). Wachsmasken können nachträglich besser modelliert werden. Man kann sie auch kolorieren und ihnen einen hautähnlichen Glanz geben. — Als Negativmasse wird auch Negokoll und als Positivmasse auch Hominit verwendet (NÜRNBERGK, SCHMALIX u.a.). Das Negokoll, eine elastische Schweizer Abformmasse von hydrokolloidalem Charakter, hat den Vorteil, daß es beim Erkalten erstarrt, aber elastisch bleibt. Der angerührte Brei wird bei Körpertemperatur mit dem Finger auf das Gesicht gestrichen. Nach wenigen Minuten ist die Masse erstarrt. — Heute wird immer wieder neues plastisches Material für die Abdrücke angepriesen und von Plastikern versucht (OGURA u.a.). Wir fertigen die Gesichtsmasken nicht routinemäßig, sondern nur in besonderen Fällen an. Die Maske wird dann genau in der Mittellinie entzweigeschnitten, wie es auch BYARS tut. Dies ist für die Planung der Operation günstiger und bietet nach der Operation die besten Vergleichsmöglichkeiten, wenn eine präoperative und eine postoperative Hälfte aneinandergelegt werden.

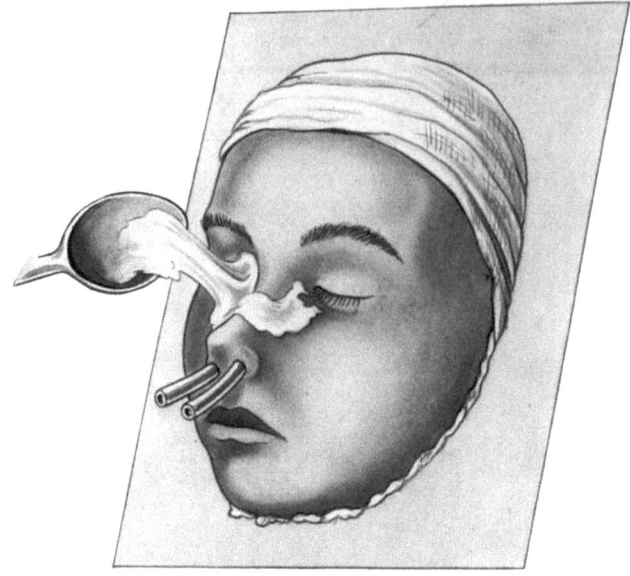

Abb. 21a. Anfertigung einer Gesichtsmaske. Gummikatheter in der Nase, Salbe über den geschlossenen Lidern

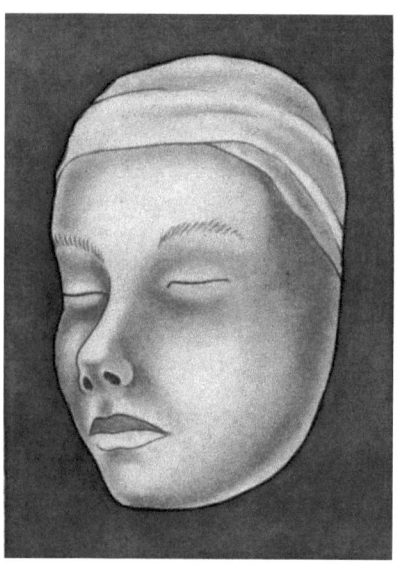

Abb. 21b. Gesichtsmaske aus Wachs oder Gips (Positiv)

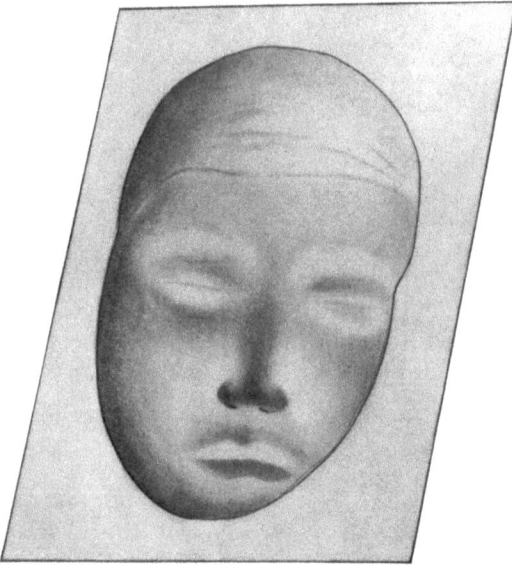

Abb. 21c. Gesichtsmaske aus Gips oder Negokoll (Negativ)

F. Allgemeine Indikation zu den korrigierenden und rekonstruktiven Eingriffen

Das moderne Leben mit seinem unerbittlichen Konkurrenzkampf stellt oft besondere Anforderungen an das Aussehen des Berufstätigen. Es ist deshalb nicht verwunderlich, daß der Wunsch nach Korrektur von Gesichtsentstellungen oder von Funktionsstörungen im Kopf- und Halsbereich immer häufiger an die

Ärztewelt herangetragen wird. Hinzu kommt, daß Verkehr, Industrie und Krieg mit ihrer großen Zahl an Verletzten Entstellungen des Gesichtes oder Narben am Hals hinterlassen, die einer Korrektur oder Rekonstruktion bedürfen. Man kann sich den Wünschen der Patienten besonders dann nicht verschließen, wenn außer einer äußeren Entstellung auch Funktionsstörungen vorliegen oder die Gefahr einer psychischen Schädigung besteht. — Bei den angeborenen Mißbildungen und nach Traumen in fruher Kindheit tritt die Frage auf, *in welchem Alter* diese Deformitäten beseitigt werden sollen. Ganz sicher ist, daß man einen großen Teil der Entstellungen schon vor dem Schulalter operieren soll, damit die Kinder nicht durch die Hanseleien ihrer Spielgefährten einen seelischen Schaden erleiden. Auch gutartige, die Kinder entstellende Tumoren im Bereich des Gesichts sollten möglichst früh, d.h. eventuell schon nach dem ersten Lebensvierteljahr, entfernt werden, damit die Eltern bald vom psychischen Trauma befreit werden. Soweit bestimmte Deformitäten eine Korrektur in den frühesten Lebensjahren erforderlich machen, haben wir darauf im speziellen Teil des Textes hingewiesen. Es gibt andererseits aber auch Deformitäten, z.B. der Nase, die im Kindesalter, also am wachsenden Gesichtsschädel nicht korrigiert werden sollten. Auch darauf wird im speziellen Teil eingegangen. In späteren Lebensjahren lassen sich bei guter Gesundheit des Patienten praktisch alle Deformitäten jederzeit operativ angehen. Mit der zunehmenden Lebenserwartung des Menschen tritt die Frage immer häufiger an uns heran, inwieweit man auch im Greisenalter korrigierende oder rekonstruktive Eingriffe vornehmen soll. Infolge der Verbesserung der internistischen Behandlung hochbetagter Patienten, besonders bezüglich des Kreislaufs, kann man die plastischen Operationen auch im Alter immer mehr bejahen. Das Verlangen eines über 70 Jahre alten Patienten, z.B. Röntgenulcera an Kopf oder Hals beseitigt zu bekommen, ist verständlich, und man sollte den Eingriff nur wegen des Alters des Patienten nicht ablehnen, wenn von internistischer Seite keine Gegenindikation besteht. Das gleiche gilt auch für die Korrektur großer Rhinophyme, besonders wenn sie die Nasenfunktion stören. Es ist gezeigt worden, daß Patienten auch im Alter von 75 Jahren und darüber durch Rundstiellappen vom Körper im Gesicht versorgt werden können und daß man auch Hauttransplantationen aus dem Oberarm in diesem Alter mit gutem Erfolg bewerkstelligen kann. Wir haben in zahlreichen Fällen bei Patienten über 70 Jahre plastische Operationen unter internistischer Betreuung durchgeführt und zum großen Teil die gleichen Resultate erzielt wie bei jüngeren Patienten.

Es muß aber davor gewarnt werden, auf jeden Wunsch der Patienten einzugehen. *Geringfügige Veränderungen*, die kaum als Deformitäten zu bezeichnen sind, sollte man nur dann operativ angehen, wenn es der Beruf des Patienten z.B. als Schauspieler erfordert. Man kann sich bei einem etwas geschulten Blick von dem ersten Eindruck leiten lassen, den man gewinnt, bevor der Patient seinen Wunsch vorträgt. Empfindet man nichts Störendes, so sollte man auch den Mut haben, den Eingriff abzulehnen. Patienten, die sich auf die Korrektur sehr geringfügiger Deformitäten z.B. der Nase versteifen, wird man kaum je zufriedenstellen können. Man kann ziemlich sicher sein, daß sie häufig schon kurze Zeit nach dem Eingriff unzufrieden sind und wieder eine andere Korrektur vorgenommen haben wollen. Diese Quälgeister dürften mehr in die Sprechstunde eines Psychiaters gehören als in die eines Plastikers. Anders verhält es sich, wenn *psychisch alterierte Patienten* wegen einer Korrektur an den Arzt herantreten. Die Ablehnung der Operation kann in solchen Fällen schlimme Folgen haben, und es empfiehlt sich, mit dem behandelnden Psychiater vor dieser Entscheidung in Verbindung zu treten. Begeht z.B. ein Patient mit einer Schizophrenie nach

Ablehnung des gewünschten Eingriffs Suicid, so können dem die Operation ablehnenden Arzt von den Angehörigen Vorwürfe gemacht werden. Wird die Geisteserkrankung nach Ausführung der Operation während des Klinikaufenthalts entdeckt, sollte man die Angehörigen unbedingt darauf aufmerksam machen und die psychiatrische Behandlung anraten.

Durch die erhebliche Zunahme der Verkehrs- und Betriebsunfälle, durch die Ausweitung der Tumorchirurgie an Kopf und Hals und durch die Vermehrung der Strahlentherapie in hohen Dosen nimmt das Patientengut, das plastischer Operationen bedarf, ständig zu. Die Frage, *wer die rekonstruktiven und korrigierenden Eingriffe ausführen soll*, wird unterschiedlich beantwortet. Während ein Teil der Operateure z. B. nach Tumorresektionen die plastische Versorgung der Defekte einem plastisch versierten Chirurgen überläßt, der sich auf diesem Teilgebiet spezialisiert hat, stehen wir auf dem Standpunkt, daß ein Tumoroperateur auch die plastische Deckung der Defekte beherrschen muß. Er sollte deshalb auch genügend Erfahrung in der Anwendung und Behandlung von Rundstiellappen und anderen Transplantationen haben. Durch die Kombination der Tumorchirurgie mit dem plastischen Wiederaufbau können z. B. auf dem Gebiet der Teilresektionen des Larynx gute Erfolge erzielt werden. Ähnlich liegen die Verhältnisse bei den Oberkiefer- und Gesichtstumoren. Wenn der den Tumor primär operierende Arzt auch die rekonstruktive Plastik durchführen muß, wird er sich das Operationsgebiet bei der Exstirpation des Tumors mit ganz anderen Augen ansehen, als wenn er mit den Schwierigkeiten der plastischen Wiederherstellung nicht so vertraut ist, weil er diesen Teil der Operation an einen anderen Operateur abzugeben gewöhnt ist. Ist er gezwungen, auch die Rekonstruktion selbst durchzuführen, dann wird er manchen Gewebsanteil der Haut, der Schleimhaut, des Knorpels, des Knochens oder des Muskels schonen, um ihn bei der späteren Plastik zur Verfügung zu haben. Die radikale Entfernung des Tumors bleibt dabei selbstverständlich oberstes Gebot. Aus der Erfahrung heraus hat sich gezeigt, daß oft schon durch eine ungünstige Wahl des Zugangsweges Gewebsteile geopfert werden, die später für die Rekonstruktion von Bedeutung sein können. — Auf dem Gebiet der rekonstruktiven und korrigierenden Nasenchirurgie haben die verschiedensten Fachdisziplinen (Rhinologie, Allgemein- und Unfallchirurgie, Kiefer- und Gesichtschirurgie, „head and neck surgery") wesentliche Beiträge geleistet. Die Funktion der Nase sollte bei all diesen Eingriffen im Vordergrund stehen. Es ist selbstverständlich, daß jeder Operateur, der korrigierende und rekonstruktive Eingriffe an der Nase durchführt, sowohl die Untersuchungsmethoden als auch die Operationstechniken der Rhinologen im Hinblick auf die Nebenhöhlen beherrschen muß. Dazu gehört auch, daß die Benutzung der Stirnlampe erlernt ist, damit das Innere der Nase jederzeit übersehen werden kann. Es ist in diesem Zusammenhang auch zu bedenken, daß starkes Nasenbluten nach Unfällen und plastischen Operationen selbst erfahrene Kliniker zur Verzweiflung bringen kann. Bei Eingriffen in und an der Nase sind derartige Blutungen immer einmal möglich, und es ist deshalb notwendig, daß der Operateur das entsprechende Rüstzeug zur Blutstillung besitzt und die dafür erforderlichen Eingriffe sicher beherrscht. Plastische Operationen sollten deshalb nicht von unerfahrenen Operateuren ausgeführt werden. — Auch die plastische Versorgung von Hautschäden nach Strahlenverbrennungen machen besonders am Hals ein umfangreiches Können erforderlich. Wenn man bedenkt, daß bei der Bestrahlung nicht nur die äußere Haut, die durch die Plastik korrigiert werden soll, sondern auch das darunterliegende Gewebe, wie Gefäße, Knorpel usw., geschädigt werden, dann wird man erkennen, daß diese Eingriffe in die Hand eines erfahrenen Operateurs gehören. Die Behandlung von Arrosionsblutungen aus den großen Halsgefäßen, Perichondritiden des Kehlkopfes, Phlegmonen und Nekrosen der Halsfascien bis zum Mediastinum muß vom Operateur durchgeführt werden können. Auf dem Gebiet des Ohres und der Stirnhohle ist die Beherrschung der Duraplastik notwendig. — Aus dem Gesagten geht hervor, daß bei den rekonstruktiven Maßnahmen im Bereich von Kopf und Hals neben den Kenntnissen der plastischen Chirurgie auch Erfahrungen auf speziellen Teilgebieten erforderlich sind.

G. Psychologische Vorbereitung und juristische Fragen

Für alle plastischen Operationen, besonders aber für die Nasenchirurgie, ist eine *psychische Vorbereitung* von großer Bedeutung. Vor allem soll der Patient darüber aufgeklärt werden, was mit ihm geschieht, und es soll ihm dabei nie zuviel versprochen werden. Es gibt Patienten, die auch durch die beste Operation nicht befriedigt werden können und bei denen sich nach der Operation immer wieder neue Komplexe einstellen. Patienten, die wegen kleiner Fehler sehr unglücklich sind, stellen auch die höchsten Ansprüche. Das seelische Verhalten von Patienten mit Entstellungen des Gesichts und insbesondere der Nase ist ebenso verschieden wie ihre Reaktion nach einer operativen Korrektur. In vielen Fällen spielt heute die Psychotherapie zur Unterstützung der operativen Behandlung eine Rolle. Natürlich kann man nicht so weit gehen wie Robin, der für jeden kosmetischen Eingriff eine vorherige psychiatrische Untersuchung verlangt. Fomon unterscheidet hypoästhetische Reaktionen bei Patienten, die sich unbekümmert einer Operation unterziehen, orthoästhetische Reaktionen bei Leuten mit der richtigen Einstellung zum Schonheitsfehler oder Defekt und zur nötigen Korrektur, hyperästhetische Reaktionen bei Patienten, die die Fehler überbewerten, und paraästhetische Reaktionen, die bei Geisteskranken, wie Schizophrenen, vorkommen. Ein eindrucksvolles Beispiel für die letzte Kategorie kennen wir in dem tragischen Fall Alexanders, der von einem Psychopathen, den er an der Nase operiert hatte, erschossen worden ist (Kraus).

Bei der großen Zahl plastischer Eingriffe, die heute durchgeführt wird, bleibt es gar nicht aus, daß einerseits Mißerfolge in einem gewissen Prozentsatz vorkommen, andererseits eine Anzahl von Patienten mit einem noch so guten Ergebnis unzufrieden ist. Deshalb sind in der heutigen Zeit *juristische Nachspiele* zwischen Arzt und Patient nicht selten. Es soll hier auf die ausgezeichnete Darstellung „Operation und Recht" von H. J. Goldbach in der Kirschnerschen Operationslehre Bd. I hingewiesen werden, da für die plastischen Eingriffe die gleichen Gesetze gelten. Auch bei der plastischen Chirurgie liegt eine Heilabsicht vor, selbst wenn sie nur dazu dient, sog. Schönheitsdefekte zu beheben, die das seelisch-körperliche Gleichgewicht stören. Die Indikation zum Eingriff muß einwandfrei sein. Der plastische Chirurg ist hinsichtlich des Operationsergebnisses seinen Patienten gegenüber in einer viel unangenehmeren Position als seine Kollegen aus der rein kurativen Chirurgie, wie Kraus treffend schreibt, weil er mit körperlich gesunden Menschen zu tun hat, die nach der Operation zumindest ebenso gesund sein wollen wie vorher, und weil sein Operationserfolg nicht nur für den Patienten selbst, sondern auch für die ganze Umgebung offenkundig und kritisch zu übersehen ist. Er kann nicht das Abdomen über seinem Werk schließen, wie McIndoe sagte, er baut sein Denkmal und schaufelt sein Grab in aller Öffentlichkeit. Operieren sollte nur der Arzt, der sich mit den Grundbegriffen der Chirurgie und insbesondere der plastischen Eingriffe befaßt hat und kunstgerecht arbeiten kann (s. S. 24).

Vom Patienten selbst verlange man eine *Einwilligungserklärung*, bei Patienten unter 20 Jahren die Einwilligungserklärung der Eltern. Vorher sind die Patienten über den Befund sowie über die zu erwartende Ausdehnung der Operation, eventuelle Komplikationen und etwaige ungünstige Folgen der Operation aufzuklären, da bei vielen Patienten keine Vorstellung über die Pathologie und den erforderlichen Eingriff besteht. Manche Operateure lassen vom Patienten einen Revers über die erfolgte Aufklärung unterschreiben (SELTZER, CLAOUÉ, PERRET). THIELEMANN und MAURER gehen sogar so weit, daß sie sich vor der Operation bescheinigen lassen, den Patienten darüber unterrichtet zu haben, daß die gewünschte Nasenform nicht immer erreichbar ist. Nach dem Gesetz ist man nicht verpflichtet, extrem seltene Komplikationsmöglichkeiten mit dem Patienten zu besprechen, hingegen empfiehlt es sich, den Patienten wenigstens in schwierigeren Fällen auf die eventuelle Notwendigkeit einer Nachoperation aufmerksam zu machen (COHEN).

Da die kosmetische Chirurgie auch in juristischen Fragen als ein Bestandteil der Medizin angesehen werden muß, sind die Prinzipien der Verantwortung die gleichen, die auch sonst in der Medizin gelten. Das Risiko des Eingriffs muß in einem bestimmten Verhältnis zu dem Ziel stehen, das erreicht werden kann. Besondere Vorsicht muß man bei der operativen Korrektur von ganz geringen Deformitäten walten lassen, da gerade bei diesen Patienten der Verdacht einer starken psychogenen Überlagerung besteht.

Allgemein wird den meisten plastischen Eingriffen keine Gefährlichkeit zuerkannt, doch sollte man sich immer darüber im klaren sein, daß jeder kleine Eingriff auch im Bereich der Nase einmal schwerwiegende Komplikationen nach sich ziehen kann. Deshalb ist es empfehlenswert, die Eingriffe nur dann durchzuführen, wenn sich die Patienten in einem guten Allgemeinzustand befinden. Keinesfalls lasse man sich bei Fällen, die Zeit haben, dazu verleiten, Patienten zu operieren, die im Allgemeinbefinden gefährdet sind. Hat man sich für eine stationäre Durchführung der Operation entschieden, so werden die Patienten nach Möglichkeit am Nachmittag vor dem Eingriff aufgenommen, damit Temperatur, Blutdruck, Puls, Herz- und Lungenfunktion kontrolliert, Urin- und Blutuntersuchungen angestellt und die Prämedikation eingeleitet werden können.

H. Operationssaal und Beleuchtungsquellen

Als *Operationsraum* soll selbstverständlich nur ein Raum benutzt werden, der den chirurgischen Anforderungen entspricht. Auf das Allgemeine der Einrichtung kann hier nicht näher eingegangen werden, da es den Rahmen dieses Buches überschreiten würde und in den allgemeinen Operationslehren bereits in hervorragender Weise erfolgt ist. Es sei hier nur auf die allgemeine und spezielle Operationslehre von M. KIRSCHNER Bd. I (HEGEMANN) hingewiesen. — Bei kleineren Eingriffen im Bereich der Ohrmuschel und der Nase kommt man mit einem kleineren Operationszimmer aus. Bei größeren Eingriffen sollte immer ein kompletter Operationssaal zur Verfügung stehen. Gut funktionierende Saugapparaturen sind bei plastischen Eingriffen an Nase, Mund, Pharynx, Kehlkopf, Luft- und Speiseröhre stets griffbereit zu halten. Wegen der Eigenart der Ausleuchtung des Operationsfeldes mittels Stirnlampe müssen Transformatoren und genügend lange Zuführungen zur Stirnlampe zur Verfügung stehen, damit sich der Operateur am Operationstisch frei bewegen kann. Da viele Operateure die langwierigen Eingriffe an Gesichtsschädel und Hals gern sitzend durchführen, sollte der Operationstisch so gebaut sein, daß die Knie des Operateurs im Bereich der oberen Tischpartie im Sitzen bequem gehalten werden können. Außerdem ist bei gewissen Operationen besonders an den Luft- und Speisewegen eine durch Öldruckpumpe regulierbare variable Höhe der Sitzgelegenheit des Operateurs erwünscht. Die gleiche Forderung gilt für den Operationstisch, damit Lageveränderungen des Patienten besonders bei den plastischen Eingriffen an den Luftwegen möglich sind. Der Operationssaal muß eine Apparatur zur kompletten Verdunkelung besitzen, damit Endoskopien während der Eingriffe an den Luft- und Speisewegen jederzeit durchgeführt werden können. Bei Benutzung der Stirnlampe arbeitet man am besten im halb verdunkelten Raum.

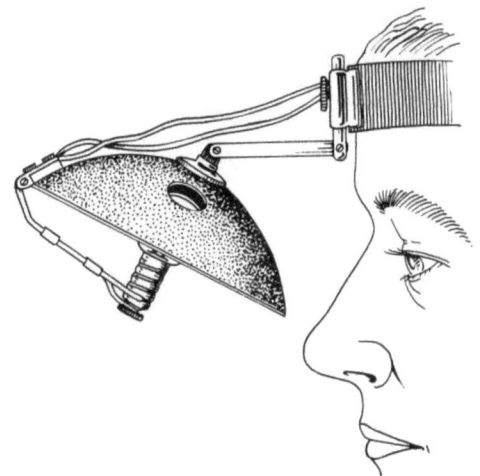
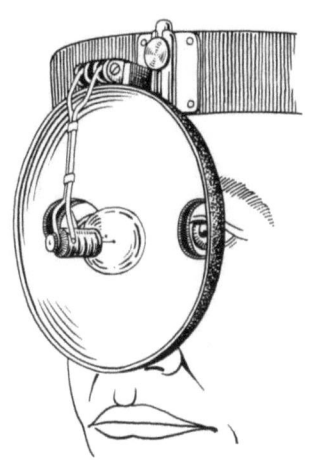

Abb. 22. Clar-Lampe mit erheblicher Parallaxe

Abb. 23. Clar-Lampe, zur fast parallaxenfreien Sicht vor die Augen gekippt

Die Art der rekonstruktiven und korrigierenden Eingriffe an Kopf und Hals bringt es mit sich, daß die üblichen *Operationsleuchten* dem Operateur nicht immer die beste Sicht garantieren. Soweit das Operationsfeld oberflächlich liegt, genügen die landläufigen Operationslampen. Doch schon in der Tiefe der Nase, der Nebenhöhlen, des Mundes, des Gehörganges, besonders aber im Pharynx, im Larynx und in der Luftröhre geben diese Leuchten ein ungenügendes Licht, und die Sicht ist sehr beengt. Deshalb ist man schon frühzeitig dazu übergegangen, sich bei den plastischen Operationen an Kopf und Hals der *Stirnlampe* zu bedienen. Sie hat eine über 60jährige Entwicklung hinter sich und ist in den letzten Jahren wesentlich vervollkommnet worden. Die französischen Schulen bevorzugen im wesentlichen die *Clar*-Lampe (Abb. 22 und 23), während im deutschen Sprachgebiet mehr die Lampen benutzt werden, die nach dem *Kirstein*-Prinzip arbeiten. Da die *Clar*-Lampe einen großen Reflektor besitzt, gibt sie ein ausgezeichnetes Licht. Auch die *Brünings-Perwitzschky*-Lampe (Abb. 24) hat den Vorzug des Reflektors, doch haben beide Lampen eine relativ große Parallaxe. Einige plastische Operationen z.B. an der Nase und an der Luftröhre erfordern aber eine parallaxenfreie Ausleuchtung. Die *Clar*-Lampe ermöglicht zwar bei bestimmter Einstellung (Abb. 23) den Blick direkt mit dem aus dem Reflektor kommenden Lichtstrahl, da sie im Reflektor zwei Löcher im Abstand der Augen aufweist. Trotzdem ist die Ausleuchtung in größeren Tiefen durch die Streuung der Strahlen ungenügend. Außerdem haftet ihr bei dieser Anwendung der Nachteil an, daß man als Operateur nur ein relativ kleines Gesichtsfeld übersehen kann, da der Reflektor einen Teil des Gesichtsfeldes verdeckt. Hierdurch ist z.B. ein Überblicken des Instrumententisches kaum möglich. Die *Brunings-Perwitzschky-Lampe* (Abb. 24), die einen relativ kleinen Reflektor besitzt, ist an beiden Seiten in Höhe der Augen so ausgefräst, daß die Einengung des Gesichtsfeldes zum großen Teil behoben ist, man aber trotzdem eine sehr gute Helligkeit im Operationsfeld hat. Wesentlich günstiger liegen

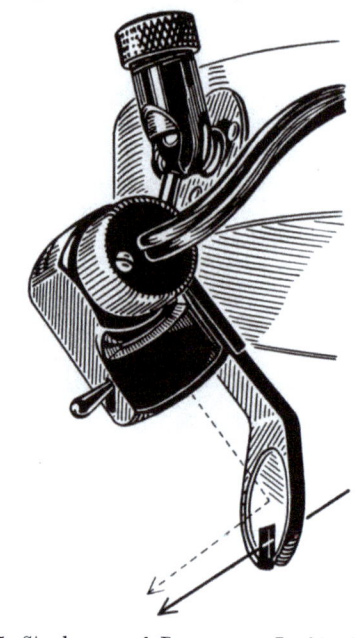

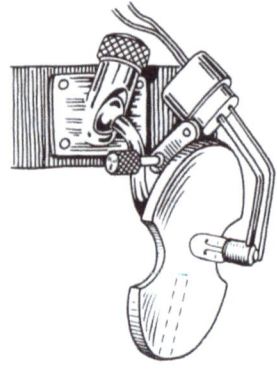

Abb. 24. Stirnlampe nach BRUNINGS-PERWITZSCHKY mit seitlichen Aussparungen im Spiegel im Sinne der Clar-Lampe. Gestrichelte Linie auf dem Spiegel Schlitz zur direkten parallaxenfreien (monocularen) Sicht

Abb. 25. Stirnlampe nach DENECKE aus Leichtmetall. Sie arbeitet nach dem Killian-Kirstein-Prinzip. (Aus H. J. DENECKE)

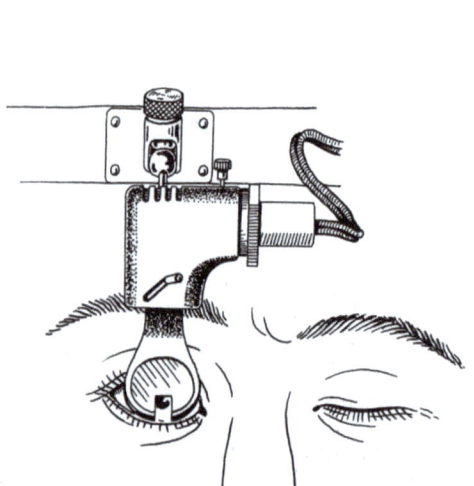

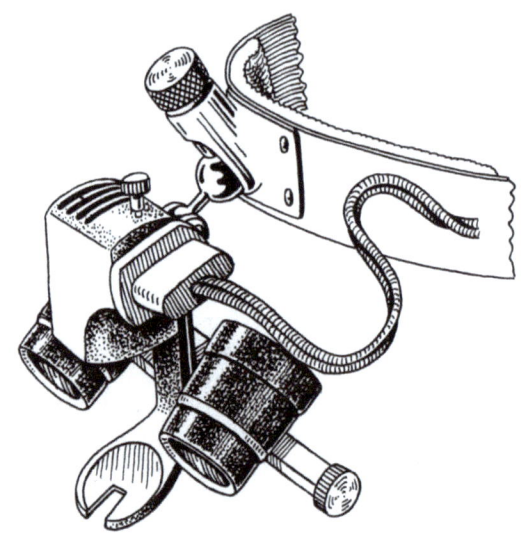

Abb. 26. Stirnlampe nach DENECKE bei monocularer Verwendung

Abb. 27. Stirnlampe nach DENECKE. Die schwenkbare Lupe ist nach oben geklappt

die Verhältnisse hinsichtlich der Tiefenausleuchtung bei der nach dem *Killian-Kirstein*-Prinzip gebauten *Denecke*-Lampe (Abb. 25 und 26), bei der die Lichtstrahlen je nach Einstellung einer verstellbaren Linse parallel oder divergierend gerichtet werden können. Damit ist die Möglichkeit einer Verkleinerung oder

Vergrößerung des ausgeleuchteten Operationsfeldes gegeben. Die außerordentlich leichte Lampe (50 g) kann einmal zum binocularen Sehen im Bereich der Nasenwurzel getragen werden; der das Licht reflektierende kleine Spiegel stört dabei den Blick des Operateurs überhaupt nicht. Zum anderen kann sie auch vor ein Auge geführt werden. Der Operateur blickt dann durch einen kleinen Schlitz im unteren Spiegelabschnitt direkt mit dem Lichtstrahl und hat in großen Tiefen ein hervorragendes Licht, das sich auch für Endoskopien sehr bewährt hat. Diese Beleuchtungsart hat sich in den letzten Jahren für die plastischen Eingriffe an Kopf und Hals mit ihren engen Zugangswegen immer mehr durchgesetzt. Durch die Weiterentwicklung der Glühlampe zur Lichtwurflampe konnte die Helligkeit, die früher erheblich hinter der der Reflektorlampe zurückstand, entscheidend verbessert werden. Auch kann man die Lampe mit einer Lupe versehen, was ein präziseres Arbeiten ermöglicht (Abb. 27 und 28). Da die Lupe ein- und ausgeschwenkt werden kann, ist es während des Eingriffes möglich, je nach Wunsch mit normaler Sicht oder Lupenvergrößerung zu arbeiten, ohne daß durch den Wechsel ein Zeitverlust bedingt ist. Diesen Vorzug weist auch die *Kasche*-Lampe auf (Abb. 29), die allerdings wesentlich schwerer wiegt.

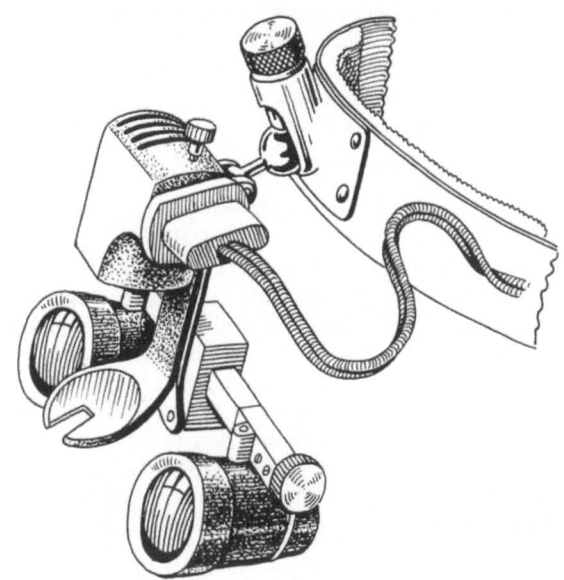

Abb. 28. Stirnlampe nach DENECKE. Die schwenkbare Lupe ist zur Benutzung heruntergeklappt

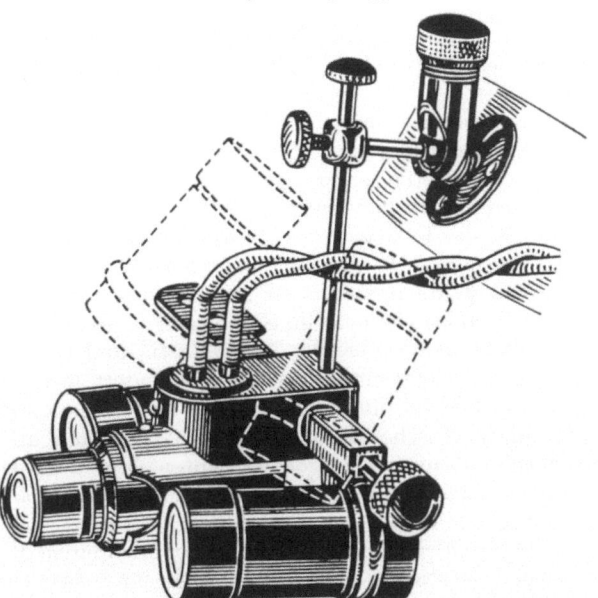

Abb. 29. Stirnlampe mit schwenkbarer Binocularlupe nach KASCHE. (Aus H. J. DENECKE)

Das Operationsmikroskop kommt für die plastischen Operationen kaum in Frage, es sei denn für die Epilierung, im Gehörgang und am Trommelfell. Die Methode, Lampen hinter dem Operateur aufzustellen, dürfte höchstens noch für Filmaufnahmen in Frage kommen, da die Belästigung durch die Wärmeabgabe und die Raumbeanspruchung unangenehm sind. Außerdem ist bei dieser Beleuchtungsart die Tiefenausleuchtung bei engen Zugangswegen erfahrungsgemäß völlig unzureichend. Wer gelernt hat, mit der Stirnlampe zu arbeiten, wird diese Beleuchtung bei den plastischen Eingriffen zumindest in der Nase, im Larynx, in der Trachea und im Pharynx nicht missen wollen. Nur bei ganz oberflächlichen Operationen, wie z.B. Hautlappenverlagerungen, soll mit der großen Operationslampe gearbeitet werden.

J. Allgemeines zu Anaesthesie und Medikation

In klinischen Betrieben, die mit einer eigenen fachärztlich geleiteten Anaesthesieabteilung ausgerustet sind, wird die Art der Anaesthesie in einem Konsilium zwischen Chirurgen und Anaesthesisten festgelegt. In kleineren Krankenhäusern und vor allem in Privatkliniken muß der operierende Arzt unter den heutigen Verhältnissen im allgemeinen selbst die *Auswahl des Anaesthesieverfahrens* treffen und die Verantwortung dafür allein übernehmen. Bei der Entscheidung, ob man sich der örtlichen Betäubung oder der Allgemeinnarkose zuwenden soll, ist sowohl die Kenntnis beider Verfahren als auch die kritische Abwägung ihrer Vor- und Nachteile für den Eingriff und den Patienten von Bedeutung. Zweifellos ergeben sich genugend Gründe, die eine Operation unter Lokal- oder Leitungsanaesthesie rechtfertigen, ohne daß die Notwendigkeit einer Allgemeinbetäubung überhaupt diskutabel erscheint. Der Mangel an Personal oder an apparativer Einrichtung sollte heute auch in Privatkliniken keine Rolle spielen.

Soweit irgend moglich, soll der Operateur auf den Wunsch seines Patienten eingehen. Viele Menschen, besonders Frauen, haben eine tief eingewurzelte Abneigung gegen die örtliche Betäubung. Sie möchten von dem Eingriff nichts erleben und erst wieder aufwachen, wenn alles vorüber ist. Es hat wenig Zweck, einen sehr ängstlichen Patienten zur Vornahme einer Lokalanaesthesie überreden zu wollen. — Im allgemeinen aber wird heute die korrektive Nasenchirurgie in Lokalanästhesie vorgenommen, besonders auch in USA, während in England meist die Narkose bevorzugt wird. Nach TAMERIN und DE POLO soll in USA eine Umfrage unter Patienten gezeigt haben, daß solche, die die Art der Anaesthesie wählen konnten und vorher einen Eingriff in Lokalanaesthesie durchgemacht hatten, sich in 75% der Fälle wieder für die Lokalanaesthesie aussprachen, während neue Patienten zu 75% die Allgemeinnarkose wahlten. Im allgemeinen geht der Zug der Zeit heute immer mehr zur Narkose hin, und zwar weniger aus ärztlicher Indikation als vielmehr im Sinne einer Konzession an die Wünsche des Patienten. Der Operateur ist bei der Nasenplastik und auch bei anderen Gesichtsplastiken durch die Allgemeinnarkose eher behindert, weil die Blutung wesentlich stärker ist, wenn nicht blutdrucksenkende Mittel angewandt werden. Das gleiche gilt für die plastischen Eingriffe am Pharynx und an der Trachea. Nur bei ängstlichen und uneinsichtigen Patienten, die den Ablauf der Operation ständig storen, sind die Verhältnisse unter Allgemeinnarkose relativ besser als unter Lokalanaesthesie.

Wir wählen in dieser Frage gewöhnlich einen Mittelweg, indem wir die plastischen Operationen bei Erwachsenen und bei Jugendlichen über 12 Jahre in Lokalanaesthesie ausführen, die durch einen sog. *lytischen Cocktail* potenziert wird, sofern keine Kontraindikation von seiten des Kreislaufs, der Leber oder der Nieren vorliegt. Es handelt sich dabei um die potenzierte Dämpfung nach LABORIT und HUGUENARD, eine assoziierte Anwendung verschiedener pharmakodynamischer Mittel, die u. a. auch auf eine Reduktion des Grundumsatzes hinzielen. Korpertemperatur und Stoffwechsel werden herabgesetzt, die Lebensvorgänge werden verlangsamt, ein Zustand, der von den genannten Autoren mit dem

Namen *Hibernation* belegt wurde. Durch die Kombination der diesen Zustand herbeiführenden Mittel mit einem Narkoticum wird eine genügend tiefe Dämpfung erreicht. Dies kann man dabei bereits mit einer Dosierung erzielen, die sonst unzureichend wäre. Wir bedienen uns zur *potenzierten Dämpfung* der von LABORIT angegebenen lytischen Mischung aus Chlorpromazin (Largactil, Megaphen), einem Phenothiacinderivat (Phenergan, Atosil) und einem synthetischen Morphinderivat (Dolantin, Dolosal, Diparcol). Dolantin wirkt analgetisch und vagolytisch, während Phenergan und Largactil eine acetylcholinolytische, sympathicolytische, histaminolytische und hypothermische Wirkung besitzt.

Aus dem Fachgebiet der Oto-Rhino-Laryngologie liegen viele günstige Erfahrungsberichte über die Operationsvorbereitung mit den zur potenzierten Dämpfung verwandten Pharmaka vor, so von DANERS, KOST und SCHROEDER, REICHEL, REINKE, WALTER, WIRTINGER, ECKEL, ORSO u. a. Die Vorteile der oben angegebenen Medikamente für die operative Tätigkeit sind neben der Schmerzbekämpfung eine wesentliche Herabsetzung der Schockgefahr durch Ganglienblockade und eine Blutdrucksenkung. Die potenzierte Dämpfung kann auch als Vorbereitung und Zusatz zur Intubationsnarkose benutzt werden. Sie wird entweder intravenös oder intramuskulär oder kombiniert angewendet. Wegen ihrer sauren Reaktion wird die Mischung am besten mit Kochsalz verdünnt.

Wir geben gewöhnlich am Vorabend vor der Operation eine Mischspritze von je einer halben Ampulle Largactil, Phenergan und Dolantin, d.h. 12,5 mg Largactil, 12,5 mg Phenergan und 25 mg Dolantin intramuskulär, bei kräftigen Patienten unter Umständen auch das Doppelte. 2 Std vor der Operation geben wir nochmals die gleiche Dosis wiederum intramuskulär, und in tabula verabreichen wir den Cocktail fraktioniert durch eine Dauertropfinfusion mit Kochsalzlösung, wobei wir darauf achten müssen, daß diesmal Largactil für intravenöse Injektion und nicht für intramuskuläre gewählt wird. Wir geben eine Viertelstunde vor der Operation, d.h. vor Beginn der Lokalanästhesie, $1/2$ cm³ der Mischlösung in den Infusionsschlauch, dann eventuell 5 min später wieder $1/2$ cm³, danach je nach Bedarf in $1/4$, $1/2$, 1 Std oder noch später wieder einen Teil des Cocktails. Statt der Verabreichung in Dauertropfinfusion kann die Mischspritze auch, auf 20 oder 40 cm³ mit Kochsalzlösung verdünnt, sehr langsam intravenös verabfolgt werden. Die Hauptsache ist, daß die Lösung stark verdünnt in die Vene gelangt, damit keine Endothelreizung mit nachfolgender Phlebitis entsteht. Bei kleineren Eingriffen begnügen wir uns mit der intramuskulären Anwendung. In vielen Fällen genügt in tabula die Verabreichung von zweimal $1/2$ oder 1 cm³ der Mischspritze vor der Lokalanaesthesie, bei weniger ruhigen Patienten müssen wir 1—4mal nachspritzen. Die große Variationsbreite der Wirkung erfordert also eine sorgfältige Anpassung an die besonderen Verhältnisse des einzelnen Patienten. Bei älteren Patienten, bei grazilen Frauen und bei Adolescenten geben wir von vornherein weniger. Im allgemeinen verhalten sich die Patienten mit dieser Vorbereitung während der Operation ruhig, gleichgültig, desinteressiert, schläfrig. Sie sind etwas analgetisch. Die Atmung ist verlangsamt und vertieft. Die Pulsfrequenz steigt zuerst an und erreicht später meist normale Werte. Der Blutdruck ist erniedrigt oder unverändert. Wegen der Gefahr eines orthostatischen Kollapses durch die verminderte Reaktionsfähigkeit des Gefäßsystems darf der Patient schon nach der ersten Verabfolgung am Vorabend nicht mehr das Bett in der Nacht verlassen. Wir kontrollieren den Blutdruck am Vorabend, am Morgen vor der Operation und in tabula jeweils vor einer Cocktail-Gabe. Falls der Blutdruck auf 90 mm Hg zurückgeht, wird die Verabreichung abgestellt, falls er unter 80 mm Hg sinkt, erhält der

Patient Coffein. Zum Blutdruckausgleich kann auch der Kopf tief gelagert werden. Meist zeigt der Verlauf der Blutdruck- und Pulskurve nur geringe Schwankungen, da infolge der vegetativen Dämpfung der Sauerstoffmangel, die CO_2-Ansammlung, die Reflexe und das operative Trauma keine oder nur sehr geringe Veränderungen hervorrufen.

Jugendliche im Alter von 16 bis 25 Jahren benötigen erfahrungsgemäß die höchsten Dosen. Wir haben das Verfahren der potenzierten Dämpfung bis jetzt noch nie bei *Kindern* unter 12 Jahren angewandt. Es wird dies aber schon von manchen Autoren geübt (ECKEL, ORSO). E. SCHMID bedient sich zur potenzierten Dampfung einer anderen Kombination von Medikamenten. Er gibt Megaphen, S.E.E. (Scopolamin, Ephetonin, Eukodal) und Luminal. Mit dieser Art von lytischem Cocktail geht er wesentlich weiter als wir, indem er ihn in entsprechender Dosierung schon beim *Säugling* für die Primäroperation der Lippen-Kiefer-Gaumenspalte anwendet.

In unserer Praxis hat sich das oben angegebene Dosierungsschema gut bewährt. Wir haben nie Zwischenfälle erlebt, abgesehen von gelegentlichen Erregungszuständen der Patienten im Unterbewußtsein, die sich aber durch Verstärkung der Dosis beheben ließen.

Von vielen Autoren werden auch andere Dosierungen und Kombinationen mit Luminal, Sevenal, Scophedal, Nembutal und anderen Präanaesthetica angegeben. Statt Phenergan oder Atosil werden andere Phenothiazin-Derivate, wie Equanil, Fargan, Pacatal, und Siquil u.a. gegeben. An Stelle des Chlorpromazin, Largactil und Megaphen kann auch Prazine (Promacinhydrochlorid), in Amerika Sparine genannt, verwendet werden. Wir geben es bei Patienten, die schon einen niedrigen Blutdruck haben, weil seine blutdrucksenkende Wirkung schwächer ist als die des Largactil. Es kann auch durch Hexamid ersetzt werden, ein Neuroparalytikum, das den Blutdruck weniger stark herabsetzt, dafür aber eine schwächere, vor allem aber kürzere Wirkung besitzt. Das Hexamid kann bei kurzdauernden Eingriffen auch allein etwa 3 min vor Operationsbeginn in einer Dosis von 50 bis 100 mg (2 bis 4 ccm) langsam intravenös injiziert werden. Weitere Medikamente, die sich zur Vorbereitung kleinerer Eingriffe eignen, sind u.a. Nembutal, Luminal, S.E.E., Scophedal, Mo + Scopolamin. Die genauen Dosen werden hier nicht angegeben, da sie je nach Alter und Gewicht des Patienten variieren und in den Tabellen der betreffenden Medikamente nachgesehen werden können.

Für kurze sehr schmerzhafte Phasen der Operation, z.B. bei der Arbeit in sehr narbigem Gebiet, kann mit Pentothal intravenös, das sehr langsam injiziert werden soll, nachgeholfen werden.

Zur *Oberflächenanaesthesie* der Schleimhaut wird einige Minuten vor der Injektion des Lokalanaestheticums oder vor dem Händewaschen ein mit 2% Pantocainlösung getränkter Wattebausch in jede Nasenseite eingelegt, oder die Pantocainlösung wird mit Hilfe eines Sprays in die Nasenhöhle oder die Mundhöhle eingesprüht. Statt des Pantocains kann man auch eine 10%ige Cocainlösung oder eine 1%ige Novesinlösung benutzen.

Als *Lokalanaesthetica* kommen vor allem folgende Medikamente in Frage: Xylocain $^1/_2$%ig oder 1%ig mit Epinephrin, Xylocain 2%ig mit Norepinephrin, Novocain 1%ig mit Adrenalin bzw. Suprarenin, Novocain 1%ig mit Noradrenalin, Procain 0,5%ig mit Epinephrin oder mit Norepinephrin. Der Zusatz von Norepinephrin oder Noradrenalin ist für adrenalinempfindliche Patienten gedacht. Bei dem schwedischen Präparat Xylocain (Lidocain) soll die Ausbreitung des Anaesthesiebereiches größer, die Anaesthesiedauer länger und die Latenzzeit kürzer sein als bei anderen Mitteln. Der zur Vasoconstriction erforderliche Epinephrinzusatz beträgt nur ein Sechstel der bei Procain nötigen Menge. Einzelne Operateure wie SANVENERO-ROSSELLI und SCHUCHARDT benutzen 2%ige Novocainlösung mit Adrenalin- oder Suprareninzusatz. — Eine verzögerte Adrenalinwirkung besitzt das Mittel Adrenoritard (Mucato di adrenalina), früher Asmaritard, das heute von verschiedenen italienischen Operateuren als Zusatz verwendet werden.

Durch eine langjährige Erfahrung in der oben beschriebenen Kombination des lytischen Cocktails mit der Lokalanaesthesie sind wir zu der Auffassung gekommen, daß dieses Vorgehen für die Nasenplastik und für langdauernde Plastiken im Gesicht und am Hals die Betäubungsart der Wahl ist. Besonders bei den Fällen, bei denen in narbigem oder röntgenbestrahltem Gebiet operiert werden muß, hat es große Vorteile, denn die alleinige Lokalanaesthesie ist hier völlig ungenügend. Bei Eingriffen in unmittelbarer Nähe des N. facialis, bei denen die Funktion des Nerven jederzeit überprüfbar sein muß, erlaubt die Anwendung des lytischen Cocktails eine sehr sparsame oberflächliche Infiltrationsanaesthesie.

Der Nachteil der Lokalanaesthesie ist die zwangsläufige Aufquaddelung des Gewebes, die manchmal eine feinere Präparierarbeit etwas erschwert. Die Konturen werden verwischt, Form und Größenverhältnisse leicht verändert.

Die *postoperativen Ödembildungen*, deren Ausmaß sich sowohl nach Dauer und Intensität der Gewebsschädigung als auch nach den besonderen konstitutionellen Eigenheiten der Reaktionsweise des Gefäßsystems und der neural-humoralen Steuerung richten, werden vom Patienten je nach psychischer Veranlagung als mehr oder weniger lästig empfunden. Sie können unter Umständen aber auch das Resultat der Plastik beeinträchtigen. Schon seit etwa 10 Jahren werden gegen diese Ödeme vor und nach der Operation Antihistamine gegeben, die zusätzlich eine günstige einschläfernde Wirkung besitzen. Der Finne KIVIMAKI hat 1953 empfohlen, vor der Operation und täglich für 5 Tage nach der Operation ein Antihistaminicum in einer Dosierung von jeweils 100 mg zu verabfolgen. GOLDMAN und seine Mitarbeiter und später GIDOLL haben zur Herabsetzung der Ödem- und Suffusionsbildung nach Nasenplastiken mit Erfolg Cortison per os verabreicht. Es sollen am Vorabend 25 mg Cortison, zu Beginn der Operation oder unmittelbar darauf 50 mg und dann noch 7mal 25 mg alle 6 Std gegeben werden. — Von MOORE wurde zur Verminderung der postoperativen Schwellung bei plastischen Eingriffen das α-Chymotrypsin empfohlen. Das lyophilisierte α-Chymotrypsin, das unter dem Namen Chymar in England und Chymoser in Italien im Handel ist, besitzt eine fibrinolytische, eine mucolytische, eine antiinflammatorische und eine antiödematöse Wirkung. MOORE hat 1959 über gute Erfolge bei einer großen Anzahl plastischer Operationen berichtet. Er sagte sogar, das Mittel revolutioniere gewisse Aspekte der plastischen Chirurgie. Nach DUFOURMENTEL, MOULY und PRÈAUX, die es ebenfalls erprobt haben, soll sich das Mittel besonders bei Nasenplastiken bewähren, da es die postoperativen Venen- und Capillarthrombosen hintanhält und das Gewebe damit gegenüber entzündlichen Reaktionen weniger empfindlich macht. Nach CARLIER und CARON erweist es sich auch nützlich gegen frische posttraumatische Schwellungen bei Frakturen der Gesichtsknochen. — STUTEVILLE u. Mitarb. haben 1958 zur Verminderung der Ödembereitschaft weicher Gewebe sowie zur Herabsetzung entzündlicher Erscheinungen das proteolytische Enzym Trypsin als zusätzliche Therapie neben den Antibiotica bei akuten und chronischen inflammatorischen Affektionen im Gesichts- und Halsbereich empfohlen. — Eine ähnliche antiödematöse und antiinflammatorische Wirkung wie dem α-Chymotrypsin steht auch der Varidase (Streptokinase — Streptodornase) zu, die im gleichen Sinne verwendet wird (WEGENER, HYSON usw.). Der Vorteil dieses Mittels ist die buccale Applikation. Es werden über einen Zeitraum von 5 Tagen viermal täglich 1 Tablette gegeben. Der Patient muß die Tablette zwischen Zahnfleisch und Wange einlegen und zergehen lassen. Jede Tablette enthält 10000 E Streptokinase und 2500 E Streptodornase. — KEMPF hat auch Irgapyrin als wirksames Mittel gegen postoperative Schwellungen angegeben.

Um dem Nachteil der Verziehung und Dehnung des Gewebes durch die Infiltration mit dem Lokalanaestheticum und der postoperativen Schwellung entgegenzuwirken, kann der Anaesthesielösung Hyaluronidase zugesetzt werden. Mit Hyaluronidase wird allgemein ein Fermentkomplex bezeichnet, der befähigt ist, die Hauptbestandteile der Grundsubstanz des Binde- und Stützgewebes, insbesondere der Hyaluronsäure, abzubauen. Der resultierenden Viscositätabnahme läuft eine Steigerung der Permeabilität und ein beschleunigter Flüssigkeitsaustausch im Gewebe parallel. Hyaluronsäure wirkt normalerweise als Barriere gegen die Diffusion von Substanzen im Gewebe. Hyaluronidase hydrolysiert enzymatisch die Säure und beseitigt somit diese Barriere. Es soll also hier eine bessere Diffusion des Anaesthesiemittels erzielt werden. Dieses Enzym wurde von COTTLE als Anaesthesiezusatz bei Beseitigung von Gesichtsfalten und in der Nasenplastik, insbesondere bei Nachkorrekturen von bereits früher operierten Nasendeformitäten, erfolgreich erprobt. Wir injizieren es zuweilen auch später, wenn starke Ödembildung der Lider und der Wangen auftritt. Hyaluronidase ist unter dem Namen Permease, Kinetin, Apertase und Luronase im Handel. Wir verwenden bei der Lokalanästhesie in stark vernarbtem Gewebe das Mittel Permease und geben eine Ampulle auf 30 bis 40 cm^3 des Anaestheticums. Eine Ampulle Permease enthält 25 Viscositäts-Einheiten Cilag. Andere Hyaluronidase-Präparate haben wieder andere Einheits-Maße wie das TRU der Vidase.

Ein anderes neues Mittel, das die lokalen postoperativen Reaktionen, hauptsächlich die Schwellung herabsetzt, ist das Tanderil (GEIGY). Es ist eine synthetische Substanz, ein Oxyphenylbutazon, das neben der ödemvermindernden und entzündungshemmenden Wirkung auch noch einen antipyretischen Effekt hat. Wir verabreichen am Tage der Operation und an den 2 folgenden Tagen dreimal 2 Dragées (600 mg pro die).

Manche Autoren wie GIDOLL empfehlen Vitamin K als *Prophylakticum gegen die Blutungsneigung* während und nach der Operation. Bei Anwendung der potenzierten Dämpfung in Verbindung mit der Lokalanaesthesie ist die Blutungsneigung jedoch gering.

Daß bei plastischen Operationen *Antibiotica* gegeben werden, ist heute eine Selbstverständlichkeit. Die Abschirmung wird im allgemeinen mit Breitbandantibiotica vorgenommen.

Wie oben bereits erwähnt, werden die plastischen Eingriffe, insbesondere die Nasenplastiken, in England und auch in Skandinavien immer mehr in *Intubationsnarkose* ausgeführt. Bei uns geht die Tendenz ebenfalls dahin, die Intubationsnarkose auch für leichtere Eingriffe immer häufiger anzuwenden, weil es die Patienten, vor allem sehr empfindliche Frauen, grundsätzlich verlangen. Wir selbst entschließen uns nur in seltenen Fällen dazu. Die Nase wird dabei zusätzlich mit Lokalanaestheticum infiltriert, was der Blutungsneigung entgegenwirkt, die bei der Allgemeinnarkose bekanntlich wesentlich größer ist.

Nach der Intubation wird entweder die Gummimanschette in der Trachea aufgeblasen, oder es werden Pharynx und Rhinopharynx abgestopft, um die Aspirationsgefahr auszuschalten. Es empfiehlt sich, einen durch eine Metallspirale verstärkten Tubus oder einen sog. Oxford-non-kingking-Tubus zu benutzen, da die Abstopfung besser erfolgen kann. Bei Kindern und älteren Patienten ist der Plastiktubus zweckmäßig. — Auf Einleitung und Technik der Intubationsnarkose soll hier nicht näher eingegangen werden.

Der Nachteil der Allgemeinnarkose gegenüber der Lokalanästhesie liegt, wie oben schon erwähnt, in der vermehrten Blutung während der Operation. Mit der Applikation von ganglienblockierenden Mitteln in Kombination mit einer Neigungslagerung, wodurch der Blutverlust herabgesetzt und dem Chirurgen eine feine Präparierarbeit im relativ trockenen Operationsgebiet ermöglicht wird, können wir beim Erwachsenen diesen Nachteil ausgleichen. Dazu brauchen wir

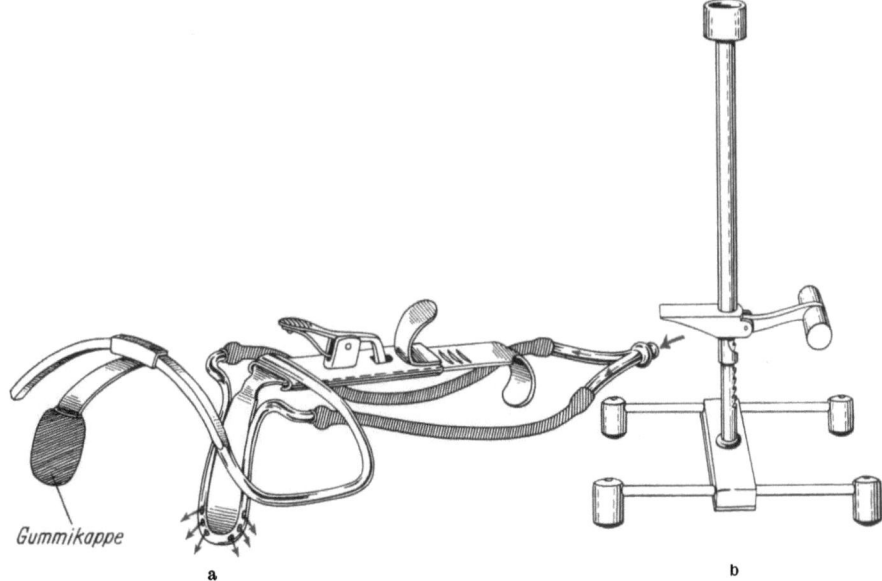

Abb. 30 a u. b. Narkosegerat mit Mundsperrer und Halter nach DAVIS-MEYER. a Mundsperrer mit zufuhrendem Narkoseschlauch, b Stutze

aber einen geübten Anaesthesisten. Nach einer Prämedikation mit Morphium-Atropin u. a. wird die Narkose mit Barbituraten intravenös eingeleitet. Dann wird unter Muskelrelaxantien intubiert und während der Operation künstlich beatmet. Die Analgesie kann mit Lachgas-Sauerstoff oder mit weiteren Barbituratgaben aufrechterhalten werden. Zur Blutdrucksenkung läßt sich Hexamethoniumbromid, Pentolinumtartrat und das sehr kurz wirkende und leicht steuerbare Arfonad verwenden. Dabei ist Adrenalin kontraindiziert. McINDOE war ein großer Förderer dieser Narkoseart. Sein Anaesthesist brachte den Blutdruck bei jeder plastischen Operation auf ein Niveau von 60 bis 90 mm Hg. — Ob sich diese Methode, die heute in England viel geübt wird, in dem Maße auch in anderen Ländern durchsetzen wird, bleibt abzuwarten. Die kontinentalen Anaesthesisten sind skeptisch.

Plastische Operationen an der Nase und im Gesicht *bei Kindern und Kleinkindern* werden selbstverständlich in Narkose ausgeführt. Bei den Nasenoperationen handelt es sich meist um traumatische Nasendeformitäten oder um Mißbildungen mit schlechten Raumverhältnissen nach Lippen-Kiefer-Gaumenspaltenoperationen. Hier kommt entweder die orotracheale Intubationsnarkose unter

Verwendung eines Ayreschen T-Stückes oder eines Doppelventils nach LEIGH oder die *Mundspatelnarkose* nach NEGUS in Frage. Jenseits des Alters von 10 Jahren halten wir die Intubationsnarkose wegen ihrer besseren Steuerbarkeit für geeigneter, während wir am kleineren Kind bis zum Säugling oft auch in Mundspatelnarkose mit dem *Davis-Meyer*-Spatel operieren (Abb. 30 und 31). Das Kind liegt dabei in *Trendelenburg*-Lage mit einer Neigung von 10 bis 30° auf dem Operationstisch. Der Kopf wird mehr oder weniger stark deflektiert. Diese Lagerung, verbunden mit dem regelmäßigen Absaugen von Schleim und Blut, bedeutet den wirksamsten Schutz gegen die Aspiration. Die Möglichkeit, die oberen Luftwege ständig, wenn nötig unter Sicht, freizuhalten, gibt uns ein großes Maß an Sicherheit.

Nach einer Prämedikation mit Morphium-Atropin, eventuell Nembutal wird die Narkose mit Chloräthyl oder Divinyläther (Vinithen, Vinidan), bei größeren Kindern eventuell mit Pentothal (Thiopenthal) eingeleitet. Durch Thiopenthal soll die Neigung zu Laryngospasmen größer sein. Auch kurzwirkende Barbiturate lassen sich im Rectaleinlauf zur Narkoseeinleitung verwenden. Bei Säuglingen verwenden wir, wie es auch HEGEMANN u. a. empfohlen haben, ausschließlich Äther, weil er am verträglichsten ist. Erst wenn eine genügende Tiefe der Narkose mit guter Entspannung und Reflexlosigkeit erreicht ist (Stadium III$_2$), wird nach Einführung des Zungenspatels zur Insufflationsnarkose übergegangen. Der Spatel, der

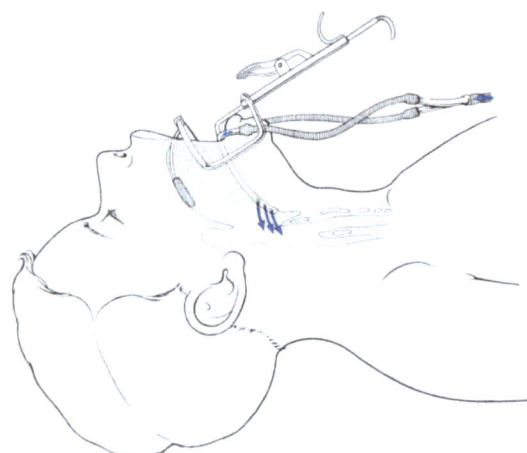

Abb. 31. Narkosegerat nach DAVIS-MEYER in situ. Blaue Pfeile Ausstromungsrichtung des Narkosemittels

den Großenverhältnissen des Kindes angepaßt sein soll, wird vor der Einfuhrung an das Narkosesystem angeschlossen. Die richtige Wahl der Spatelgroße ist wichtig, weil ein zu kleiner Spatel den Zungengrund vor den Kehlkopfeingang schiebt, während ein zu großer Spatel auf den Kehlkopfeingang drucken kann. Der *Davis-Meyer*-Mundsperrer und ähnlich gebaute Mundsperrer eignen sich für alle Eingriffe im Mund und im Epipharynx sowie für Nasen- und Lippenoperationen. Dem festen Bogen des Mundsperrers wird eine sattelförmige mit einer Gummikappe versehene Stütze aufgesetzt, die dem Gaumen breit aufruht. Für Operationen am Gaumen, im Nasenrachen und im Rachen wird die Gaumenstütze durch zwei verschiebliche, am Oberkiefer eingreifende und ebenfalls mit Gummi armierte Stützärmchen ersetzt. Der Spatel, der durch einen Gummischlauch mit dem Narkosegerät verbunden ist, ruht auf einem Metallrahmen oder einer Bruststütze oder kann mittels eines nach oben gespannten Seils oder einer Hilfsperson in der richtigen Lage gehalten werden. Ähnliche Narkosemundspatel sind für die Spaltenchirurgie von BARTON und von RUSSEL-DAVIS entwickelt worden. — Die Insufflation wird mit Äther-Sauerstoff, Äther-Sauerstoff-Stickoxydul oder Äther-Luft kontinuierlich oder diskontinuierlich unter Beobachtung der Narkosetiefe und Wahrung freier Atemwege fortgeführt.

K. Technik der Lokalanaesthesie bei der Nasenplastik

Für die Grundregeln der örtlichen Betäubung wird auf die verschiedenen Lehrbücher der Anaesthesiologie und die entsprechenden Bände in den großen chirurgischen Operationslehren verwiesen (FREY, HUGIN, KILLIAN u. a.). Soweit spezielle Erfordernisse für die hier angeführten Operationen dargelegt werden müssen, wird das in den betreffenden Kapiteln erfolgen. Nur die *örtliche Betäubung der Nase für korrektive Eingriffe* soll hier ausführlicher dargestellt werden.

Einige Minuten vor der Injektion, am besten vor dem Händewaschen, wird in jede Nasenhöhle ein mit 2%iger Pantocainlösung getränkter Wattebausch eingelegt. Diese Schleimhautanaesthesie kann auch mit 10%igem Cocain oder 1%igem Novesin erfolgen. Das Oberflächenanaestheticum kann auch in die Nasenhöhle gesprayt werden. Während sich viele Operateure zur Schleimhautanaesthesie eines Watteträgers bedienen, an dem sie die mit Pantocain getränkte Watte in die Gegend des N. nasociliaris,

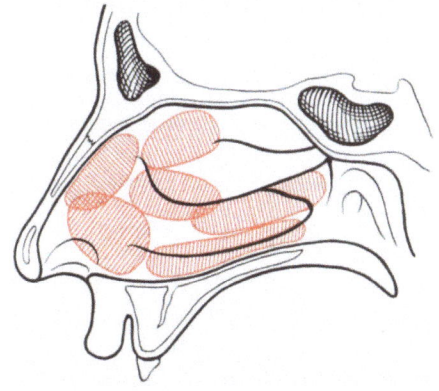

Abb. 32. Pantocain-Anaesthesie der Nasenhöhle durch Einlegen von Wattebauschen. Rot schraffiert Gebiete zur Anlagerung der pantocainisierten Watte

des Ggl. sphenopalatinum und eventuell auch des N. nasopalatinus führen, füllen wir den ganzen vorderen Teil der Nasenhöhle mit pantocainisierter Watte, die wir ohne Watteträger 10 bis 20 min liegenlassen (Abb. 32).

Eine sorgfältige Lokalanaesthesie der Nase erfordert gute Kenntnisse ihrer inneren und äußeren Innervation. Der N. nasalis internus, der N. sphenopalatinus, der N. nasalis posterior im Naseninnern und der N. nasalis externus, der N. nasolobularis und die Rami mediani des N. infraorbitalis müssen berücksichtigt werden. Die ersten Einstiche sollen mit feinster Nadel (Nr. 18 oder Nr. 20) an den Stellen erfolgen, an denen das Gewebe locker ist, wie z. B. knapp medial vom äußeren Nasenflügelansatz am Nasenboden des Vestibulums. Nun wartet man einige

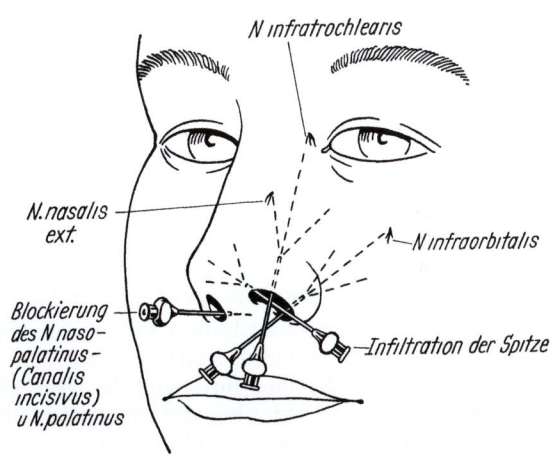

Abb. 33. Anaesthesie der äußeren Nase

Sekunden und dringt dann mit der Nadel tiefer in Richtung des Austrittspunktes des N. infraorbitalis vor, bis man unter ständigem Druck auf den Spritzenstempel auf den Knochen gelangt, wo ein Depot gesetzt wird (Rami mediani des N. infraorbitalis). Nach dieser beidseitigen Leitungsanaesthesie wird die Columellabasis infiltriert, dann die Schleimhaut an der Plica nasi im Vestibulum, und von hier aus kann mit einer längeren Nadel weiter nach oben gestochen werden, um die seitlichen Abhänge der knöchernen Nase (N. nasalis externus) sowie die Glabella und die Nasenrückenmitte zu infiltrieren. Anschließend werden Nasenspitze

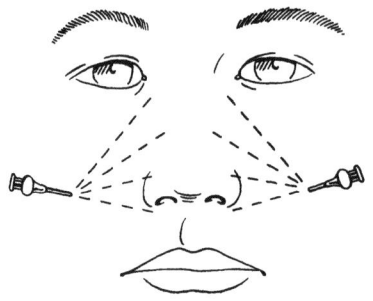
Abb. 34. Anaesthesie von der Wange nach FRÜHWALD

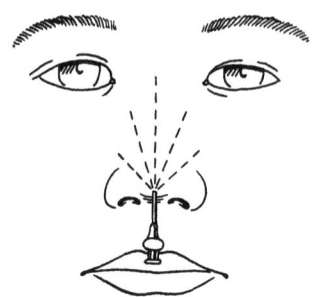
Abb. 35. Anaesthesie von der Nasenspitze nach SHEEHAN

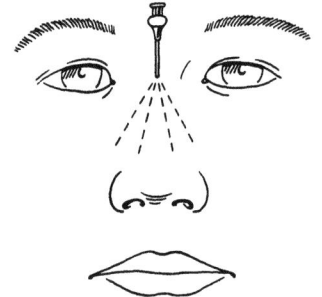
Abb. 36. Anaesthesie von der Nasenwurzel nach KAZANJIAN

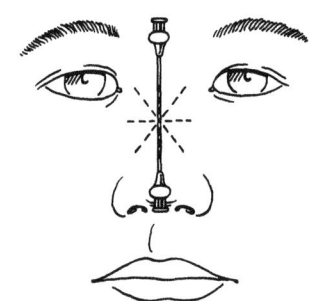
Abb. 37. Anaesthesie vom Nasenrucken nach SCHUCHARDT

(N. nasolobularis), obere und vordere Leiste des Septum oder, wenn eine Septumresektion mit vorgenommen werden muß, das ganze Septum, ferner der Agger nasi infiltriert. Schließlich wird die Nadel an der Columellabasis eingestochen und horizontal neben der Spina nasalis anterior vorbeigeführt, um weiter hinten am Nasenboden den Nervus nasopalatinus am Foramen incisivum und den N. palatinus anterior zu blockieren (Abb. 33).

Jeder Operateur hat seine eigene Injektionstechnik. In ähnlicher Weise, wie hier beschrieben, gehen auch FOMON und seine Mitarbeiter vor, während BERSON an der Oberlippe neben dem Nasenflügel und an der Columellabasis in der Mitte einsticht. BROWN und MCDOWELL infiltrieren den Nasenboden im Vestibulum vorne von einem Einstich seitlich neben dem Nasenflügelansatz und führen die Leitungsanaesthesie des Nervus infraorbitalis von einem Einstich durch die Wange direkt über der Austrittsstelle aus durch. Dasselbe tut auch FRÜHWALD (Abb. 34), wobei er dann von diesem lateralen Einstich aus die ganze Nase von der Glabella bis zur Columella infiltriert. SHEEHAN gestaltet die Infiltrierung fächerförmig von der Nasenspitze aus (Abb. 35). In umgekehrter Richtung, von der Glabella aus nach unten, aber auch von außen, geht KAZANJIAN vor (Abb. 36), während CONVERSE alle Einstichstellen endonasal wählt. SCHUCHARDT wählt als Einstichstellen

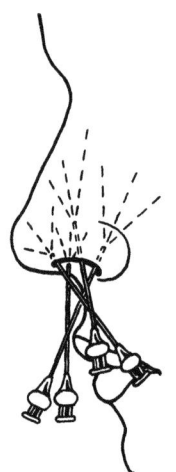
Abb. 38. Anaesthesie vom Nasenloch aus nach BARSKY

die Nasenrückenmitte (Abb. 37) oder die Glabella, ferner das Vestibulum nasi lateral am Nasenflügelansatz und medial an der Columella. BARSKY nennt seine Infiltrationsmethode von vier endonasalen Einstichstellen aus, die Kreuzfeuermethode (Abb. 38).

L. Instrumentarium für die Nasenplastik

Zum Instrumentarium für die Nasenplastik gehören ganz allgemein verschiedene Specula, verschiedene Häkchen, Pinzetten, Messer, Scheren, Raspatorien, Hammer und Meißel, Sägen und Feilen. Ein einheitliches Instrumentarium gibt es aber nicht, da die Techniken und die Spezialwünsche der Operateure zu mannigfaltig sind. Leider sind schon viel zu viele Nasenplastikinstrumente auf dem Markt, und immer wieder werden neue erfunden, wobei sie sehr oft nicht dazu dienen, einen Handgriff in der operativen Technik zu vereinfachen, sondern oft komplizieren sie ihn nur. Einzelne Autoren wie etwa SELTZER haben für jeden Handgriff ein Spezialinstrument; andere wie SAFIAN, beschränken die Zahl ihrer Hilfsmittel auf das Minimum und wehren sich gegen eine zu weitgehende Technisierung. Es ist dies eine Ansichtssache, in die wir uns nicht mit Empfehlungen oder kritischen Mahnungen einschalten möchten. Wir können in diesem Kapitel nur auf die ganz allgemeinen Instrumente eingehen, wie Specula, Messer, Scheren, Haken und Raspatorien, während Spezialinstrumente für besondere Operationsphasen in der korrektiven oder rekonstruktiven Nasenplastik in den jeweiligen Abschnitten zur Sprache kommen werden.

Sowohl das kurze wie die langen Specula von KILLIAN-HALLE (Abb. 163, 164, 165) finden in der Nasenplastik Verwendung, ebenfalls das davon abgeleitete Jobson-Hornesche Speculum und das asymmetrische Rhinoplastikspeculum von O. BECKER (USA). Daneben werden auch Selbsthaltespecula wie die von THUDICHUM u. a. verwendet. Die Specula von AUFRICHT und KILNER dienen zur Inspektion des Nasenrückens unter der Haut (Abb. 46). Als Häkchen für die Nasenflügel verwenden wir ein stumpfes und ein scharfes nach JOSEPH (Abb. 45, 58b, 94), daneben Einzinkerhäkchen nach GILLIES oder KILNER. Viel gebraucht werden auch die Flügelhaken von DESMARRE, von KILNER und von SHEEHAN, ferner der große Nasenspitzenhaken von JOSEPH (Abb. 102, 105, 107, 108, 124).

Als Messer werden heute meist die aufsteckbaren Klingen von BARD-PARKER gebraucht, die schon in allen Ländern Kopien gefunden haben, wie durch GILLETTE, DURAY-THACKRAY, BEAVER, A.S.R. New York, usw. Für die Klingen gibt es verschiedene Formen, welche numeriert sind und von denen Nr. 15 (Abb. 99) und Nr. 11 für die Nasenplastik die gebräuchlichsten sind. Auch für die Skalpell-Handgriffe gibt es verschiedene Formen: schmale flache, breite flache, kolbige wie der von BARON usw. Für das Septum werden die Messer von BRÜNINGS und FREER noch verwendet. SELTZER hat am Septummesser nach FREER (Abb. 162) eine Führungsleiste aus Metall angebracht, die das tiefe Eindringen der Schneide am Septumknorpel und eine Verletzung des Mucoperichondriums auf der Gegenseite verhindern soll. Für innere Incisionen in der Nase dienen doppelschneidige Messer wie das von JOSEPH (Abb. 41) und eine Modifikation davon mit stumpfer Spitze von FOMON. Es gibt vier Formen von Knopfmessern, ein gerades (Abb. 44b), ein gebogenes (Abb. 44a), ein abgewinkeltes einfaches (Abb. 48) und ein abgewinkeltes doppeltes. Letzteres dient zur Abtragung von feinen Knorpelstreifchen. Die ersten drei sind von JOSEPH angegeben, das vierte von MALTZ. Sowohl die doppelschneidigen Messer als auch die Knopfmesser werden heute auch als auswechselbare Klingen zum Aufstecken nach GOLDMAN und FINEBERG angeboten.

Von der Vielzahl an Scheren sollen hier nur die wichtigsten erwähnt werden: die feine spitze (Abb. 45), leicht gebogene Schere, die feine Präparierschere, gerade und leicht gebogen, mit im Querschnitt dreieckigen Blättern nach AUFRICHT (Abb. 95) und die kleine, leicht gebogene Schere mit ganz flachen Blättern nach METZENBAUM, KILNER, McINDOE (Abb. 101) oder GILLIES, ferner die stark zurückgebogene Schere von MUCK oder KNIGHT (Abb. 105) und die leichter gebogenen Scheren von MAYO und FOMON, ferner das in der Seitenansicht leicht abgewinkelte Scherchen von McINDOE.

Die gebräuchlichsten Knochen-Knorpelscheren sind die von KAZANJIAN und ihre Modifikationen nach EITNER, COTTLE, ROWLAND, ECKHOFF, BARTON, GOLDMAN, McINDOE und LANE. Wir verwenden die von ROWLAND. Sie besitzt ein Doppelgelenk wie die Zange von ZAUFAL-JANSEN (Abb. 94) und Blätter wie die Listonsche Knochenzange (Abb. 53). Gegenüber jener von KAZANJIAN hat sie den Vorteil, daß die Blätter auf der ganzen Länge gleichstark zusammengedrückt werden.

Von den Elevatorien und Raspatorien sind die stumpfen von FREER, BALLENGER (Abb. 103, 118) und SÉBILEAU, die von JOSEPH und McKENTY mit scharfen Kanten für das Periost und die mehr löffelförmigen von SÉGOURA und HOWARTH (Abb. 42) zu erwähnen. RONGETTI hat ein löffelförmiges Elevatorium beschrieben, hinter dessen Spitze eine Saugöffnung sitzt, durch die während der Arbeit laufend abgesaugt werden kann. Diese Art Saug-Elevatorien haben sich für Tonsillektomien schon gut bewährt. Wir haben ebenfalls ein solches konstruiert und verwenden es für das Décollement der Nasenrückenhaut samt Periost. Bei dem unseren ist die schlitzformige Saugöffnung auf der leicht konkaven Fläche etwa 3 mm innerhalb des vorderen Randes angebracht.

Von den verschiedenen Arten von Feilen und Raspeln haben wir die geraden von JOSEPH und von BARSKY (Abb. 73) sowie die leicht nach hinten zurückgebogene von MALTZ in unser Instrumentarium aufgenommen. Zu empfehlen sind ferner die Hohlraspeln von SCHMID. Auch hier gibt es nach Angaben von PEER und WALKER auswechselbare Feilenblätter von verschiedener Feinheit oder Grobheit, die zu einem festen gestielten Feilenträger passen. — Auf Moskitoklemmen und Sauganätze brauchen wir hier nicht einzugehen. — Meißel und Sägen werden im Kapitel über die Knochenabtragungen besprochen.

Spezieller Teil

A. Korrigierende Nasenplastik
I. Incisionen

Die grundlegenden Incisionen werden heute, wenn möglich, endonasal ausgeführt. Der endonasale Zugang wurde 1887 von ROE eingeführt und später dann von JOSEPH propagiert, während man davor nur *äußere Incisionen* anwendete. Heute ist bei der rein korrektiven Nasenplastik nur noch in seltenen Fällen ein äußerer Schnitt notwendig. Wir kennen von diesen die Glabella-Incision, die Incision im Augenbrauenkopf oder an dessen Rand, die obere und untere laterale, die dorsale und die infralobuläre Incision (Abb. 39a), ferner die mediane Columella-Incision, die transversale basale Columella-Incision, die transversale

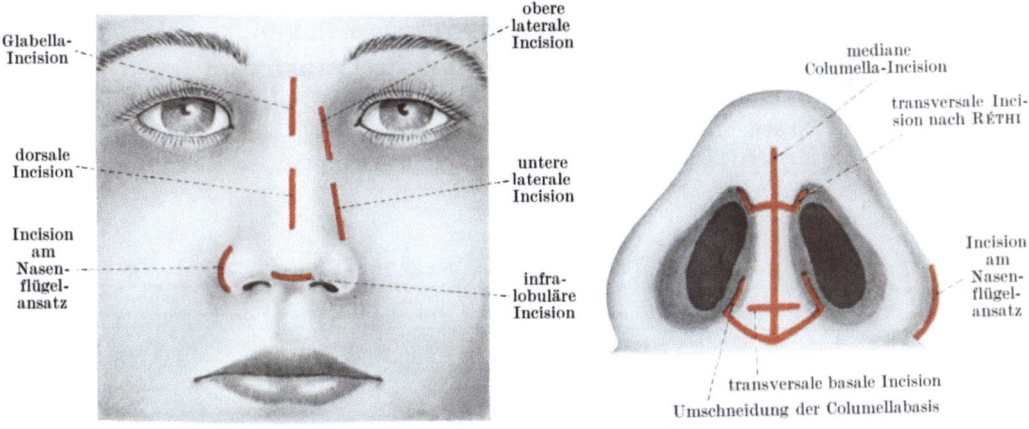

Abb. 39a. Äußere Incisionen an der Nase, von vorn betrachtet   Abb. 39b. Äußere Incisionen an der Nase, von unten betrachtet

Incision nach RÉTHI am Übergang vom vorderen zum mittleren Drittel der Columella sowie die Incisionen am Nasenflügelansatz (Abb. 39b), die aber gewöhnlich mit Excisionen verbunden sind. Einen weiteren Zugang zur Nase, der besonders für Implantationen in den Nasenrücken oder in den Nasenboden oder am Fuß des Nasenstegs geeignet ist, stellt die *endobuccale Incision* in der Gingivolabialfalte dar (Abb. 40a).

Zum Aufklappen der ganzen Columella umschneiden wir die Columellabasis mit einer Incision, die bis an das Philtrum reicht (Abb. 39b).

Bei den *endonasalen Incisionen* unterscheiden wir die Incision am Vestibulumrand, die intercartilaginäre Incision in der Plica nasi zwischen Flügelknorpel und Dreiecksknorpel und die intracartilaginäre Incision zwischen diesen beiden Incisionen, ferner als Verlängerung des intercartilaginären Schnittes auf das Septum die sog. Transfixion oder transseptale Incision. Im lateralen Winkel des Vestibulum nasi liegt die Incision an der Crista piriformis (Abb. 40b).

Varianten der intercartilaginären Incision finden wir bei KAZANJIAN und bei MIR Y MIR im Kapitel über Nasenspitzenkorrekturen.

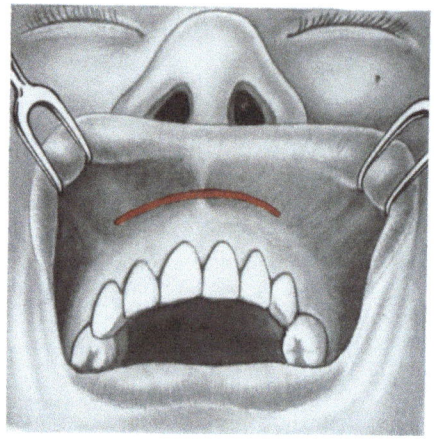

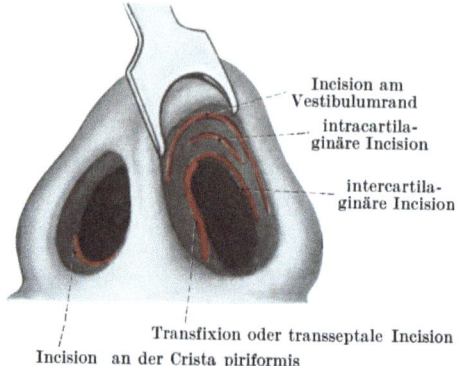

Abb. 40a. Endobuccale Incision

Abb. 40b. Endonasale Incisionen

II. Décollement über dem Nasenrücken und den seitlichen Nasenwänden. Transfixion

Für jede Korrektur am knöchernen Nasengerüst muß der weiche häutige Teil der Nase mit Nasenspitze und Columella, also auch einschließlich der Flügelknorpel, vom festeren Teil, d.h. von den Nasenknochen und vom Septum ge-

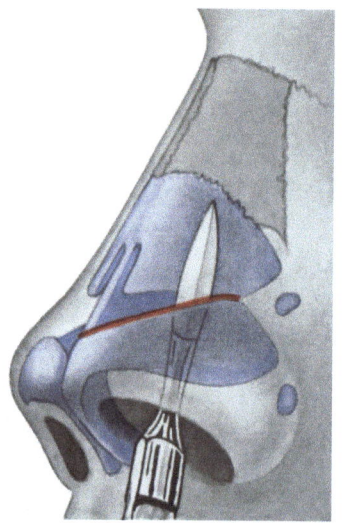

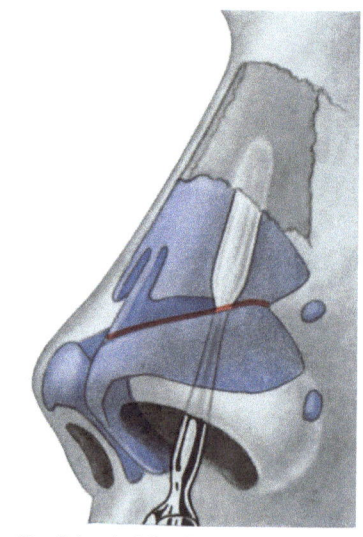

Abb. 41. Intercartilaginare Incision und Aufsuchen des Knochenrandes

Abb. 42. Subperiostales Décollement. Das scharfe Elevatorium löst das Periost über dem Nasenbein

trennt werden, wobei allerdings die weichen Dreiecksknorpel mit dem festen Block zusammenbleiben. Diesen Vorgang nennt man *Décollement*.

Die Vestibulumhaut wird dazu zwischen dem lateralen Schenkel des Flügelknorpels und dem Dreiecksknorpel, also in der Plica nasi, durchtrennt (intercartilaginäre Incision, Abb. 40b). Das zwischen diesen beiden Knorpeln liegende

Bindegewebe, die sog. Membrana intercartilaginea, wird ebenfalls durchtrennt, wodurch man mit der Messerspitze auf die Außenfläche des Dreiecksknorpels gelangt, wo dieser vom oberen Rand des Flügelknorpels überdeckt wird. Hier tauscht man das gewöhnliche Messer (Bard-Parker Nr. 15) mit dem doppelschneidigen Messer von JOSEPH (Abb. 41), mit der Präparierklemme oder mit

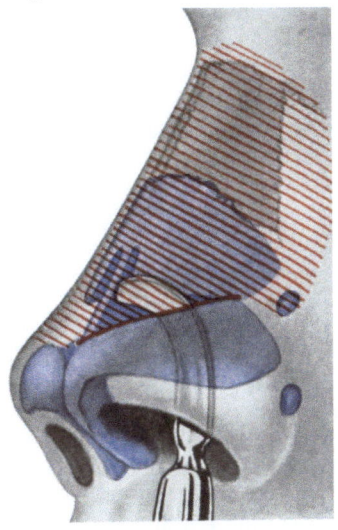

Abb. 43. Décollement am „schwachen Dreieck" mit dem Raspatorium von TRÉLAT von der intercartilaginaren Incision aus. Rote Schraffierung = totales Décollement

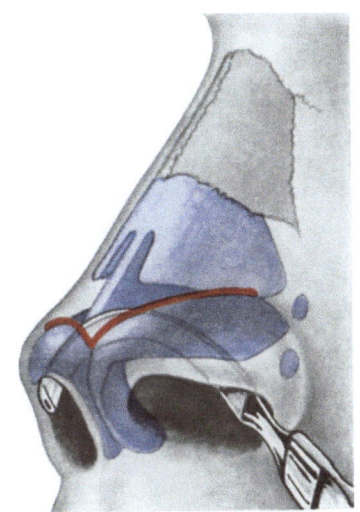

Abb. 44a. Übergang des Décollement des „schwachen Dreiecks" in die Transfixion mit dem gebogenen Josephschen Knopfmesser.

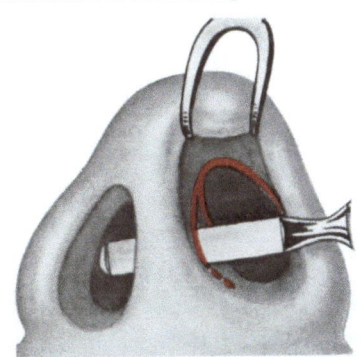

Abb 44b. Transfixion mit dem geraden Josephschen Knopfmesser

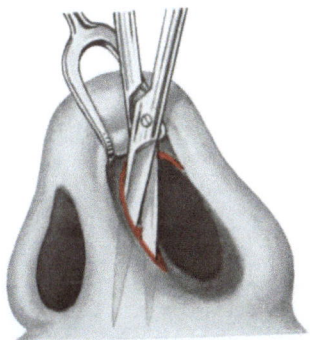

Abb. 45. Mobilisation der Columellabasis bis auf die Spina nasalis ant. unter Durchtrennung des M. depressor septi nasi

einem stumpfen Scherchen und dringt mit diesem Instrument nach oben bis an den unteren Rand des Nasenbeins vor, wobei man sich flach auf der Außenfläche des Dreiecksknorpels hält. Am Knochenrand ritzt man das Periost an und décolliert nun mit einem scharfen Elevatorium subperiostal (Abb. 42) die Weichteile über dem Nasenrücken vom Knochen. Das Periost wird dabei von der Mittellinie aus bis weit nach lateral über den Proc. frontalis der Maxilla und über die Glabella hinweg mit abgelöst. Auf der anderen Seite wird entsprechend verfahren.

Einzelne amerikanische Operateure, wie BROWN und McDOWELL, SAFIAN, CONVERSE, KAZANJIAN und BAMES, halten sich bei diesem Décollement epi-periostal, lösen also das Periost nicht vom Knochen ab und tragen später den knöchernen Höcker samt der Knochenhaut ab. Sie schneiden das Periost mit dem Raspatorium in der Linie der geplanten Höckerabtragung ein und schieben es gegen den Höckerkamm, damit es samt dem Knochen entfernt werden kann. Seitlich lassen sie das Periost am Knochen. SAFIAN meint, durch das Belassen der Knochenhaut könne später eine Knochenregeneration einsetzen. Da das Periost nicht elastisch ist wie die darüberliegende Haut, wird es natürlich beim subperiostalen Vorgehen da und dort einreißen. Diese Lacerationen werden solchem Vorgehen angekreidet. Wir halten sie für belanglos und glauben, daß die Schonung des M. procerus, die nur bei subperiostaler Ablösung möglich ist, wichtiger sei. Wir décollieren also im allgemeinen subperiostal und machen wie FOMON nur bei sehr dicker Nasenrückenhaut eine Ausnahme.

Zur vollständigen Ablösung der Weichteile im Bereich des knorpeligen Anteils und zur stumpfen Durchtrennung von störenden Gewebssträngen nach vorne gegen die Spitze bis in den Bereich des „schwachen Dreiecks" von CONVERSE (Abb. 1) zwischen den Dreiecksknorpeln und den Flügelknorpeln in der Medianlinie bedienen wir uns des gebogenen Raspatoriums von TRÉLAT, das eigentlich zum Instrumentarium für Gaumenspaltenoperationen gehört (Abb. 43). Mit der Spitze dieses Instrumentes gelangt man in den intercartilaginären Schnitt der Gegenseite; dann ersetzt man das Trélat-Elevatorium durch das gebogene, geknopfte Messer von JOSEPH und führt dieses um den vorderen Winkel des Septumknorpels herum in den membranösen Teil des Septums (Abb. 44a), der bis zur Spina nasalis ant. durchtrennt wird. Hierbei hält man sich knapp unter dem Rand des Septumknorpels. Der hintere Teil dieses intraseptalen Schnittes, der sog. *Transfixion*, wird am besten mit einem geraden Knopfmesser ausgeführt (Abb. 44b). Die Transfixion, von den Franzosen „incision transfixiante", also transfingierende Incision genannt, wird durch ein paar feine Scherenschnitte hinter der Basis der Columella und knapp vor der Spina nasalis ant. vertieft, wobei die Fasern des fächerformigen M. depressor septi nasi durchtrennt werden (Abb. 45).

III. Korrektur der knöchernen Nase
1. Höckerabtragung

Die Abtragung eines Höckers ist an sich ein leichter Eingriff; viel schwieriger ist die nachträgliche Verschmälerung der knöchernen Nase durch Infrakturieren, die fast in jedem Fall notwendig ist. Man kann jedoch nicht sagen, daß der Anfänger nur Höcker bei schmalen Nasen abtragen soll, bei denen die schwierige Verschmälerung nicht notwendig sei, weil man kaum im voraus beurteilen kann, ob die Nase nach der Reduktion am Rücken schmal genug sein wird.

Zu Beginn der Operation kann man, wie es AUFRICHT und GATEWOOD empfehlen, das gewünschte neue Profil mit Bonney-blue-Farbstoff auf der Haut der Nase einzeichnen. In speziellen Fällen bei sehr großen Höckernasen werden zusätzlich die Konturen der Flügelknorpel markiert, wie es CONVERSE angibt.

Zur Abtragung des Höckers muß wie bei jeder anderen Arbeit am knöchernen Nasengerüst das *Décollement* (s. S. 42) *mit der Transfixion* (s. S. 43) vorgenommen werden. Nach ausreichender Mobilisation der Weichteile mit den eingeschlossenen Flügelknorpeln ist die Möglichkeit einer ausgiebigen Abhebung der Nasenrückenhaut von dem festeren knorpelig-knöchernen Nasengerüst geschaffen. Das Abheben der Haut zur Inspektion und zur eventuellen Durchtrennung von restlichen Bindegewebssträngen geschieht mit dem Speculum von AUFRICHT (Abb. 46). Bei sehr großem Hocker läuft man Gefahr, die Nasenschleimhaut dicht unter dem Knochen und unter dem Knorpel durch das Einsägen mitzuverletzen. In solchen Fällen muß sie vorher vom intercartilaginären Schnitt aus entlang der Umschlagsfalte vom Septum auf den Dreiecksknorpel und auf den Nasenknochen beidseits mit dem Raspatorium abgelöst werden. Weiter lateral ist dies nicht notwendig.

Nach der vorbereitenden Freilegung der Nasenknochen und der Dreiecksknorpel kann zur eigentlichen Höckerabtragung geschritten werden. Diese wird auf verschiedene Arten vorgenommen: mit der Säge, mit dem Meißel, mit dem Bohrer oder mit der Knochenzange. Es besteht auf der ganzen Welt immer noch die Kontroverse, welches Instrument am geeignetsten ist. Immer wieder wird von den Vorteilen eines Instrumentes gegenüber den anderen berichtet.

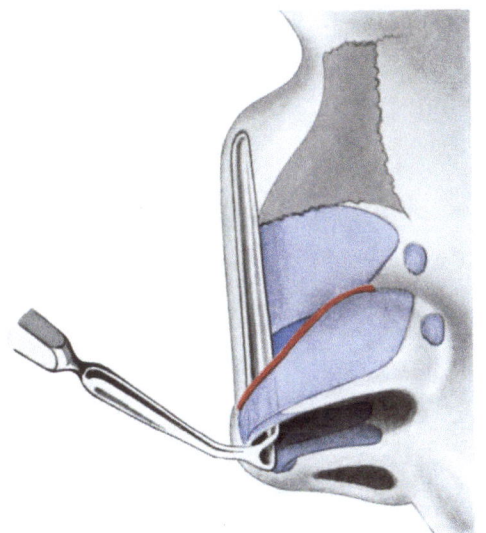
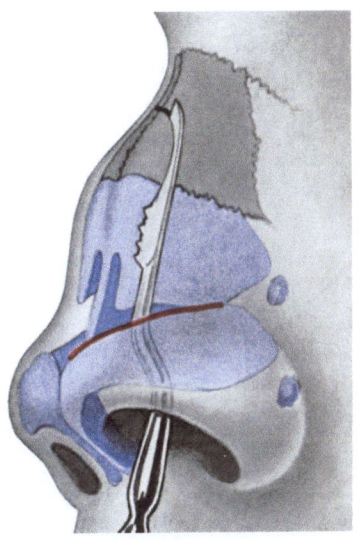

Abb. 46. Einblick auf das knöchern-knorpelige Nasengerüst mit dem Speculum nach AUFRICHT

Abb. 47. Höckerabtragung mit Bajonettsäge. Instrument durch intercartilaginäre Incision eingeführt

Früher soll nach Angaben von EITNER der Höcker auch mit scharfen Löffeln und mit Stanzen abgetragen worden sein (LEXER und BALSINGER). Von LEXER stammt die obsolete Methode der Höckerabtragung mit der Luerschen Zange von außen durch einen medianen Schnitt am Nasenrücken.

Französische Plastikpioniere haben mehr den Meißel verwendet, während JOSEPH, LINDEMANN, ROY, EITNER, FRUHWALD u. a. die Verwendung der Säge eingeführt haben. Von den heutigen Operateuren verwenden SAFIAN, KAZANJIAN, BERSON, BROWN, McDOWELL, SANVENERO-ROSSELLI, MATTHEWS, CONVERSE, SELTZER, FOMON, MALBEC sowie die meisten deutschen die Säge. Wir benutzen entweder die Säge oder den Bohrer, halten aber die Wahl des Instrumentes zur Höckerabtragung nicht für sehr wichtig. Schließlich kommt es mehr darauf an, daß die Handhabung eines der verschiedenen Instrumente richtig beherrscht wird. SAFIAN hat 1955 die Vorteile der Josephschen Säge gegenüber dem Meißel in der Nasenplastik hervorgehoben. Die Säge soll schneller und exakter arbeiten, und die Durchtrennungslinie soll gerader herauskommen.

Bei der *Höckerabtragung* muß nicht nur der knöcherne Anteil gesägt werden; auch der knorplige Anteil des Höckers kann *mit der Säge* abgetragen werden. Er kann aber auch mit dem Messer, mit der Schere oder mit der Zange vom übrigen Knorpelgerüst getrennt werden. Es empfiehlt sich, den Höcker nicht von beiden

Seiten einzusägen. Er soll nur von der einen, und zwar am besten von der linken Seite vollständig durchgesägt werden (Abb. 47). Es besteht dabei kaum die Gefahr, daß die Haut am gegenüberliegenden Abhang der Nase verletzt wird. Die Säge wird vom linken Nasenloch in die gebildete Tasche eingeführt und der Höcker so abgetragen, daß eine gute Profillinie entsteht. Nur wenige Autoren sägen von beiden Seiten bis zur Medianlinie ein.

Damit keine Sattelnase entsteht, darf besonders zur Nasenspitze hin nicht zu viel vom Höcker entfernt werden. Auch der Glabellawinkel muß berücksichtigt werden. Besonders bei fliehender Stirn ist bei der Höckerentfernung Vorsicht geboten. Stirn und Nasenrücken dürfen nicht eine Linie bilden.

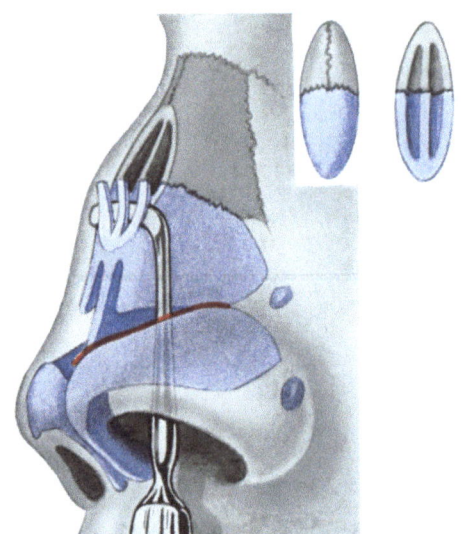
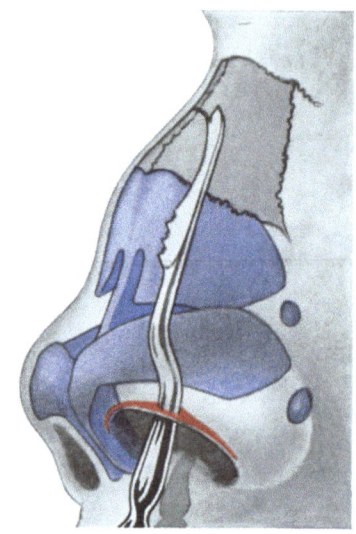

Abb. 48. Abtragung des restlichen Knorpelhöckers mit dem Sichelmesser. Rechts außen ist der abgetragene schiffchenförmige knöchern-knorpelige Höcker dargestellt

Abb. 49. Vestibulumrandschnitt als Zugang zur Höckerabtragung nach F. SMITH

Sobald man den Höcker mit der Säge vollständig abgetrennt hat, entfernt man sie und holt dann das schiffchenförmige Knochen-Knorpelstück (Abb. 48) mit einer Kocherklemme heraus. Nun überzeugt man sich durch Palpation von dem neu entstandenen Profil und korrigiert Unebenheiten. Im Bereich der knöchernen Nase erfolgt das mit der Knochenfeile, im Bereich des knorpeligen Nasenrückens mit einem sichelartigen Messerchen (Abb. 48), mit einem Scherchen oder mit der Knochen-Knorpelzange von ROWLAND oder KAZANJIAN. Als Säge verwenden wir die Bajonettsäge von JOSEPH mit einem festen Handgriff. Von HILDMANN wurde eine Abwandlung der gewöhnlichen Säge empfohlen, bei der die Zähne durch einen sog. Kullenschliff ersetzt sind. Es handelt sich dabei also eher um ein Messer als um eine Säge. Infolge der eigenartigen Form der Schneide ist dieses Messer befähigt, sehr dünne Knochen zu durchschneiden, eignet sich aber besser nur für den knorpeligen Teil des Nasenrückens. Uns hat es sich nicht bewährt. MOOTNICK hat 1950 ebenfalls ein Sägemesser angegeben. Wir halten ein solches Instrument für weit gefährlicher als die Säge, da wir glauben, daß es beim Ausgleiten die Haut leicht verletzen kann. — Wenn beim Décollement der Nasenrückenhaut epiperiostal vorgegangen worden ist, muß das Knochen-Knorpel-Schiffchen des Nasenrückens samt Periost abgetragen und entfernt werden. — F. SMITH führte das Décollement und das Absägen des

Höckers nicht vom intercartilaginären, sondern vom Vestibulumrandschnitt aus durch (Abb. 49), was wir für unzweckmäßig halten.

Vor allem die Engländer, aber auch einzelne Amerikaner sind Anhänger der Meißeltechnik (Abb. 50). GATEWOOD beschrieb sie 1947. BARSKY, STRAATSMA, AUBRY, MAY, COHEN, PORTMANN u. a. m. arbeiten *mit dem Meißel*. PORTMANN führt seinen Meißel durch eine äußere infralobuläre Incision knapp unter der Nasenspitze an den Nasenrücken heran. Da wir bei jeder Höckerabtragung eine Transfixion in der Pars membranacea des Septums und eine Mitkorrektur der unteren Nasenweichteile für wichtig erachten, halten wir diese äußere Incision für unnötig.

1953 und 1956 schrieb COHEN über die Vorteile des Meißels vor anderen Instrumenten. Er hob hervor, daß der Spanabhub besser dosiert und kleine Resthöckerchen leichter entfernt werden können. Der Meißel bewähre sich besonders auch dann, wenn zuoberst am Höcker dicht unter der Glabella Knochen abgehobelt und am nasoglabellaren Winkel eine Einsattelung erzeugt werden solle. Dies ist die Stelle am Nasenknochen, wo auch wir zu Hammer und Meißel greifen. Wir benützen dabei wie COHEN und STRAATSMA in der Regel Flachmeißel in der Größe 8—16 ohne Führungsleiste. MCINDOE verwendete zur Höckerabtragung einen besonderen Flachmeißel, dessen Schneide gekurvt und an beiden Ecken abgestumpft ist.

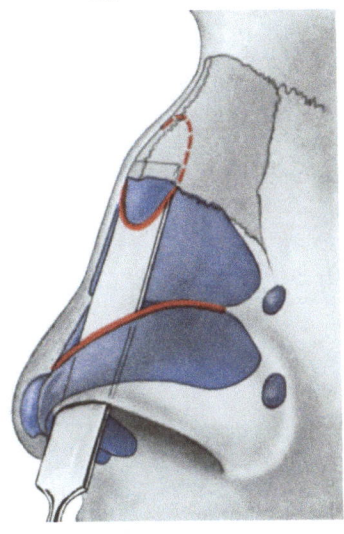

Abb. 50. Abtragung des Hockers mit dem Meißel nach GATEWOOD

Die meisten Franzosen tragen den Höcker *mit dem retrograden Hobel* nach MOULONGUET (Abb. 51) oder mit einem guillotineförmigen Hobel nach PALFER-SOLLIER und nach AUBRY ab (Abb. 52). Letzterer besitzt den Griff des Sluderschen Tonsillotoms. Die Hobelschneide kann guillotineartig gegen die obere Angriffsleiste gedrückt werden und soll eine exakte Abtragung des knöchernen und knorpeligen Höckers ohne die geringste Verletzungsgefahr für die umliegenden Weichteile gewährleisten.

Eine weitere Methode stellt die oben schon erwähnte Höckerabtragung

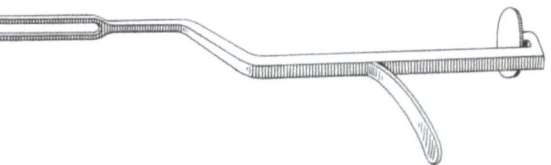

Abb. 51. Retrograder Hobel nach MOULONGUET

mit der Knochen-Knorpelzange dar. KAZANJIAN und ROWLAND gehen fast ausschließlich auf diese Weise vor und haben eigene Zangen konstruiert (Abb. 53). Andere Zangen tragen die Namen von EITNER, BARTON, COTTLE, ECKHOFF, GOLDMAN, MCINDOE und LANE. Sie alle sind von der Kazanjianschen Knochenzange abgeleitet. Wir benutzen die Rowland-Zange zur Abtragung kleinerer Höcker.

Die Handinstrumente für die Beseitigung des knöchernen Nasenhöckers wie Meißel und Säge sind verschiedentlich durch *maschinelle Instrumente* ersetzt worden. Diese müssen so klein wie möglich konstruiert werden, um ein feines Arbeiten am Knochen zu gewährleisten. Bei Benutzung maschineller Instrumente ist eine weitreichende Ablösung der Weichteile vom Knorpel-Knochengerüst erforderlich, was wir aber in jedem Fall für günstig halten, weil dadurch

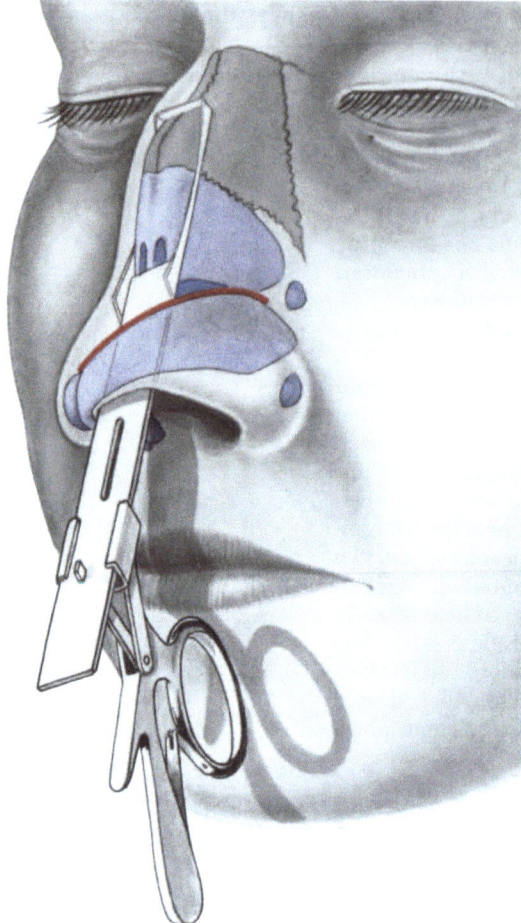

Abb. 52. Abtragung des Höckers mittels der Guillotine nach AUBRY und PALFER-SOLLIER mit dem Griff des Sluder-Tonsillotoms

postoperative asymmetrische Verziehungen der Weichteile eher vermieden werden. Ein schwierigeres Problem bei der Verwendung maschineller Instrumente stellt die Schonung der umliegenden Weichteile dar. SELTZER hat 1950 eine Fräse angegeben, mit der er am Nasenknochen arbeitet, die aber für die Hockerbeseitigung nicht geeignet ist. Sie ist elektrisch betrieben und besitzt ein angebautes kleines Schutzdach. Wir werden weiter unten nochmals auf dieses Instrument zurückkommen.

Zur Entfernung kleiner Höcker und Vorsprünge, bei der die Verwendung der Bajonettsäge die Gefahr einer Überdosierung in sich birgt, kann man sich auch eines walzen- oder birnenformigen Bohrers aus Metall oder Diamant bedienen, über dem man ein dachförmiges Instrument aus Neusilber zum Abheben und damit zur Schonung der darüberliegenden Weichteile hält (R. MEYER). Der elektrisch betriebene zahn-

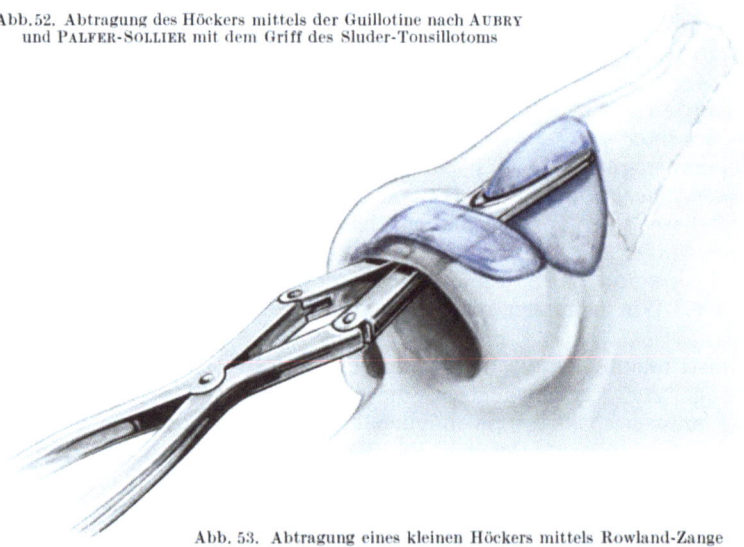

Abb. 53. Abtragung eines kleinen Höckers mittels Rowland-Zange

ärztliche Bohrer wird mit dem Handstück durch das eine Nasenloch und durch die eine intercartilaginäre Incision zum Nasenrücken geführt, während das Schutzdach durch das andere Nasenloch und die andere intercartilaginäre Incision eingeführt und in seiner Lage gehalten wird (Abb. 54a und b).

Diese Methode wurde 1951 publiziert. 1950 hat Güntert eine zahnärztliche walzenförmige Fräse mit langem Schaft und mit einer auswechselbaren, sterilisierbaren Schutzhülse zur Knochenabtragung am Nasenrücken entwickelt. Die Hülse schützt die Fräse halbseitig am Kopfteil, um Nebenverletzungen zu vermeiden. 1955 zeigte Mündnich eine ähnliche elektrische Knochensäge mit fest montiertem Weichteilschutz, die zur Durchschneidung von Knochen und zum Abraspeln von Nasenhöckern und anderen Knochenvorsprüngen verwendet werden kann. Wir halten die beiden letzteren Instrumente für zu grob für einen feinen gezielten und dosierten Spanabhub. Die Fräsarbeit kann auch niemals unter Führung des Auges geschehen, was nach unserem Verfahren (R. Meyer) praktisch immer möglich ist, weil die Haut mit dem Schutzdach weit abgehoben werden kann. An sich ist diese Methode nicht neu, denn schon 1908 hat Koch Nasenhöcker mit der rotierenden Fräse abgetragen, allerdings durch das offene Verfahren mit einer medianen Incision am Nasenrücken. Eitner hat es 1912 versucht und wieder verlassen.

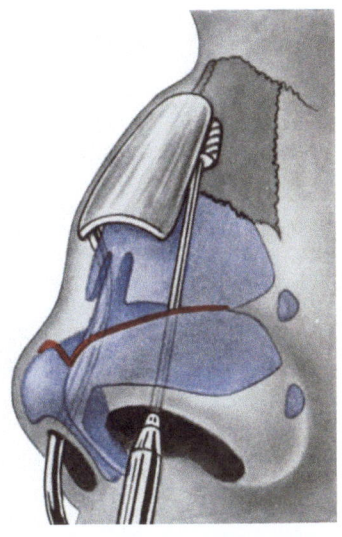

Abb. 54a. Abtragen eines kleinen Höckers mit Metall- oder Diamantbohrer unter dem von der kontralateralen Seite eingeführten Schutzdach von R. Meyer

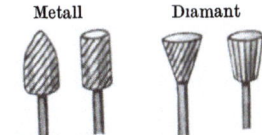

Abb. 54b. Metall- und Diamantbohrer

Die Vertreter der Meißeltechnik werfen dem Bohren wie auch dem Sägen die Bildung des störenden Knochenmehls vor. Nach unserer Erfahrung ist die Menge des Säge- oder Fräßstaubes sowohl beim Sägen als auch beim Bohren sehr gering und infolgedessen unbedeutend. Der Staub wird zusammen mit dem Blut abgesaugt, was durch Spülung des Wundgebietes mittels Kochsalzlösung begünstigt werden kann.

Die Bohrhitze, auf die Gerstmeier aufmerksam macht, kann unseres Erachtens ebenfalls als unwesentlich betrachtet werden, wenn rasch und zielbewußt gearbeitet und nicht unnötig lange an derselben Stelle herumgebohrt wird. Wir halten hingegen das Bohren mit dem Fissurenbohrer ohne Schutz, wie es von Gerstmeier angegeben worden ist, für zu gefährlich und möchten bei der Arbeit mit dem Bohrer das von uns (R. Meyer) konstruierte Schutzdach nie missen. Die Gefahr der Mitverletzung des benachbarten Gewebes ist bei Verwendung von metallischen Fissurenbohrern größer als bei Diamantbohrern. Eine Verletzung des inneren nasalen Periostes kann beim Bohren unter Umständen einmal eintreten. Sie ist aber auch mit den anderen Instrumenten möglich und dürfte kaum von großem Belang sein.

Wie man sieht, gibt es für die Höckerabtragung keine Methode, die allgemein als beste anerkannt ist. Es kommt vielmehr darauf an, welches Instrument sich in den Händen eines Operateurs als geeignet erweist. Wir selbst führen die Abtragung des Höckers bei großen Höckernasen mit der Säge aus. Bei mittleren und kleinen Höckernasen, die zugleich auch Breitnasen mit dickem Knochen sind und an denen die Säge tangential leicht abrutscht, ziehen wir die Verwendung des Bohrers vor, während sich für kleine Höcker mit feinem Knochen die Rowland-Zange in unseren Händen am besten bewährt hat.

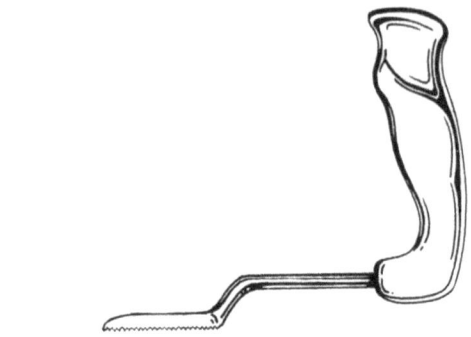

Abb. 55a. Nasensäge nach CONVERSE

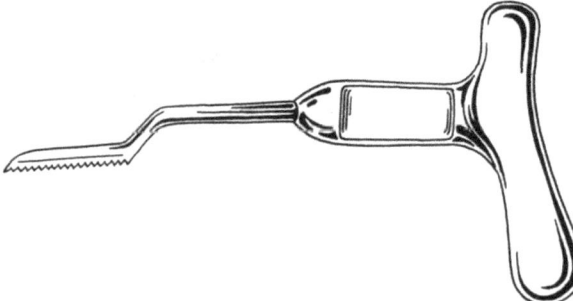

Abb. 55b. Nasensäge nach RAGNELL

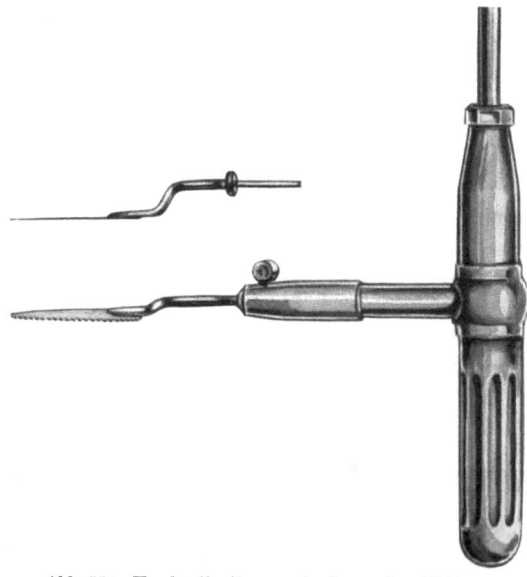

Abb. 55c. Handgriff mit auswechselbaren Sägeblättern

Wie schon erwähnt, erscheint die Nase nach der Abtragung größerer Höcker in der Regel zu breit, so daß eine *zusätzliche Verschmälerung* notwendig wird. Dazu muß der Knochen am seitlichen Abhang der Nase, am Processus frontalis der Maxilla, ungefähr vertikal und im Bereich der Sutura nasofrontalis horizontal durchtrennt werden. Dann sollen die beiden allseitig mobilisierten Knochenplatten median verlagert, d. h. einander genähert werden, so daß die beiden vorderen Knochenkanten in der Medianlinie zur Berührung kommen, indem sie sich an die vordere ebenfalls angefrischte Kante des Septums anlegen. Diese Medianluxierung der beiden Ossa nasalia und der beiden Processus frontales der Maxilla, auch ,,Infrangieren'' genannt, ist praktisch immer notwendig. Sie muß so durchgeführt werden, daß die Knochen nicht nachträglich wieder auseinanderfedern können. Das Dach der Nase darf also niemals knöchern offenbleiben. COTTLE hat 1954 ein ,,syndrom of the open nasal roof'' mit Kopfschmerzen, Schwindelanfällen und Kälteempfindlichkeit in der Nase beschrieben, das in solchen Fällen entstehen könne, wenn die darüberliegenden Weichteile in die beiden Knochendehiscenzen einsinken. DUFOURMENTEL, PIERCE, LOTHROP und EITNER, welche die ersten waren, die mit der Höckerabtragung eine Verschmälerung der Nase kombinierten, haben nach der Reduktion des Nasenrückens die seitlichen Knochenkanten einfach eingebrochen, ohne die laterale Basis zu osteotomieren.

Die *Knochendurchtrennung am Proc. frontalis maxillae* oder *laterale Osteotomie* kann wie auch die Hockerabtragung auf verschiedene Arten geschehen: mit der Säge, mit dem Meißel, mit einem elektrischen Instrument und sogar mit einer Knochenstanze.

JOSEPH hat die laterale Osteotomie *mit der Säge* ausgeführt und dazu eine spezielle Säge mit abgewinkeltem Griff konstruiert. CONVERSE und SELTZER haben das Sägemodell verbessert, indem sie den Griff massiver gestalteten (Abb. 55a). Diese Rechtwinkelsägen finden wir auch unter den Namen MOULONGUET und MALTZ-JOSEPH. SELTZER hat dazu eine elektrische Säge konstruiert, die er unter einer besonderen Führungsschiene arbeiten läßt.

Wir verwenden für die laterale Osteotomie die Säge von RAGNELL, welche für die Unterkieferdurchtrennung bei der Progenieoperation geschaffen worden ist (Abb. 55b). Es gibt auch Handgriffe mit auswechselbaren Sägeblättern (Abb. 55c).

Als Zugang für das Anlegen des Sägeblattes am Knochen kann ganz lateral im Vestibulum nasi, dicht vor der Crista piriformis, ein kleiner zusätzlicher Einschnitt gemacht werden, welcher nicht mit der intercartilaginären Incision an der Plica nasi verbunden ist. So ist auch JOSEPH vorgegangen. Es kann aber auch die intercartilaginäre Incision nach lateral erweitert werden (Abb. 56), was wir gewöhnlich tun, da wir keine Nachteile von einem ausgedehnten seitlichen Décollement befürchten. Diese Schnitterweiterung bedingt selbstverständlich auch eine einzige Fläche des Décollements über der ganzen Nasenpyramide, von

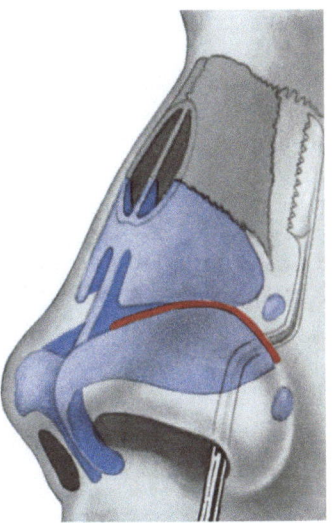

Abb. 56. Laterale Osteotomie mit der Säge von dem nach lateral erweiterten intercartilaginären Schnitt aus

einem Proc. frontalis maxillae zum anderen. Viele Autoren sind nicht mit diesem Verfahren einverstanden und ziehen es vor, das Décollement, sei es nun subperiostal oder epiperiostal, getrennt, d. h. am Grat des Nasenrückens und beidseits seitlich über den Proc. frontales maxillae, ohne paramediane Verbindung vorzunehmen. Sie lassen also die Haut über dem Knochen des seitlichen Nasenabhanges beidseits unabgelöst. LEVIGNAC weist auf die Gefahr der Bildung eines narbigen Kontrakturringes an der Schwelle zur Nasenhöhle und am Limen nasi durch das seitliche Verlängern der intercartilaginären Incision hin. Wir sind der Ansicht, daß bei sorgfältigem Operieren eine solche narbige Verengung des Lumens am Übergang des Vestibulums in die Nasenhöhle zu vermeiden ist. — Wir achten dafür bei unserer ausgedehnten Hautablösung sehr darauf, daß das Caput angulare und das Caput infraorbitale des M. quadratus labii sup. nicht zerrissen, sondern mit Haut und Periost sorgfältig nach lateral gedrängt werden. Dabei leistet uns das obenbeschriebene Raspatorium mit eingebautem Sauger wertvolle Dienste. — LENZ beschränkt sich bei der Unterminierung vom Nasenvorhof aus auf eine schmale Zone längs des Nasenrückens und décolliert die seitlichen Partien vom Mundvorhof aus, um eine Läsion der A. nasalis mit nachfolgender Blutung zu vermeiden. — JOSEPH, der für die laterale Osteotomie eine getrennte Hautablösung ausführt, hat zur Erleichterung der Einführung der Säge in die bei dieser Methode sehr enge subcutane laterale Tasche eine spezielle

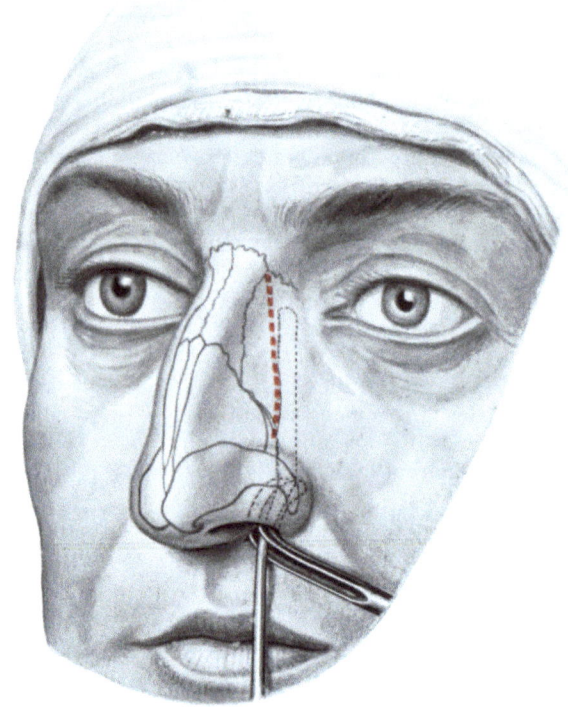

Abb. 57a. Verschmälerung der Nase nach JOSEPH. Unter dem Schutz des Führungsinstrumentes wird die Knochensäge eingeführt und der Knochen im Bereich der rot punktierten Linie durchsägt. (Aus H. J DENECKE)

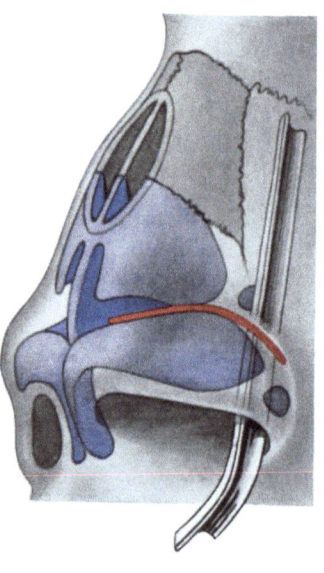 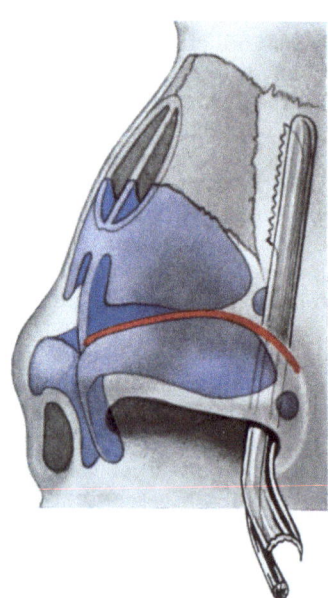

Abb. 57b. Eingeführte Führungsrinne nach SELTZER

Abb. 57c. Die Führungsrinne ist um 180° gedreht und dient nun zur Einführung der Säge

kurze Führungsrinne konstruiert (Abb. 57a). — SELTZER und FOMON, ebenfalls Befürworter des getrennten Décollements, haben ein ähnliches Führungsinstrument angegeben. Dasselbe wird wie in Abb. 57b eingeführt, dann unter der Haut um 180° gedreht und gewährleistet in dieser Lage (Abb. 57c) das unbehinderte Gleiten der Säge auf dem Knochen. — JORDAN macht zur Einführung der Säge eine kleine äußere Incision lateral am Flügelansatz („alar facial incision") (Abb. 58a). Er benützt dann diese laterale äußere Incision am Ende des Eingriffs zur Anlegung einer Haltenaht oder Raffnaht, die durch den Nasenboden von Flügelansatz zu Flügelansatz verläuft und die Basis der Nase verschmälern soll. — E. SCHMID, LENZ, HUFFMAN und LIERLE sowie STAFFIERI operieren wie früher LAUTENSCHLÄGER vom Mundvorhof aus (Abb. 58b). HUFFMAN und LIERLE führen den 1 cm langen gingivolabialen Schnitt lateral vom 2. Praemolaren. AUBRY wählt diesen buccalen Zugang bei der Korrektur der Schiefnase und bei Callusbildungen im Bereich der Osteotomielinie.

Auch hier ergibt sich wie bei der Höckerabtragung die Kontroverse, ob man sich mit dem durchtrennenden Instrument *subperiostal oder epiperiostal* halten soll. Wir wählen wiederum den ersten Weg. Die seitliche Osteotomielinie soll nach den neueren Ansichten so weit lateral wie möglich in oder sogar noch außerhalb der canthoalaren Linie verlaufen. Diese Ansicht haben zuerst die Amerikaner und Engländer verfochten. So wurde die laterale *Durchtrennungslinie* die „angloamerikanische" genannt und der weiter medial gelegenen „kontinentalen" gegenübergestellt. Die sog. kontinentale Durchtrennungslinie wurde von JOSEPH, FRÜHWALD und den übrigen deutschen, österreichischen, französischen und

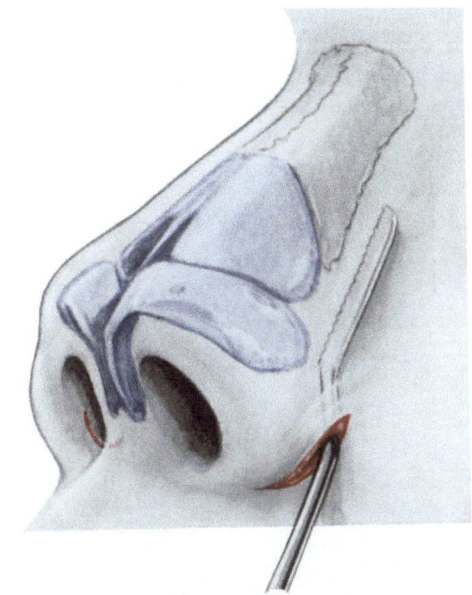

Abb. 58a Auf der linken Nasenseite ist die laterale Osteotomie mit der Bajonettsäge von der Flügelrandincision aus (JORDAN) dargestellt. Auf der rechten Nasenseite ist die Incision seitlich im Vestibulum eingezeichnet

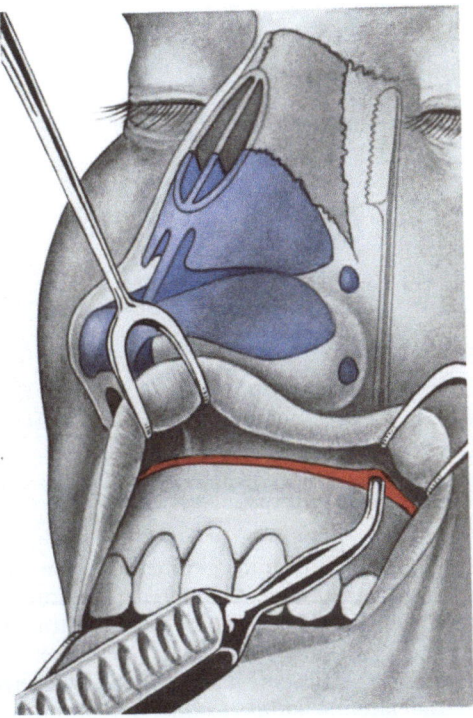

Abb. 58b. Laterale Osteotomie mit endobuccalem Zugang

italienischen Pionieren der Nasenplastik benutzt (Abb. 59a und b). Wenn mit dem Meißel oder mit dem Bohrer gearbeitet wird, kann sogar eine leicht nach außen konvexe, gebogene Linie verfolgt werden, wie es O. BECKER (USA) vorschlägt (Abb. 59c). Noch weiter lateral wird die Säge-Osteotomie von

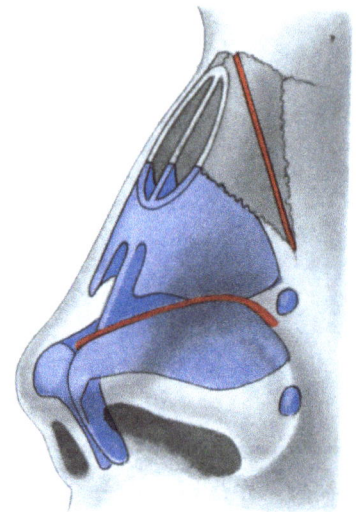

Abb. 59a. Richtung der Osteotomie nach der kontinentalen Methode

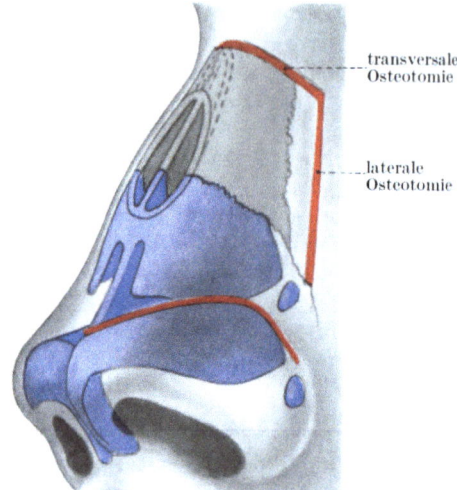

Abb. 59b Laterale und transversale Osteotomie (anglo-amerikanische Methode)

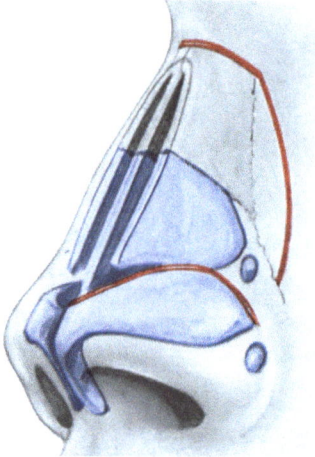

Abb. 59c. Bogenformige laterale Osteotomie nach O. BECKER (USA) und STRAATSMA

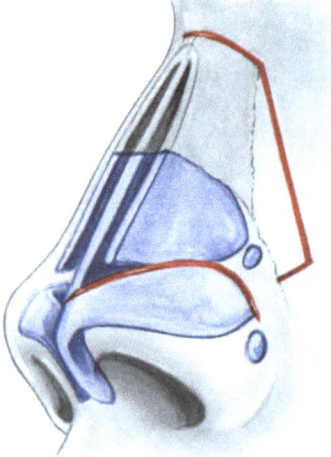

Abb 59d. L-formige laterale Osteotomie nach HUFFMAN und LIERLE

HUFFMAN und LIERLE geführt. Unten endet sie $^1/_2$ bis 1 cm lateral von der Apertura piriformis (Abb. 59d). Die kurze Strecke bis zur Apertur wird durch einen Meißelschlag eingebrochen, wodurch die Osteotomielinie eine L-Form erhält, die auch TAMERIN empfiehlt. Im oberen Teil der Osteotomie ist der Sulc. praelacrimalis des Proc. frontalis maxillae immer als laterale Begrenzung zu beachten.

Die laterale subperiostale Osteotomie *mit dem Meißel* stammt von MOSHER aus dem Jahre 1906. Sie wurde auch von SHEEHAN und wird jetzt von

AUBRY, BARSKY, BECKER (USA), ROWLAND, RISH, MAY, COHEN, STRAATSMA, GATEWOOD u. a. m. geübt (Abb. 60a). Nach FRÜHWALD wird der Knochen zuerst

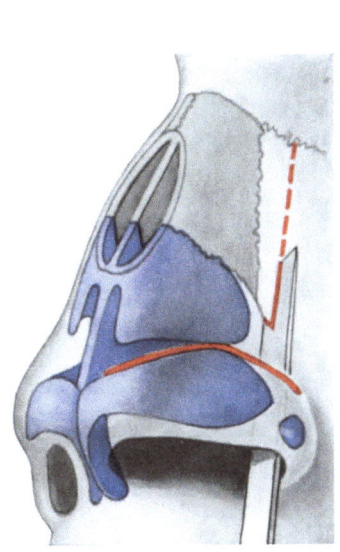

Abb. 60a. Laterale Osteotomie mit dem Meißel

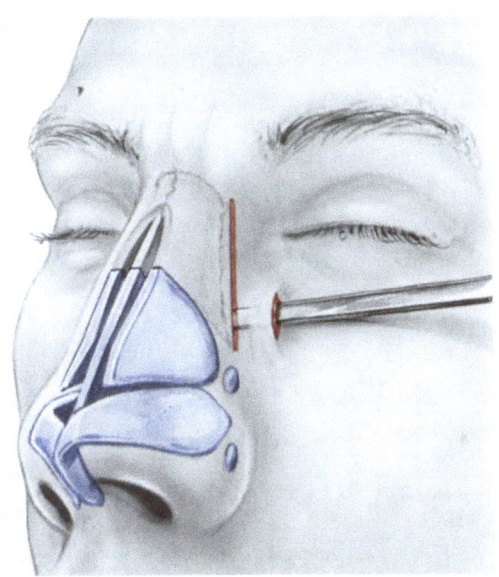

Abb. 60b. Laterale Osteotomie mit dem Meißel von einer seitlichen Hautincision aus nach F. SMITH und MIR y MIR

vorgesägt und dann durchgreifend mit dem Meißel durchtrennt. FERRIS SMITH wie später auch STRAATSMA, CRIKELAIR, DOWD, FOMON und seine Schüler sowie MIR Y MIR führen diese wenigen Meißelschläge im oberen Knochenanteil von einer feinen, senkrechten lateralen Hautincision von 2 bis 3 mm Länge aus durch (Abb. 60b). Es wurden Meißel mit doppelter Führungsleiste von SARGNON, CLAOUÉ und ROWLAND, ferner solche mit nur einer Führungsleiste von RISH, O. BECKER (USA), AUBRY und HEERMANN konstruiert.

CINELLI hat ein elektrisch betriebenes Osteotom entwickelt, während SELTZER 1954 einen *automatischen chirurgischen Hammer* mit auswechselbaren Meißelansätzen publiziert hat, der sich zur Vervollständigung der Knochendurchtrennung am Proc. front. des Oberkiefers an der Sägelinie besser eignen soll als der gewöhnliche Hammer mit Meißel. Das gleiche Instrument wird von den Zahnärzten zur Entfernung von impaktierten Zähnen verwendet. Nach COHEN, einem Verfechter der Meißeltechnik, soll es mit dem Meißel leichter sein, die Durchtrennungslinie weit nach lateral außerhalb der canthoalaren Linie zu führen, besonders in Fällen, in denen auch

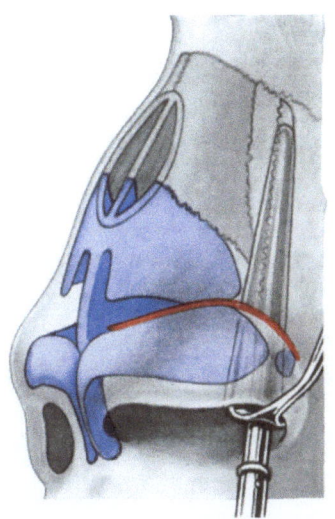

Abb. 61. Laterale Osteotomie mit der elektrischen Säge nach SELTZER und Führungsschiene

noch eine Schiefnase besteht. COHEN wählt ungefähr die gleiche Osteotomielinie wie BECKER und STRAATSMA. NEIVERT verwendet bei der lateralen Osteotomie mit dem Meißel ein Führungslineal, in Form einer Nadel, die er am

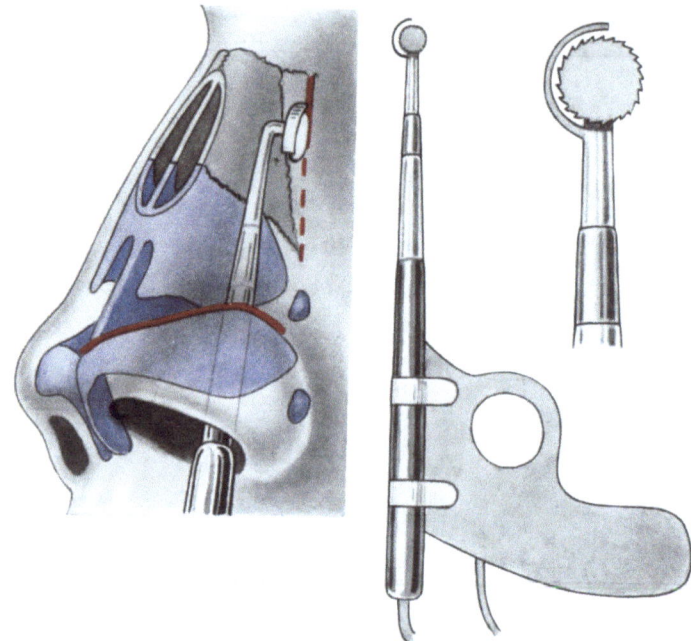

Abb. 62. Laterale Osteotomie mit elektrischer Fräse nach SELTZER

Limen nasi lateral einsticht und dem Knochen aufliegend nach oben stößt. Er führt den Meißel auch durch die Haut unterhalb des inneren Canthus. GÜNTERT hat nebst seinem zahnärztlichen Bohrer mit Schutzhülse 1952 auch eine *elektrisch betriebene Säge* für die laterale Knochendurchtrennung konstruiert, die allerdings den Nachteil hat, daß die Sägeblattachse genau in der Verlängerung des Handstückes liegt. Ihre Handhabung scheint uns dadurch etwas erschwert zu sein, da man beim Anlegen des Sägeblattes mit dem Handstück wohl mit der Oberlippe in Konflikt kommen dürfte. 1957 hat HILDMANN eine ganz ähnliche Handstücksäge beschrieben. Im Buch über plastische Chirurgie der Nase von SELTZER von 1949 ist bereits von einer elektrischen Säge die Rede, doch

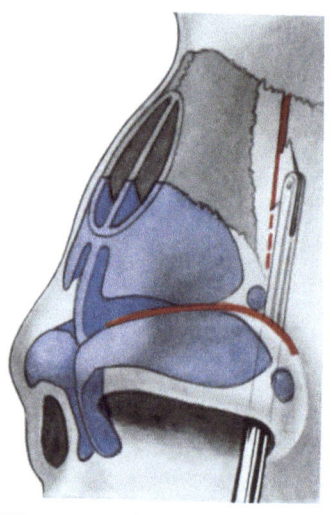

Abb. 63a. Laterale Osteotomie mit der elektrischen Pendelsäge nach SELTZER

findet sich keine Abbildung des Handstückes, sondern nur eines schützenden Metallspeculums, welches darübergehalten werden muß (Abb. 61).

Die feine, *elektrisch betriebene Fräse* mit dem Pistolengriff von SELTZER, die wir bei der Höckerabtragung bereits erwähnt haben, soll vor allem für die laterale

Osteotomie dienen. Sie hat nur den Nachteil, daß sie auf der einen Seite besser zu verwenden ist als auf der anderen oder daß man zwei Instrumente, d. h. zwei spiegelbildlich symmetrische Handstücke, benötigt (Abb. 62). Deshalb hat SELTZER das Instrument weiterentwickelt und 1954 eine feine, elektrische Pendelsäge, die einen Sektor einer Kreissäge darstellt und die 15000 Hin- und Herbewegungen in der Minute ausführt, konstruiert. Sie ist an einem Handgriff angebracht, den man wie einen Bleistift hält und der seinerseits an die Welle einer zahnärztlichen Bohrmaschine angeschlossen ist. Sie sägt den Knochen rasch durch. Das Periost und die darüberliegenden Weichteile können durch das obenerwähnte Schutzspeculum abgehoben werden. Im gleichen Jahr hat SELTZER auch das Modell für eine dazu konstruierte Führungsschiene aus Stahl veröffentlicht (Abb. 63a und b).

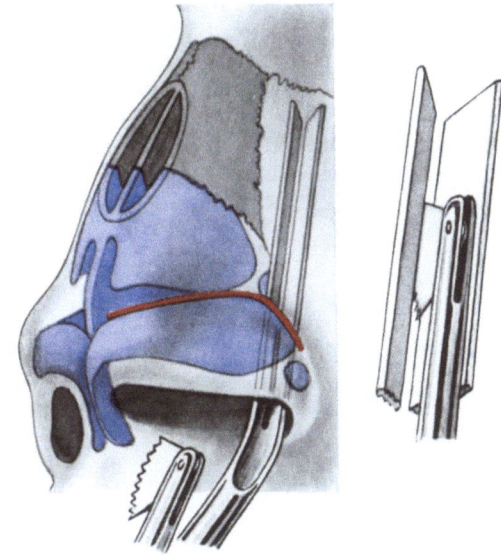

Abb. 63 b. Führungsrinne für die elektrische Pendelsäge nach SELTZER

Das Verfahren mit gewöhnlichem zahnärztlichen Bohrer mit dem Schutzdach von R. MEYER, wie wir es bei der Besprechung der Hockerabtragung angegeben haben, hat sich für die laterale Osteotomie, besonders bei dicken Knochen, oder bei Callusbildung bewährt. Wir benützen zwei spiegelsymmetrische Schutzdächer, das eine für die linke, das andere für die rechte Seite. Auch das Speculum von AUFRICHT (Abb. 46) kann als Führungsdach dienen, bietet aber einen weniger sicheren Schutz als unsere speziellen Schutzdächer. Als Ansätze sind hier die zahnärztlichen Fissurenbohrer aus Metall oder Diamant die besten (Abb. 64). Mit dem Diamantbohrer besteht an sich schon, also auch ohne Schutzdach, nur geringe Gefahr des Aufspulens der umliegenden Weichteile.

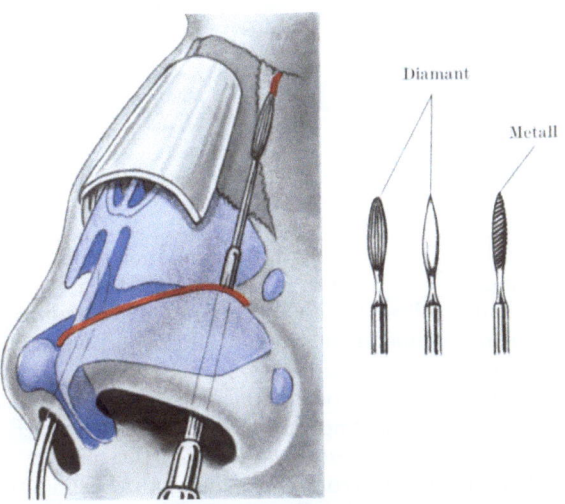

Abb. 64. Laterale Osteotomie mit Fissurenbohrer und Schutzdach nach R. MEYER

Mit dem Schutzdach wird die nach allseitigem Décollement locker gewordene Periost-Hautdecke am Canthus lateralwärts gedrängt, wodurch ein sauberes Ansetzen des Fissuren- oder Diamantbohrers in der infracanthalen Linie ermöglicht wird. Dann wird die elektrische Bohrmaschine in Betrieb gesetzt. Durch gelinden Druck auf den Knochen kann dieser mit Leichtigkeit durchtrennt werden. Wie ein Bleistift wird der Bohrer von oben nach unten gezogen, bis er die Crista piriformis ganz lateral und unten erreicht. Die Tourenzahl des Bohrers beträgt 8000 oder 9000 Umdrehungen in der Sekunde. Das Mitanritzen der Knochenhaut auf der inneren Seite des Knochens oder sogar der Schleimhaut daselbst dürfte belanglos sein, sollte aber wenn möglich doch vermieden werden. Es kann gelegentlich auch mit dem Meißel, mit der Säge oder mit dem Bohrer erfolgen. Mit dem Bohrer und mit der Säge ist es gut zu vermeiden, wenn man den Knochen nicht überall vollständig durch seine ganze Dicke durchtrennt, sondern auf der inneren Seite feine Knochenbrücken beläßt, die dann bei der Mobilisation der Knochenpyramide leicht eingebrochen werden. — Das Fräsen mit festmontiertem Weichteilschutz von GUNTERT und von MÜNDNICH, das wir ebenfalls schon erwähnt haben, findet auch hier bei der lateralen Osteotomie seine Verwendung. — GORLIA hat 1955 eine eigene Bohrmethode angegeben. Er macht

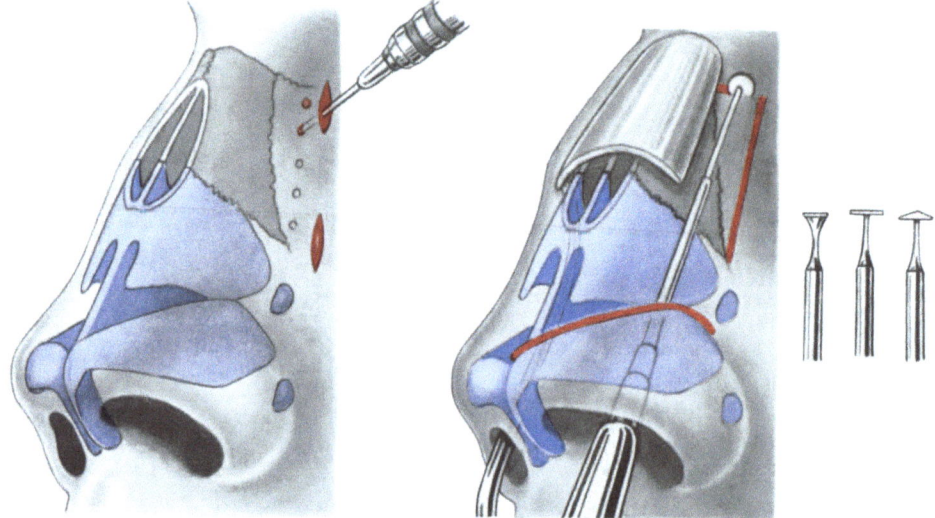

Abb. 65. Laterale Osteotomie mit Bohrer nach GORLIA

Abb. 66. Transversale Osteotomie mit Diamantfräse unter dem Schutzdach nach R. MEYER

auf beiden Seiten je zwei kleine Incisionen in der canthonasalen Linie von nur 2 mm in senkrechter Richtung, führt durch diese seinen elektrisch betriebenen Fissurenbohrer (fraise perforante) und setzt in der gewünschten Knochendurchtrennungslinie verschiedene Bohrlöcher, welche für das Einbrechen des Knochens in der gewollten Linie genügen (Abb. 65).

Die größte Schwierigkeit der ganzen Arbeit am Knochen bietet eine saubere Durchtrennung ungefähr horizontal oben im Bereich der Sutura naso frontalis, die sog. *transversale Osteotomie*. Hier eignet sich der elektrische zahnärztliche Bohrer mit unserem Schutzdach ganz besonders. An dieser Stelle verwenden wir feine, diskusförmige Fräsen aus Diamant (Abb. 66). Die transversale Osteotomie kann für beide Seiten von der linken Seite aus, d. h. durch die linke intercartilaginäre Incision, ohne Handwechsel ausgeführt werden. Man führt die Fräse langsam vom linken Glabellaabhang über die Mittellinie hinweg auf den rechten Abhang. Der Knochen fräst sich sehr leicht durch. Sollte das diamantene Schleifrädchen unter dem Schutzdach doch auf die Seite ausgleiten, dann werden die Weichteile kaum verletzt. Die Diamantfläche reißt nämlich keine Bindegewebsfasern mit. KOCHLIN, der besonders auch auf die Wichtigkeit einer sauberen Durchtrennung an der Glabella hinweist, da sonst bei der Medianverlagerung des Knochens leicht Schrägfrakturen unterhalb der gewollten Osteotomielinie entstehen können, hat einen besonders feinen Fissurenbohrer mit dem Durchmesser unter 1 mm herausgebracht. Dieser Bohreransatz kann durch eine kurze Hohlnadel geführt werden. Die Nadel wird an der Glabella durch die Haut gestochen und der Bohrer durch die Hohlnadel zum Knochen geführt (Abb. 67). So kann der Knochen in senkrechter Richtung angebohrt und damit in diesem schwer zugänglichen Gebiet eine Einbruchlinie geschaffen werden, ähnlich wie wir es für die laterale Osteotomie bei der Methode von GORLIA gesehen haben (Abb. 65).

Zuweilen, besonders wenn der Knochen dünn ist, führen wir die transversale Osteotomie in der subperiostalen Tasche mit dem nach der konvexen Seite

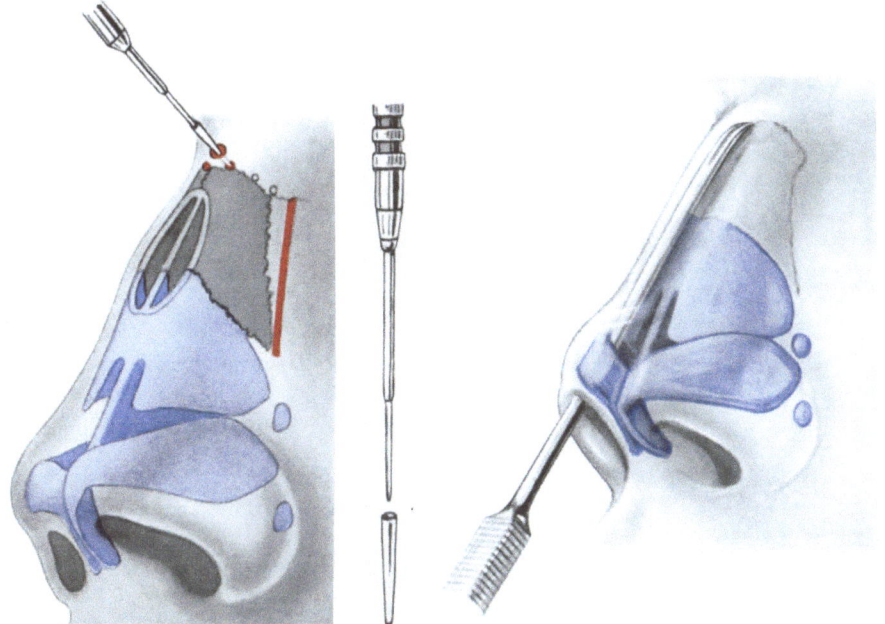

Abb. 67. Transversale Osteotomie nach KOECHLIN   Abb. 68. Transversale Osteotomie mit dem Thießschen Meißel (R. MEYER)

gebogenen Thießschen Hohlmeißel aus (Abb. 68). Wir durchtrennen den Knochen in einer leicht gebogenen Linie von der aufsteigenden lateralen Osteotomielinie aus bis zur Mitte der Glabella. Mit dem geraden Meißel wäre es nicht leicht, so weit oben subcutan zu arbeiten, da er auf dem Knochen abgleiten würde. Manche Operateure, wie FERRIS SMITH, CONVERSE, FOMON, behelfen sich damit, daß sie einen scharfkantigen geraden Meißel durch eine kleine waagrechte oder schräge Incision $1/2$ cm oberhalb und $1/2$ cm medial vom Canthus führen und den Knochen mit zwei bis drei Schlägen in horizontaler Richtung durchschlagen (Abb. 69). Feine Incisionen zur Einführung des Meißels werden auch von SILVER u. a. 1,2 cm unterhalb des Canthus (Abb. 69), von ROWLAND, NEIVERT u. a. weiter lateral in der Unterlidfalte (Abb. 69) und von GALTIER im Augenbrauenkopf (Abb. 70) angelegt. — MYERS hat 1955 zu diesem Zweck einen bajonettförmigen Meißel mit sehr scharfer Kante angegeben, mit dem es ihm gelingt, die transversale Osteotomie auch unter der Haut von der intercartilaginaren Incision aus einzubrechen (Abb. 71). — GOTTSCHALK hat 1955 eine kleine Säge

Korrigierende Nasenplastik

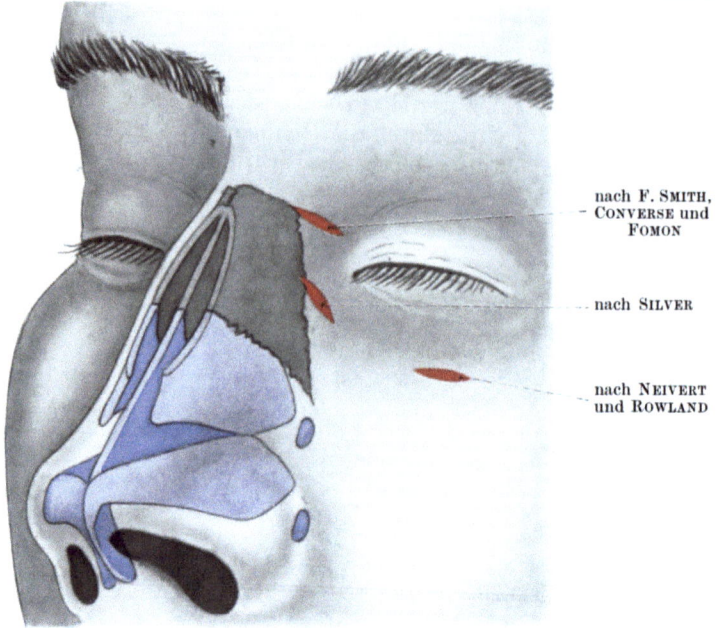

nach F. SMITH, CONVERSE und FOMON

nach SILVER

nach NEIVERT und ROWLAND

Abb. 69 Incisionen zur transversalen Osteotomie mit dem Meißel

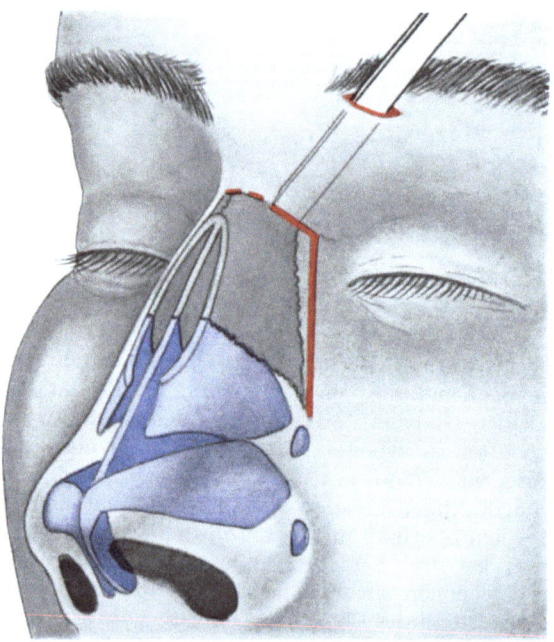

Abb. 70. Transversale Osteotomie mit dem Meißel vom Augenbrauenkopf aus nach GALTIER

in Form einer Hacke konstruiert, die den Knochen durch Hin- und Herpendeln um die Achse des Griffes durchtrennt (Abb. 72).

Nach dieser allseitigen Knochendurchtrennung kann nun zur *Mobilisation* und Medianverlagerung *der beiden Knochenplatten* geschritten werden. Wenn die Knochenplatten noch zu groß erscheinen, sollte man die notwendige Knochen-

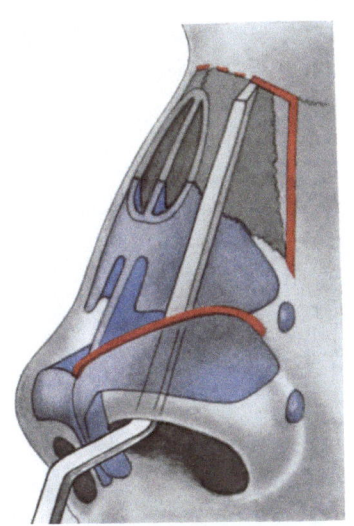

Abb. 71. Transversale Osteotomie mit bajonettförmigem Mißel nach MYERS

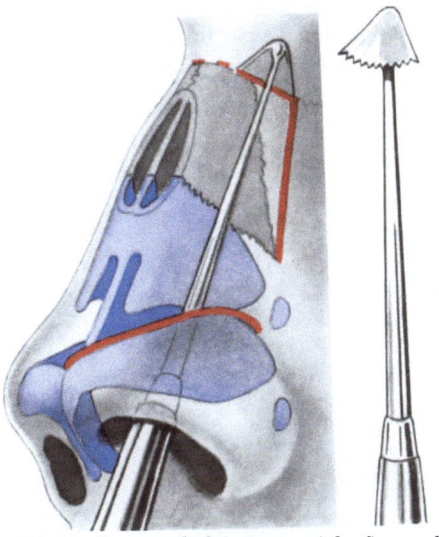

Abb. 72. Transversale Osteotomie mit der Säge nach GOTTSCHALK

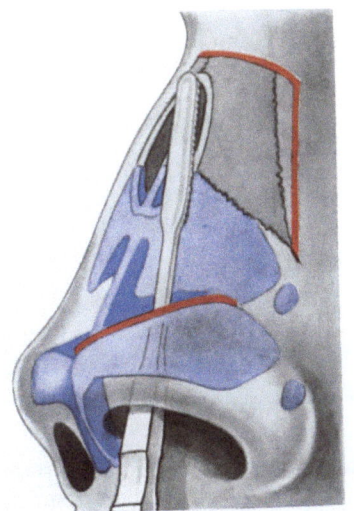

Abb. 73. Abraspeln des Knochens nach der Hockerabtragung

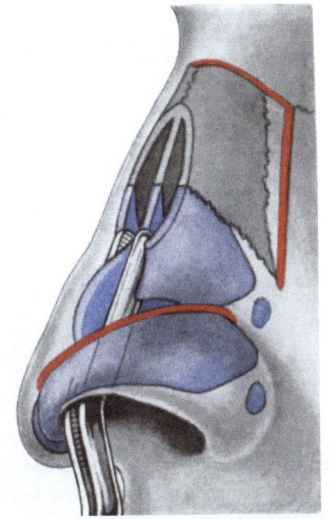

Abb 74. Stutzen der knorpeligen Septumkante mit Hilfe des Accurator nach TAUSEND Der vorstehende Septumknorpel wird längs des Accurators abgetragen

abtragung nicht nach der veralteten Methode von JOSEPH durch eine Keilresektion an der lateralen Osteotomielinie vornehmen, sondern an der freien Kante, die die Höckerabtragung zurückgelassen hat. Diese Nachkorrektur kann mit der Raspel oder mit dem Bohrer erfolgen, wenn es sich um einen 1 bis 2 mm breiten Knochenrand handelt. Liegt ein größerer Knochenüberschuß vor, so kann man sich der Rowland-Zange bedienen. Wir halten eine Vergrößerung der lateralen

Knochendehiscenz nicht für zweckmäßig. Es können an dieser Stelle später starke Callus- und Narbenbildungen auftreten. Deshalb halten wir auch das Verfahren von ECKEL (1955), bei dem der Knochen von der seitlichen Basis der Apertura piriformis aus der lateralen Osteotomielinie entlang aufwärts mit einer Knochenzange aufgebrochen wird, für unzweckmäßig, weil eine zu breite seitliche Knochendehiscenz entsteht. Hierdurch kann es bei größeren Knochendehiscenzen

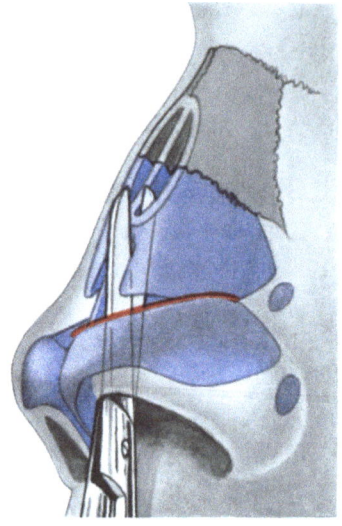
Abb. 75. Durchtrennung der Verbindung zwischen Dreieckskorpel und Septumknorpel mit der Schere

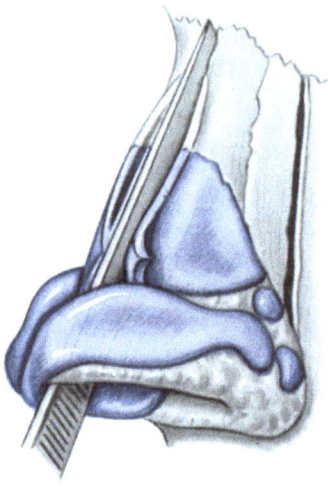
Abb. 76. Mediane Osteotomie mit dem Meißel nach Hockerabtragung. (Aus H. J. DENECKE)

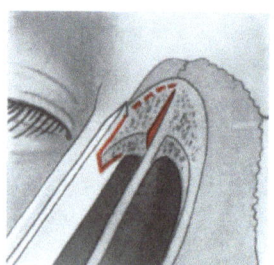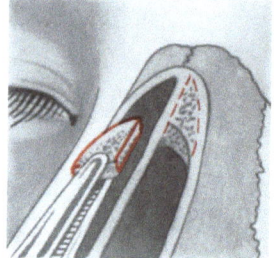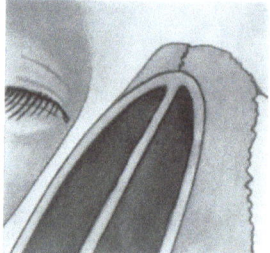
Abb. 77. Herausmeißeln eines Knochenkeils beiderseits

zu unangenehmen Einziehungen der Haut kommen. Der seitliche Nasenhang wird dann nicht plan, sondern konkav, was den Gesichtsausdruck bei entsprechender Beleuchtung sehr stört. Das gilt auch für die vollständige Entfernung des Nasenknochens, wie sie von WEGENER und BAUD empfohlen wird.

Nun muß man sich noch von der Glätte der vorderen Kante der drei angefrischten Knochen inklusive des Septums überzeugen, wobei noch vorhandene Unebenheiten mit der Raspel ausgemerzt werden können (Abb. 73). Vor allem darf die Septumkante nicht vorstehen. Sie muß durch die Kanten der Ossa nasalia gedeckt werden können. Auch die knorpelige Septumkante muß eventuell gestutzt werden. Hierzu wurde von TAUSEND 1949 ein spezielles Richtinstrument, ein sog. Accurator, in der Form einer Bajonettpinzette geschaffen, das eine gerade Schnittlinie gewährleisten soll (Abb. 74). Die im unteren Teil noch verbliebene

Verbindung zwischen Dreieckknorpel und Septumknorpel muß mit der Schere durchtrennt werden (Abb. 75), wobei eventuell noch eine Streifenexcision am medialen Rand des Dreieckknorpels zur Verschmalerung der Nase im mittleren Teil erlaubt ist. Dieser mediale Knorpelstreifen darf sogar samt der anliegenden Schleimhaut entfernt werden.

Wenn der abgetragene Nasenhocker nicht bis zur Nasenwurzel reicht, wird nun auch im Bereich des oberen Anteils der Nase die Abtrennung der knöchernen seitlichen Nasenwand vom knöchernen Septum vervollständigt, was durch einige parallel zur Mittellinie der Nase gerichtete Meißelschläge erfolgt (Abb. 76).

Bei breiter Nasenwurzel ist es sogar nötig, an dieser Stelle einen kleinen Knochenkeil herauszumeißeln (Abb. 77). Diese obere Knochendurchtrennung stammt von JOSEPHs Schüler AUFRICHT. — Auch wenn der Hocker bis weit nach oben in die Glabella abgetragen worden ist, bleibt im oberen Resektionswinkel beidseits der Septumkante eine Knochenbrücke zu entfernen. Dies kann mit dem Meißel geschehen. Zuweilen benötigen wir die Luer-Zange dazu. LEVIGNAC hat speziell zu diesem Zweck eine feinere längere Zange (pincegouge à mors étroits) konstruiert.

Nun kann zur *Medianverlagerung der mobilisierten Knochen* geschritten werden. Diese Luxierung der beiden ossa nasalia und der Stirnfortsätze der Oberkiefer erfolgt entweder mit Daumendruck oder mittels einer Zange. Wir probieren gewöhnlich, zunächst mit leichtem Daumendruck die vordere Kante der Nasenbeine in die Medianlinie zu bringen. Dabei drücken wir mit beiden Daumen flach auf den Knochen, während sich die übrigen Finger auf dem Oberkiefer der anderen Seite aufstützen. Danach wird der Knochen auch am Rand der lateralen Osteotomie medianwärts gedrückt (Abb. 78a), wobei darauf geachtet werden

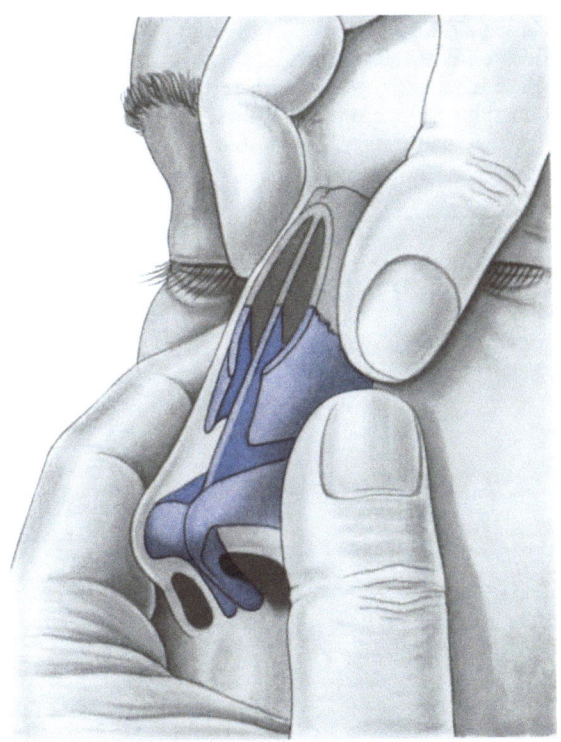

Abb. 78a. Medianverlagerung der Seitenwände der Nase mit Fingerdruck

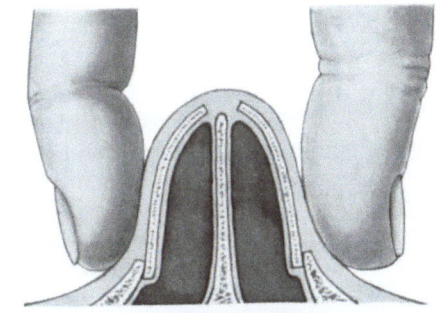

Abb. 78b. Verkeilen der medianverlagerten Ossa nasalia im Bereich der lateralen Osteotomie

muß, daß der verschobene mediale Osteotomierand unter den lateralen versenkt wird und an ihn ansperrt (Abb. 78b). Damit kann das Zurückfedern der verlagerten Knochenplatten vermieden werden. Wenn die Knochenverschiebung mit gelindem Fingerdruck nicht gelingt, greifen wir lieber zur Zangenmethode. Die Zangen, die zu diesem Manöver gebraucht werden, sind sich sehr ähnlich. Sie wurden von WALSHAM, ASH und CLAUDE MARTIN angegeben (Abb. 79a). Früher hat man diese Knochenverschiebung mit dem Osteoclasten oder Rhinoclasten von JOSEPH oder von SARGNON ausgeführt. Mit der Walshamschen Zange gehen wir so vor, daß wir das innere Zangenblatt, welches mit Gummi armiert werden kann, der

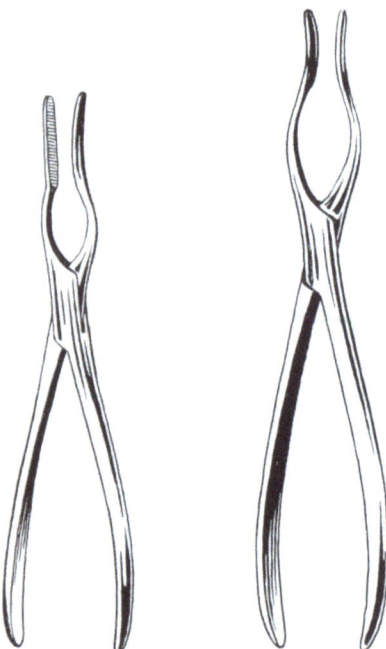
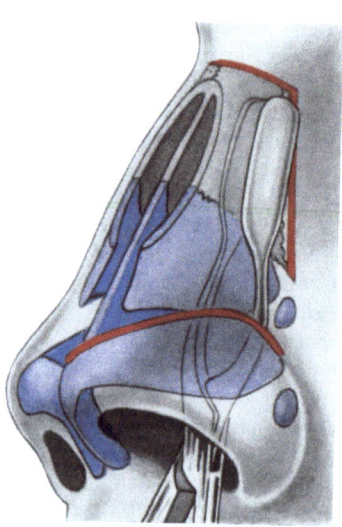

Abb. 79a. Links Zange nach ASH oder CLAUDE MARTIN Rechts Zange nach WALSHAM

Abb 79b. Medianverlagerung der lateralen Nasenwand mit der Walsham-Zange

Schleimhaut des Agger nasi und des oberen Nasenganges an der Umschlagfalte anlegen, während das andere Zangenblatt in die subperiostale Tasche über dem Knochen geführt wird, so daß wir den Knochen fest zwischen den beiden Blättern zu spüren bekommen (Abb. 79b). Am besten wird vor der Zangenanlegung die Schleimhaut am Agger und weiter hinten mit Novocain oder Xylocain nachanaesthesiert. Man soll auch darauf achten, daß die Zange so weit wie möglich gegen die Glabella geschoben wird. Nun wird sie fest geschlossen und sorgfältig medialwärts gedrückt, dabei leicht mit der hinteren Kante nach innen rotiert und wieder sanft zurückrotiert.

Dieses Manöver wird „infracturing" oder „inward fracturing" genannt. Es kann auch im umgekehrten Sinn, d. h. durch Außenrotation der Walsham-Zange ausgeführt werden und heißt dann „out-fracturing". Wichtig ist dabei nur, daß in der Schlußphase auf das sorgfältige Versenken und Ansperren des lateralen Randes der verlagerten Knochenplatte geachtet wird. Nach gleichem Vorgehen auf der anderen Seite erhalten wir eine schmale symmetrische Knochenpyramide. Jetzt zeigt sich, ob die transversale Osteotomie richtig horizontal und sauber erfolgt ist oder ob durch fehlerhaftes Vorgehen, besonders bei dickem Knochen,

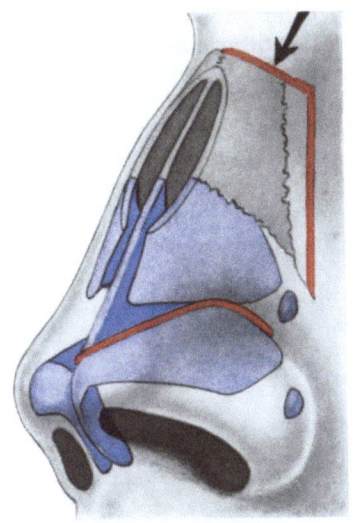
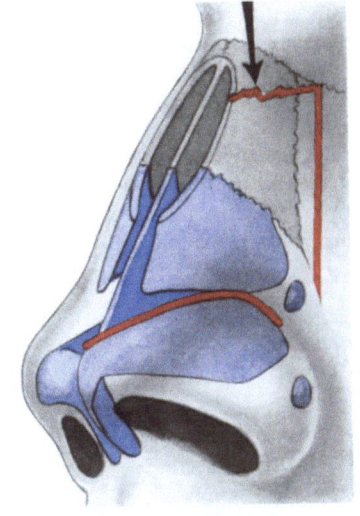

Abb. 80a. Richtige Bruchlinie (Pfeil) entlang der Sutura nasofrontalis

Abb 80b. Falsche Bruchlinie (Pfeil), welche entsteht, wenn die transversale Osteotomie bei dickem Knochen nicht oder ungenugend ausgefuhrt wurde

eine *falsche Bruchlinie mit medialer Knochenspornbildung* zustande gekommen ist (Abb. 80a und b). Auf die Moglichkeit dieses Fehlers haben Maliniac, Barsky und Köchlin hingewiesen. Ein solcher Sporn muß mit der Luer-Zange nachträglich mobilisiert oder abgetragen werden.

Wenn die *laterale Osteotomielinie zu sehr medial,* d. h. zu wenig an der Basis der Knochenpyramide, angelegt worden ist, konnen wir an dieser Linie nach der Medianverlagerung der Knochen eine Stufe sehen oder zumindest digital durchfühlen. Dem kann jetzt noch abgeholfen werden. Der zu weit medial gelegene laterale Rand der Osteotomielinie wird mit der Walsham-Zange parallel zur Bruchlinie eingebrochen. Eine Zersplitterung des Knochenrandes ist bei fester Führung der Zange kaum zu befürchten.

Nun soll noch nachgeprüft werden, ob die Nasenrückenlinie gut ist. Gelegentlich ist es notig, jetzt noch eine Randexcision am Septumknorpel oder am Dreiecksknorpel vorzunehmen, damit der Übergang vom knöchernen Nasenrücken auf den knorpeligen gerade ist. Zuweilen muß man die *Glabella noch etwas vertiefen*, was, wie schon oben erwähnt, am besten mit dem Meißel geschieht. Seltzer hat hierzu 1952 einen speziell gebogenen Meißel angegeben, der durch den intercartilaginären Schnitt geführt werden kann (Abb. 81).

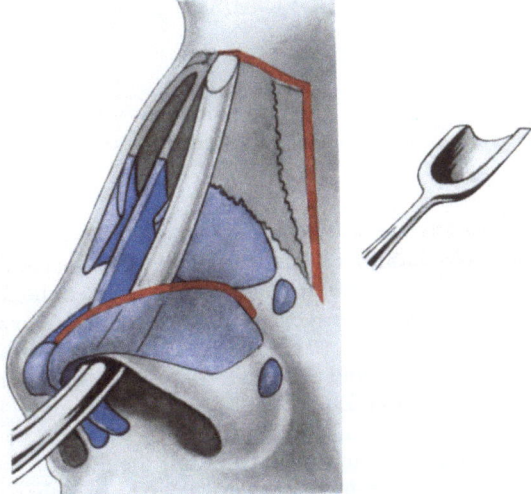

Abb. 81 Vertiefung der naso-glabellaren Grube mit dem Meißel nach Seltzer. Die Nebenskizze zeigt den Glabella-Meißel nach Neivert

NEIVERT und ROWLAND verwenden einen speziellen Hohlmeißel, mit dem sie Knochenspäne herausheben können (Abb. 81). Auch der Meißel von McINDOE ist für das Einschnitzen einer sog. nasoglabellaren Grube geeignet und kann ebenfalls subcutan oder subperiostal geführt werden. RISH führt den Meißel durch eine 2 mm lange horizontale Incision an der Glabella zum Spanabhub an den Knochen heran (Abb. 82a). Um den Nasofrontalwinkel noch mehr zu verbessern und die Stirnwölbung oberhalb der Glabella zu betonen, transplantiert er wie FOMON einen Knochenspan, wenn möglich aus dem Höcker, oder auch Knorpelstücke auf den Stirnrand (Abb. 82b). — MOOTNICK sägt

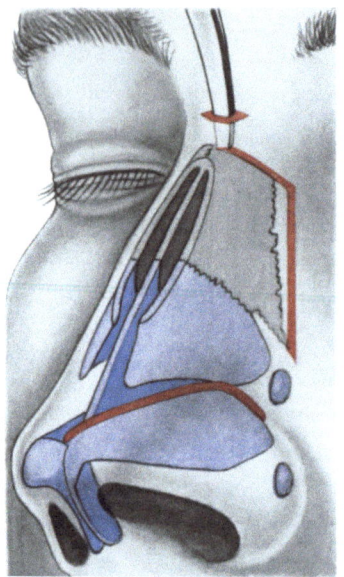
Abb. 82a. Knochenabhub zur Vertiefung der Nasenwurzel nach RISH durch kleine Hautincision

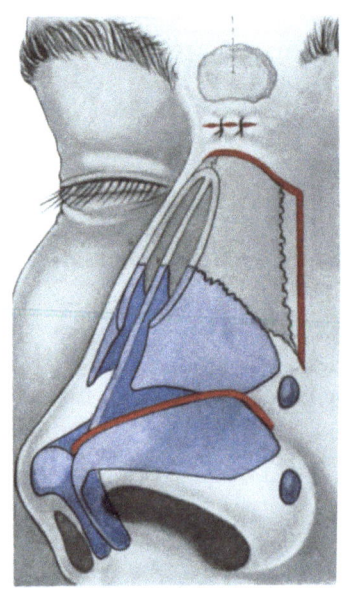
Abb. 82b. Knochentransplantat über der Glabella nach RISH

den Höcker so tief ab, daß er den gewünschten Nasofrontalwinkel erhält, und bricht dann den obersten Teil des Höckers mit dem Meißel durch. Wenn bei zu auffallendem „griechischen Profil" ohne Glabellaeinsenkung eine tiefe Grube in den Knochen gegraben werden muß, verwendet NEIVERT eine Art Laubsäge mit Sägedraht (Abb. 83a). Wir finden diese Technik zu traumatisch und zu kompliziert und glauben, bessere Arbeit mit der Fräse, mit dem Hohlmeißel oder mit der Luer-Zange leisten zu können. Wenn man nicht eine vollständige Nasenplastik mit endonasalen Incisionen und Décollement vornehmen will, kann man die zu seichte Glabella mit dem Meißel von einem seitlichen äußeren Schnitt aus korrigieren (Abb. 83b). Wir aber ziehen den endonasalen Weg vor.

Bei *zu starker nasoglabellarer* Grube führt AUFRICHT die Höckerabtragung nicht in der Ebene der Nasenwurzel, sondern etwas höher durch und unterpolstert die Einsattelung im obersten Abschnitt. EITNER füllt die zu tiefe Nasenwurzel mit dem Knochenmaterial aus dem abgetragenen Höcker auf.

Eine originelle Kombination von *Höckernasenkorrektur mit Kinnplastik* haben wir von AUFRICHT, CONVERSE, SELTZER, RISH und GONZALES-ULLOA übernommen. Wir überpflanzen den abgetragenen Höcker auf den Kinnknochen, um das Profil bei fliehendem Kinn zu verbessern (s. Kinnplastik, Bd. II).

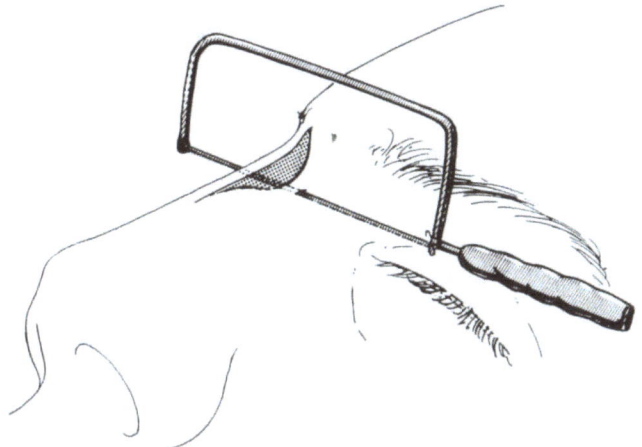

Abb. 83a. Vertiefung der Glabella mit der Säge nach NEIVERT

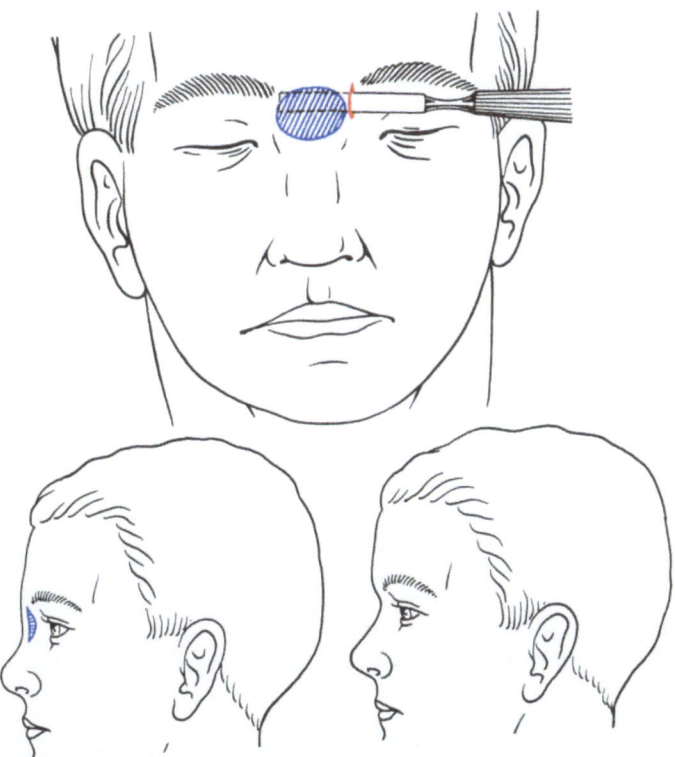

Abb. 83b. Knochenabhub an der Glabella mit dem Meißel von einer seitlichen Incision aus

2. Korrektur der isolierten knöchernen Breitnase

An die Besprechung der Nasenverschmälerung nach Höckerabtragung können wir hier die Behandlung der *isolierten knöchernen Breitnase* anschließen. Es ist dies ein häufiger Formfehler der Nase, der angeboren oder durch Trauma entstanden sein kann. Bei der angeborenen Form sind die beiden Nasenwände weit auseinander angelegt und in der Medianlinie durch eine breite, flache Knochenplatte verbunden, während die traumatisch bedingten Flach- und Breitnasen gewöhnlich eine Knochenverdickung am Proc. frontalis der Maxilla aufweisen. Wir finden zuweilen starke Knochenappositionen, die durch periostitische Reizungen an den seitlichen Fraktur- oder Infraktionsstellen entstanden sind.

Die erste subcutane Verschmälerung einer Breitnase wurde 1887 von ROE, die zweite wahrscheinlich von WEIR 1892 ausgeführt. JOSEPH berichtete erst 1904 darüber.

Zur Korrektur der knöchernen Breitnase ist die Methode von JOSEPH in der Weiterentwicklung der Nasenchirurgie kaum modifiziert worden.

Nach der intercartilaginären Incision beiderseits (s. S. 41) erfolgt das Décollement, d. h. die Ablösung der Nasenweichteile einschließlich der Flügelknorpel von der knöchernen Nase, dem Septumknorpel und den Dreiecksknorpeln (s. S. 42). Bei der isolierten Breitnase wird nun im Gegensatz zur Korrektur der Breitnase nach Höckerabtragung, bei der Knochen am Nasenrücken bereits durchtrennt ist, eine *paramediane Knochendurchtrennung* beiderseits vorgenommen. Man kann sich dazu wie bei der lateralen Osteotomie (s. S. 51) der Säge, der Fräse oder des Meißels bedienen. Diese Instrumente werden durch die beidseitige intercartilaginäre Incision in die subcutane Tasche des Décollement geführt. Man kann die Osteotomien auch von ganz kurzen intercartilaginären Incisionen aus durchführen, die gerade für die Einführung der Säge ausreichen, doch ist dann das erforderliche Décollement nicht so gut zu bewerkstelligen.

Es erfolgt nun von einer kleinen zusätzlichen Incision aus die *laterale Osteotomie* (s. S. 51), die, wie wir schon gesehen haben, weit nach außen geführt wird. Das Bedenken, daß bei einer weit lateral angelegten Knochendurchtrennung am Proc. frontalis maxillae der Tränensack verletzt werden könnte, hat sich als unbegründet erwiesen.

Wie bei der Nasenverschmälerung nach Höckerabtragung ist die *transversale obere Osteotomie* (s. S. 58) auch bei der Korrektur der isolierten knöchernen Breitnase von großer Wichtigkeit. Zuweilen, wenn eine breite Knochenplatte in der Mitte besteht, müssen wir diese abtragen, als wäre es ein Höcker. In diesem Fall aber gelingt die Abtragung mit dem flachen Meißel besser als mit der Sage. Auch der elektrische Bohrer erweist sich dabei vorteilhafter als die Säge.

Das weitere Vorgehen ist dasselbe, wie bei der Höckernase beschrieben. So wird auch hier die mehr oder weniger breite knorpelige Brücke am Übergang vom Dreiecksknorpel zum Septumknorpel mit der Schere durchtrennt (s. S. 62) oder, wenn notig, durch die Resektion eines Knorpelstreifens entlang dem knorpeligen Septum eliminiert.

Nun kann die *Medianverlagerung der isolierten Knochenplatten* beiderseits vorgenommen werden (s. S. 63). Im allgemeinen sollen, abgesehen von Callusbildungen, nur kleine oder gar keine Bestandteile des Knochens entfernt werden. ECKEL schlug 1955 die völlige Abtragung der seitlichen knöchernen Nasenwände mittels Knochenzange nach Ablösung des Periosts außen und der Nasenschleimhaut innen vor, ein Verfahren, das wir noch nie anzuwenden gewagt haben. Hingegen erscheint es uns wichtig, daß der medianverlagerte Knochen an seinem freien lateralen Rand unter den maxillären Osteotomierand versenkt und somit verkeilt wird. Der Nasenrücken kommt dadurch kaum tiefer zu stehen. Wenn wir von diesem Verkeilungsmanöver absehen, erhalten wir durch den etwas senkrechteren Stand der verlagerten Knochen eine geringe Erhöhung in der Medianlinie, was manchmal, besonders bei traumatischen Breitnasen, die schon fast auch als Sattelnasen angesehen werden können, erwünscht ist. Doch soll diese zusätzliche Erhöhung nicht auf Kosten einer schlechten Formung des Nasenabhangs auf beiden Seiten übertrieben werden. Wir müssen nämlich bedenken, daß bei der Callusbildung in der seitlichen Osteotomiedehiscenz, die noch Wochen und Monate nach der Operation andauern kann, der Knochenrand an der Osteotomie wieder lateralwärts gezogen wird und dadurch wiederum eine Verbreiterung entstehen kann. Das Versenken der lateralen Knochenränder ist deshalb auch in Fällen von Abflachung des Nasenrückens angezeigt. Wenn die verschmälerte Nase dann nicht hoch genug erscheint, kann ein Transplantat, z.B. vom Septumknorpel, das Nötige beitragen.

Stark eingesattelte Flach-Breitnasen, deren Korrektur die *Transplantation eines Nasenrückenspans* erfordert, sollen grundsätzlich in einer Sitzung operiert werden. Wenn diese Deformität aber mit einer starken Septumdeviation oder Septumverdickung kombiniert ist, muß diese nicht unbedingt gleichzeitig mitkorrigiert werden, sondern es können zunächst die Verschmälerung der knöchernen Nase (s. S. 67) und die Spanimplantation (s. S. 149) vorgenommen werden. In einer späteren Sitzung wird dann zur Septumkorrektur geschritten. Bei der kombinierten Operation der Knochenverschmälerung und der Spanimplantation sollen zunächst die Osteotomien und die Medianverlagerung der Knochenplatten und als zweite Phase der Operation die Einpflanzung der Nasenrückenstütze vorgenommen werden. SOMMER empfahl die einzeitige dreiphasige Operation der Verschmälerung mit Spanimplantation und mit submukoser Septumresektion. In der Regel gehen wir auch so vor.

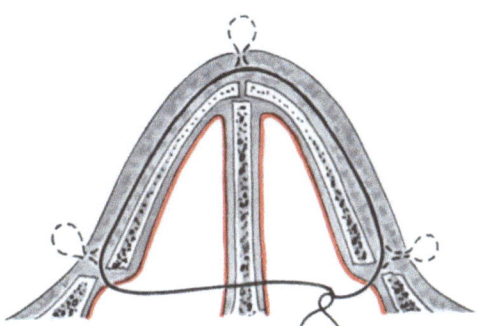

Abb. 84. Anlegen der subcutanen, die Knochen umgreifenden Fixationsnaht nach FOMON und NEIVERT

Ist die knocherne Verbreiterung der Nase mit einer Verbreiterung und Abflachung der Nasenspitze kombiniert, was bei angeborenen Breitnasen gewöhnlich der Fall ist, dann kann nach der Medianverlagerung der seitlichen Nasenwände die Verschmälerung der Nasenspitze in der S. 76ff. beschriebenen Weise vorgenommen werden.

Wichtig ist die *Fixation der verschmälerten knöchernen Nase*. Wenn möglich, halten wir die medianverlagerten Knochenwände durch einen Retentionsverband aus Gips oder ähnlichem Material (s. S. 217) in der neuen Lage. Dabei ist es unerläßlich, die Gipskappe mindestens 7 Tage zu belassen. In Fällen starker Verschmälerung lassen wir sie sogar 10 bis 12 Tage liegen. Unter Umständen legen wir bei starken Breitnasen besonders in traumatischen Fällen zur Fixation der verschobenen Wände eine umgreifende durchgehende Hautnaht an, wie sie 1954 FOMON und seine Mitarbeiter und 1 Jahr später NEIVERT angegeben haben. Diese Autoren verwenden Tantalumdraht, während wir Nylonfaden 00 benutzen. Man sticht durch die Haut auf der einen Nasenseite in die Knochendehiscenz der lateralen Osteotomie, führt die Nadel durch die eine Nasenhöhle, durch das Septum und durch die andere Nasenhöhle in die Osteotomiedehiscenz der anderen Seite hinein und sticht daselbst aus der Haut heraus, führt die Nadel wieder durch den gleichen Hautstich subcutan auf die Mittellinie am Nasenrücken und durchsticht hier die Haut, um dann wiederum durch den gleichen Hautstich subcutan zum ursprünglichen seitlichen Einstich und von hier in das Lumen der ersten Nasenhöhle zu gelangen. Nun wird auch das andere Fadenende durch die Osteotomiedehiscenz in die Nasenhöhle gebracht und dort mit dem ersten verknüpft (Abb. 84).

3. Korrektur der Breitnase bei Ozaena

Oft finden sich *Breitnasen bei der Ozaena*. Dem häufigen, wenn auch nicht standigen Vorhandensein einer typischen äußeren Nasendeformität im Sinne einer Breit-Flachnase bei der Ozaena wird bisher eine wichtige Rolle in der Pathogenese dieser Krankheit zugeschrieben. Die Nase ist abgeflacht, fast ohne Relief, die Columella ist gesenkt, die Nasenflügel sind verbreitert und die Nasenspitze erscheint durch die Erschlaffung der Lamina quadrangularis und der Flügelknorpel etwas knollig. Diese pathognomonische Nasenform wurde unter der Bezeichnung „Zaufalsche Nase" oder „Tarneaudsche Platyrhinie" beschrieben.

Die Platyrhinie ist derart pathognomonisch für die Ozaena, daß es nicht allzu gewagt erscheint, sie neben der Kakosmie als Element anzunehmen, welches die idiopathische Stinknase von der chronischen atrophischen und symptomatischen Rhinitis unterscheidet. Die Vielzahl der nach und nach für die Behandlung der Stinknase vorgeschlagenen chirurgischen Operationen ist durch den Umstand gerechtfertigt, daß heute die Ätiopathogenese dieser Krankheit noch unbekannt ist. Mangels einer ätiologischen Therapie kann der Operateur auch nur ein Resultat erzielen, das eine teilweise klinische Besserung darstellt, indem er auf die örtlichen Symptome einzuwirken versucht.

Nachdem die Wittmaacksche Operation, d. h. die Ableitung des Stenonschen Ganges in die Kieferhöhle, und die Eingriffe am Sympathicus, die eine Änderung der Durchblutung der Schleimhaut bezwecken sollen, praktisch verlassen sind, stellen die verschiedenen Methoden, welche auf die Verkleinerung des Querdurchmessers der Nasenhöhlen hinzielen, heute die einzige Möglichkeit dar, chirurgisch auf die Symptomatologie der Stinknase einzuwirken. Die bekanntesten dieser Methoden sind die von LAUTENSCHLÄGER, HINSBERG, SEIFFERT, HALLE, ECKERT-MOEBIUS, RAMADIER und EYRIÈS, JACOBI, RÉTHI und JESCHEK. Wir wollen hier nicht auf diese verschiedenen Methoden eingehen und verweisen auf die Beschreibungen in den chirurgischen Operationslehren (H. J. DENECKE in Band V. der Kirschnerschen Operationslehre u. a.) und auf die Arbeiten der einzelnen Autoren.

In der Annahme einer Beteiligung der äußeren Platyrhinie an der Pathogenese der Stinknase haben verschiedene Autoren die ersten Versuche unternommen, die Symptomatologie dieser Krankheit mittels Verengung der Nasenpyramide zu verbessern. KOPP meldete günstige Ergebnisse in der Behandlung der atrophischen Rhinitis mittels der einfachen nasalen Osteotomie und Verschmälerung des äußeren Nasengerüstes. WOLF hob die progressive Besserung der Ozaenasymptome durch Eingriffe kosmetischer Rhinoplastik hervor. EISENSTODT und COTTLE empfahlen eine Technik der korrektiven Nasenplastik mit Spanplastik des Nasenrückens und der Columella. Später behaupteten auch ERSNER und ALEXANDER, daß die Nasenplastik allein durch Osteotomie und autoplastische Knochentransplantation in den Nasenrücken genüge, um die Atrophie und Krustenbildung zum Verschwinden zu bringen.

Es erscheint nun naheliegend, die Erfahrungen all dieser Autoren auf einen Nenner zu bringen und die äußere verengende Nasenplastik mit der Verkleinerung der Nasenhöhlen zu kombinieren. Wir haben uns der Kombination dieser sich ergänzenden Verfahren zugewandt (R. MEYER). Die äußere Nasenplastik komplettiert die Verschmälerung der Nasenhohlen und gestaltet sie wirksamer.

Wir *verschmälern die Nasenhöhlen* nach einer modifizierten Methode von LAUTENSCHLAGER.

Von einem Schnitt im Mundvorhof aus wird die Vorderwand der Kieferhöhle freigelegt, das Periost medialwärts bis an die Apertura piriformis heran abgeschoben. Von der freigelegten Crista piriformis aus wird das Mucoperiost im unteren Nasengang und am Nasenboden bis weit nach hinten sowie am Agger nasi gegen den mittleren Nasengang mit dem Raspatorium abgelöst (Abb. 85). Die Kieferhöhle wird wie bei der Operation nach CALDWELL-LUC eröffnet (Abb. 85). Da wir gleich anschließend den zahnärztlichen Fissurenbohrer brauchen, führen wir auch schon die Fensterung der Höhle mit diesem Instrument aus. Wenn die Schleimhaut der Kieferhöhle dünn und reizlos ist, belassen wir sie, wenn sie verdickt erscheint, nehmen wir sie heraus. Die nasoantrale Wand wird nun mit dem Fissurenbohrer allseitig umschnitten, wobei darauf geachtet werden muß, daß das zum Teil abgelöste nasale Mucoperiostblatt nicht mitverletzt wird (Abb. 86). Die Umschneidung dieser Wand wie auch die vorherige Eröffnung der Kieferhöhle können auch mit dem Meißel vorgenommen werden. Jetzt kann

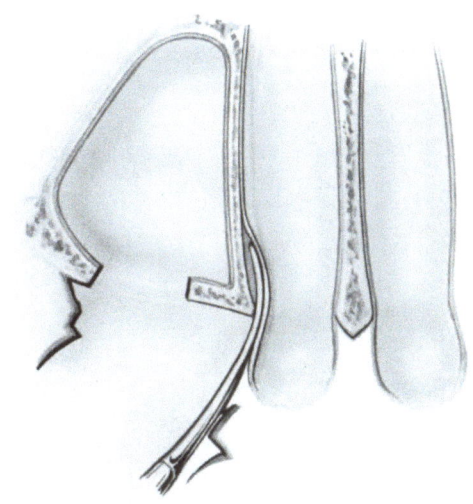

Abb. 85. Ozaenaoperation bei Breitnase schematisch im Horizontalschnitt. Kieferhöhle eröffnet. Ablösen der Schleimhaut der lateralen Nasenwand von der Crista piriformis aus

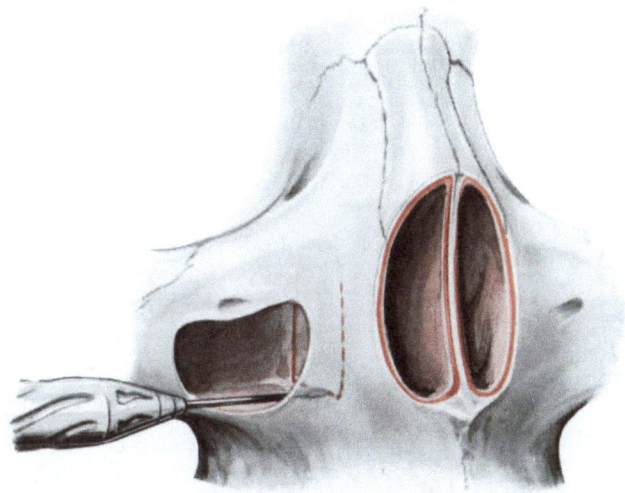

Abb. 86. Ozaenaoperation bei Breitnase schematisch. Umschneiden der antronasalen Wand mit dem Fissurenbohrer

die mobilisierte Wand mit dem Finger medialwärts verlagert werden (Abb. 87), wobei das Mucoperiost der Nasenhöhle am Nasenboden mitgeschoben und gefältelt, an den drei anderen Seiten aber angespannt wird. Es gelingt auf diese Weise, die Wand so weit zu verlagern, daß sie dem Septum aufliegt, ohne daß die Nasenschleimhaut eingerissen wird. Gelegentlich entstehen unwesentliche Risse der Schleimhaut im Bereich des Ethmoids oder hinten gegen die Choane.

Um die verschobene antronasale Wand in der neuen Lage fixiert zu halten und um das Lumen am Übergang vom Vestibulum in die Höhle auch noch zu verschmälern, legen wir seitlich an der Crista piriformis, ebenfalls vom Mund aus, Knochenspäne aus der Crista ilei oder aus der Rippe oder Stücke aus Supramid, Polystan, Teflon usw. ein (Abb. 88a und b). Diese Transplantate oder Implantate können, wenn nötig, mit Catgut- oder Nylonnähten am Subcutangewebe in der Gegend der Nasolabialfalte fixiert werden. Zusätzlich kann nach EYRIÈS der Nasenboden, das Septum und die Gegend des Agger nasi mit dem gleichen Transplantations- oder Implantationsmaterial unterfüttert werden. — Wenn wir mit Rippenknochen arbeiten, legen wir gewöhnlich auf beiden Seiten je zwei etwa 2 cm lange Rippenfragmente übereinander an der Apertura piriformis ein, die dann nach hinten ein paar Millimeter über den knöchernen Rahmen der verlagerten antronasalen Wand in die ver-

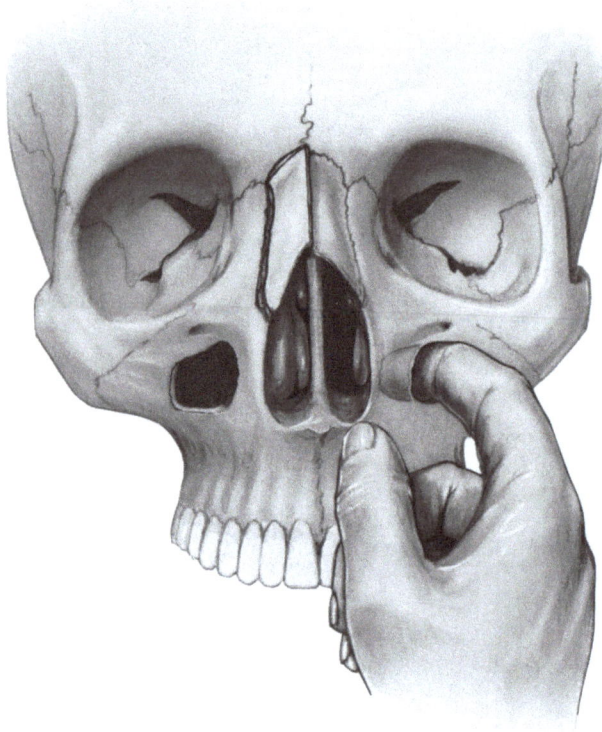

Abb. 87. Ozaenaoperation bei Breitnase schematisch. Auf der rechten Seite sind die antronasale Wand und das knöcherne Nasendach nach medial verlagert. Auf der linken Seite drückt der Finger die antronasale Wand nach medial

größerte Kieferhöhle hineinragen. Das obere der beiden Knochenstücke kommt in die Gegend des Agger nasi zu liegen. Unter Umständen kann ein kleineres Knochentransplantat am hinteren Knochenrahmen interponiert werden. Mit Kunststoffimplantaten kann die sperrende Interposition von vorne bis hinten reichen (Abb. 89). — Eine Tamponade der stark verengten Nasenhöhlen ist nicht unbedingt notwendig. Wir sehen auch von einer Tamponade der Kieferhöhle ab, da wir sie nicht für nötig erachten und da sie nur eine langwierige und für den Patienten sehr unangenehme Nachbehandlung erfordert.

Nun gehen wir über zur *äußeren Korrektur*, d. h. zur *Osteotomie und Medianverlagerung* der Nasenknochen und Procc. frontales der Oberkiefer (s. S. 67ff.). Die mobilisierten Knochen werden mittels der Walsham-Zange medialwärts verlagert, wodurch wir nun auch die Verschmälerung des oberen Gewölbes der Nasenhöhlen erzielen. Diese obere Verschmälerung beginnt gerade dort, wo die durch den ersten Teil des Eingriffs erreichte untere und hintere Verschmälerung aufhört. Wenn wir die Nase mit einem Haus vergleichen, so

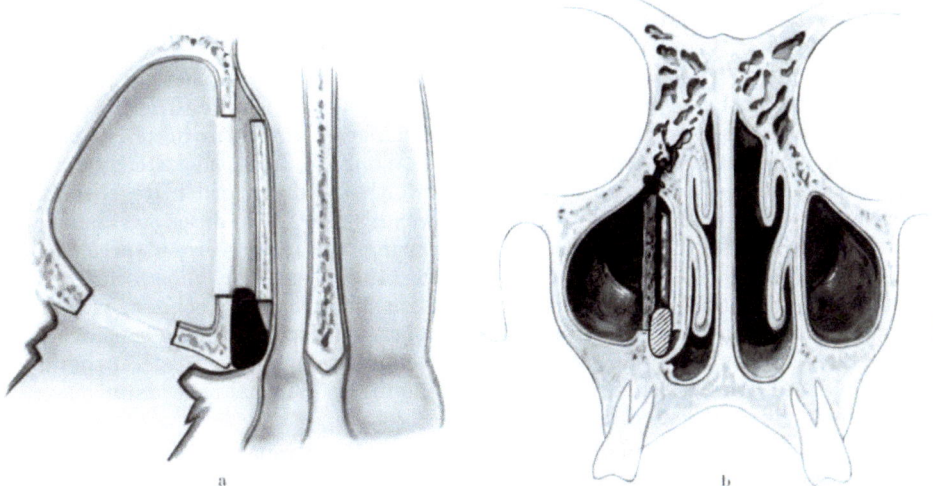

Abb. 88a u. b. a Ozaenaoperation bei Breitnase schematisch im Horizontalschnitt. Nach Mobilisation und Medianverlagerung der antronasalen Wand wird diese durch ein kurzes Implantat abgestutzt, das gleichzeitig den Eingang zur Nasenhöhle verengen soll (R. MEYER). b Ozaenaoperation bei Breitnase schematisch im Vertikalschnitt. Die eine antronasale Wand ist nach medial verlagert und durch ein Implantat abgestutzt (R. MEYER)

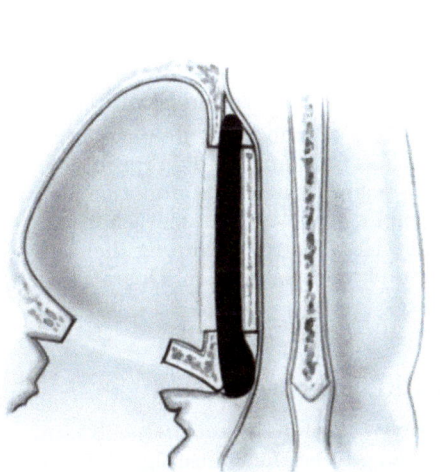

Abb. 89. Ozaenaoperation bei Breitnase schematisch im Horizontalschnitt. Nach Mobilisation und Medianverlagerung der antronasalen Wand wird diese auf ganzer Länge durch ein Implantat abgestutzt (R. MEYER)

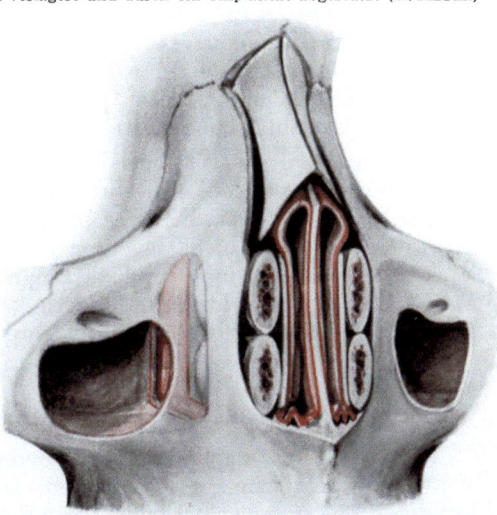

Abb. 90. Zustand nach beidseitiger Ozaenaoperation bei Breitnase nach R. MEYER, schematisch. Äußere und innere Nase sind verschmälert. Beiderseits sind zwei Rippenknochenspane eingefügt

können wir sagen, daß durch den Eingriff nicht nur die seitlichen Wände nach innen verschoben werden, sondern daß sich auch das Giebeldach den neuen Raumverhältnissen anpaßt und die Verschmälerung mitmacht.

Den Vorteil unseres Kombinationsverfahrens sehen wir darin, daß sowohl die untere und mittlere Muschel als auch alle Wandpartien um diese herum gegen das Septum verlagert werden, daß also das Lumen der ganzen Nasenhöhle relativ gleichmäßig verengt wird und daß zugleich die verengenden Einschlüsse die verschobene Wand gegen ein Zurückweichen versperren (Abb. 90). JACOD hat eine Art Sperre aus Acrylic an der antronasalen Bodenschwelle angegeben, während HOFFMANN einen ähnlichen Keil aus Palavit beschrieben hat. Indem wir unsere Knochentransplantate ganz vorn an der Apertura piriformis einlegen, erreichen wir eine Verengung der Nasenhohlen schon an ihrem Eingang, d. h. am Übergang vom Vorhof in die Höhle, und zwar von der Seite und nicht von unten, was bei den bisher bekannten Methoden nicht der Fall ist. Damit hätten wir die innere Ozaenaoperation mit der äußeren Korrektur der Breitnase, nicht aber einer Breit-Flachnase kombiniert. Wohl ist durch die Steilstellung der Nasenknochen der Rücken etwas erhöht worden, jedoch in der Regel nicht genügend, so daß eine Unterfütterung notwendig ist. Für diese zusätzliche Korrektur der Einsattelung durch Unterfütterung verfahren wir entsprechend der Beschreibung im Kapitel Sattelnase (s. S. 149). Wenn wir von vornherein mit der Notwendigkeit einer Unterfütterung am Nasenrucken rechnen, wählen wir als Transplantationsmaterial die Rippe, wobei wir durch einen Nebeneingriff das Transplantationsmaterial sowohl für den endonasalen Eingriff als auch für die Spanplastik am Nasenrücken gewinnen können. Wir nehmen dann einen umfassenden Eingriff vor, der aus drei Teilen besteht:

1. Entnahme des Transplantationsmaterials aus der Rippe.
2. Verschmälerung der Nasenhöhlen nach einer Modifikation der Methode von LAUTENSCHLÄGER.
3. Korrektur der äußeren Nase durch Verschmälerung des äußeren knöchernen Nasengerüstes und Spanplastik.

Die äußere Nasenkorrektur, die Verschmälerung der knöchernen Pyramide und die Spanplastik, fuhren wir nach der offenen Methode, d. h. durch Umschneiden und Hochklappen der Columella samt Pars membranacea des Septums, durch, wie sie ebenfalls im Kapitel Sattelnase (s. S. 185) beschrieben ist.

Bei Ozaena mit relativ enger Nasenhöhle haben wir die Methode der Durchtrennung der N. petrosus superfic. maj. nach KRMPOTIC mit Erfolg erprobt. In solchen Fällen hatte nämlich eine plastische Verschmälerung eine unnötige Verlegung der nasalen Luftpassage zur Folge gehabt. Wieweit dieser schon am wachsenden Schädel durchgeführte Eingriff der Nervendurchtrennung die Entwicklung einer Platyrhinie verhindern kann und die plastischen Operationen überflüssig macht, wird die Zukunft lehren.

4. Korrektur der zu schmalen knöchernen Nase

Viel seltener als zu breite Nasen finden sich zu schmale knöcherne Nasen. Meist sind es sehr schmale Höckernasen. Daneben gibt es auch einseitige Schmalheit durch Einsenkung einer knochernen Seitenwand. Im ersten Fall kann manchmal lediglich die Höckerabtragung ohne Verschiebung der Seitenwände genügen, höchstens ist dann ein leichtes Einbrechen der Knochenkanten an der Linie der Höckerabtragung notwendig. Die einseitige Schmalheit der knöchernen Nase ergibt eigentlich eine Schiefnase und kann deshalb auch als solche korrigiert werden. Diese beiden Deformitäten der äußeren Nase und ihre Korrektur finden wir schon im Buch von JOSEPH beschrieben, während die seltene abnorme Schmalheit der knöchernen Nase beidseits und ohne Höcker weder in den Standardwerken von JOSEPH oder von FOMON noch in der übrigen älteren und neueren Literatur über Nasenplastik berücksichtigt ist.

Wir haben versucht, hier einen eigenen Weg zu gehen, indem wir in solchen Fällen umgekehrt wie bei kombinierten Breitnasen-Ozaena-Operationen vorgehen. Wir verbinden eine submuköse Lateralverlagerung der inneren seitlichen Nasenwände durch die Kieferhöhlen mit einer subcutanen und submukösen Lateralverlagerung der äußeren seitlichen Nasenwände, d. h. mit einer Verbreiterung des äußeren knöchernen Nasengerüstes (R. MEYER). Wir gehen bei diesem Eingriff so vor, daß wir wie bei der Ozaenaoperation die Kieferhöhle vom Mundvorhof aus breit eröffnen und ihre mediale Wand allseitig mit dem Bohrer mobilisieren. Die feine Schleimhaut der Kieferhöhle wird dabei angeritzt, während die auf der nasalen Seite womöglich geschont werden soll. Dann wird ebenfalls von der gingivolabialen Incision aus die Crista piriformis mit einer Knochenstanze von der Sutura nasomaxillaris bis auf den Nasenboden abgetragen. Besonders im unteren Teil wird die Knochenwand weit lateral bis zur Kieferhöhle wie bei der Kieferhöhlenoperation nach DENKER entfernt. Damit entsteht beidseits eine starke Vergrößerung der Apertura piriformis im unteren Teil und eine senkrechte schlitzförmige Öffnung in die Kieferhöhle. Nun kann die seitliche Nasenwand verlagert werden, diesmal lateralwärts, entweder durch Fingerdruck oder instrumentell. Dabei schließt sich die Spalte der Kieferhöhlenöffnung an der Crista piriformis wieder mehr oder weniger vollständig. Die Nasenschleimhaut, die auch am Nasenboden vom Knochen abgelöst wird, kann zusammen mit dem Knochen der Seitenwand seitwärts gezogen werden, ohne einzureißen. Unter Umständen ist es nötig, den seitlich verlagerten Knochen samt Mucosa lateral am Knochen oder am prämaxillären Gewebe mit Catgut- oder Nylonnähten zu fixieren.

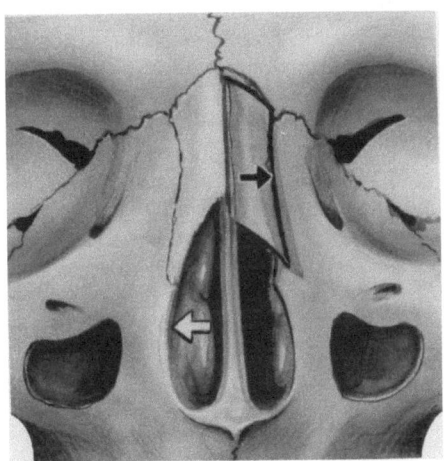

Abb. 91. Korrektur der zu engen Nase durch Lateralverlagerung der mobilisierten antronasalen Wand und durch Verbreiterung des äußeren Nasengerüstes mittels Lateralverlagerung des Nasendaches beiderseits nach Osteotomie (nach R MEYER)

Zur Verbreiterung der äußeren knöchernen Nase, was in geeigneten Fällen auch ohne Versetzen der Kieferhöhlenwand ausgeführt werden kann, treffen wir die gleiche Vorbereitung wie zur Verschmälerung. Das Décollement (s. S. 42) vom intercartilaginären Schnitt (s. S. 41) aus kann sich auf den Grat des Nasenrückens und auf die Gegend der lateralen Osteotomielinie beschränken. Lateral von der geplanten Linie der Knochendurchtrennung muß allerdings die Knochenhaut in ziemlich starker Ausdehnung abgelöst werden. Es erfolgt nun die Mobilisation der zu verlagernden Knochenplatten durch paramediane (s. S. 68), laterale (s. S. 51) und transversale Osteotomie (s. S. 58) beiderseits. Bei zusätzlicher Höckernase wird statt der paramedianen Osteotomie die Höckerabtragung (s. S. 44) vorgenommen. Die allseitig mobilisierten Knochenplatten werden nun mittels Walsham-Zange über die laterale Osteotomiekante hinwegluxiert und in die subperiostale Tasche seitlich von der Osteotomie gestellt (Abb. 91). Der äußere Rand der lateralen Osteotomie kann aber auch unter schonender Belassung des Periosts mit Zange, Säge, Bohrer oder Meißel reseziert werden, wodurch der mediale Osteotomierand ebenfalls lateralwärts gleiten kann. Es darf hier also eine laterale Knochenstreifenexcision vorgenommen werden, wie wir sie für die

Korrektur der Breitnase und der Schiefnase im Gegensatz zum Vorschlag von ECKEL ablehnen (s. S. 62 und 68). In der Medianlinie sollen sich die Knochenkanten wieder berühren, wodurch der Nasenrücken nur ganz leicht eingesenkt wird. Die Kante des knöchernen Septums darf unter Umständen durch die Haut fühlbar sein, muß also nicht unbedingt von den Seitenknochen gedeckt werden. Das innere Periost und die Schleimhaut unter dem Knochengewölbe dürfen nur im Bereich der lateralen Osteotomie vom Knochen abgelöst werden, damit sie bei der Verlagerung nicht einreißen, während sie medial in der Umschlagfalte vom Septum auf den Nasenknochen belassen werden sollen.

Bei diesem die Ventilationsverhältnisse der Nase verbessernden, raumschaffenden Eingriff ist im Gegensatz zur Ozaenaoperation eine ausgiebige Tamponade beider Nasenhöhlen bis weit nach vorne oben unter dem knöchernen Dach unbedingt notwendig. Die Tamponade soll so lang wie möglich, 3 bis 5 oder mehr Tage, belassen oder gegebenenfalls gewechselt werden.

DOUGLAS hat 1950 gezeigt, daß man durch Knochenabtragung am unteren Rand der Apertura piriformis eine Erweiterung der Nasenhöhle bei unzulänglich operierten Hasenschartennasen mit hohem Nasenboden und engem Eingang zur Nasenhöhle, bei syphilitischen Nasen mit Destruktion des Septums und mit Nasenflügelkollaps, ferner bei Nasenfrakturen und starken Septumdeviationen erreicht. Bei Septumverkrümmungen soll es natürlich nur ein zusätzlicher Eingriff sein. Diese Technik kann als Vorläufer unseres Verfahrens (R. MEYER) angesehen werden.

IV. Formung der Nasenspitze einschließlich der Flügelknorpel und der Columella

1. Allgemeines zu den Nasenspitzenplastiken, erforderliche Incisionen

Die Korrektur und Neumodellierung der Nasenspitze stellt den Operateur vor die schwierigsten Aufgaben in der Nasenplastik. Der Erfolg einer Spitzenformung ist von sehr vielen Faktoren abhängig, die nicht alle gänzlich durch den Operateur zu beeinflussen sind, so daß auch beim genauesten und vorsichtigsten Vorgehen nicht immer das gewünschte Resultat erreicht wird und man oft mit der Möglichkeit kleiner Nachkorrekturen rechnen muß. Ein postoperatives Ödem der Nasenspitze kann durch besondere Reaktion des Gewebes und des Gefäßapparates monatelang anhalten. Auch bläulichrote oder livide Verfärbungen kommen später noch vor.

Die Form der Nasenspitze hängt vor allem von der der Flugelknorpel ab. Jedoch spielen auch die Dicke der Haut, das subcutane Fettpolster und das subcutane Bindegewebslager eine Rolle. Sogar die Aktivität der Talgdrüsen muß in Betracht gezogen werden. Weiter sind die Form und die Länge des knorpeligen Septums, die Form und die Größe der Dreiecksknorpel, die Form und Größe der Spina nasalis ant., die Richtung und Spannung der Muskeln und des Bindegewebes der Umgebung mitbestimmend für die neue Form der zu korrigierenden Nasenspitze. Eine genaue Kenntnis der Form der Knorpel, der Beziehung der Knorpel zueinander und der Knorpel zum Nasenknochen sowie der mimischen und respiratorischen Nasenmuskeln ist eine Grundbedingung für das Gelingen der Arbeit. Beim Freipräparieren der Flügelknorpel können je nach Vorhandensein oder Fehlen von Verwachsungen des Perichondriums oder des anliegenden Bindegewebes mit dem Knorpel gewisse Rückschlüsse auf das spätere Resultat gezogen werden. Es muß vor allem vor einer zu forschen Knorpelexcision gewarnt werden. Erst wenn man die verschiedenen Grundtechniken und die Grenzen der operativen Moglichkeiten kennt, kann man sich auf eine vom ästhetischen Empfinden geleitete Virtuosität im Modellieren der Nasenspitze hinauswagen. Dann muß hier besonders in Rechnung gezogen werden, daß die postoperative Lockerung des Gewebes wieder manche Modifizierung der Form ausmachen kann; die Erfahrung lehrt, wie weit man da und dort überkorrigieren muß. Auch bei vermeintlich noch so streng symmetrischem Vorgehen beim Trennen der verschiedenen Gewebslager und bei den Excisionen können durch unregelmäßige Vernarbung postoperative Narbenzüge zu ungewollten Asymmetrien im Operationsbereich führen.

Mit dem Hinweis darauf, daß wir in jedem einzelnen Fall von den Grundtechniken abweichen müssen und auf improvisierte Modifikationen angewiesen sind, mochten wir nun doch das Grundsätzliche für die Spitzenkorrekturen angeben. In diesem Teil der Nasenplastik können wir uns vielleicht am wenigsten an die Methodik des Altmeisters JOSEPH halten. Selbst seine treuen Schüler wie SAFIAN und AUFRICHT haben hier weitgehende Modifikationen vorgeschlagen.

Die grundlegenden Incisionen haben wir bereits kennengelernt: es sind der intercartilaginäre Schnitt am Limen nasi (s. S. 41), die Transfixion (s. S. 44) und der Vestibulumrandschnitt (s. S. 41). Wir fuhren bei fast jeder Nasenspitzenplastik alle drei Incisionen aus. Die dritte wird von vielen Operateuren nicht geübt.

Vom intercartilaginären Schnitt aus losen wir die Nasenrückenhaut über den Dreiecksknorpeln bis mindestens an die Nasenknochen heran, meist aber weit über diese hinaus nach oben ab, auch wenn am Knochen nichts getan werden muß. Über dem Knochen bleiben wir dabei epiperiostal, wenn das Knochengerüst nicht mitkorrigiert wird.

2. Knorpelexcisionen am Septum

Die Resektion eines Knorpelstreifens am Vorderrand des Septumknorpels zur leichten Anhebung der Nasenspitze kann entweder jetzt oder auch später nach der Neuformung der Flügelknorpel vorgenommen werden. Für das Maß dieser Resektion lassen sich kaum Richtlinien aufstellen. Es bleibt im allgemeinen dem Ermessen des Operateurs überlassen, bildet aber auch Gegenstand von Kontroversen unter den Plastikern. So lehnen FOMON, GOLDMAN und ihre Mitarbeiter die übertriebene Excision von Sektoren am Septumvorderrand und beidseits am dreieckigen Knorpel — wie es die Methodik von JOSEPH vorschreibt — ab, weil dabei oft ein unnatürliches Aussehen der Nase mit leicht retrahierter Columella und mit häßlichen Einziehungen seitlich über den Flügeln resultiere. Ein späteres Zurücksinken der Columella über das gewünschte Maß soll danach noch begünstigt werden. Zur Verkürzung der Nase operiert diese Gruppe von amerikanischen Plastikern seit 1952 nach dem Prinzip der *rotierenden Hebung des unteren Knorpelgewolbes* der Flügelknorpel über das obere der Dreiecksknorpel, ähnlich dem Aufklappen eines Visiers über den Helmrand (Abb. 92). Dabei soll der dreieckige Knorpel geschont werden, damit die Kontaktflächen zwischen seinem unteren Teil und den Crura lateralia der Flügelknorpel moglichst groß ist und durch Vernarbung ein späteres Zurückgleiten des knorpeligen und häutigen Visiers verhindert wird. Die eventuell nötige Resektion des Vorderrandes der Lamina quadrangularis soll erst zuletzt als Überschußabtragung erfolgen. Zudem wird prinzipiell vom knorpeligen Spitzengerüst so wenig wie möglich excidiert; es soll vielmehr nur durchtrennt, anders aneinandergelegt und auf diese Weise umgeformt werden. Die Weichteile der Nase sollen, wie schon ROE um

1890 gesagt hatte, wie aus Ton modelliert und durch den äußeren Verband in der neuen Form fixiert werden. Mit dieser Auffassung der Nasenplastik sind nicht alle erfahrenen Operateure einverstanden, besonders die Anhänger von Josephs Prinzipien nicht. — Wir selbst halten uns in dieser Frage an eine Mittelstellung und übernehmen einiges von beiden Theorien und Methoden.

Nach dem Dekollieren der Nasenruckenhaut (s. S. 42) vom Schnitt am Limen nasi aus (s. S. 41) und nach der Verbindung der beiden intercartilaginären Incisionen mit dem Knopfmesser (Abb. 44a) und Fortführung des Knopfmessers

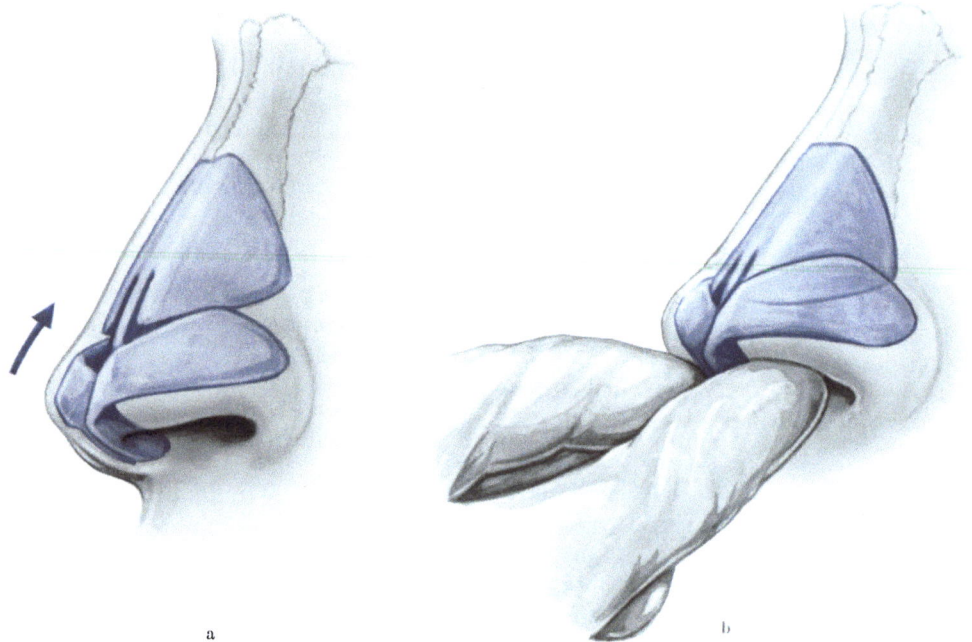

Abb. 92a u. b. Visierlappenmechanismus nach Fomon (overlapping technique). a Visier unten, b Visier gehoben

zur Transfixion (Abb. 44b) im membranösen Septumanteil vor dem Septumknorpel (s. S. 44) bekommen wir die vordere und die untere Kante der Lamina quadrangularis sowie den Winkel unter der Nasenspitze frei zu Gesicht. Nun können die Randresektionen am Septumknorpel im nötigen Ausmaß und in der gewünschten Form zur Verkürzung und Verkleinerung der Nase ausgeführt werden. Um in diesem Gebiet besser manövrieren zu können, legen manche Operateure an der Basis der Columella einen provisorischen durchgreifenden Zügel aus Nylon oder Seide, die sog. Basalnaht, an, mit dem sie die Columella weghalten (Abb. 94, 95).

Das *Ausmaß der Knorpelexcision am Septum* erheischt eine gewisse Erfahrung. Auch wenn wir mit der Helmvisiertheorie von Fomon und Goldman einverstanden sind und sie praktisch anwenden, müssen wir doch mit Joseph und seinen Schülern anerkennen, daß die Länge der Nase in erster Linie von der Länge der Scheidewand bestimmt wird und erst in zweiter Linie von den Weichteilen der Nasenspitze. — Die Abtragung an der vorderen oberen, den Nasenrücken bildenden Kante des Septumknorpels richtet sich nach der gewünschten neuen

Nasenlinie. Die Abtragungslinie muß die Verlängerung der Linie des knöchernen Nasenrückens darstellen (Abb. 74). Wenn die Spitzenkorrektur mit der Abtragung eines Nasenhöckers kombiniert ist und die Arbeit am Knochen der Spitzenmodellierung schon vorausgegangen ist, wie bei unserem Vorgehen, dann führen wir jetzt diese anpassende Resektion am knorpeligen Nasenrücken aus (Abb. 93a). Wenn aber die Arbeit am Knochen als zweite Phase der Operation erst nach der Spitzenkorrektur folgen soll, wie es verschiedene Operateure bevorzugen, dann muß mit dem Stutzen des Knorpels bis zum Ende der Operation zugewartet werden. Hier liegt unseres Erachtens, wie wir weiter unten sehen werden, der Nachteil dieser Reihenfolge der Operationsphasen.

Die Randexcision an der unteren Kante des Septums richtet sich im Ausmaß nach der geplanten Hebung der Columella zur Verkürzung der Nase, wobei zu

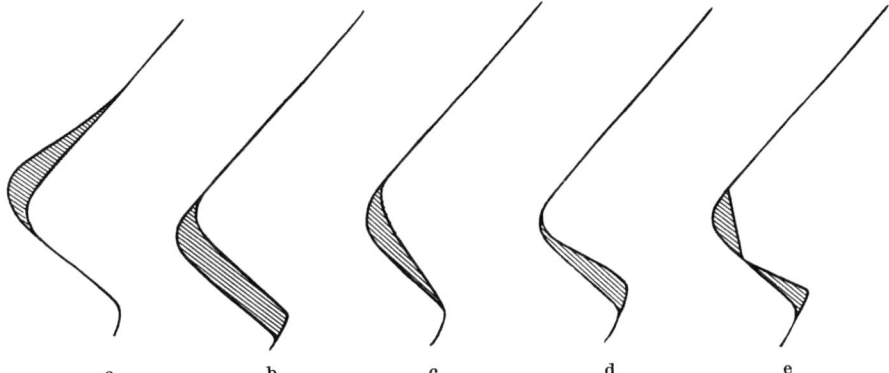

Abb. 93a—e. Resektion an der Lamina quadrangularis zur Verkurzung der Nasenspitze a an der Vorderkante; b an der unteren Kante, rechteckige Resektion, c keilformige Resektion, d keilformige Resektion; e Resektion zur ausgepragten Bildung der doppelten Abwinkelung der Nasenspitze

berücksichtigen ist, daß zu einem geringen Grad überkorrigiert werden muß, da die Weichteile der Nasenspitze und die Columella noch Monate nach der Operation zu einer leichten Ptose neigen. Wenn der Nasolabialwinkel schon vor der Operation richtig steht, d. h. mindestens 90° beträgt, dann kann an der unteren Kante ein rechteckiges Knorpelstück reseziert werden, d. h. die Abtragungslinie soll parallel zum bisherigen Rand verlaufen (Abb. 93b). Wenn der Winkel zu spitz ist, was bei den zu langen Nasen meist der Fall ist, dann wird ein keilformiges Knorpelstück mit der Spitze gegen die Spina nasalis anterior an der Kante abgeschnitten (Abb. 93c). Umgekehrt muß ein Knorpelkeil mit der Basis gegen die Spina am Knorpelrand abgetragen werden, wenn der Nasolabialwinkel zu stumpf und die Oberlippe verkürzt ist (Abb. 93d). In diesen Fällen ist dann auch die Spina vergrößert und stark prominent, so daß sie mindestens zum Teil mit einem Meißel nach BROWN und MCDOWELL (Abb. 159) oder mit der Knochenzange von ZAUFAL-JANSEN oder von LUER (Abb. 94) abgetragen werden muß (s. auch S. 116). JOSEPH bediente sich dazu einer speziellen Bajonettsäge mit sehr kurzem Sägeblatt.

Der *Nasolabialwinkel* muß sich natürlich auch dem ubrigen Profil anpassen, z. B. darf er bei leichter Progenie oder bei stark fliehendem Kinn nicht mehr als 90° betragen. Bei Frauen darf er im allgemeinen größer sein als bei Männern, besonders bei Frauen mit sehr feinen Gesichtszügen. Es entspricht dem heutigen ästhetischen Empfinden, daß die Nasenspitze im Profil zwei Winkel aufweist und zwar den einen im vordersten Teil der Columella und den anderen etwas weiter vorne und oben am Ende der Nasenrückenlinie, wie es in Abb. 98 zum

Ausdruck kommt. Diese doppelte Abwinkelung der Spitzenprofillinie, die sehr natürlich und attraktiv aussieht, kann bei der Spitzenkorrektur dadurch erreicht

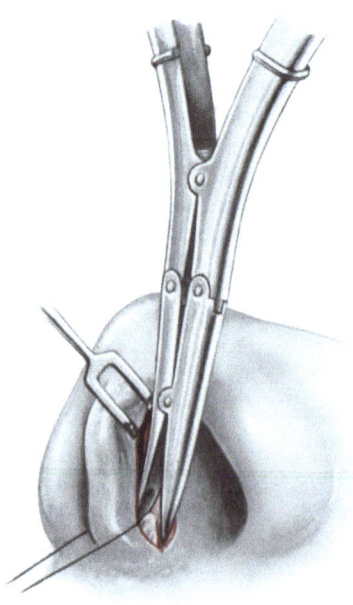 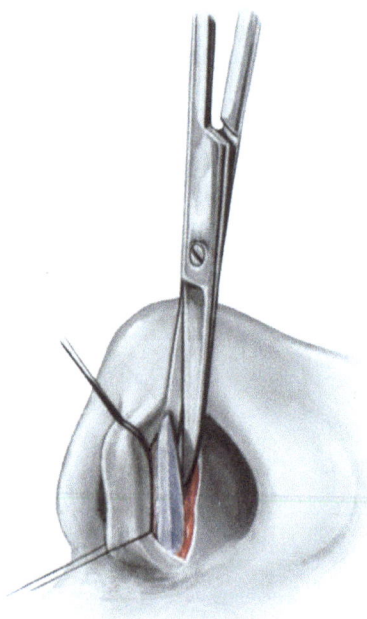

Abb. 94. Entfernung der Spina nasalis ant. mit der Zange nach ZAUFAL-JANSEN

Abb. 95. Resektion der unteren Septumkante mit der Schere

werden, daß der Septumrand entsprechend geschnitten oder der untere Rand des medialen Crus des Flügelknorpels, wie wir weiter unten sehen werden, entsprechend reseziert wird. Die neue Linie des unteren Randes des Septumknorpels soll dabei im vorderen Drittel eine Abwinkelung erfahren (Abb. 93e).

Diese Schnittlinie trifft die Schleimhaut des Septums gerade an ihrem Übergang in die Haut des membranösen Scheidewandanteils. Sie soll bündig mit dem Knorpel geschnitten werden. Die Resektion wird am besten mit einer Schere von vorne nach hinten, d. h. von der Spitze gegen die Spina, ausgeführt (Abb. 95). SELTZER braucht dazu ein Führungsinstrument in Form einer Klemme, die eine Führungsrinne für das Messer besitzt.

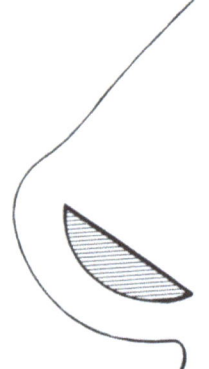

Abb. 96. Korrektur der hängenden Columella durch Hautexcision aus dem columellaren Anteil im Septum membranaceum

Bei einem Tiefstand der Columella, bei einer sog. *hängenden Columella*, soll kein Gewebe vom Septumknorpelrand im mittleren Teil reseziert, sondern eine ovaläre Excision am vorderen Rand des Transfixionsschnittes, d. h. noch in der Columella selbst, vorgenommen werden (Abb. 96). Diese Spindelexcision betrifft beide seitlichen Hautblätter des Stegs und das dazwischenliegende Bindegewebe, unter Umständen bei weit nach hinten reichenden Crura medialia der Flügelknorpel auch ein Stück derselben. — Wir möchten hier noch darauf aufmerksam machen, daß die häutige Columella bzw. der Nasensteg nicht Septum genannt

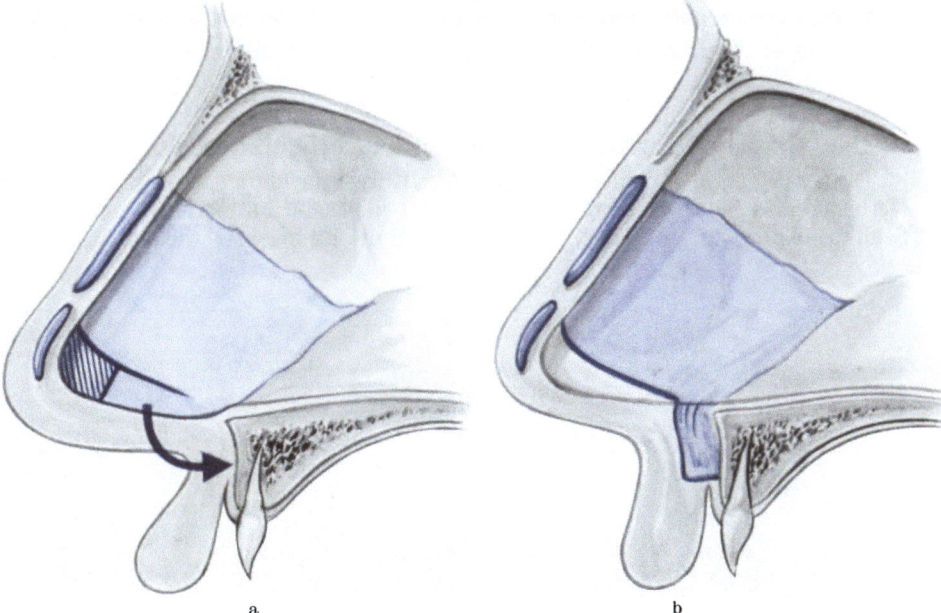

Abb. 97a u. b Korrektur des Nasolabialwinkels nach CINELLI a Der hintere Teil des überflüssigen Knorpelrandes wird nicht abgesetzt. b Er wird nach unten auf den Knochen geschwenkt

werden sollte. Wir sprechen also nicht vom hängenden Septum, sondern von der hängenden Columella oder vom hängenden Nasensteg (FRUHWALD). — Wenn man zu viel vom inneren, d. h. hinteren Rand der Columella an der Transfixionslinie fortschneidet, kommt der Steg zu hoch zu liegen, und man erhält das Bild der versteckten Columella (,,hidden columella"), deren Korrektur weiter unten besprochen wird (s. S. 116).

Andererseits soll der Resektionsschnitt des ovalären Gewebsstuckes nicht zu nah an die Kante der Columella heranreichen, wie es im Lehrbuch von JOSEPH eingezeichnet ist, sondern etwas weiter hinten im membranosen Teil des Septums, wohl aber noch diesseits der Transfixionswunde angelegt werden. CINELLI hat 1958 eine Methode angegeben, mit der er bei *hängender Nasenspitze mit zu spitzem und zurückstehendem Nasolabialwinkel* den überflüssigen unteren Knorpelrand an der Lamina quadrangularis nicht ganz wegschneidet, sondern um 90° oder mehr nach unten auf den Knochen und unter die Oberlippe schwenkt (Abb. 97a und b).

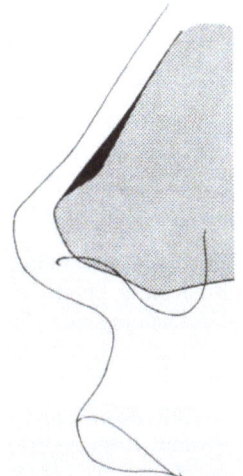

Abb. 98. Einsenkung im Septumknorpel knapp oberhalb der Nasenspitze (LIPSETT)

Um eine zu starke postoperative Senkung der Nasenspitze zu vermeiden, schneiden wir eine kleine Delle in die Vorderkante des Septumknorpels, knapp oberhalb der Nasenspitze, die den Überfluß an subcutanem Gewebe aufnehmen soll (Abb. 98). Die Spitze muß nämlich in der Nasenrückenlinie ganz leicht prominent sein, um der Nase eine attraktive Form zu verleihen. Durch diese Eindellung des Knorpels über der Nasenspitze verringern wir auch die Gefahr der postoperativen Bildung einer sog. Entenschnabelnase mit kleinem Hocker über der Spitze und aufwärtsfolgender Senke.

LEVIGNAC hat dies nach Angaben von LIPSETT ebenfalls beschrieben. Seitdem wir diesen Kniff anwenden, haben wir keine starke Senkung der Nasenspitze und keine fibröse Höckerbildung knapp über der Spitze mehr erlebt.

3. Korrigierende Eingriffe an den Flügelknorpeln

Die Freilegung der Flügelknorpel zu ihrer Korrektur kann nach verschiedenen Methoden erfolgen. Die gebräuchlichsten sind die Luxationsmethode von einem Schnitt am äußeren Rand des Vestibulums und die Eversionsmethode vom inter-

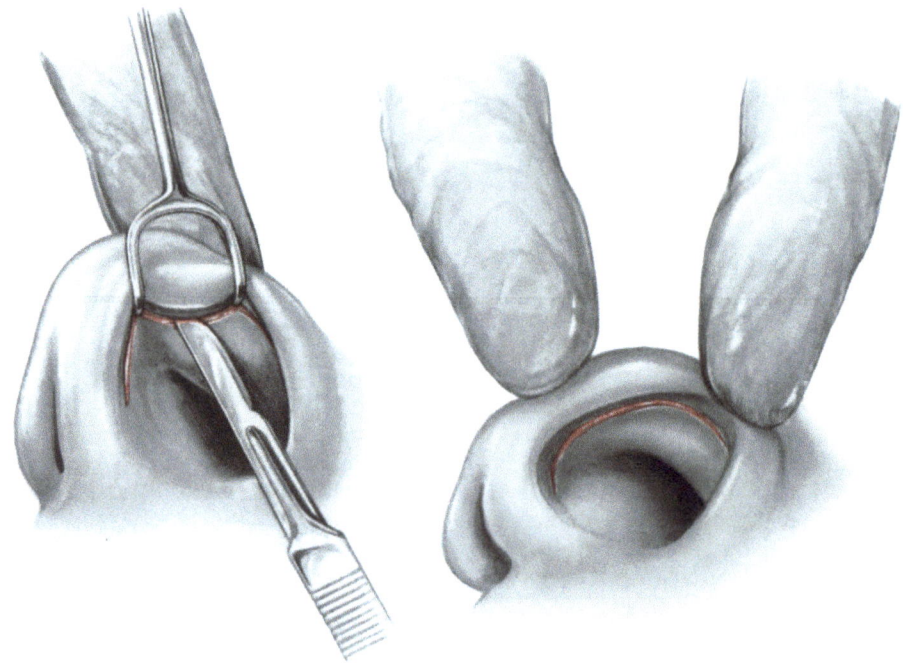

Abb. 99. Vestibulumrandincision zur Darstellung des Flügelknorpels mittels Luxationsmethode. Der Vestibulumrand wird mit Haken und Finger dargestellt

Abb. 100 Vestibulumrandincision zur Darstellung des Flügelknorpels mittels Luxationsmethode. Der Vestibulumrand wird mit zwei Fingern dargestellt

cartilaginären Schnitt aus. Im folgenden werden zunächst die Techniken der Freilegung beschrieben und daran anschließend die verschiedenen Eingriffe zur Neuformung der Flügelknorpel.

a) Luxationsmethode

Wir üben meist die von EITNER stammende *Luxationsmethode*, die auch von FOMON, GOLDMANN und ihren Mitarbeitern, von BROWN, McDOWELL, O. BECKER (USA), AUFRICHT, SELTZER, DUFOURMENTEL u. a. angewandt wird. Der Schnitt verläuft 1 bis 3 mm innerhalb des äußeren Randes des Nasenvestibulums. Die Schnittführung muß sehr exakt sein, was leicht gelingt, wenn der Vestibulumrand an der vorderen Commissur mit dem Zweizinkerhäkchen nach vorne gezogen und gleichzeitig die innere Wand des Nasenflügels durch Fingerdruck auf die Nasenspitze nach außen gedreht wird (Abb. 99). Es kann auch durch Zusammendrücken der schlaffen, vom Septum losgelösten Nasenspitze mit zwei Fingern ohne Häkchen erreicht werden (Abb. 100). Wichtig ist, daß die Vestibulumhaut mit dem Messer (Bard-Parker Nr. 15) genau senkrecht getroffen wird, und zwar besonders im sog. ,,weichen Dreieck" von CONVERSE (Abb. 1), der Hautduplikatur an der vorderen Commissur, d. h. am Übergang vom Nasenflügel auf die Columella, wo der Flügelknorpel den Hautrand nicht mehr begleitet. Hier entstehen nämlich leicht Einrisse, die später zu häßlichen narbigen Einziehungen führen. Die Incision am Vestibulumrand soll bis auf das vordere Drittel der Columella geführt werden, wobei sie sich immer etwa 1 mm vom Rand entfernt hält, und darf lateral bis ins seitliche Drittel des Nasenflügels reichen, wo der

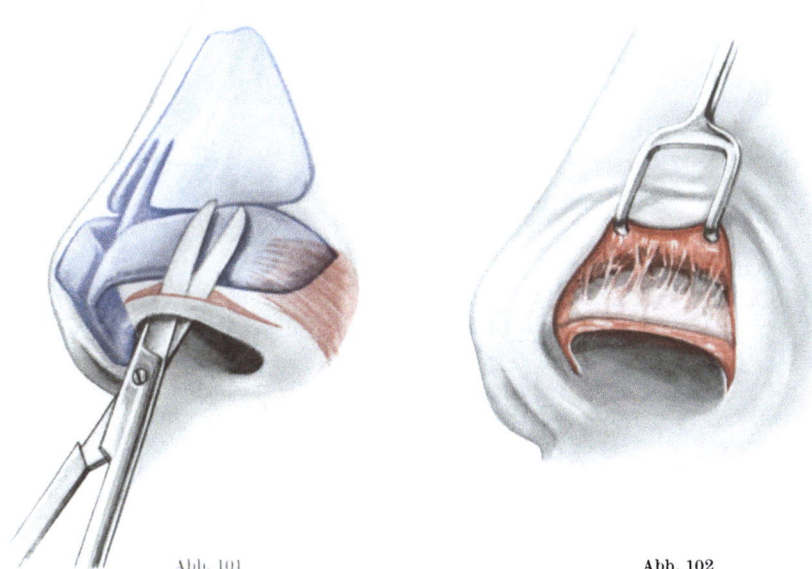

Abb. 101. Décollement des Flügelknorpels bei der Luxationsmethode von der Vestibulumrandincision aus. Es erfolgt durch Spreizen der Scherenblätter einer leicht gebogenen, stumpfen Schere (,,manœuvre de LAGARDE"). Der M dilatator (pars alaris M. nasalis) muß dabei geschont werden

Abb 102. Décollement des Flügelknorpels bei der Luxationsmethode. Adharenzen, die noch gelöst werden müssen

Flügelknorpel vom Rande abweicht. Entsprechend dieser Abweichung darf sich das laterale Ende des Schnittes auch vom Vestibulumrand entfernen. Mit einer stumpfen Schere oder mit einem feinen Raspatorium wird der Knorpelrand von der Vestibulumrandincision aus aufgesucht. Auch dieses Manöver muß sehr sauber ausgeführt werden. Die Haut des Nasenflügels und der Nasenspitze wird hierauf samt subcutanem Bindegewebe und Fettgewebe durch ein stumpfes Scherchen, am besten durch das leicht gebogene mit flachen Blättern von MCINDOE, oder durch ein feines Raspatorium von der glatten Knorpeloberfläche abgelöst. Dies gelingt am besten durch vorsichtiges Spreizen der Scherenblätter (manœuvre de LAGARDE). Ganz lateral am Ende des Knorpels muß der M. dilatator (= Pars alaris musculi nasalis) geschont werden (Abb. 101). Die entstehende Ablösungstasche, die ganz frei von Bindegewebssträngen sein muß, soll bis in die intercartilaginäre Incision am Limen nasi reichen und damit einen richtigen Brückenlappen aus Flügelknorpel und Vestibulumhaut bilden. Wenn wir uns vergewissert haben, daß keine bindegeweblichen Verbindungen mehr in der Tasche bestehen (Abb. 102) und daß der Flügelknorpel über seinen medialen

Bogen hinweg von der Haut der Nasenspitze befreit ist, fassen wir mit einer breiten anatomischen Pinzette den Brückenlappen und luxieren ihn aus dem Nasenloch heraus, ohne allzu stark auf das Gewebe zu drücken. Es läßt sich dann ein breites, flaches Raspatorium zwischen den Brückenlappen und den vom Knorpel entblößten häutigen Nasenflügelrand schieben (Abb. 103). NEIVERT und SELTZER benützen dazu eine eigens hierfür konstruierte Sonde, auf der der Flügelknorpel reiten kann (Abb. 104). Die nun freiliegende Oberfläche des Flügelknorpels wird sorgfältig von Bindegewebs- und Fettüberbleibseln gereinigt. Danach kann der Flügelknorpel nach Wunsch incidiert, reseziert und neu model-

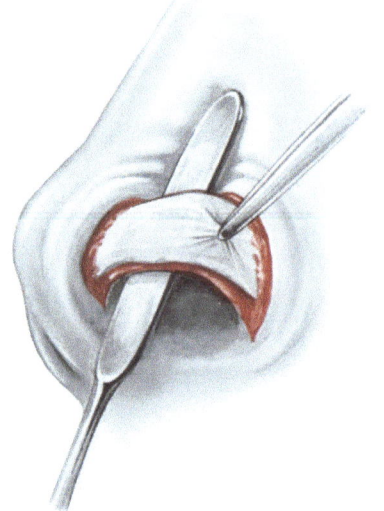 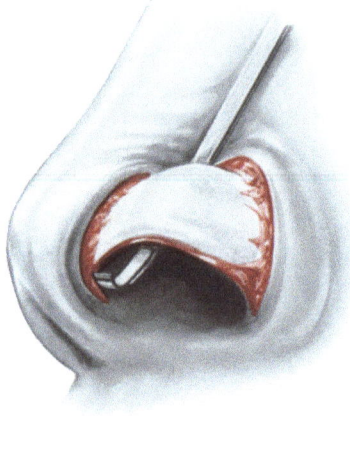

Abb. 103. Darstellung des luxierten Flügelknorpels mit einem Raspatorium. Luxationsmethode

Abb. 104. Darstellung des luxierten Flügelknorpels mit der Sonde von NEIVERT-SELTZER. Luxationsmethode

liert werden. Nach Beendigung dieser Knorpelkorrekturen, die weiter unten zur Besprechung kommen werden (s. S. 87), wird der Brückenlappen wieder ins Nasenloch zurückgeschoben.

b) Eversionsmethode

Bei der *Eversionsmethode*, die von McINDOE, SALINGER, COHEN, CONVERSE, RODE, SOMMER und den meisten englischen Plastikern u. a. geübt wird, wird der Flügelknorpel nicht in seiner natürlichen Form herausluxiert, sondern herausgedreht, wobei sein oberer Rand unten zu liegen kommt und umgekehrt. Der untere Rand der intercartilaginären Incision wird mit einem Einzinker- oder Zweizinkerhäkchen gefaßt und nach unten aus dem Nasenloch gezogen (Abb. 105a). Eventuell kann mit Fingerdruck von außen nachgeholfen werden. Somit erscheint der obere Rand des Flügelknorpels, der nun am besten mit einer breiten und stark gebogenen Schere nach MAYO, FOMON oder KNEIGHT mit größter Sorgfalt von der darüberliegenden, jetzt noch mitgezogenen Haut abgelöst wird. Arbeitet man mit einer flach gebogenen Schere, so führt man sie am besten vom anderen Nasenloch her durch die Transfixionslücke zum offenen Limen nasi (Abb. 105b). Man kann sich auch einer stark gebogenen stumpfen kräftigen Spezialschere bedienen, die vom intercartilaginären Schnitt der gleichen Seite aus eingeführt wird (Abb. 105a). Vorsichtig schafft man sich mit den Scherenblättern bis an den unteren Rand des Flügelknorpels, der jetzt aber nach oben liegt. Durch Verstärkung des Zuges mit dem Häkchen kommt nun die umgekrempelte, evertierte Oberfläche des Flügelknorpels zu Gesicht und kann mit einer Klemme gefaßt werden. Sie wird von Fett- und Bindegewebsanhängseln befreit und nun neu geformt. Während einige Operateure die Knorpelexcisionen samt Vestibulumhaut durchfuhren (RODE, McINDOE), wird die Vestibulumhaut von anderen sorgfältig geschont, d. h. von dem zu resezierenden Knorpel abgelöst. PITANGUY geht sogar so weit,

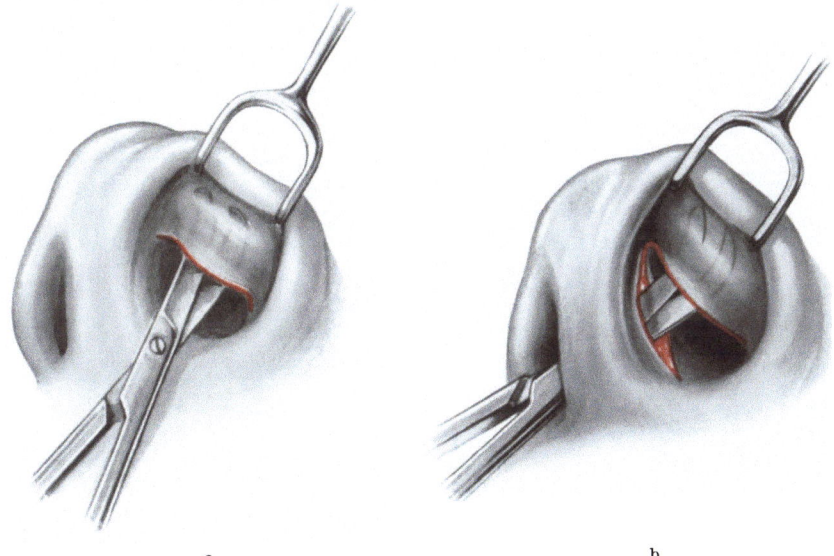

a b

Abb. 105a u. b. Décollement des Flügelknorpels mittels gebogener Schere. Eversionsmethode. a Die Schere wird direkt durch die intercartilaginäre Incision auf der gleichen Seite eingefuhrt. b Die Schere wird durch die Transfixionswunde vom gegenseitigen Nasenloch aus eingefuhrt

daß er bei der Eversion den Knorpel von oben sowohl von der äußeren Haut als auch von der Vestibulumhaut bis auf den unteren Rand loslöst und beide Hautblätter bei der Excision des Knorpels gänzlich schont. — Wir wenden die Eversionsmethode nur in seltenen Fällen an, wenn am Flügelknorpel nur minimale Korrekturen anzubringen sind, wie z. B. eine fein dosierte obere Randexcision oder eine Keilexcision vom oberen Rand her (Abb. 106), ferner in Kombination mit der Sattelnasenkorrektur mittels Spanplastik und in Fällen, bei denen eine Excision am Flügelrand vorgenommen werden muß. Wir glauben, daß mit der Eversionstechnik die Übersicht für kompliziertere Neuformungen des Flügelknorpels schlechter ist als mit der Luxationstechnik. Der Vorteil der Eversion aber liegt darin, daß in Fällen, in denen der untere Nasenflügelrand schon die gewünschte Form besitzt, keine Gefahr einer yatrogenen, unerwünschten Verziehung durch unnötige Narbenbildung entsteht. Dies gilt besonders für das „weiche Dreieck" von CONVERSE an der vorderen Commissur (Abb. 1). Die Anhänger der Eversionstechnik wollen eine zusätzliche Incision vermeiden, die unter Umständen auch zu einer Verdickung des Nasenflügelrandes führen könnte, was speziell von SALINGER hervorgehoben wird.

BROWN, McDOWELL u. a. wenden sowohl die Luxations- wie auch die Eversionstechnik an.

Als Mittelding zwischen den beiden Methoden kann die von SAFIAN angesehen werden. Durch die senkrechte Verbindung der beiden Schnitte, der Vestibulumrandincision mit der intercartilaginären vorne im Dom des Nasenvorhofes, und durch das Décollement der Nasenflügelhaut vom Alarknorpel wird ein *rechteckiger Lappen* geschaffen, der aus dem lateralen Crus des Flügelknorpels und aus Vestibulumhaut besteht und der seitlich mit dem Flügel verbunden ist (Abb. 107). Dieser Lappen kann zur Beschneidung des entblößten Knorpels herausrotiert werden. Wenn am medialen Crus des Flügelknorpels etwas korrigiert werden muß, wird die Vestibulumrandincision wie bei der Luxationsmethode auf die Columella verlängert. BERSON, RÉTHI, AUBRY, GALTIER u. a. wenden den Lappen nach SAFIAN an.

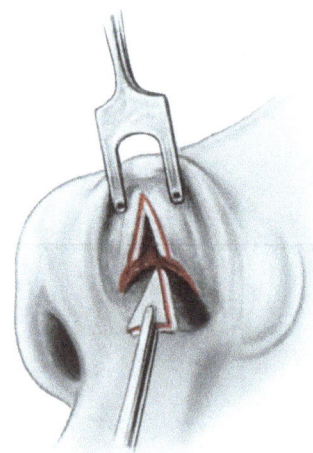 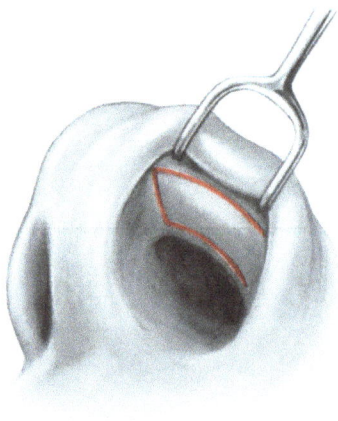

Abb. 106. Keilförmige Excision aus dem Flügelknorpel mittels Eversionsmethode

Abb. 107. Lappen aus Vestibulumhaut und Knorpel nach SAFIAN

CONVERSE geht seine eigenen Wege und findet den Zugang zum Flügelknorpel auf zwei Methoden, je nach der Ausdehnung der gewollten Excision. Nach der ersten Methode löst er die Vestibulumhaut vom Limen nasi aus gegen den Vestibulumrand vom Flügelknorpel ab und bekommt somit die untere Fläche des Knorpels zu Gesicht. Er kann dann den oberen Rand des Knorpels resezieren. Nach seiner zweiten Methode legt er eine *intracartilaginäre Incision* (Abb. 108) auf einer Höhe an, die durch das Ausmaß der Excision des oberen Knorpelrandes bestimmt ist. Von diesem Schnitt aus wird die Vestibulumhaut vom zu resezierenden Knorpelteil abgelöst und die Haut über dem Knorpel décolliert. Damit wird der obere Knorpelstreifen frei zur Excision. Wenn CONVERSE zusätzlich einen zum Flügelrand senkrechten Knorpelstreifen im vorderen Teil des Crus laterale resezieren will, dann bedient er sich auch einer kleinen Randincision, von der aus er die Vestibulumhaut vom Knorpel ablöst und die Haut über dem Knorpel décolliert. Auf diese Art hat schon JOSEPH den Knorpel freigelegt, um einen Knorpelstreifen herauszustanzen (Abb. 110). CONVERSE schneidet das Knorpelstück mit der Schere heraus. RUBIN macht ebenfalls eine intracartilaginäre Incision und verwendet dazu ein speziell geformtes, 1948 publiziertes Messer mit Führungsleiste, das ihm das Einhalten einer gleichmäßigen, bestimmten Distanz des Schnittes vom Flügelrand gewährleistet.

O. BECKER (USA) kombiniert die Eversions- mit der Luxationstechnik, indem er den oberen Rand des Flügelknorpels durch Eversion samt Vestibulumhaut reseziert, während er ein Knorpeldreieck am Bogen des Flügelknorpels von einer Randincision durch leichtes Herausluxieren excidiert.

KAZANJIAN legt wie CONVERSE den Flügelknorpel nur in dem Bezirk frei, in welchem er eine Excision vornehmen will. Von einem intracartilaginären Schnitt aus reseziert er den oberen Rand des Flügelknorpels einige Millimeter breit (Abb. 112c). Wenn eine Verschmälerung der Spitze notwendig ist, schneidet er ein dreieckiges Stück aus dem vorderen Anteil des Flügelknorpels, mit der

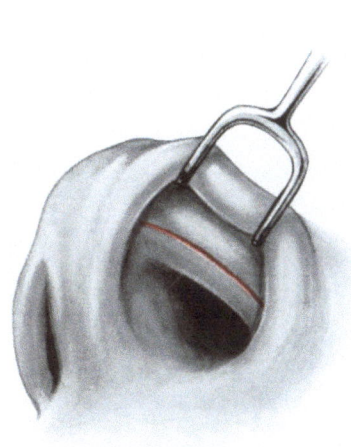
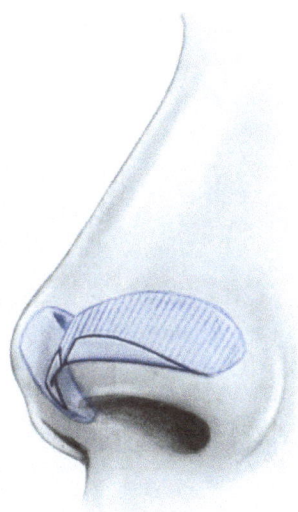

Abb. 108. Intracartilaginare Incision (CONVERSE)   Abb. 109. Flugelknorpelresektion nach MIR Y MIR (blau schraffiert)

Spitze gegen den Vestibulumrand (s. auch S. 88). Er löst das Knorpelstück von der Vestibulumhaut ab und legt den Hautzipfel wieder an.

Ein ähnliches Verfahren wendet MIR Y MIR an. Er incidiert den Flügelknorpel von innen in einer schrägen Linie, excidiert einen kleinen Keil vorne aus dem Knorpelbogen samt Vestibulumhaut und entfernt den ganzen Knorpelanteil oberhalb der Incision nach vorheriger Ablösung der äußeren Haut und der Vorhofshaut in diesem Bereich (Abb. 109).

c) Incisionen und Excisionen an den Flügelknorpeln zu ihrer Modellierung

Wir finden in der Literatur die mannigfaltigsten Formen von *Incisionen und Excisionen am Flügelknorpel*. JOSEPH hat zur Verschmalerung der Nasenspitze beidseits ein streifenformiges Stück im vorderen Teil des Crus laterale, senkrecht zum Vestibulumrand, samt Vorhofshaut herausgestanzt (Abb. 110). Er hatte Stanzen von verschiedener Breite. Auch SELTZER hat eine Stanze zu diesem Zweck angegeben. EITNER macht ebenfalls solche Streifenexcisionen, beläßt aber die Vestibulumhaut, die er sorgfältig vom Knorpel ablöst. Er war der erste, der erkannt hat, daß eine Mitresektion von Vestibulumhaut zu narbigen Retraktionen und Randeinziehungen der Nasenflügel führen kann. Nur überlappende Vestibulumhaut am Limen nasi schneidet er am Ende dieser Operationsphase ab. Er näht, wenn möglich, alle Resektionsränder mit feinem Catgut zusammen (Abb. 111a). Bei starken lateralen Ausbuchtungen der Nasenflügel schneidet er ein breites rechteckiges Knorpelstück aus dem mittleren Teil des Crus laterale heraus, dreht es so, daß die äußere Fläche nach innen zu liegen kommt, und näht es in dieser Lage wieder ein, was dem Nasenflügel eine normale Form geben soll (Abb. 111b). Bei breiten Nasenspitzen reseziert er einen Knorpelstreifen am vorderen Bogen des Flügelknorpels und näht die Resektionsränder der lateralen Crura in der Medianlinie von Kante zu Kante zusammen (Abb. 111c). Wenn er dazu noch eine Erhöhung der Spitze bewirken will, näht er die Stumpfe der

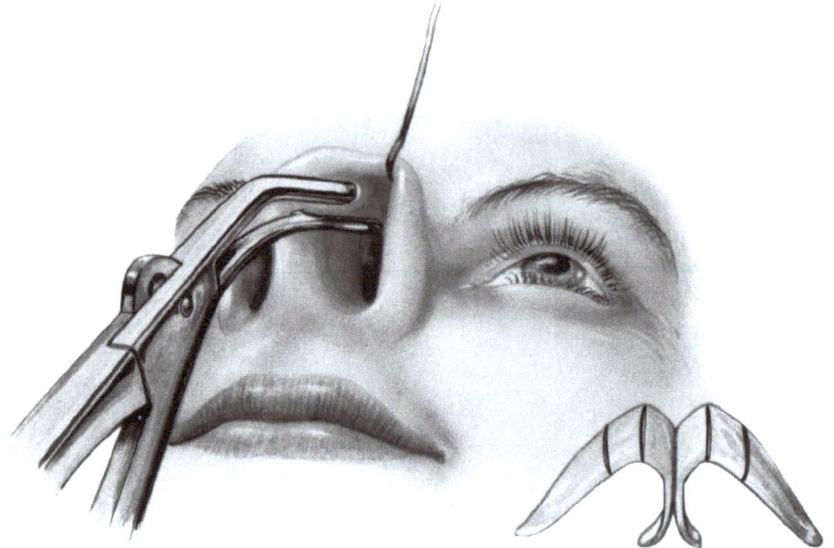

Abb. 110. Streifenexcision aus Flügelknorpel und Vestibulumhaut mit der Stanze nach JOSEPH (obsolet)

lateralen Schenkel anliegend zusammen (Abb. 111d). Letztere Technik ist unseres Erachtens bei dünner Nasenspitzenhaut abzulehnen, da sich die scharfe Knorpelkante durch die Haut abzeichnen kann. — Bei stark prominenten Nasenspitzen ohne Verbreiterung nimmt er eine Resektion am medialen Crus entweder im vorderen oder im mittleren Teil vor (Abb. 111e). Alle diese Methoden EITNERs, bei denen die Flügelknorpel in ihrer ganzen Höhe durchtrennt werden, haben sich nicht durchsetzen können.

SAFIAN verkleinert nach der vorderen senkrechten Streifenincision seinen den lateralen Knorpelschenkel enthaltenden Lappen (s. S. 86), indem er den oberen und unteren Rand reseziert (Abb. 112a). SELTZER reseziert einen schmalen Streifen im Knorpelbogen und am oberen Rand des Crus laterale. AUFRICHT läßt in vielen Fällen den Unterrand des Knorpelbogens intakt und schneidet nur den oberen Rand ab, gerät aber mit dieser Excision in das Crus mediale hinein, aus welchem er auch einen senkrechten Streifen excidiert (Abb. 112b). KAZANJIAN reseziert ebenfalls den oberen Knorpelrand, macht aber zusätzlich noch in vielen Fällen eine Keilexcision im Knorpelbogen vorn (Abb. 112c). Solche Keilexcisionen werden von vielen Plastikern (RODE u. a.) auch alleine ohne Randresektionen geübt (Abb. 113a). Eine rautenförmige Knorpelexcision am oberen Rande des Crus laterale wird von MALBEC ausgeführt (Abb. 113b). Von BROWN und McDOWELL stammt die sog. hockeystockförmige Excision im Flügelknorpel mit dem

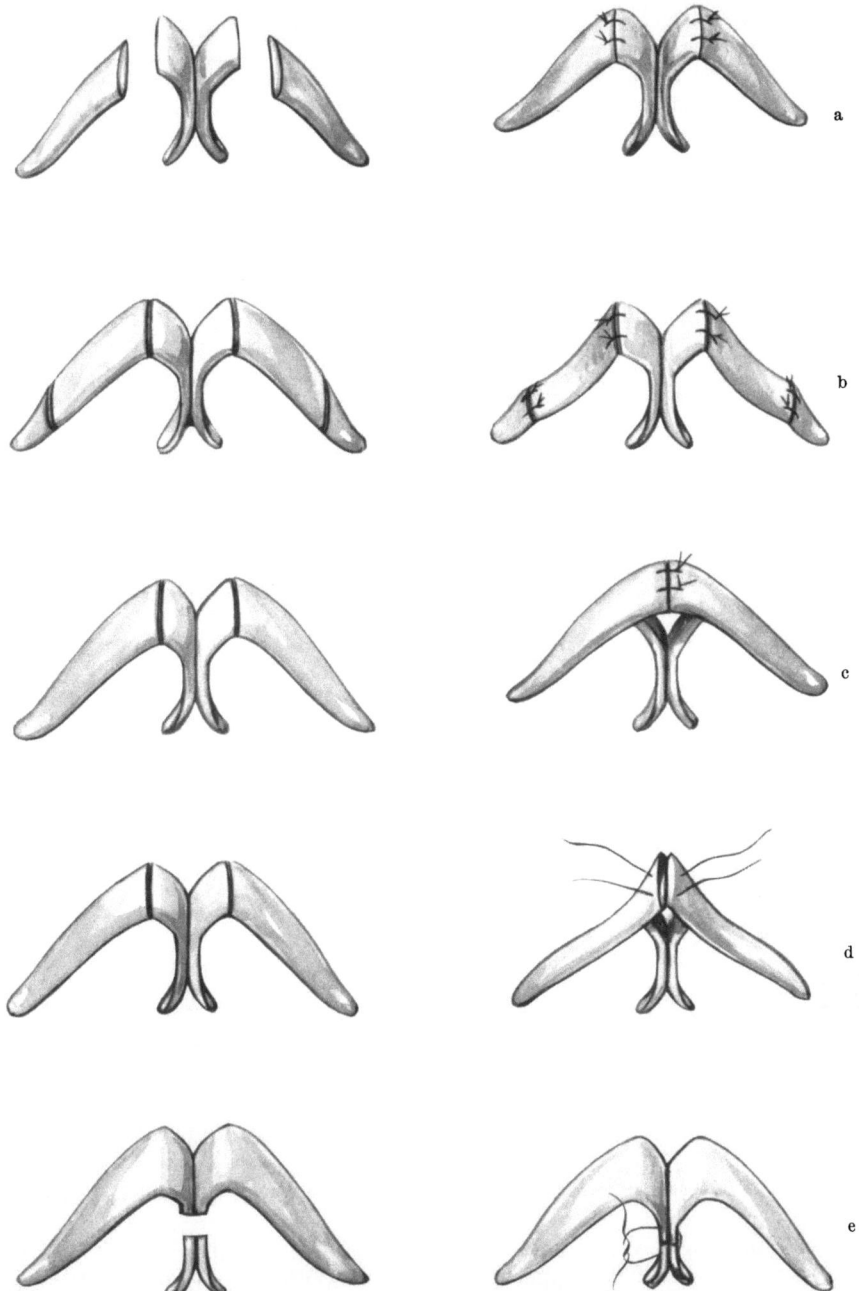

Abb. 111a—e. Excisionen und Vernahungen an den Flugelknorpeln nach EITNER

langen Schenkel des Stockes am oberen Knorpelrand (Abb. 113c). Diese Knorpelabtragungen lassen sich sowohl mit der Luxationsmethode als auch mit der Eversionsmethode durchführen. O. BECKER (USA) macht ungefähr die gleiche Excision, aber durch zwei Incisionen (s. S. 87). Bei CONVERSE geht die Resektion des oberen Knorpelrandes medialwärts bis über die dazu senkrechte streifenförmige Excision hinweg, also bis in das mediale Crus (Abb. 114a). GOLDMAN hat die L-förmige Excision angegeben, bei der der lange Schenkel des L vom unteren Rand des Crus laterale gebildet wird (Abb. 114b). Die senkrechte Spaltung des

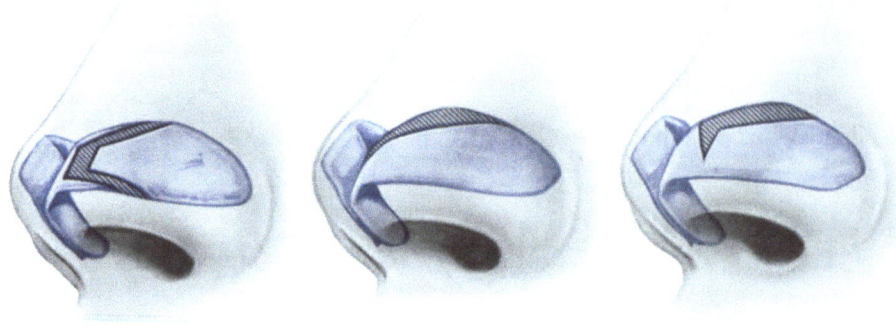

Abb. 112a—c. Excisionen am Flugelknorpel a nach SAFIAN, b nach AUFRICHT, c nach KAZANJIAN

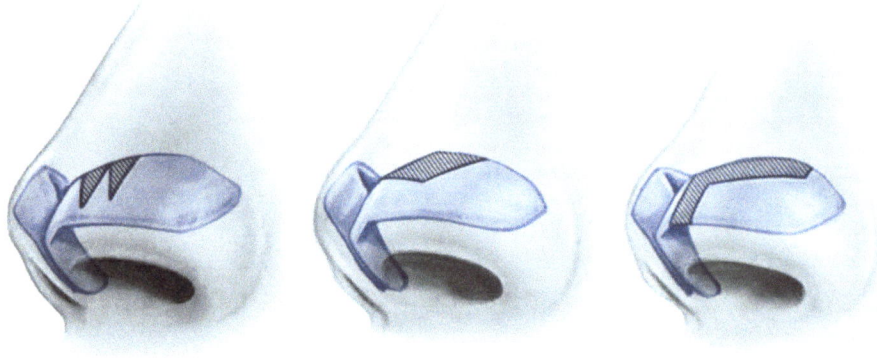

Abb. 113a—c. Excisionen am Flugelknorpel a nach RODE, b nach MALBEC, c nach BROWN und MCDOWELL

Knorpels im Bogen vorne wird gleich zu Beginn ausgeführt, so daß das Crus laterale wie beim Safian-Lappen herausluxiert werden kann, um die L-förmige Excision zu ermöglichen. Der daraus entstehende laterale Knorpelstumpf wird mit einer U-Naht an den zum Crus mediale gehörenden Stumpf genäht, so daß er von ihm dachziegelartig gedeckt wird. Dadurch wird eine Excision überflüssig und eine Einziehung an dieser Stelle unmöglich. Nach unserer Erfahrung wird die postoperative Senkung der Nasenspitze durch dieses etwas komplizierte Verfahren begünstigt. Am besten wird unseres Erachtens jede senkrechte Incision am Knorpelbogen vermieden oder dann ganz in den medialen Abschnitt des

Knorpelbogens, also schon in den vorderen Teil des Crux mediale, verlegt. Eine weiter lateral liegende Durchtrennung des Flügelknorpels, wie sie BEINFIELD empfiehlt, um einem genügend großen medialen Teil des Knorpels den Kontakt mit dem Dreiecksknorpel zu ermöglichen (analog der S. 77 beschriebenen „over-

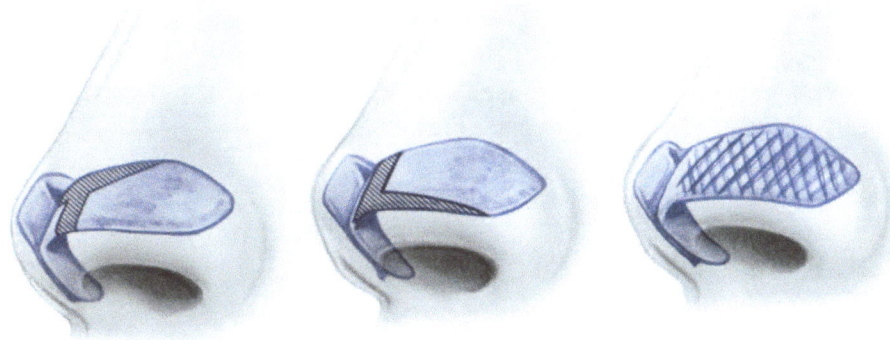

Abb. 114a—c. Excisionen am Flugelknorpel a nach CONVERSE, b nach GOLDMAN und FOMON, c cross-hatching des Flugelknorpels nach GOLDMAN, WOLFE u. a.

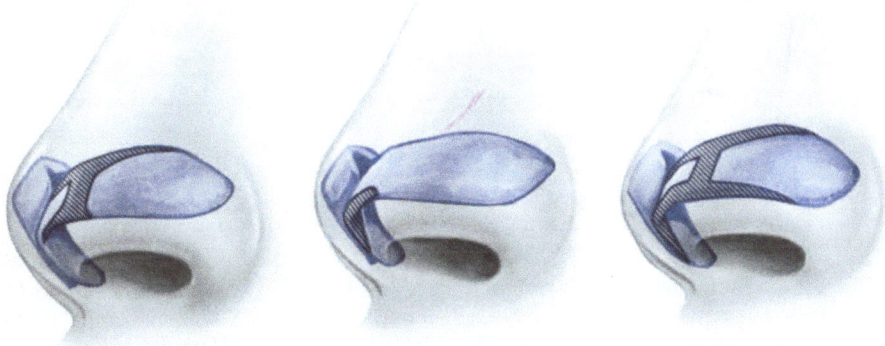

Abb. 115a—c. Excisionen am Flugelknorpel a nach O. BECKER (USA), b nach SELTZER (boxing tip), c nach BROWN und McDOWELL (break)

lapping"-Methode von FOMON und seinen Mitarbeitern), könnte seitliche Einziehungen begünstigen. In ganz ähnlicher Weise wie GOLDMAN gehen auch FOMON und seine Mitarbeiter vor. GOLDMAN, WOLFE u. a. m. haben auch die Methode der kreuzweisen Riffelung oder Felderung des Knorpels („*cross-hatching*") angegeben (Abb. 114c), die ein „Ausbügeln" und eine Neuformung des Knorpels ermöglicht. Die hierzu passende neuere Vorstellung, nach der die Nasenspitze wie aus Ton geformt und in eine Gipsform eingepreßt werden soll, wurde zu Beginn dieses Kapitels schon erwähnt (s. S. 78). SANVENERO-ROSSELLI führt bei Korrekturen von Spitzenhypertrophien die kreuzweisen Incisionen („tagli incrociati") auch an den Dreiecksknorpeln aus (Abb. 133b). O. BECKER (USA) verschmälert nach Durchtrennung des Flügelknorpels am Knie beide Stümpfe durch Rahmenexcision (Abb. 115a). KROATH gibt eine Rahmenexcision des lateralen Crus als seine eigene Technik an.

Zur Bildung des obenerwähnten modernen attraktiven *Profils mit der doppelten Abwinkelung* bei Frauen empfiehlt SELTZER eine Resektion des unteren Randes des medialen Knorpelschenkels in seinem vorderen Drittel („boxing tip") (Abb. 115b). Dasselbe wird auch von BROWN und McDOWELL als zusätzliche Randresektion („break") zu ihrem hockeystockförmigen Ausschnitt im Flügelknorpel gemacht, wozu dann als

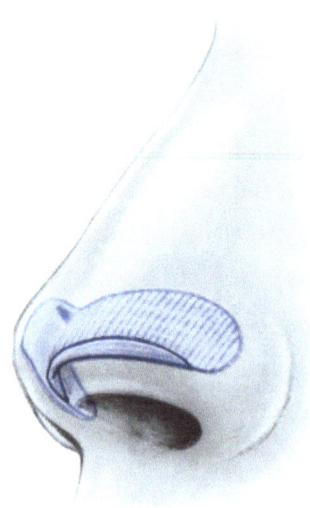
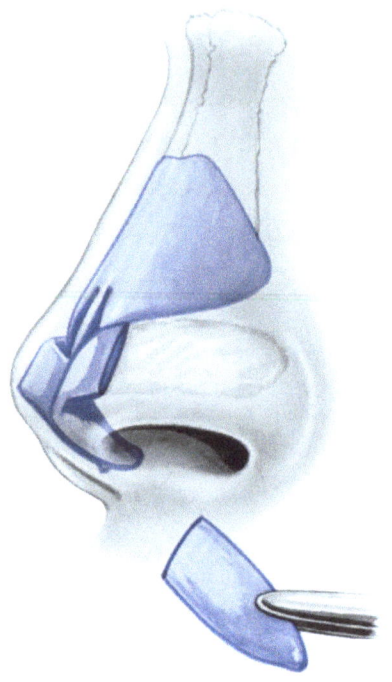

Abb. 116. Flugelknorpelresektion nach WEGENER (blau schraffiert)

Abb. 117. Vollstandige Entfernung des Crus laterale nach GALTIER

Zugang nur die Luxationstechnik möglich ist (Abb. 115c). — WALTER und manche andere Autoren wenden sich gegen Resektionen am unteren Knorpelrand. Wir halten sie hingegen manchmal für angebracht, wenn wir die Wolbung des Nasenflügelrandes etwas modifizieren wollen.

WEGENER entfernt fast den ganzen lateralen Knorpelschenkel und beläßt nur den unteren Rand als feine Knorpelspange (Abb. 116), während PITANGUY eine solche schmale Knorpelbrücke zusätzlich ganz medial durchtrennt. GALTIER reseziert in extremen Fällen von Knollennasen den ganzen lateralen Knorpelschenkel, was wir strikte ablehnen (Abb. 117).

Wir halten solche ausgedehnten Excisionen wie die zuletzt angeführten als Routineverfahren für gefährlich, zumal auch mit konservativeren Verfahren eine perfekte Modellierung der Spitze möglich ist. Fast bei jeder Nasenplastik nehmen wir eine mehr oder weniger ausgedehnte Korrektur der Flügel vor. Wir excidieren mit der Luxationsmethode den oberen Rand des Flügelknorpels vom medialen Knick aus lateralwärts bis fast zum lateralen Ende, je nach der Breite des zu korrigierenden Crus laterale (Abb. 8). Eigentlich geht aus keiner anatomischen Schilderung des Flügelknorpels in der Literatur hervor, bei welchem dieser beiden Knie der Übergang vom medialen zum lateralen Crus anzunehmen ist. Offenbar gehört das Mittelstück zwischen den beiden Knien, das gewöhnlich eine Länge von 2 bis 3 mm besitzt, weder zum medialen noch zum lateralen Schenkel, sondern eben zum Bogen. Bei unserer oberen Randresektion belassen wir die Knorpelbrücke am Bogen in einer Breite von 1 bis 3 mm.

Nachdem wir den Flügelknorpel samt Vestibulumhaut als einen Brückenlappen unter dem Nasenflügelrand hervorgeholt und luxiert haben, halten wir ihn in dieser Lage durch ein breites Raspatorium (Abb. 118), um ihn unbehindert vom äußeren Perichondrium und von subcutanem Bindegewebe befreien und dann modellieren zu können. Wir halten die Entfernung des überschüssigen subcutanen Bindegewebes für wichtig. Am gesäuberten Knorpel führen wir mit dem Messer die Incision vom Knie bis fast zum lateralen Ende des lateralen Crus aus und achten dabei darauf, daß die gewünschte Breite des zu belassenden Knorpelbogens beidseits in gleichem Maße gewahrt bleibt. Wir lösen den Teil des Knorpels oberhalb der Incision, der manchmal mehr als die Hälfte der ganzen Knorpelbreite ausmacht, mit einem feinen Septumraspatorium ab. Es empfiehlt sich, den zu resezierenden Knorpelstreifen bei der Ablösung mit einer breiten anatomischen und nicht mit einer feinen chirurgischen Pinzette zu fassen, damit er nicht zerreißt (Abb. 118). Dann führen wir mit dem Messer am belassenen Knorpelbogen multiple zum Knorpelrand senkrechte Riffelungen aus. Diese Riffelungen sind ungefähr 1 mm voneinander entfernt, beginnen am medialen Schenkel etwa 1 oder 2 mm

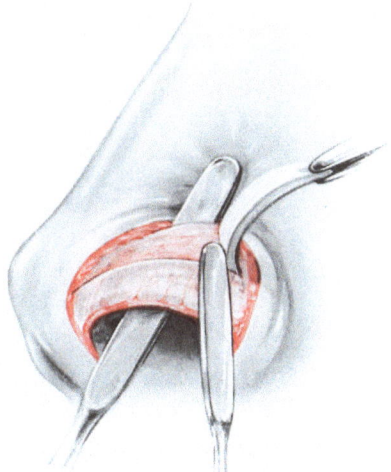

Abb. 118. Technik der Abtragung des oberen Randes des Flügelknorpels mittels Luxationsmethode

innerhalb des medialen Knies, werden besonders im Zwischenstück zwischen den beiden Knien akzentuiert und im lateralen Teil eher oberflächlich geschnitten. Da, wo wir an der korrigierten Nasenspitze das laterale Knie des neuen Bogens lokalisiert wünschen, schneiden wir bei der Riffelung den Knorpel bis auf das innere Perichondrium durch, um besonders hier eine betonte Biegung zu erreichen. Diese tiefe Riffelung verlegen wir bei relativ breiten Nasenspitzen, die nicht unbedingt eine senkrechte Excision von Knorpel erheischen, so weit medial am Knorpel wie möglich, also ungefähr in den Bereich des medialen Knies, während wir umgekehrt die Biegung weiter lateral akzentuieren in Fällen, in denen wir eine zu spitze Nasenspitze eher etwas plumper gestalten wollen (Abb. 119). Wenn man bei einer Knollennase nach der Riffelung bemerkt, daß die Korrektur nicht genügend ist, dann kann man immer noch eines, zwei oder mehrere der Knorpelrechtecke zwischen den Riffelungsincisionen herausnehmen, wobei wir das Perichondrium der inneren Seite peinlich schonen. Manchmal, besonders bei zartem Knorpel oder bei dünner Haut, ist es von Vorteil, am oberen Rand der Knorpelbrücke einen feinen ungeriffelten Knorpelstreifen zu belassen, der dem Bogen die richtige Spannung gibt.

Unserem Vorgehen entspricht im Prinzip das Verfahren des „chondroplastischen Lappens" von LIPSETT, bei dem der von der Knorpelbrücke und der ihr anhaftenden Vestibulumhaut gebildete Brückenlappen medial auf mittlerer Höhe des Crus mediale durchtrennt und in einen seitlich gestellten Lappen umgewandelt wird. Es handelt sich hier um einen ähnlichen Lappen wie der von SAFIAN, nur schmaler und weiter medial reichend. Der obere Rand des Crus laterale kann auch hier reseziert werden. Wenn nur die Spitze zu verkürzen ist, wird nicht im Dom des Nasenvorhofes, also im Knorpelbogen, Knorpel excidiert, sondern einfach der medialste Teil des chondroplastischen Lappens abgeschnitten. Wir resezieren die kleinen Knorpelrechtecke am Übergang zum Crus mediale und ohne Mitnahme der Vestibulumhaut. Wenn der Bogen zu stumpf ist, kann er durch Riffelung seiner Starrheit beraubt und in eine andere Form gebracht werden. Nachdem er zurechtgeschnitten ist, wird der Lappen im Vestibulum wieder eingenäht (Abb. 120).

Auch BEINFIELD ist der Meinung, daß niemals Knorpelresektionen im Bereich des Bogens der Flügelknorpel erfolgen sollen, weil sich sonst die Spitze postoperativ zu stark senkt. Um einer solchen Senkung entgegenzuwirken, schneidet er einen kleinen ,,Arm-Lappen" aus dem Crus mediale, der den Dreiecksknorpel stützen soll.

Wenn am Knorpelbogen zuviel Knorpel entfernt wird, kann nicht nur eine seitliche Einziehung, sondern auch eine Krähennase (,,nez en bec-de-corbin" von LEVIGNAC) entstehen, weil die Columella im Verhältnis zur Länge des Septumknorpels zu kurz wird und weil die beiden vorderen Commissuren der Nasenlöcher nach hinten gezogen und angespannt werden. Die Korrektur eines solchen Fehlers geschieht später durch Knorpelimplantation.

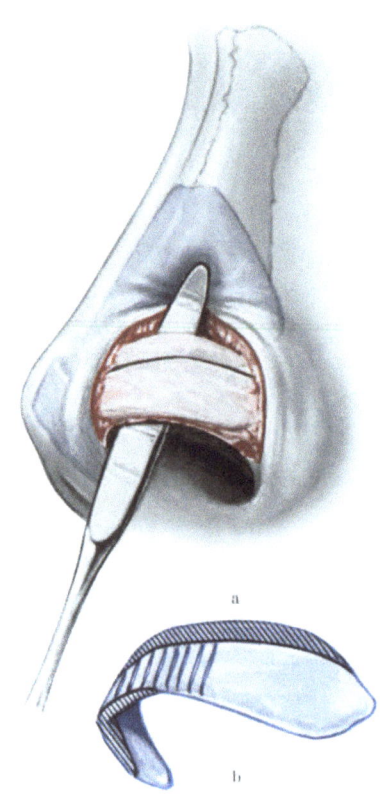

Abb. 119a u. b Excisionen am Flügelknorpel (blau schraffiert) und Riffelung im Bereich der Knorpelbrücke nach R. MEYER. Luxationsmethode

Wir führen bei Frauen meist auch die mediale untere Knorpelresektion von SELTZER oder BROWN und McDOWELL aus (Abb. 119b). Wenn bei einer Nasenspitze mit dünner Haut eine Ausbuchtung des Flügelknorpels im oberen Teil des seitlichen Schenkels vorliegt, dann schneiden wir ein rechteckiges oder ovaläres Stück im mittleren Teil des lateralen Crus bis an den oberen Rand unter Belassung einer intakten Knorpelbrücke, drehen das excidierte Knorpelstück so um, daß die obere Fläche nach unten zu liegen kommt, also ähnlich wie bei der Technik von EITNER und nähen es mit zwei bis drei feinen Catgutnähten wieder in der neuen Stellung ein (Abb. 121).

Wie McINDOE sind wir im allgemeinen stets darauf bedacht, daß am unteren Rand des Knorpels keine Excisionen erfolgen, die senkrecht zu ihm verlaufen, sondern nur längs verlaufende Randstreifenabtragungen; nur in seltenen Fällen von Breitnasen excidieren wir einen Knorpelstreifen, wie oben erklärt, senkrecht zum Rand, dann aber ganz medial im medialen Knie des Knorpelbogens. Wir

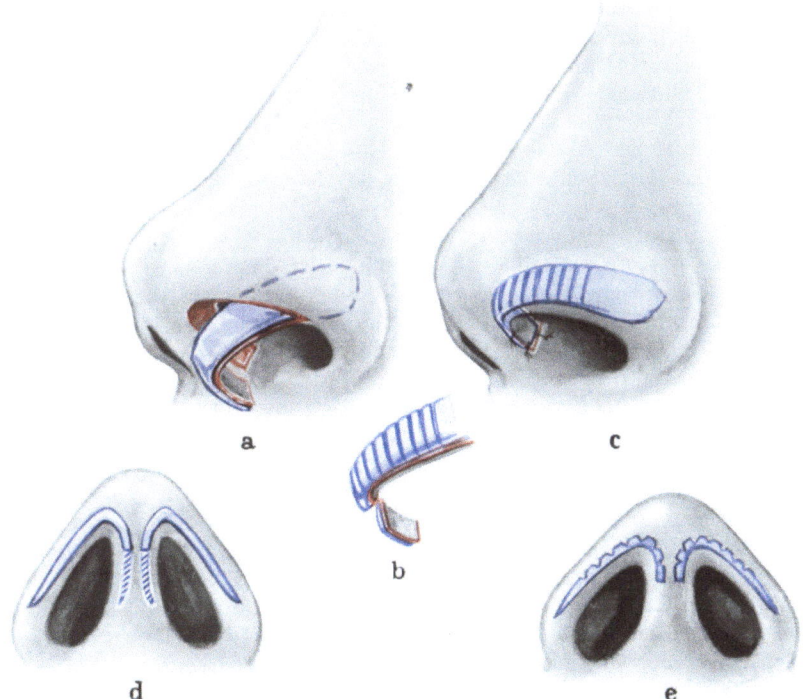

Abb. 120a—e. Modellierung des Flügelknorpels zur Rückverlagerung der Nasenspitze nach LIPSETT. a Der verschmalerte Flügelknorpel ist medial umschnitten und herausluxiert b Resektion eines Abschnittes des Crus mediale (der resezierte Knorpelabschnitt ist mit eingezeichnet). Riffelung des Knorpelbogens. c Einnahen des verkürzten Crus mediale. Der Knorpelbogen ist durch die Riffelung seiner Starrheit beraubt. d Ansicht von unten Der zu entfernende Knorpelanteil ist blauschraffiert gezeichnet. e Endzustand

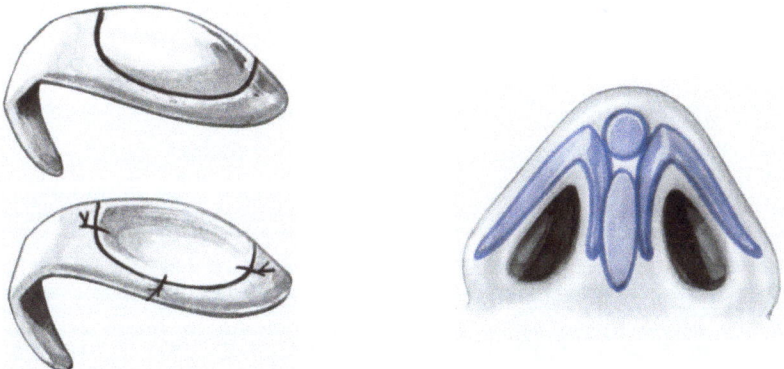

Abb. 121. Oberer stark konvexer Anteil des lateralen Schenkels des Flügelknorpels wird excidiert, gewendet und konkav eingenaht

Abb. 122. Knorpeltransplantate in der Columella (,,batten") und in der Spitze

sind der Ansicht, daß durch eine Streifenexcision eine gewisse Schwäche in der Architektur der Nasenspitze eintritt und halten es dann für notwendig, als zusätzliche Stütze der Nasenspitze einen Knorpelstreifen vorne in die Columella einzulegen. Dies kann vom Vestibulumrandschnitt aus, der auf die Columella verlängert wird, sehr leicht erfolgen. Mit einer stumpfen Schere bereiten wir dem Implantat von diesem Schnitt aus das Bett vor. Als Stützimplantat kann der eine resezierte obere Flügelknorpelrand oder beide zusammen oder noch besser ein Stück aus dem Septumknorpel verwendet werden (Abb. 122). EITNER transplantiert Ohrknorpel in die Columella. FOMON, GOLDMAN und ihre Mitarbeiter implantieren ebenfalls einen Knorpelstreifen als Auto- oder Homotransplantat, auch in Fällen, in denen sie keine Resektion am Flügelknorpel ausführen. Sie nennen das Knorpelimplantat, das sie meistens aus ihrer Knorpelbank beziehen, ,,batten''.

Die Einpflanzungen dieses *,,batten''* *in die Columella* und kleiner rundlicher Knorpelstücke unter die Haut der Nasenspitze ist das einzige, was wir von der sonst unseres Erachtens nicht sehr zweckmäßigen Methode von GOLDMAN und von FOMON übernommen haben. KLICPERA hat unsere Auffassung der gestorten Stabilität der Nasenspitze nach gewissen Streifenexcisionen ebenfalls vertreten.

Die Methode der Riffelung des Bogens des Flügelknorpels hat da und dort ihre Gegner. Sie gehort im Prinzip zur Methodik der schon erwahnten Gruppe von amerikanischen Plastikern, wonach die Nasenspitze durch multiple Incisionen in eine gewollte Form wie Ton gedrückt und in dieser durch den Verband gehalten werden kann. FOMON nennt diese Methodik ,,rhinologisch'' und setzt sie der ,,orthopädischen'' von JOSEPH gegenuber. SAFIAN wendet sich gegen den Ausdruck ,,orthopädische Methode'', wie FOMON das Vorgehen von JOSEPH nennt. Obwohl er durch seinen Lappen das Verfahren von JOSEPH modifiziert hat, hält er sich an die Knorpelexcisionen seines Lehrers (s. S. 86). Er lehnt die Formung der Nasenspitze durch Riffelung und Felderung ab. Wir wenden, wie oben schon dargelegt, die Knorpelriffelung in Kombination mit sparsamen Excisionen seit mehr als 10 Jahren an und haben damit nie schlechte Erfahrungen gemacht.

Wenn eine *Asymmetrie der Flugel* entsteht, kann am unteren Rand eines Flügelknorpels zusätzlich eine streifenformige Excision vorgenommen oder ein Knorpelstreifen aus dem Dreiecksknorpel hinzugefugt werden. Die Flügelränder müssen immer etwas hoher als die Columella zu stehen kommen.

Wenn wir eine leichte Verschmälerung der Nasenspitze erzielen wollen, dann entfernen wir das lockere *Bindegewebspolster zwischen den beiden Crura medialia* des Knorpels besonders im vorderen Drittel. Den Zugang dazu bietet uns die Incision am Vestibulumrand, die wir auf die Columella verlängert haben. Wir ziehen beide Crura medialia in ein Nasenloch hinein. Wenn notig, nahen wir sie in ihrem vordersten Anteil mit feinem Chromcatgut zusammen. Danach legen wir eine Matratzennaht an, indem wir den Faden zweimal durch jeden Knorpel führen und ihn auf einer Seite knapp hinter dem medialen Knie knupfen oder, wenn wir eine Durchtrennung oder Streifenexcision vorgenommen haben, knapp hinter der Schnittlinie.

Da wir den Knorpel so wenig wie möglich traumatisieren durfen, fuhren wir die Naht mit feinem Chromcatgut und mit atraumatischer Nadel aus. Wir konnen bei dieser *Matratzennaht* aber auch die Vestibulumhaut beidseits einbeziehen, wobei wir im Nasenvorhof knüpfen konnen. Wenn wir uber der Haut knüpfen, verwenden wir Nylonfaden 00 oder 000. Wir stechen mit einer geraden Nadel nach KEAT von der einen Seite in den Steg hinein und drücken von der anderen Seite auf gleicher Hohe die Mundung eines Saugrohrs entgegen, so daß die Nadelspitze nach dem deutlich fuhlbaren Durchstechen der beiden medialen Crura im anderen Nasenloch genau am symmetrischen Punkt der Vestibulumschleimhaut heraustritt. Es ist besonders wichtig, daß die Nadel streng horizontal gefuhrt wird, damit keine Verziehungen der Columella entsteht (Abb. 123). Der Durchstich geschieht zweimal, und beide Male soll der mediale Knorpelschenkel getroffen werden. Manche Operateure führen diese Naht von einer senkrechten medianen Columellaincision nach JOSEPH und EITNER aus durch. Um eine noch bessere

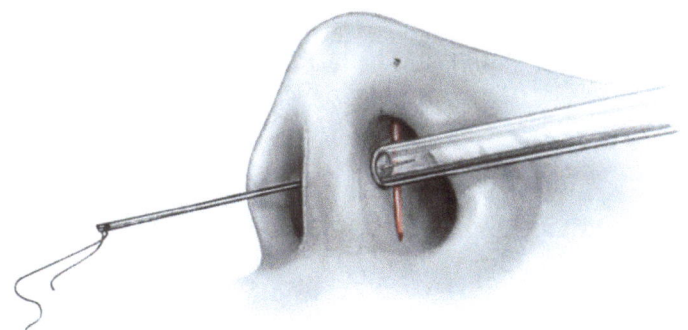

Abb. 123. Durchstechen der Matratzennaht am Septum membranaceum. Die Nadelspitze wird durch ein Saugrohr geschutzt

Übersicht bei dieser Spitzenverschmälerung durch Nahtvereinigung der medialen Schenkel zu gewinnen, kann die Columellahaut nach einer *Schnittführung von* RÉTHI (1931) im vorderen Drittel lappenförmig abgelöst werden (Abb. 124). Die Columella wird in querer Richtung am Übergang zum vorderen Drittel gespalten. Der Schnitt geht, beidseits rechtwinkelig umbiegend, in den Vestibulumrandschnitt über. MAY hat sich in den letzten Jahren in Amerika besonders für die Vorteile dieser Schnittführung eingesetzt. Die Schnittführung von RÉTHI ist von einer älteren von GILLIES aus dem Jahre 1920 abgeleitet, bei der der Columellalappen, der über die Spitze geschlagen werden soll, schon an der Stegbasis abgehoben wird. Weil viele Operateure schlechte Erfahrungen damit gemacht haben und wegen der vermeintlichen Gefahr der Lappennekrose wurde diese Methode aufgegeben und geriet in Vergessenheit. 1956 hat HAUBERRISSER eine Modifikation der Réthischen Technik angegeben, bei der er den Vestibulumrandschnitt noch weiter lateralwärts bis auf den seitlichen Nasenflügelansatz verlängert, hier in der Ansatzfalte umbiegt und auf der äußeren Haut

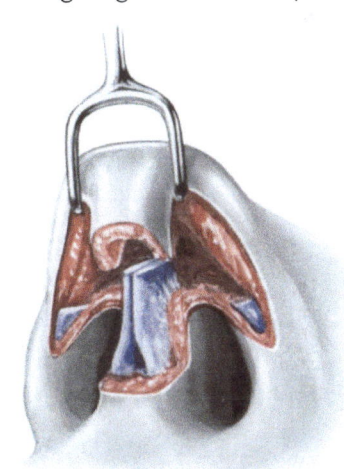

Abb. 124. Nach Durchtrennung der Crura lateralia, einige Millimeter vom Flugelknorpelbogen entfernt, wird der mediale Anteil der Crura lateralia nach medial gefuhrt und durch Naht vereinigt. Bei dieser Methode von STRAITH zur Erhohung der Nasenspitze kann man sich, wie hier dargestellt, der Schnittfuhrung von RÉTHI bedienen

rund um den Ansatz des Flügels weiterfuhrt. Damit kann er die Nasenspitzenhaut noch mehr aufklappen. Wie im Kapitel über die Sattelnase ausgeführt ist, haben diese Incisionen noch Erweiterungen durch SERCER, COOGHLIN und REHRMANN erfahren (s. S. 185).

Die Schnittführung von RÉTHI ist besonders geeignet fur Falle, bei denen eine stärkere Erhohung der Nasenspitze durch Aufklappen und Zusammennähen beider Flügelknorpelbogen erreicht werden soll. Der Knorpel wird dabei nach einer Methode von STRAITH im Bereich des lateralen Schenkels, einige Millimeter vom Bogen entfernt, senkrecht zum Rand durchtrennt und bis zum Crus mediale freipräpariert (Abb. 124). Auch DE KLEINE befürwortet die mediane Columellaincision oder mediocolumellare Incision für solche Spitzenkorrekturen. Wir halten diese Eröffnung der Nasenspitze bei der Spitzenkorrektur im allgemeinen

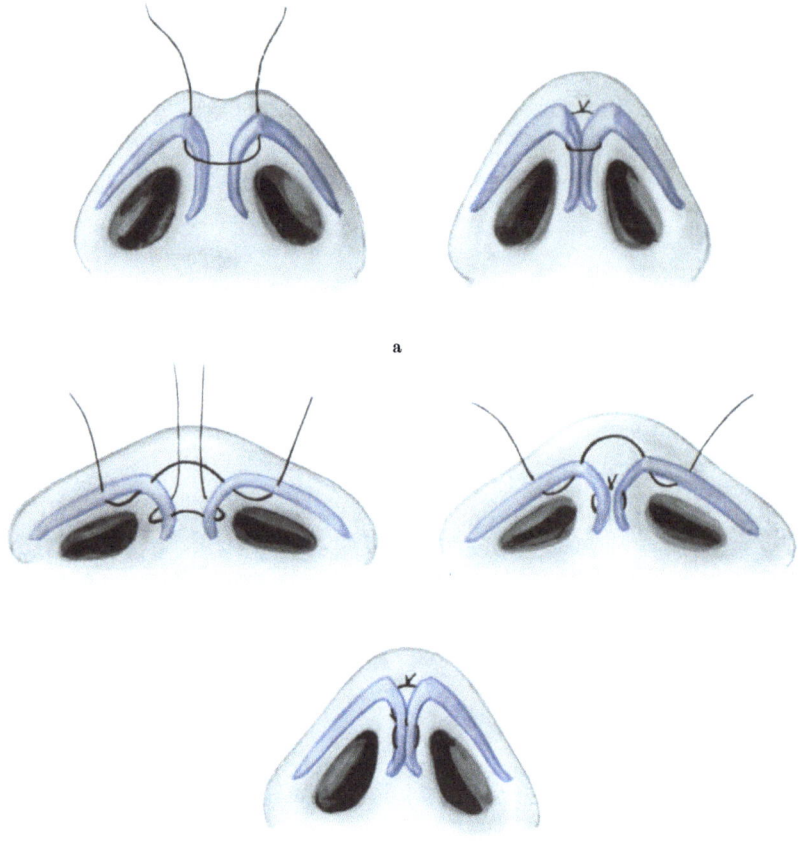

Abb. 125a u. b. Vernahen der Flügelknorpel beider Seiten. a Raffnaht nach BERSON, b Raffnaht nach JOSEPH zur Verschmälerung der Nasenspitze

nicht für erforderlich, da man mit der Luxations- oder Eversionsmethode auskommt. Hingegen kann sie für die Korrektur von Hasenschartennasen und anderen Mißbildungen sowie von Sattelnasen und von narbig entstellten Nasen indiziert sein (s. entsprechendes Kapitel).

Um die beiden medialen Schenkel und die Bogen zusammenzubringen, hat BERSON eine Naht angegeben, welche die vorderen Ränder der Knorpel umgreift und in der Medianlinie zwischen den beiden Bogen geknüpft wird (Abb. 125a). — Bei *breiten, flachen Nasenspitzen*, die zwischen den beiden Flügelknorpelbogen eine leichte Einsenkung der Haut aufweisen, was als Andeutung einer Doggennase angesehen werden kann, hat JOSEPH eine doppelte Raffnaht angegeben, welche die Knorpel weiter seitlich umgreift und dadurch eine Spitzenerhöhung bewirkt (Abb. 125b).

Bei der *Knollenspitze* mit knickartiger Eindellung in der Medianlinie unmittelbar über dem verschmälerten Bogen der Flügelknorpel, d. h. im „schwachen Dreieck" von CONVERSE (Abb. 1), wird ein Knorpelspan, wenn möglich aus dem Septumknorpel, eingefügt.

Wenn die Columella bei Spitzenerhöhungen durch Raffnähte noch nicht die richtige Festigkeit gewonnen hat, sind Implantationen von Knorpelstreifen am Platze, die am besten vom Vestibulumrandschnitt aus vorgenommen werden (s. S. 96). Es ist dabei zu beachten, daß sich der Knorpelstreifen flach den beiden Crura medialia des Flügelknorpels anlegt, also zwischen ihnen und der Columellahaut zu liegen kommt. Manchmal kann durch Unterfüttern der Haut der Nasenspitze mit einem kleinen dreieckigen oder auch ovalen Knorpelstück ein guter kosmetischer Effekt erzielt werden. Dieses kleine Implantat, das nach

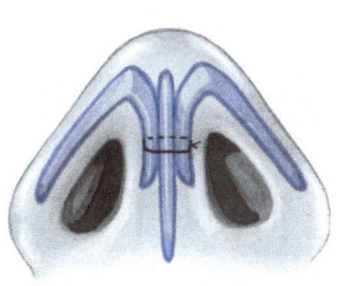
Abb. 126. Knorpelspan in der Columella an die Crura medialia der Flügelknorpel fixiert nach EITNER u. DALEY

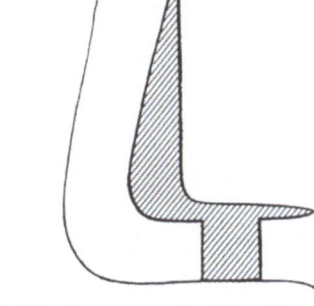
Abb. 127. Excision aus der Columella und aus dem Septumknorpel bei zu langer Columella

STRAATSMA auch aus Derma bestehen kann, verhält sich dann zum „batten" in der Columella wie ein Punkt auf dem „i" (Abb. 122).

Zuweilen ist eine stärkere Stütze der Nasenspitze erwünscht, dies auch in Fällen ohne Sattelnase. Dann nimmt man besser einen etwas dickeren Knorpelstreifen aus dem Septum und klemmt ihn vom Transfixionsschnitt aus zwischen die beiden Crura medialia. Die beiden Knorpelschenkel werden mit einem Scherchen von hinten vorsichtig auseinandergespreizt und das Bett für das Implantat daraufhin bis auf die Spina nasalis ant. erweitert. Ein Knorpeleinschluß zwischen den beiden Crura medialia dient nach EITNER auch zur *Verbreiterung der Columella*. Um dem Implantat den nötigen Halt zu geben und um ein Verrutschen während der weiteren Manipulation zu verhindern, fixiert man es wie DALEY mit einer Matratzennaht. Zunächst wird das Knorpelstück durchstochen, dann werden beide Fadenenden mit gerader Nadel durch das mediale Crus beidseits geführt und entweder subcutan (Abb. 126) oder nach Hautdurchstich im Vestibulum geknüpft. Auch hier brauchen wir Nylonfaden 00 oder 000, während die meisten Amerikaner für die Columellanähte oder Septocolumellarnähte Seidenfaden 00 oder 000 wie DALEY oder rostfreien Stahldrahlt wie FRED verwenden. Stahldraht und Nylon können länger belassen werden.

Bei *allzu langer Columella* kann man, wenn nötig, einen Hautstreifen inklusive entsprechender Segmente der Crura medialia im mittleren Teil oder ohne Knorpel im basalen Teil des Steges quer herausschneiden. Damit erzielt man ein Zurücksetzen der Nasenspitze (Abb. 127). Wir führen diese Excision nach innen bis zum Transfixionsschnitt (s. auch S. 112). Eine entsprechende Keilresektion unter dem Transfixionsschnitt, also im knorpeligen Septum, wie sie EITNER angegeben hat, halten wir nicht für zweckmäßig, da wir die notwendige Knorpelresektion am

Septum besser schon an der vorderen, durch die Transfixion freigelegten Septumkante vornehmen oder vorgenommen haben (Abb. 93a). Unsere Verkürzung der Columella entspricht ungefähr dem Verfahren von JOSEPH zur Zurücksetzung der zu prominenten Nasenspitze, die er aber nicht mit einer Transfixion kombiniert. Die Resektionsstümpfe werden in unserem Verfahren durch feine Hautnähte mit Dermalone 00000 oder 000000 vorne und seitlich und nicht durch Matratzennähte zusammengebracht.

4. Korrektur des Nasolabialwinkels und Fixation der neumodellierten Spitze

Bevor man zum Verschluß der Transfixionswunde schreitet, schaut man noch, ob der Nasolabialwinkel an den richtigen Ort zu liegen kommt oder ob er durch zu starkes *Vorspringen der Spina nasalis ant.* zu weit nach vorne gedrängt wird. Falls hier eine Knochenabtragung nötig ist und man sie noch nicht oder in zu geringem Maße durchgeführt hat, kann man dies jetzt in der S. 79 und 116 beschriebenen Weise noch nachtragen. Durch eine durch das Periost geführte Matratzennaht, die außen an der Oberlippe über einem Mullröllchen geknüpft wird, erfolgt die Fixation in der Stellung, in der der Nasolabialwinkel verheilen soll (Abb. 128).

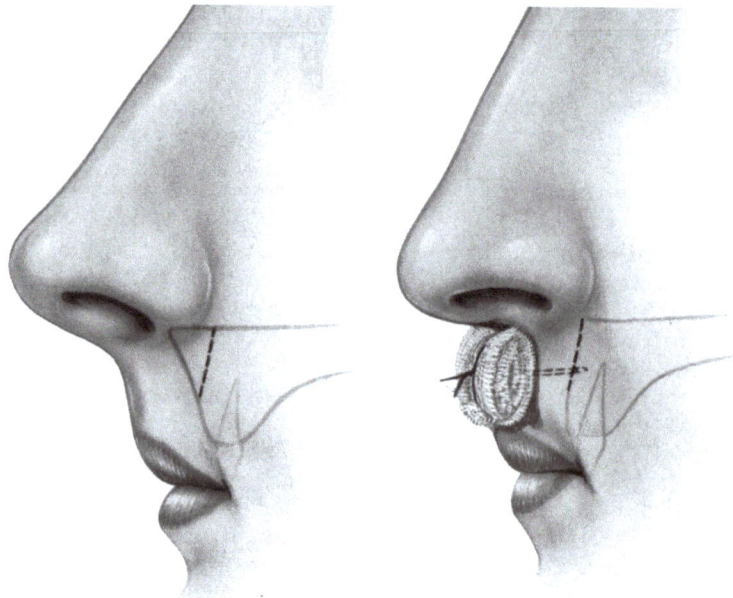

a b
Abb. 128a u. b. Korrektur des Nasolabialwinkels durch Resektion der Spina nasalis ant. (s. auch Abb 94).
a Der zu resezierende Knochenanteil ist durch die punktierte Linie gekennzeichnet. b Fixation der zurückverlagerten Oberlippe durch Matratzennaht, die am Periost fixiert ist

Umgekehrt, wenn der *Nasolabialwinkel noch zu weit hinten* liegt und zu klein ist, kann jetzt, da die Korrektur nach CINELLI (s. S. 81) nicht mehr ausführbar ist, mit freien Knorpeltransplantationen nach DALEY nachgeholfen werden. Der Knorpeleinschluß wird mit einer perforierenden Naht von der Transfixionswunde aus vor die Spina nasalis ant. gebracht und außen am oberen Philtrumende fixiert und festgeknüpft (Abb. 129a und b).

Nun schließt man die Transfixionswunde durch die sog. *septocolumellare Naht*, eine Naht, die quer durch die Columella und quer durch das Septum geht und seitlich geknüpft wird. Hier kommt uns das Entgegendrücken eines Saugrohrs sehr zunutze, da es ein Einstechen der geraden Nadel nach KEAT in die seitliche Nasenwand verhindert (Abb. 123). Es ist unwichtig, ob man zuerst durch die Columella oder durch das Septum sticht; es kommt mehr darauf an, in welcher Richtung die Nähte angelegt werden. Gewohnlich, sei es bei einer Gesamtreduktion der Nase oder sei es nur bei einer Verkleinerung der Nasenspitze, wollen wir *Spitze und Columella leicht zurückverlagern* und stechen zu diesem Zweck am Septum weiter hinten ein als an der Columella. Umgekehrt, wenn wir ein leichtes Vorspringen der Nasenspitze bewirken wollen, vernähen wir die Columella durch schräg von hinten unten nach vorne oben verlaufende Nähte mit dem Septum. Dies entspricht der ursprünglichen orthopädischen Naht von

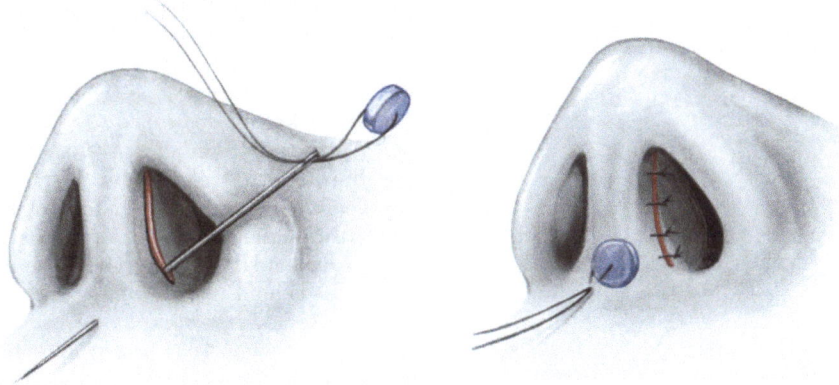

Abb. 129a u. b. Knorpeltransplantation nach DALEY. a Einfuhren des Transplantats in den Nasolabialwinkel durch die Transfixionswunde, b Knorpel in situ

JOSEPH (Abb. 130a). Wenn keine Spitzenverschiebung geplant ist, führt man die septocolumellare Naht senkrecht zu den Transfixionsrändern durch gegenüberliegende Punkte dieser Ränder. Im allgemeinen genügen zwei solcher septocolumellarer Nähte. Eine dritte kann ganz basal angelegt werden, wenn die Columella an ihrer Basis zugleich verschmälert oder wenn der Nasolabialwinkel leicht zurückversetzt werden muß. Dann legen wir die Naht weit hinten, knapp über der intakten oder resezierten Spina nasalis ant., durch den Septumknorpel und durch den häutigen und bindegewebigen Steg an der Basis an zwei genau symmetrischen Punkten an (Abb. 130a). Eine allzu starke Breite der Columellabasis erheischt eine Entfernung von subcutanem Bindegewebe von hinten, von der Transfixionswunde aus (Abb. 130b). Allenfalls sind noch die Spitzen der Crura medialia, wenn sie subluxiert sind, vor der Anlegung von Matratzennähten zu resezieren. Sind die Crura medialia zu stark gewolbt, dann werden sie durch eine Riffelung gefügig gemacht und danach erst vernäht. Auch dies geschieht vom Transfixionsschnitt aus. OMBRÉDANNE ersetzt diese Knorpelstümpfe durch Implantation eines Septumstreifens oder er reimplantiert sie verkehrt. — Ähnlich, aber stärker als die basale septocolumellare Naht wirkt die *versenkte Naht* nach AUFRICHT, welche auch von DALEY propagiert wurde. Dabei wird der Faden statt transversal durch die Columellabasis in einem Dreieck zur Mitte des Stegansatzes, wo die Philtrumdelle aufhört, und von hier wieder durch die gleiche Stichstelle der Haut ins andere Nasenloch geführt und dort geknüpft (Abb. 131). Durch diese Naht kann auch der zu stumpfe

Nasolabialwinkel auf die normalen 90° korrigiert werden. JOSEPH legte eine die Columellabasis umgreifende Naht mit ähnlicher Wirkung an. — Für alle diese Nähte an der für Nahtinfektionen sehr anfälligen Columella wählen wir Nylonfaden statt Stahldraht oder Seide.

FRED lehnt die straffen septocolumellaren Matratzennähte ab, weil die Fasern des M. depressor septi dadurch in die Höhe gezogen und gedehnt werden und weil sich später dieser Muskel wieder zusammenzieht und die Columellabasis wieder nach unten verlagert. Er selbst vernäht die Transfixionsstelle nur locker seitlich nach genügender Knorpelresektion am unteren Rand der Lamina quadrangularis. Er führt also zwei Ursachen für die bekannte *postoperative Senkung der Nasenspitze und der Columella* an: die lineare Kontraktur der Narbe der septocolumellaren Naht und den Zug nach unten durch den Depressor septi nasi, der zum M. orbicularis oris gehört. Die erste Ursache behebt er durch seine 1950 publizierte „*Invaginationstechnik*", die RÉTHI zwar schon 1934 beschrieben hatte und bei welcher der durch die Transfixion dargestellte Septumknorpelrand bis 3 mm nach hinten von der Schleimhaut entblößt, in die speziell präparierte Rinne der Columellahinterfläche in der Transfixionswunde getrieben und mit Nähten darin fixiert wird. Dabei wird weniger vom Knorpelrand reseziert als bei der üblichen Technik. RÉTHI nennt das Überziehen der septocolumellaren Haut über den unteren Rand des Septumknorpels „embracing flap".

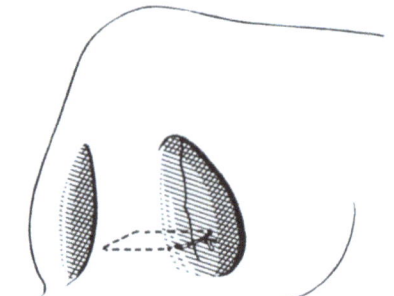

Abb. 130 a. Septocolumellarnaht als Matratzennaht

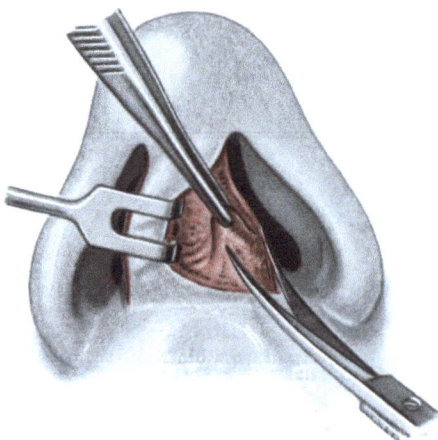

Abb. 130 b. Bei allzu breiter Columellabasis wird subcutanes Bindegewebe von hinten, vom Transfixionsschnitt aus, entfernt. (Aus H. J. DENECKE)

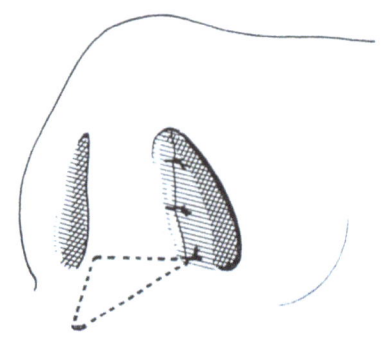

Abb. 131. Versenkte Naht nach AUFRICHT-DALEY

Wir wenden die Invaginationstechnik nur in Fällen an, in denen zugleich eine Korrektur des Septums im vorderen Teil nötig ist, bei der wir den unteren Rand der Lamina quadrangularis nicht oder nur in geringstem Maße opfern wollen. Sonst scheint uns diese Technik überflüssig zu sein und könnte unter Umständen einen Hochstand der Columella, eine sog. versteckte Columella („hidden columella"), bewirken (s. S. 116).

Zur Beseitigung der zweiten Ursache gibt FRED eine weitere eigene sog. „*lippenbefreiende*" Technik an. Vom Transfixionsschnitt aus durchtrennt er den M. depressor septi nasi, indem er feine Scherenschnitte nach vorne bis knapp unter die Haut der Columellabasis führt (Abb. 132). Den Schnitt füllt er durch

Interposition eines kleinen Knorpeltransplantates aus. Dadurch können sich die Fasern des Depressor septi nasi, von den Franzosen ,,faisseaux médians du muscle myrtiforme" (LEVIGNAC) genannt, nicht mehr zusammenfügen.

Zuletzt wird noch der *untere Rand des Dreiecksknorpels* vom intercartiginären Schnitt aus mit oder ohne Schleimhautauskleidung reseziert. Damit wird ein Überlappen des Dreiecksknorpels über den Flügelknorpel verhindert (Abb. 133a). Gegebenenfalls wird der Dreiecksknorpel zusätzlich durch ,,cross-hatching" gefügig gemacht (Abb. 133b). — Die Incision am Vestibulumrand wird im allgemeinen nicht genäht. Nur gelegentlich, wenn der reponierte Brückenlappen der Luxationstechnik sich nach unten zu verschieben droht, kann eine Situations-

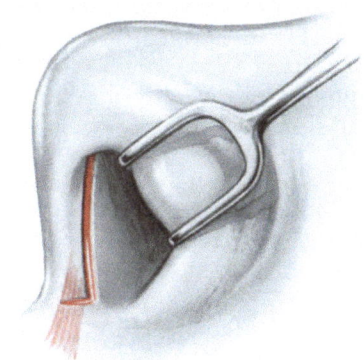

Abb. 132. Durchtrennung des M. depressor septi durch die ,,lippenbefreiende" Incision nach FRED

naht mit Nylon 000000 angebracht werden. Jedenfalls darf unter keinen Umständen eine Dehiscenz der inneren Auskleidung am Vestibulumrand entstehen. Sonst muß diese mit einem Hautläppchen aus dem Vorhof eventuell auf Kosten einer guten Adaptation der Incisionsränder am Limen nasi gedeckt werden.

Aus diesen Erörterungen ist zu ersehen, daß die Spitzenkorrekturen sehr kompliziert und heikel sind und daß hier am ehesten eine künstlerische Virtuosität

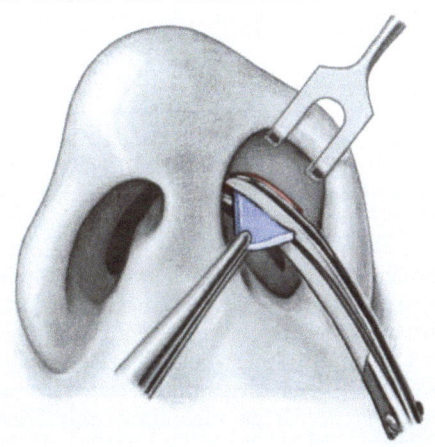
a

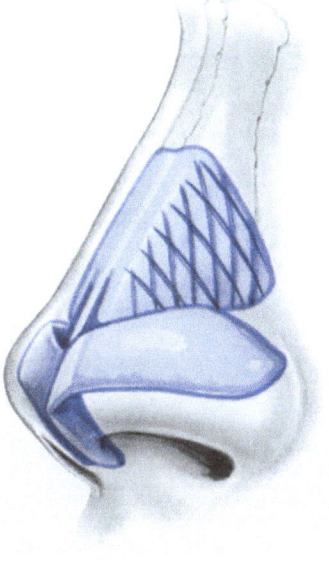
b

Abb. 133a u b. a Verkürzung der Nase nach JOSEPH. Von einem Schnitt am unteren Rand des Dreiecksknorpels wird ein entsprechend großes keilförmiges Stück desselben entfernt. (Aus H. J. DENECKE.) b Riffelung (cross-hatching) des Dreiecksknorpels

zu erfreulichen Resultaten führt. Immer wieder hat man mit Tücken zu tun, und immer wieder ist man froh, wenn man auch von den Erfahrungen anderer profitieren kann. Bis zu einem gewissen Grad ist besonders das postoperative Verhalten der Haut über der Nasenspitze unberechenbar. Bei sehr dünner Haut muß man mit den Knorpelexcisionen eher sparsam sein. Vor allem aber ist darauf zu achten, daß beim Resezieren von Knorpel *keine scharfen Kanten* entstehen, was z. B. nach der Zurückverlagerung des luxierten, den Flügelknorpel enthaltenden Brückenlappens nicht immer gleich ersichtlich ist, sondern mit dem Finger palpiert werden muß. Solche Unzulänglichkeiten kommen sonst erst im Verlauf der postoperativen Abschwellung zu Gesicht. Es ist oft nötig, daß

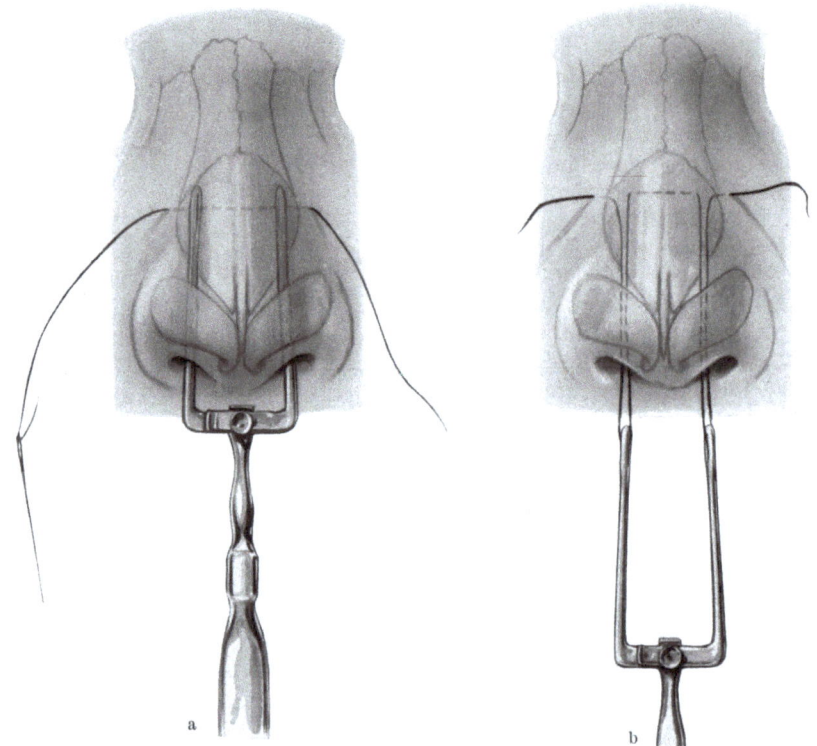

Abb. 134a u. b. Fixation des verschmälerten Doms im Bereich der Dreiecksknorpel mittels einer durchgreifenden Naht, die durch ein Führungsinstrument angelegt wird (nach FOMON). a Nadel und Faden durch die Öhre des in die Nasenhöhlen eingeführten Instrumentes gezogen. b Faden mit Führungsinstrument aus der Nase gezogen. Die Fadenenden werden entsprechend über dem Nasenrücken und vor der Columella über einem Polster verknüpft, um das knorpelige Nasengerüst nach unten und vorne zu ziehen

der korrigierte Flügelknorpel nach der Rückverlagerung wieder hervorgeholt und in seiner Form nochmals etwas verändert wird. Wenn scharfe Kanten am Bogen des Knorpels stören, muß die Knorpelbrücke mit den Riffelungen noch mehr verschmälert werden. — Zu dicke Haut ist ebenfalls unerwünscht, weil sie sich nicht so leicht an das neu geformte knorpelige Skelet anschmiegt. Hier ist ein Verband mit schmalen Heftpflasterstreifen und mit Gips oder einem ähnlichen Retentionsmaterial von größter Wichtigkeit. — Es kommt vor, daß auch die septocolumellaren Nähte wieder geöffnet und neu angelegt werden müssen, wenn Spitze und Columella nicht nach Wunsch stehen.

Zuweilen ist noch eine besondere *Fixation der Dreiecksknorpel* in der verschmälerten Lage notwendig, wozu sich das Verfahren von FOMON eignet. Es wird dabei das verschmälerte, knorpelige Nasengerüst zusätzlich nach unten gezogen, indem die im Nasenlumen liegenden Anteile der durchgreifenden Naht an der feststehenden Columellabasis geknüpft werden (Abb. 134). Um die Gefahr einer Drucknekrose, die trotz Polsterung an der Columella möglich ist, zu vermeiden, empfehlen wir, die Fäden durch das feste, knorpelige Septum knapp oberhalb der Spina nasalis ant. zu fuhren.

Eine Frage, die noch umstritten ist, ist die der *Reihenfolge der verschiedenen Phasen einer Nasenoperation*. Wie aus unserer Beschreibung hervorgeht, pflegen wir, wie McINDOE und die meisten Engländer, bei einer totalen Reduktion der Nase zuerst den knöchernen Teil und dann die Nasenspitze anzugehen. Viele Operateure aber (FOMON, STRAATSMA, SOMMER u. a.) sind gegenteiliger Meinung. Wenn eine Septumkorrektur mit einer Spitzenplastik kombiniert werden soll, dann nehmen wir die Arbeit am Septum zuerst vor. Ist die Spitzenkorrektur aber mit einer Spanimplantation in den Nasenrücken zu kombinieren und ist keine starke Verschmälerung der knöchernen Pyramide notwendig, dann operieren wir zuerst an der Spitze.

V. Totalverkleinerung der Nase

Die Totalverkleinerung der Nase, ,,total reduction" der Angloamerikaner, ist die Kombination der oben angeführten verschiedenen Einzeleingriffe. Wie schon betont, erhebt sich die Frage, in welcher Reihenfolge die einzelnen Manipulationen vorzunehmen sind. Wir halten es für vorteilhaft, mit der Reduktion des knöchernen Teiles zu beginnen und den knorpeligen Anteil nachher in gleicher Sitzung anzupassen.

Der Eingriff wird mit dem intercartilaginären Schnitt beiderseits (S. 41), dem Décollement am Nasenrücken (S. 42) und der Transfixion (S. 43) begonnen. Nach erfolgter Höckerabtragung (S. 44), lateraler und transversaler Osteotomie (S. 51 und 58) sowie Medianverlagerung der Knochenplatten (S. 63) gehen wir zur Reduktion und Angleichung des knorpeligen Nasenanteils über. Nach Anpassung der vorderen Septumkante durch entsprechende Randresektion (S. 62) wird auch die Unterkante des Septums unter Berücksichtigung des Spitzenwinkels und des Nasolabialwinkels angeglichen, wobei Randabtragungen in verschiedenem Ausmaß möglich werden können (S. 78). Da bei der nun folgenden Korrektur der Nasenflügel die Eversionsmethode zur Freilegung der Flügelknorpel (S. 84) eine weniger gute Übersicht ermöglicht, empfehlen wir, die Flügelknorpel bei der Totalverkleinerung durch die Luxationsmethode anzugehen (S. 82). Die Moglichkeiten der Incisionen und Excisionen an den Flügelknorpeln sind mannigfaltig (S. 87), doch eignet sich die Technik von LIPSETT (S. 95) besonders, da meist Korrekturen an beiden Crura notwendig sind. Es folgt nun die Resektion am Unterrand des Dreiecksknorpels (S. 103), deren Ausmaß sich nach der durch die Einzeleingriffe erzielten Reduktion richtet. Zum Schluß können der vordere und untere Rand des Septumknorpels durch zusätzliche Randresektionen (S. 78) und die Columella durch eventuelle Excisionen (S. 110) angepaßt werden. Durch geeignete Naht der Transfixion kann die Nasenspitze schließlich noch etwas vor- oder zurückversetzt werden (S. 100). — Nur in extrem seltenen Fällen sind Excisionen an der Basis der Flügel und des Septumstegs notwendig. — Während die Nasentamponade nur fur 2 Tage liegenbleibt, belassen wir den fixierenden Verband für 1 bis 2 Wochen.

VI. Eingriffe bei besonderen Stellungsanomalien und Formstörungen der Nasenflügel

1. Korrektur des Ansaugens der Nasenflügel (Flügelkollaps)

Mehr als eine kosmetische Störung ist der Flügelkollaps eine funktionelle. Die Ursache für das Ansaugen der Nasenflugel bei der Inspiration ist eine besondere

Schlaffheit der Weichteile des Flügels, speziell des Flügelknorpels. Sie kann aber auch in den Dreiecksknorpeln liegen, sei es, weil diese zu schlaff sind oder weil sie starr in einem spitzen Winkel zum Septumknorpel stehen. Die Anomalie kann kongenital, posttraumatisch oder neuromuskulär bedingt sein.

Früher gab es spezielle selbsthaltende Dilatatoren aus Draht nach TRAUBE (1900), FELDBAUSCH, JANKAU und OTT, aus Kautschuk nach GOMOIU, aus Celluloid nach SCHMIDTHUISEN, die die Patienten meist nachts in den Nasenlöchern tragen mußten.

Diese unbequemen Behelfe dürften heute obsolet sein. Das Ziel einer wirksamen Behandlung ist die Versteifung der Flügel, durch die das Ansaugen bei starker Inspiration behoben wird. Es wurden dazu alle möglichen *körperfremden und körpereigenen Einschlüsse* verwendet. DUNDAS-GRANT und MENZEL haben Paraffin in den Nasenflügel injiziert, BAARSMA und HALLE haben Metallstreifen implantiert. SEDERMANS hat es mit Silberdraht versucht. Auch Kunstharze, wie Acrylplatten (AUBRY) und Paladon (FRÜHWALD) wurden als

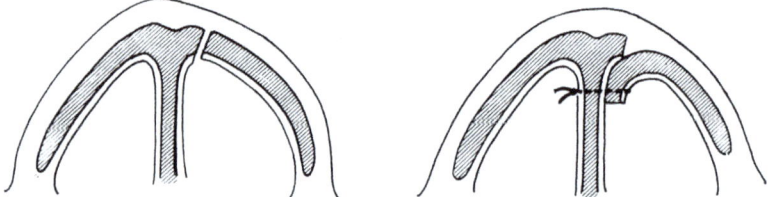

Abb. 135. Korrektur des Flügelkollapses nach FOMON durch Abtrennung des Dreiecksknorpels vom Septum, Eindrehen seines medialen Teiles und Fixation in der neuen, mehr gebogenen Stellung

Implantate mit negativem Erfolg verwendet und sind wie das Paraffin abzulehnen. Autotransplantationen von Knorpel haben sich durchgesetzt. EITNER, und FOMON nehmen Septumknorpel dazu. FOMON, BARSKY, MARINO und SHERMAN implantieren aus Rippenknorpel geschnitzte Stücke in der Form der Flügelknorpel. BARSKY und EITNER verwenden zudem auch Ohrmuschelknorpel. Die Rippenknorpelplättchen, die BARSKY zur Verstärkung der lateralen Crura der Flügelknorpel einlegt, weisen auf der Innenfläche noch das Perichondrium auf. Diese Einschlüsse werden nach FRÜHWALD von einem Vestibulumrandschnitt innerhalb des Nasenlochs oder nach SCHATTNER und FOMON von einem gebogenen Schnitt in der Falte des lateralen Nasenflügelansatzes aus eingeschoben (Abb. 306). Ein weiterer von FOMON vorgeschlagener Weg ist die *operative Fixierung der Dreiecksknorpel* in einer neuen, mehr ausladenden Stellung in Fällen, bei denen der Winkel zwischen diesen Knorpeln und dem Septum zu spitz ist. Die Dreiecksknorpel werden vom intercartilaginären Schnitt angegangen. Nach Décollement der Nasenrückenhaut und Transfixion im Septum membranaceum werden die Dreiecksknorpel an ihrem Ansatz am Septum abgeschnitten und mit Matratzennähten aus Catgut wieder angenäht, wobei ihr medialer Rand eingerollt wird (Abb. 135). In manchen Fällen von Flügelkollaps liegen die anatomischen Verhältnisse so, daß der obere Rand des seitlichen Flügelknorpels dachziegelartig unter, statt über dem Dreiecksknorpelrand liegt. In derartigen Situationen erreicht FOMON eine Besserung, indem er die Dreiecksknorpel unter den *oberen Rand der Flügelknorpel luxiert* und sie so einnäht (Abb. 136). Zusätzlich verschmälert er in den meisten Fällen auch den basalen Teil der Columella durch Excision von Bindegewebe vom Transfixionsschnitt aus und durch Matratzennähte (S. 100), wodurch das Lumen vergrößert wird. Wenn der Flügelkollaps mehr durch Verdickung des Flügels verursacht ist, dann kann dieser an seinem lateralen Ansatz abgetrennt und von dieser Abtrennungswunde aus *das überflüssige Fettpolster entfernt* werden.

Auch diese Technik stammt von FOMON. Ebenfalls in der Falte am lateralen Nasenflügelansatz kann eine *sichelförmige Excision* gemacht werden, die in manchen Fällen die Raumverhältnisse bessert, indem sie den schlaffen Flügel hier etwas auswärts rotiert (Abb. 137). SHEEHAN kombiniert laterale sichelförmige oder mondförmige Hautexcisionen am Flügelansatz mit einer Knorpelexcision und Reimplantation seitlich im Vestibulum nasi. Er schneidet ein rhombusförmiges Knorpelstück senkrecht zum Nasenflügelrand heraus und reimplantiert es parallel zum Flügelrand. SANVENERO-ROSSELLI macht die gleiche

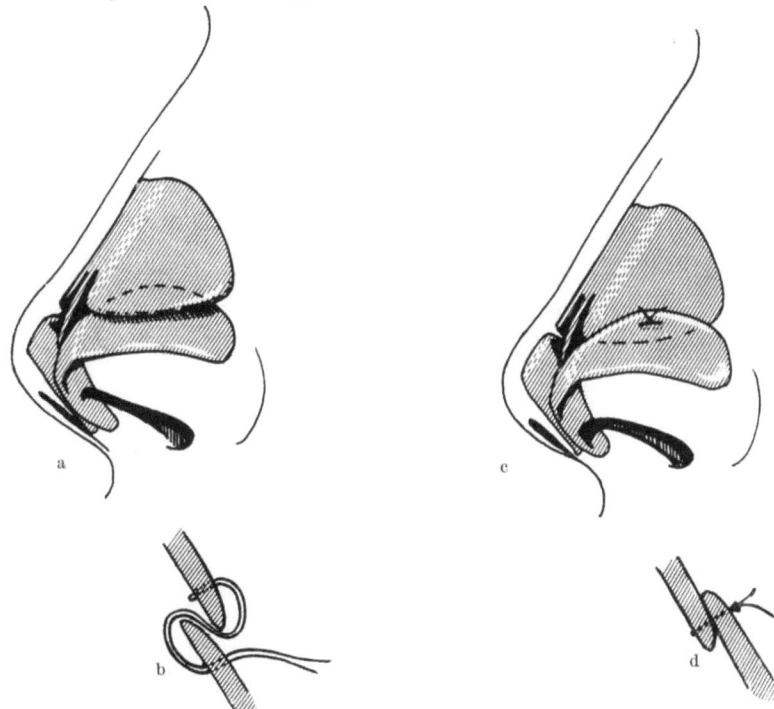

Abb. 136a—d. Korrektur des Flügelkollapses nach FOMON. a Situation der Knorpel, bei der das Ansaugen der Flugel zustande kommt. b Anlegen der Luxationsnaht im Bereich des Unterrandes des Dreiecks- und Oberrandes des Flugelknorpels. c Zustand nach Luxation des oberen Randes des Flügelknorpels durch die Naht. d Endzustand im Querschnitt

Knorpelexcision, aber ohne Reimplantation. RÉTHI excidiert ein Knorpelstück samt der Vestibulumhaut in schräger Richtung und näht den Defekt zu. Die Innenauskleidung des Nasenflügels wird dadurch gespannt, und der Flügel erreicht eine genügende Steifheit. FOMON will eine ähnliche Versteifung des Flügels erreichen, indem er die Innenfläche des Crus laterale von einem Vestibulumrandschnitt aus freilegt und kreuzweise incidiert. Zudem legt er am Flügel eine dreieckige perforierende Raffnaht an, um die Außenwölbung zustande zu bringen.

Das Ansaugen der Nasenflügel und der Kollaps können auch yatrogen nach schlecht ausgeführten Nasenplastiken entstehen, wenn z.B. zuviel vom Dreiecksknorpel oder vom Flügelknorpel oder von der Vestibulumhaut reseziert worden ist. Meistens ist es dann nötig, daß die *Innenauskleidung des Vestibulums durch freie Hauttransplantationen* (Thiersch-Lappen) vervollständigt wird. Vorher muß aber noch narbige Haut entfernt werden. Auch Knorpelimplantate, wie wir sie oben geschildert haben, sind in manchen Fällen notwendig.

In den leichteren Fällen von Flügelkollaps empfehlen wir das Excidieren des einwärtsgebogenen, nach außen stark konkaven Flügelknorpels und das *Wiedereinsetzen des 180° uber die Flache gedrehten Knorpelstückes* (Abb. 121). Dadurch kommt eine Konvexität des Flügels nach außen zustande.

HAGE unterfüttert die angesaugte Flügelhaut mit Knorpelstücken aus der Ohrmuschel. Die von ihm als *,,butterfly cartilage grafts"* bezeichneten Transplantate werden so zusammengenäht, daß die Naht in der Nasenspitze zu liegen kommt. Die Einlagerung dieser Knorpelstütze erfolgt nach einer offenen Methode mit einer Incision nach GENSOUL-LEXER (Abb. 232a und 311) oder auch nach POTTER (Abb. 322).

In Fällen von starkem Ansaugen des Flügels mit äußerlichen Narben haben wir (MEYER) die äußere Haut und den lateralen Schenkel des Flügelknorpels unter Belassung der Vestibulumhaut entfernt und durch ein *,,composite graft" von der Ohrmuschel* ersetzt. Das zusammengesetzte Ohrmuscheltransplantat bestand dann nur aus zwei Schichten, Haut und Knorpel. Man benutzt dabei die Haut der Hinterfläche der Ohrmuschel im Zusammenhang mit dem entsprechenden Conchaanteil des Knorpels, um die Konvexität der Nasenflügel zu erreichen.

Wenn die äußere Haut intakt, aber die Vestibulumhaut infolge Defekts vernarbt ist, nähen wir ein ,,composite graft" mit Conchaknorpel und vorderer Conchahaut ein.

2. Korrektur abnorm geformter Nasenflügel

Abnorm lange oder zu stark ausladende Nasenflügel, wie man sie beim negroiden Nasentyp findet, werden durch eine sichelförmige Excision aus dem am weitesten lateral gelegenen Anteil des Flügels korrigiert. Diese Methode stammt aus dem Jahre 1892 von WEIR (Abb. 137). JOSEPH hat später eine Modifikation angegeben, die für weniger ausladende Nasenflügel geeignet ist und bei der die Keilexcision am Flugelansatz nur vom Vestibulumansatz vorgenommen wird. Dabei wird die Haut der seitlichen Nasenwand soweit abgelöst, daß sie sich dem verkürzten Nasenflügel nach der Excision ohne Faltenbildung anlegt (Abb. 138). Nach SHEEHAN wird in diesen Fällen nur der Nasenboden durch eine keilförmige Incision korrigiert (Abb. 139). SELTZER variiert die Keilexcision vom Vestibulum aus je nach der Stellung der Nasenflügel (Abb. 140 und 141). Bei zu langen, sonst normalgeformten Nasenflügeln kann man die Weirsche Excision insofern modifizieren, als man die Vestibulumhaut intakt läßt.

SELTZER führt die sichelförmige Excision mit einem speziellen, zangenartigen Führungsinstrument aus, mit dem er den Nasenflügel am Ansatz zusammenklemmt. Wir halten dies jedoch nicht für zweckmäßig, da sich die Schnittführung den gegebenen Verhältnissen anpassen muß. Der Schnitt laßt sich mit einem scharfen Messer sorgfältiger als mit der Schere ausführen.

Der *zu tief ansetzende Nasenflügel* kann durch eine sichelförmige Excision weiter oben in der Ansatzfalte gehoben werden (Abb. 283). Dies ist eine Methode, die auch bei leichtgradigen Deformitäten von Hasenschartennasen angewendet werden kann. Im allgemeinen sollte man sich nicht scheuen, solche Excisionen am Flügelknorpel vorzunehmen, z.B. um Asymmetrien auszugleichen und speziell auch um ein häßliches tiefes Ansetzen der Flügel im Bereich des ,,weichen Dreiecks" auszumerzen, wie es auch MILLARD empfiehlt. Die Hautränder müssen mit feinstem Nahtmaterial (Nylon 000000) vernäht werden, dann ist die Randnarbe nach ein paar Monaten kaum noch sichtbar. Wenn der Flügelansatz noch tiefer liegt, muß man unter Umständen eine Z-Plastik mit einem kleinen Lappen vom seitlichen Abhang der Nase nach JOSEPH vornehmen.

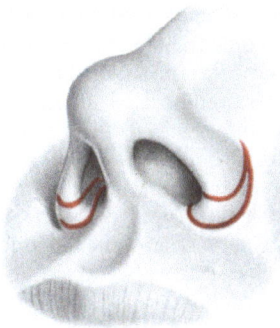

Abb. 137. Operative Abflachung von stark vorgewolbten Nasenflugeln nach WEIR. (Aus KLEINSCHMIDT)

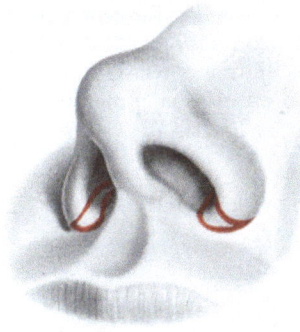

Abb. 138. Operative Abflachung von stark vorgewolbten Nasenflugeln Modifikation nach JOSEPH. (Aus KLEINSCHMIDT)

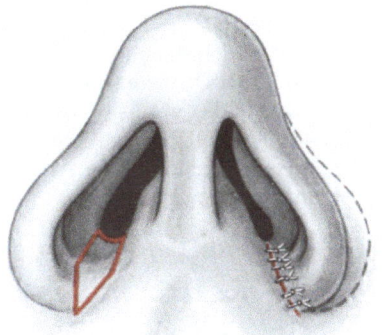

Abb. 139 Keilexcision am Vestibulumboden nach SHEEHAN. (Aus H J. DENECKE)

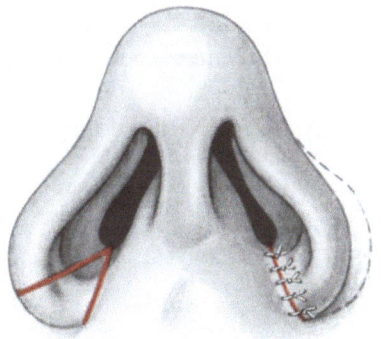

Abb. 140. Excision am Nasenflugelansatz nach SELTZER und BERSON. (Aus H. J. DENECKE)

Bei der *sehr flachen und schlaffen negroiden Nase* empfiehlt FOMON eine Keilexcision am Nasenflügelansatz beidseits und die Implantation von Knorpelstückchen, eines in die Columella, ein zweites in die Columellabasis über die Spina nasalis ant. und je eines in beide Nasenflügel (Abb. 306).

Nach LEXER wird die negroide Plattnase in der Weise korrigiert, daß am Vestibulumboden beidseits je ein Hautstreifen herausgeschnitten und der Flügelansatz daraufhin seitlich durch Incision in der Ansatzfalte abgelöst, gegen die Columellabasis gerollt und in dieser neuen Lage eingenäht wird. COTTLE hat diese Josephsche Technik insofern modifiziert, als er den Nasenboden durch eine subcutane Raffnaht verschmälert. Er führt diese Naht von einer Hautexcisionsstelle am Eingang des Nasenlochs zur andern, zieht sie an und knüpft sie, bevor er den Flügelansatz in der neuen mehr medial gelegenen Stellung einnäht.

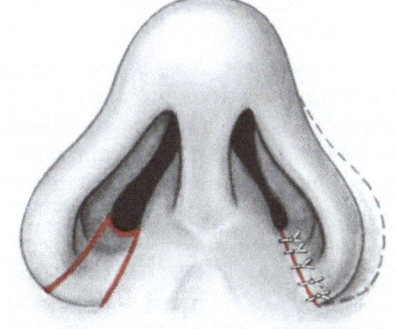

Abb. 141. Excision am Nasenflugelansatz nach SELTZER. (Aus H. J. DENECKE)

Wo ein solcher Eingriff noch ungenügend ist, behelfen sich JORDAN und GON-ZALES-ULLOA mit einer Raffnaht aus Stahldraht. Von einer Incision in der gingivolabialen Falte aus werden die beiden lateralen Flügelansätze mit dem Draht umfaßt und durch Zusammendrehen des Drahtes einander genähert. JORDAN unterfüttert gleichzeitig die Columellabasis mit einem Knochenstück, das die in diesen Fällen oft fehlende oder kümmerliche Spina nasalis ant. ersetzen soll.

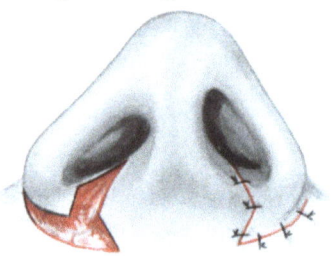

Abb. 142. Medianverlagerung des Nasenflügelansatzes nach HERLYN Hautexcision rechts und eingenähter medianverlagerter Nasenflügelansatz links

Zu dicke Nasenflügel werden nach JOSEPH durch eine Streifenexcision am Flügelrand verbessert, während sie FOMON in der im vorhergehenden Kapitel geschilderten Weise angeht (S. 106)

Zur *Medianverlagerung des Nasenflügelansatzes* ist von JOSEPH auch eine Z-Plastik mit einem zusätzlichen Läppchen von der Wange angegeben worden. Nach unserer wie auch nach der Erfahrung von BROWN und McDOWELL hat sich das Wangenläppchen als unnötig erwiesen.

HERLYN zeigt in seiner Operationslehre eine etwas kompliziertere, aber sehr sinnreiche Operation zur Medianverlagerung des Nasenflügels, die aus Abb. 142 zu ersehen ist. AUFRICHT nimmt ähnliche Excisionen wie HERLYN vor.

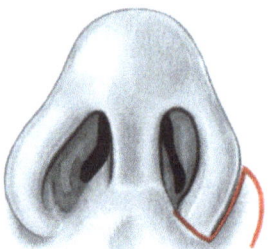 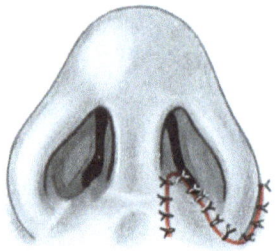

Abb. 143. Schnittführung   Abb. 144. Naht

Abb. 143 u. 144. Erweiterung des Nasenloches durch Hineinschlagen eines Lappens aus dem lateral vom Ansatz des Nasenflügels gelegenen Hautgebiet nach JOSEPH. (Aus H. J DENECKE)

Bei zu engen Nasenlöchern verfährt man umgekehrt wie bei der Medianverlagerung nach JOSEPH. Hier wird ebenfalls nach JOSEPH in einer Z-Plastik ein Läppchen von der Wange am Flügelansatz auf den Nasenboden gedreht (Abb. 143 und 144). Diese Technik kann auch nach BERSON und BARSKY zur Korrektur von zu kleinen Nasenlöchern mit gehobenem Boden angewendet werden (Abb. 303).

VII. Eingriffe bei besonderen Stellungsanomalien und Formstörungen der Columella

1. Verschmälerung der zu breiten Columella

Die Haut des *zu breiten Septumsteges* wird durch seitlichen Schnitt beiderseits von ihrer bindegewebigen Unterlage abgelöst, so daß sie mit einem kleinen Häkchen beiseite gezogen werden kann. Daraufhin erfolgt die Excision des die Verdickung ausmachenden Gewebes mit der Schere. Schließlich wird die Haut entweder mit seitlichen feinen Knopfnähten oder mit die ganze Dicke des Septums umgreifenden Matratzennähten vernäht (Abb. 145, 146, 147).

Unter Umständen ist es auch nötig, daß nebst der Bindegewebsexcision auch noch eine Hautexcision erfolgt. Diese wird am besten nach BERSON seitlich an den oben beschriebenen Hautschnitten ausgeführt. Hier werden dann die seitlichen Wunden durch Knopfnähte verschlossen, durch die die Vestibulumhaut angespannt wird. Wir benutzen dazu Nylon 0000 oder 00000 mit atraumatischer Nadel.

Wenn die Verbreiterung des Nasensteges mit einer platten oder *etwas gespaltenen Nasenspitze* einhergeht, so wird das Gewebe zwischen den medialen Schenkeln der Flügelknorpel von den erwähnten seitlichen Hautschnitten aus unter Beiseitehalten der Columellahaut entfernt. Danach können sich die beiden Crura medialia aneinanderlegen und durch Matratzennähte aneinander fixiert werden (Abb. 146, 147). — Zuweilen laden die *Enden der medialen Schenkel der Flügelknorpel* im Bereich der Columella-

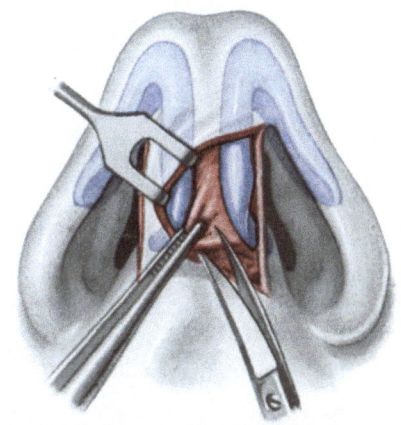

Abb 145. Verschmalerung des Septumsteges durch Excision von uberschussigem Gewebe zwischen den medialen Schenkeln der Flugelknorpel. (Aus H. J. DENECKE)

basis zu weit nach lateral aus und bedingen dadurch eine Verbreiterung des Steges. Um sie geradezurichten und in der Medianlinie aneinanderzulegen, ist es oft erforderlich, ihre Spannung durch Riffelung aufzuheben.

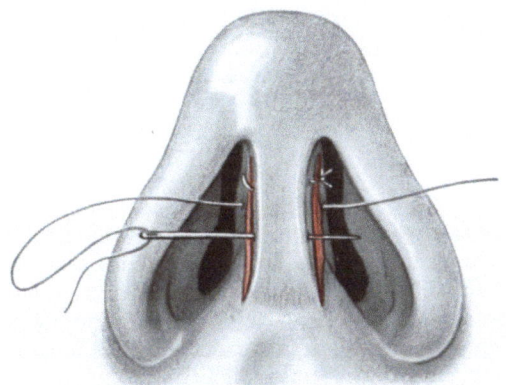

Abb. 146. Verschmalerung des Septumsteges. Nach der Excision des uberschussigen Gewebes erfolgt die Naht durch die ganze Dicke des Septumsteges. (Aus H. J. DENECKE)

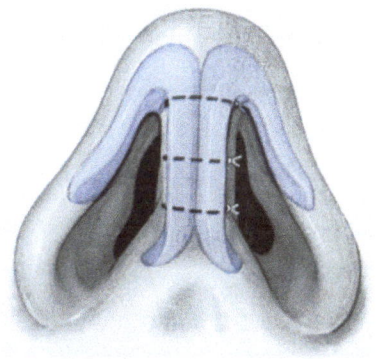

Abb. 147. Verschmalerung des Septumsteges. Aneinanderlagern der medialen Schenkel der Flugelknorpel durch Naht. (Aus H. J DENECKE)

2. Hebung der hängenden Columella

Dieser Eingriff wurde schon im Kapitel der Nasenspitze beschrieben, da er wohl meist in Verbindung mit einer Nasenspitzenkorrektur, nur selten als Operation für sich vorgenommen wird (S. 80).

Die Korrektur erfolgt durch Excision eines entsprechend breiten, spindelförmigen Gewebsstückes innerhalb der Columellahaut nach JOSEPH. Dabei wird die Columella mit dem Messer durchstochen und der entsprechende Anteil in allen Schichten umschnitten. In manchen Fällen muß noch ein Abschnitt der Crura medialia der Flügelknorpel mitexcidiert werden, wenn diese seitlich ausladen. Nach BROWN und McDOWELL soll die Gewebsentfernung nicht im Randgebiet des Steges, also vor den medialen Knorpelschenkeln nach der ursprünglichen Methode

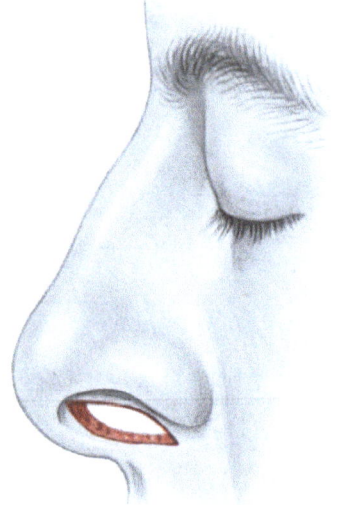
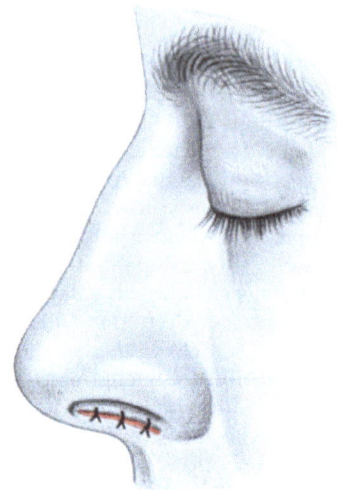

Abb 148 Korrektur des hangenden Septumsteges nach JOSEPH. Excision eines durchgehenden Gewebestreifens (Aus H J DENECKE)

Abb. 149. Korrektur des hangenden Septumsteges nach JOSEPH. Naht. (Aus H. J. DENECKE)

von JOSEPH erfolgen, sondern weiter innen im membranösen Teil des Septums, wo auch die Transfixion üblicherweise gemacht wird (Abb. 148, 149).

Die Adaptation der Wundränder kann auch hier durch Matratzennähte (Abb. 123) oder durch seitliche Knopfnähte ausgeführt werden.

3. Verkürzung der Columella

Bei *zu langem häutigen Septumsteg* trennt man diesen mit dem Messer horizontal von seinem Ansatz an der Oberlippe ab und verkürzt ihn durch eine mehr oder weniger breite Streifenexcision (Abb. 150). Der Schnitt reicht dabei bis auf das Niveau der Transfixion. Die Stümpfe werden wieder sorgfältig zusammengenäht. Dieser Eingriff kommt allein eigentlich nur in extremen Fällen von Mißverhältnis der Länge der Columella zur Größe der übrigen Weichteile, die die Spitze aufbauen, in Betracht. Denn im allgemeinen wird die Columella bei der Modellierung der Spitze ohne irgendwelche Excision mitverkürzt. Die neue Stellung der Spitze nach der Rückverlagerung wird durch die Naht der Transfixionswunde (S. 96) fixiert. — Unter Umständen kann ein *Mißverhältnis zwischen der Unterfläche der Nasenspitze und der der Columella*

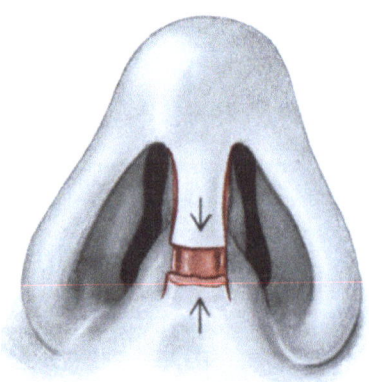

Abb. 150. Verkürzung des Septumsteges nach JOSEPH. (Aus H. J. DENECKE)

vorliegen (Abb. 151a), was einen zu langen Steg vortäuscht. Dann kann die Columella beidseits auf Kosten des Spitzenanteils zurückverlagert werden, wobei die vordere Commissur durch sichelförmige Excision nach vorne verschoben wird und dadurch die beiden Nasenlöcher größer erscheinen (Abb. 151a u. b).

Wenn die *Nasenspitze allzu prominent* ist und sie sich mit der Transfixion und Neumodellierung nicht genügend korrigieren läßt, greift man zur Streifenexcision, welche unter Umständen mit einer beidseitigen Keilexcision am Ansatz des Flügels kombiniert wird. Dadurch wird auch der Profilwinkel, der bei zu langer Nasenspitze gewöhnlich über 38° beträgt, normal.

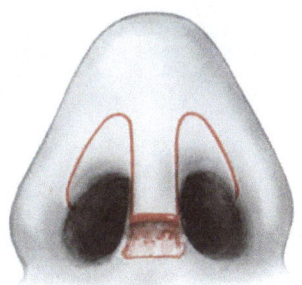 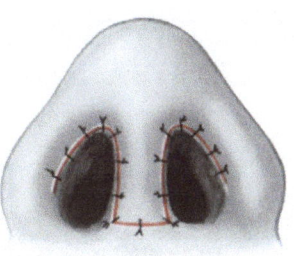

a b

Abb. 151a u. b. Columella-Spitzenkorrektur durch beidseitige sichelförmige Excision am vorderen Rand des Nasenloches und durch Streifenexcision an der Columellabasis (R MEYER). a Excision der vorderen Commissuranteile auf ganzer Tiefe. b Columella nach Excision an der Basis vernaht

4. Verlängerung der Columella

Die einfachste Art der *Stegverlangerung* erfolgt *auf Kosten seiner Breite*, indem nach FOMON vom Transfixionsschnitt aus Bindegewebe herausgeschnitten wird und Matratzennähte angelegt werden, wie wir es oben bei Verschmälerung der Columella schon beschrieben haben (Abb. 145—147). Dabei kann die basale Matratzennaht noch Gewebe des oberen Filtrumendes, welches also schon zur Oberlippe gehört, mit umgreifen, die Columella also weiter basal zusammenraffen. Es genügt aber nicht, nur solche durchgreifende Nähte anzulegen, sondern es ist notwendig, daß z.B. von der Transfixion aus mit der Schere eine subcutane Wundfläche im Bereich der Columellabasis geschaffen wird, welche zu Narbenbildung Veranlassung gibt. Erst dann kann damit gerechnet werden, daß die durch die Raffnähte bewirkte Veränderung von Dauer sein wird.

Die gebräuchlichste Methode zur Verlängerung des Nasenstegs ist die *V-Y-Plastik im Philtrum*, welche sowohl GENSOUL als auch LEXER und JOSEPH zugeschrieben wird. Es wird ein Hautlappen der Columella und des Philtrum geschnitten, der ganz vorne an der Nasenspitze gestielt ist und fast am Rand der Oberlippe spitz endet. Der Lappen wird nach vorne verlagert und neu eingenäht, wodurch ein Hautdefekt im Philtrum entsteht, der durch Zusammenraffen der seitlichen Ränder geschlossen wird. So entsteht aus dem V-Schnitt im Philtrum eine Y-förmige Naht (Abb. 152, 153).

Wenn eine geringe Verlängerung des Stegs und zugleich eine Verbreiterung seiner Basis erreicht werden soll, schlägt man nach GILLIES zwei *seitliche horizontale Hautlappchen* von der Oberlippe auf die Columellabasis. Dadurch wird besonders auch ein zurückstehender Nasolabialwinkel weiter nach vorne gebracht (Abb. 154).

Eine weitere Methode von GILLIES dient zur Verlängerung der sehr kurzen Columella. Diesmal wird ein *Columella-Philtrumlappen* so geschnitten, daß sein vorderes Ende in die Nasenspitze zu liegen kommt und der basale Stiel am Lippenrand haftet. Der Lappen wird an der Columella wieder so eingenäht, daß die vorher zur Oberlippe gehörende Haut nun den basalen Steganteil deckt. Dadurch muß

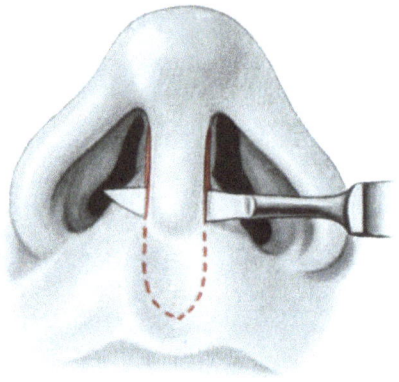

Abb. 152. Verlangerung des Septumsteges nach JOSEPH. Die rotpunktierte Linie umreißt den zur Verlangerung dienenden Hautstreifen aus der Oberlippe. (Aus H. J. DENECKE)

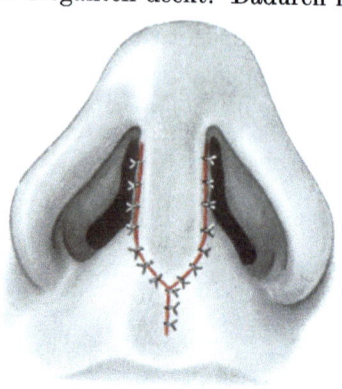

Abb. 153. Verlängerung des Septumsteges nach JOSEPH. Naht der Oberlippe und des Septumsteges. (Aus H. J. DENECKE)

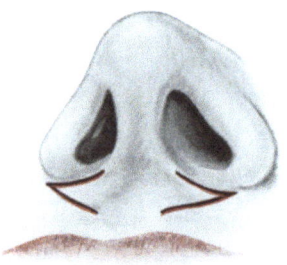

a   b

Abb. 154a u. b. Verlangerung der zu kurzen Columella nach GILLIES. a Lappenbildung beiderseits an der Oberlippe; b Einschlagen der Lappen in die Columellabasis

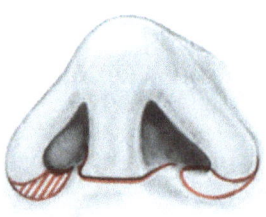
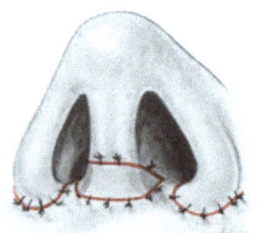

a   b

Abb. 155a u. b. Verlängerung der Columella nach PEGRAM. a Excisionen. Rot schraffiert Kompensatorische Excision, um die Symmetrie der Nase zu garantieren b Excisionsstück aus dem einen Flügelansatz zur Verlängerung der Columella eingenaht

der Lippenrand ganz an die Columellabasis gezogen werden und bleibt in dieser Lage etwa 2 Wochen liegen, bis der Lappen eingeheilt ist. Dann wird er basal durchtrennt und der entstandene Philtrumdefekt durch Raffen der seitlichen Ränder geschlossen (Abb. 379). Es ist dies eine wertvolle Methode, die manchmal zu besseren Resultaten führt als die V-Y-Technik. Wir haben sie dahin modifiziert, daß wir statt eines Stiellappens einen Brückenlappen bilden, indem wir das vordere Ende mit der Nasenspitze verbunden lassen.

In der Art des sog. „*composite graft*" kann dem Steg an seiner Basis ein Stück vom Nasenflügelansatz zugefügt werden. Das keilförmige Excisat wird wie ein Kuchenstück in die Columella eingefügt und eingenäht. PEGRAM hat dieses Verfahren 1954 beschrieben. Er nennt es „composite graft" wie BROWN seine zusammengesetzte Ohrmuscheltransplantate (S. 334). Es handelt sich aber hier nicht um zusammengesetzte, sondern nur um einfache häutige Transplantate, da

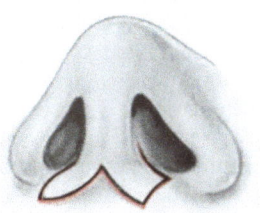 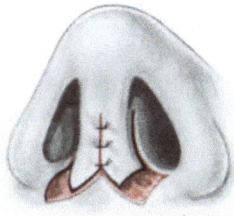 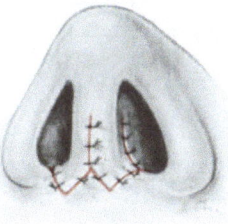

a b c

Abb. 156a—c. Columellaverlängerung nach BARSKY. a Schnittführung, b Nachvornegleiten der Lappen und mediane Vernähung, c Entnahmeflächen vernäht

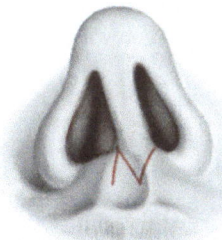 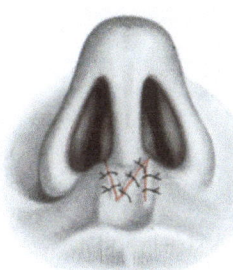

Abb. 157. Korrektur des schiefstehenden Septumsteges. Die rote Linie deutet die Schnittführung an. (Aus KLEINSCHMIDT)

Abb. 158. Korrektur des schiefstehenden Septumsteges. Zustand nach Versetzen des Septumstegansatzes. (Aus KLEINSCHMIDT)

der Knorpeleinschluß fehlt (Abb. 155a u. b). Selbstverständlich muß bei diesem Verfahren auch der andere Nasenflügel zum Ausgleich durch Keilresektion verkürzt werden.

Von beiden Seiten der Columellabasis und vom Vestibulumboden läßt BARSKY je ein Läppchen in die Medianlinie gleiten und näht sie median zusammen. In dieser Technik ist ebenfalls eine V-Y-Plastik enthalten, jedoch umgekehrt wie oben angeführt (Abb. 156).

Schließlich können wir noch eine weitere Technik von GILLIES angeben, die zur Verlängerung des Stegs, aber zugleich auch zur Vorlagerung desselben dient, wenn er eingezogen ist. Es ist dies die sog. „hidden columella". GILLIES dreht zwei feine Hautläppchen, die an der Nasenspitze gestielt sind, vom Nasenflügelrand auf die Columella und näht sie in der Mittellinie zusammen, nachdem er die Columellahaut gespalten und auseinandergezogen hat (Abb. 378).

5. Korrektur des Schiefstands der Columella

Ein paramedianer Ansatz der Columella an ihrer Basis kann durch Z-Plastik nach JOSEPH korrigiert werden (Abb. 157, 158). Ebenfalls durch eine Z-Plastik wird nach JOSEPH ein seitlicher Ansatz der Columella an der Nasenspitze wieder in die Mittellinie gebracht.

Im allgemeinen aber werden solche Asymmetrien des Steges, wenn sie nicht sehr ausgeprägt sind, durch Transfixion, Durchtrennung der subcutanen Fraktionen und Fixation der Tegumente in der richtigen Lage mittels Matratzennähte behoben werden (Abb. 123, 146, 147).

6. Korrektur des Nasolabialwinkels und der „hidden Columella"

Beträgt der Nasolabialwinkel *weit mehr als 90°*, so sollte er korrigiert werden. Dies geschieht entweder vom Mundvorhof oder von den Nasenlöchern aus. Beim Vorgehen vom Mundvorhof wird in der Umschlagsfalte eingeschnitten und zur Basis des Septumsteges vorgegangen. Eine stark vorspringende Spina nasalis anterior kann nach GALTIER von diesem Schnitt aus mit dem Meißel oder mit einer Luer-Zange abgetragen werden (Abb. 159). Es können dabei auch Fasern des M. depressor septi nasi sowie Bindegewebe mitentfernt werden.

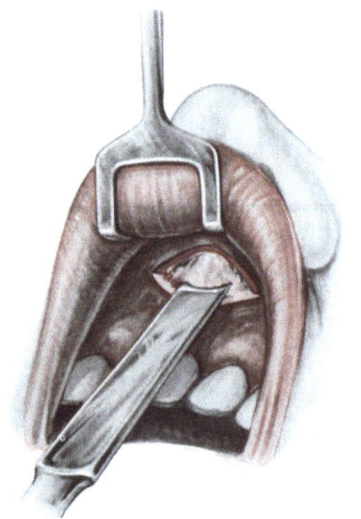

Abb. 159. Perorale Abtragung der Spina nasalis ant. mit dem Meißel zur Korrektur des Nasolabialwinkels

Beim Eingriff von den Nasenlöchern aus wird entweder der Transfixionsschnitt als Zugang verwendet (Abb. 94), oder es werden beidseits kleine Incisionen an der Basis der Columella angelegt. Von hier aus werden auch entsprechende Bindegewebsteile und gegebenenfalls Hautanteile entfernt. Es kann auch die sog. „lippenbefreiende Technik" von FRED angewendet werden (Abb. 132). Mit dieser Technik wird der M. depressor septi nasi von hinten durchtrennt und durch Knorpelinterposition getrennt gehalten (s. auch S. 102).

Wenn der Nasolabialwinkel zu spitz ist, d.h. *kleiner als 90°*, erfolgt gewöhnlich die Korrektur durch Einschieben von versteifendem Material (Knorpel, Knochen, Kunststoff) in die Columella. Dies geschieht von der Transfixion (Abb. 129) oder vom Mundvorhof aus. Es können auch größere Knorpelstücke unter den Columellaansatz eingeschoben werden, wie es YOUNG in Fällen von dish face, dem sog. Tellergesicht mit zurückliegender Oberlippe und Columellabasis, mit platter Nase und Progenie, vornimmt. CONVERSE implantiert Knochen von der Crista ilei vom Mundvorhof aus. STRAITH u. Mitarb. haben 1954 eine Methode der Vorlagerung der Columella besonders an der Basis publiziert. Sie drehen von beiden Seiten der Columellabasis seitliche Hautläppchen an den Steg hinter die Columellahaut, die sie vorher abpräpariert und aufgeklappt haben. Die als rüsselartiger Lappen wieder heruntergeklappte Columellahaut wird somit vorgelagert wieder eingenäht (Abb. 160a u. b).

Bei Einziehung oder Zurückverlagerung der ganzen Columella kann in der gleichen Weise vorgegangen werden. Auch hier kann, wenn Narbenbildungen vorhanden sind, das Narbengewebe nicht genügend dehnbar für eine wirkungsvolle Implantation sein. Es kommt dann trotzdem immer wieder zu erneuten Einziehungen. In diesen Fällen von *„hidden columella"* (versteckte Columella) muß nach STRAITH u. Mitarb. wie oben beschrieben oder nach GILLIES vorgegangen werden. In Fällen von starker narbiger Retraktion, in denen

Vestibulumhaut oder Schleimhaut fehlt, schneiden wir unten an der Basis die Columella durch, verlängern diesen Schnitt nach hinten oben in das knorpelige Septum hinein und führen in diesem eine V-Y-Plastik aus, welche ein kleines Dreieck des Septumknorpels, einen großen Teil des membranösen Septums und die ganze Columella nach vorne und unten verlagern soll. Dieses Verfahren kann noch durch Vorverschieben des oberen Lippenteils knapp unter dem Columellaansatz mittels einer Raffnaht oder durch Unterfütterung mit Knorpel- oder Knochentransplantat ergänzt bzw. verbessert werden.

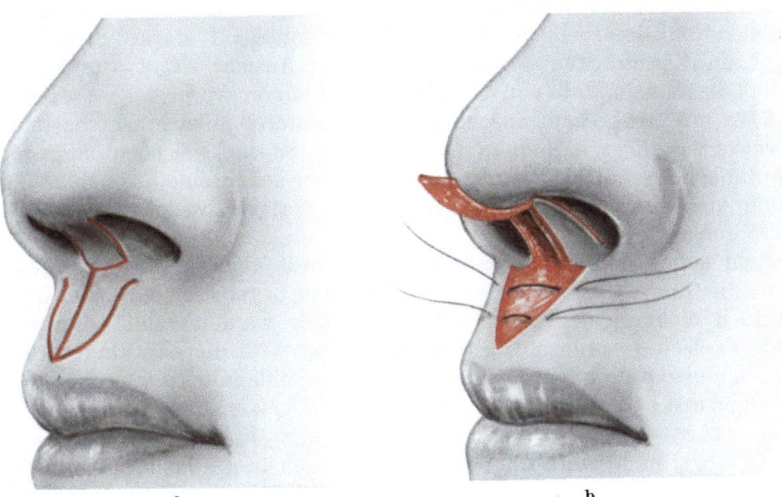

Abb. 160a u. b. Korrektur der „hidden columella" durch Transposition von zwei Lappen aus dem Philtrum nach STRAITH jr. a Schnittführung, b Zustand nach Transposition der Lappen zur Vorverlagerung des hochgeklappten Columellalappens. Nähte zum Verschluß der Entnahmestelle

VIII. Korrekturen am Nasenseptum in ihrer Beziehung zur Rhinoplastik

1. Allgemeines

In der Literatur über die Nasenplastik sind die Beziehungen zwischen einer äußeren Verunstaltung der Nase und einer gleichzeitig bestehenden intranasalen Deformität schon verschiedentlich besprochen worden. Die Meinungen darüber, *ob eine Rhinoplastik mit einer endonasalen Operation* — vor allem mit der Septumchirurgie — *unmittelbar kombiniert*, d.h. in einer Sitzung ausgeführt werden soll, gehen auseinander. Für die Behebung sowohl der äußeren Deformität als auch endonasaler pathologischer Zustände in einer Sitzung sprechen vor allem soziale Gründe wie eine Verringerung der Hospitalisationskosten. KING, ASHLEY, STOVIN und neuerdings ERDELYI haben sich gegen eine gleichzeitige Operation ausgesprochen, während sich ANDERSON, FOMON, RIGGS, CALICETI, SOMMER, WIELAND u.v.a. für die einzeitige Operation eingesetzt haben, wobei sie allerdings bei Fällen von sehr starker *Septumdeviation* mit Abknickung und traumatisch gedoppelten Knorpelscheiben oder bei Septen, die durch organisierte Hämatome verbreitert sind, eine Ausnahme machen. Sie schicken dann die Septumoperation der Nasenplastik um 1 bis 2 Monate voraus. Der erste, der beide Operationen miteinander kombiniert hat, war KAPLAN. Auch uns hat sich dieses Vorgehen für die meisten Fälle sehr bewährt, und wir sind deshalb der Ansicht, daß man es sich zur Regel machen kann, die gewöhnliche submuköse Septumresektion in gleicher

Sitzung mit der Nasenplastik auszuführen. Oft liegen die Verhältnisse so, daß eine leichte äußere Deformität durch die alleinige Vornahme des intranasalen Eingriffs noch verstärkt werden kann. Auch die Tatsache, daß die nach dem ersten Eingriff einsetzende Vernarbung den zweiten Eingriff erschweren kann, spricht gegen das zweizeitige Vorgehen. Dies kann sowohl dann der Fall sein, wenn man zuerst das Septum operiert, als auch dann, wenn die Rhinoplastik vorausgeschickt wird. Wenn bei einer starken Höckernase zuerst die Septumresektion mit ziemlich starker Excision von Knorpel nach oben zum Nasenrücken hin vorgenommen wird, kann es bei der Rhinoplastik dazu kommen, daß nach Abtragung des knöchernen und knorpeligen Höckers keine genügend starke Stützleiste aus Knorpel am Nasenrücken bestehenbleibt. Der Ansicht AUBRYs und CALICETIs aber, daß in keinem Fall von Sattelnase kombiniert vorgegangen werden soll, können wir uns nur bedingt anschließen. Wenn nur eine leichte Einsattelung des Nasenrückens vorliegt, kann man direkt aus dem Septum das notwendige Material zum Auffüllen des Sattels gewinnen. Wenn aber schon eine ausgiebige Septumresektion ausgeführt worden ist, steht kein Material mehr aus dem Septum zur Verfügung.

Besteht neben einer äußeren Nasendeformität eine *chronische Nebenhöhlenaffektion*, die durch eine starke Septumdeviation begünstigt wird und die wegen dieser auch nicht richtig konservativ behandelt werden kann, so muß, wenn möglich, zweizeitig vorgegangen werden. Zuerst wird die Septumverkrümmung eliminiert und dadurch die Heilung der Nebenhöhlenaffektion in die Wege geleitet. Dann erst bei einigermaßen sauberen Verhältnissen kann zur äußeren Rhinoplastik geschritten werden. Bei *allergischen und vasomotorischen Rhinopathien* gilt diese Regel nicht unbedingt. Hier lassen sich funktionelle und kosmetische Verbesserungen kombinieren. EISENSTODT operiert solche Fälle sogar gerade in der Jahreszeit, in der der Höhepunkt der allergischen Symptome vorliegt, da er der Meinung ist, daß das Operationstrauma als Schock einen positiven Einfluß auf die Allergie ausübt. Jedenfalls ist die Ansicht, daß die Rhinoplastik nur rein ästhetische Operationen umfasse, die nur bei Vorliegen einer völlig krankheitsfreien Nase ausgeführt werden könnten, bereits allgemein verlassen. Eine Gegenindikation gegen einen plastischen Eingriff an der Nase stellt das Bestehen eines frischen entzündlichen Prozesses dar. *Nasenbluten* dagegen, das konservativ oder durch kleinere Eingriffe wie Verätzen und Verschorfen nicht völlig geheilt werden kann, stellt eine Indikation zur Septumresektion dar, und auch hierbei kann dieselbe mit der Rhinoplastik kombiniert werden. Es sei hier noch erwähnt, daß auch die operative Behandlung der *Ozaena* mit submukösen Implantationen von allen möglichen Materialien vorteilhaft mit der Rhinoplastik kombiniert werden kann (s. S. 70). Häufig macht die äußere Plastik, die schon eine Lumenverengung bewirkt, in der subjektiven und objektiven Besserung des Ozaena-Prozesses viel aus, so daß die submukösen Implantationen weniger umfangreich sein müssen.

Im allgemeinen führen wir die *submuköse Septumresektion am Anfang* des kombinierten Eingriffes aus. Dabei kann man je nach den Verhältnissen des vorderen Scheidewandanteiles die Killiansche Incision benutzen oder von vorneherein die Transfixion vornehmen und von ihr aus das Septum korrigieren. Ein getrennter Killianscher Zusatzweg müßte dann etwas weiter dorsal als üblich geschaffen werden, damit ein genügend breiter Knorpelpfeiler zwischen diesem und der Transfixion bestehenbleibt. Die Knorpelstütze kann im Falle einer Subluxation an der Basis ausgelöst und verlagert werden.

Die submuköse Septumresektion kann auch *als Bestandteil einer Nasenplastik* in dieselbe eingeflochten werden, und zwar nach der beiderseitigen intercartilaginären Incision am Limen nasi, nach dem Décollement der Nasenrückenhaut, nach der Transfixion, nach einer eventuellen Höckerabtragung und nach der Verkürzung der Spitze durch Randresektion am Septumknorpel, aber vor den lateralen Osteotomien, vor der Verkleinerung der Dreiecksknorpel und vor der Modellierung der Flügelknorpel.

Eine weitere wichtige Frage in der Septumchirurgie ist, *in welchem Alter* die Eingriffe beim Kind durchgeführt werden sollen. Wegen der relativen Größenverhältnisse der Nase werden kongenitale Septumdeviationen bis zum 7. und 8. Lebensjahr zu keinen merklichen Funktionsstorungen führen, sondern erst von dieser Zeit an eine wichtige Komponente für Nasenaffektionen darstellen. Dies tritt vor allem dann in Erscheinung, wenn sich akute und chronische Entzündung der Schleimhaut dazugesellen und den schon durch die Septumdeviation verengten Raum noch weiter beschränken oder wenn die abnormen kongenitalen Wachstumstendenzen durch Traumen begünstigt werden. Solche Traumen brauchen nicht zu Septumfrakturen oder Subluxationen des vorderen Septumanteils mit hochgradiger Verengung einer Nasenseite führen. Es genügen leichte vielfach unbeachtet bleibende oder als unbedeutend angesehene Traumen wie auch NEUMANN festgestellt hat. Nicht selten sind nach derartigen leichten stumpfen Verletzungen ein- und beidseitige Septumhämatome zu beobachten, welche ohne Behandlung entweder mit Narbenverdickungen des Septums ausheilen oder durch Infektion zur Entstehung von Septumsabscessen mit allen schwerwiegenden Konsequenzen, vor allem mit der Einsattelung des Nasenrückens führen können. Es kommt dann zu hochgradiger Behinderung der Nasenatmung und durch Einschmelzungsvorgänge im knorpeligen und knöchernen Septumbereich auch zu Deformitäten der äußeren Nase, weil die vernarbten Gewebsbezirke das allgemeine Wachstum nicht mitmachen.

Mit fast allen Gesichtsasymmetrien sind Septumverschiebungen oder -verkrümmungen gekoppelt. Auch alle Formen von Lippen-Kiefer-Gaumenspalten sind mit Septumdeviationen vergesellschaftet. Im allgemeinen wird von subperichondralen Septumresektionen bei Kindern abgeraten, jedoch glauben wir, daß bei vorsichtigem Vorgehen viel mehr genützt als geschadet werden kann. Beläßt man nämlich die meist traumatischen Veränderungen, so verstärken sie sich nur noch mehr im weiteren Wachstum. Deshalb ist man im letzten Jahrzehnt vom alten Dogma der 15-Jahresgrenze abgekommen, besonders seitdem OMBRÉDANNE seine Erfolge an 50 operierten Kindern zwischen 5 und 12 Jahren demonstrieren konnte. HOLMES beginnt beim Alter von 7 Jahren. Auch METZENBAUM, COHEN, SALINGER, CONVERSE, FOMON und CALICETI setzen sich für ein frühes Operieren ein, empfehlen jedoch eine ökonomische Resektion. Vor allem soll, wenn möglich, kein Knorpel excidiert, sondern die Lamina quadrangularis nur durch Einschnitte neu modelliert werden, wie es GOLDMAN und seine Schüler JENNES und PONTI empfohlen haben. Nach der Technik von GOLDMAN (s. S. 133) sollen senkrechte Streifen geschnitten werden, welche nur oben zusammenhängen. Die Streifen lassen sich in die Medianlinie bringen und durch Tamponade fixieren. Die Literatur der letzten Jahre, speziell die amerikanische, hat eine große Anzahl von Publikationen über Methoden der Septumchirurgie gebracht, Techniken, die von der üblichen, jedem HNO-Arzt geläufigen Operation nach KILLIAN abweichen.

Da die ersten einfachsten Septumoperationen für die ganze *Entwicklung der Septumchirurgie* von Bedeutung sind, sollen sie im folgenden kurz aufgezeigt werden. Heute wird angenommen, daß QUELMALS in Paris 1750 die ersten Publikationen über Septumverkrümmungen gemacht hat. Arbeiten über die operative Behandlung der Septumdeviationen sind erst im 19. Jahrhundert erschienen. Ganz einfache Abtragungsoperationen wurden von LANGENBECK 1843, DIEFFENBACH 1845, CHASSAIGNAC 1851, HEYLEN 1847 bekannt. Diese Autoren entfernten den Knorpel samt Schleimhaut und kümmerten sich nicht um eine postoperative Perforation. Auch RUPRECHT zeigte 1868 eine perforierende Korrektur der Nasenscheidewandverkrümmung. ADAMS setzte 1875 den verschiedenen defektiven Methoden den Gedanken gegenüber, das deviierte Septum mehrfach zu frakturieren und durch Tamponade in der Medianlinie einheilen zu lassen. Diese Methode sowie die von HARTMANN und PETERS (1882) und von ASH (1890), die resezierte Anteile der Schleimhaut und des Knorpels in bessere Positionen reimplantierten, beruhten auf Gedanken, die erst im letzten Jahrzehnt bei neueren Verfahren wieder Anwendung fanden.

BURCKHARDT (1885), BOSWORTH (1887) und KRIEG (1889) hielten die Resektion des Septumgerüstes zwischen den Septum-Schleimhautblättern für möglich. Die Ausführung gelang aber erst KILLIAN (1904). Sie wurde ihm durch die Konstruktion der Septumzange nach HARTMANN ermöglicht.

Die drei Funktionen der Nasenscheidewand als Stütze der äußeren Nase, als Regulator der Luftströmung und als Schleimhautträger wurden erstmals bei dieser Killianschen Operation befriedigend berücksichtigt. Während die vor ihm geübten Methoden, wie oben dargelegt, fast ausnahmslos die funktionellen Gesichtspunkte mißachteten. Ohne Rücksicht auf das Ausmaß der zerstörten Schleimhaut wurden vorstehende Teile des Septums weggesägt und abgemeißelt, Perforationen ignoriert oder bewußt produziert.

TRENDELENBURG war wahrscheinlich der erste, der 1898 eine Schiefnase korrigierte. JOSEPH beschrieb 1928 eine Methode von *Septumkorrektur bei Schiefnase* durch Zug des mobilisierten Septums nach der einen Seite mittels Seidennaht, die durch ein Bohrloch an der Crista piriformis geführt wurde. Für stärkere Deviationen benützte er einen speziellen Former, der für 3 Monate nach der Mobilisation des Septums angewandt wurde. BLAIR empfahl 1931 die Fixation durch Draht an einem Zahn. Die Operationen von JOSEPH und BLAIR waren abgeleitet von jener von ADAMS und ASH, die in Frakturieren und Reponieren des Septums bestand.

2. Submuköse Septumresektion nach KILLIAN

Um die Jahrhundertwende haben ungefähr gleichzeitig und unabhängig voneinander KILLIAN und FREER die submuköse Resektion von Knorpel und Knochen beschrieben. FREER nannte als Urheber dieser Idee ROE, INGALS und KRIEG sowie BOENNINGHAUS. Während KILLIAN nicht nur am Nasenrücken eine Knorpelleiste, sondern auch im unteren vorderen Septumanteil einen Pfeiler stehenließ, beschränkte sich FREER auf die Erhaltung der Nasenrückenleiste.

Da die *Technik von* KILLIAN als Grundlage für die differenzierten Septumplastiken dienen soll, halten wir es für angebracht, sie hier anzuführen: Von den einzelnen Operateuren wird der Schleimhautschnitt an etwas verschiedener Stelle ausgeführt, doch ist ein senkrechter Schnitt in Höhe der Spina nasalis ant. in der Regel am günstigsten. Wenn man damit nicht auskommt, kann man ihn am Nasenboden entlang nach hinten verlängern (Abb. 161). Auf jeden Fall soll er vor der Verbiegung des Septums liegen. Bei Subluxatio septi führt man ihn auf der vorderen Kante des subluxierten Septumknorpels. Der Schnitt soll gleichzeitig die Schleimhaut der einen Seite und den Knorpel durchtrennen. Die Schleimhaut der anderen Seite wird dabei sorgfältig geschont. Um sie nicht zu verletzen, orientiert man sich mit einem Finger der freien Hand vom anderen Nasenloch aus über die Lage der Messerspitze (Abb. 162).

Ist es versehentlich doch zu einer Verletzung der Schleimhaut der Gegenseite gekommen, so löst man die Schleimhaut auf der Seite des Schleimhautschnittes

Submukose Septumresektion nach KILLIAN

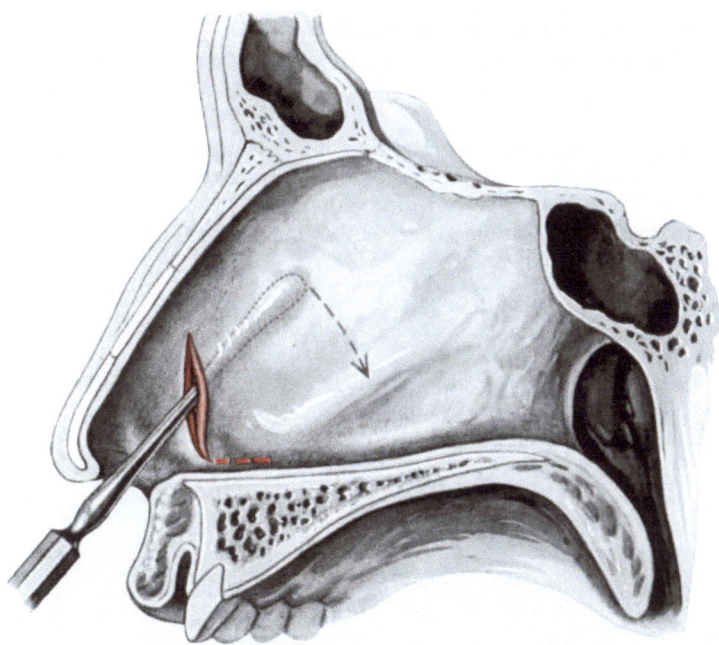

Abb. 161. Schnittfuhrung bei der submukosen Septumresektion. Die punktierte Linie stellt die eventuelle Verlangerung des Schleimhautschnittes nach hinten dar. Das eingefuhrte Septumelevatorium lost Perichondrium und Schleimhaut vom Knorpel. (Aus H. J. DENECKE)

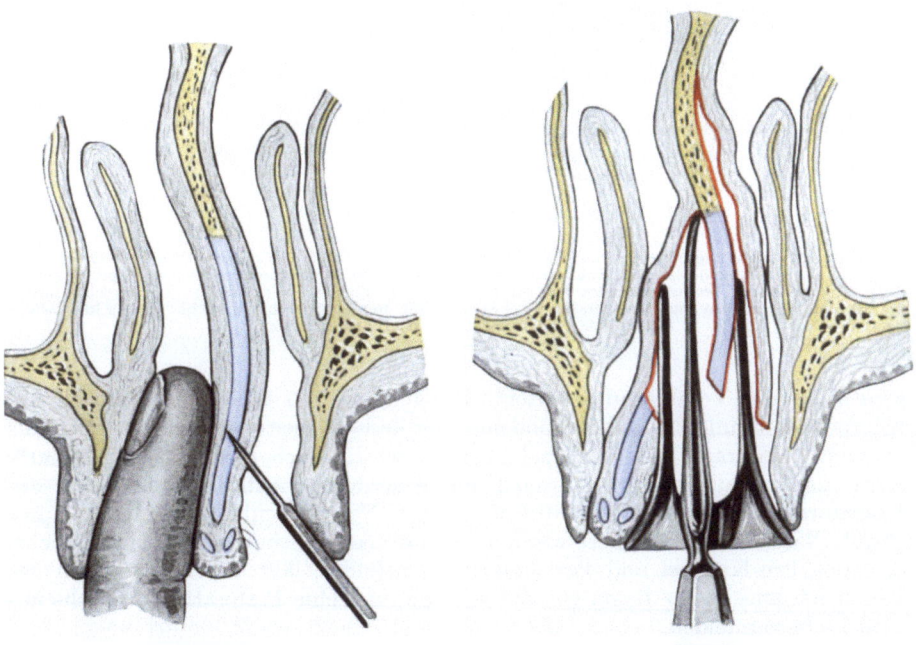

Abb. 162   Abb. 163

Abb. 162. Submukose Septumresektion. Mit dem Septummesser durchschneidet man von dem einen Nasenloch aus Schleimhaut und Knorpel, wahrend man sich von dem anderen Nasenloch aus mit dem Finger uber die Lage der Messerspitze orientiert. (Horizontalschnitt durch die Nase.) (Aus H. J. DENECKE)

Abb. 163. Submukose Septumresektion. Ablosen der Schleimhaut von Knorpel und Knochen. Die scharfe Kante des Instrumentes ist gegen Knorpel und Knochen gerichtet. (Horizontalschnitt durch die Nase.) (Aus H J. DENECKE)

etwas nach hinten vom Knorpel ab, durchtrennt den Knorpel mit einer wenige Millimeter dahinter und parallel zum ersten Schnitt verlaufenden Incision und führt die Resektion des Knorpels erst von dieser Stelle aus durch (SEIFFERT, DÖDERLEIN).

Wenn der etwa 2 cm lange Schleimhaut-Knorpelschnitt an der obenbeschriebenen Stelle angelegt ist, schiebt man ein Septumraspatorium zwischen Perichondrium und Knorpel und trennt die beiden Schichten voneinander, wobei die scharfe Kante des Raspatoriums gegen den Knorpel zeigt (Abb. 161). Die Tasche

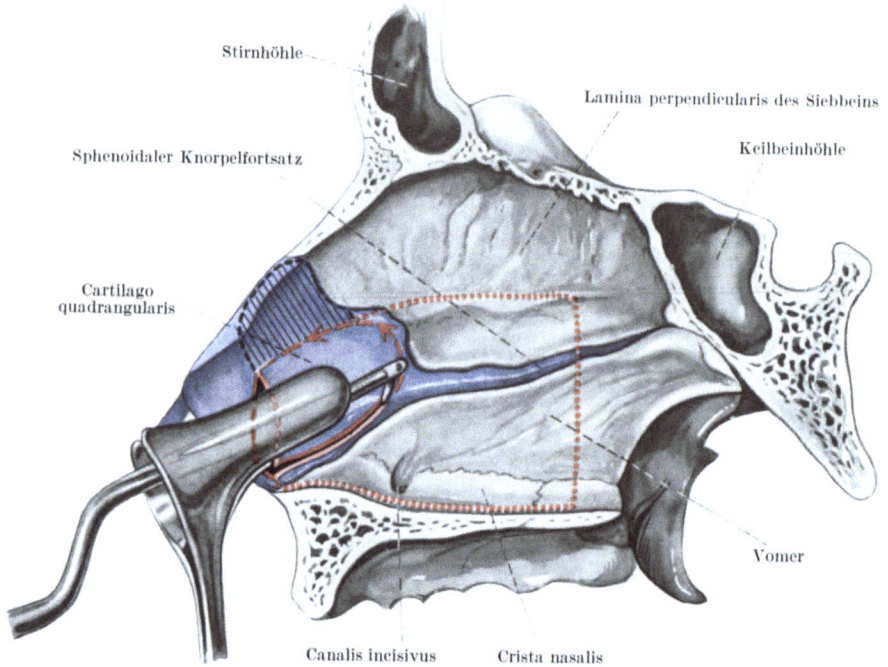

Abb. 164. Submukose Septumresektion. Der Septumknorpel ist zwischen den Branchen des Speculums eingestellt. Mit dem Schwingmesser nach BALLENGER wird das durch die rot ausgezogene Linie markierte Knorpelstück in Pfeilrichtung herausgeschnitten — Die rot punktierte Linie umgrenzt den zu resezierenden Anteil des Septums. — In dem schwarz schraffierten Feld darf die Resektion nicht zu dicht an den knorpeligen Nasenrücken heranreichen. (Aus H. J. DENECKE)

wird bis an den Vomerrand erweitert. Danach wird das Raspatorium durch den Knorpelschnitt unter das Perichondrium der anderen Seite geführt, das ebenfalls bis zum Vomerrand vom Knorpel abgelöst wird. Auch hierbei ist die scharfe Kante des Instrumentes gegen den Knorpel gerichtet (Abb. 163). Die Lage des Raspatoriums kann durch Einführung eines Nasenspeculums in das entsprechende Nasenloch kontrolliert werden. Wenn man sich in der richtigen Schicht, d.h. zwischen Knorpel und Perichondrium, befindet, läßt sich das Ablösen des Perichondriums in der Regel gut durchführen und eine Perforation der Schleimhaut leicht vermeiden.

Ist die Ablösung des Perichondriums vom Knorpel vollzogen, so wird ein etwas länger branchiges Speculum, dessen Branchen zu beiden Seiten des Knorpels zu liegen kommen, durch den Schleimhautschnitt ins Septum eingeführt und das Periost vom Vomer abgelöst. An der oberen Vomerkante haftet es häufig besonders fest. Man kann sich das Ablösen an dieser Stelle dadurch erleichtern, daß man zunächst das Periost in der Nähe des Nasenbodens ablöst und dann von unten nach oben vordringt.

Sind Perichondrium und Periost in dem zu resezierenden Septumbereich von der Unterlage abgelöst, so wird der Knorpel mit dem Knorpelmesser nach BALLENGER abgetragen. Das Messer wird am Unterrand des Knorpels in die Tiefe geführt und nach obenherum zurückgezogen. Das ausgeschnittene Knorpelstück wird mit der Zange entfernt. Statt mit dem Ballenger-Messer, kann man den entsprechenden Knorpelbezirk auch mit dem Septummesser an seiner oberen Begrenzung von hinten nach vorn durchschneiden und dann mit der Brüningsschen oder Heymannschen Faßzange stückweise entfernen.

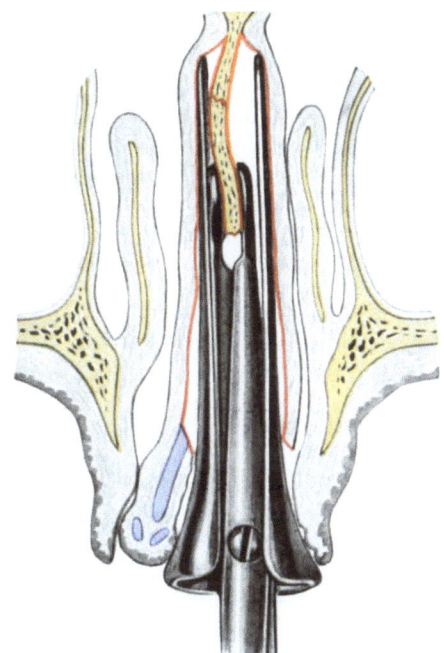
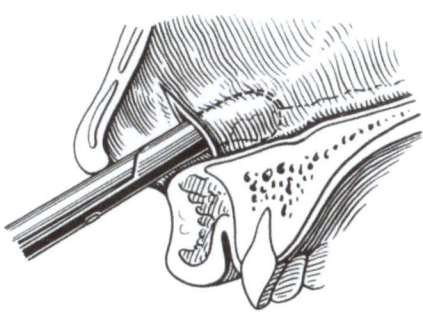

Abb. 165.   Abb. 166

Abb. 165. Submukose Septumresektion Nach Ablosen der Schleimhautblatter vom Vomer werden Teile desselben mit der Nasenzange herausgebrochen. (Horizontalschnitt durch die Nase)

Abb 166. Submukose Septumresektion. Abtragen der Bodenleiste mit der abgebogenen Zange nach CRAIG. (Aus H. J. DENECKE)

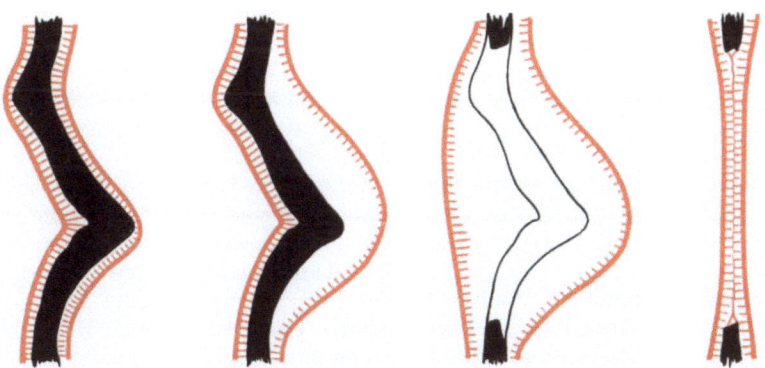

Abb. 167. Frontalschnitt durch das Septum. Schematische Darstellung der submukosen Septumresektion nach KILLIAN. (Aus LAUTENSCHLAGER)

Erstreckt sich die Deviation auch auf den vorderen oberen Anteil des Septums, so bricht man den oft breiten Knorpel unterhalb des knorpeligen Nasenrückens nicht mit der Zange ab, da sonst die Gefahr der Ausbildung einer Entenschnabelnase besteht, sondern verschmälert ihn mit dem Messer. Bei der Resektion des

Knorpels in diesem Bereich darf man nicht zu weit nach oben gehen, weil sich die dünne Knorpelspange sonst leicht durchbiegt und sich das Profil des Patienten verändert (Abb. 164).

Nach Entfernung der entsprechenden Knorpelpartie werden auch der vordere untere Anteil der Lamina perpendicularis und der vordere obere Anteil des Vomer mit der Brüningsschen oder Heymannschen Faßzange stückweise herausgebrochen und entfernt (Abb. 165). Daraufhin trägt man die Bodenleiste mit der abgebogenen Nasenzange nach CRAIG ab (Abb. 166). — Gelingt die Entfernung der vorderen Vomerspitze mit der Zange nicht, so kann sie mit dem Meißel abgetragen werden. Der Meißel ist dabei zur Vermeidung einer Verletzung des harten Gaumens flachwinkelig zum Nasenboden gerichtet. Nach einiger Übung kann man Nasenspeculum und Meißel dabei mit der einen Hand halten, während man mit der anderen die entsprechend dosierten Hammerschläge ausführt. Die abgeschlagenen Knochensplitter werden mit der Nasenzange unter Leitung des Auges entfernt, um die Verletzung der Schleimhaut durch scharfe Knochenkanten zu vermeiden.

Am Ende der Operation ist die Begradigung der Scheidewand dadurch erreicht, daß die beiden geschonten Mucoperichondriumblätter im Bereich der Knorpel- und Knochenresektion gerade, senkrecht und flach aneinander zu liegen kommen (Abb. 167).

3. Septumplastiken

Zuweilen ist es leichter bei hochgradigen Verkrümmungen der knöchernen Crista nasalis oder bei Luxationen der Knorpelplatte an ihrer Verbindung mit der knöchernen Rinne des Vomers, das Mucoperiost- und Mucoperichondriumblatt *vom Mundvorhof aus* durch eine quere Incision beidseits von der Spina nasalis ant. abzulösen und den Septumknochen und Knorpel von hier aus freizulegen. KRETSCHMANN hat diesen Zugangsweg für die Apertura piriformis und für das vordere Septum 1909 angegeben, nachdem ihn ROUGE, LONER und WINCKLER schon vorher empfohlen hatten. COTTLE, LOEBELL u. a. haben ihn in den letzten Jahren für Fälle von traumatischen Nasenstenosen bei Jugendlichen wieder aufgegriffen.

METZENBAUM war 1929 der erste, der erkannte, daß eine vordere untere Deviation des Septumknorpels, welche auch eine Verkrümmung der Nasenspitze mit sich bringt, nicht durch Resektion von Knorpel, sondern nur durch die sog. Swingdoor-Methode, die *Methode der schwingenden Tür*, korrigiert werden könne. Nach der Metzenbaumschen Methode wird der nach einer Seite ausgebuchtete Teil der knorpeligen Scheidewand durch eine L-förmige Incision des Mucoperichondriums mobilisiert, median verlagert und in eine Tasche der Columella getrieben. Die Incision darf das Mucoperichondriumblatt der Gegenseite nicht verletzen. Der vor der Incision liegende Septumteil kann also wie eine Pendeltüre in die Mediane geschwenkt und da fixiert werden. Die Incisionswunde wird mit Nähten verschlossen und das begradigte Septum durch beidseitige Tamponade gehalten. Diese Methode wird von manchen Autoren auch SAFIAN zugeschrieben. Sie sollte nicht für Fälle gelten, bei denen der vordere untere deviierte Knorpelteil durch Narbengewebe fixiert ist oder durch starke Abknickung eine ganz andere Situation bringt.

PEER beschrieb 1936 eine vollständige Resektion des dislozierten vorderen und unteren freien Septumknorpelendes und Ersatz desselben durch eine Knorpelplatte aus dem mittleren oder hinteren Anteil der Lamina quadrangularis. Er unternimmt also eine *Autotransplantation von Knorpelstreifen zur Columellastütze* und empfiehlt die Methode für die Fälle, in denen der allzu stark verbogene vordere Knorpelpfeiler nicht mehr durch Matratzennähte in eine Columellatasche gezogen und hier festgehalten werden kann (Abb. 168a u. b). Schon HUET (1927) und später OMBRÉDANNE hatten die Idee der Knorpelreimplantation in das vordere Septum nach Resektion der luxierten oder stark deviierten knorpeligen Stütze.

MALINIAC (1940) macht entweder vertikale Excisionen von schmalen Knorpelsegmenten oder *kreuzweise Einschnitte* in den Knorpel des Deviationsbezirkes

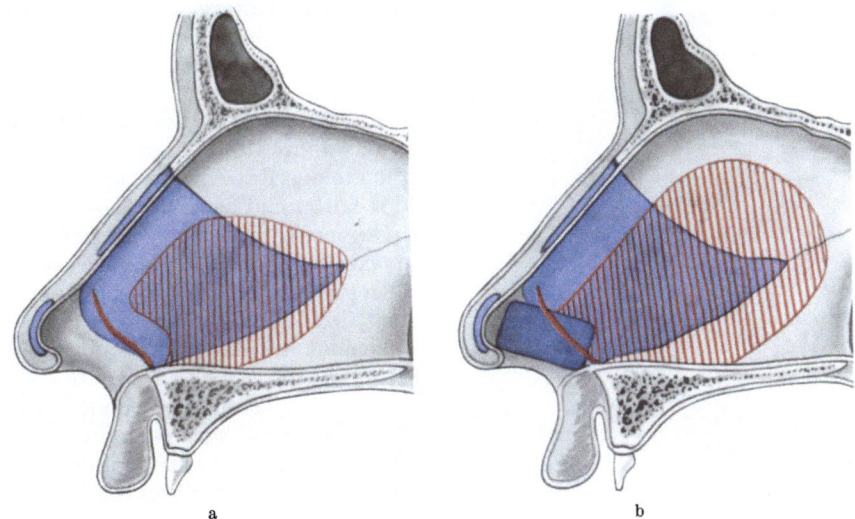

Abb. 168a u. b. Septumkorrektur nach PEER. a Resektionsgebiet rot schraffiert. b Verbogener vorderer Knorpelpfeiler auch reseziert. Knorpelplatte als vordere Stütze in die Columella reimplantiert

von der einen Seite her unter Schonung des Mucoperichondriums der andern Seite. Bei stärkeren Deviationen muß die deviierte Knorpelplatte von einem Einschnitt horizontal an der unteren Basis angegangen werden. Später soll dann hier nach Angaben des Autors ein länglicher Streifen von Thiersch-Haut appliziert werden, weil die Schleimhaut nicht mehr bis auf den Nasenhöhlenboden reicht (Abb. 169).

Eine weitere interessante Operationsmethode stammt von GALLOWAY aus dem Jahre 1946. Er reseziert fast die ganze Knorpelplatte mit der Kante am Nasenrücken, *legt ein rechteckiges Excisat aus der Platte wieder ein* und fixiert es durch Matratzennähte an die Columella und eventuell an die Vorderkante des Nasenrückens. Zur richtigen Placierung des reimplantierten Knorpelstückes führt er zwei Seidenzügel mit geraden Nadeln durch die Columella (Abb. 170a—c). Die Seidenzügel werden dann sofort wieder entfernt. LIERLE und HUFFMAN (1957) beließen diese Führungsnähte für ein paar Tage und knüpften

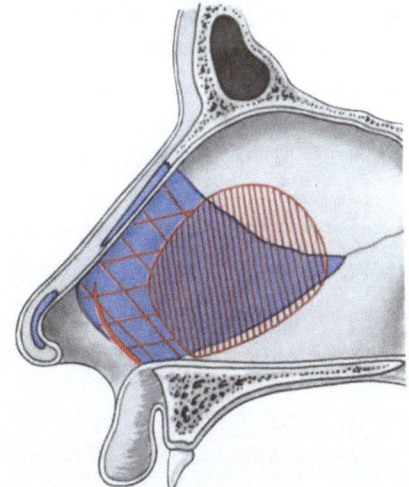

Abb. 169. Septumplastik nach MALINIAC. Kreuzweise Einschnitte in belassenem Knorpel. „Cross-hatching"

sie auf der Columella auf Gazeröllchen. — Die Gallowaysche Operation hat natürlich auch ihre Nachteile. So kann nachträglich oft die scharfe Kante der Septumknorpelscheibe an der Columella zum Vorschein kommen, oder das Knorpeltransplantat wird durch unsymmetrische Vernarbungen der Weichteile nach einer

Seite gezogen. Jedenfalls behält die Columella bei der Nasenmimik etwas Steifes, was unter Umständen störend wirkt und den Eindruck einer operierten Nase erweckt. STOVIN hat besonders auf die Wichtigkeit der Erhaltung der Biegsamkeit und Elastizität im Septum membranaceum hingewiesen, das er als Puffer zwischen der Columella und dem knorpeligen Septum bezeichnet.

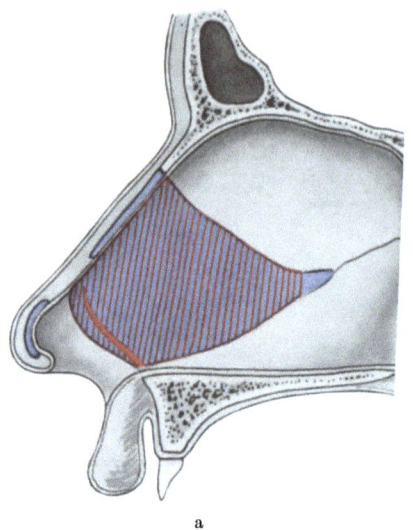

Ebenfalls abgeleitet von der Methode von METZENBAUM ist die von SALINGER aus dem Jahre 1939. Auf der Seite der Septumkonkavität wird am Septumvorderrand incidiert und das Mucoperichondrium der Gegenseite bis zum Maximum der Konvexität abgehoben. Hier wird dann der Septumknorpel vertikal incidiert und hinter dieser Incision nach beidseitigem Décollement des Mucoperichondriumblattes eine *Knorpelscheibe excidiert*. Wenn der vordere belassene Septumknorpelteil stark verbogen ist, wird er durch *parallele Incisionen* senkrecht oder schräg formbar gemacht (Abb. 171). In vielen Fällen be-

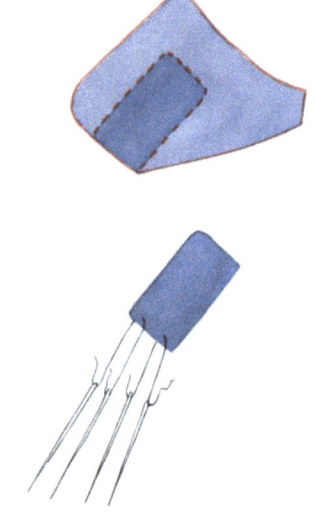
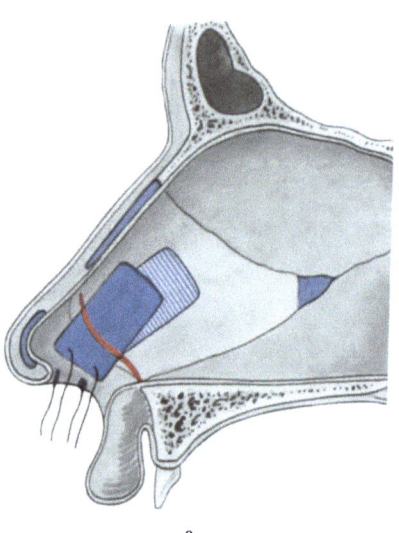

Abb. 170a—c. Septumplastik nach GALLOWAY. a Fast die ganze Lamina quadrangularis wird reseziert. b Rechteckige Knorpelexcision aus der Lamina. Die Knorpelplatte wird mit zwei Seidenzugeln versehen. c Die Knorpelplatte wird in den vorderen Teil des Septums und in die Columella eingelegt und durch transcolumellare Seidennaht fixiert. Blau schraffiert ursprüngliche Lage des Knorpels

schränkt sich SALINGER auf eine *dreieckige Knorpelexcision* (Abb. 172) *im Bereich des Deviationsmaximums*. Zuletzt wird die Vorderkante des Septumknorpels reseziert, in eine Tasche der Columella nach METZENBAUM eingeschoben und durch Matratzennähte fixiert (Abb. 173a u. b). — Die Methode von SALINGER läßt sich sehr gut mit Gibbusabtragungen und vorderer Resektion bei Langnasen kombinieren.

Seltzer hat 1944 die Methode von Metzenbaum und Safian, die sog. Swingdoor-Methode, weiter ausgebaut und verfeinert. Er nennt seine Modifikation „*Swinging-door-Technik*". Dabei wendet er die in der Nasenplastik schon üblich gewordene Transfixion am vorderen Septumrand an, wodurch das vordere freie

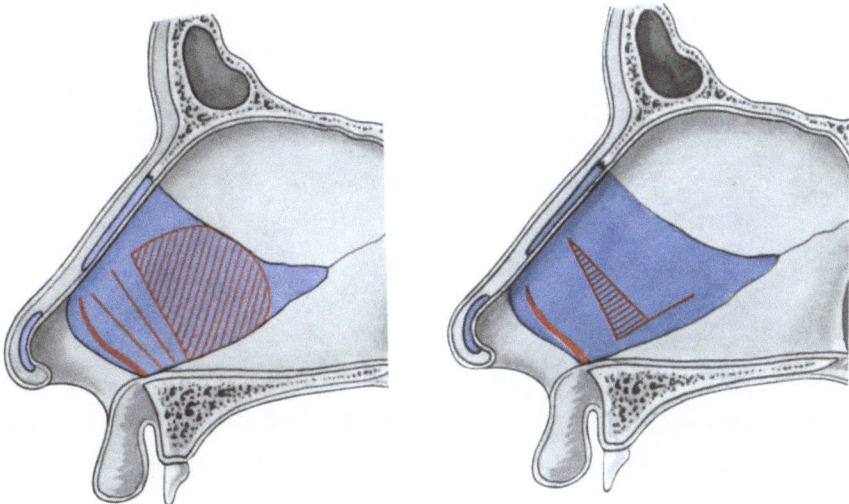

Abb. 171. Septumresektion nach Salinger   Abb. 172. Dreieckige Knorpelexcisionen nach Salinger

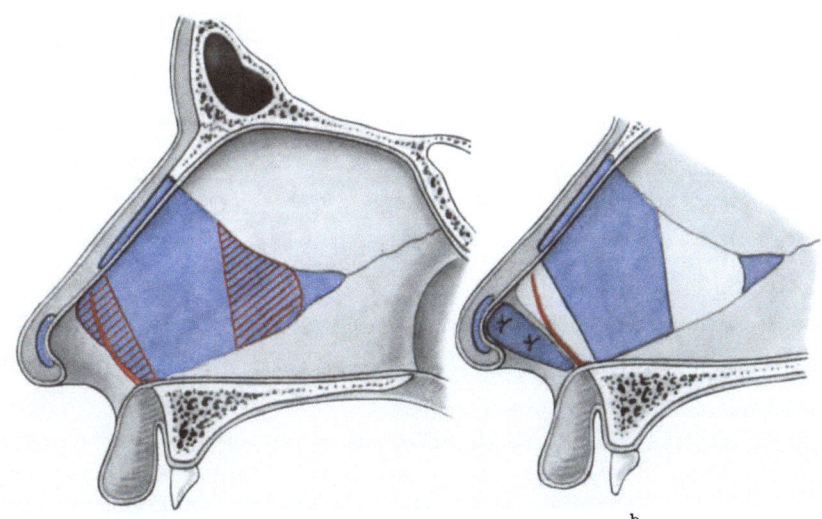

Abb. 173 a u. b. Septumresektion (a) und Reimplantation (b) der Vorderkante des Septumknorpels in die Columella nach Salinger

Septumende maximal mobilisiert wird. Von einer seitlichen Schleimhautincision knapp vor dem Maximum der Konvexität löst er das Mucoperichondriumblatt auf dieser Seite ab und excidiert entweder mit dem Freer-Messer oder mit seinem speziell dafür konstruierten Instrument einen vertikalen 1 bis 5 mm breiten Knorpelstreifen (Abb. 174), ohne das Mucoperichondriumblatt der Gegenseite zu verletzen. Entlang dem Nasenboden bis zur Transfixion nach vorne schneidet er wieder von der gleichen Seite den Knorpel durch die Schleimhaut ein bis auf das gegenüberliegende Mucoperichondriumblatt, welches wieder geschont wird. Oben wird der Übergang des Septumknorpels zum dreieckigen Knorpel dicht an der Septumkante längs incidiert, so daß nun die vordere deviierte Septumplatte allseitig mobilisiert ist und wie eine schwingende Tür nach beiden Seiten gezogen werden kann. Zuletzt wird an der Transfixionsstelle das mobilisierte Septum mittels Matratzennähten an die Columella fixiert (Abb. 175).

Viele Autoren, darunter KAPLAN, FOMON und ROWLAND haben später überhaupt den Killian-Schnitt als Zugang zur Septumoperation vollständig verlassen und die Transfixion angewandt. Es sollen dadurch der Zugang zur Ablösung des

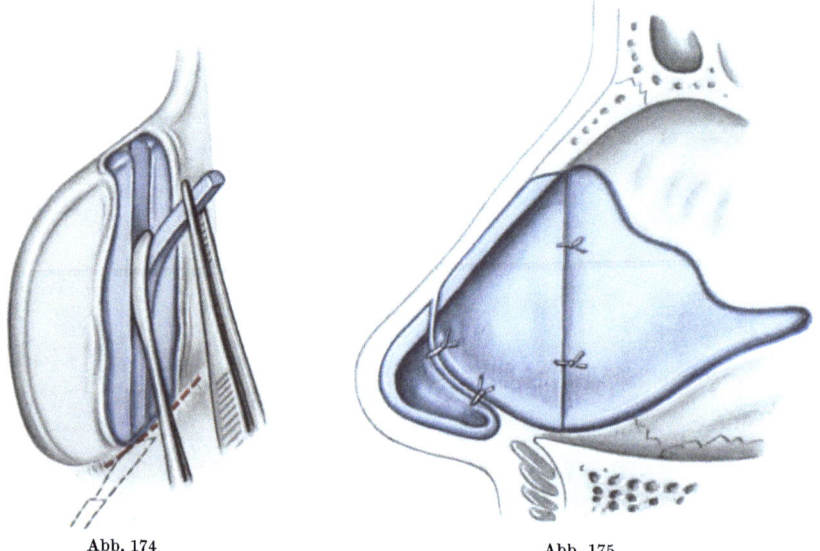

Abb. 174   Abb. 175

Abb. 174. Korrektur nach SELTZER. Auf der Höhe der Verbiegung des Septumknorpels wird ein 1 bis 5 mm starker Knorpelstreifen vom Nasenrücken bis zum Nasenboden submukös exidiert. Danach wird der Septumknorpel vom Nasenboden abgetrennt (rot punktierte Linie). (Aus H. J. DENECKE)

Abb. 175. Korrektur nach SELTZER. In der neugeschaffenen Stellung werden die Knorpelstücke miteinander vernäht (Aus H. J. DENECKE)

Mucoperichondriums erleichtert, die postoperative Krustenbildung an der Incision vermieden und die Gefahr einer Perforation verringert werden. Die Transfixionswunde wird entweder durch Matratzennähte oder besser durch seitliche Seiden- oder Nylonknopfnähte beidseits geschlossen.

Einen anderen Weg beschreitet THOMAS (1945). Er *reseziert praktisch die ganze Lamina quadrangularis*, um sie zwischen den beiden Mucoperichondriumblättern wieder einzusetzen. Er kombiniert diese Operation gegebenenfalls auch mit Teileingriffen am äußeren Nasengerüst. In Anlehnung an die Methode von THOMAS haben sich noch weitere radikale Eingriffe entwickelt. ELSBACH (1946) operiert nach der Technik von PEER, beläßt aber nicht den Knorpelstreifen am Nasenrücken, sondern auch noch einen Pfeiler knapp hinter der Spina nasalis anterior schräg nach vorne oben. Er reimplantiert nur ein kleineres Stück Knorpel vorne, knapp hinter der Columella. 1947 hat STEFFENSEN die Swinging-door-Operation von METZENBAUM-SELTZER modifiziert. Im gleichen Jahr kombinierte EISENSTODT die Techniken von PEER und SELTZER zu einer eigenen Operation. In ähnlicher Weise wie STEFFENSEN geht auch BERSON für die Korrektur von vorderen Deviationen des Septums vor (1945). Er bildet eine „schwingende Tür", bei der er beidseits decolliert und die freigelegte Knorpelplatte dann durch eine horizontale Streifenexcision in der Mitte halbiert (Abb. 176).

Von FOMON (1948) stammt eine konservative Operation. Er und seine Mitarbeiter incidieren die Columella von der einen Seite und bilden von diesem Schnitt aus nach vorne eine Tasche, in die ein Knorpelstreifen aus der Knorpelbank, d.h. aus einer wäßerigen Lösung von Merthiolat 1:1000 eingelegt wird. Diese *Columellastutze aus Knorpel* ist 2 bis 4 mm dick und je nach der Länge der Nasenspitze $2^1/_2$ bis 3 cm lang. Sie soll das Schrumpfen der Columella verhindern. Mit zwei Matratzennähten aus Seide wird die Stütze in der Columella fixiert. Hierauf wird von einer Incision in der Plica intercartilaginea aus der Nasenrücken im Bereich der Dreiecksknorpel beidseits decolliert, die Transfixion hinter den Matratzennähten der Columella und vor der Septumvorderkante ausgeführt und ein feiner Streifen aus der Vorderkante der Lamina quadrangularis reseziert. Dann

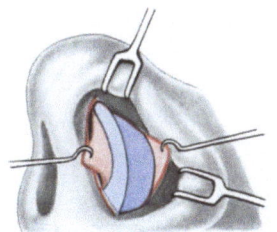
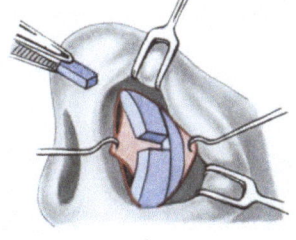
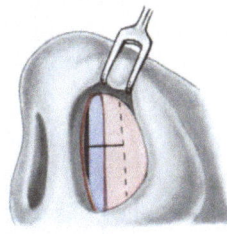

a b c

Abb. 176a—c. Septumplastik nach BERSON. a Freilegung der verkrummten Lamina quadrangularis von der Transfixion aus. b Quere Streifenexcision aus der Mitte der Lamina quadrangularis. c Zustand nach Begradigung der Knorpelteile

wird zur subperichondralen Knorpelresektion geschritten. Die excidierte Knorpelplatte kann entweder ganz, in der Art von GALLOWAY (s. S. 125), oder aufgeteilt in kleinere Stückchen in den vorderen Anteil des Septums eingelegt werden. — Zuletzt wird der reimplantierte Knorpel mit Matratzennähten zwischen den beiden Mucoperichondriumblättern fixiert. Die seitliche Incisionswunde wird mit Knopfnähten verschlossen (Abb. 177a—d). — Über die *Stützfunktion des vorderen Septumanteils* für den unteren Teil der äußeren Nase gehen die Meinungen auseinander. Während die meisten Rhinologen (AUBRY u.a.) die Ansicht der Anatomen teilen, daß das vordere Septum die Form des fibro-cartilaginösen unteren Teils des Nasenrückens und der Nasenspitze im wesentlichen bestimmt, wird von FREER, FOMON, SYRACUSE, BOLOTOW, PULLEN u.a. die Meinung vertreten, daß die Dreiecksknorpel zusammen mit den Flügelknorpeln allein eine genügende Stützfunktion auf Nasenrücken und -spitze ausüben. Sie erklären dies damit, daß die Einsattelung des Nasenrückens nach einer zu ausgedehnten Septumresektion erst nach einigen Wochen und Monaten durch Schrumpfung des Gewebes und nicht sofort durch die operative Entfernung der Stütze eintritt. Wir glauben trotzdem, daß der Lamina quadrangularis eine wesentliche Stützfunktion zufällt, da sich die postoperative Schrumpfung gar nicht ereignet, wenn der knorpelige Stützpfeiler intakt vorhanden ist.

Die Reimplantation von Knorpelstücken soll nach FOMON nicht den Zweck einer Stütze haben, sondern lediglich eine Schrumpfung der Weichteile verhindern. Er ist, wie oben erwähnt, der Meinung, daß die Dreiecksknorpel mit den Flügelknorpeln allein die Stützfunktion ausüben konnen. Bei starken C- und S-förmigen Deviationen des Septums müssen beidseits die Dreiecksknorpel vom Septum getrennt und dann durch eine Matratzennaht am reimplantierten Knorpelstück wieder fixiert werden (Abb. 177e, f), so daß das knorpelige Gewölbe der

Nase wieder hergestellt ist. In einzelnen Fällen muß dabei auf einer Seite bei der Trennung des Dreieckknorpels vom Septum eine Streifenexcision aus dem Dreiecksknorpel vorgenommen werden, damit auch in diesem Gewölbe eine Symmetrie entsteht. — Diese Idee hatte schon früher BOURGUET, während DUFOURMENTEL und MAUREL zur Herstellung der Symmetrie eine einseitige Knorpelstreifenresektion am Flügelknorpel vornahmen.

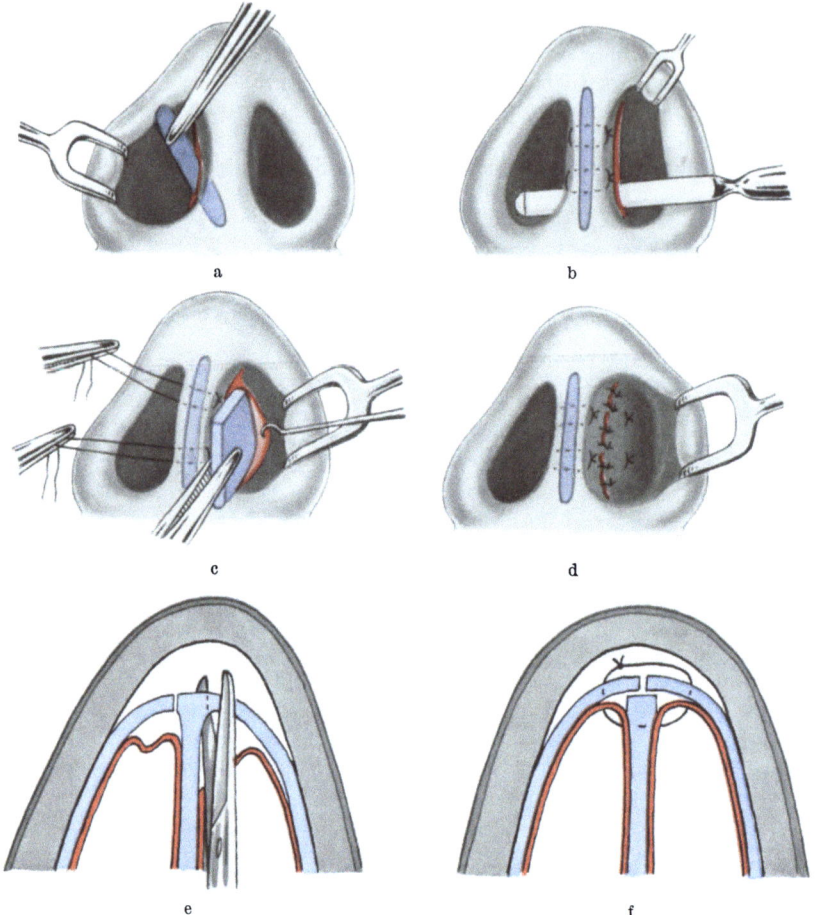

Abb. 177a—f. Septumplastik nach FOMON. a Einpflanzen eines Knorpelstreifens aus der Knorpelbank in die Columella. b Zustand nach Fixation des Knorpeltransplantates durch Matratzennaht. Transfixion im Septum membranaceum. c Reimplantation einer Knorpelplatte in den vorderen Teil des Septums nach der submukosen Septumresektion. d Zustand nach Fixation des reimplantierten Knorpels. e Submukose Trennung des Dreieckknorpels vom Septumknorpel. f Neubildung des knorpeligen Gewölbes im Bereich der Dreiecksknorpel durch Matratzennaht

COTTLE hat die Methode von FOMON noch weiter ausgebaut. Er weist besonders darauf hin, daß bei der *Abtrennung der Dreiecksknorpel vom knorpeligen Septum* die Schleimhautblätter, die das Gewölbe der Nasenhöhle beidseits auskleiden, geschont werden müssen. Dies ist vor allem in den Fällen wichtig, in denen eine Höckerabtragung angeschlossen werden muß. Die Ränder der Dreiecksknorpel sollen in der Mitte zusammengenäht werden. Bei der Kombination der Nasenplastik mit einer konservativen Septumoperation ist die komplette Transfixion notwendig, während dies in der Kombination mit radikaleren Operationen, bei denen der ganze Septumknorpel herausgeschnitten und reimplantiert wird, nach Meinung COTTLEs nicht am Platze sei. Er schlägt für solche Fälle eine sog. *Hemitransfixion* vor (Abb. 178), bei der nur im basalen Teil hinter der Columella incidiert wird, während die Verbindung zwischen Columella und Septum im Spitzenteil bestehen bleibt. So wird der intercartilaginäre Schnitt, der das Decollement der Haut über den Dreiecksknorpeln ermöglicht, nicht mit der Transfixion verbunden. Die Crura medialia der Flügelknorpel werden am Dom durchtrennt und zusammengenäht, womit eine Festigung der Columella erzielt wird. COTTLE weist auch auf die Wichtigkeit hin, daß bei der Reimplantation von Knorpelscheiben zuerst beide Nasenhöhlen austamponiert werden.

PULLEN hat eine eigene Incision am Septumvorderrand angegeben. Sie hat die Form eines umgekehrten L. Der kurze Schenkel des L kommt so nahe wie

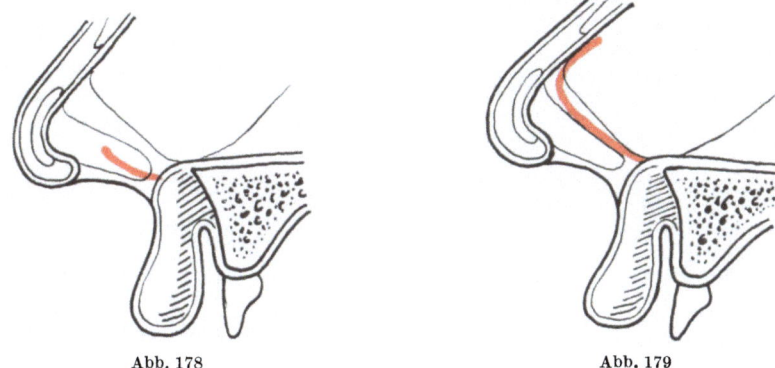

Abb. 178. Abb. 179
Abb. 178. Hemitransfixion nach COTTLE. Die Incision soll nicht den Flügelknorpel treffen, sondern möglichst dahinter liegen
Abb. 179. Incision nach PULLEN

möglich und parallel zum Nasenrücken zu liegen, der lange Schenkel wird am Übergang des häutigen zum Schleimhautseptum geschnitten (Abb. 179).
LAMONT hat ebenfalls 1948 eine von den Methoden von PEER und SELTZER abgeleitete Operation beschrieben. Vom Transfixionsschnitt aus decolliert er beidseits das Mucoperichondriumblatt und reseziert den vorderen unteren Teil des Septumknorpels fast 2 cm vom Vorderrand nach hinten. Diesen Teil ersetzt er durch eine Knorpelplatte, die er im hinteren unteren Teil der Lamina quadrangularis gewinnt. Die reimplantierte Knorpelscheibe wird auch bei LAMONT in eine Columellatasche gelagert und zwischen den beiden Crura medialia der Flügelknorpel durch eine Matratzennaht fixiert (Abb. 180 und 181).

EVANS (1949) mobilisiert das Septum entlang dem Nasenboden unter Entfernung eines Minimums an Knochen und Knorpel, *frakturiert es und bringt es in die Medianebene* (Abb. 182).

CONVERSE propagiert 1950 außer seiner Technik mit *marginalen Incisionen im Restknorpel nach Resektion* (Abb. 183) wieder die Methode von METZENBAUM-SELTZER, die sog. Swinging-door-Technik, und kombiniert diese mit einer Implantation eines Knorpelstreifens aus dem Septum in die Columella durch eine Incision am Vestibulumrand der Columella, d.h. knapp vor dem Vorderrand des Crus mediale auf einer Seite. Bei der Septumkorrektur legt er großen Wert darauf, das Mucoperichondriumblatt im hinteren Anteil des Septums beidseits zu decollieren und eine besonders gute Ablösung im Bereich des Übergangs zum Nasenboden zu erreichen, wobei er manchmal durch eine Incision im Nasenboden von lateral her auf das Septum vorgeht.

Die Fälle, bei denen der ganze Vomer und damit auch die Lamina quadrangularis in voller Ausdehnung nach einer Seite verlagert sind, geht O. BECKER (USA)

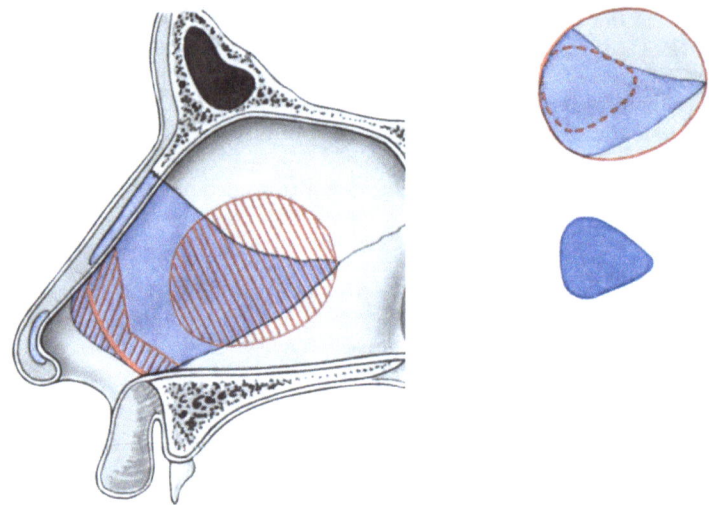

Abb. 180. Septumplastik nach LAMONT. Resektion im vorderen und hinteren Anteil des Septums (rot schraffiert). Aus dem hinteren Knorpelanteil wird ein Reimplantat gebildet

von einem horizontalen Schnitt am Übergang zum Nasenboden wie EVANS an (1951). Er löst von diesem Schnitt aus das ganze Mucoperichondriumblatt, hebt es an, um Incisionen im Knorpel oder Excisionen im vorderen Teil auszuführen.

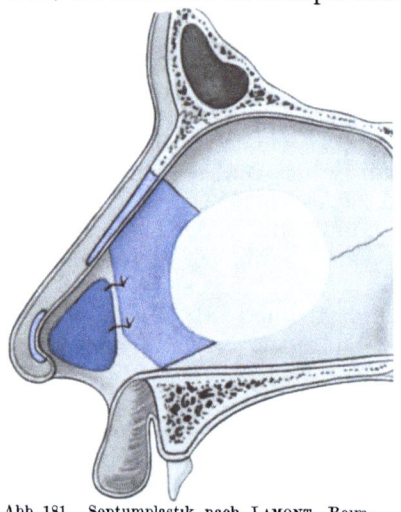

Er *verschiebt die ganze knöcherne und knorpelige Septumplatte in die Medianebene*, wodurch eine entblößte Knochenleiste am Boden entsteht. Diese wird durch einen Schleimhautstreifen aus der Mundschleimhaut oder von der gegenüberliegenden unteren Muschel oder noch besser durch einen zusammengesetzten Knorpel-Schleimhautlappen gedeckt. Durch eine Wachsrinne und zusätzliche Tamponade wird dieses Transplantat anliegend gehalten. Wenn es nötig ist, die Dreiecksknorpel vom Septum zu trennen, so können sie im medialen Teil längs incidiert werden, jedoch unter Schonung des Mucoderichondriums. Sie können auch durch eine bogenförmige Incision am Rand lateral vollständig abgelöst werden. — Im vorderen Teil des Septums werden wie bei MALINIAC und bei anderen Autoren je nach den Krümmungsverhältnissen des

Abb. 181. Septumplastik nach LAMONT. Reimplantation eines dreieckigen Knorpelstuckes in den vorderen Teil des Septums. Fixation mit Matratzennahten

Knorpels parallele oder kreuzweise Incisionen angelegt (Abb. 169, 171, 183) oder swinging-door-ähnliche Techniken mit oder ohne Reimplantationen angewandt (Abb. 174—176). Das Vorgehen BECKERs lehnt sich an jene von STEFFENSEN (1947), MALINIAC (1948) und FERRIS SMITH (1950) an (Abb. 184—186).

Fast gleich wie die Methode von BECKER ist die von GOLDMAN (1952). Eine eingeschlungene Matratzennaht durch die Columellabasis dient als Zügel und zieht sie nach vorne, während die übliche Transfixion vor dem Knorpelrand zu dessen

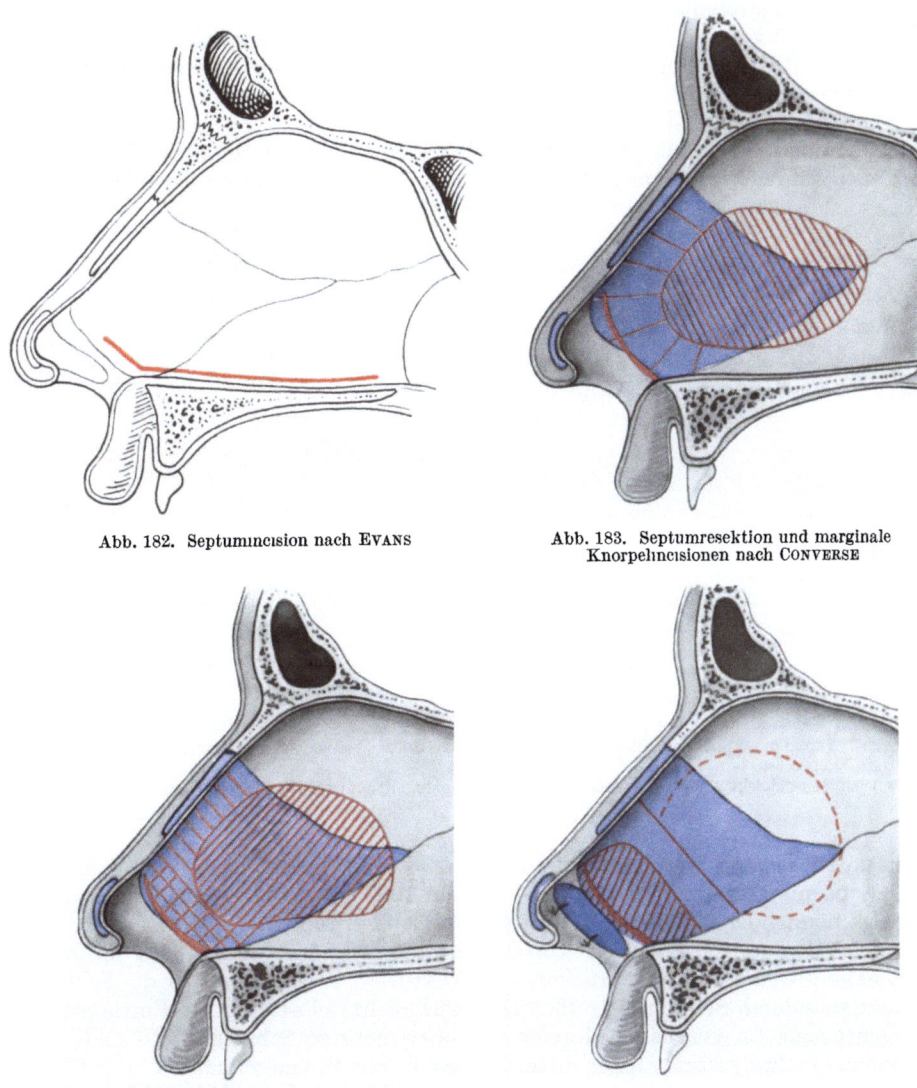

Abb. 182. Septumincision nach EVANS

Abb. 183. Septumresektion und marginale Knorpelincisionen nach CONVERSE

Abb. 184

Abb. 185

Abb. 184. Septumresektion mit „Cross-hatching" des Restknorpels nach BECKER (USA)

Abb. 185. Septumresektion und Reimplantation von Knorpel in die Columella mit Fixation durch Naht nach BECKER (USA). Rot schraffiert. Resektion des Knorpels. Im rotpunktierten Gebiet evtl. Resektion

Freilegung ausgeführt wird. Nach Ablösung des Mucoperichondriums werden zwei 0,4 bis 0,9 cm breite Septumstreifen hinter dem Transfixionsschnitt parallel zu ihm gebildet. Hinter diesen Streifen wird die submuköse Septumresektion mittels Killian-Speculum vorgenommen (Abb. 187). Nach Abtragung oder Geradestellung der Crista basalis oder der Spina nasalis anterior werden die vorderen Septumstreifen ebenfalls begradigt, wenn nötig durch zusätzliche

Incisionen oder Excisionen, und durch mehrere Matratzennähte aus Seide in der neuen Stellung fixiert. Dann wird die Columellahaut mit Knopfnähten an den vorderen Septumstreifen genäht und das Mucoperichondrium am Nasenboden horizontal eingeschnitten, um einen späteren Zug nach der Seite zu vermeiden. Auch hier wird dann, wenn nötig, die Schleimhautdehiscenz mit einem Transplantat wie bei BECKER (S. 132) gedeckt. Die Fixation der Schleimhaut in der neuen geraden Lage geschieht durch Celluloidplatten, die beidseits angedruckt und mit der Tamponade festgehalten werden.

RIGGS und WILLIAMS propagieren 1953 die Methode der Hemitransfixion von COTTLE, während aus dem gleichen Jahre eine weitere Variante der Incision am

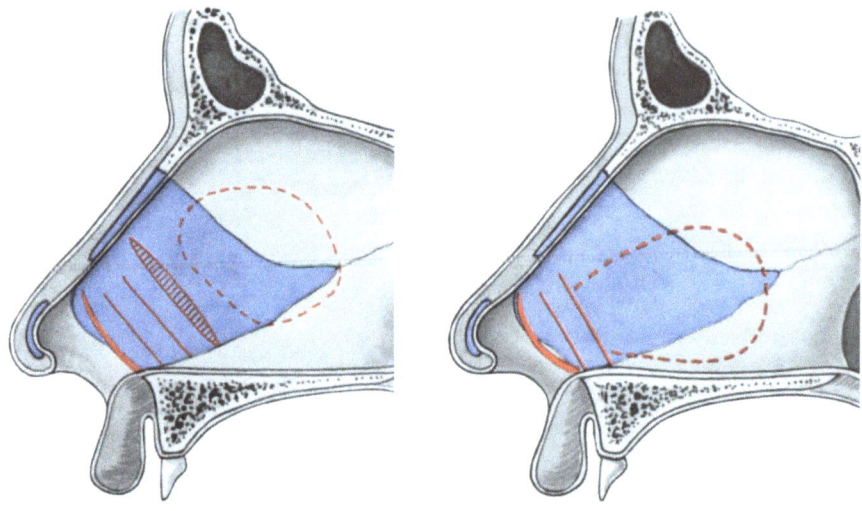

Abb. 186   Abb. 187

Abb. 186. Septumresektion nach BECKER (USA). Rot schraffiert Schmale Knorpelexcision, rot gestrichelt Resektionsgebiet

Abb. 187. Septumplastik nach GOLDMAN. Von der Transfixion aus werden zwei oben zusammenhängende Knorpelstreifen gebildet

Septumvorderrand von ZORZOLI stammt. ZORZOLI reimplantiert große Scheiben von Septumknorpel. — STOVIN veröffentlicht 1953 eine Operation, die er Septumplastik nennt. Er incidiert am Vorderrand des Septumknorpels, meist links, und excidiert den ganzen Knorpel. Von der Lamina perpendicularis läßt er nur einen schmalen Streifen am Nasenrücken und frakturiert diesen, wobei er die Schleimhaut der anderen Seite im betreffenden Bezirk nicht ablöst. Um ein Einsinken des Nasenrückens zu vermeiden, legt er eine oder mehrere Scheiben der excidierten Lamina quadrangularis wieder ein und fixiert sie mit Matratzennähten. Der bindegewebige Septumanteil hinter der Columella soll möglichst erhalten bleiben, um die Biegsamkeit der Nasenspitze zu gewährleisten. — KRISTENSEN greift 1954 wieder die Technik von METZENBAUM auf und modifiziert sie nur insofern, als er den Knorpel von der konkaven und nicht von der konvexen Septumseite incidiert.

Für die *Korrektur traumatischer Septumdeformitäten*, bei denen die Knorpelplatte aus der Rinne der basalen Maxillovomerleiste herausluxiert ist (Luxation von JARJAVAY entlang der „ligne maîtresse de POTIQUET" siehe S. 6), gibt FUCHS 1956 folgendes Verfahren an. Nachdem er auf der durch die Luxation nicht verengten Seite das Mucoperichondriumblatt sorgfältig abgelöst hat (Abb. 188), schneidet er auf der anderen Seite oberhalb der basalen Knorpelleiste Schleimhaut und Knorpel horizontal ein, entfernt die Knorpelleiste, wenn möglich ohne Mucoperichondrium und stellt die Knorpelplatte in die basale Rinne hinein. Wenn nebst einer solchen Luxation noch eine Verbiegung des Septums in der senkrechten Achse nach der Seite der Luxation besteht, dann wendet FUCHS den Swinging-door-Mechanismus in vertikaler Richtung ebenfalls an und fixiert den reponierten Knorpel mit Matratzennähten. In der korrigierten

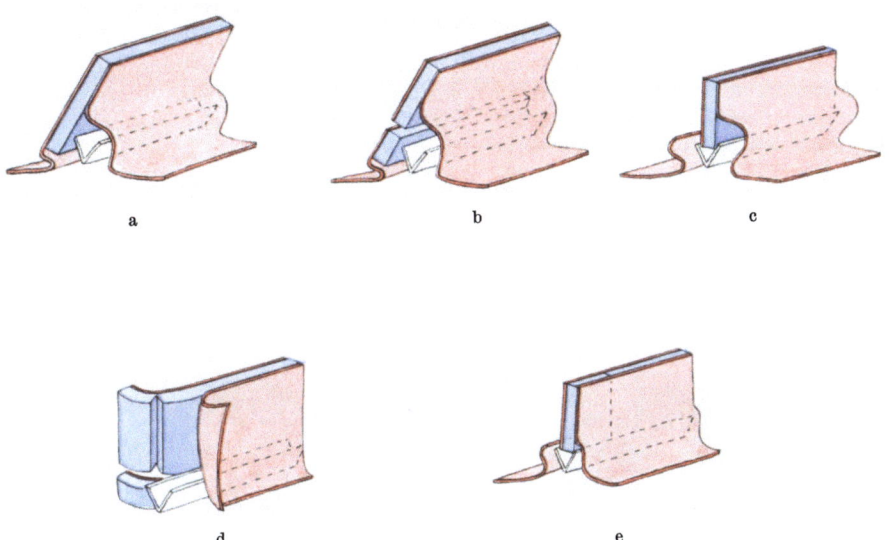

Abb 188a—e. Septumplastik nach FUCHS bei einer Luxation der Lamina quadrangularis nach JARJAVAY. a Mucoperichondrium im Luxationsgebiet gelost. b Horizontalincision im Septumknorpel. c Knorpel auf den Knochen gestellt, untere Knorpelleiste entfernt. d Korrektur der vorderen Subluxation durch fast senkrechte Incision. e „Swinging-door"-Reposition

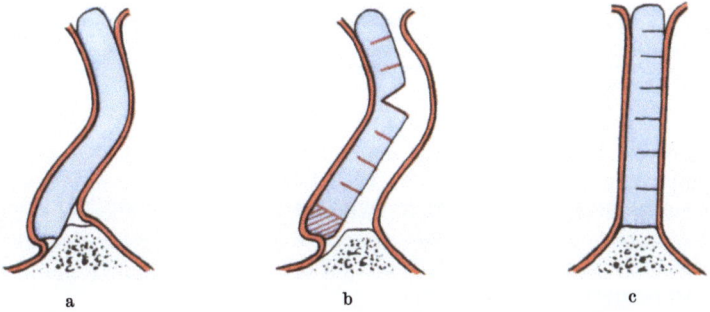

Abb. 189a—c. Septumplastik nach DINGMAN. a Luxationsstellung. b Knorpelincisionen und basale Excision, rot schraffiert zu entfernender Knorpel. c Septum reponiert

Stellung schient er mit zwei Metallplatten, die er beidseits anlegt, ähnlich wie es BECKER mit Wachs und SALINGER und COHEN mit Röntgenfilmstreifen machen. Um einer Einziehung der Columella entgegenzuwirken, baut er eine winkelige Metallstütze in den Nasenrückenverband ein, an der die Columella durch Nähte nach unten gezogen gehalten werden kann.

Ganz ähnlich behandelt DINGMAN diese Septumluxation an der basalen Crista, indem er ebenfalls die untere überhängende Knorpelleiste reseziert und die Knorpelplatte wieder in die Cristarinne bringt. Daneben führt er noch parallele horizontale und kreuzweise Incisionen im Knorpel aus und excidiert Knorpelstreifchen im Sinne des Seltzerschen „Swinging-door-Methode" sowohl horizontal wie vertikal (Abb. 189). F. WIRTH hat diese Technik durch Stutzung des reponierten, aber nicht stabilen Knorpels mittels Anlagerung einer verdünnten Knorpelscheibe modifiziert (Abb. 190).

1956 zeigt PERRET eine maximal radikale Septumresektion, die er von dem Verfahren von PEER ableitet. Nach dem Decollement über den Dreiecksknorpeln vom intercartilaginären Schnitt beidseits aus und nach der Transfixion schreitet er zum Decollement des Mucoperichondriumblattes über dem Septum beidseits, wobei, wie bei FOMON, die Septumschleimhaut mit der Schleimhaut unter den Dreiecksknorpeln verbunden bleibt. Die Lamina perpendicularis wird praktisch vollkommen reseziert. Dabei werden nichtgebogene Anteile des Septumknorpels gewonnen, die reimplantiert werden sollen.

Von der Lamina perpendicularis, vom Vomer und von der Crista basalis wird

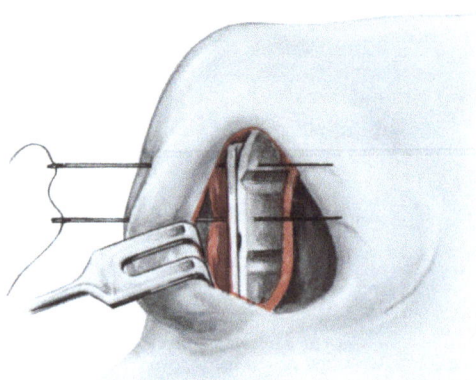
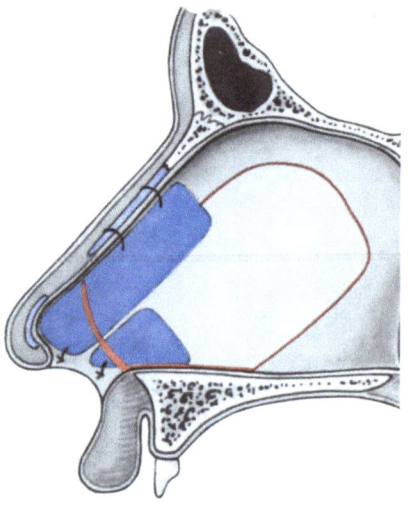

Abb. 190. Korrektur der knorpeligen Septumverbiegung im Sinne von DINGMAN nach F. WIRTH. Der ursprünglich verbogene Knorpel ist nach prismaformigen Excisionen aufgerichtet und wird durch Anlagern einer reimplantierten Knorpelscheibe fixiert

Abb 191. Septumplastik nach PERRET. Nach ausgiebiger Knorpelresektion werden zwei Knorpelstucke an den Nasenrucken und die Spina nas. ant. reimplantiert

soviel wie notwendig reseziert. Zwei möglichst große Knorpelscheiben werden im vorderen Septumanteil reimplantiert. Die obere wird durch eine Matratzennaht mit den Dreiecksknorpeln verbunden, während an der Columella beide Reimplantate mittels zweier Stahldrahtnähte fixiert werden. Die Reimplantate werden zwischen die Mucoperichondriumblätter gefügt, wenn beide Nasenhöhlen hinten schon austamponiert sind (Abb. 191).

Das operative Improvisieren, mit dem man sich jeder Situation, jedem Deformitätsverhältnis des Septums anpassen kann, ist gerade in dieser Chirurgie wichtig. Grundbedingung dazu ist natürlich die Kenntnis der mannigfaltigen Möglichkeiten und der Vor- und Nachteile erprobter Methoden. Wir gehen in der Regel bei deformierten Nasen nicht allzu radikal vor. Wir (MEYER) beginnen wenn möglich mit einem Decollement des schiefstehenden Nasenrückens über den Dreiecksknorpeln von der intercartilaginären Incision aus und erweitern das Decollement, wenn eine Korrektur am knöchernen Nasengerüst erforderlich wird, bis zur Glabella und über die Nasenabhänge hinweg bis zum Processus frontalis maxillae. Der beidseitige intercartilaginäre Schnitt wird zur Transfixion verlängert. Dann gehen wir zur eigentlichen Septumkorrektur über, um als dritte Phase der Operation die äußere Rhinoplastik anzuschließen. Bei der Septumoperation soll grundsätzlich darauf geachtet werden, daß die Knorpelknochenplatte, wenn sie reponiert wird, nicht zurückfedern kann. Sie soll nicht in der neuen medianen Lage durch Zug gehalten werden müssen. Meist wenden wir Techniken in der Art von SELTZERs „swinging door" an. Wir lösen vom Transfixionsschnitt aus nur auf einer Seite das Mucoperichondriumblatt bis fast zum Maximum der Konvexität ab. Hier schneiden wir den senkrechten Knorpelstreifen heraus und erhalten nach Durchtrennung des Knorpels an der Basis und oben am Nasengewölbe die „schwingende Tür". Hinter der Streifenexcision in der Türachse decollieren wir beidseits und bringen die Knorpelknochenplatte durch Incisionen, durch Frakturen und durch die notigen Excisionen in die Medianebene. Wir führen sowohl in der Türangelachse als auch vorne in der Columella mehrere Matratzennähte mit Nylon 00 oder 000 aus. Mit kurzen geraden Nadeln, welche gegen eine auf der anderen Seite der Septumwand gehaltene Öffnung eines Saugrohrs eingestochen werden, lassen sich auch weiter hinten am Septum noch Matratzennähte anbringen (s. Abb. 123). Sehr oft, besonders bei radikaleren subperichondralen Knorpelresektionen, reimplantieren wir einen oder zwei mit feinem Catgut zusammengebundene Knorpelstreifen unter die Nasenrückenhaut, um schon prophylaktisch einer Einsattelung entgegenzuwirken. — Die Fortschritte in der plastischen Septumchirurgie sind groß und erfreulich; doch soll bei den konstruktiven Verfahren mit Reimplantationen streng darauf geachtet werden, daß die Luftpassage garantiert wird.

4. Korrektur der knöchernen und knorpeligen Schiefnase in Kombination mit dem Eingriff am Septum

Schiefnasen kann man einteilen in 1. Deformitäten, die auf das äußere Nasenskelet beschränkt sind, 2. Deformitäten, die das innere Skelet betreffen, 3. Deformitäten, bei denen beide Skeletapparate beteiligt sind. Die zweite Kategorie ist im Kapitel über das Septum schon behandelt. Bei der ersten und dritten Form ist es notwendig, daß die verschobenen Nasenknochen in die normale Lage gebracht werden. Wo der Knochenabhang zu lang ist, muß eine *Keilexcision oder Streifenexcision von Knochen* vorgenommen werden. Sie kann an der Basis der Nasenpyramide oder am Nasenrücken ausgeführt werden. TRENDELENBURG, GOODALE, JOSEPH, LEXER, LAUTENSCHLÄGER und HERLYN haben die basale Excision angegeben, während man heute immer mehr dazu neigt, die Knochenabtragung am Nasenrücken zu wählen. LAUTENSCHLÄGER hat sogar empfohlen, den auf der Breitseite excidierten Knochenteil auf die Steilseite zu überpflanzen. Außer der Keilexcision sind zur Mobilisation der Nasenknochen Osteotomien erforderlich. Erfolgte die Keilexcision paramedian, so sind auf der Breitseite der Nase außerdem die laterale (s. S. 51) und die transversale (s. S. 58) Osteotomie durchzuführen; bei lateraler Keilexcision werden zusätzlich die paramediane (s. S. 68) und die transversale Osteotomie ausgeführt. Auf der Schmalseite der Nase sind immer die paramediane, die laterale und die transversale Osteotomie vorzunehmen (Abb. 192). — Bei einer Schiefnase mit Höcker muß am Nasenrücken asymmetrisch gesägt werden, um gleichzeitig eine mediane Keilresektion zu erhalten. Der Sägeschnitt muß dann bei der Hockerabtragung (s. S. 44) von der Schmalseite der Nase auf die Breitseite hin abfallen. Bei *Schiefnasen mit knöchernem Hocker und Einsattelung* im knorpeligen Anteil kann der resezierte Hocker einfach nach unten in diesen Anteil des Nasenrückens verschoben werden. In gewissen Fällen von knöchernen Deviationen mit starker Einsattelung im knorpeligen Teil muß nach Begradigung des knöchernen Gerüstes ein Span eingepflanzt werden (s. S. 185). Es soll hier noch auf eine Technik der *Verlagerung des Knochengerüstes* aufmerksam gemacht werden, die sich besonders für die Korrektur der Schiefnase eignet. LOEB hat in Anlehnung an das alte Trendelenburgsche und Josephsche Verfahren der Frakturreposition mit dem Osteoklasten oder Rhinoklasten (s. S. 64) das Einbrechen und die Verlagerung der Knochen mittels eines entsprechend gelagerten Stemmeisens erzielt. Durch die intercartilaginäre Incision wird ein breiter Flachmeißel auf den seitlichen knöchernen Nasenabhang gelegt. Der Assistent schlägt mit dem Hammer auf den aus der Nase ragenden festgehaltenen Meißelanteil, wodurch unter Schonung der Haut die Knochenplatte einbricht.

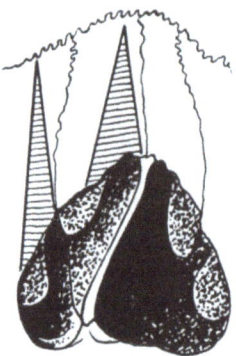

Abb 192 Schiefnase. Schraffiert Keilexcisionen. Bei lateral ausgeführter Keilexcision sind auch die paramediane und transversale Osteotomie erforderlich, bei paramedianer die laterale und die transversale, auf der Gegenseite immer die paramediane, die laterale und die transversale

Hier wäre auch das Verfahren von MALBEC zu erwähnen, bei dem die knöcherne Nase beiderseits mit zwei bis drei schrägen parallelen Osteotomien gefügig gemacht wird, wonach die ganze Nasenpyramide ausgiebig verschoben und geformt werden kann.

Nebst der Arbeit am äußeren Knochen ist auch eine ausgiebige *Mobilisation des Septums* sowohl in seinem knorpeligen wie auch im knöchernen Anteil von Wichtigkeit. Wir gehen dabei oft so vor, daß wir mit der Rowland-Zange das Septum vom Transfixionsschnitt aus an der knöchernen Basis von vorne nach hinten durchtrennen, wenn möglich unter Belassung des einen der beiden Mucoperichondriumblätter (Abb. 193). Im übrigen läßt sich das Septum in gleicher Weise behandeln wie bei den sonstigen Septumdeviationen. Gewöhnlich muß das *äußere knorpelige Gerüst* auch mitkorrigiert werden. Dies geschieht nach Techniken wie der lateralen Mobilisation des Dreiecksknorpels nach BECKER (USA), der Durchtrennung des Dreiecksknorpels am Übergang zum Septum (s. Abb. 75), der Verkleinerung des Dreiecksknorpels auf der Gegenseite der Deviation nach BOURGUET oder der Durchtrennung und Verkleinerung des Flügelknorpels der Gegenseite nach MAUREL und DUFOURMENTEL. Früher wurden auch V-Excisionen von Haut und Knorpel auf der einen Seite vorgenommen, wie sie z. B. MARTIN angegeben hat. Heute wird höchstens am lateralen Nasenflügelansatz eine Sichelexcision von Haut vorgenommen (Abb. 137). Meistens genügen das Decollement und die Modellierung der Flügel- und Dreiecksknorpel zur Wiederherstellung der Symmetrie der Weichteilnase (s. S. 87, 103).

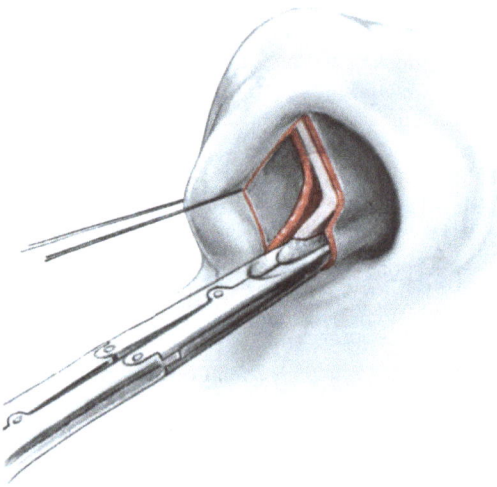

Abb 193. Basale Durchtrennung des Septums von der Transfixion aus mit der Rowland-Zange zur Ergänzung der Schiefnasenkorrektur

Ein wichtiges Problem bei der Korrektur der Schiefnasen ist die *Fixation* in der neuen Lage. Im Kapitel Septum sind einige einfache Fixationen, wie die von BECKER, SALINGER, COHEN, GOLDMAN und von FUCHS angegeben (s. S. 133ff.).

Dazu kommen noch kompliziertere Methoden, wie die von LAFFITE-DUPONT, der eine Nadel aus Gold in den Nasenknochen einsteckt und im Nasenrücken beläßt.

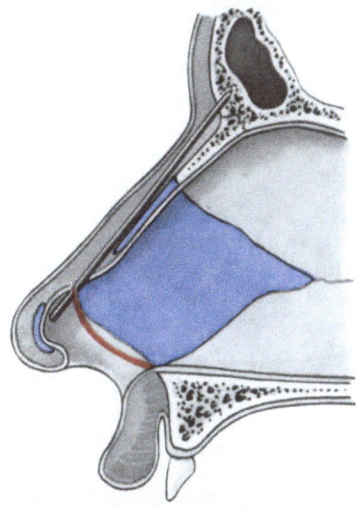

Abb. 194. Fixation der Schiefnase nach STRAITH jun. mittels Kirschnerdraht, der in das Stirnbein getrieben wird

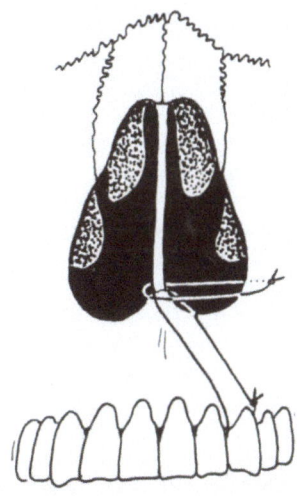

Abb. 195. Verankerung der Septumbasis durch feinen Draht an die Crista piriformis nach JOSEPH oder an einem Zahn nach BLAIR

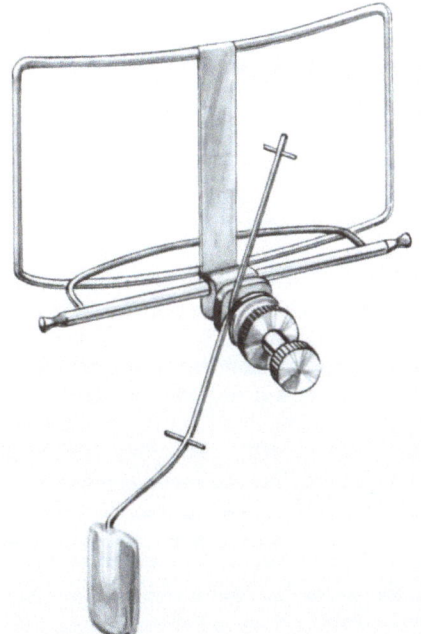

Abb. 196. Haltevorrichtung bei korrigierter Schiefnase nach KAZANJIAN mit Pelotte und Stirnverankerung

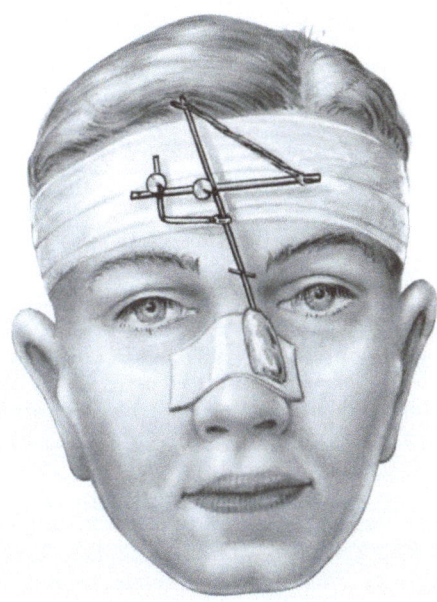

Abb. 197. Modifizierte Haltevorrichtung zur Fixation der korrigierten Schiefnasen nach KAZANJIAN in situ

Dieses Verfahren schien bereits obsolet zu sein, als es von STRAITH wieder aufgegriffen wurde. STRAITH jun. u. Mitarb. stecken einen Kirschner-Draht in den Stirnknochen an der Glabella und bestimmen durch ihn die Führungslinie des Nasenrückens (Abb. 194). Der Draht wird 14 Tage belassen.

JOSEPH verankert die vordere Septumbasis durch einen Seidenfadenzügel an die Apertura piriformis in der neuen reponierten Lage (Abb. 195). BLAIR fixiert sie in ähnlicher Weise durch einen Draht an einem Zahn (Abb. 195). Beide Fixationsarten uns zu unsicher und zu umständlich. Die Fixation der reponierten unteren und vorderen Lamina quadrangularis an die Columella durch eine zwischen den beiden Crura medialia der Flügelknorpel nach vorne führenden Matratzennaht, welche über der Columellahaut geknüpft wird, wie es RANZOLIN und JOST angegeben haben, halten wir ebenfalls nicht für zweckmäßig, da die Gefahr besteht, daß die Columella und das Septum membranaceum mit verschoben werden. Das beidseitige Anlegen einer zurechtgeschnittenen Röntgenfolie an das Septum nebst der Tamponade hat sich uns bewährt. — Zu diesen inneren Fixationen kommen noch die äußeren durch Gipsverbände, durch Nasenformer mit Pelotten und ähnliche Verfahren, die wir bei den Verbänden anführen werden. Besonders soll hier auf die originellen Retentionsmethoden von GORLIA hingewiesen werden. GORLIA hat eine sehr einfache Konstruktion angegeben, bei der eine Pelotte, welche dem einen Nasenabhang aufliegen soll, oberhalb der Glabella durch Sicherheitsnadeln an ein Stirnband fixiert ist und durch einen seitlichen Zügel den notwendigen Druck auf die Nase ausübt. Der horizontale Zügel ist hinter dem Ohr ebenfalls mit Sicherheitsnadeln an das Stirnband geheftet. JOSEPH und GALTIER haben eine ähnliche Stirnbandpelottenkonstruktion entwickelt. Die Haltevorrichtung von KAZANJIAN ist aber stabiler. Seine Pelotte ist mit einem Federsystem verbunden (Abb. 196 und 197). — Ein fixierender Gipsverband sollte 10 bis 14 Tage belassen werden.

5. Verschluß von Septumperforationen

Perforationen des Septums können traumatisch durch Unfälle oder iatrogen entstehen, oder sie gehören zum Krankheitsbild der Lues, der Tuberkulose oder der Rhinitis atrophicans mit trophischen Störungen des Gewebes. Nicht immer ist ihre Korrektur angezeigt, doch stellen wiederholte Blutung am Perforationsrand, exzessive Krustenbildung und starkes Pfeifen eine Indikation zum Eingriff dar.

Kleinere Perforationen, die sich gewöhnlich im vorderen Teil befinden, werden durch *Verschiebeplastik der Schleimhaut* gedeckt (s. Abb. 198). Größere Defekte können durch Drehung eines Schleimhautlappens auf beiden Seiten des Septums repariert werden. Dazu wird der Lappen aus Mucoperichondrium auf der einen Seite von unten oder von vorne auf das Loch gedreht, auf der anderen Seite von oben oder von hinten. Wenn nötig, kann mit dem einen Mucoperichondriumlappen auch ein *Knorpelstück mitgedreht* werden (Abb. 199). Für den Verschluß von etwa 1×1 cm großen Perforationen wenden wir (MEYER) ein eigenes Verfahren an, bei welchem die Schleimhaut unterhalb des Loches und am Nasenboden als breiter bandförmiger Brückenlappen auf beiden Seiten der Scheidewand mit Perichondrium und Periost abgehoben und nach oben verschoben wird. Dazu muß die Schleimhaut am seitlichen Rand des Nasenbodens beidseits längs incidiert werden, während die Schleimhaut um die Perforation spindelförmig excidiert wird, um die Adaptierung der bis über den oberen Perforationsrand hinweg verschobenen Brückenlappen zu ermöglichen. Man kann den beiderseits am Nasenboden entstehenden Schleimhautdefekt durch freies Haut- oder Schleimhauttransplantat (aus dem Mund) decken oder ohne Deckung zugranulieren lassen. Alle diese Lappen müssen mit peinlicher Sorgfalt eingenäht werden. Wir geben dem Nylon für diese Nähte den Vorzug. — Ein ähnliches Verfahren, aber mit Zugang vom Mundvorhof aus, wurde durch CABRERA-TRIGO und IAPALUCCI angegeben.

Eine noch ausgedehntere Verschiebeplastik haben wir (MEYER) für die Deckung größerer vorderer Perforationen ausgearbeitet. Man muß die vordere und die untere Kante der Scheidewand freilegen, indem man nach beidseitiger intercartilaginärer Incision, nach Decollement der Nasenrückenhaut und nach Trans-

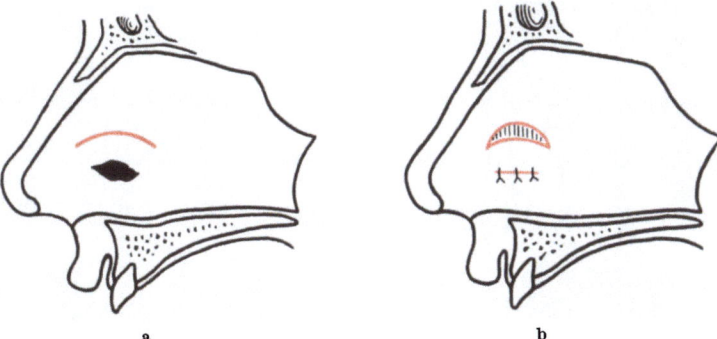

Abb. 198a u. b. Verschluß einer frischen Septumperforation nach submukoser Septumresektion (SEIFFERT). a Schleimhautschnitt durch ein Schleimhautblatt oberhalb der Perforation. b Situation nach Verschluß der Perforation. (Aus H. J. DENECKE)

fixion auch noch die Dreiecksknorpel an ihrem medialen Ansatz vom Septumknorpel abtrennt. Dadurch kann auf der einen Seite das ganze Mucoperichondriumblatt um die Perforation herum wie ein breiter Rahmen abgelöst und so weit zurückverlagert werden, bis der vordere Schleimhautanteil das Loch zu decken

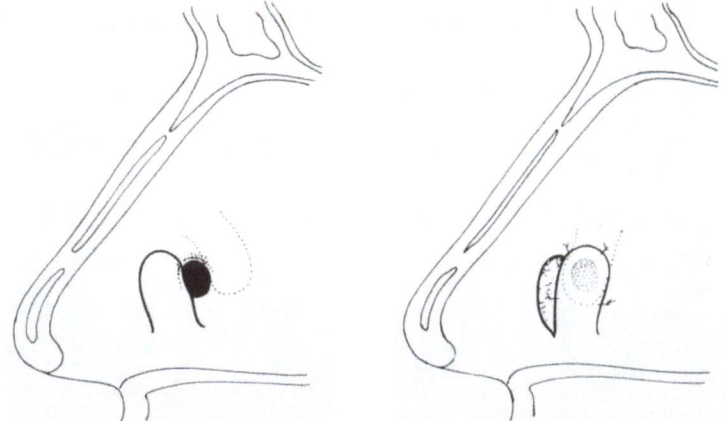

Abb. 199. Deckung einer kleinen Septumperforation durch zwei Verschiebelappchen aus dem angrenzenden Mucoperichondrium. Gestrichelte Linie. Lappen auf der Gegenseite

vermag. Auf der anderen Seite wird das Mucoperichondriumblatt vom oberen Septumrand aus abgelöst und nach vorne über die Perforation geschoben. Eine senkrechte etwa 2 cm weiter hinten gelegene Entlastungsincision ermöglicht diese Verschiebung. Dadurch wird das Loch auf der einen Seite durch die davorliegende Schleimhaut und auf der anderen Seite durch die dahinterliegende Schleimhaut gedeckt. — CLIMO empfiehlt ebenfalls eine ausgedehnte Ablösung der Schleimhaut um die Perforation herum und ähnliche Lappenverschiebungen An dem nach vorne zu verschiebenden Mucoperichondriumblatt läßt ZAOLI noch eine Knorpelscheibe haften, welche von der anderen Seite umschnitten und abgelöst worden ist. Dadurch, daß der Knorpeldeckel die Perforation kongruent schließt, wird das Loch im Septumknorpel nach hinten verlagert. Dort ist es aber einseitig von Mucoperichondrium gedeckt. SEIFFERT hat zwei Methoden angegeben, durch welche Schleimhaut aus der unteren Muschel zur Deckung der

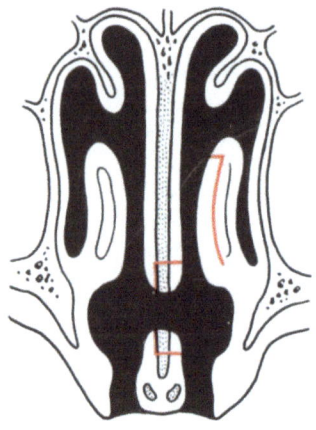

Abb. 200. Verschluß einer Septumperforation durch einen Schwenklappen von der unteren Muschel nach SEIFFERT. Die roten Linien zeigen am Septum den anzufrischenden Bereich und an der unteren Muschel den zu bildenden Lappen an. (Horizontalschnitt durch die Nase.) (Aus H. J. DENECKE)

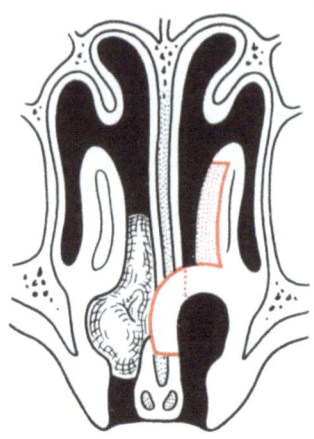

Abb. 201. Verschluß einer Septumperforation durch einen Schwenklappen von der unteren Muschel nach SEIFFERT. Der Schleimhautlappen von der Muschel deckt die Septumperforation. (Horizontalschnitt durch die Nase.) (Aus H. J. DENECKE)

Perforation herangezogen wird. Bei der einen wird ein *Schleimhautlappen aus der Muschel* in die Perforation geschlagen und eingenäht (Abb. 200, 201). Befindet sich die Perforation in der Höhe der unteren Muschel, so kann sie nach dem zweiten

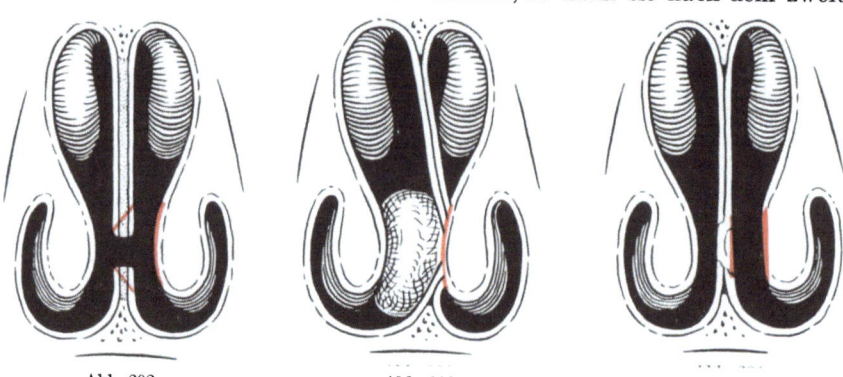

Abb. 202.   Abb. 203.   Abb. 204.

Abb. 202. Verschluß einer Septumperforation durch Synechiebildung nach SEIFFERT. Septum und untere Muschel werden im Bereich der roten Linien angefrischt. (Frontalschnitt durch die Nase.) (Aus H. J. DENECKE)

Abb. 203. Verschluß einer Septumperforation durch Synechiebildung nach SEIFFERT. Nach submukoser Resektion des Septumknorpels wird das Septum zur Synechiebildung gegen die Wundfläche an der Muschel tamponiert. (Frontalschnitt durch die Nase.) (Aus H. J. DENECKE)

Abb. 204. Verschluß einer Septumperforation durch Synechiebildung nach SEIFFERT. Nach völliger Verwachsung des Septums mit der unteren Muschel wird das Septum wieder von der Muschel abgetrennt. (Frontalschnitt durch die Nase.) (Aus H. J. DENECKE)

Seiffertschen Verfahren durch die vorübergehende Ausbildung einer *Synechie zwischen Septum und Muschel* geschlossen werden. Wenn es nicht schon vorher erfolgt ist, wird zunächst eine submuköse Septumresektion vorgenommen. Dann werden der Perforationsrand und die korrespondierende Muschelpartie von der deckenden Schleimhaut befreit und das Septum so lange gegen die Muschel tamponiert, bis eine Verwachsung zustande gekommen ist (Abb. 202—204). Ist die Ernährung gesichert, so wird die Muschelschleimhaut im Bereich der Perforation von der Muschel abgetrennt, was bei größeren Defekten schrittweise erfolgen soll. Das Septum federt dann wieder in seine mediane Position zurück.

1951 haben, unabhängig voneinander, LINK und R. MEYER ein einfaches Verfahren zum Verschluß von Scheidewandperforationen angegeben. LINK läßt aus Supramid *Obturatoren* für die Löcher anfertigen, während der zweiblättrige Obturator von MEYER aus Nelson (Nylon) besteht. In Schleimhautanaesthesie läßt sich leicht ein Wachsabdruck der Perforation vornehmen. Aus rosa Wachs wird ein Modell des Obturators geformt. Nach diesem kann der radförmige Knopf aus dem entsprechenden Kunststoff leicht hergestellt werden (Abb. 205a und b). Für den Verschluß von größeren Löchern kann das eine Blatt des Obturators aus Acrylit, einem Acrylsäuremethylester, hergestellt werden. Es läßt sich gut mit dem anderen Blatt aus gummiweichem Nelson zusammenpolymerisieren (Abb. 205b), wodurch die eine Hälfte des Rades steif und die andere biegsam wird. Wir haben jedoch die Erfahrung gemacht, daß die Obturatoren, die ganz aus Nelson bestehen, anfänglich besser vertragen und nach einigen Jahren etwas härter werden, also den zweiteiligen vorzuziehen sind. — Bei sehr großen Perforationen, die mit lokalen plastischen Operationen nicht geschlossen werden können und bei denen das Nasenloch für die Einführung des Obturators zu klein ist, muß der Zugang durch Abtrennen der Columella an der Basis und Incision bis an die Perforation vergrößert werden.

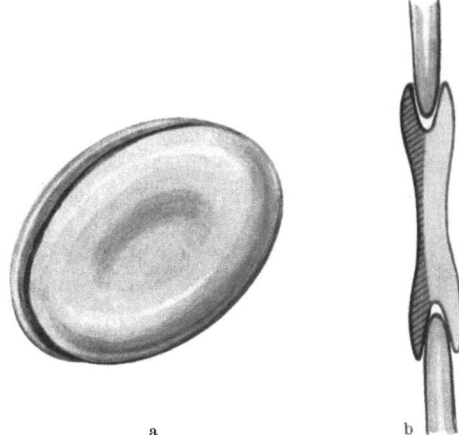

Abb. 205a u. b. Obturator aus Kunststoff zum Verschluß von Septumperforationen (R. MEYER). a Seitliche Ansicht des Obturators. b Frontalschnitt durch die Septumperforation mit Obturator in situ. Dunkel schraffierter Obturatoranteil kann aus festem Kunststoff bestehen

Was die Rekonstruktion der durch Tumorabtragung samt der Columella und der Nasenspitze geopferten Scheidewand anbelangt, verweisen wir auf die Rekonstruktionsverfahren durch Fernlappen, welche im Kapitel der Ersatzplastik der Spitze abgehandelt werden (s. S. 369).

6. Dermatoplastik am Nasenseptum und in der Nasenhöhle

Zur Bekämpfung des *Nasenblutens bei hereditärer familiärer Teleangiektasie*, Morbus Osler, ist die Resektion der Schleimhaut in der Nase und der Ersatz durch Spalthautlappen in Anwendung gebracht worden. W. H. SAUNDERS klappt den Nasenflügel nach Incision in der Nasen-Wangenfurche hoch und trägt die Schleimhaut am Septum und am Nasenboden unter Schonung von Perichondrium und Periost ab. Er beginnt mit dem Abpräparieren an der Nasenspitze und an der hinteren Grenze der Vestibulumhaut. Die Schleimhaut wird so weit wie möglich, mindestens im Bereich der vorderen Hälfte des Septums, bis auf den Nasenboden abpräpariert. Auf die entblößte Fläche beiderseits am Septum und am Nasenboden wird ein Spalthautlappen aufgelegt. Zusätzlich ersetzt man die Schleimhaut an der seitlichen Nasenwand hinter der Grenze der Vestibulumhaut durch Haut, besonders auch im vorderen Anteil der unteren Muschel. Die Transplantate am

Septum und an der lateralen Nasenwand werden sorgfaltig gegen die Haut des Vestibulums mit Catgut vernäht. Die Nähte halten dann die Haut sicher fest, wenn die Nase anschließend mit Gazestreifen ausgefüllt wird. 4 bis 5 Tage soll die Tamponade mindestens belassen werden. Bei Fehlern der plastischen Versorgung an der seitlichen Nasenwand ergeben nach SAUNDERS postoperativ gern rezidivierende Blutungen. Der Eingriff kann in Lokalanaesthesie durchgeführt werden. Die Blutung ist durch zusätzliche gefäßverengende Mittel in erträglichen Grenzen zu halten.

LEWY und HAMMOND haben die Technik von SAUNDERS erweitert, indem sie die Nasenhöhle weiter öffnen. Mittels lateraler Osteotomie wird die knöcherne Nasenpyramide aufgeklappt. Weite Gebiete des Septums und der Nasenhöhle werden dann unter Schonung von Periost und Perichondrium von Schleimhaut befreit und mit Haut gedeckt. Dieser Eingriff kann bei dem ausgedehnteren Zugangsweg im Sinne einer lateralen Rhinotomie zunächst nur einseitig ausgefuhrt werden. Die andere Seite wird wenige Wochen später ebenfalls plastisch versorgt. Nach Beobachtungen von SAUNDERS bilden sich etwa 1 bis 2 Monate lang in der Nase Krusten aus, doch können die Beschwerden durch Borsäurepulver und Lanolinsalbe erträglich gestaltet werden. Da die Patienten sich aus Furcht vor neuen Blutungen scheuen, die Nase zu schneuzen, werden die Borken nur vermindert entfernt. Es ist ihnen jedoch durch das völlige Aufhören bzw. die Einschränkung des Nasenblutens erheblich gedient. Zu groß gewählte Lappen können zu Nekrosen der überschüssigen Haut Veranlassung geben, die sich nach kurzer Zeit abstoßen. Da nicht alle Schleimhautpartien in der Nase durch dieses Verfahren ersetzt werden können, muß selbstverständlich mit Rezidivblutungen, wie beobachtet, gerechnet werden. Diese sollen aber in wesentlich geringerem Ausmaß vorkommen. — Bei der Therapie des durch den Morbus Osler bedingten Nasenblutens stellt die Dermatoplastik einen wesentlichen Fortschritt dar, wenn sie auch nur ein lästiges Symptom beseitigen hilft. Bei Blutungen infolge Septumperforationen hat die Methode mit den Thiersch-Transplantaten nicht zum Erfolg geführt, da die Perforationen infolge Nekrosen nicht geschlossen blieben (LEWY).

IX. Korrektur der Sattelnase
1. Allgemeines

Die Sattelnase ist einer der häufigsten Formfehler der Nase. Sie kann angeboren oder erworben sein. Die erworbene ist meist traumatischer Genese. Die in Europa nur noch selten anzutreffende luische Sattelnase entsteht durch ein völliges Einsinken des knöchernen Nasengerüstes infolge Knochennekrose. Die Einsattelung betrifft in diesen Fällen besonders den oberen Teil der Nase; es liegt aber gewöhnlich eine starke Abflachung des ganzen Nasengerüstes vor. Ebenso selten wie die Lues liegt in Europa heute die Tuberkulose dem Zerfall des Nasengerüstes zugrunde. Viel häufiger hingegen sind unspezifische Entzündungen wie Septumabscesse mit Knorpelnekrosen — meist nach traumatischen Hämatomen — an der Einsattelung schuld. Der Sattel betrifft dann den unteren Teil des Nasenrückens. Für die traumatische Entstehung kommen vor allem Verkehrsunfälle, Boxen, Turnen, Ballspiele sowie Wintersport ursächlich in Frage. Bei jungen Boxern ist die Entwicklung einer Sattelnase durch multiple Traumen häufig. Mit dieser Traumatologie hat sich ZORZOLI besonders beschäftigt. Das Geburtstrauma spielt ursächlich auch eine gewisse Rolle. Recht häufig sind leider die iatrogenen Sattelnasen. Sie entstehen nach Septumresektionen, bei denen im vorderen unteren Teil kein Knorpelpfeiler belassen worden ist, im sog. ,,weichen Dreieck" von CONVERSE in der Medianlinie am unteren Ende des Dreieckknorpels.

Maliniac, Seltzer u.a. haben sich mit diesen Problemen besonders befaßt (s. auch Abb. 1 und Abb. 164).

Viele Patienten mit Sattelnase klagen über *behinderte Nasenatmung*. Es zeigt sich in der Regel, daß die Nasenhöhle frei und weit genug, der Raum der beiden Vestibula nasi hingegen eingeengt ist. Das normalerweise längs-ovale schlitzförmige innere Nasenloch am Übergang vom Vestibulum zur eigentlichen Nasenhöhle ist von oben her abgeplattet, das Lumen ist rund oder quer-oval, wodurch die physiologischerweise nach oben zum mittleren Nasengang und zur Riechspalte gerichtete Luftströmung nach unten gegen den unteren Nasengang abgelenkt wird (s. Abb. 14). Dieser Zustand kann durch die Korrektur der Sattelnase mit behoben werden, sodaß in solchen Fällen neben der kosmetischen Indikation auch eine funktionelle besteht (Malbec, Maliniac, Cottle, Seltzer, Legler u.a.). Das runde bzw. quer-ovale innere Nasenloch findet sich bei den iatrogenen Sattelnasen besonders in den Fällen, in denen nach einer submukösen Septumresektion eine Höckerabtragung vorgenommen worden ist. Wenn die bei der Septumresektion am Nasenrücken verbliebene Knorpelspange nicht genügend hoch war, kommt es bei der nachträglichen Höckerkorrektur leicht zum Zusammensinken des Gewölbes und zu narbigen Verziehungen, denen keine knorpelige Stütze entgegenzuwirken vermag.

Die Frage, ob bei gleichzeitigem Bestehen *mehrerer Formfehler der Nase* diese in einer Sitzung korrigiert werden können, muß mit wenigen Ausnahmen bejaht werden: Bei gleichzeitigem Vorliegen von Sattelnase und Breitnase, Sattelnase und Schiefnase, Sattelnase und hängender Nasenspitze wird die Korrektur beider Fehler in einer Sitzung ausgeführt. Über das Vorgehen bei gleichzeitigem Bestehen von Sattelnase und Septumdeviation ist im Kapitel über die Septumkorrekturen ausführlich berichtet (s. S. 118), und es sei hier nur kurz darauf hingewiesen, daß kleinere Einsattelungen des Nasenrückens unbedingt zusammen mit der Septumdeviation korrigiert werden sollten, da der excidierte Knorpel in der Regel zum Auffüllen des Sattels ausreicht. Aber auch bei größeren Einsattelungen empfiehlt sich das einzeitige Vorgehen.

Zunächst sollen hier die Korrekturen von sog. *Pseudo-Sattelnasen* in Betracht gezogen werden, d.h. von Nasen, die eine zu lange, zu prominente Spitze bei sonst normalem knöchernem Teil aufweisen oder bei denen ein leichter Höcker im knöchernen Rückenanteil zusammen mit einer Prominenz der Spitze besteht. Im ersten Fall wird die Spitze durch Resektionen im unteren Teil des knorpeligen Septums und durch Neuformung der Flügelknorpel im vorderen Winkel verkleinert (Abb. 119, 120). Im zweiten Fall wird der kleine knöcherne Höcker abgetragen (s. S. 44) und die Nasenspitze wie im ersten korrigiert. Wenn nötig, werden die Ossa nasalia median verlagert (Wolfe).

Liegt eine *echte Sattelnase* vor, so gibt es viele Möglichkeiten, den Sattel zu beheben. Die Wahl des Verfahrens hängt einmal vom Grad der Einsattelung, zum anderen von dem zur Verfügung stehenden Implantationsmaterial ab. Wegen der besseren Verträglichkeit soll man immer bestrebt sein, die Korrektur des Sattels aus körpereigenem — am besten aus naseneigenem — Gewebe zu bestreiten und nur in besonderen Fällen Fremdkörper zu benutzen.

2. Korrektur der leichtgradigen Sattelnase durch naseneigenes Gewebe
a) Korrektur mit Septumknorpel

Ist der Septumknorpel noch vorhanden, so wird zunächst die submuköse Septumresektion in typischer Weise durchgeführt (s. S. 120), wobei darauf zu achten ist, daß der Knorpel in möglichst großen Stücken entfernt wird. Er wird dann der Form des Sattels angepaßt. Sehr kleine Sättel lassen sich mit einer einfachen Lage eines in seiner Länge und Breite angepaßten Knorpelstückes auffüllen. In der Regel wird man aber auch bei relativ geringen Einsattelungen bessere Resultate erzielen, wenn man mehrere Knorpelstücke übereinanderlegt. Das Vorgehen von SHEEHAN, die zurechtgeschnittenen Knorpelstücke vor der Einführung unter den Sattel mit einem feinen Catgutfaden wie ein Bündel zusammenzuschnüren, hat sich gut bewährt (CONVERSE, SOMMER, SCHUCHARDT u. a.). Man verhindert auf diese Weise, daß sich die einzelnen Knorpelstücke gegeneinander verschieben.

b) Korrektur mit Flügelknorpel

Wenn aus dem Septum nicht genügend oder gar kein Material gewonnen werden kann, so können außer dem Septumknorpel auch Teile der Flügelknorpel zur Bildung der kleinen Knorpelbündel benutzt werden. Der *obere Rand der Flügelknorpel* beider Seiten kann häufig ohne Veränderung der äußeren Nasenform in einem einige Millimeter breiten Streifen reseziert werden. Bei breiter Nasenspitze führt dieses Vorgehen sogar zu einer wünschenswerten Verschmälerung der Spitze. Die Gewinnung der Knorpelstreifen aus den Flügelknorpeln erfolgt entweder durch die Eversions- oder die Luxationsmethode (s. S. 84 u. 82). Es ist genauestens darauf zu achten, daß sich auf den Implantaten keine Reste der manchmal recht fest haftenden Vestibulumhaut befinden, dagegen soll das Perichondrium erhalten werden. — Da die Flügelknorpelstreifen zwischen dem Crus med. und dem Crus lat. eine Biegung aufweisen, die bei der Implantation in der Längsrichtung stört, empfiehlt es sich, durch einige quere Einschnitte die Spannung in den Knorpelstreifen zu beseitigen.

Über Incision in der Nase, Bildung der Tasche, Einführung und Fixation des Implantates wird weiter unten berichtet. Hier seien zunächst noch einige andere Methoden, die Einsattelung aus den Flügelknorpeln und ohne Zuhilfenahme nasenfremden Gewebes aufzufüllen, beschrieben.

WEGENER empfiehlt, die aus dem Flügelknorpel gewonnene Knorpelspange nicht längs, sondern quer *als gebogenen Reiter* einzusetzen, wobei er die Biegung des Flügelknorpels am Übergang vom Crus med. zum Crus lat. zur Bildung der Prominenz am Nasenrücken benutzt. Diese Methode hat aber gegenüber der oben beschriebenen Einführung der Knorpelstücke in der Längsachse der Nase den Nachteil, daß eine relativ breite Nasenrückenlinie resultiert; und es kommt ja bei der Auffüllungen von kleinen Einsattelungen, bei denen in der Regel schon eine leichte Verbreiterung des Nasenrückens besteht, besonders darauf an, einen schmalen Nasenrücken zu erzielen.

Bei Einsenkungen dicht oberhalb der Nasenspitze kann der obere Rand des Flügelknorpels senkrecht nach oben auf die Kante des Nasenrückens geschlagen und durch Zusammennähen mit dem gleichen Knorpellappen der anderen Seite in dieser Lage fixiert werden. Diese Methode wurde von KAZANJIAN als „*flying wing procedure*" beschrieben (Abb. 206). SCHUCHARDT empfiehlt dieses Verfahren in Kombination mit der hornförmigen Hautexcision am Nasenflügelansatz zur Verkürzung der Nasenspitze, und WINKLER u. a. kombinieren es gern mit Knorpelstreifentransplantationen vom Septum in den Nasenrücken, ein Verfahren, das sich gut bewährt. Zum Hochziehen und zur Fixation der verlagerten Knorpellappen wird eine feine Nylon-Matratzennaht durch die Nasenrückenhaut in der Medianlinie empfohlen (DINGMANN u. a.), doch ist es besser, diese Naht *unter* der Haut auszuführen, was durch die intercartilaginäre Incision und auch vom Vestibulumrandschnitt aus beidseits gut gelingt. In manchen Fällen, besonders

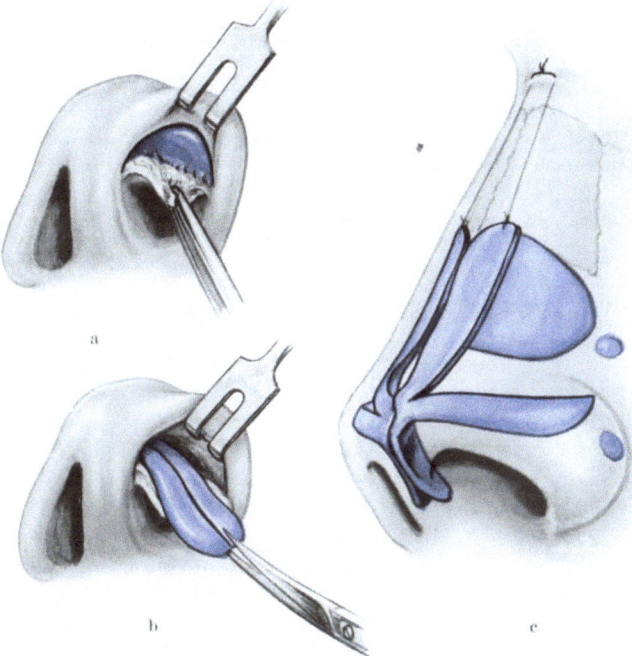

Abb. 206a—c. „Flying wing"-Methode von KAZANJIAN zur Korrektur der leichtgradigen Sattelnase. a Freilegen des Flugelknorpels vom Vestbulumrandschnitt aus. b Spaltung des lateralen Schenkels des Flugelknorpels. c Einschwenken der oberen Halfte der Crura lateralia auf den Nasenrucken. Fixation durch subcutan zur Nasenwurzel gefuhrte Haltefaden

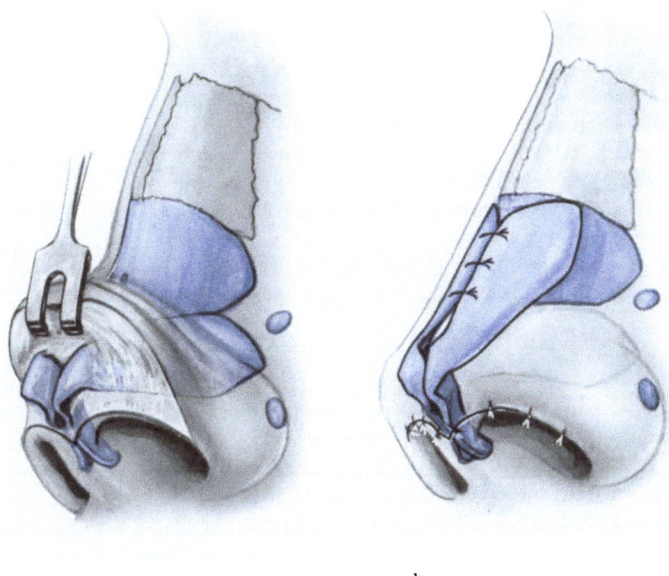

Abb. 207a u. b. Korrektur der leichtgradigen Sattelnase nach LOZA. a Freilegen der Flugelknorpel von einem beiderseitigen Flugelrandschnitt aus. b Einschwenken der ganzen lateralen Schenkel der Flugelknorpel auf den Nasenrucken

wenn noch zusätzlich Korrekturen am Nasensteg anzubringen sind, empfiehlt es sich, das ganze Knorpelgerüst der Nasenspitze durch Aufklappen der Haut nach RETHI, SERCER oder LOZA freizulegen (Abb. 124). GONZALES LOZA schlägt auch vor, *die ganzen Crura lateralia* der Flügelknorpel gedreht wie die Blätter eines Buches nach oben zu schlagen und sie dorsal mit drei Catgut-Matratzennähten als Dachkante zusammenzunähen (Abb. 207).

c) Korrektur durch Verschmälerung

Zur Hebung von leichteren Einsattelungen *im Bereich der Dreiecksknorpel* hat LINK eine Methode angegeben, bei der er auf jedes Transplantat oder Implantat verzichtet. Die Haut wird bei seiner Technik nach Unterminierung an beiden Nasenseiten bis zum inneren Augenwinkel, der Glabella und den angrenzenden Wangenweichteilen über den Sattel durch subcutane endonasale Matratzennaht in der Mitte zusammengerafft und der Defekt durch Anziehen des Knotens ausgeglichen (Abb. 208). Eine gute Symmetrie des Nasenrückens scheint mit dieser Technik schwerlich erreichbar zu sein. Dazu besteht die Gefahr, daß an den Stellen, an denen die Naht subcutan angebracht ist, äußerlich eine Einziehung der Haut entsteht oder die Naht ausreißt, weil sie ja nur subcutanes Bindegewebe umgreifen darf. — SCHMALIX geht ganz ähnlich wie LINK vor, rafft aber die Haut nur mit Heftpflasterstreifen:

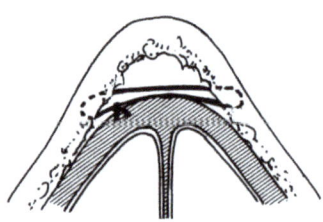

Abb. 208. Raffnaht nach LINK bei leichtgradiger Sattelnase

Nach Decollieren des Nasenrückens im Bereich des Sattels und nach Trennung des caudalen Septumendes von der Columella wird die Nasenhaut mittels Heftpflasterstreifen von unten und von beiden Seiten her nach der Mitte über den Sattel gerafft. Auch diese Methode scheint nicht wirksam genug oder nur in extrem seltenen Fällen anwendbar zu sein.

Einsenkungen *im knöchernen Teil des Nasenrückens* können durch Osteotomie, Medianverlagerung und Anhebung der Nasenknochen korrigiert werden. So gelingt es, in leichten Fällen ohne Implantat auszukommen oder sich nur zusätzlich kleinerer Autotransplantate vom Septumknorpel oder von den Flügelknorpeln zu bedienen. Auch hierbei ist es wichtig, die laterale Osteotomie so weit außen wie möglich auszuführen. Bei der Medianverlagerung soll die Knorpelplatte nicht, wie es bei der Korrektur von Breitnasen bzw. von Höckernasen üblich ist, am lateralen Rand eingekeilt und leicht versenkt, sondern im Gegenteil etwas angehoben werden (s. S. 68). Dabei kann man mit endonasaler Tamponade noch nachhelfen.

d) Korrektur mit Dreiecksknorpel

Während nach STRAITH die Nasenspitze durch Aufklappen und Zusammennähen beider Bogenanteile der Flügelknorpel gehoben werden kann, ist das gleiche auch weiter oben mit *rechteckigen Knorpellappen aus dem Dreiecksknorpel beidseits* möglich (KAZANJIAN). Die Knorpellappen werden ebenfalls nach der Mitte umgeschlagen und miteinander vernäht. Die Nähte sollen unter der Haut geknüpft und nicht als Matratzennähte durch die Haut geführt werden. Die paramedianen Incisionen zur Bildung der hochzuschlagenden Knorpellappen werden sowohl am Flügelknorpel wie am Dreiecksknorpel 2—3 mm am seitlichen Abhang parallel zur Mittellinie angelegt (Abb. 209). MAY beginnt dieses Verfahren zur besseren Übersicht durch die bekannte Incision an der Columella nach RETHI (Abb. 124).

An einem siebenjährigen Kind hat JOUNG die Operation nach KAZANJIAN mit Erfolg angewendet. DINGMAN hat das Verfahren von KAZANJIAN erweitert, indem er die seitlichen Stümpfe der Dreiecksknorpel dachartig über den hochgeklappten medialen Knorpellappen zusammenführt und mit Nähten zusammenhält. Nach MALINIAC können die *seitlich vollständig abgelösten Dreiecksknorpel* durch Hochschlagen und Übereinanderlegen zur Erhöhung des Nasenrückens benutzt werden.

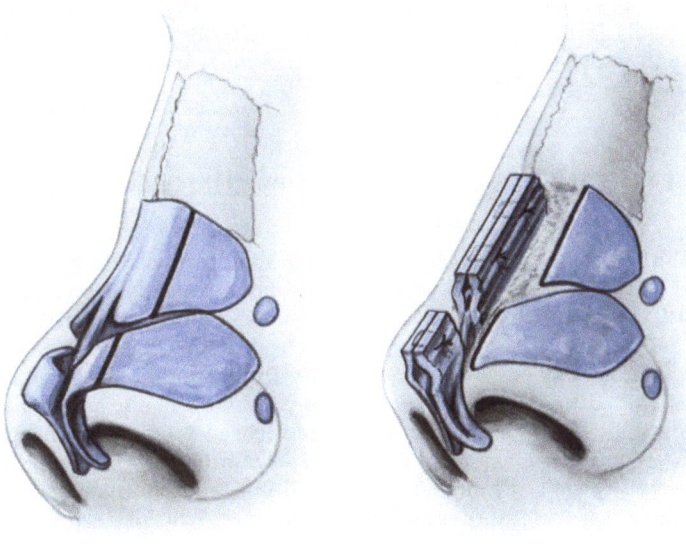

a   b

Abb. 209a u. b. Korrektur der leichtgradigen Sattel-Flachnase nach KAZANJIAN u. STRAITH. a Incisionen im Knorpel b Die medialen Anteile von Dreiecksknorpel und Flugelknorpel werden subcutan aufgerichtet und zusammengenaht

3. Korrektur der Sattelnase durch Einschlüsse

Zur Beseitigung einer ausgesprochenen Sattelnase muß ein entsprechendes Ersatzstück als Stütze subcutan eingepflanzt werden. Ist hingegen die Nase durch Weichteilzerstörungen und ausgedehnte Narbenbildungen entstellend verkürzt, so erscheint eine größere plastische Operation mit zusätzlichem Hautersatz notwendig. Wir unterscheiden gewöhnliche Sattelnasen mit normaler Lage der Nasenspitze und Sattelnasen mit Senkung oder Verkleinerung der Nasenspitze. Bei den ersten wird nur der Nasenrücken durch einen stützenden Einschluß unterfüttert, während bei der zweiten Form noch eine Stütze der Spitze und der Columella notwendig ist. Die beiden Stützen können aus einem Stück bestehen, welches dann die Form eines L besitzt, oder sie können aus zwei Spänen zusammengesetzt sein, die in irgendeiner Weise im Spitzenanteil der Nase zusammengefügt werden. Als Stutzmaterial kommen auto-, homo- und heteroplastische Transplantationen, ferner alloplastische Implantationen in Frage. Als autoplastisches Material für die Nase kennen wir den Knorpel, den Knochen und die Haut als Dermalappen. Dermalappen transplantiert man in der Nasenplastik nur autoplastisch. Heteroplastische Transplantationen, d.h. Transplantationen von Tieren, werden bei der Nase nur mit Knorpel vorgenommen.

Bevor die Sprache auf die verschiedenen Transplantations- und Implantationsmaterialien kommt, sollen noch ein paar allgemeine Grundsätze für die subcutanen Naseneinschlüsse eingeflochten werden. Wenn Narbenprozesse im Bereich der Einsattelung am Nasenrücken vorliegen, darf die Haut weder am Rücken noch an der Nasenspitze durch die Unterfütterung gedehnt werden. Wenn sich nach einem Septumabsceß traumatischer oder iatrogener Genese allmählich eine Sattelnase ausbildet, so soll man nicht zuwarten, bis die Einsattelung durch Narbenbildungen vollständig ist, sondern soll das Einsinken der Nasenrückenhaut frühzeitig durch Transplantation von Knorpelstreifen aus der noch bestehenden Lamina quadrangularis oder durch Einpflanzung von alloplastischem Material beheben. HANSEN empfielt dazu den Ersatz des zerstörten Knorpels durch Implantation eines Spans aus Polystan.

a) Geschichtliche und allgemeine Daten zur Aufbereitung der Transplantate

α) Knorpel

Schon seit 1881 weiß man durch LEOPOLD, daß homotransplantierter Knorpel im Tierversuch viel länger lebt als jedes andere homotransplantierte Gewebe. DAVIS fand 1913, daß im Tierversuch zwischen einem autotransplantierten und einem homotransplantierten Rippenknorpel praktisch kein Unterschied besteht. Dies wurde von GORBUNOFF bestätigt. 1955 zeigte PEER anhand eines Transplantationsversuches mit Rippenknorpel von einem Knaben auf ein anderes sechsjähriges Kind, daß der Knorpel nach 4 Jahren gewachsen war, die Chondrocyten erschienen noch lebend. In einer Zone war Knorpelgewebe resorbiert und durch Bindegewebe ersetzt worden. PEER und andere Autoren wie KIRKHAM und YOUNG haben schon früher gesehen, daß autotransplantierter Knorpel seine normale Struktur beibehält. Nun hat sich gezeigt, daß auch homotransplantierter Knorpel keine besonderen Veränderungen durchmacht, dies ganz im Gegensatz zu allen anderen Geweben. Man erklärte diese Tatsache damit, daß Chondrocyten wegen ihrer umgebenden Matrix nicht in direkten Kontakt mit dem Wirtsgewebe gelangen, und daß die Matrix nicht antigenbildend ist, wenigstens nicht bei Individuen derselben Species. Natürlich sind auch Fälle beschrieben, bei denen eine vollständige Resorption des homotransplantierten Knorpels eingetreten ist. GIBSON und DAVIS und PEER schreiben dies aber nicht einer Antikörper-Antigenreaktion zu, sondern sind der Meinung, der Knorpel habe nicht standgehalten, wie es auch bei Autotransplantationen der Fall sein kann. PEER glaubt, eine schlechte Ernährung in den ersten Tagen nach der Transplantation wegen ungenügender Vascularisation mit nachfolgendem Absterben der Chondrocyten und langsame Resorption der Matrix sei daran schuld (1945). Nach SCHOFIELD soll ein Hämatom um das Transplantat herum eine Resorption des Knorpels begünstigen. Bei homotransplantiertem wie auch bei autotransplantiertem Knorpel soll es nach PEER in bezug auf die Resorption des Knorpelgewebes keine Rolle spielen, ob der Span mit Perichondrium bedeckt ist oder nicht. Obgleich früher ROLLO (1930) und FISCHER (1882) auf die Bedeutung des Belassens von Perichondrium am Transplantat hingewiesen haben, sind PEER wie auch MANNHEIM und ZYPKIN der Ansicht, daß die Knorpelhaut unbedingt entfernt werden müsse (zitiert von CRAIGMYLE). Da sich also der homotransplantierte Knorpel mehr oder weniger so verhält wie der autotransplantierte, wird die Homotransplantation überall stark propagiert. Knorpelzellen sollen den somatischen Tod um 3 Tage überleben, so daß es also angebracht erscheint, auch Knorpel von Toten zu konservieren und als Transplantat zu benutzen.

Knorpelbank. Der Knorpel kann bis zu 6 Wochen in einer Temperatur von +4⁰ C konserviert werden. Deshalb sind in vielen großen Spitälern Knorpelbanken gebildet worden. Der Kadaver an dem die Knorpelentnahme vorgenommen werden soll, muß jung sein, damit keine Kalkzonen im Knorpel vorliegen, und darf nicht an Infektion oder Malignom gelitten haben. Der Knorpel muß mit aseptischer und antiseptischer Sorgfalt entnommen werden; er soll in steriler Lösung, wenn möglich in antibiotischer Lösung, aufbewahrt werden. — Unter den Amerikanern haben STRAITH und SLAUGTHER gezeigt, daß mit homotransplantiertem Rippenknorpel in die Nase gleich gute Resultate erzielt werden können wie mit autotransplantiertem. Diese Autoren verwenden als Konservierungslösung Merthiosaline, eine Lösung von einem Teil wäßrigem Merthiolate 1:1000 zu vier Teilen steriler physiologischer Kochsalzlösung nach dem Rezept von C. W. PIERCE und G. D. O'CONNOR. SCHOFIELD verwendet eine Merthiolate-Lösung 1:4000 in normaler Kochsalzlösung bei +1 bis +2⁰ C. Er transplantiert nur Knorpel von Leichen. Perichondrium und oberste Schicht des Knorpels werden entfernt, die üblichen serologischen und bakteriologischen Sicherungen müssen getroffen werden. Präzise Lage des transplantierten Bankknorpels in den Gewebstaschen und Vorsorge gegen Nachblutungen und gelegentliche Fixierung durch Catgutnähte werden von SCHOFIELD

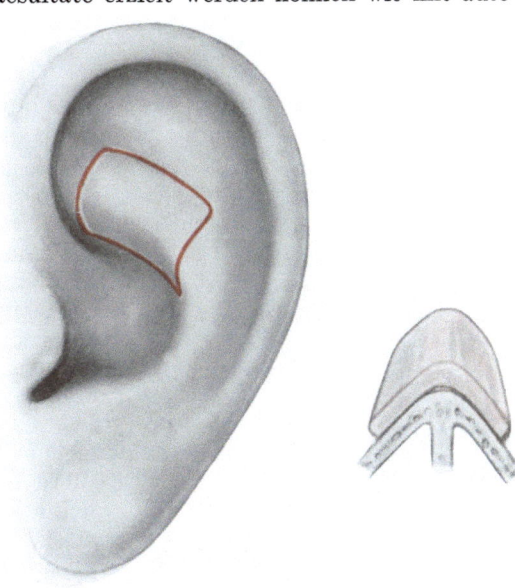

Abb. 210a u. b. Autotransplantat aus der Ohrmuschel in den Nasenrücken bei leichtgradiger Sattelnase. a Rot umrandert Knorpelanteil aus dem Anthelix. b Ohrknorpel in situ auf dem Nasenrücken

als besonders wichtig hervorgehoben. Er hält die Methode gerade bei kindlichen Nasenplastiken für angezeigt, bei denen nach seiner Meinung durch das Wachstum stets nach einiger Zeit neue Implantationen nötig werden. — Wie O'CONNOR und PIERCE haben auch BROWN und MCCARTHY DE MERE 1948 schon genaue Angaben über die Konservierung von Knorpel in der Knorpelbank in einer Merthiolate-Lösung 1:1000 gemacht. Als Konservierungslösungen wurden auch Merfenlösungen und Celexlösungen angegeben. RICCA und KISELEVA berichten über Konservierung in 70%igem Alkohol. KISELEVA beläßt die von Weichteilen und Knorpelhaut befreiten Präparate 1 Jahr und länger im Alkohol und macht sie nach zehnminütigem Einlegen in warmer physiologischer Kochsalzlösung wieder modellierfähig. HOFFMANN geht in der Konservierung von Knorpel ganz eigene Wege. Er bettet den Knorpel in den Kunststoff Palavit und kann ihn darin monatelang konservieren. Wir bewahren unsere Knorpelstücke in einer wäßrigen Merthiolate-Lösung 1:1000 im Kühlschrank auf.

Gewinnung von Ohrknorpel als Autotransplantat. Von einer Incision an der Hinterfläche der Ohrmuschel wird ein Knorpelstück von entsprechender Größe und Form aus der Gegend des Anthelix (Abb. 210a) entnommen und als Unterfütterung für den oberen Teil des Nasenrückens verwendet. Da das Transplantat nach seiner Einführung in die vorbereitete Tasche auf dem Nasenrücken reiten soll, muß ihm die entsprechende Form gegeben werden (Abb. 210b). Die Formung kann mittels Messer oder Fräse geschehen, wobei die Kanten an der Innenfläche abzuschleifen sind.

Verpflanzung von zerstückeltem Knorpel als Autotransplantat. Außer der Verwendung von größeren Knorpelspänen für die Auffüllung von Sattelnasen ist seit 1943 noch eine andere Form von Knorpeltransplantation bekannt. Es werden nach PEER aus dem entnommenen Knorpel kleine Stückchen von 1—4 mm Durchmesser gehackt und in dieser Form als Ersatz des Nasengerüstes oder auch anderer Knorpel- und Knochendefekte auto- oder homotransplantiert. PEER nannte diese Verpflanzungsform „*diced cartilage graft*" und benötigte zu dieser Art von Transplantation eine relativ große Öffnung zur Einführung der Knorpelstücke in das Weichteilbett. DE KLEINE hat diese Methode von PEER ausgebaut, indem er den sehr fein zerhackten Knorpel mittels einer starken Metallspritze mit dicker Kanüle durch eine kleine Incision unter die Haut drückte. Er nannte diese Knorpelspritze Chondrojet (Abb. 211). Auch bei dieser Methode kann man den Knorpel sowohl autotransplantieren als auch homotransplantieren. Für den Nasenrücken ist das Verfahren jedoch in letzter Zeit wieder verlassen worden, während es in der Defektplastik von Orbita, Oberkiefer usw. eine gängige Methode geblieben ist.

Meniscusknorpel als Homotransplantat. Eine weitere Neuerung in der Knorpeltransplantation war die Verwendung von Meniscusknorpel als Homotransplantat bei der Korrektur der Sattelnase. Die Methode wurde im gleichen Jahr (1952) von MIR Y MIR und von VIDAURRE veröffentlicht, während sie in Argentinien schon 10 Jahre vorher von DELLATHIANE RAWSON und von ARES PAGOCHAGA vorgeschlagen worden war (zitiert nach MIR Y MIR). 1953 konnte MIR Y MIR über 22 erfolgreiche Fälle von Meniscusknorpeltransplantationen berichten (Abb. 212). Er bezeichnet den aus Bindegewebsknorpel bestehenden Meniscus als optimales Homotransplantationsmaterial. Dieser Knorpel ist sehr elastisch und wird durch Eintrocknung nicht spröde wie der hyaline Knorpel. Eine spätere Biegung, wie sie der implantierte Rippenknorpel oft erfährt, soll mit diesem Material nicht konstatiert worden sein. — VIDAURRE bezieht seinen Knorpel von der orthopädischen Abteilung und verwendet ihn frühestens nach einem Monat Lagerung in Merthiolate-Lösung. Durch die schon gegebene dreieckige Form des Querschnittes erübrigt sich viel

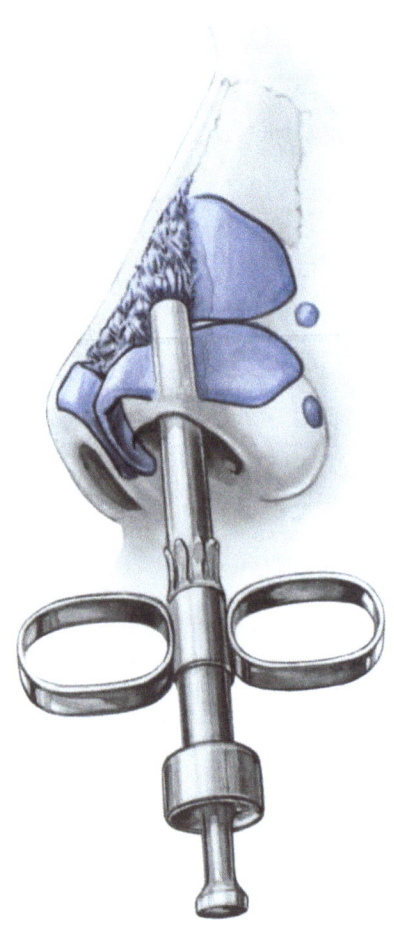

Abb. 211 Korrektur der Sattelnase leichten Grades durch Unterfütterung von zerhacktem Knorpel mittels des Chondrojets von DE KLEINE durch kleine Incision am Vestibulumrand

Modellierarbeit. — In der Folgezeit hat sich jedoch dieses Transplantationsmaterial nicht durchsetzen konnen. Es wurde still um diese Methode, wahrscheinlich weil die Spätresultate doch nicht befriedigend waren. Nach persönlicher Mitteilung hat MIR Y MIR sein Verfahren auch verlassen.

Heterotransplantation von Knorpel. Wahrend KOENIG 1896 der erste war, welcher lebenden Knorpel autotransplantierte und Homotransplantationen von Knorpel erst viel später durch PEER 1939 eingeführt wurden, hat 1933 STOUT

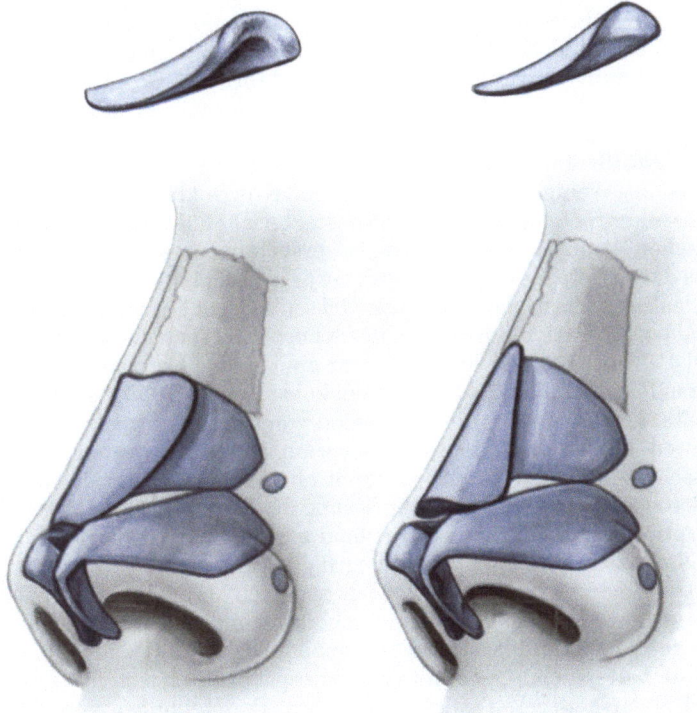

Abb. 212. Unterfutterung der Sattelnase geringeren Grades im knorpeligen Anteil durch Meniscus nach MIR Y MIR

Überpflanzung von Ochsenknorpel für die Nasenrekonstruktion beschrieben. Er fixierte den Knorpel in Formalin und wusch ihn vor der Verwendung in sterilem Wasser. Diese Heterotransplantation wurde auch von SPANIER (zitiert von FRÜHWALD) erprobt, aber die Methode wurde erst später allgemein bekannt, als WARDILL und SWEENEY 1947 ihre Resultate publizierten (zit. von GIBSON und DAVIS 1953). Diese Autoren verwendeten Knorpel aus dem Xiphisternum des Ochsen, hielten ihn 1 min in kochendes Wasser und bewahrten ihn in Merthiolate-Lösung 1:4000 auf. Über die weitere Erprobung dieser Transplantation in der gleichen Klinik (wie WARDILL) berichten 1951 GILLIES und KRISTENSEN. Sie hatten bereits ein Material von 65 Ochsenknorpelüberpflanzungen in der Nase zusammengestellt und waren mit den Resultaten sehr zufrieden. Die Transplantation in die Nase war in 95% der Fälle erfolgreich. Histologisch zeigte sich die Bildung einer Bindegewebskapsel um das Heterotransplantat herum. Die Resorption von Knorpel war nur unbedeutend, so daß die Methode von den beiden Autoren empfohlen werden konnte.

Weitere Berichte über erfolgreiche Verwendung von Ochsenknorpel in der Nasenplastik haben 1952 und 1953 COTTLE, QUILTY und BUCKINGHAM abgegeben. Ihre Erfolge liegen um 80%. Den Knorpel aus dem Sternum des Ochsen legen auch sie in Merthiolate-Lösung 1:4000 ein, welche wochentlich erneuert wird. Bei Kindern konnten sie mit Menschen- und mit Ochsenknorpel gleich gute Resultate erzielen. 10 bis 20% Resorption sei immer zu erwarten. Für besonders wichtig halten sie die *frühe Füllung eines Schrumpfungssattels* nach Septumhämatom und Septumabsceß, noch bevor die beiden Schleimhautblätter unzertrennlich aneinandervernarben, d.h. 8 bis 10 Tagen nach Trauma oder Infektion. Der eingepflanzte Knorpel soll sich allerdings auflösen, aber man gewinnt damit Platz fur eine spätere definitive Einpflanzung 1 bis 2 Jahre später. Die gleiche Erfahrung konnten auch wir machen. Wir empfehlen deshalb ebenfalls eine frühe Korrektur der Hämatom- oder Absceßnase, halten aber in diesem Fall die Implantation von Kunststoffen für einfacher und besser, da es sich ja doch nur um ein Provisorium handelt. — Wenig begeistert schrieb 1953 NORTH über seine Erfahrungen, die er mit Ochsenknorpel als Transplantationsmaterial an der Klinik von KILNER in Oxford machen konnte. Nach seinen Untersuchungen soll trotz anfänglich guten Erfolges die spätere Resorption von Knorpel so beträchtlich sein, daß er von einem routinemäßigen Transplantieren von Ochsenknorpel abrät. Er konnte feststellen, daß die postoperative Resorption des Knorpels besonders bei Kindern sehr groß war. Bei Patienten unter 20 Jahren war eine völlige Resorption in 71% der Fälle, bei älteren Patienten in 50% der Fälle zu konstatieren. 1953 machten GIBSON und DAVIS weitere Studien über die Resorption von Ochsenknorpel. Diese beiden Autoren konnten immer eine leichte Resorption des transplantierten Ochsenknorpels feststellen. Sie entsteht zuerst durch oberflächliche Erosion und bindegewebigen Ersatz, später durch aktive Auflösung des Knorpels. Die Geschwindigkeit der Resorption ist umgekehrt proportional zur Größe der Oberfläche und zur Dicke des Implantates. Dies spricht also gegen die Methode von PEER mit „diced cartilage". Daß Knorpeltransplantate doch zuweilen Jahre überleben können, erklären GIBSON und DAVIS mit der Annahme, daß bei der ersten oberflächlichen Erosion eine avasculäre Bindegewebskapsel gebildet wird, die weitere Resorption verhindert. Ihre Untersuchungen am Ochsenknorpel deckten sich mit solchen am Schweins- und Schafsknorpel. Trotz der negativen Feststellungen von NORTH sowie von GIBSON und DAVIS wird immer wieder von guten Resultaten mit Ochsenknorpel berichtet. So hält KOSTEK den Kalbsknorpel für das Transplantationsmaterial der Wahl. Er verwendet den Knorpel junger und ungeborener Tiere und bewahrt ihn nach steriler Entnahme in trockenen angefrorenen Glasdosen bei —30° C für einige Tage auf. Vor der Operation müssen die gefrorenen Knorpelstücke einige Minuten erwärmt werden. Um das Einwachsen zu begünstigen, durchlöchert KOSTEK die Knorpelstücke. Der 3 cm dicke Hüftgelenksknorpel soll sich für Nasenplastiken am besten eignen. O. BECKER (USA) verwendet Ochsenknorpel in seinen sog. „mixed grafts" neben streifenförmigen Autotransplantaten von Septumknorpel und Septumknochen. Mit dem stärker resorbierbaren und vernarbenden Ochsenknorpelstückchen kann PEER noch leichte Unebenheiten am Nasenrücken ausmerzen.

Unsere Einstellung zur Verwendung von heterogenem Knorpel ist trotz der verschiedenen guten Resultate, von denen man da und dort erfährt, ablehnend. Wir halten die Autotransplantation von Knorpel fur das beste. Nur in Fällen, in denen ein frischer Rippenspan aus verschiedenen Gründen nicht in Frage kommt oder vom Patienten abgelehnt wird, greifen wir zum Homotransplantat von Knorpel und in dritter Linie zum Kunststoffspan. Unsere Knorpelbank besteht aus Septumknorpeln, die vom Perichondrium entblößt sind und aus den bei der

Entnahme von Rippenknorpelspänen übriggebliebenen Knorpelstücken. Diese werden in sterilem Zustand in die wäßrige Methiolate-Lösung gelegt und im Eisschrank gehalten.

Homotransplantation von Knorpel. Den vielen histologischen Studien über Homotransplantation von Knorpel, mit denen sich besonders PEER hervorgetan hat, wird hier nur das Wichtigste zusammenfassend entnommen. Der hyaline Knorpel, der elastische Knorpel und der Bindegewebsknorpel behalten nach der Transplantation ihre Eigenschaften. Die Zellen von homotransplantiertem Knorpel überleben die Überpflanzung manches Jahr (4 Jahre sind erwiesen), weil das umgebende Gewebe avascular und weil die gel-artige Matrix reich an Mucoprotein ist, welches den Zellen einen gewissen Schutz bietet. Diese einen Schutzwall darstellende Matrix hat die Eigenschaften einer diffusiblen Membran sowohl beim Tier als auch beim Menschen. Sie verhindert als solche das Eindringen von Serumantikörpern und von Bindegewebszellen des Wirtes. Es treten vielleicht beim Menschen Antikörper ein, aber allein können sie die Chondrocyten nicht zerstören, es müssen, wie es der Tierversuch zeigt, sowohl Wirtszellen wie auch Antikörper da sein, um eine Auflösung der Chondrocyten herbeizuführen. Allmählich wird aber die Matrix absorbiert. Wenn nun die Chondrocyten von ihrem Schutzwall entblößt sind, dann gehen sie zugrunde. Sie sind unter den einströmenden Fibroblasten nicht mehr sichtbar. Ein toter oder sterbender Chondrocyt konnte noch nie beobachtet werden. Auf der anderen Seite ist das Weiterleben der Chondrocyten für den Unterhalt der nicht lebenden intercellulären Matrix wichtig, also ist die Widerstandsfähigkeit der Matrix wieder von den Zellen abhängig. Durch Hitze behandelte Knorpeltransplantate mit toten Zellen zeigen allgemein die Tendenz zu Ersatz durch Bindegewebe. Im Tierversuch konnte gezeigt werden, daß der homotransplantierte Chondrocyt keine neue Matrix bilden kann, weil ihm das Wirtsgewebe die dazu notwendige Hyalinstruktur fortnimmt. Die Lebensfähigkeit der Chondrocyten im transplantierten Material konnte mit radioaktivem Schwefel getestet werden. Radioaktiver Schwefel wird nur von lebenden Zellen aufgenommen.

β) Knochen

Anstatt Knorpel kann bei Sattelnasen auch Knochen transplantiert werden. Viele Plastiker bevorzugen dieses Überpflanzungsmaterial. Knochen hat den Vorteil, daß er sich postoperativ nicht krümmt wie der Knorpel, und daß er, wenn die Oberfläche des Spans in direkte Verbindung mit der angefrischten Oberfläche des Nasenknochens kommt, eine feste Verbindung mit der Unterlage eingeht, so daß das Transplantat unbeweglich bleibt. Allerdings ist dies nur teilweise ein Vorteil, da man ja eher möchte, daß die untere Hälfte des Nasenrückens leicht verschieblich sei. Einer der Nachteile des Knochens ist die schlechtere Modellierbarkeit. Wie schon erwähnt wurde, soll der Knochen auch stärker als der Knorpel resorbiert werden, besonders da, wo er dem Druck der darüberliegenden Haut ausgesetzt ist. — Auch bei Knochentransplantaten werden prinzipiell die drei Formen gebraucht, die für den Knorpel beschrieben wurden, d.h. der einfache gerade Span für den Nasenrücken, der zusammengesetzte Rücken- und Columellaspan und der L-förmige Winkelspan aus einem Stück, der Nasensteg und -rücken stützen soll. Man bedient sich auch beim Knochen der Autotransplantation und der Homotransplantation, während die Heterotransplantation in der Nasenplastik praktisch unbekannt ist. Nur TANTURRI berichtete 1925 über Transplantation von Kaninchenrippen in die Nase.

Autotransplantation von Knochen. Die ersten Knochentransplantate wurden mit Fragmenten aus dem Stirnbein vorgenommen. 1875 wurde von HARDIE ein enthäutetes Fingerglied in einer Sattelnase zur Einheilung gebracht und in einer zweiten Sitzung von der Hand abgetrennt. Diese Methode wurde natürlich nicht nachgeahmt. 1896 verpflanzte ISRAEL einen autogenen Tibiaspan in die Nase. In der amerikanischen Literatur finden wir die Knochentransplantation in die Nase erstmals 1911 durch CARTER, der sich auch sehr entschieden gegen die Verwendung von körperfremdem Material wandte. Im zweiten Weltkrieg wurde die Knochentransplantation viel geübt; das Material wurde hauptsächlich von der Crista ilei, von der Tibia und von der knöchernen Rippe entnommen. Auch Stücke vom knöchernen Septum, vom Nasenknochen und von den Nasenmuscheln

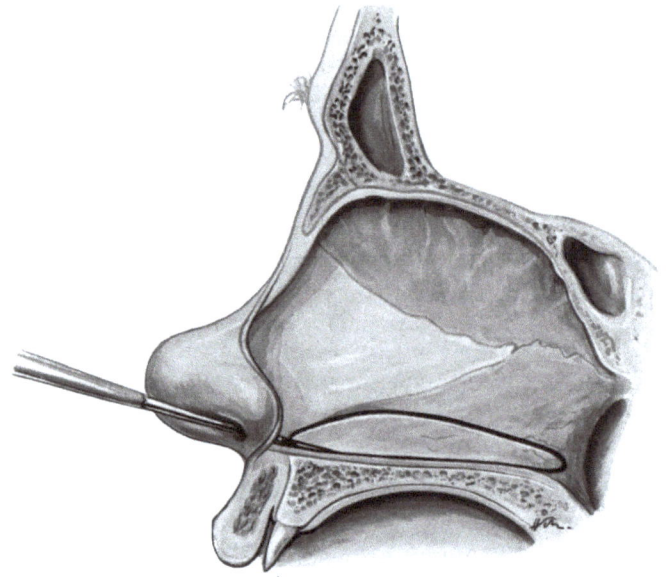

Abb. 213. Entnahme eines Knochenspanes aus der Crista basalis des Vomers zur Korrektur der Sattelnase. (Nach STUCCHI)

wurden in den Nasenrücken überpflanzt. In den letzten 10 Jahren wurde herausgefunden, daß der Knochen von der Nase, vom Septum (Vomer und Ethmoid) und von den Muscheln seine verkalkte Struktur nach der Transplantation ohne Periost beibehält, während der Knochen aus der Rippe, der Tibia oder der Hüfte mit oder ohne Periost in einem Bett aus Weichteilen resorbiert wird (PEER). Wahrscheinlich haben auch andere Gesichtsknochen und Schädelknochen die gleichen Eigenschaften wie die erwähnten Knochen der Nase. JOSEPH hat neben Tibiaspänen auch Knochenteile aus dem Proc. front. der Maxilla verwendet. Er hat die Sattelnase durch eine sog. Umlagerungsplastik korrigiert, d.h., er hat das notwendige Knochenstück samt Periost aus dem Stirnfortsatz des Oberkiefers herausgesägt und nach Präparation einer Tasche in den Nasenrücken gelagert. Auch STUCCHI macht sich die Vorteile der Knochen des Nasengebietes zunutze und verwendet als Autotransplantationsmaterial den Vomerknochen (Abb. 213). Allerdings genügt der Vomerknochen nicht für die Bildung eines Winkelspans.

Auto- und homotransplantierte Knochen in der Nase. Allgemein herrscht heute die Ansicht, daß der autotransplantierte Knochen besser sei als der homotransplantierte. Auch ist erwiesen, daß das Periost für eine erfolgreiche Überpflanzung nicht wichtig ist. Im transplantierten Knochen werden die verkalkte Matrix und die Osteocyten allmählich durch neue Matrix und neue Osteocyten vom Wirtsknochen oder vom umgebenden Bindegewebe her ersetzt. Dies geschieht sowohl beim autotransplantierten als auch beim homotransplantierten Knochen. Nur neigen die Zellen im autogenen Knochen dazu, die Überpflanzung länger zu überleben und ihre spezifische verkalkte Matrix unter normalen Bedingungen und funktioneller Aktivität zu halten. Die Knochenverbindung zwischen dem Transplantat und dem angefrischten Nasenknochen geschieht durch Callusbildung an den Kontaktflächen. In ungefähr 6 Monaten wird der Knochen der Rippe, der Tibia und des Ileum, sowohl die Corticalis als auch die Spongiosa, durch Bindegewebe ersetzt. Manche Versuche der Transplantationsforscher besagen, daß die Spongiosatransplantate wohl noch lebende Zellen enthalten, diese aber die Fähigkeit, ihre verkalkte Matrix oder Intercellularstruktur zu erhalten, verloren haben (PEER). Andere Autoren wie KOECHLIN meinen, bei guter Vascularisation des Wirtsgewebes können auch diese Knochen überleben, und die Spongiosa könne sich auch ohne Kontakt mit anderem Knochen sogar als Corticalis organisieren. KOECHLIN hat Tibiaknochen unter die Nasenhaut versetzt, wobei dieser als Sequester eliminiert wurde, sich in der Zwischenzeit aber neuer Knochen gebildet hatte. Es gehen also in manchen Fragen der Knochentransplantation die Ansichten der Experimentatoren immer noch auseinander, obwohl die Knochenüberpflanzung schon längst Allgemeingut der Chirurgen geworden ist, und obwohl seit der Zeit LEXERs das theoretische und praktische Problem der Knochentransplantation gelöst zu sein scheint.

Homotransplantation von Knochen. Seitdem INCLAN 1942 über die erfolgreiche Verwendung von konservierten Knochenspänen berichtet hat, hat die Transplantation von Knochengewebe einen großen Aufschwung genommen. Die zahlreichen Berichte über experimentelle Untersuchungen (MAATZ, ROTH, LENTZ u. a.) haben noch kein einheitliches Bild über die Transplantationsverhältnisse von Knochengewebe verschaffen können. Auch über die beste Konservierung von Knochentransplantaten bestehen verschiedene Ansichten (ROTH, LENZ, E. GOHRBAND). BONFIGLIO u. Mitarb. zeigten vor kurzem, daß Knochentransplantate eine immun-allergische Reaktion ähnlich wie Hauttransplantate hervorrufen. Die Ursache des Mißlingens mancher Knochenhomotransplantationen liege in der Verschiedenheit der Eiweißkörper. In den Eiweißmolekülen der einzelnen Zelle ist die Aufeinanderfolge der sich aneinanderlegenden Aminosauren für jeden Menschen spezifisch. Durch die Transplantation treffen Zellen aufeinander, deren Eiweißmoleküle aus verschiedenartigen Polypeptidketten bestehen, und diese vertragen sich nicht miteinander. Im Wirt werden Antikörper gebildet, die das Transplantat angreifen, wenn seine Zellen sich zu teilen beginnen. Es handelt sich um eine systematische Immunität, wobei die lokale Reaktion nur als eine ihrer Manifestationen erscheint. — In den letzten 200 Jahren wurde sehr viel über die Frage der osteogenetischen Eigenschaft der Knochenhaut geschrieben und diskutiert, und das Problem ist immer noch nicht restlos geklärt. Eine zweite Frage, die noch nicht vollständig beantwortet ist, betrifft die weitere Wachstumsmöglichkeit eines Knochentransplantates. MACEWEN behauptete schon im letzten Jahrhundert, daß der transplantierte Knochen weiterlebe. Später glaubten auch ALBEE, KIEHN, FRIEDELL und MCINTYRE an die Fähigkeit des transplantierten Knochens weiterzuleben. Ebenfalls nahm MOWLEN an, daß transplantierte Spongiosa weiterleben würde. Gegen diese Ansicht traten BARTH, LERICHE und POLICARD sowie HUTCHISON und HAM auf, welche behaupteten, daß im auto- und homotransplantierten Knochen kein lebensfähiges Gewebe mehr bestehe.

Da wir die Knorpeltransplantation in die Nase der Knochentransplantation vorziehen und mit ihr die besseren Resultate erzielen konnten, besitzen wir nicht die großen Erfahrungen mit Knochenverpflanzung wie die Plastiker, welche den Knochen als das Material der Wahl bezeichnen. Auf die guten Resultate dieser Chirurgen wird später eingegangen (s. S. 171).

b) Entnahme, Verarbeitung und Einführung der Transplantate

α) Knorpel

Für größere Transplantationen, für die der Septumknorpel nicht ausreicht, wird am häufigsten Rippenknorpel verwendet. Die erste Rippenknorpelüberpflanzung wurde 1900 von MANGOLD beschrieben, während die erste körpereigene Transplantation in den Nasenrücken aus dem Jahre 1887 von ISRAEL stammt, welcher Tibiaspan verwendet hat. BERSON beschrieb als erster die Überpflanzung eines winkelformigen Knorpelstückes. Unter den bekannten Plastikern, welche Rippenknorpel verwendet haben oder noch verwenden, nennen wir SHEEHAN, SPANIER, BECKMANN, SALINGER, BLEGVAD, FINK, HAUBERRISSER, REHM, CONVERSE, SMITH, DUFOURMENTEL, BROWN, MCDOWELL, SELTZER, PEER, BECKER (USA), AUBRY, WINTER, BARSKY. RETHI verwendet für stärkere Sattelnasen Rippenknorpel und für leichte Einsenkungen einen Kunststoff. Die meisten Plastiker, besonders die Amerikaner, sind sich darüber einig, daß unter allen Ersatzmaterialien, die bei der Rhinoplastik zur Anwendung kommen, der Knorpel vom gleichen Patienten immer noch das beste sei. Er ist widerstandsfähiger als der Knochen und kann viel eher dem Druck und Zug des umliegenden Gewebes ausgesetzt werden. Er wird weniger resorbiert. Der autotransplantierte Knorpel resorbiert Plasma und Lymphe aus der Umgebung durch Osmose und braucht keine Gefäße zur Erneuerung. Es ist notwendig, darauf zu achten, daß man keinen verknöcherten Knorpel nimmt, auch nicht solchen, der einer Degeneration anheimgefallen ist. Trotz der Widerstandsfähigkeit des Knorpels soll das Transplantat *nie unter Spannung oder Druck* zu liegen kommen, weil sonst die Gefahr besteht, daß das darüberliegende Gewebe nekrotisch oder das Transplantat resorbiert wird. Es darf also in bezug auf Spannung im Bereich der Nasenspitze besonders bei vorhandenen Narben nie zuviel gewagt werden. Man soll sich eher mit einem kosmetischen Teilresultat zufrieden geben, als eine Atrophie und eventuelle Nekrose der Haut infolge Durchblutungsstörungen zu riskieren. Jedenfalls muß man in den Fällen, in denen eine gewisse Spannung der Haut über der Nasenspitze nicht zu vermeiden ist, unbedingt dem Knorpel vor allen anderen Ersatzmaterialien den Vorzug geben. BECKER (USA) verwendet fast immer Knorpel, während er sich des Knochens nur in speziellen Fällen bedient, in denen große Nasenflügel bestehen und die Haut der Spitze nicht der geringsten Spannung unterliegt. Nach der Transplantation lebt der autoplastische Knorpel weiter und behält eine gewisse Elastizität bei. So kann die Nasenspitze noch etwas nach seitlich bewegt werden. Der autotransplantierte Knorpel hat aber wie auch der homotransplantierte zwei Nachteile: Der Span neigt zu Biegung und zeigt, da er sich nicht mit der knöchernen Unterlage innig verbinden kann, eine gewisse Tendenz, von der Mittellinie seitlich abzurutschen. Nach MANNHEIM und ZYPKIN ist die Vitalität des autotransplantierten Knorpels um so größer, je weicher das Gewebe des aufnehmenden Bettes ist. Nach BRUNNER ist die degenerative Umwandlung der Knorpelzellen weniger wichtig als das Einwachsen von Bindegewebe aus dem umliegenden Gewebe. Es soll also das Schicksal des transplantierten Knorpels weniger durch seine Degenerationstendenz als durch seine Resistenz gegen das benachbarte Bindegewebe bestimmt sein. Mit Perichondrium bedeckter Knorpel soll deshalb einen größeren Widerstand haben als Knorpel, der davon entblößt ist. Außer PEER und BRUNNER haben sich noch IGLAUER, GILLIES, KILNER und vor allem auch die beiden Engländer DAVIS und

GIBSON mit den Resorptionsverhältnissen und mit der Biegung des transplantierten Knorpels befaßt. So konnten DAVIS und GIBSON feststellen, daß nur in den ersten Wochen nach der Transplantation ein Resorptionsprozeß von Knorpelgewebe überall dort stattfindet, wo die Oberfläche des Transplantates nicht mit Perichondrium bedeckt ist. FR. BURIAN hat schon früh damit begonnen, bei der Knorpelentnahme einen so breiten Perichondriumlappen abzuheben, als dem Transplantat entspricht, und diesen um den Span zu wickeln. GILLIES und BARSKY

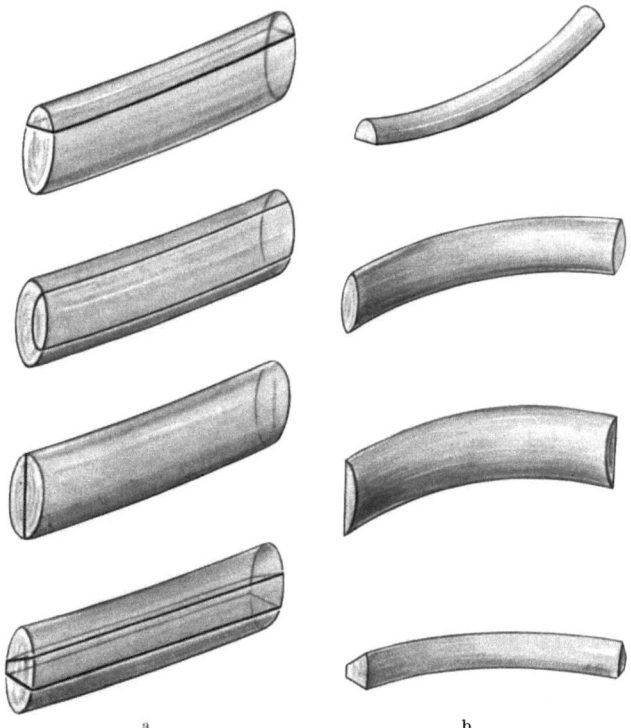

Abb. 214a u b. Krummungsverhaltnisse der verschiedenen Knorpelspane aus der Rippe nach GIBSON u. DAVIS. a Schnittfuhrung zur Entnahme. b Entsprechende Spane nach Spannungsauswirkung

sowie die meisten englischen und amerikanischen Plastiker entfernen das Perichondrium. Der Tatsache, daß *größere Knorpelspäne* oft die Neigung zeigen, *sich zu krümmen* oder einzurollen, wird von NEW und ERICH in der Weise begegnet, daß sie nach steriler Entnahme des Knorpelstückes aus der Rippe dieses in einem Probierröhrchen in einer wäßrigen Lösung von Sodium-Äthyl-Mercuri-Thiosalicylat 10 min kochen. Dadurch soll sich das Transplantat postoperativ nicht mehr verändern. GILLIES bemerkte, daß die Biegung des Knorpelspans besonders dann zustande kommt, wenn das Perichondrium nur auf einer Seite belassen wird. Der Span biege sich wie der „Pfeilbogen um die Schnur". Obwohl er empfahl, bei allen Knorpeltransplantationen die Knorpelhaut zu entfernen, bogen sich die Späne dennoch. McINDOE und MOWLEN machten die gleiche Erfahrung. Auch wenn der Knorpel vorher für eine gewisse Zeit unter die Bauchhaut verpflanzt worden war, zeigte er in der Nase immer noch eine Biegungstendenz. Von 91 Knorpeltransplantationen in die Nase blieben in einer Versuchsreihe von MOWLEN am Material von KILNER nur 30 vollständig gerade. GIBSON und DAVIS konnten zeigen, daß das Perichondrium in bezug auf die postoperative

Biegung des Knorpelspans praktisch nichts ausmacht. Die Stabilität des Transplantates hängt nach diesen Autoren mehr davon ab, ob eine gewisse Ausbalancierung seines Querschnittes erreicht ist oder nicht. So wird sich z. B. ein Span biegen, wenn sich an seinen Enden gerade ein Randbezirk der Rippe mit oder ohne Perichondrium befindet. Die beiden Autoren haben in Schemen die Form von sog. ausbalancierten und von unausbalancierten Querschnitten angegeben (Abb. 214—217). Damit haben sie einen ungefähren Weg aufgezeichnet, den man zur richtigen Formung von Rippenspänen beschreiten kann. Von ihren 46 Nasenspänen sind alle gerade geblieben. Natürlich können die Richtlinien von GIBSON und DAVIS nicht immer genau befolgt werden, da

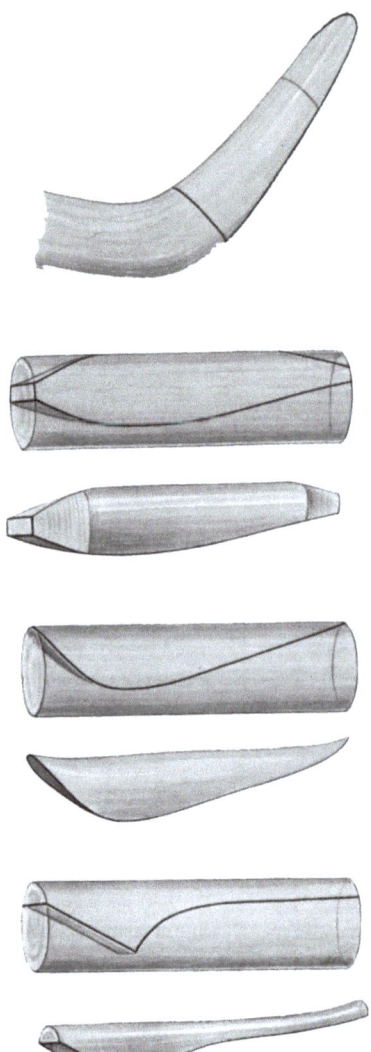

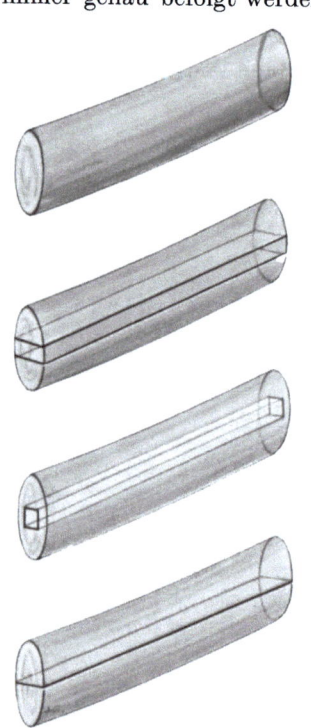

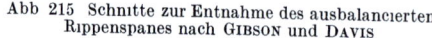

Abb. 215 Schnitte zur Entnahme des ausbalancierten Rippenspanes nach GIBSON und DAVIS

Abb. 216. Form der verschiedenen ausbalancierten Knorpelspäne der Rippe nach GIBSON und DAVIS

der Rippenknorpel besonders für größere Späne oder für Winkelspäne nicht viel Formungsmöglichkeiten zuläßt. Wir haben in den letzten Jahren, um einer postoperativen Biegung des Knorpels entgegenzuwirken, die Späne entweder halbiert und die beiden Hälften aneinanderklebend eingelegt oder auf allen Seiten ein paar Millimeter tief längs incidiert und dabei relativ gute Erfahrungen gemacht. Die Längsincisionen können auch am schon eingelagerten Span ausgeführt werden. Es läßt sich nämlich der ungeriffelte Span leichter in die Tasche einschieben.

Knorpelentnahme aus der Rippe. Als Spender fur den Knorpelspan werden gewöhnlich die 6., die 7., die 8. und die 9. Rippe rechts gewählt. Die 7. erreicht normalerweise das Sternum, die 8. und 9. nicht mehr. Fur die Entnahme von *kleineren geraden Transplantaten*, welche nur den Nasenrücken auffüllen sollen, wählen wir entweder den schräg gegen das Sternum verlaufenden knorpeligen Anteil der 7., 8. oder 9. Rippe oder den lateralen fast horizontalen Teil der 7. Rippe, wo der Knorpel in Knochen übergeht. Die Entnahme eines Rippenstückes im Bereiche des Überganges vom Knorpel zum Knochen hat COHEN zum erstenmal versucht, und diese wird auch heute besonders von französischen Plastikern noch viel geübt. Im deutschen Sprachgebiet wurde sie von ANDINA publiziert. Derartige kleine Knorpelspäne schneidet man mit dem Messer aus der Rippe heraus, oder man entnimmt sie mittels eines Hohlmeißels von SANVENERO-ROSSELLI (Abb. 218b). Entsprechende Hohlmeißel gibt es in verschiedenen Formen, sie stammen ursprünglich von MCKELLY (Abb. 218a), sind in abgeänderter Form auch von VIRENQUE bekannt. Als Spender für solche geraden kleineren Knorpelspäne pflegen wir auch das freie Ende der 8. und 9. Rippe zu wählen, welches in bindegewebiger Verbindung mit dem knorpeligen Teil der 7. Rippe steht. Bei diesen Knorpelentnahmen kann man den Rat von GIBSON und DAVIS befolgen und eine Transplantation mit Knorpelstücken von ausbalanciertem Querschnitt vornehmen. Der schräg gegen das Sternum verlaufende mediale Teil der 7. Rippe oder die Enden der 8. und

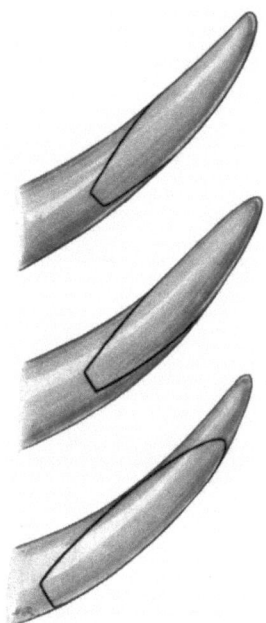

Abb. 217. Ausbalancierte Schnitte von Rippenknorpelspanen nach GIBSON und DAVIS

9. Rippe dienen auch für die Entnahme von zweiteiligen Knorpelspänen, wie sie von GILLIES, BARSKY, GALTIER empfohlen wurden. Die beiden Knorpelteile, welche den Nasenrücken und die Columella stützen sollen, werden mit irgendeiner Form von Gelenk verbunden. Die beiden Späne des von GILLIES erdachten Transplantates sind durch ein Stück belassenen Perichondriums miteinander verbunden (Abb. 223d), wobei der Verbindungswinkel mobil bleibt. Wenn man aber starre, *L-förmige Winkelspäne* aus einem Stück entnehmen will, muß man dazu den weniger

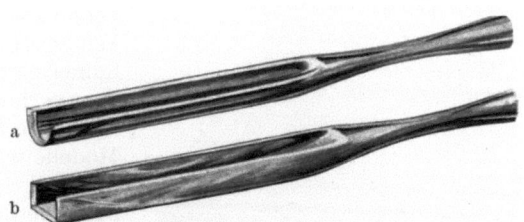

Abb. 218a u. b Hohlmeißel zur Knorpelspanentnahme aus der Rippe nach MCKELLY (a) und SANVENERO-ROSELLI (b)

gebogenen medialen Teil des Rippenknorpels aufsuchen (Abb. 219). In verschiedenen Arbeiten und Büchern über plastische Chirurgie und Chirurgie finden sich Abbildungen über die Entnahme winkeliger Knorpelstücke aus dem geraden Teil einer Rippe. Dies ist deshalb nicht möglich oder unzulänglich, weil der Columella-Anteil des Transplantates dabei zu klein ausfällt. E. SCHMID hat die günstigste Entnahmestelle dargestellt und zwei Möglichkeiten für die Gewinnung eines knorpeligen Profilgerüstes aus einem Stück aufgezeichnet. Er wählt dazu die 6. und 7. Rippe, in einigen Fällen auch die 4., 5. und 8. Rippe (Abb. 219). Wir wählen im allgemeinen die 7. Rippe und gehen sie von einem etwa 8 cm langen Schrägschnitt der Haut rechts und unterhalb des Xyphoidniveaus an. Wenn nötig, wird der M. rectus abdominis seitlich eingeschnitten. Manchmal, wenn er dünn ist, gelingt es, ihn so weit medialwärts zu schieben, wie es für die Spanentnahme nötig ist. In diesem Fall wird nur seine Aponeurose incidiert. So kann die 7. Rippe in ihrer Abwinkelung dargestellt werden. Das Perichondrium wird in der Mitte über der Rippe incidiert und nach oben und unten abgeschoben. Die Intercostalmuskulatur und die Gefäße dicht unter der Rippe werden mit abgeschoben. Nun hat man, wie es SCHMID gezeigt hat, zwei Möglichkeiten der Spanentnahme: die eine, bei der der längere Schenkel des L zur medialen Seite der Rippenabwinkelung, d. h. im längeren knorpeligen Anteil zu liegen kommt, die andere, bei der der lange Schenkel des L über die Knorpel-Knochengrenze lateralwärts hinausragt, was in manchen Fällen erwünscht ist, wenn das obere Ende des Transplantates aus Knochen bestehen soll (Abb. 219). Es hat sich auch in unseren Fällen gezeigt, daß sich postoperativ der obere knorpelig knöcherne Grenzteil des transplantierten Winkelstückes nicht biegt. Der Span soll immer so groß sein wie das benötigte Stück, das vorher in Form und Größe in einem Modell festgehalten wird (Abb. 220). Solche Modelle werden von den meisten Plastikern, die Winkelstücke gebrauchen, verwendet, und zwar werden sie in den verschiedensten Materialien wie Blech, dicken Leinenläppchen, Wachs und Paraffin zurechtgeschnitten oder geknetet. Mit dem Messer wird die Rippe bis in eine Tiefe incidiert, daß eine etwa 2 mm dicke Knorpelschicht auf dem pleuranahen Perichondrium haftenbleibt. Bei der Excision wird die Kante des langen L-Schenkels wie in Abb. 219 schräg durch den Knorpel zu $2/3$ Rippentiefe eingeschnitten. Am Rande dieser Incision wird längs zu ihr ein Knorpelprisma herausgeschnitten, worauf die Rippe am liegenden Patienten so horizontal wie möglich, d.h. fast parallel zu ihrer Oberfläche, incidiert werden kann. Mit einem scharfen Josefschen

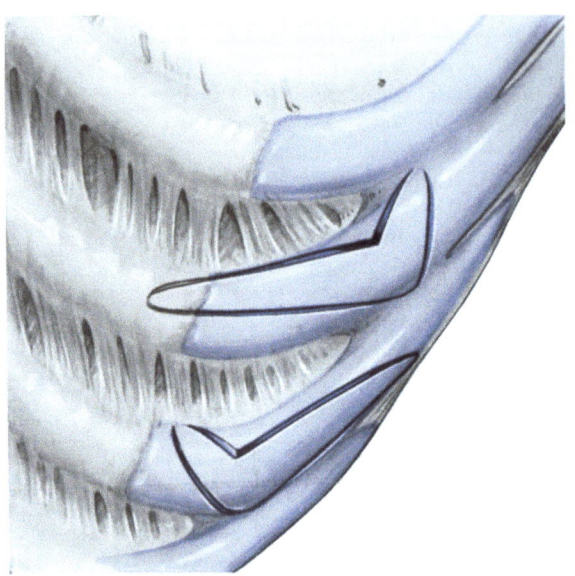

Abb. 219. Entnahme von Winkelspänen aus der 7 und 8. Rippe rechts. Obere Entnahme mit Knochenanteil, untere Entnahme im weniger gebogenen Knorpelanteil, s. Text. An der Berührungsfläche der Knorpel zweier Rippen ist die Verbindung syndesmotisch

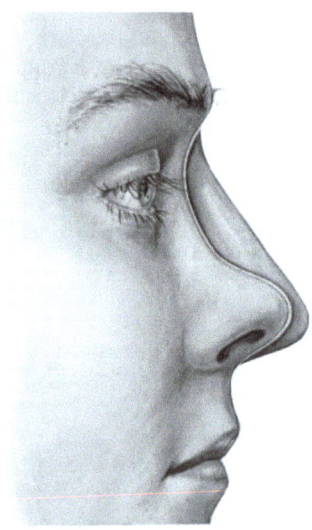

Abb. 220. Abnehmen des Modells von der Nase für die Formung eines Spanes

Raspatorium werden die beiden gegenüberliegenden ungefähr auf gleicher Tiefe sich befindenden Incisionen unter dem Span verbunden. Da eine etwa 2 mm dicke Knorpelplatte über der Pleura belassen wird, ist eine Verletzung derselben praktisch unmöglich. Zur Mobilisation des kleineren L-Schenkels geht man anschließend vor. Schließlich haftet das Excisat noch an der heikelsten Stelle, dem Winkel zwischen den beiden Schenkelkanten des Winkelspans. Hier am unteren Rand der Knickung der 7. Rippe besteht gewöhnlich eine nur spaltformige syndesmotische Verbindung mit dem Bogen der 8. Rippe (Abb. 219), was aus den Darstellungen in Anatomiebüchern nicht immer ersichtich ist. Diese feine Spalte muß sorgfaltig mit dem Raspatorium aufgesucht

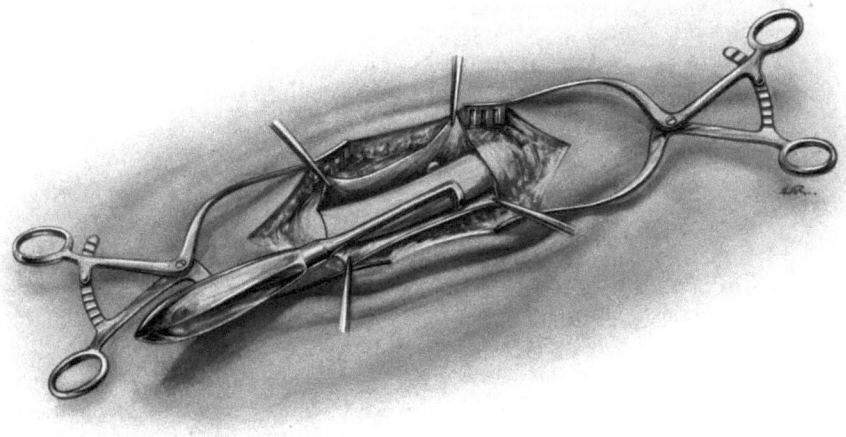

Abb. 221. Entnahme eines Rippenspanes mittels Doyen. Perichondrium gespalten. Ringförmiges Raspatorium nach DOYEN zur Mobilisation um den Rippenanteil geführt

und langsam gelockert werden. Hier können am ehesten entweder Verletzungen der Pleura oder des Knorpelknies entstehen. Am besten wird analog zur Darstellung der kranialen Spankante ein Stück aus der 8. Rippe entfernt, damit die 7. Rippe besser unterminiert werden kann. So kann nun durch vorsichtiges Schneiden mit dem Raspatorium das Transplantat völlig von der Unterlage gelöst und abgehoben werden. Schließlich wird das Perichondrium über dem Entnahmebett zusammengenäht, die Fascie des Rectus abdominis wird mit wenigen Catgutnähten daran fixiert und die Hautwunde verschlossen. Wir halten diese Art der Entnahme eines Knorpelstückes aus der Rippe für gut und sicherer in bezug auf Pleuraschonung als die von den Thoraxchirurgen geübte Technik mit dem Doyenschen Rippenraspatorium (Abb. 221). Wenn im Bereich der Knochen-Knorpelgrenze etwas Knochen mitentfernt werden soll, dann gelingt es oft nicht, diesen Teil mit dem Knorpelmesser oder mit dem Raspatorium nach JOSEPH zu durchtrennen, sondern man muß sich des Meißels bedienen. Sonst aber kann der Knorpel mit gewöhnlichem Parker Nr. 15 oder mit dem speziellen Knorpelmesser incidiert werden (Abb. 222). Da der Span abschnittsweise herausgeschnitten und mobilisiert wird, ist es nicht nötig, daß die Hautincision weit über seine Länge hinausragt. Man näht die Haut und drainiert nicht. In den letzten Jahren haben wir gemäß einer Empfehlung von BARSKY die bei der Spanentnahme und nachher bei der Modellierung des Spanes übriggebliebenen

Knorpelstücke in eine durch Unterminierung der Haut gebildete seitliche Tasche des subcutanen Fettes vor Verschluß der Thoraxhautwunde gelagert. Das Material bildet ein Reservetransplantat, das bei einer kleinen Nachkorrektur oder gar bei Mißerfolg der Plastik nützlich werden kann.

Formgestaltung des Transplantates. Was die Form des Knorpeltransplantates anbetrifft, haben wir schon erwähnt, daß es prinzipiell drei Formen gibt: einen geraden Span, der nur den Sattel im Nasenrücken ausfullen soll, ein zusammengesetztes Gerüst aus Nasenrücken- und Columellaspan und einen L-förmigen Span, der dem zweiten zusammengesetzten entspricht, aber aus einem Stück besteht.

Das erste Transplantat, *die gerade einteilige Form*, hat gewöhnlich eine spindelige Auftreibung oder eine schiffchenartige Gestalt (Abb. 223a, a'). Diese Form wird verwendet, wenn die Nasenspitze nicht eingefallen ist und die Columella gerade steht, also keine Stütze benötigt wird. Wir pflegen diesen geraden Span im unteren Spitzenanteil etwas bajonettförmig zu gestalten, damit der implantierte Knorpel in der Nasenspitze nicht unmittelbar unter die Haut zu liegen kommt, sondern wie von Natur aus die intakten Flügelknorpel. Dies soll der

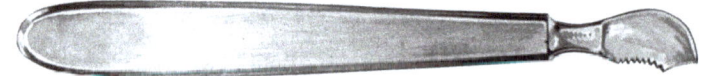

Abb. 222. Skalpell fur Rippenknorpelentnahme (³/₄ Große)

Nasenspitze ein natürlicheres Aussehen verleihen (Abb. 223c u. c'). Das kraniale Ende des Spans schrägen wir an der Oberfläche, die unmittelbar unter die Haut zu liegen kommt, etwas ab, wie es GIBSON und DAVIS auch empfehlen.

Für das *zweiteilige Transplantat*, welches noch eine Columellastütze besitzt, muß dort, wo die beiden Teile unter der Nasenspitze zusammenstoßen, eine gelenkartige Verbindung geschaffen werden. Es soll damit verhindert werden, daß die beiden Spanspitzen sich überscheren und nebeneinander zu liegen kommen. GILLIES hat das schon erwähnte Perichondrium- oder Periost-Scharniergelenk erdacht (Abb. 223d). BARSKY hat ein komplizierteres Gelenk erfunden. Ein viel geübtes Prinzip ist das Hineinstoßen des Columellastabes in ein kleines Loch oder nur in eine kleine Höhle am vorderen Ende des Nasenrückenspans (Abb. 223e u. e', f u. f'). Ein besonderes Gelenksystem hat GALTIER, bei dem sich die Spitze des Nasenrückenspans in eine maulartige Öffnung am Spitzenende des Columellaspans hineinverkeilt (Abb. 223g). BERSON versieht das zweiteilige Transplantat von GILLIES mit Zügeln aus Seide, mit denen es in der Nase besser fixiert werden kann (Abb. 223d'). Der Columellaspan wird von manchen Operateuren mit ein bis zwei kleinen Löchern versehen, durch die eine fixierende Matratzennaht gestoßen werden kann. Wichtig bei der Formung des Columellastabes ist die Bildung einer sockelartigen oder dreifußförmigen Auftreibung an der Basis, welche auf der Spina nasalis anterior ruhen soll. Die *Winkelspäne aus einem Stück* werden, wie schon erwähnt, nach einem vorher zurechtgeschnittenen Modell geformt (Abb. 220). Wir pflegen beim Schnitzen des L-förmigen Transplantates das gesamte Perichondrium abzutragen. Die Formen sind im Prinzip ähnlich wie die zweiteiligen. Am breitesten ist das Transplantat immer im Bereich der Dreiecksknorpel, während es nach vorne gegen die Spitze stark verjüngt werden muß (Abb. 223h u. 224a u. b). Vor allem soll der Columellaanteil im mittleren Abschnitt und Spitzenabschnitt sehr schmal geschnitten werden. Hier schnitzen wir den Nasenrückenanteil zu einem Bajonett, um die Flügelknorpelgewolbe unmittelbar unter der Haut zu lassen (Abb. 224c), und zwar nur dann, wenn diese stark ausgebildet sind. Der Columellateil kann ziemlich tief, d.h. von der Seite

Entnahme, Verarbeitung und Einführung der Transplantate

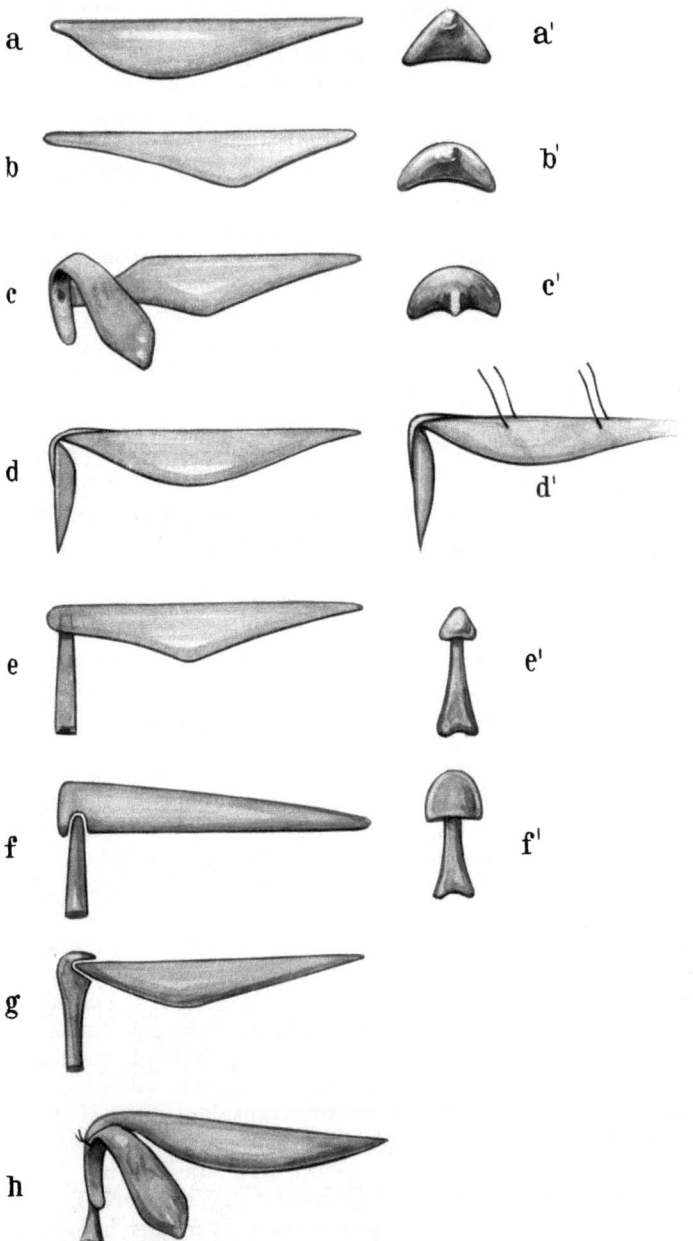

Abb. 223a—h. Variationsmöglichkeiten der Form der Späne. a und b Einfacher Rückenspan von der Seite gesehen. a' und b' einfacher Rückenspan von vorn gesehen. c Bajonettförmiger Rückenspan. Lage zum Flügelknorpel von der Seite gesehen. c' Bajonettförmiger Rückenspan von vorn gesehen. d Zweiteiliger Knorpelspan für Rücken und Columella mit Periost nach GILLIES. d' Dasselbe wie d mit Nähten zur Fixation durch die Haut. e, f und g Zweiteilige Späne mit den verschiedenen Möglichkeiten der gegenseitigen Abstützung von der Seite gesehen. e', f' Dasselbe wie e und f von vorn gesehen h Winkelspan mit Fixation am Crus mediale des Flügelknorpels

gesehen breit geschnitten werden (Abb. 224a u. c), damit er weit nach hinten in das Septum membranaceum bis an den Vorderrand der Lamina quandrangularis reicht. Hierdurch soll eine bessere Stabilität des Transplantates gewährleistet sein, insbesondere soll ein seitliches Abrutschen an der Spina nasalis anterior verhindert werden. Ein Fehler, der oft bei der Formung des Winkelstückes begangen wird, ist die Wahl eines zu großen Winkels. Als Folge davon wird die Spitze zu wenig prominent und die Columella steht zu steil. Wir wählen gewöhnlich einen Winkel von 60 bis 70°. Der leicht eingleitende Knorpelspan läßt sich am besten schnitzen, indem er zum Teil mit einer sterilen Gaze umhüllt wird, während man über die Gummihandschuhe noch Stoffhandschuhe zieht. Auch fur diese Arbeit eignet sich das Messer Parker Nr. 15 am besten. Wenn am Knorpelspan noch ein Stück aus dem köchernen Teil der Rippe oder aus der Knochen-Knorpelgrenze haftet, wird hier am besten mit einer groben Schere oder mit der Kazanjian- bzw. Rowland-Zange gearbeitet. Meißel und Hammer und ein hölzernes Hackbrett halten wir für ungeeignet. Das Verpflanzen von autogenem Knorpel hat natürlich den großen Nachteil, daß eine zusätzliche Operation am gleichen Patienten notwendig wird.

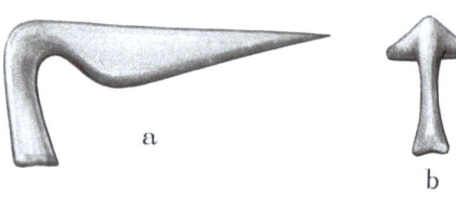
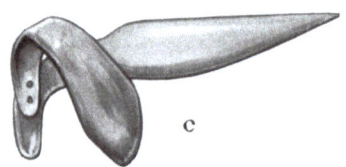

Abb 224a—c Formen von einteiligen Winkelspanen. a Gewohnliche Form von der Seite gesehen b Dasselbe von unten gesehen. c Bajonettartiges Profil eines Winkelspanes und seine Beziehung zum Flugelknorpel

Knorpeltransplantation bei Kindern und alten Patienten. Wenn *bei Kindern* eine Spanplastik ausgeführt werden muß, d.h. wenn es nicht ratsam ist, mit der Korrektur zuzuwarten, bis das Wachstum der Nase vollendet ist, soll wenn möglich kein körpereigener Knorpel dazu benutzt werden. Zudem wäre bei Kindern zu wenig Rippenknorpel vorhanden, um einen genügend großen Span zu formen. Wir behelfen uns bei Kindern mit einer als vorläufige Operation gedachten Implantation von Kunststoff. Früher hat man auch vielerorts versucht, Rippenknorpel von den Eltern des Kindes zu transplantieren, also eine direkte Homotransplantation vorzunehmen. Heute hat das Transplantieren von homologem konserviertem Knorpel eine starke Propagation in allen Ländern erlebt, und es werden auch an Kindern konservierte Knorpel bei Nasenkorrekturen transplantiert. — Der Homotransplantation von Knorpel wird auch für Plastiken *bei alten Patienten*, bei denen ebenfalls wie bei Kindern nicht genügend eigener Knorpel erhältlich ist, ein gewisser Wert zugesprochen, da sich verknöcherte Knorpelzonen für das Überpflanzen nicht eignen. Es soll beim Homotransplantat allerdings eine stärkere postoperative Resorption eintreten als bei autotransplantiertem Knorpel; 40—60% Resorption werden genannt. Wenn der homotransplantierte Knorpel nicht resorbiert wird, dann geschieht dies dank der fibrösen Kapsel, die sich um den Span bildet und die Invasion von Blutgefäßen und Fibroblasten verhindert. Das Transplantat verhält sich dann wie ein gut vertragener Fremdkörper. Der homotransplantierte Knorpel zeigt weniger Biegungstendenz als der autotransplantierte. Im Laufe der Jahre soll allmählich ein Umbau im homotransplantierten Knorpel entstehen. Es wird angenommen, daß wandernde Histiocyten und andere Zellen das Transplantat von der Peripherie durchdringen, dann die alte Matrix zum Teil auflösen und aus ihren Partikelchen eine neue bilden. Nach Monaten und Jahren soll der Knorpel praktisch normal aussehen, nur Lacunen und zuweilen pyknotische Chondrocyten aufweisen.

Der Knorpel wird entweder in 50%igem oder 70%igem Alkohol oder in einer Merthiolatlösung 1:4000 in normaler Kochsalzlösung bei $+1°$ bis $+2°$ Temperatur aufbewahrt. Am besten soll die Konservierung eine Woche dauern. Manche Plastiker ziehen Tiefkuhlung vor.

β) Knochen

Der Knochen wird für die Überpflanzungen aus der Rippe, aus dem Ileum und aus der Tibia entnommen.

Für die Entnahme aus der Rippe geht man nicht so vor, wie es für den Rippenknorpel oben beschrieben ist. Man incidiert die Haut über der 7., 8. oder 9. Rippe etwas mehr lateral und horizontal als für die Knorpelentnahme, sucht die gewünschte Rippe auf, incidiert das Periost und schabt es nach beiden Seiten fort. Wird nur ein kleiner Knochenspan gewünscht, bedient man sich des schon erwähnten Hohlmeißels nach KELLY oder SANVENERO-ROSSELLI (Abb. 218). In den Oststaaten wird mit einem halbkreisförmigen Stemmeisen nach WOIJATSCHEK gearbeitet. Ist aber ein größerer Knochenspan notwendig, dann muß die ganze Rippendicke genommen werden. Die Knochenhaut muß sorgfältig in einem Bezirk von etwa 8 cm rund um die Rippe vom Knochen abgelöst werden, was am besten mit dem runden Doyen-Raspatorium geschieht (Abb. 221). Zur Durchtrennung des Knochens nimmt man am besten die von den Chirurgen benutzte Rippenschere oder eine Knochenzange.

Entnahme aus der Crista iliaca. Die Knochenentnahmestelle, die von den Plastikern am meisten gewählt wird und die wir auch für Knochentrans-

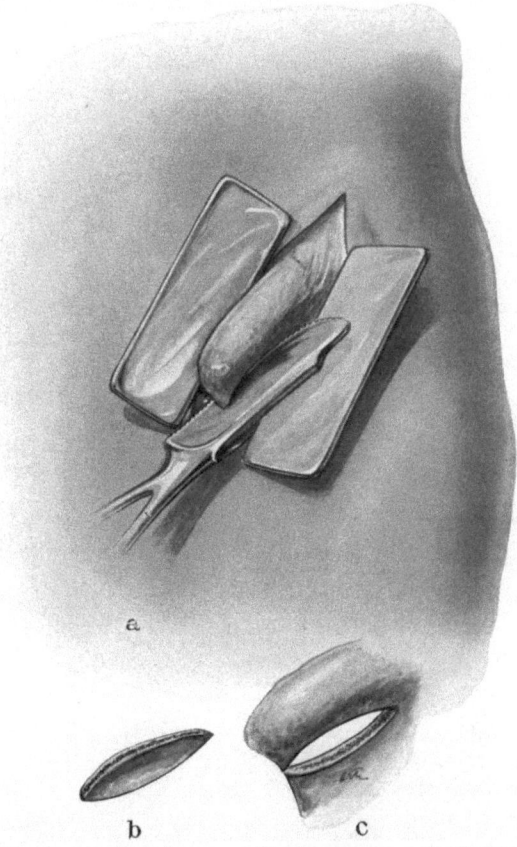

Abb. 225a—c. Entnahme eines Knochenspanes aus der Beckenschaufel, knapp unterhalb der Crista nach ROBERTSON und BARON. a Heraussagen des Spanes. b Form des gewunschten Spanes fur die Sattelnase. c Zuruckbleibender Knochendefekt

plantationen außer für die Nase in der Regel angehen, ist der Darmbeinkamm. Dieser besteht aus einer inneren und äußeren Tabula und einem dazwischenliegenden Lager von Spongiosa. Die Haut wird nicht gerade über der Kante der Beckenschaufel, sondern etwas weiter caudal incidiert, damit bessere Wundheilung erzielt wird. Sie muß dazu etwas angehoben werden. Das Periost wird sorgfältig abgeschoben. Je nach Größe des zu entnehmenden Knochenspans wird die ganze Dicke der Crista ilei oder nur die innere Tabula angegangen. Das Ablösen des Periostes auf der inneren Seite der Beckenschaufel ist leichter als auf der Außenseite. Die Entnahme gelingt am besten mit scharfen geraden Meißeln. Man kann sich aber auch mit einer Ragnell-Säge, die wir auch für die Osteotomie an der

Nase benutzen, behelfen (Abb. 55b). Nach der Spanentnahme müssen die restlichen scharfen Knochenkanten abgerundet werden. Das Periost wird wieder mit Chromcatgut vernäht und die Wunde geschlossen.

Ein *L-förmiges Transplantat* kann kaum nur aus der Spongiosa der Beckenschaufel entnommen werden. Es ist dazu notwendig, daß zusätzlich mindestens von der einen Seite, d.h. von der Tabula interna oder von der Tabula externa, kompakter Knochen entnommen wird. Wie schon erwähnt, wählt man dazu besser die innere Tabula. Ihre Darstellung ist leichter als die der Tabula externa. Man muß das Periost auf der inneren Seite mit dem M. iliacus ablösen. Wenn man die Oberfläche der Crista intakt lassen will, dann verfährt man am besten nach ROBERTSON und BARON (Abb. 225), indem man den Knochen dicht unter der Crista durchtrennt, die Crista etwas nach oben klappt, ohne dabei die Muskelansätze zu verletzen, den gewünschten Knochenspan unter der Crista entnimmt und diese wieder herunterklappt. — Auch *bei Kindern* läßt sich ein Knochenspan am Hüftknochen gewinnen. Zu dieser Operation schreiten wir aber nur zur Gewinnung von kleinen Knochenspänen, die wir für Transplantationen am gespaltenen Kiefer bei Lippenkiefergaumenspalten benötigen. Dazu lösen wir die Glutealmuskulatur weiter hinten vom Knochen ab und meißeln eine kleine Knochenplatte weit innen in der Beckenschaufel aus der Tabula interna heraus (Abb. 226). Auf jeden Fall muß bei Kindern der Epiphysenknorpel intakt gelassen

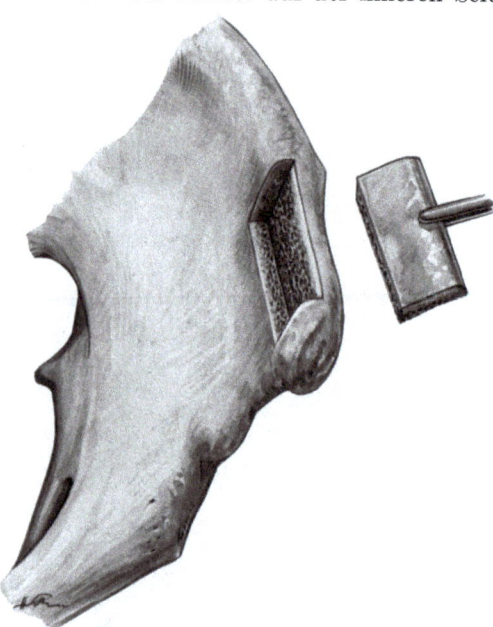

Abb. 226. Spanentnahme aus der inneren Seite der Beckenschaufel (Tabula interna)

werden. — Wir haben wie J. M. CONVERSE und R. M. CAMPBELL die Erfahrung gemacht, daß, wenn die *ganze Dicke der Crista ilei* entfernt wird, der Patient viel länger und stärker Beschwerden hat, als wenn man durch Belassung der Lamina externa die Ansätze des Glutaeus medius und minimus schont (Abb. 226). Auch an der Spina ilei ant. sup. soll nicht die ganze Schicht des Knochens durchgemeißelt werden, um nicht den Tensor fasciae femoris zu verletzten. Die *Blutung* aus dem Knochen ist manchmal beträchtlich, so daß drainiert werden muß, um ein großes Hämatom zu verhindern. Spongostan, Gelfoam, Thrombinpuder oder -lösung oder Knochenwachs können lokal gegen die Blutung verwendet werden. Es ist auch wichtig, daß die Knochenhaut und die Fascien der Muskelansätze über den Knochendefekt gespannt und genäht werden, zuweilen kann man auch Muskelbündel des M. iliacus und des Glutaeus zusammennähen, wie es DINGMAN empfiehlt.

Man kann *Spongiosaknochenplatten* aus der Crista ilei so entfernen, daß praktisch keine Beschädigung der Knochenoberfläche entsteht. Dazu meißelt man zwei fast parallele tiefe Fissuren in den Knochen der Crista und hebt die allseitig gelöste Platte sorgfältig heraus (Abb. 227). In gleicher Weise gewinnt SEELEY seine Knochenspäne für die Transplantation in den Nasenrücken und ins Septum.

Entnahme aus der Tibia. Als weitere Quelle für die Entnahme von Knochen kommt die Tibia in Frage. Von einem Längsschnitt von der vorderen Tibiakante aus wird der Knochen im mittleren Teil freigelegt und von der Knochenhaut befreit. Hier gewinnt man praktisch nur Corticalis. JOSEPH sägte eine Knochenplatte mit der Bogensäge heraus. Heute wird entweder eine elektrische Kreis- oder Pendelsäge (Abb. 229) oder der Meißel (Abb. 228) dazu verwendet. Die Tibiakante soll wenn möglich intakt bleiben, da sich sonst die Gefahr einer Fraktur ergibt. Nur wenn ein sehr schmaler Span benötigt wird, kann die Tibiakante angegangen werden, wie es auch HERLYN vorschlägt. Nach HERLYN erfolgt die Entnahme des Tibiaspanes etwa am Übergang vom oberen zum mittleren Drittel. Ein bogenformiger Hautschnitt soll einen besseren Zugang als der gerade bieten. HERLYN beläßt das Periost am Span. — SCHMID hat eine Zeitlang seine Einstück-Profilgerüste für die Nasenplastik aus der Scapula gewonnen. Er hat aber diesen Weg der Knochenentnahme verlassen.

Knochenbank für Nasenspäne. Knochenbanken können in derselben Weise gehalten werden wie Knorpelbanken. Sie sind heute in praktisch jeder chirurgischen Klinik vorhanden, und man hat überall sehr gute Erfahrungen mit konserviertem Knochen gemacht. Eine brauchbare Konservierungsmethode von Knochen soll

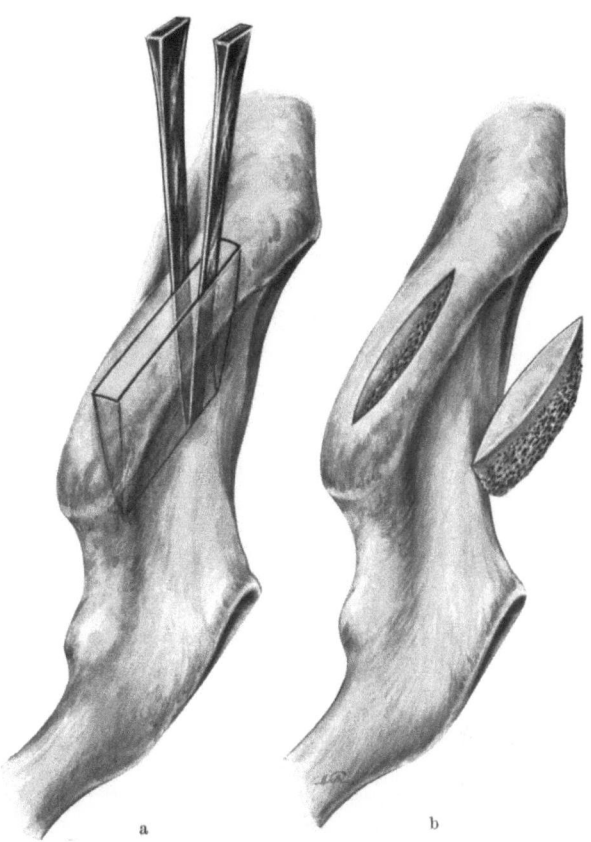

Abb. 227a u. b. Entnahme eines Knochenspanes aus der Crista iliaca nach SEELEY. a Keilformige Meißelexcision. b Zustand nach Entnahme des gewunschten Spanes

die osteogenetische Substanz nicht zerstören, die mineralischen Bestandteile nicht verändern und die grobmechanischen Eigenschaften des Knochens nicht beeinträchtigen. Als Konservierungsmittel gelten Alkohol, Dettol, Paraffin und Merthiolate. Auch Zepheranchloride werden verwendet. Unsere Kliniken konservieren den Knochen steril abgeschlossen an der Luft, entweder bei gewöhnlicher Kühlschranktemperatur oder tiefgekühlt. Formalin und Alkohol wurden als Konservierungsmittel verlassen, weil durch sie eine Denaturierung des Proteins zustande kommt. In Amerika wird heute noch viel Merthiolate-1:1000-Lösung gebraucht. Für Homotransplantate ist die Immersion länger nötig als für autotransplantierten Knochen. Alle 2 Wochen soll die Lösung gewechselt werden. Die Pioniere der Knochenkonservierung sind MACEWEN (1881) und CARREL (1908). 1951 haben MARRANGONI und CECCHINI sowie auch KREUZ u. Mitarbeiter die Kühlung und Trocknung empfohlen. Diese Methode läßt eine Verwendung des Knochens nach mehreren Jahren zu. Die Zellen sind tot, aber das Protein nicht denaturiert. Nach KREUZ wird der Knochen bei —15⁰ C gekühlt, dann rasch unter Vakuum bei —40⁰ C getrocknet und in Vakuumgefäßen bei Zimmertemperatur aufbewahrt. WEAVER referierte 1949 über Konservierung von homologen Kno-

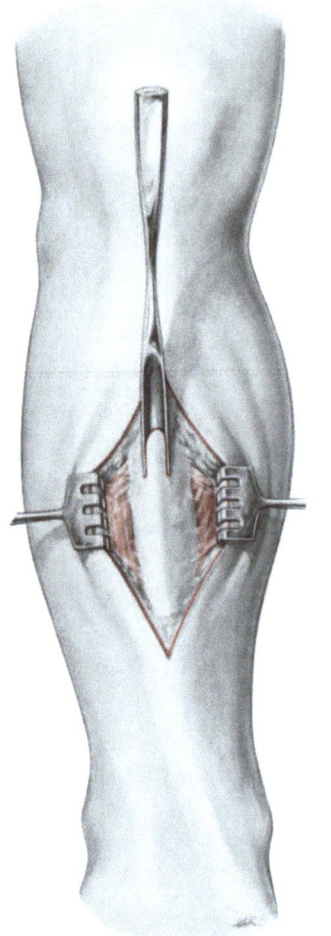
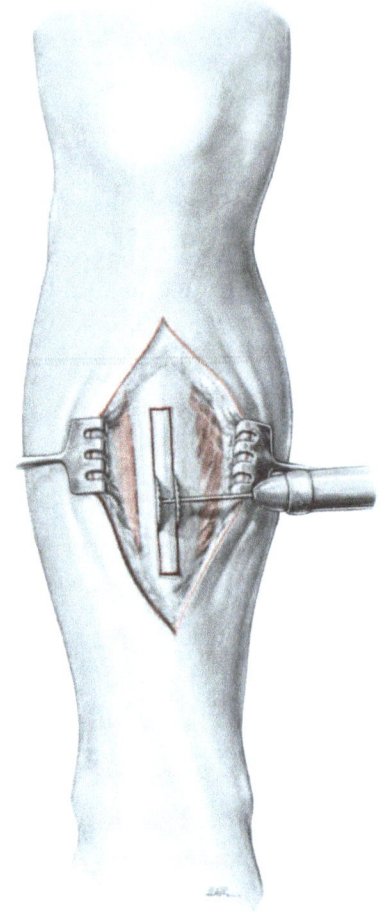

Abb 228. Entnahme eines schmalen Tibiaspanes mittels Hohlmeißel

Abb. 229. Entnahme des Tibiaspanes mit einer Doppelkreissage

chenspänen durch Tiefkühlung. Er verwendete sowohl operativ am Lebenden als auch bei frischen Leichen entnommene Knochenspäne und entfernte im Gegensatz zu den meisten anderen Operateuren das Periost nicht. Die Aufbewahrung in Tiefkühlung geschieht bei —40⁰ oder bei —20⁰ bis —25⁰ C, sie wirkt bakteriostatisch, aber nicht zuverlässig bactericid. Während 1948 BROWN, DE MERE und MCCARTHY die Konservierung in Merthiolate-Lösung angegeben haben, wurde ein Jahr später die Knochenkonservierung in der gleichen Lösung durch REYNOLDS und OLIVER veröffentlicht. Lösungen von Antibiotica und Chemotherapeutica haben sich nicht als Verbesserungen erwiesen. Von manchen Autoren wurde der Knochen vor der Konservierung auch gekocht oder im Autoklaven erhitzt.

Viele Operateure glauben, daß der konservierte Knochen ebensogut sei wie der frische. WILSON schrieb schon 1947, daß der gekühlte homotransplantierte Knochen sich gleich verhalte wie der autotransplantierte.

In den letzten Jahren ist auf den verschiedensten Gebieten der Chirurgie der *Kieler Knochenspan* als Transplantationsmaterial propagiert worden. Es handelt sich um steril aufbewahrten Tierknochen, der einem osteomalacischen-proteolytischen und einem Sterilisations-Prozeß unterworfen wurde, und der für die Nasenplastik bereits in zurechtgeschnittenen Formen (Winkelspänen und geraden Spänen) käuflich ist. Wieweit der entsprechend vorbehandelte Knochen sich für die Nase eignet, müssen die Erfahrungen der nächsten Jahre zeigen. HAAS hat über seine Erfahrungen mit diesem toten heteroplastischen Material berichtet.

Transplantation von zerstückeltem Knochen. Morcellement Bonechips. Die Idee der Zerstückelung des Transplantates, welche PEER für den Knorpel mit seinem „diced cartilage" 1944 ausgearbeitet hat, wurde im gleichen Jahr auf den Knochen übertragen. MOWLEM prägte den Ausdruck *„minced cancellous bone"* und hat mit seiner Methode gleich Anhänger wie FOMON und BARSKY gefunden.

Die Vascularisation des umliegenden Gewebes ist für das Transplantat von großer Wichtigkeit, damit seine Ernährung und sein Umbau gewährleistet sind. Die Spongiosa ist für diese Adaptation sehr gut geeignet, am besten, wenn sie zerstückelt ist. Durch die Aufteilung eines Spanes in kleine Würfel wird auch seine Oberfläche stark vergrößert, so daß die sich in der Umgebung bildenden Blutgefäße besser an das transplantierte Gewebe herangelangen. Die Crista ilei liefert am besten die nötige Spongiosa für solche Transplantationsmethode. Durch feine und glatte Abschabsel von der Crista ilei wird dann die Oberfläche des Würfelhäufchens etwas geglättet, so daß die Haut flach darüber zu liegen kommt. Wir haben diese Methode in der Nasenplastik noch nie angewendet, wohl aber sehr häufig zum Ausfüllen von Knochendefekten im Bereich der Orbita, des Oberkiefers und der Stirn, und haben damit sehr gute Erfahrungen gemacht. Man kann sich vorstellen, daß sich der „minced cancellous bone" auch für die Sattelnase gut eignet.

Als Weiterentwicklung dieser zerstückelten Knochentransplantate haben 1950 SHEEHAN und SWANKER den *gelatinisierten Knochen* geschaffen. Knochen aus dem Ileum wird mit dem Meißel zerstückelt, nachdem man das Periost abgetragen hat. Die Stückchen werden in eine Lösung von Fibrin und Thrombin gelegt und so durchtränkt durch eine Fleischhackmaschine gelassen. Aus der Maschine fließt dann eine braune gelatineartige Substanz, welche wiederum mit Fibrin und Thrombin vermischt wird, bis eine kohäsive Masse entsteht. Das für das Implantat vorbereitete Bett im Nasenrücken wird nun mittels eines Spatels mit dieser Masse angefüllt. SHEEHAN und SWANKER wenden dieses Verfahren nicht nur für Nasenplastik, sondern auch zum Ausfüllen von anderen Knochendefekten an. Besonders erfolgreich soll diese Art von Transplantation für Reoperationen in Fällen von Mißerfolgen mit Kunststoffimplantaten sein. Auch ECKERT-MÖBIUS konnte 1951 über gute Erfahrungen bei Nachoperationen mit der Verwendung von macerierter Knochenspongiosa berichten.

Da wir Knorpeltransplantate vorziehen und deshalb selbst nicht über eine große Erfahrung mit Knochentransplantaten in der Nase verfügen, wollen wir über gute und schlechte Resultate bei anderen Operateuren berichten.

Resultate bei Knochentransplantationen in die Nase. MARTIN berichtet 1948 über 15 Fälle von erfolgreichen Knochenüberpflanzungen in die Nase in Form von Winkelstücken aus Spongiosa von der Crista ilei. In einem Fall heilte der Span trotz Infektion ein. MARTIN hält die Spongiosa für ein besseres Transplantationsmaterial als den autogenen oder homogenen Knorpel. Der gleichen Ansicht ist auch

Macomber, der 1949 über seine Erfolge mit Spongiosa aus dem Ileum berichtete. Er hält die Spanentnahme von der Crista ilei für einen kleineren Eingriff als die Resektion aus der Rippe.

Seeley publizierte im gleichen Jahr seine Erfolge mit einem bootskeilförmigen Knochentransplantat aus der Crista ilei, welches senkrecht in den interperichondralen Raum im Septum gesteckt wurde.

Bei 73 Fällen erlebten Gerrie u. Mitarb. 1950 durchweg gute Einheilungen. In 40 Fällen davon transplantierten sie gerade Spongiosa-Späne, in 33 Fällen Winkelstücke, alle aus der Crista ilei. Wie Martin konnte auch Gerrie nach 6 Monaten die Bildung einer Cortex an der Oberfläche des Spans konstatieren. Drei Spanfrakturen konnte er (Martin) mit Stahl- oder Kirschner-Draht reparieren.

Dingman berichtete gleichzeitig über erfolgreiche Überpflanzungen von Knochen aus der Crista ilei.

Farina, der sich entschieden gegen die Verwendung von Kunststoffen aussprach, verwendet Knochenspäne aus der Tibia mit Periost und hatte in seiner Statistik von 51 Patienten eine Mißerfolgsquote von 9,8%. 6 Jahre später konnten die Transplantationserfolge anhand von Röntgenaufnahmen bestätigt werden. Er konnte in den meisten Fällen nach 3 Monaten eine Rarefaction des Knochens und eine Callusbildung feststellen. Die späteren Aufnahmen zeigten nur eine minimale Verkleinerung des Spans.

Es sei noch bemerkt, daß die Späne von Farina gerade sind und keine Columellastütze haben. Auch Holmes ist der Ansicht, daß die richtige Formung und Einpflanzung des Nasenrückenspanes einen Columellaspan überflüssig macht, wenn man Knochen und nicht Knorpel verwendet. Er entnimmt den Knochen auch der Crista ilei.

Bruck verwendet den L-förmigen Knochenspan aus der Beckenschaufel und hob 1955 in einem Bericht über Spanimplantation bei Sattelnasen den Vorteil des Knochens hervor, wobei er allerdings irrtümlich behauptete, daß der Knochen stabiler sei und weniger zur sekundären Fraktur neige. Er meinte auch, aus dem Rippenknorpel könne man kein genügend großes Stück herausnehmen, und die Brustwunde neige mehr zu Keloidbildung als die Wunde an der Hüfte.

1956 berichtete Brydon Smith über gute Resultate mit zwei Spänen aus der Crista ilei, die er 6 Wochen lang mit einem Metallnagel fixierte.

Über ähnliche röntgenologische Erhebungen wie Farina konnte 1957 auch de Amicis referieren: in vielen Fällen hatte sich eine Art von Corticalis auf der gesamten Oberfläche des Implantates ausbildete. Die Schrumpfung der Knochenspäne war nur unbeträchtlich. Sie bewirkte hauptsächlich eine Glättung der Oberflächen und Abrundung der Spitzen des Knochenspans. Das Transplantat des Nasenstegs wurde meistens stärker resorbiert, wahrscheinlich auf Grund der ungünstigeren Ernährungsverhältnisse, weshalb man nach Ansicht de Amicis auf die Columellastütze auch verzichten kann.

Nun möchten wir auch die negativen Resultate erwähnen.

Allen und Goldman berichteten 1950 über zwei Fälle von autotransplantierten Spongiosaspänen aus der Crista ilei. Die Transplantate gingen durch Resorption zugrunde und wurden nicht durch neuen Knochen ersetzt. Der Mißerfolg wird durch den mangelhaften Kontakt zwischen dem Transplantat und dem Periost und Knochen der Nase erklärt.

Auch Lloyd-Roberts und Judet halten eine Knochentransplantation für ungeeignet, wenn keine gute Kontaktfläche zwischen dem Transplantat und dem Wirtsknochen entsteht.

Cottle u. Mitarb., welche für die Verwendung von Ochsenknorpel eingetreten sind, haben mit ihren Autotransplantationen und Homotransplantationen von Knochen ebenfalls völlige Resorptionen innerhalb von 2—4 Monaten erlebt.

Eine ähnliche Erfahrung machte Stucchi mit homotransplantiertem Knochenspan, der sich in der Zeit von 5 Monaten auflöste.

Converse und Campbell analysierten ihre Transplantationsmißerfolge, die bei Homotransplantationen dreimal häufiger waren als bei Autotransplantationen

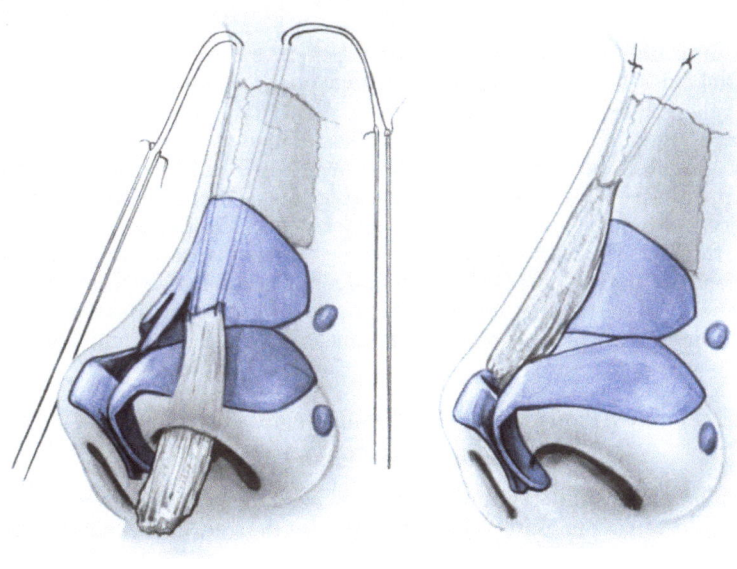

Abb. 230a u. b. Korrektur einer Sattelnase leichten Grades durch Unterfütterung mit Dermalappen nach Straatsma und Maliniac a Einziehen des Dermalappens durch die Incision am Vestibulumrand Die Führungszügel werden an der Glabella herausgeführt b Dermalappen eingezogen. Führungszügel fixiert

und kamen ebenfalls zum Schluß, daß ein ausgiebiger Kontakt des Spans mit dem Wirtsknochen für Konsolidierung und Erhaltenbleiben des Transplantates ausschlaggebend ist. Auf der anderen Seite glauben Fomon u. Mitarb. nicht an die Wichtigkeit eines solchen Kontaktes; sie haben auch gute Resultate, wenn der Knochenspan an seinem oberen Ende lose sitzt.

Reidy sprach dem homotransplantierten Knochen die Eignung für Sattelnasenkorrekturen ab. Die Mehrzahl von seinen Spänen, 13 auf 18, wurden innerhalb von 6 Monaten völlig resorbiert.

Auf Grund dieser sich widersprechenden Berichte sollte man den Knochentransplantationen gegenüber doch etwas zurückhaltend sein.

In unseren Fällen von Knochentransplantation haben wir einen guten Erfolg gehabt. Wir konnten eine feste Konsolidierung des Transplantates mit dem Nasenknochen feststellen. Dies war auch bei den Knochen-Knorpeltransplantaten aus der Rippe der Fall. Wir bevorzugen aber dennoch die Knorpeltransplantation, vor allem, weil wir uns nicht mit der Rigidität der knöchernen neuen Nase abfinden können.

γ) Dermalappen als Transplantat für die Sattelnasenplastik

Als weiteres Transplantationsmaterial soll noch der Dermalappen, d.h., das deepithelisierte Hautstück erwähnt werden. Es handelt sich bei diesem freien Transplantat von Haut um einen dicken Ganzhautlappen, an dem die oberflächlichste Schicht, die Epidermis, abgetragen worden ist. An der Hautstelle, wo der zu transplantierende Lappen entnommen werden soll, wird zunächst ein Thiersch-Lappen mit dem Thiersch-Messer oder mit dem Dermatom entfernt. Dann wird das Transplantat dem deepithelisierten nur aus Corium und Subcutis bestehenden Hautbezirk entnommen. Als Entnahmestellen werden Abdomen, Hüfte oder Arm gewählt. Auf der unteren Fläche des herausgeschnittenen Lappens muß das Fett sorgfaltig mit der Schere entfernt werden. Je nach der nötigen Dicke des Transplantates können zwei oder drei rechteckige Läppchen aufeinander gelegt werden. Das Transplantat wird dann am einen Ende mit zwei Zügeln aus Nylon oder Seide versehen. Diese Zügel werden mit der geraden Nadel in das vorbereitete Bett geführt und durch die Haut gezogen. So kann der Dermalappen wie ein Schlitten in die subcutane Tasche gleiten und dort richtig plaziert werden. Die Zügel werden entfernt und die Zugangswunde wird geschlossen. Bei der Berechnung der Große des Transplantats muß man wie auch bei Knochen- und Knorpelüberpflanzungen einen kleinen Überschuß an Gewebe zugeben. Man rechnet beim Dermalappen mit einer Resorption von 10—20%. — Diese Transplantationsart stammt von STRAATSMA und MALINIAC (Abb. 230).

c) Alloplastisches Material für die Nase

α) Frühere Implantate

Schon um die Jahrhundertwende hat man begonnen Sattelnasen mit artfremden Einschlüssen, d.h. mit mehr oder weniger harten chemischen Stoffen zu korrigieren.

1899 versuchte GERSUNY in Wien die Nasenruckenhaut mit *Vaseline* zu unterfüttern, nachdem er gesehen hatte, daß Vaseline-Injektionen in Angiomen keine Reaktion auslösten.

Ein Jahr nach der Publikation von GERSUNY führten 1900 DELANGER und ECKSTEIN die Anwendung von *Paraffin* als Unterfütterungsmaterial ein. DELANGER zeigte seine Erfolge an drei französischen Chirurgenkongressen von 1901 bis 1904. Bald war man von dieser Methode überall begeistert. Die Erfolge erschienen anfangs sehr günstig, die Methodik war einfach. Das Paraffin wurde mit einer besonderen Spritze von BRUNINGS in halbfestem Zustand unter Druck in dünnen Fäden meist vom Vestibulum aus an die Stelle der Einsenkung gespritzt und in diesem Zustand modelliert. MOURE und BRINDEL (zit. von CLAOUÉ) haben Paraffin auch für submuköse Injektionen in der Nasenhöhle bei Ozaena verwendet. Es zeigten sich dann aber bald die ersten unerfreulichen Erscheinungen. Die Paraffineinschlüsse bewirkten eine lokale Entzündung des umliegenden Bindegewebes und begannen auch zu wandern. Bei fieberhaften Zuständen des Patienten erweichten sie, wodurch die erzielte Korrektur zunichte wurde. Häufig blieb nichts anderes übrig, als das gewanderte Paraffin zu entfernen. ECKSTEIN kam auf die Idee, Paraffin von höherem Schmelzpunkt, sog. Hartparaffin zu verwenden, dessen Schmelzpunkt im Gegensatz zu dem des bei 42—43° liegenden des gewohnlichen Paraffins bei 52—60° liegt. Aber auch hiermit waren die Resultate nicht befriedigend, und außerdem mußte mit der Gefahr einer Embolie gerechnet werden. Es kam auch hie und da zur Bildung von Geschwülsten durch Proliferation des Bindegewebes in der Umgebung des Paraffin-Einschlusses. BUCK und BROCKAERT (zit. von CLAOUÉ) gaben diesen Geschwülsten den Namen *Paraffinome* (1903). Die Literatur über diese interessanten Neubildungen wurde später von CLAOUÉ und CHWATT in einer Monographie: ,,Les Paraffinomes" zusammengefaßt. Allmählich ist diese Implantationsmethode von den Operateuren aufgegeben worden. Doch noch 1934 hat SERCER die Ausfüllung kleinerer Eindellungen der Nase mit Paraffin empfohlen, das Verfahren aber später wieder verlassen. W. T. CARRELSON, der über ein großes Beobachtungsmaterial verfügt, fand unter 1000 Patienten 104 Mißerfolge, bei 55 Patienten trat nach der Operation eine Infektion auf.

Nach diesen Mißerfolgen ist man dazu übergegangen andere Stoffe zur Implantation zu versuchen. So hat FINK 24 Sattelnasenoperationen mit der Implantation von Steinen aus dem Schwarzen Meer mit vollem Erfolg ausgeführt. Außerdem waren andere Stoffe wie Gold, Silber, Porzellan, Aluminium, Platin, Celluloid gelegentlich versucht worden. Vor über 40 Jahren wurde von EITNER der Versuch unternommen, *Elfenbein* als alloplastisches Implantationsmaterial bei Nasenplastiken zu verwenden. Vor ihm hatte VON GLUCK Elfenbein an anderen Körperstellen ,,zur Einheilung" gebracht. Später haben auch JOSEPH, ZENO, MALBEC, AELVES, GANDELA, C. J. KOENIG, MALINIAC und ECKSTEIN die Elfenbeintechnik übernommen, so daß sie in den dreißiger Jahren als weit verbreitet gelten konnte. Auch FRÜHWALD, der zuerst Rippenknorpel und Tibiaspan verwendete, ging zu jener Zeit zur Elfenbeinimplantation über. Das Elfenbeinimplantat wurde nach einem Gipsabdruck entsprechend modelliert. FRÜHWALD verwendete Material von der Spitze der Stoßzähne junger Elefanten und ließ die notwendige Form von einem Drechsler herstellen, der die Späne zusätzlich mit Löchern versehen mußte. Durch diese kleinen Löcher sollte bei der Einheilung des artfremden Implantates Bindegewebe hindurchwachsen, was für die Fixation des Spanes wichtig war. Die Elfenbeinspäne eigneten sich am besten für Einlagen in der ganzen Nasenrückenlänge, also von der Nasenwurzel bis knapp hinter die Nasenspitze. Kurze Einlagen bewährten sich nur über der Nasenwurzel, also über dem Nasenknochen, während Einsenkungen oberhalb der Nasenspitze schlechter mit Elfenbein zu korrigieren waren. Auch als Stütze der Nasenspitze und der Columella hat sich Elfenbein nicht bewährt. Die dünnen Implantate brachen leicht oder sie durchstießen die Haut nach außen. — Die Einheilungsresultate für Nasenrückenspäne aus Elfenbein waren in der Folge zunächst recht gut. Es stellte sich allerdings dann heraus, daß Elfenbein im Körper nicht unverändert bleibt. Es wird entkalkt und das Stroma zum Teil resorbiert. Der Prozeß geht allerdings sehr langsam vor sich, so daß man bei richtiger Anfertigung des Implantates mit einem Bestand von 30 Jahren rechnen kann. Erst 1955 konnte EITNER über sehr befriedigende 40jährige Erfahrung berichten. Er empfahl nach etwa 30 Jahren einen Austausch des Implantates vorzunehmen. Auch mehrteilige Elfenbeinimplantate, sog. Gliederstücke, die mit Catgutfäden zusammengebunden waren, wurden von ihm verwendet. 1956 berichtete SALINGER über gute Erfahrungen mit Elfenbein. Er konnte einen erfolgreichen Fall nach 23jähriger Implantation eines Elfenbeinspans angeben. Röntgenologisch wurde dabei gezeigt, daß das Elfenbein nicht durch das umgebende Gewebe angegriffen war. Von 115 Fällen waren 85% ein voller Erfolg. In 7,6% mußte infolge Infektion des Operationsgebietes das Implantat wieder entfernt werden. In 7,7% war der Fremdkörperreiz des Elfenbeins zu groß, so daß es nicht zur Einheilung kam. Das Ausstoßen des Implantates wurde besonders durch Traumen oder Hitze- bzw. Kälteeinwirkung begünstigt. Heute ist SALINGER zur Knochen- und Knorpeltransplantation übergegangen und benützt das Elfenbein zur Operation der Sattelnase nur noch in den Fällen, in denen zur Auffüllung des Defektes nicht genügend autoplastisches Material zur Verfügung steht. EITNER kam jedoch zu der Ansicht, daß sich das Elfenbein weniger gewebsfreundlich verhalte als neuere Kunststoffe und ging auf die Verwendung von Kunststoff über. SPANIER, ein Schüler von JOSEPH empfahl zur Sattelnasenkorrektur konservierten Kalbsknorpel und wendet sich gegen die Verwendung von Elfenbein, wobei er als Nachteil dieses Materials angibt, daß es verhältnismäßig schwer sei und sich schwer bearbeiten lasse.

Auch wir mußten schon bei einigen von anderer Hand operierten Patienten Elfenbeinimplantate, die sich auszustoßen drohten, entfernen und durch anderes Material ersetzen. Hierbei konnte wie in den Fällen von EITNER festgestellt werden, daß das Implantat in eine Bindegewebskapsel eingehüllt war. Wir kennen aber auch einzelne Fälle, in denen das Elfenbeinimplantat nach 15 und sogar nach 20 Jahren gut vertragen wurde.

Da das Elfenbein neuen Kunststoffen in der Nasenplastik gewichen ist, gibt es nur noch ganz wenige Operateure, die sich seiner bedienen.

Kork wurde ebenfalls als Implantationsmaterial empfohlen. Heute noch wird er als Unterfütterungsmaterial von HAUBERISSER verwendet. Vor der Implantation wird der Kork durch dreimaliges Auskochen von je $^{1}/_{4}$ Std in einer alkalisierenden Natrium-Phosphat-Lösung sterilisiert. Sowohl die Implantation von Kork wie die von *Hartkautschuk* von BLEGVAD fanden wenig Anhänger. Der Vollständigkeit halber sei noch erwähnt, daß MÜLLER 1925 ein mit Guttapercha-Lösung überzogenes Kupferdrahtgeflecht in die Nase implantierte. LIEBERMANN, POND, DOROSCHENKO und ROLLIN bevorzugten *Gold* in verschiedener Form. Auch dieses Material fand nur wenige Anhänger. Als besondere Nachteile wurden das Gewicht und die Kosten, wie auch der Fremdkörperreiz auf das umgebende Gewebe hervorgehoben. Die Gewebeschädigung wurde von GRUNERT, VENARD und STUCK auf elektrolytische Vorgänge zurückgeführt.

β) Heute gebräuchliche Implantate

Harte Kunststoffe. 1937 fanden erstmals Kunstharze, sog. Plaste ihren Einzug in die Nasenplastik in England. Es handelte sich um die beiden Kunststoffe Polyäthylen und Methylmethacrylat. Diese synthetischen Harze sind von hohem Molekulargewicht. Sie werden aus Kohle, Holz und Kalk hergestellt und durch Polymerisation in eine harte Masse übergeführt. Es gibt unter den Kunstharzen auch sog. thermoplastische, die durch Hitze weich werden und dann durch Abkühlung wieder erhärten. Im allgemeinen sind sie nicht elektrolytisch und gegen chemische Erosion weitgehend resistent.

Mit dem Aufkommen dieser Kunstharze begann man auch die für die Implantation *erforderlichen optimalen Eigenschaften* des Materials zu bestimmen. Einmal soll das gewünschte Material in genügender Menge erhältlich und die Beschaffung billig sein. Das Implantat soll sich mit dem Körper vereinigen und eine Konsistenz besitzen, die ein leichtes Modellieren erlaubt. Außerdem darf es nicht resorbiert werden, keine Fremdkörperreaktion im Wirtsgewebe auslösen, keine allergisierende Wirkung haben und nicht cancerogen sein. Alle diese Erfordernisse sind bis heute noch von keinem Transplantations- oder Implantationsmaterial ganz erreicht. Nun wird natürlich das Material bevorzugt, das den oben angeführten Punkten am nächsten kommt. Dieses Erwägen ist der Gegenstand steter Kontroversen.

Strittig ist immer noch die Frage, ob artfremdes Material eine körperschädigende Wirkung haben kann. Es wurden deshalb mit allen neuen Stoffen Versuche in bezug auf Verträglichkeit und cancerogene Wirkung angestellt.

Die Fabrikation von *Polyäthylen* kam 1943 nach Amerika und zur gleichen Zeit wurde das Material auch dort in die Chirurgie eingeführt. Die Neurochirurgen brauchten es für Duraplastiken. Einige unter ihnen wie INGRAHAM, ALEXANDER und MATSON betonten, daß Polyäthylen keine Fremdkörperreaktion erzeugte (INGRAHAM, ALEXANDER und MATSON, zit. von RUBIN, ROBERTSON und SHAPIRO).

1948 konnten RUBIN, ROBERTSON und SHAPIRO über ihre guten Erfolge bei der Korrektur von Sattelnasen durch Implantation von L-förmigen Winkelstücken aus Polyäthylen berichten. Polyäthylen ist ein milchig-weißer Kunststoff, der in dünnen Stücken leicht biegsam ist. Er kann mit dem Messer nur schwer geschnitzt werden und wird nach unserer Erfahrung am besten entweder mit einer feinen Säge oder mit dem zahnärztlichen Bohrer modelliert. Die Bohrstelle wird durch Erhitzung für wenige Sekunden dickflüssig, was das Formen eher erleichtert. — 1953 veröffentlichte KRISTENSEN seine Erfahrungen mit dem Kunstharz Polyäthylen. In 5 von 41 Fällen mußte das Implantat später wegen starker Spannung und Schrumpfung der darüberliegenden Haut wieder herausgenommen werden. Aber durch die Bildung von Füllgranulationsgewebe ergab auch in diesen Fällen das Endresultat eine Besserung gegenüber dem präoperativen Zustand.

Polyäthylen wird auch *in Form von Schwämmen* hergestellt. Diese lassen sich leichter formen, haben eine weichere Konsistenz und sind in der Nasenplastik mehr für kleinere Implantate in die Nasenspitze oder die Nasenflügel geeignet. Tierexperimentelle Untersuchungen auf krebserzeugende Wirkung dieser Schwämme waren negativ. — Unsere Erfahrungen mit dem Polyäthylen gehen auf 1950 zurück. Wir haben meist L-förmige Winkelspäne aus diesem Kunststoff und nur in wenigen Fällen Schwämme eingepflanzt. — Polyäthylen ist dann zu empfehlen, wenn eine Autotransplantation von Knorpel oder Knochen nicht möglich ist, also besonders bei Kindern und Jugendlichen, bei denen nur eine provisorische Ausfüllung der Sattelnase in Betracht kommt und das Implantat später durch ein Autotransplantat ersetzt werden muß. Gute Dienste leistet das Polyäthylenimplantat auch bei der obenbeschriebenen Ozaena-Operation (Abb. 88a u. b und Abb. 89). Es kommt gelegentlich vor, daß Monate oder Jahre nach dieser Operation das an der Seitenwand des Einganges zur Nasenhöhle an der Crista piriformis liegende Implantat verkleinert oder durch Zusatz vergrößert werden muß. Bei dieser Gelegenheit konnten wir eine völlig reizlose Umgebung des durch Bindegewebe eingekapselten Polyäthyleneinschlusses konstatieren. In einigen Fällen von Polyäthyleneinpflanzungen in die Nase bei Kindern mußten wir den Span allerdings wegen starker entzündlicher Reaktion des umliegenden Gewebes wieder entfernen.

Ungefähr gleichzeitig mit dem Polyäthylen kamen Anfang der dreißiger Jahre auch die *Methacrylate* in den Handel. In der englischen chemischen Industrie waren sie seit 1931 bekannt. Als erstes polymerisiertes Acrylsäurederivat wurde 1933 „Kallodent" fabriziert. Hierauf wurden überall sehr viele Acrylate für Zahnprothesen hergestellt. Auch diese Stoffe fanden bald ihren Einzug in die Chirurgie und speziell auch in die Nasenplastik. Arbeiten darüber wurden später erst publiziert. RAPIN berichtete 1949 über gute Implantationsresultate mit Acrylaten. 1948 teilten HOLT und LLOYD ihre Erfolge mit Winkelimplantaten aus Acrylit mit. Es folgten in den nächsten Jahren Mitteilungen von JEREMIAH. — Die Methylmethacrylate haben gegenüber dem Polyäthylen den Nachteil, daß sie nach der Polymerisation sehr hart sind. Ihre Form kann also während der Operation vom Operateur schlecht modifiziert werden. Es muß zunächst ein Modell aus Wachs geformt werden, nach welchem das Implantat hergestellt wird.

Wenn die Form einmal feststeht, kann sie nur noch unwesentlich modifiziert werden: Es können mit dem Bohrer Kanten abgeschliffen, Stellen verdünnt und Perforationen, welche zur Fixation des Spanes in der Nase dienen sollen, angebracht werden. HILDING (1952), ELCHANAN (1955) und GONZALEZ-ULLOA (1957) (Abb. 234) haben zweiteilige Acrylimplantate geformt, wie es bei den Auto- und Homotransplantaten schon gezeigt wurde (Abb. 223), und sie als Nasenrucken- und Columellaspan benützt.

DENCER beschreibt 1955 eine Form der Nasenrückenstütze aus einem englischen Acrylderivat, die ungefähr der Steuerruderform des Knochentransplantates von SEELEY entspricht (s. S. 168). Er nennt es ,,flanged acrylic implant" und kann über 5-Jahres-Erfolge in 38 Fällen mit diesem nach seiner Meinung sehr gut verträglichen Implantationsmaterial berichten. Auch aus den Oststaaten sind Berichte über gute Erfolge mit dem gewebsfreundlichen Stoff Methylmethacrylat oder Polymethylmethacrylat bekannt. ŠOLJAK formt seine Implantate für die Sattelnase selbst, indem er ein Pulver und eine Masse AKR-7 (Methylmethacrylat) kalt anrührt, mit dem Finger formt und durch 30 min langes Kochen gebrauchsfertig macht. Wie wir schon erwähnt haben, verwendet A. RETHI Acrylat zum Ersatz von nur kleinen Einsenkungen bei Sattelnasen, während er sonst Knochen autotransplantiert.

Während in England die Kunststoffe Perspex und Lucite als Polymerisate von Methacrylsäure-Estern hergestellt wurden, wurden in Deutschland ungefähr gleichzeitig aus dem monomolekularen Methylmethacrylat durch Polymerisation das bekannte *Plexiglas* und das *Paladon* entwickelt. Später wurden noch weitere solcher Polymethacrylate wie Palapont und Palavit gebräuchlich.

Eigentlich hat diese Reihe von Erfindungen mit der Polymerisation der Acrylsäure-Ester durch ROHM 1901 ihren Anfang genommen. RÖHM und HAAS haben 1930 das Plexiglas (Polyacrylsäuremethyl-Ester) für prothetische Zwecke benützt. Dieser Stoff ist als Gingivist (ähnlich wie Kallodent) und als Neohekolith zur Herstellung von Nasenepithesen von PLÜSCHKE benutzt worden. Paladon wurde in die Zahnprothetik als Material für starre Prothesen 1936 eingeführt, nachdem es im gleichen Jahr von BAUER und ROTH entwickelt worden war. Das andere Polymethacrylat, Plexiglas (Gingivist und Neohekolith) stand 1 Jahr vorher schon für die Zahnprothetik zur Verfügung. Während sich Paladon zunächst als Epithesenmaterial bewährte und 1941 von GABBERT als solches gepriesen wurde, fand das Plexiglas als Implantationsmaterial für Nasenplastiken bereits 1943 durch BRADTMÖLLER und später durch SCHÖRCHER Verwendung. KLEINSCHMIDT hatte schon 1941 über die Verwendung von Plexiglas in der Schädelchirurgie berichtet.

Nach einer Beobachtungszeit von 3 Jahren hat GÖDEL 1948 seine guten Erfahrungen mit Paladon, welches er in 30 gesichtschirurgischen Fällen angewandt hatte, mitgeteilt. 1949 berichtete BECKMANN über gute Erfolge mit Paladon. Er hatte die Gewebsfreundlichkeit des Kunststoffes in tierexperimentellen Untersuchungen festgestellt und dann am Menschen erprobt. Er sterilisierte das Implantat im Wasserdampfbad 20 min und versah den Span mit vielen Löchern. Dabei konnte er experimentell feststellen, daß diese Löcher durch Granulationsgewebe gefüllt werden. NEUGEBAUER teilte im gleichen Jahr mit, daß er von der Verwendung der Paladonspäne abgekommen ist, weil sich in diesem Material im Laufe der Zeit Risse bildeten. Er ist deswegen dazu übergegangen, das Paladon als Plombe zur Ausfüllung des Sattels zu verwenden, was auch von ECKERT-MÖBIUS empfohlen wurde.

1950 gaben KOCH und PIELER ihre günstigen Beobachtungen mit dem Paladon bekannt. Auf der anderen Seite konnten diese beiden Autoren die mangelnde

Gewebsfreundlichkeit des Supramids, eines Superpolyamids sowohl klinisch als auch histologisch nachweisen.

Auch aus Wien kamen günstige Berichte über die Verwendung von Paladon durch KLICPERA und FRÜHWALD. KLICPERA bestätigte 1955 dann wieder seine Erfolge und wies darauf hin, daß Paladon- wie auch andere Kunststoffimplantationen nur bei nicht zu stark geschädigtem Subcutangewebe durchgeführt werden sollen, also nicht in Fällen, in denen starke Narbenbildungen vorhanden sind, z.B. bei Narbenprozessen nach mißlungenen Implantationen, nach Paraffininjektionen und nach schweren Eiterungen. Auch sei die Paladonimplantation nicht angezeigt, wenn die Nase gleichzeitig an anderer Stelle eröffnet wird.

BIENERT berichtete 1954 — rückblickend auf 3 Jahre — über elf gute Resultate mit Paladonimplantaten bei Sattelnasen. Er verwendet den Kunststoff in den Fällen, die aus verschiedenen Gründen nicht mit autoplastischem Material korrigiert werden konnten. Bei Sattel-Breitnasen mit gleichzeitig abgeplatteter und weicher Nasenspitze implantiert er nicht einen geraden, sondern einen Winkelspan mit Winkel von 65—80° oder Späne von einer nur angedeuteten L-Form, d.h. mit einem nur ganz kleinen Columellaschenkel. Hinsichtlich der Technik der Spanherstellung gibt BIENERT genaue Anweisungen für den Arzt. Zunächst wird ein Kunststoffteig aus drei Teilen Polymethylmethacrylat in Pulverform und einem Teil Methylmethacrylat in flüssiger Form gemischt. Durch langsames, mehrstündiges Erhitzen unter kontinuierlichem Druck bildet das Gemisch bekanntlich längere Molekülketten und wird so zum kompakten festen Material polymerisiert. Der erhaltene Teig wird in einer Porzellanschale gut durchgeknetet und 10 min zugedeckt stehengelassen. Wenn die Masse zäh ist und Fäden zieht, wird sie in eine Gipshohlform gestopft, die Cuvettenteile werden geschlossen und die Cuvette wird etwa 30 min unter die Presse gebracht. Bei richtiger Verarbeitung gilt das Paladon als praktisch reizlos, es ist widerstandsfähig gegenüber Gewebsreaktionen und weitgehend bruchfest. Wegen der Plastizität bei höheren Wärmegraden ist Trockensterilisation nicht möglich. Auch durch Äther, Alkohol, Benzin, Chloroform wird Paladon angegriffen.

Da verschiedene Autoren annehmen, daß monomere Reste gewebsreizend wirken können, empfiehlt BIENERT die Spuren von Restmonomeren durch dreitägige Vakuumdestillation des Materials mittels Wasserstrahlpumpe zu beseitigen. Nach der Polymerisation soll mit dem Implantieren des Paladonspans mehrere Wochen gewartet werden. — Auch WEGENER und GÜNTERT haben sich als Anhänger der Paladonimplantation gezeigt.

Ein weiterer in Deutschland zu Implantationszwecken gebräuchlicher Kunststoff ist das *Supramid*, ein Superpolyamid mit Phenol als Ausgangsstoff, also mit dem Nylon und Perlon chemisch verwandt. Es wurde erstmals 1949 von THEISSING für die Nasenplastik empfohlen. Obwohl KOCH und PIELER 1950 diesen Kunststoff als nicht besonders gewebsfreundlich bezeichneten und dies sowohl klinisch als auch histologisch nachweisen konnten, hat sich Supramid doch im Laufe der Jahre als recht brauchbares Material durchsetzen können. Es ist wie Paladon gut sterilisierbar und leicht zu modellieren. LINK konnte 1951 über die erfolgreiche Verwendung von Supramidplatten zur Deckung von Nase-Scheidewanddefekten berichten. Es handelt sich dabei um das gleiche Verfahren, das wir (R. MEYER) gleichzeitig unter Verwendung von Acrylith und Nylon (Nelson) entwickelt haben (s. S. 143).

LEGLER verfügte 1957 über eine 4jährige Erfahrung mit der Supramidspaneinpflanzung bei Sattelnasen an einem Material von 70 Fällen. Nur in zwei Fällen erlebte er eine spätere Ausstoßung des Implantates und in einem Fall erfuhr der Einschluß bei einem Winkelspan eine nachträgliche Verschiebung. LEGLER schweißte die beiden Späne, den Nasenrückenspan und den Columellaspan, an ihrem Berührungspunkt unter der Nasenspitze mittels Thermokauters zusammen. Dieser Vorgang erfolgte wie auch die vorherige Einfügung der Späne durch einen Median-Schnitt in der Columella. — Wir selbst haben das ursprünglich auch von uns benutzte Supramid in den letzten Jahren nicht mehr in Anwendung gebracht.

Mehr umstritten war die Gewebsfreundlichkeit eines weiteren Implantationsstoffes, des Palavit, eines selbst polymerisierenden Methacrylates. Es ist mit dem Paladon und mit dem für Zahnprothesen bekannten Palapont chemisch eng verwandt und läßt sich in zähflüssigem Zustand injizieren. Es besitzt also den technisch großen Vorteil, daß es während des Polymerisationsprozesses in Lokalanaesthesie oder in kurzer Narkose als plastische Masse in einer Spezialspritze in die Sattelnase gespritzt werden kann und die Formung des Nasenprofils innerhalb weniger Minuten ermöglicht. Der Härtungsprozeß durch die Polymerisation dauert 3—5 min. HOFFMANN, der dieses Verfahren ausgearbeitet hat, konnte uns seine guten anfänglichen Erfolge demonstrieren, die er 1953 veröffentlichte. Unsere Erfahrungen waren aber nicht befriedigend. Die Nachteile zeigten sich in einer Gewebsschädigung durch Wärmeentwicklung während des Polymerisationsprozesses. HOFFMANN konnte die Gewebsverträglichkeit am Kaninchen erproben. Dabei wurde ein leichtes Diffundieren des Implantationsmaterials oder der nachträglich abgestoßenen und gewebsreizenden Monomeren festgestellt. GREVEN empfahl Palavit nur für Hautunterfütterungen bei kleinsten Substanzverlusten. In der Folge wurden auch ablehnende Stimmen laut. Im Tierversuch wurden Palavitinjektionen in Weichteilgeweben gut vertragen. Hingegen traten in wenig dehnbarem Gewebe mit harter Unterlage wie am Septum und am harten Gaumen Erscheinungen von Decubitus auf (DORFEL und LEGLER). Beim Menschen traten nach DÖRFEL und LEGLER Mißerfolge der Schleimhaut-Unterspritzung in Fällen von operativen Ozaena-Behandlungen auf. Es wurde deshalb vor der allgemeinen Anwendung des Palavits und anderer Autopolymerisate gewarnt.

In Amerika wurden auch Versuche mit *Polyvinylchlorid* im Tierversuch unternommen (GRINDLAY und WANG 1951) und für Implantationszwecke am Menschen empfohlen. Das Polyvinylchlorid wird über Vinylchlorid aus Acethylen und Salzsäure hergestellt. Der Kunststoff Ivalon, ein vernetzter Polyvinylalkohol ist im Handel als feiner Schwamm bekannt, der wie Weißbrot aussieht und leicht mit der Schere geschnitten und geformt werden kann und durch 20 min langes Kochen sterilisiert wird. Außer für Nasenplastiken wird er auch für Ausfüllungen von Knochendefekten am Schädel, für Implantationen unter die Nasenschleimhaut bei Ozaena und sogar für Brustplastiken verwendet. COTTLE, QUILTY und BUCKINGHAM berichteten 1953 über Ivanol-Implantate in die Nase bei Ozaena und FREEMAN 1955 über Polyvinylschwamm-Einschlüsse in Gesicht und Mamma; vier Fälle davon führten durch Infektion zu Komplikationen.

Weiche Kunststoffe. Die Zahnheilkunde hat zur Verbesserung von Prothesenunterfütterung weichbleibende Kunststoffe entwickelt, über welche REHM, WEIKART u. a. berichtet haben. Kunststoffe mit innerer Weichmachung, z. B. das *Plastupulat*, schienen nach den Erfahrungen von REHM ihre weichbleibende Konsistenz zu behalten. Plastupulat ist ein Methakrylsäure-Methylester, chemisch dem Paladon sehr verwandt. SEIFERTH und JATHO haben diesen Kunststoff erprobt. Seine elastische Konsistenz läßt eine Anwendung bei Substanzdefekten der Nase nur dann zweckmäßig erscheinen, wenn schon ein gewisser Halt und die nötige Stütze für die Nasenspitze vorhanden ist, da dem Kunststoff keine tragende Funktion überantwortet werden kann. Nach WEIKART erfahren diese weichbleibenden Kunststoffe eine gewisse chemische Umwandlung, indem sie Wasser aufnehmen, was unter Umständen zu Gewebsschädigungen und Infektionen fuhren kann (L. B. SEIFERT und R. JATHO, zit. von GREVEN). Es ist durchaus möglich, daß Kunststoffe mit innerer Weichmachung eine Zukunft in der Implantationschirurgie und damit auch in der plastischen Chirurgie der Nase haben werden. Dazu sollte aber noch ihre Gewebsfreundlichkeit verbessert werden.

Die heute schon weit verbreitete Benutzung von biologisch unwirksamen Kunststoffen in mannigfachen chirurgischen Operationen hat nun auch den Versuch aufkommen lassen, *flüssige Kunststoffe* zu verwenden. Nach mehreren Versuchen in dieser Richtung wurde festgestellt, daß die vom biologischen und technischen Standpunkt aus für chirurgische Einspritzungen geeignetsten Stoffe in der Gruppe der Dimethylpolysiloxane zu finden sind. Diese Siliconpolymeren besitzen die Stabilität der Quarze und Salicylate, mit denen sie chemisch verwandt sind, während sie andererseits von gewissen organischen Stoffen, mit denen sie ebenfalls verwandt sind, ihre Plastizität, Schmiegsamkeit und Wasserdichtigkeit innehaben. Die Stoffe können mittels Spritze injiziert werden. FRANKLIN hat damit Brust- und Gesichtsplastiken ausgeführt und verfügt über gute Resultate nach 2 Jahren. Dieser flüssige Kunststoff findet auch Verwendung in der Nasenplastik zum Ausfüllen von kleinen Dellen am Nasenrücken und zum Ausgleichen geringer Unebenheiten.

Silicone (Silastic, Vivosil) werden neuerdings in Schwammform und gummiartiger Konsistenz als Implantate in die Nase und in andere Körpergebiete verwendet (BROWN u. Mitarb.). ZÜHLKE hat Anweisungen zur Herstellung eines weichbleibenden Kunststoffes auf Methacrylatbasis gegeben.

Chemie der Kunststoffe. Wir möchten zum Schluß eine kurze Übersicht über die Chemie der Kunststoffe und einige experimentelle Versuche geben.

Unter den hochmolekularen Verbindungen mit fast ausschließlich rein organischer Basis, die sich Kunststoffe nennen, unterscheiden wir die halbsynthetischen und die vollsynthetischen. Von den halbsynthetischen Kunststoffen ist das Celluloid der bekannteste. Die vollsynthetischen Kunststoffe sind die, die wir soeben genannt haben. Zu ihrer Herstellung kann man mehrere verschiedene Wege beschreiten, und zwar 1. die Polykondensation, 2. die Polymerisation und 3. die Polyaddition. Unter Kondensation versteht man eine chemische Reaktion zwischen zwei verschiedenen Komponenten mit mindestens je einer reaktionsfähigen Gruppe, wobei sich unter Bildung von Wasser, Ammoniak oder ähnlich kleinen Molekülen ein neues größeres Molekül bildet, das im wesentlichen aus den beiden Ausgangskomponenten besteht. Läuft dieser Vorgang vielfach ab, so spricht man von Polykondensation, das Reaktionsprodukt ist ein Makromolekül. Bekannte Polykondensate sind die Bakelite, die Phenolharze, die Polyamide wie das amerikanische Nylon und das deutsche Perlon, die Silicone, die Polyäthylenglykolterephthalate, die unter der Bezeichnung Terylen, Dacron usw. in Form von Fasern und Folien bekannt sind. Die größte und bedeutendste Gruppe der Kunststoffe sind die Polymerisate. Unter Polymerisation versteht man das Zusammentreten vieler kleiner, meist kleinster, chemischer Bausteine, Moleküle, zu einem linear oder auch verzweigt aufgebauten Makromolekül. So wird z.B. das monomolekulare Äthylen mit niedrigem Molekulargewicht durch die Polymerisation zum Polyäthylen mit einem tausendfachen Molekulargewicht. Bei der Polymerisation entsteht nicht wie bei der Polykondensation ein unerwünschtes Nebenprodukt wie z. B. Wasser. Es werden nicht nur gleichartige Moleküle polymerisiert, sondern auch verschiedenartige Moleküle und diese ergeben dann die sog. Mischpolymerisate. Die Polymerisate sind fast ausnahmslos Thermoplaste, d.h. sie werden in der Wärme plastisch. Diese Eigenschaften nützt man bei der Verarbeitung und Formgebung vorteilhaft aus. In der Kälte oder bei gewöhnlichen Temperaturen erstarren sie wieder und nehmen ihre bekannten

Übersichtstabelle

Ausgangsstoffe	Monomere	Polymere chemische Bezeichnung	Handelsname
		Polykondensate	
Wassergas Methylalkohol Sauerstoff	Phenol Formaldehyd	Phenolformaldehydharz	Bakelit
Phenol Wasserstoff Sauerstoff Ammoniak	Adipinsäure Hexamethylendiamin	Polykondensat von Hexamethylendiamin und Adipinsäure (Polyamid)	Nylon Perlon T Ultramid A
Äthylen	Äthylenglykolterephthalat	Polyathylenglykolterephthalat	Terylen Dacron
		Polymerisate	
Äthylen	Äthylen	Polyathylen	Polythen Polystan Lupolen Alkathene
Äthylen Benzol	Vinylbenzol	Polyvinylbenzol = Tolylstyrol	Styron Lustron Vestyron Trolitul
Acetylen Salzsäure	Vinylchlorid	Polyvinylchlorid (+ „Weichmacher")	PVC (Polyvinylchlorid = Plastik) Vinylit Soflex Sucoflor Vinidur Plastosyn weichbleibende Plastoflex Gurit Vinylate Flexiderm
Acetylen Essigsäure	Vinylacetat	Polyvinylacetat	Vinnapas Mowilith
Chloroform Flußsäure	Tetrafluoräthylen	Polytetrafluorathylen	Fluon Teflon PK-Kunststoff
Aceton Blausäure Methylalkohol	Methacrylsäuremethylester	Polymethacrylsäuremethylester	Plexiglas Plexidur Paladon Perspex Lucite Palapont Plexigum Palavit
Phenol Wasserstoff Sauerstoff Hydroxylamin	Caprolactam	Polyamid = Polymerisat von Caprolactam	Perlon L Grilon Ultramid B Supronyl Supramid = Superpolyamid
	Acrylnitril	Polyacrylnitril	Orlon (USA) PAN Dralon
	Acrylnitril Styrol	Mischpolymerisat Polystyrole	Polystyrol
		Polyaddukte	
	Diisocyamat oder Triciocyamat Diamin oder Diol oder Triol Isocyanat usw.	Polyurethan	Perlon

Eigenschaften wieder an. Bei den Thermoplasten kann dieser Vorgang immer wieder beliebig wiederholt werden, er ist reversibel, während er bei Duroplasten irreversibel ist, d.h. die hartgewordenen Stoffe können nicht wieder weich gemacht werden. Als Vertreter der Polymerisate kennen wir vor allem das Polyvinylchlorid, das zur Herstellung von Rohren, Platten und Behältern Anwendung findet. Der harte Kunststoff kann durch Einverleibung sog. Weichmacher, meist ölartiger Flüssigkeiten, weich gemacht werden. Diese Weich-Polyvinylstoffe werden zur Herstellung von Kunstleder gebraucht. Ein weiteres Polymerisat ist das schon erwähnte Polyäthylen, das wir in der Nasenplastik brauchen, ein Polymerisat des Äthylens, ferner Plexiglas, Perspex, Lucite und Acrylith als Polymerisate von Methacrylsäureestern. Das polymerisierte Acrylnitril, das Polyacrylnitril ist unter der Bezeichnung Orlon bekannt geworden.

Die dritte und jüngste Gruppe der Kunststoffe sind die Polyaddukte. Die Polyaddition erlaubt die größte Fülle von Kombinationen, was zu Kunststoffen mit völlig neuartigen, besonderen Eigenschaften führen kann.

Von den Kunststoffen, die eine weiche Konsistenz behalten sollen, kennen wir die mit äußerer Weichmachung und die mit innerer Weichmachung.

Wir geben in einer Tabelle auf S. 182 eine Zusammenstellung der wichtigsten Kunststoffe. Darin finden wir nebst vielen bekannten Kunststoffen der Industrie auch die Plaste, die wir als Implantationsmaterial beschrieben haben.

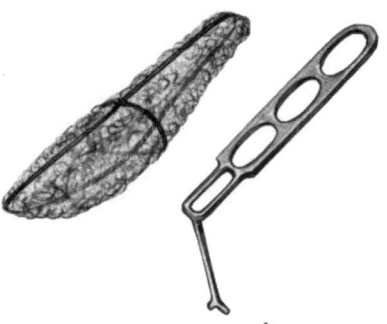

Abb. 231a u. b. Metallimplantate. a Tantalum-Masche nach PRESSMAN. b Vitalliumstutze nach KLEITSCH

Metalle. Manche Metalle, die schon vor über 20 Jahren zu Implantationszwecken ausprobiert worden sind, haben sich als solche nicht durchsetzen können. BOGORODINSKY beschrieb 1925 die Silberimplantation und ROLLIN wollte 1937 die Goldimplantation in die Nase einführen (zit. von PERWITZSCHKY). Diese Edelmetalle erwiesen sich aber bald als zu schwer für Nasenimplantate und verursachten auch zu starke Gewebsschädigung. VENABLE und STUCK führen diese Schädigungen auf elektrolytische Vorgänge zwischen den implantierten Metallen und dem benachbarten Wirtsgewebe zurück. Auch Aluminium und Stahl haben sich nicht als brauchbar erwiesen. Hingegen konnten sich nach dem zweiten Weltkrieg nichtelektrische Metalle, wie Tantulum und Vitallium für kurze Zeit durchsetzen. Tantal oder Tantalum ist ein chemisches Element. Es ist ein graues, hartes Metall. Vitallium ist eine Legierung aus Kobalt, Chrom und Nickel. Beide Metalle wurden schon um 1940 in der übrigen Chirurgie, speziell in der Neurochirurgie zu Implantationszwecken verwendet. Sie fanden ihren Einzug in die Nasenplastik erst einige Jahre später. 1949 berichtete FOX über sieben erfolgreiche Tantalum-Implantate in die Nase. Es folgten Berichte von WIBLE u. Mitarb., welche Tantalum in Form eines Maschennetzes oder eines Siebes in die zu korrigierende Nase verpflanzten, und von PRESSMAN, der ebenfalls Tantalum-Maschen als Nasenrückenstütze und als Columellastütze einpflanzte (Abb. 231). Als Tantalum-Maschen wird ein netzartiges Gewebe aus diesem leichten Material bezeichnet, das sich leicht formen läßt und reizlos einheilen soll. Im Bericht von PRESSMAN ist auch von Erosionen dieser Einschlüsse die Rede. In einem seiner Fälle stieß sich ein Implantat am Nasenflügel durch. Es wurde ein Stück abgeschnitten, und der Rest konnte einheilen. Über die

Verwendung von Vitallium in der Nasenplastik findet man einen Bericht von KLEITSCH aus dem Jahre 1952. Er verwendet Vitallium auch für andere Gesichtsunterfütterungen. Solche Gesichtsprothesen sollen reizlos einheilen. Vorher hatte GEIG über Ersatzplastik von Schädelknochendefekten mit Vitalliumplatten geschrieben.

Auch die nichtelektrischen Metalle haben nicht das gehalten, was man sich von ihnen versprochen hatte. Bei ihnen waren die Frühresultate gut, die Spätresultate hingegen zuweilen sehr schlecht. Monate und Jahre nach ihrer Einpflanzung sind Entzündungen, Ulcerationen und Eiterungen entweder spontan oder infolge von leichten Traumen eingetreten. Manche Implantate wurden ausgestoßen und führten zu Schädigungen des umgebenden Gewebes.

Charakteristica des alloplastischen Materials. Die Alloplastik hat Vorzüge und Nachteile. Die Vorzüge des künstlichen Implantationsmaterials sind neben der leichten Verarbeitungs- und Modellierfähigkeit, der einfachen Sterilisation, der geringfügigen Kosten und des relativ gewebefreundlichen Verhaltens auch die abgekürzte Behandlungsdauer und die Tatsache, daß dem Patienten eine zweite Operationswunde zur Gewinnung des Materials erspart bleibt. Die Nachteile des alloplastischen Materials sind vornehmlich Störungen in der Blutversorgung und Temperatur der den Einschluß bedeckenden Haut durch die Trennung der Gewebsschichten. Die alloplastischen Implantate werden vom umgebenden Gewebe als Fremdkörper eingekapselt und verhalten sich deshalb auch weiterhin eben als Fremdkörper.

Gleich mit dem Aufkommen der Kunststoffe und Metalle in der plastischen Chirurgie wurden mit ihnen auch Tierversuche angestellt, um die Gewebsreaktion zu studieren.

Entzündliche Reaktionen, die Jahre nach der Implantation auftreten können, sind wahrscheinlich auf Korrosionsvorgänge zurückzuführen.

Allergische Reaktionen sind insbesondere bei metallischen Implantaten beobachtet worden. PERGER und McLAUGHLIN haben sie bei V2-A-Stahl sowie Tantalum nachweisen können (PERGER und McLAUGHLIN, zit. von GREVEN).

Schwerwiegender sind die von OPPENHEIMER u. Mitarb., DRUCKREY und SCHMÄHL, HACHMANN, NOTHDURFT, POLEMANN und BEHRING bei tierexperimentellen Untersuchungen beobachteten Tumorbildungen nach Implantation von alloplastischen Materialien. OPPENHEIMER u. Mitarb. berichten über Fibrosarkombildungen bei Ratten. Die Tumoren traten nach 1—2 Jahren auf, sie waren bei Cellophan in 20 von insgesamt 44 Fällen, bei Polyvinyl in 17 von 44, Silastic in 12 von 15 und bei Nylon in 4 von 21 Fällen zu beobachten. SCHMÄHL und REITER konnten Sarkombildungen nach Injektion von flüssigem Paraffin, gelber Vaseline und Wollfett an Ratten nachweisen, wobei als Wirkstoffe Spuren höherer aromatischer Kohlenwasserstoffe angenommen wurden. DRUCKREY und SCHMÄHL vermuten auf Grund experimenteller Untersuchungen mit Quarz und Glas, daß die cancerogene Wirkung dieser Stoffe auf ihre makromolekulare Struktur zurückzuführen ist. Nach den experimentellen Erfahrungen von NOTHDURFT ist nicht die chemische Struktur, sondern die Form der alloplastischen Implantate für die cancerogene Wirkung verantwortlich zu machen. — Wegen der Bedeutung dieses Problems sind bereits überaus viele Versuche an Ratten, Mäusen, Meerschweinchen, Hunden usw., angestellt worden. Wir verweisen auf die aufschlußreichen Arbeiten von GÜNTERT, FOMON u. Mitarb., GREVEN, BARRY und USHER und WALLACE. Das ganze Problem ist noch offen, und die nächsten 10 Jahre werden hier über die Verwendungsmöglichkeiten dieser Stoffe zu Implantationszwecken Klarheit bringen.

Wir stehen auf dem Standpunkt, wenn möglich, körpereigenes Material statt des alloplastischen zu verwenden. Dient der Einschluß allerdings als temporär begrenztes Provisorium wie z.B. am wachsenden Gesichtsschädel, dann ist ein Kunststoffimplantat zu bevorzugen. Ivalon, Polystan und Teflon haben wir in derartigen Fällen in Anwendung gebracht.

d) Incisionen für die Einschlußplastik bei der Sattelnase

Es werden viele Wege zur Einpflanzung von Transplantaten oder Implantaten gewählt.

Wir unterscheiden:
1. äußere Incisionen,
2. innere Incisionen im Nasenvorhof,
3. columellaaufklappende Incisionen,
4. intraorale Incisionen (im Mundvorhof).

Von den ersten, den **äußeren Incisionen** (Abb. 39) sind schon manche verlassen, wie die längs- oder quergerichtete Glabellaincision von LEXER, EITNER und HERLYN, ferner die Augenbrauenkopfincision von SELTZER, während noch vereinzelt der Bogenschnitt von PORTMANN unter der Nasenspitze und die ähnliche Incision von SCHUCHARDT angewendet werden. Häufig findet man noch die mediane Columellaincision von SHEEHAN auch bei Operateuren wie RETHI, BROWN-MCDOWELL, HOLT, DE AMICIS, B. SMITH, GERRIE, CLOUTIER und WOOLHOUSE, GELBKE, SALINGER, BARSKY, SCHUCHARDT, MAY. Nur die halbe Columellalänge, die vordere, wird von GONZALES-ULLOA incidiert. Obwohl diese Incision ein leichtes Einführen sowohl eines einzelnen Rückenspans als auch eines zweiteiligen oder L-förmigen Spans erlaubt, halten wir sie doch nicht für sehr vorteilhaft, da die gut sichtbare Nahtstelle unter Umständen durch den Druck des Implantates durchstoßen werden kann. Durch die Incision in der Columella werden auch Knorpelspäne mittels des Troikars nach DUCLOS in den Nasenrücken geführt.

Von den **inneren Incisionen** (Abb. 40b) im Nasenvorhof ist die seitliche Randincision 1—2 mm innerhalb des Vestibulumrandes am unteren Rand des Flügelknorpels bekannt, welche von SELTZER und von FARINA zur Spanimplantation benützt wird. CONVERSE verlängert diesen Schnitt auf die Seite der Columella. Die Columella wird dadurch vor den Cura medialia von der Seite eröffnet. BARSKY benützt im Vorhof eine intercartilaginäre Incision und verlängert sie ebenfalls auf das Septum transcolumellär, d.h. ungefähr in der Höhe der Crura medialia. Der intercartilaginäre Schnitt allein wurde aber auch von JOSEPH für die Sattelnasenkorrektur angelegt. HOLMES verwendet die Transfixion im Septum membranaceum.

Schnitte, die **das Aufklappen der Columella** ermöglichen, finden ihren Vorläufer in der V-Y-Plastik an der Columellabasis, die bereits beschrieben wurde (Abb. 152 und 153). Auch die ältere Methode von KAZANJIAN, ein pfeilbogenförmiger Schnitt an der Nasenspitze und an beiden Nasenflügelrändern (Abb. 232b), dürfte zum heute schon viel geübten Verfahren der offenen Nasenspitze angeregt haben. Das Aufklappen der Columellahaut als einem an der Nasenspitze basierenden Lappen stammt von GENSOUL und LEXER (Abb. 232a). SHEEHAN und GILLIES haben ihn auch empfohlen. Der von RETHI angegebene Schnitt, der die Columella im vorderen Drittel quer durchtrennt und seitlich in beide Nasenvorhöfe am Rand übergeht (Abb. 124), wurde von SERCER für seine sog. „Decortication" der Nase übernommen; damit meint er die Abhebung der Nasenhaut vom knorpeligen und knöchernen Gerüst. Die incidierte Haut wird nach oben gestreift und am Schlusse des Eingriffes wieder zurückgeklappt und vernäht. Diese Art von Decortication darf nicht mit der modellierenden Abschälung eines Rhinophyms nach BERSON (s. S. 204) verwechselt werden. Die Incision, welche COOGHLIN (Abb. 232c) für Fälle von flachgedrückten Nasenspitzen bei den sog. ,,Dish-faces" zu ihrem Neuaufbau anlegt, verläuft von einem Querschnitt an der Columellabasis beidseits in die Vorhöfe. Längs des Flügelrandes wird beiderseits der laterale Ansatz der Nasenflügel durchtrennt. Durch diese Schnittführung ist es möglich die Nasenhaut weit nach oben bis zum knöchernen Nasengerüst wegzudrängen und das knorpelige Gerüst der Nasenspitze freizulegen. So können unter Sicht des Auges Implantate in den Nasenrücken geschoben, zusätzliche Korrekturen an den Flügelknorpeln und am knorpeligen Septum vorgenommen und die

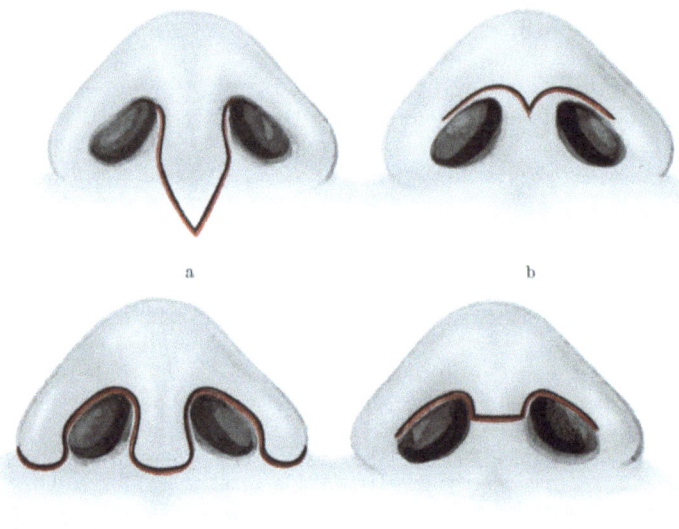

Abb. 232a—d. Verschiedene Incisionen zur Korrektur der Sattelnase. a Columellalappen nach GENSOUL u. LEXER. b Pfeilbogenschnitt hinter der Spitze nach KAZANJIAN. c Umschneidung der Columella, Übergang entlang des Vestibulumrandes auf den Nasenflugelansatz und Umschneiden desselben beiderseits nach COOGHLIN. d Querverlaufende Incision in der Columella und Übergang zum Nasenflügel am Vestibulumrand nach RÉTHI

Knorpel an ihrem vorderen Bogen in der gewünschten Stellung zusammengenäht werden. REHRMANN hat für diese Art von Zugangsweg den Ausdruck ,,offene Methode" geprägt.

Seit 8 Jahren benützen wir für die Einpflanzung von Winkelspänen auch eine von der Gensoul-Lexerschen Incision abgeleitete Schnittführung, durch welche aber nicht nur die Columellahaut, sondern auch die Crura medialia der Flügelknorpel und die Pars membranacea bis zur Transfixion, d.h. bis zum Vorderrand des Septumknorpels wie ein Rüssel hochgeklappt werden (Abb. 233). Dadurch werden die medianen Schenkel der Flügelknorpel von hinten freigelegt, lassen sich auseinanderspreizen und nach Einführung des Winkelspans zurückklappen, wobei sie den kleineren Schenkel des Spans umschließen. Der zurückgeklappte Rüssel muß mit feinen Nähten wieder sorgfältig eingenäht werden. Der Transfixionschnitt kann, um eine bessere Übersicht im Nasenrücken zu erreichen, seitlich auf die intercartilaginären Incisionen beidseits verlängert werden. An der Columellabasis wird der Schnitt entweder U-förmig im natürlichen Basisfältchen oder V-förmig geführt. Der Vorteil dieses Vorgehens liegt darin, daß der Columellaspan von einem gut durchbluteten Hautmantel umschlossen wird, also eine größere Schonung der Flügelknorpel besonders in ihrem vorderen Bogen gewährleistet ist und eine Perforation der Columella durch den Span eher vermieden wird. Der Columellaspan kann ganz nach vorne unmittelbar unter die Haut, d.h. vor die medianen Schenkel des Flügelknorpels geschoben und mit Matratzennähten fixiert werden. Die Matratzennähte bringen die Crura medialia wieder in symmetrische Stellung nebeneinander. Damit kann man das Profil im Bereich der Spitze und der Columella willkürlich in dem gewünschten Winkel gestalten. Die Nähte werden weit nach innen ins Vestibulum gelegt.

Schließlich gibt es noch den **intraoralen Zugang** in der Schleimhautumschlagfalte des Mundvorhofes der von KRETSCHMANN für die Septumoperation und von LINK und SCHMID für die Spanplastik gewählt wurde. Man legt die Spina nasalis ant. und den unteren Rand der Apertura piriformis von einer queren Incision in der gingivo-labialen Falte aus frei und spaltet von hier aus die beiden Schleimhautblätter des Septums zunächst in Richtung auf die Nasenspitze. Am besten nimmt man den vorderen Septumanteil dabei zwischen Daumen und Zeigefinger und orientiert sich so über die Lage der Schere oder des Messers. Die medialen Schenkel der Flügelknorpel werden mit auseinandergedrängt. Im Bereich der Nasenspitze angelangt, löst man die Haut des Nasenrückens von der Unterlage ab und spaltet dann die Septumblätter nach unten bis zum Vomer. In die so vorbereitete Tasche kann nun

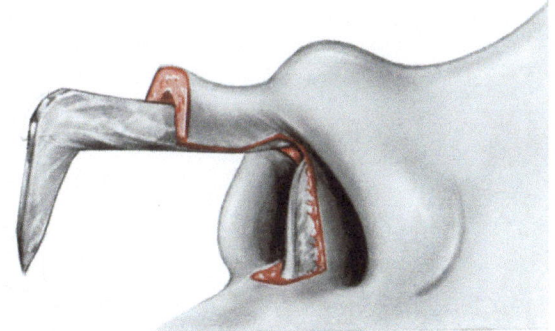

Abb. 233. Einfuhrung des Winkelspans aus der Rippe durch Hochklappen des Columellarussels nach R. MEYER

der Span eingeführt werden. PEER benützt diesen Zugang nur für den Columellaspan, wenn er zweiteilige Knochentransplantate für die Sattelnase verwendet.

Wir gehen nur dann transoral vor, wenn zugleich auch eine Unterfütterung der Columellabasis, des Nasenbodens und der Crista piriformis notwendig ist wie in den Fällen von „dish face" (Tellergesicht oder Schüsselgesicht).

e) Fixation der Einschlüsse

Die *Fixation zweier Späne gegeneinander* ist zum Teil schon erwähnt (Abb. 223) (GALTIER, GILLIES, BERSON). Zu erwähnen ist noch das Einrasten von zwei Knorpelspänen gegeneinander nach BARSKY mit einer Art Scharniergelenk und eine ähnliche Methode nach WEGENER, bei der eine Vierkantspitze des Septumspans in die entsprechende Vierkantöffnung des Nasenrückenspans eingerastet wird. Nach einer anderen Methode hat WEGENER die beiden Späne durch kleine im Paladon eingelassene Nickelinstifte und Nickelinmütter aneinandergefügt. B. SMITH verbindet zwei Knochenspäne von der Crista ilei mit Stahldraht. Ähnlich gestaltet GONZALES-ULLOA die Fixation seiner beiden Späne aus Acryl mit Stahldrahtnähten (Abb. 234). Die Acrylstäbe werden vom Autor selbst polymerisiert und wenn nötig mit Vitallium verstärkt.

Andere Operateure pflegen ihre Implantate, besonders wenn sie aus alloplastischem Material bestehen, mit *multiplen Perforationen* zu durchsetzen, um dem Wirtsgewebe zu ermöglichen, durch die Löcher zu wuchern und dadurch den Spänen einen besseren Halt zu geben (HILDING, HOLT usw.).

Zur Fixation des Columellaspans *an der Spina nasalis ant.* wird von vielen Autoren eine kleine Grube an der Spina mit Meißel oder mit Luer-Zange geschaffen. Manche legen noch eine Drahtnaht an. DINGMAN bettet kleine Knochenwürfel um den Fuß des Spans herum. Wichtiger als diese untere Fixation ist jedoch die des *Nasenrückenspans an seinem oberen Ende.* DINGMAN schlägt mit dem Meißel die vordere mediane Kante des knöchernen Nasenrückens ab und erweitert damit den Sattel des Nasenrückens nach oben. Oberhalb der Sutura nasofrontalis schlägt er dann eine Kerbe ins Os frontale, in der das obere Ende des Spans aufgenommen wird. Eine Drahtnaht aus rostfreiem Stahl soll dann den Knochenspan noch an die Nasenknochen fixieren. Dieses Einrasten am Stirnbein ist vor allem für Späne ohne Stütze im Spitzenbereich gedacht. So werden auch solche einfachen, nicht abgestützten Späne von MESSERKLINGER

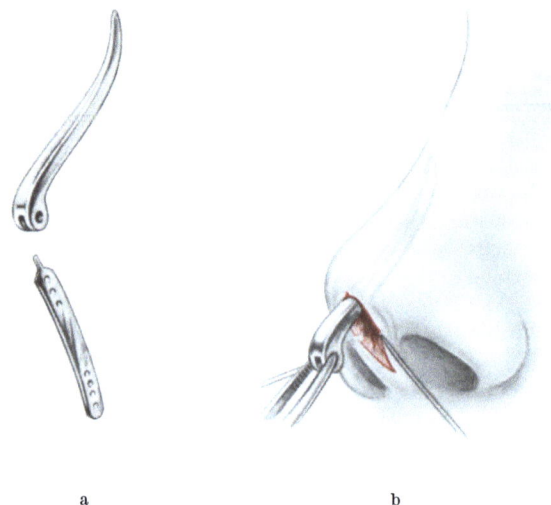

Abb. 234a u. b Einführen eines Winkelspans aus Kunststoff nach GONZALES-ULLOA von einem medio-columellaren Schnitt aus. a Implantat mit Gelenk. b Getrennte Einführung der Implantate

unter dem entspannten Periost der Nasenbeine oder in der Synostose beider Ossa nasalia und der Lamina perpendicularis verankert. GOLDMAN hat zur Bildung des Lochs im Stirnbein einen speziellen Handbohrer mit zapfenziehenartigem Griff, mit schneidenden Rillen und mit einem zirkulären Führungsrand angegeben. B. SMITH treibt einen Kirschner-Draht durch die Haut und durch den knöchernen Span an seinem oberen Ende $^{1}/_{2}$ cm tief in den Processus nasalis des Os frontale und beläßt ihn 3 Wochen zur Fixation des Spanes. Auch HOLMES verankert das obere Ende des Spans subperiostal, wobei er allerdings die Knochenhaut bis fast zu dieser Verankerung hinauf aufschlitzt. CONVERSE schlitzt das Periost in der Medianlinie auf und legt das obere Spanende zwischen die beiden abgedrängten Periostblätter auf den Knochen. Dabei achtet er darauf, daß die Corticalis des Knochenspans auf die angefrischten Nasenknochen zu ruhen kommt, während die Spongiosa nach vorne gegen die Haut gerichtet ist. FARINA schafft ebenfalls mit dem Meißel nach Abheben des Periostes in der Mitte des Os frontale, direkt über der Sutura nasofrontalis, eine etwa 0,5 cm tiefe Knochenhöhle, die das kraniale Ende des autogenen osteoperiostalen Tibiaspans in sich aufnehmen soll.

Er will röntgenologisch nachgewiesen haben, daß auf diese Weise der Span später knöchern fixiert ist.

HOLMES treibt *das untere Ende* seines knöchernen Transplantates zwischen die beiden Crura medialia der Flügelknorpel im vorderen Drittel, also innerhalb ihres Knorpelbogens und näht die Knorpelbogen vor diesem Spanende zusammen. Dasselbe macht CONVERSE, wobei er allerdings noch einen feinen Columellaspan senkrecht zum anderen zwischen die beiden medianen Knorpelschenkel einlagert. Bei unserem oben beschriebenen bajonettformigen einteiligen Nasenrückenspan verankern wir das untere Ende in ähnlicher Weise wie HOLMES, indem wir Matratzennähte über und unter dem Span durch die Crura medialia anlegen. Das obere Spanende verankern wir wenn möglich ebenfalls subperiostal oder durch eine Kerbe im Knochen. Zuweilen aber, wenn es sich um Rippenknorpeltransplantate handelt, legen wir eine fixierende, das Gewebe und das Transplantat umgreifende Matratzennaht aus feinem Stahldraht oder aus dickerem Nylon an. Dazu müssen wir mit dem feinsten Fissurenbohrer beidseits ein feines Bohrloch in den Nasenknochen nahe an der seitlichen Sutur stechen. Der Bohrer wird durch eine feine Hautincision geführt. Wenn zugleich die Nasenpyramide durch Osteotomien verschmälert wird, können die Fixationsnähte für den Span durch die seitlichen Osteotomiespalten geführt werden. — Der Einschluß kann aber auch durch einen sorgfältig angelegten *Gipsverband* so fixiert werden, daß eine Verschiebung praktisch unmöglich ist und sich alle Nähte erübrigen.

Wenn *Frakturen der Knochenspäne* vorkommen, können die Frakturteile wieder durch feine Stahldrahtnaht zusammengebracht oder mit Kirschner-Draht geschient werden, wie es von GERRIE angegeben, von STRAITH für Schiefnasen (Abb. 194) und für Nasenfrakturen im allgemeinen und von BROWN zur Führung der Knorpeltransplantate empfohlen worden ist.

Bei *sekundärer Verkrümmung von Knorpeltransplantaten* legen wir ein halbes Jahr oder ein Jahr nach der Nasenplastik den Span durch den inneren Zugang vom Vestibulum beidseits oder durch Aufklappen der Columella frei, incidieren ihn mehrmals der ganzen Länge nach und verteilen die Teilspäne wieder so, daß eine ganz leichte Verkrümmung nach der Gegenseite resultiert.

X. Korrektur der Stülp- oder Schrumpfnase

Die hochgradige Sattelnase wird Stülp- oder Schrumpfnase oder Mikrorhinie genannt und ist überwiegend durch Unfälle und auch durch Syphilis bedingt. Man findet deshalb auch die Bezeichnung luische Sattelnase.

Eine geringere Stufe einer solchen hochgradigen Sattelnase ist die sog. „*Lorgnettennase*", zu deren Korrektur aber das chirurgische Vorgehen im wesentlichen dem oben beschriebenen für gewöhnliche Sattelnasen entspricht. Hervorzuheben ist hier nur die häufige Notwendigkeit, den unteren Teil des vorstehenden, stark exkavierten knöchernen Nasengerüstes abzutragen, damit der Span auf dieser Knochenkante nicht reitet und oben an der Glabella nicht absteht (Abb. 235). LEGLER hat speziell darauf hingewiesen. Das Vorgehen wurde im Prinzip schon oben bei der Besprechung der Fixation von Spänen in der Sattelnase erwähnt (s. S. 188) (DINGMAN).

Es gibt auch leichtgradige Schrumpfnasen, die keine starke Einsattelung des Nasenrückens, aber dafür eine Verziehung der Nasenflügel und der Columellabasis aufweisen. Dadurch werden die Nasolabialfalten stärker ausgeprägt und bedingen einen gequälten Gesichtsausdruck. Solche Kontrakturen müssen durch ausgiebige Lösung der Narbenzüge beseitigt werden, welche eine zusätzliche Innendeckung der Dehiscenz an der lateralen Nasenwand und am Nasenknochen notwendig machen. Unter Umständen ist die Epitheleinlagerung auf Moulagen aus Stentsmasse (CONVERSE) möglich.

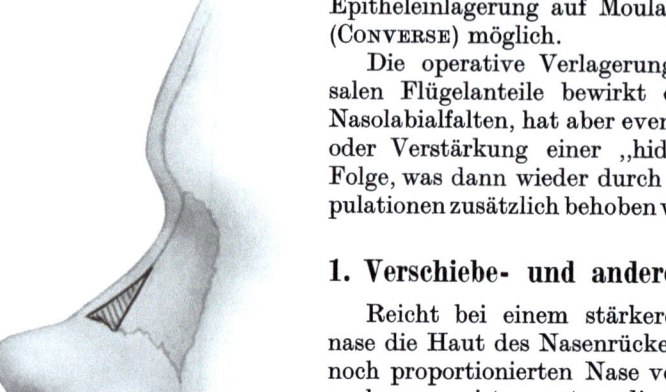

Die operative Verlagerung der seitlichen basalen Flügelanteile bewirkt ein Verstreichen der Nasolabialfalten, hat aber eventuell die Entstehung oder Verstärkung einer „hidden columella" zur Folge, was dann wieder durch entsprechende Manipulationen zusätzlich behoben werden muß (s. S. 116).

1. Verschiebe- und andere Lappenplastiken

Reicht bei einem stärkeren Grad von Stülpnase die Haut des Nasenrückens zur Bildung einer noch proportionierten Nase voraussichtlich gerade noch aus, so ist es notwendig, auch schon bei Kindern eine *vorläufige Unterfütterung* mit Knochentransplantat oder mit alloplastischem Material zur Dehnung der Haut vorzunehmen und in der Folge mehrmals in Abständen von ein paar Jahren immer größere Späne zu implantieren (ERICH, RAPIN, FOMON u. Mitarb.). Nach ERICH können beim Erwachsenen Zeitabstände von 3 Monaten eingehalten werden. Ist die Stülpnase so stark ausgeprägt, daß die Naseneingänge nicht wie normalerweise horizontal, sondern mehr oder weniger vertikal stehen (nasus recurvatus), muß in erster Linie einmal Haut herangeschafft werden. Die einfachste Art von Haut-

Abb. 235. Abtragen des vorderen Randes des knöchernen Nasengerüstes bei der Schrumpfnase, um die Ruhelage eines Implantates nach der Einführung besser zu garantieren

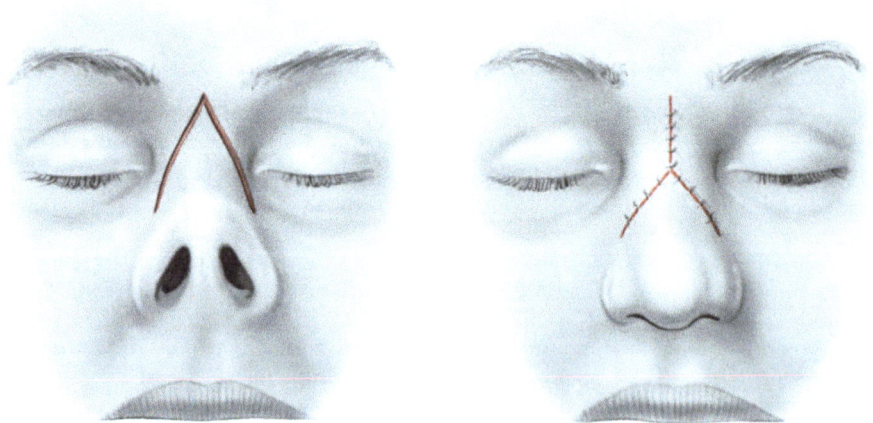

Abb. 236. Umgekehrte V-Y-Plastik bei Schrumpfung nach DIEFFENBACH

plastik ist eine *umgekehrte V-Y-Plastik im Bereich der Glabella* (Abb. 236). Eine weitere Möglichkeit ist die Bildung eines *ovalären Lappens an der Glabella* nach GANZER, der bis in die Stirn reicht (Abb. 237). Die Lappenbasis wird unten bis

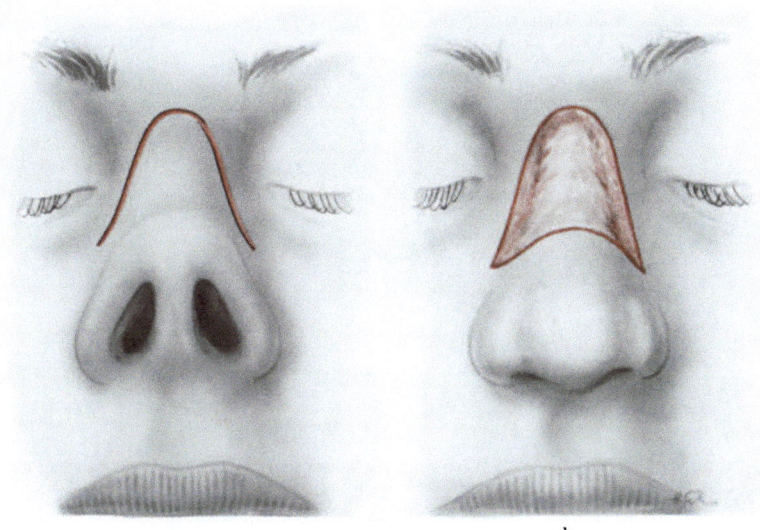

Abb. 237 a u. b. Schrumpfnasenoperation nach GANZER. a Schnittfuhrung; b untere Nasenpartie in die normale Position verlagert. Entstehende Wundflache wird durch Heranrotieren der benachbarten Haut durch Hautlappen von Stirn oder Oberarm oder durch Rundstiellappen (Bollobas) gedeckt

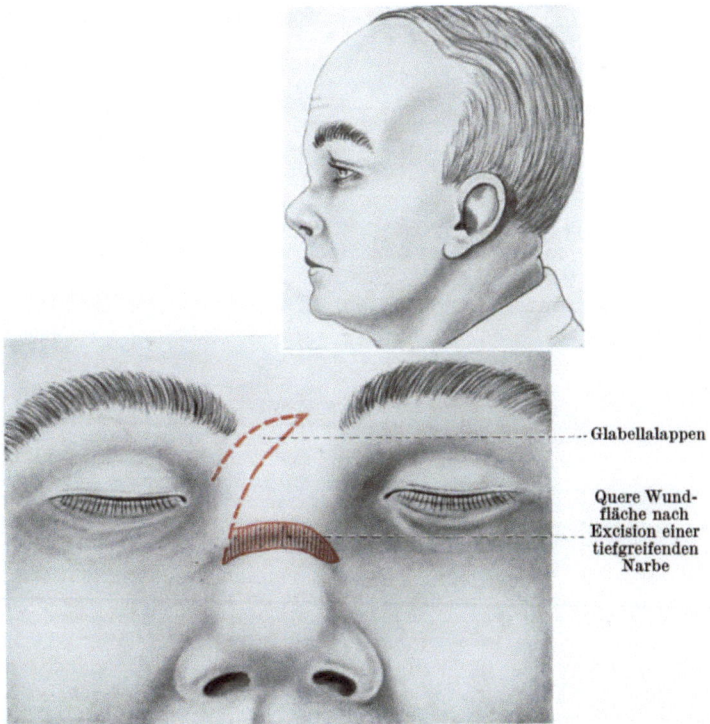

Abb. 238. Verkurzt erscheinende Nase. Durch Narbenzug wird die Haut uber der Glabella (Nebenskizze) nasenwärts gespannt und das Profil verandert. Rot gestrichelt Glabellalappen. Rot schraffiert: Wundflache nach Entfernung einer tiefgreifenden queren Narbe

zur Apertura piriformis abgelöst, wobei der Nasenrücken auseinanderklafft, ohne daß die Nasengänge zur Eröffnung kommen. Wenn nicht besonders starke Narben vorliegen, läßt sich die Nasenspitze nach unten ziehen; der Hautlappen

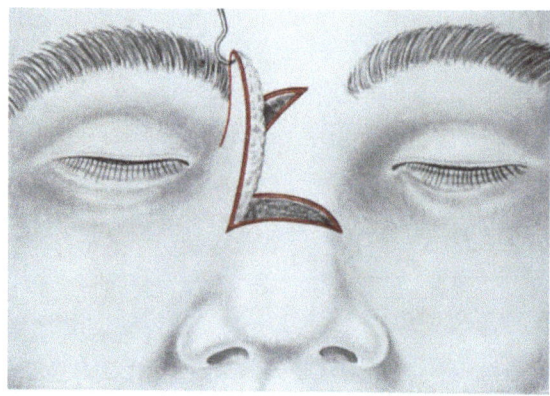

Abb. 239 Der an der Glabella entnommene Lappen wird in das tiefe Wundbett im Nasenrucken zum Niveauausgleich geschwenkt

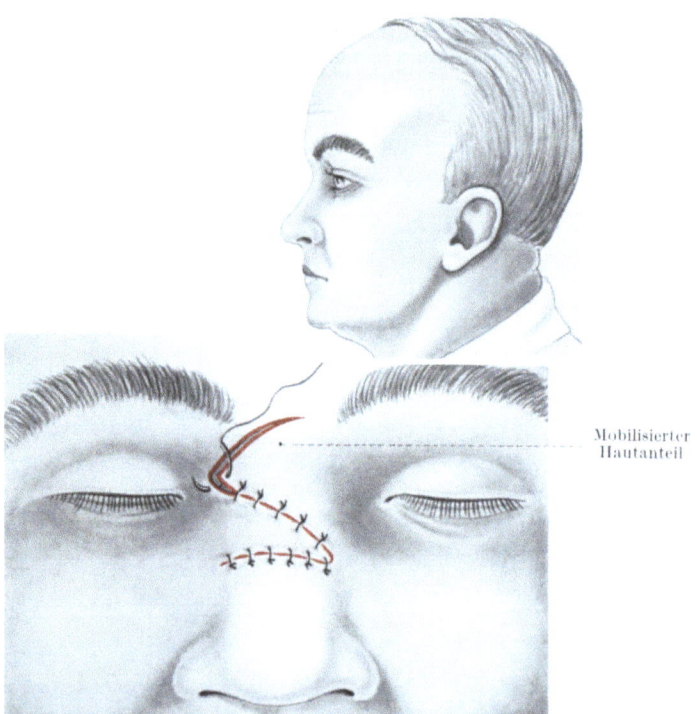

Abb. 240. Den Nasenrucken versorgt der durch subcutane Gewebsentfernung verdunnte und mobilisierte Hautlappen, der in die Glabella eingenaht wird. Nebenskizze Nasenruckenlinie korrigiert. Die Nase erscheint durch Korrektur im Nasenwurzelbereich verlangert

geht mit. Zur Deckung der entstandenen Wundfläche an der Nasenwurzel und an der Stirn kann die umgebende Haut durch Excision von seitlichen Burowschen Dreiecken herangedreht oder durch Lappenmethoden herangeschafft werden. Nachträglich, frühestens in einem halben Jahr, kann dann ein Stützspan in

Verschiebe- und andere Lappenplastiken

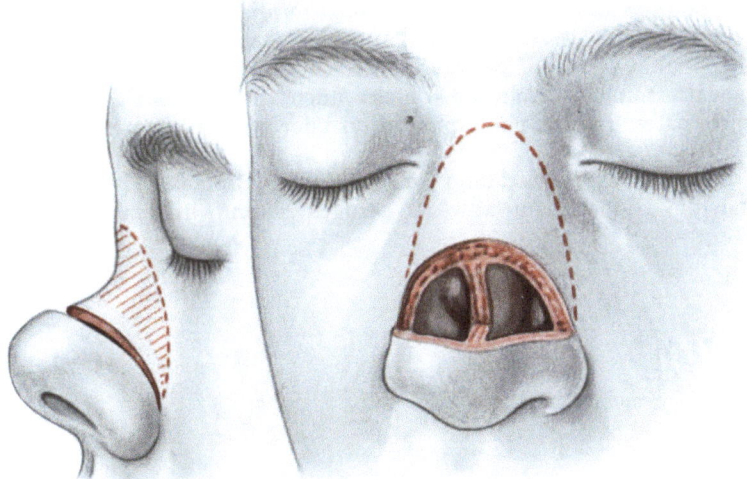

Abb. 241. Plastischer Ersatz der Nase bei Defekt des mittleren und oberen Nasenabschnittes. Der hochgezogene untere Nasenabschnitt wird vom oberen durch einen Querschnitt abgelöst und nach unten verlagert. Die Innenauskleidung der Nase wird aus der den Nasenrücken deckenden Haut (rot schraffiert) gebildet (Aus H J Denecke)

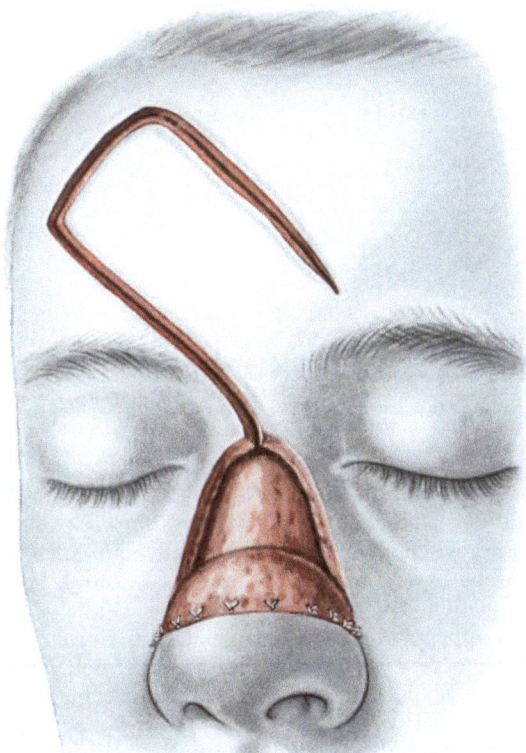

Abb. 242. Plastischer Ersatz der Nase bei Defekt des mittleren und oberen Nasenabschnittes. Die Innenauskleidung der Nase ist hergestellt. Auf der Stirn ist ein der Wundfläche auf der Nase entsprechender Lappen umschnitten (Aus H J. Denecke)

der oben beschriebenen Art eingepflanzt werden. Nur in extremen Fällen, in denen *ein gestielter Lappen oder ein Rundstiellappen* zur Bildung des Nasenrückens herangezogen werden muß, kann der Knochenspan in den Lappen vorher eingepflanzt werden. Bei traumatischen Stülpnasen läßt sich der durch die Narbenentfernung entstehende Defekt auch durch *freies Hauttransplantat* decken und später durch Spanimplantation oder -transplantation unterfüttern (HERLYN).

Wird durch eine Narbe auf dem Nasenrücken, z.B. nach Trauma oder Spanausstoßung, die Glabellahaut abwärts gezogen, dann wird eine vorspringende

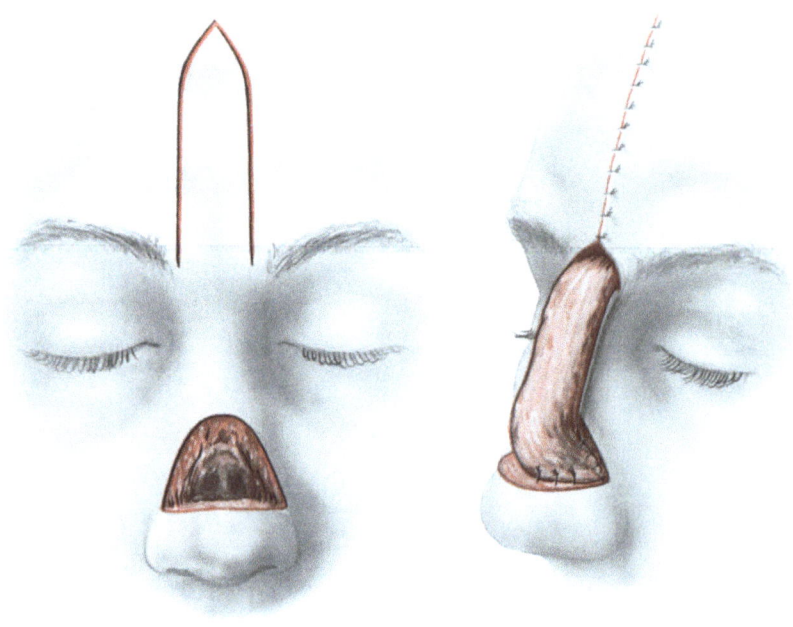

a b

Abb. 243a u. b. Schrumpfnasenplastik nach KAZANJIAN mit medianem Stirnlappen. a Herunterklappen des unteren Teils der Schrumpfnase. Umschneiden des Stirnlappens   b Annähen des Lappens zur Innenauskleidung. Entnahmestelle auf der Stirn geschlossen Der mittlere Teil des Lappens soll zur äußeren Deckung des Defektes dienen, während die Basis wieder zurückverlagert wird

Nasenwurzel vorgetäuscht, und die Nase erscheint zu kurz. Durch entsprechende Verschiebelappen aus der Glabella, z.B. *Transpositionslappen* (Abb. 238—240), können die Fehler ausgeglichen werden. Oft muß man auch an der Glabella noch subcutanes Gewebe bzw. Knochen entfernen. Dadurch bekommt die Nase einen länger erscheinenden Rücken. Der von der Glabella und der Nasenwurzel entnommene Lappen kann zum Ausgleich von tief eingezogenen queren Narben im Nasenrücken verwendet werden. Es hat sich gezeigt, daß schon relativ dünne Lappen in diesem Bereich eine vorzügliche Profilkorrektur garantieren.

Wenn nicht nur äußerer Substanzverlust am Nasenrücken vorliegt, sondern auch die Schleimhaut zur Verlängerung und Vergrößerung der Nase nicht ausreicht, dann entsteht bei der obenbeschriebenen queren Durchtrennung des Nasenrückens und Mobilisierung der unteren Nasenpartie ein Schleimhautdefekt im mittleren Teil der Nase. Zum *Ersatz dieser fehlenden Schleimhaut* hat JOSEPH ein heute viel geübtes Verfahren angegeben (Abb. 241). Aus der den Nasenrücken deckenden äußeren Haut wird ein Lappen gebildet und auf den durchgehenden Defekt umgeklappt, so daß die ursprünglich den oberen Nasenrücken deckende Haut die Innenauskleidung im Bereich des perforierenden Defektes bildet. Der freie Rand des Hautlappens wird an den oberen Rand der abgelösten und nach unten verlagerten Nasenspitze angenäht. Die entstandene

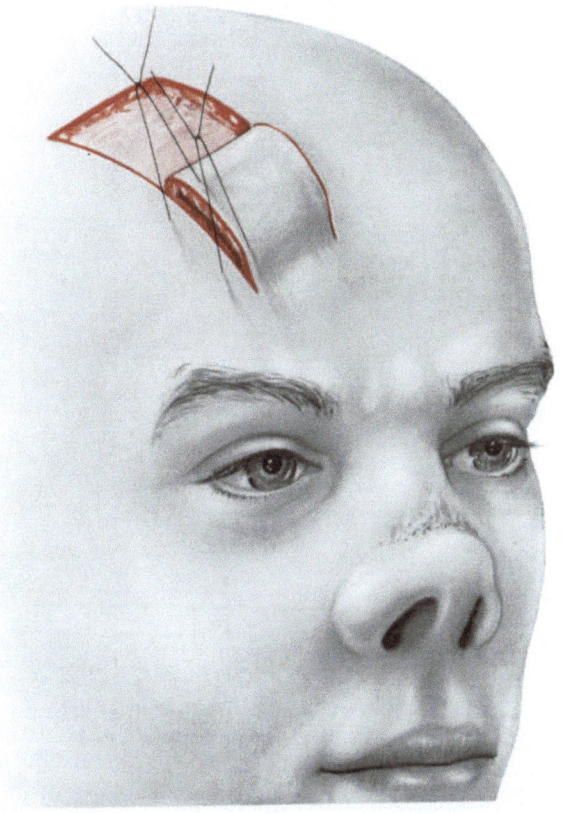

Abb. 244a

Abb. 244a—d. Korrektur der Schrumpfnase mittels Stirnlappens nach RÉTHI. a Bildung der Doppelung des Lappenendes in einer subcutanen Tasche auf der Stirn

größere Wundfläche am Nasenrücken wird durch einen Stirnlappen gedeckt (Abb. 242). Der Deckungslappen kann auch gestielt aus dem Oberarm gebildet werden oder als Rundstiel von anderen Körperpartien stammen. Eignet sich das Gewebe am Nasenrücken z.B. wegen Bestrahlungsschäden nicht zur Innenauskleidung, dann steht die Haut der Wange beiderseits oder Haut von dem Deckungslappen zu ihrer Bildung zur Verfügung. Die Hautentnahmen aus der Wange müssen so angelegt sein, daß bei ihrem Verschluß kein Ectropium am Unterlid zustande kommt.

Ein ähnliches Verfahren wurde von KAZANJIAN ausgearbeitet (Abb. 243). Er verlagert ebenfalls die untere Nasenpartie nach unten, indem er an ihrer oberen Grenze einen Querschnitt durch die ganze Dicke der Nase legt und näht die Spitze eines langen Stirnlappens zur Innenauskleidung in den entstehenden Defekt ein. Der Stiellappen wird in der Mittellinie der Stirne aus ihrer ganzen

Höhe geschnitten und ist 2 bis 3 cm breit. Die Wundfläche auf der Stirne wird durch Zusammenbringen der Ränder geschlossen. Später wird die Basis des Stiellappens nach oben zurückgeklappt und eingenäht, nachdem auch der mittlere Teil in die Nase eingeheilt ist. Aus dem übrigen, mittleren Teil des Stirnlappens wird durch Umklappen die Wundfläche der Lappenspitze am Nasenrücken gedeckt. Später wird nach Verbesserung der Lappenränder auch hier ein Knochenspan implantiert.

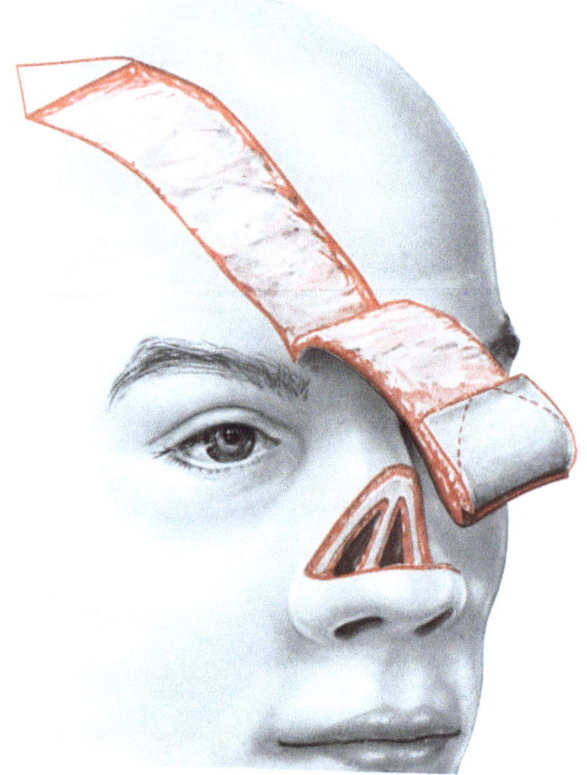

Abb. 244 b. Bildung des ganzen Lappens mit dem gedoppelten Ende. Quere Spaltung der Nase an der Grenze des knöchernen und knorpeligen Teils. Der Hautanteil lateral von der gestrichelten Linie am Lappen wird entfernt

Das Vorgehen nach KAZANJIAN ist komplizierter als das nach JOSEPH. Die Lappenspitze ist nach dem Einnähen durch eine quere Incision in der Ernährung gefährdet. Außerdem kann die nach außen geklappte Wundfläche des Stirnlappens zu einer stärkeren Schrumpfung Veranlassung geben, besonders wenn bei strahlengeschädigtem Gewebe an der Nase mit dem Absetzen der Lappenbasis aus begreiflichen Gründen länger gewartet werden muß.

Ist die Lappenspitze eingeheilt und der Lappen zur Außendeckung umgeschlagen, dann muß in einer späteren Sitzung noch die Umschlagsfalte nachkorrigiert werden. Denn, um eine Ernährungsstörung an der Umschlagsfalte zu vermeiden, darf hier nicht gleichzeitig eine Nivellierungskorrektur vorgenommen werden.

In fast gleicher Weise benützt auch RÉTHI einen Stirnhautlappen zur Verlängerung des Nasenrückens (Abb. 244). Das Hautstück hat die Form eines

Parallelogramms, dessen Achse auf der Stirn schräg verläuft. Entlang der oberen und der zwei seitlichen Grenzen des Vierecks wird die Haut umschnitten und entsprechend der Ausdehnung der gewünschten Nasenverlängerung unter den späteren Stirnlappenstiel geschlagen und zur Einheilung gebracht. Jetzt werden in der Verlängerung dazu die Incisionen so lang bemessen, daß der Rand des nach unten umgeschlagenen Hautlappens an die unteren Endpunkte des Stieles heranreicht. Hierdurch erhält man ein Hautduplikat, welches die Innen- und

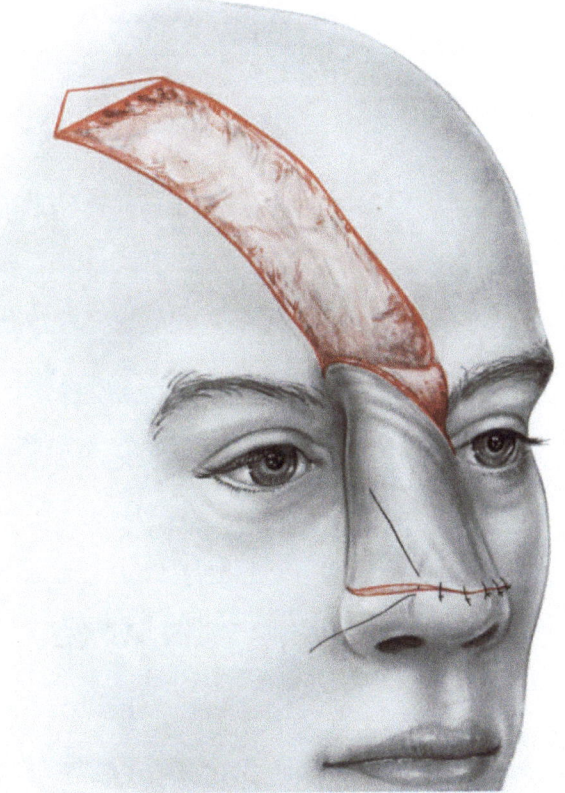

Abb. 244c. Einnahen des Lappens mit der Duplikatur zur Innenauskleidung der Nase. Die Entnahmeflache sollte temporar mit Thiersch-Haut versorgt werden

Außenseite des zur Nasenverlängerung nötigen Bezirkes bilden wird. Die nächste Operationsphase wird frühestens nach 3 oder 4 Wochen vorgenommen, denn die restlose organische Vereinigung des Hautduplikates ist eine Voraussetzung der späteren Lebensfähigkeit. In der zweiten Phase wird der Stiel bis zu der Nasenwurzel verlängert. Der Stirnlappen wird abpräpariert. Unweit von der Nasenspitze schneidet man die Nasenrückenhaut, die laterale Nasenwand und das Septum quer durch. Nun läßt sich die untere Nasenpartie nach unten beugen, bis ihre Lage der normalen Nasenlänge entspricht. Die nächste Aufgabe ist, den distalen Abschnitt des kürzeren, ursprünglich nach unten umgeschlagenen Hautblattes des Stirnlappenduplikats so zu umschneiden, daß die Schnittlinie dem Schleimhautrand an der oberen Wundfläche des durchschnittenen Nasenrückens entspricht. In der Umschlaglinie des Duplikates wird die Haut durchgeschnitten. Entsprechend wird die innere Hautschicht des zum Nasenrücken rotierten

Lappens mit dem unteren Schleimhautrand der Nase vereinigt. Schließlich wird der Wundrand der äußeren Hautschicht des Lappenendes mit der Hautwunde hinter der Nasenspitze vernäht. Man wartet wiederum 4 Wochen. Danach wird der Lappenstiel dort quer durchtrennt, wo er an die obere Begrenzung des Defektes heranreicht. Der Reststiel wird auf die Stirn zurückverlagert. In besonderen Fällen kann die dicke Narbe des Nasenrückens völlig abgetragen werden, da genügend Ersatz zur Verfügung steht.

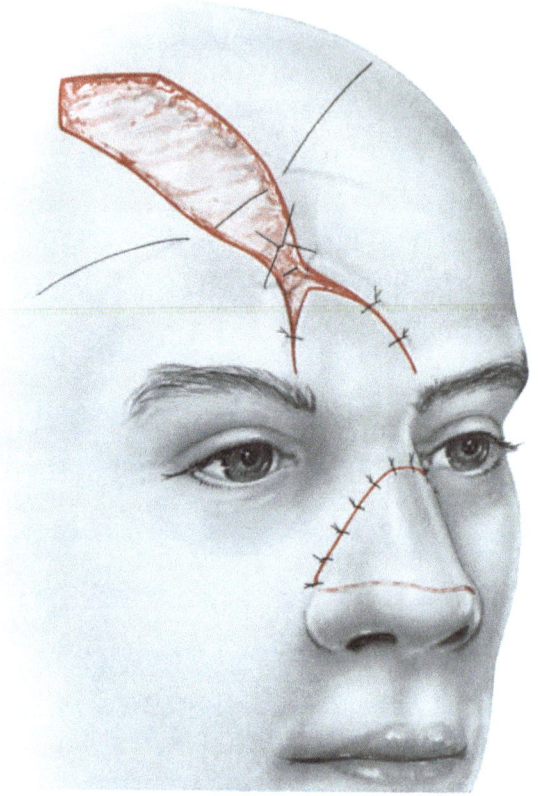

Abb. 244d. Zustand nach Einnähen des Lappens und Zurückversetzung des Lappenstiels auf die Stirn. Die gethierschte Entnahmefläche wird nach Entfernung der Thiersch-Haut durch Zusammenziehen der Wundränder verschlossen

2. Endonasale Prothesen und Retentionsapparate

Viel komplizierter sind die Methoden der inneren Auskleidung der Nase mit Thiersch-Haut, welche bei der stärksten Form von Schrumpfnase ihre Indikation finden. Bei solchen hochgradigen Stülpnasen durch innere Schrumpfung ist gewöhnlich auch der mittlere Teil der Maxilla zum Teil zerstört, so daß das Profil des sog. *„Dish-face" oder Tellergesichtes* entsteht. GILLIES hat 1923 zur Behandlung solcher Entstellungen das Verfahren des *„nasomaxillary epithelial inlay"* ausgearbeitet. Von manchen heutigen Autoren wird die Methode auch SHEEHAN zugesprochen. Der Ausdruck „epithelial inlay" wurde aber von ESSER geprägt, einem holländischen Arzt, der im ersten Weltkrieg in der österreichischen Armee tätig war und der bei Unterkieferrekonstruktionen den Mundvorhof mittels derartiger mit Thiersch-Haut umwickelter Prothesen bildete. Es handelt sich beim „nasomaxillary inlay" um einen künstlichen retronasalen Aufbau. Die eingefallene Nasenpyramide wird durch eine Stütze von innen gehoben. Von einem Schnitt im Mundvorhof aus, wird eine mit einem Thiersch-Lappen überzogene, nach vorherigem Wachsabdruck geformte Moulage aus Stentsmasse unter die Nasenhaut geschoben (Abb. 245). Nach Einheilungen muß der neu ausgekleidete Hohlraum eine Dauerprothese aus Kautschuk aufnehmen. Heute werden diese Prothesen aus Acrylsäurederivaten wie Acrylith und Pala-

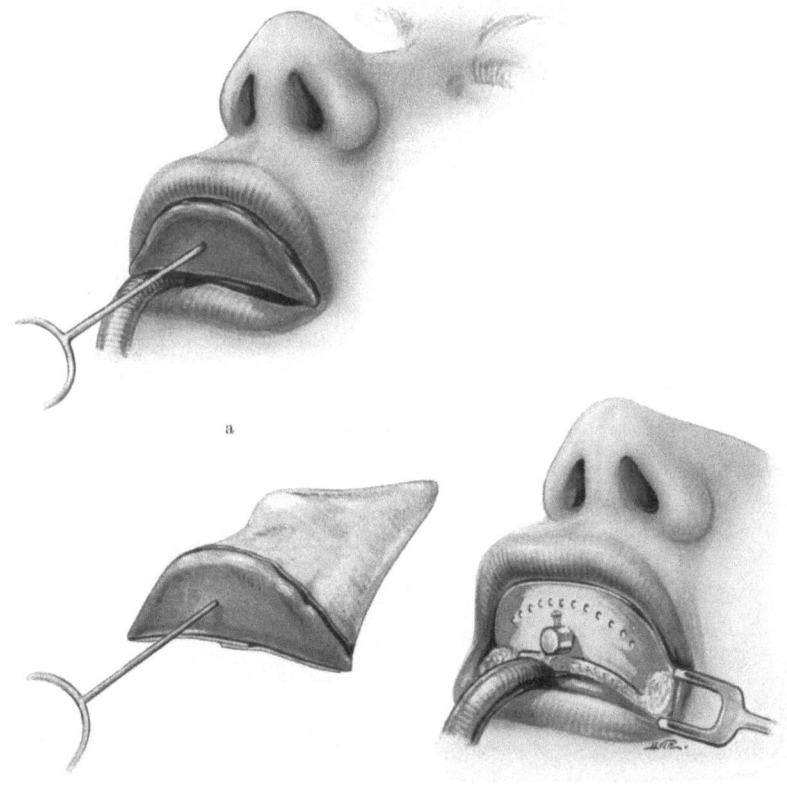

Abb 245a—c. Oberkiefer-Nasen-Inlay nach CONVERSE mit Thiersch-Lappen zur Korrektur der Schrumpfnase. a Einführung der Prothese. b Vorbereitete Prothese mit Thiersch umwickelt. c Fixation am Oberkiefer

don hergestellt. Die Nasenprothese wird an einer Zahnprothese oder an den oberen Zähnen verankert. Auch für die den Thiersch-Lappen tragende Moulage wird heute von vielen Operateuren Kunststoff aus Acrylsäurederivaten verwendet (CONVERSE). Der Träger aus Kautschuk, Stents oder Acrylkunststoff, wird nach GILLIES, KAZANJIAN und CONVERSE nach 2 Wochen entfernt und durch kleinere ersetzt. Nach 6 Wochen erfolgt die Versorgung mit der Dauerprothese. BROWN und McDOWELL nehmen nach 4 Tagen schon die Moulage heraus, schneiden die überflüssige Thiersch-Haut ab und legen in der Folge 4—6 Wochen lang jeden zweiten Tag die gleiche Form wieder ein.

GILLIES und SHEEHAN verwenden auch komplizierte *Metallstützen*, welche ebenfalls an den oberen Zähnen oder an der oberen Prothese zu verankern sind (Abb. 246).

F. SMITH eröffnet die Nasenhöhlen in Fällen, in denen eine Retrusion der Maxilla, d.h. ein „Dish-face" oder Facies scaphoidea vorliegt, für die Einführungen des auskleidenden Modells durch eine Incision an der Basis der Nase. Die Incision führt von einem Nasenflügelansatz zum anderen und stülpt die ganze Haut über den geschrumpften Septumknorpel in den Bereich der Spitze. Zur inneren Auskleidung der Nase benützt er nicht Thiersch-Haut, sondern einen dickeren Dermatomlappen, den sog. „intermediate graft". Nach etwa 10 Tagen nimmt er das Stents-Modell wieder heraus, ersetzt es aber nicht mehr durch weitere, sondern tamponiert die Höhle bis zu einer Zeit von 6 Wochen aus. Dann unterfüttert er die Haut mit Knorpelimplantaten von der Columella aus, d.h. nach Hochklappen eines Columellaläppchens, wie es bei der Besprechung von Sattelnasenkorrekturen dargestellt ist (s. S. 185).

Die Frage des Ersatzes der Stützprothesen aus Metall, Kautschuk oder Kunststoff durch *autotransplantierten Knorpel oder Knochen* ist auch erwogen worden (GILLIES, SHAW, BATTLE, BROWN und MCDOWELL u.a.). Es ist dann auch möglich, die große oronasale Fistel zu schließen. BROWN und MCDOWELL haben dieses Vorgehen mit Verwendung von Rippenknorpel gezeigt. Wohl hat es den Nachteil einer gewissen nachträglichen Schrumpfung, doch fallen die Krustenbildung und die komplizierte Hygiene der permanenten Prothese weg. Für viele Patienten dürfte die dauernde Prothesenabhängigkeit zwar eine psychische Belastung bedeuten, doch sind die kosmetischen Erfolge der Behandlung nach GILLIES verblüffend. 1957 haben MCLAREN und PENNEY sieben nach GILLIES operierte Fälle publiziert, nur in einem davon wurde die Prothese durch Knorpel ersetzt; der Erfolg war weniger gut als bei den anderen. Weitere Publikationen sind bekannt von MCINDOE (1937), KAZANJIAN und CONVERSE (1949), BRUCH, BARSKY (1950), BATTLE (1952), JAYES (1957) und DONATI von GRALATH (1958). DONATI von GRALATH hat für den Einschluß aus Kunststoff eine Modifikation angegeben. Er wird nicht wie nach GILLIES und SHEEHAN an den oberen Zähnen oder an einer Zahnprothese verankert, sondern stützt sich am unteren Rand der Apertura piriformis auf. Damit können die intakten Zähne der Patienten geschont werden. Das oronasale Gerüst weist neben der Nasenstütze auch zwei seitliche Platten auf, welche die Weichteile an der Nasolabialfalte beidseits nach vorne verlagern.

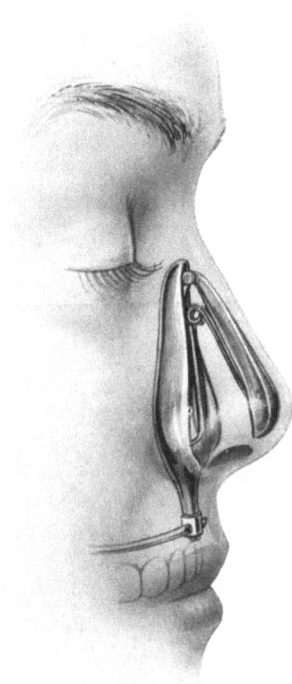

Abb 246. Gefederte Metallstütze der Schrumpfnase nach GILLIES mit Oberkieferverankerung

XI. Korrektur des Rhinophyms

Das Rhinophym ist eine Verunstaltung besonders der unteren Nasenpartien und wird, obwohl die Ätiologie noch nicht einwandfrei geklärt ist, im Volksmund und in der Fachsprache mit den verschiedenartigsten Namen wie Whisky-, Rum-, Erdbeer-, Wein-, Brandy-, Kartoffel-, Kupfernase belegt.

Der heute allgemein anerkannte Ausdruck Rhinophym rührt von HEBRA her, der mit diesem Namen 1856 den III. Grad der Acne rosacea der Nase bezeichnete. — Das Rhinophymgewebe kann sich auch zuweilen im Bereich der Wangen, des Kinns (Mentophyma), der Stirn und der Ohren (Otophyma) finden. Dann ist die entsprechende Therapie auszuweiten.

Manche Versuche der konservativen Therapie sind gescheitert. So hat man Hormon- und Vitaminbehandlungen versucht, Röntgenbestrahlung (VILLAFUERTE), Verätzungen mit Chlorzink (GUÉRIN) oder mit Trichloressigsäure (TAMERIN) oder mit Kryotherapie (FISHOF). Alle diese Versuche zeigten keinen Erfolg, und so bleibt bis heute die zweckmäßigste Behandlung mit Dauererfolg die operative Entfernung des kranken Gewebes. Die erste Rhinophymoperation ist von dem Wittenberger Professor DANIEL SENNERT ausgeführt worden. Er beschrieb jedoch seine Operation nicht. Hingegen schilderte DIEFFENBACH 1845 seine kreuzförmige oder *elliptische Excision für die Hypertrophie der Nase* älterer Leute. Die Excision nach DIEFFENBACH in Form einer senkrechten Ellipse aus dem Nasenrücken und der Nasenspitze und einer queren Ellipse aus je einem Nasenflügel wurde 1903 wieder von v. BRUNS empfohlen, später wieder verlassen und erst in den letzten Jahren von BORGES wieder aufgegriffen.

1851 schälte LANGENBECK nach einer Mitteilung TRENDELENBURGs die Wucherung vom knorpeligen Nasengerüst ab. Für diese Methode der Abschälung der Haut mit dem Messer die 1864 auch von STROMEYER und 1873 von BONCÉ beschrieben wurde, prägte 1876 OLLIER den Namen „*décortication du nez*". Neben diesen beiden grundlegenden Methoden der Excision und der Decortication kam um die Jahrhundertwende noch eine dritte auf: die *Exstirpation des Rhinophymgewebes*, die 1901 von WEINLECHNER publiziert wurde. Mittels eines umgekehrten Y-förmigen Schnittes führte er die subcutane Exstirpation der Rhinophymwucherungen aus, verließ aber später diese Methode wegen unbefriedigender Narbenbildung wieder zugunsten der Decortication. JOSEPH übte sie später noch bei Rhinophymen im Anfangsstadium intranasal, d.h. durch einen Schnitt am Vestibulumrand beidseits aus. Diese *endonasale Excisionsmethode* wird heute noch von GALTIER in leichten Fällen geübt. Bei der Excision des Rhinophymgewebes wird die oberflächliche Hautschicht geschont und nach der Excision auf das intakte Knorpelgerüst gelegt. Mittelgroße Rhinophyme, die im wesentlichen den unteren Teil der Nase betreffen, wurden auch von JOSEPH durch Decortication verkleinert. Um den Hautdefekt zu verringern, verkleinerte er zusätzlich das knorpelige Nasengerüst durch keilförmige horizontale Excision aus den Flügelknorpeln und aus dem Septumknorpel. Den Defekt deckte er durch gestielte Schwenklappen aus der Gegend der Glabella oder aus der benachbarten Wangenhaut. Auch bei einer Gruppe sehr großer Rhinophyme wandte JOSEPH die Decorticationsmethode mit dem Messer in Lokalanaesthesie an. Den Defekt deckte er dann mit einem Stirnlappen. So hat also die Decortication die meisten Anhänger gewonnen. OLLIER hat das Messer durch den Thermokauter ersetzt. Er schlug aber für manche Fälle die Kombination von Messer und Kauter vor. DELONNES, HARDY, BLOEBAUM u. a. propagierten das Arbeiten mit der Thermokaustik, während sie JOSEPH nur für die tiefe Decortication in extremen Sonderfällen der dritten Gruppe anwandte, zumal nach OLLIERs Ansicht die Kauterisation der oberflächlichen Hautschichten die tieferen Schichten zu erhöhtem Wachstum anregte. Heute wird die Abtragung der Wucherungen mit der Diathermieschlinge noch von manchen Operateuren wie FARINA, ROSENBERG und FELSHER, NIEDELMAN, NYLEN und KLEINE-NATROP empfohlen. MALBEC führt eine oberflächliche Elektrofulguration mit Nadeln aus und koaguliert die Gefäße. Die Blutstillung mittels Elektrokoagulation wird von MARTIN und von FISHOF empfohlen.

Wir ziehen, wie heute die meisten Operateure, das Messer der elektrischen Schlinge vor. Die elektrische Schlinge hat wohl den Vorteil, daß man die in den ersten Tagen sich herausstellenden Unebenheiten gleich noch einmal ausmerzen kann, ohne daß der Heilungsverlauf gestört wird. Sie birgt aber auch die Gefahr der Knorpelnekrose in sich. Wir haben schon häßliche Narbenbildungen durch Knorpelnekrosen beobachtet. Es kann zu durchgehenden Defekten im Bereich der Flügelknorpel kommen, die dann nach Anfrischen mit „composite graft" (s. S. 334) repariert werden müssen.

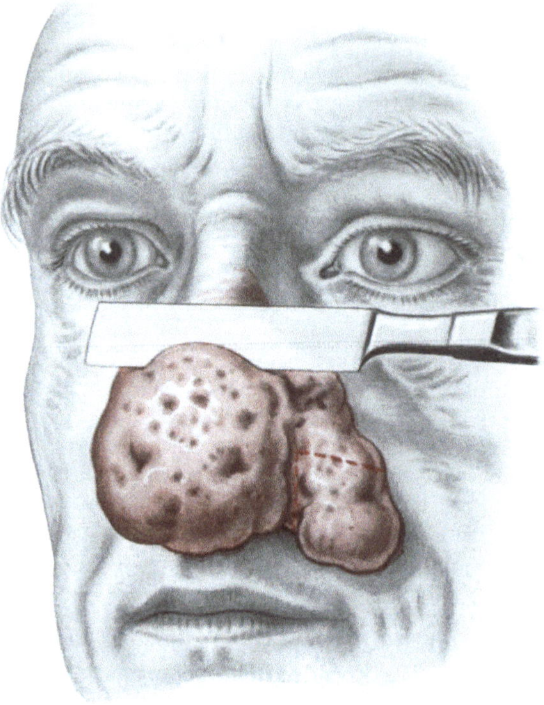

Bei der *Decortication* wird das Rhinophym mit einem scharfen Messer schichtweise abgetragen (Abb. 247), was zur Verminderung der Blutung in Lokalanaesthesie erfolgt. Dabei ist zu beachten, daß auf der Schnittfläche Follikelepithel zur Epithelisierung der Wundfläche bestehen bleibt. Werden die Reste dieses Epithels mitentfernt, so entstehen häßliche Narben, wenn man den Defekt nicht mit Thiersch- oder Vollhautlappen deckt. Bei sehr großen Rhinophymnasen ist mit der oben angeführten Methode nicht allein auszukommen. Man muß in derartigen Fällen zusätzlich größere Teile der knolligen Auswüchse von einem Hautschnitt lateral am Nasenrücken subcutan excidieren, so daß die Nase eine erhebliche Verkleinerung erfährt. Überschüssige Haut wird mitentfernt und die zurückgelassene an die neue Nasenform angepaßt, auf die Wundfläche aufgelegt und vernäht. Da es sich hierbei aber um Teile des Rhinophyms handelt, werden die verdickten Hautpartien nach Anheilung in einer zweiten Sitzung in üblicher Weise mit einem scharfen Messer schichtweise verdünnt. Zu große Nasenflügel werden durch entsprechende Excisionen verkleinert. Geht das Rhinophym mit Knollen- und Lappenbildung einher, so werden diese Gebilde an ihrem Hals so abgetragen, daß die Wundfläche durch Epithel aus Teilen des Lappens gedeckt werden kann, bis später die zurückgelassenen Rhinophympartien, wie oben aufgezeigt, mit dem scharfen Messer abgetragen werden. Da es aus der Rhinophymwundfläche stark blutet, bringt man nach Beendigung einen Suprarenintupfer darauf, legt einen Druckverband an und fixiert ihn mit einem Nasenverband.

Greift die Rhinophymerkrankung der Haut vom seitlichen Nasenabhang auf die Wangenpartie über, so kann auch hier die Haut entsprechend abgetragen werden. Bei der Arbeit im Winkel zwischen Nasenabhang und Wangenhaut eignet sich das

Abb. 247. Oberflächliche Decortication eines Rhinophyms. Der Schnitt zur Abtragung wird parallel zur Oberfläche und nur so tief geführt, daß auf der Schnittfläche noch kleine Epithelinseln zurückbleiben. Bei der Knollen- oder Lappenbildung werden die überhangenden Teile keilförmig excidiert (rot gestrichelte Linie). Nach Abheilung wird das in diesem Bereich zurückgelassene Rhinophymgewebe durch die übliche oberflächliche Abtragung entfernt. (Aus H. J. DENECKE)

zweischneidige gebogene Messer von JOSEPH am besten, weil es sich bei Spannung der Haut in diesem Bereich der Ausbuchtung am besten anpaßt.

Soll eine tiefe Decortication mit völliger Abtragung des Epithels vorgenommen werden, so ist die Deckung mit einem Thiersch-Lappen, mit einem Vollhautlappen bzw. mit einem Transpositionslappen aus der Stirn oder vom Arm zu empfehlen. Man muß dann aber sicher sein, daß alles Epithel des Rhinophyms entfernt worden ist.

Bei den Eingriffen ist dafür zu sorgen, daß Verletzungen und Resektionen der Flügel- und Dreiecksknorpel nicht vorkommen, da das zu Entstellungen führen würde. Außerdem sind die Verdünnungen an den seitlichen Nasenrändern nicht so stark auszuführen, daß an den Flügelrändern Nekrosen auftreten. Auch im Bereich der Columella läßt sich das Rhinophym durch Spannung derselben unter Schonung der medialen Flügelknorpelanteile entfernen. Beim Abschälen der Nasenflügel ist die Durchführung technisch einfacher, wenn man einen Finger in das Nasenloch einführt und dadurch den Flügel spannt. Im Gegensatz zu vielen Autoren wie DE KLEINE u. a. sind wir der Ansicht, daß die Flügelknorpel bei der tiefen Decortication nicht vom Perichondrium und von einer dünnen Bindegewebsschicht entblöst werden sollten, um eine Nekrose und häßliche Retraktion der Oberfläche zu vermeiden. Auch NYLEN, MAY, BROWN und McDOWELL machen auf diese Gefahr aufmerksam. Wohl aber sollen beim tiefen Abschälen alle Epithelinseln entfernt werden. Bei oberflächlichen Decorticationen bildet sich in leichten Fällen wieder ein befriedigend schöner Hautüberzug von selbst. Auch bei tiefer Decortication überlassen manche Autoren den ausgedehnten Defekt einer spontanen Granulationsbildung und Überhäutung. Andere decken die granulierende Fläche am 8. Tag mit einem Thiersch-Lappen. Wir halten es im Gegensatz zu BARSKY und zu NYLEN für besser, den Defekt gleich anschließend an die Decortication zu thierschen. Wir verwenden je nach dem Fall einen sehr dünnen Spalthautlappen aus Epidermis und Stratum papillare oder einen mitteldicken aus Epidermis und halber Coriumschicht. Beide werden mit dem Elektrodermatom gewonnen. Auch SHEEHAN, BROWN und McDOWELL, GALLIER und MAY haben Spalthaut zur Deckung verwendet. In den Fällen von tiefer Decortication, in denen wir nach der Empfehlung von BARSKY und NYLEN keine Deckung mit Hauttransplantat vorgenommen haben, hat sich der Defekt mit einer feinen Narbenhaut ohne Drüsen überzogen, die zu Ulcerationen neigte. Das kosmetische Resultat ist nach unserer Erfahrung also besser mit der freien Hauttransplantation. Wir beobachteten allerdings in vielen Fällen noch Monate nach der Operation das Auftreten von kleinen Pusteln in der transplantierten Haut. — Auch Ganzhauttransplantate, sog. Wolfe-Krause-Lappen aus Epidermis und Corium werden von manchen Autoren (MAY, DEBIDOUX und DE VILLIERS) zur Defektdeckung verwendet. — Wenn möglich, sollte man aber versuchen, mit der oberflächlichen Decortication ohne Transplantation auszukommen, da die kosmetischen Resultate bei dieser Methode, bei der die Epithelisierung aus den belassenen Krypten heraus erfolgt, am besten sind.

Unter den Anhängern der Decortication mit Skalpell, Amputationsmesser oder Rasiermesser befinden sich SHEEHAN, BROWN, McDOWELL, BERSON, SELTZER, WOLFE, MAY, REES, DE VILLIERS, LOWENTHAL, WEHR, LENZ, MALBEC, MARINO, FISHOF, NETO, CINELLI, SCOTT, MACOMBER, PITANGUY u.a.

Ein weiteres Verfahren zur Abschälung der Rhinophymnase ist die Anwendung hochtourig rotierender Schleifscheiben und Fräsen nach SCHREUS. Wir haben es nur in ganz leichten Fällen erprobt. KLEINE-NATROP und BEISENHERZ berichten über gute Ergebnisse mit der hochtourigen Fräse. Auch hier muß man darauf bedacht sein, daß Epithelinseln zur späteren Überhäutung stehenbleiben, wenn man keine Thiersch- oder Spalthautlappen verwenden will, und daß der Knorpel nicht verletzt wird. Die Erwärmung durch die Fräse könnte für den Knorpel die Gefahr einer späteren Nekrose bedeuten.

Das intensive Koagulieren zur Blutstillung kann zu unschönen Narbenbildungen führen, die das kosmetische Ergebnis beeinträchtigen. Deshalb ist es notwendig, das Operationsgebiet durch mit Kochsalz und Adrenalin getränkte Kompressen während der Operation für einige Minuten zu decken. Es empfiehlt sich auch die A. angularis, die als Gesichtsast der Facialis seitlich von der Nase aufwärts zieht, während der Operation zu komprimieren.

Die *subcutane Exstirpationsmethode* von WEINLECHNER wird heute noch in einer modifizierten Art von BERSON geübt. Er unterminiert von einem am

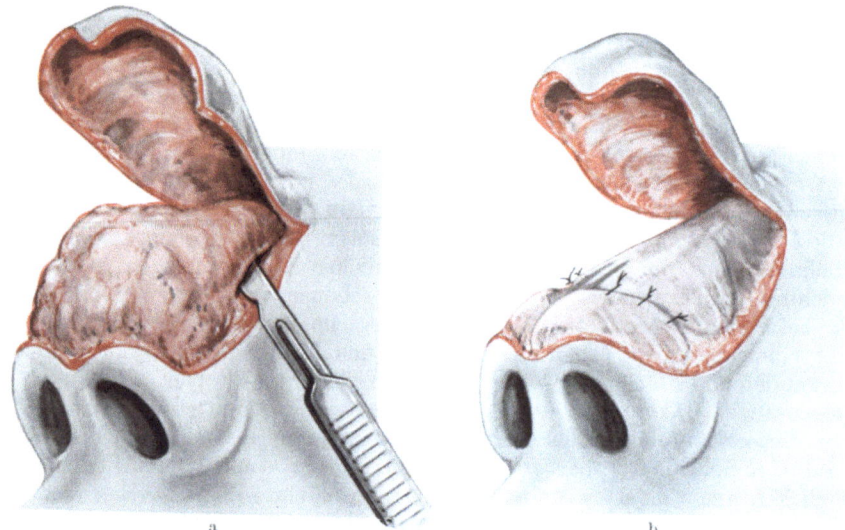

Abb. 248. a Beseitigung eines Rhinophyms durch subcutane Excision des Rhinophymgewebes (nach BERSON) b Zustand nach Excision des Rhinophymgewebes und Verkurzung der Nase unter Schonung der Flugel- und Dreiecksknorpel. Aufgeklappter Hautlappen wird nach Versorgung des Wundgebietes zuruckverlagert (nach BERSON)

Nasenflügelrand beidseits und über dem vorderen Teil der Columella geführten Bogenschnitt aus die oberflächliche Rhinophymhaut, klappt sie nach oben und excidiert das Rhinophymgewebe bis auf den Knorpel. Dann schneidet er die nach oben geklappte Haut zurecht, legt sie wieder auf und näht sie ein (Abb. 248). Wegen der Unebenheit der Hautoberfläche beim Rhinophym halten wir dieses Verfahren nicht für sehr günstig. Es eignet sich nur bei einem Rhinophym leichten Grades.

Wir haben in unseren Fällen noch keine Indikation zur Deckung des Defektes mit einem Hautlappen von Glabella, Stirn oder Wange, wie sie JOSEPH, MAY und GALTIER beschrieben haben, als gegeben angesehen.

Auch für die Lappendeckungen nach SANVENERO-ROSSELLI waren unsere Falle nicht geeignet. Bei dieser Methode wird ein beidseitig basierter Brückenlappen abgehoben und nach unten verschoben, wobei die Entnahmefläche durch V-Y-Plastik verschlossen wird.

Meist besteht beim Rhinophym auch eine Ptose der Flügelknorpel, d.h. ein Herabhängen ihrer vorderen Bögen. Uns scheint die Korrektur dieser häßlichen Deformität neben der Abtragung der Rhinophymmassen ebenfalls wichtig zu sein. DIEFFENBACH konnte mit seiner kreuzweisen Excision diesem Übel sicherlich wenigstens zum Teil abhelfen (Abb. 249). DE KLEINE führt eine Resektion am oberen Rand der Flügelknorpel und am unteren Rand der Dreiecksknorpel aus und näht die Knorpelränder mit feinen Nylonnähten zusammen. Durch Zusammenbringen der Hautränder kann er den Defekt über der Nasenspitze decken. Dies gelingt aber selbstverständlich nur bei oberflächlicher Decortication. Bei ausgedehnter tiefer Decortication ist an eine solche Deckung natürlich nicht zu denken. Weil also der Defekt per secundam ausheilen oder durch ein Transplantat gedeckt werden muß, ist es nicht ratsam, das Knorpelgerüst offen, d.h. direkt von oben zu beschneiden und zu vernähen. Wir führen deshalb die *Modellierung der Flügel- und der Dreiecksknorpel* von innen durch den intercartilaginären Schnitt aus, wobei wir darauf achten, daß der Perichondrium-Bindegewebsmantel über diesen Knorpeln, den wir bei der Decortication mit aller Vorsicht intakt

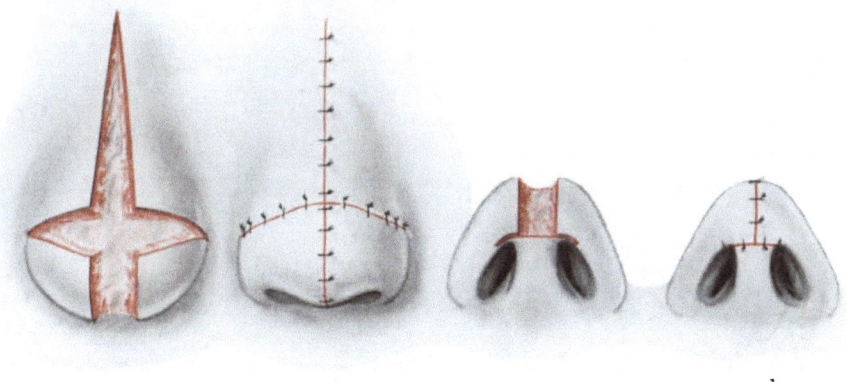

a   b   c   d
Abb 249 a—d. a Beseitigung des Rhinophyms durch kreuzformige Excision und subcutane Entfernung des Rhinophymgewebes (DIEFFENBACH) b Versorgung des Wunddefektes c Ansicht von unten entsprechend a d Ansicht von unten entsprechend b

gelassen haben, nicht von innen her durchbrochen wird. So entstehen zwei Operationsfelder, die nicht miteinander kommunizieren. Durch die Eversionsmethode kann man den oberen Rand der Flügelknorpel und den unteren Rand der Dreiecksknorpel resezieren und wenn nötig die Knorpelränder zusammennähen. Bei Anlage eines fixierenden Verbandes erübrigen sich die Nähte, weil die Knorpelränder sich aneinanderlegen (Abb. 250a). Es sollen die intercartilaginären Schnitte in die Transfixion auslaufen, so daß man durch das Anlegen von Matratzennähten an der Transfixion und durch Resektion des Vorderrandes des Septumknorpels eine Hebung der Nasenspitze erreicht. Unter Umständen ist es auch angezeigt, einen Knorpelspan aus dem Septum als Columellastütze in üblicher Weise zu transplantieren. Dieses Abstützen der Columella beim Rhinophym ist auch von FISHOF erwähnt worden, allerdings nicht in Verbindung mit einer Modellierung der Knorpel. Gelegentlich haben wir sogar die Totalverkleinerung des Nasengerüstes, d.h. die Abtragung von Knochen am Nasenrücken und die Medianverlagerung der Ossa nasalia mit einer Rhinophymoperation zu kombinieren.

Nachdem wir nun nach Abtragung der Rhinophymmassen auch die Hebung der Nasenspitze erlangt haben, decken wir den kleiner gewordenen Defekt mit sehr dünner oder mitteldünner Dermatomhaut, nähen diese sorgfältig an den Rändern mit Nylon ein (Abb. 250b), tamponieren die Nasenvorhöfe mit Vasenolgaze und decken das Hauttransplantat mit einer Salbengaze.

Wir verzichten auf Kochsalzkompressen am ersten Tag, auf Gelfoam-Deckung, wie sie FISHOF empfiehlt und auf Gerbsäurepinselungen, wie sie FERRIS SMITH angegeben hat.

Nach 5 bis 10 Tagen nehmen wir den Verband nach vorsichtigem Lösen ab und lassen die Nase mit oder ohne Hauttransplantat frei an der Luft.

Wie GRUPPER geben wir postoperativ Hydrocortison. Autoren wie MALBEC, MARIN, GRATTAN und HUNT erwähnen eine Röntgenbestrahlung als Nachbehand-

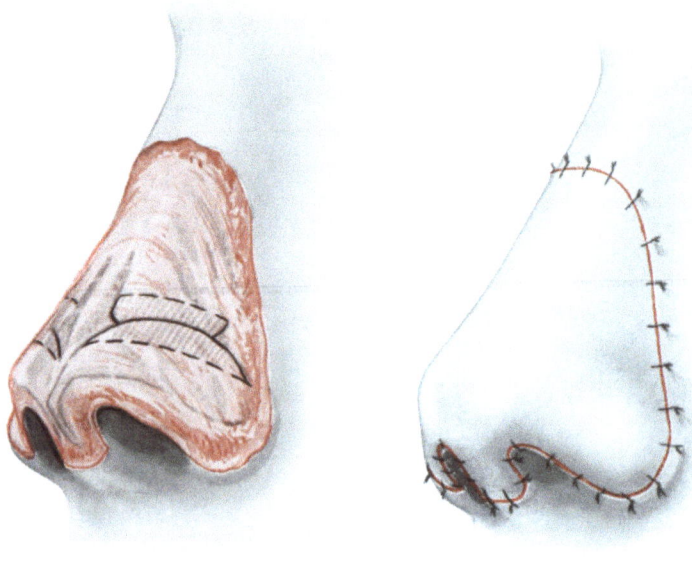

a b

Abb. 250a u. b Plastik der Rhinophym-Nase nach tiefer Decortication. a Excision des Oberrandes des Flügelknorpels und des Unterrandes des Dreieckknorpels vom inneren intercartilaginaren Schnitt aus. Das äußere und das endonasale Wundgebiet sollen nicht miteinander in Verbindung treten (R. MEYER). Der zu excidierende Knorpel ist gestrichelt gezeichnet. b Deckung des äußeren Defektes durch einen Dermatomlappen mittlerer Dicke

lung, gelegentlich noch vor der endgültigen Epithelisierung um den Operationserfolg zu stabilisieren. Wir halten dies nicht für notwendig, da ohnehin kaum eine Rezidivneigung zu beobachten ist.

XII. Versorgung der Nasenverletzungen

Man unterscheidet ganz generell frische und alte Verletzungen der Nase. Beide können nur die Weichteile der Nase, nur das knöcherne oder knorpelige Nasengerüst oder beide betreffen.

1. Frische Verletzungen der Nasenweichteile

Bei den frischen Nasenverletzungen hat man je nach der Ausdehnung und Entstehungsweise durch Schnitt, Riß oder Quetschung verschiedenartige Bilder. *Schnittwunden* der Weichteile werden nach den allgemeinen Grundlagen für die Behandlung von Gesichtswunden versorgt. Die Wunden werden angefrischt und sorgfältig mit feiner Seide oder nach unserer Erfahrung noch besser mit feinem Nylon vernäht. Subcutane Catgutnähte sind nur in seltenen Fällen nötig, z. B. wenn die darunterliegenden Dreiecksknorpel oder Flügelknorpel mitverletzt sind und die Schnittstelle eine Dislokation der Knorpelteile aufweist. Dann werden Perichondriumnähte am besten auch mit atraumatischem Nahtmaterial, mit Catgut, angelegt. Damit können entstellende Narben und später notwendig werdende korrigierende plastische Maßnahmen vermieden oder zumindest eingeschränkt werden. Sehr dankbar ist die Behandlung der angeschnittenen oder durchgespaltenen Nase. Bei sorgfältigem Vorgehen entstehen hier kaum sichtbare Narben. Fast ganz abgetrennte Stücke der Nase, welche aber noch durch einen, wenn auch schmalen Hautstreifen mit der übrigen Nase im Zusammenhang stehen, dürfen nicht abgeschnitten werden. Fast immer gelingt es bei geeigneter Behandlung sie wieder anzuheilen. Diese Tatsache war schon FELIX WÜRTZ wohlbekannt. Er schrieb 1612 in seiner Practica der Wundarzney: ,,Dann solche Wunden heilen ganz gern und leichtlich wieder an, wie wenig sie auch anhangen bleiben". — ,,So aber ein Nasen oder Ohr ganz erkaltet were, wann man sie anhäfften wollte und aber noch stark anhing, so soll man nicht erschrecken sondern häfften — so wachst ein hübsche Nasen." Die Naht ist so anzulegen, daß zwischen dem Nasenstumpf und dem abgetrennten Stück keine Blutkoagula liegenbleiben und sich auch nachher kein Blut in der Wundspalte ansammeln kann. Handelt es sich, wie gewöhnlich, um die Nasenkuppe, so läßt man einige Nähte etwas tiefer greifen und stillt die Blutung vor der Naht möglichst vollständig durch Kompression. In der Gegend der Brücke dürfen die Nähte keinen queren, die Zirkulation störenden Zug ausüben; es ist besser, die Nähte hier etwas weniger fest zu ziehen, als daß eine Abschnürung der Brücke zustande kommt. Dies hat schon TRENDELENBURG 1886 in seiner Monographie ,,Verletzungen und chirurgische Krankheiten des Gesichtes" empfohlen.

Die Wiederanheilung *vollständig abgetrennter Stücke* der Nase hat man schon in alten Zeiten versucht; LANFRANCUS, GUY DE CHAULIAC, HIERONYMUS VON BRUNSWICK sprachen nach Angaben von TRENDELENBURG darüber, hielten aber die Wiederanheilung aus theoretischen Gründen für unmöglich. Wer am Anfang des 18. Jahrhunderts eine Beobachtung über die Wiederanheilung veröffentlichte, erntete meist nur Spott und Hohn. Manche Beobachtungen wurden aus Scheu vor der öffentlichen Meinung nicht bekannt gemacht. Als GARENGEOT über einen Fall von Wiederanheilung der Nase bei einem Soldaten berichtete (1724), wurden mehrere Schmähschriften gegen ihn veröffentlicht, wie TRENDELENBURG berichtet. Allmählich ist dann die Theorie der praktischen Erfahrung nachgekommen und heute wird niemand mehr die Wiederanheilung eines abgetrennten Stückes der Nasenkuppe für etwas ganz Außerordentliches halten. Mit der Wiederanheftung des abgetrennten Stückes darf man sich nicht übereilen. Nach den vorliegenden Erfahrungen kommt es weniger darauf an, das abgelöste Stück noch warm anzunähen, als vielmehr auf eine möglichst vollständige Blutstillung am Stumpf vor dem Annähen. DIEFFENBACH hat schon geraten zu warten, bis jede Blutung aufgehört habe und die Wundfläche des Stumpfes in das ,,Stadium lymphaticum" getreten sei. Nach Einnähen des abgetrennten Nasenteiles soll ein lockerer Verband mit Gipskappe zur Ruhigstellung angelegt werden.

Frische Septumhämatome sollte man sofort durch Incision oder durch Punktion ablassen. Die beiden Nasenhöhlen müssen mit Vasenolgaze straff austamponiert werden, die Tampons ein paar Tage belassen und wenn nötig erneuert werden. Gegebenenfalls muß nochmals incidiert und nochmals punktiert werden. Mit einer Antibiotica-Abschirmung soll verhindert werden, daß aus dem Hämatom ein Abszeß entsteht. Wenn schon ein Abszeß vorhanden ist, muß er in der gleichen Weise abgelassen und mit hohen Dosen von Antibiotica behandelt werden. Es soll keine Nekrose des Septumknorpels entstehen, da eine Colliquation der Lamina quadrangularis am Nasenrücken die gefürchtete Sattelnase zur Folge haben wurde. In einigen Fällen, in denen sich eine beginnende Einsattelung des Nasenrückens bemerkbar machte, haben wir versucht, der Entwicklung einer vollständig ausgebildeten Sattelnase im mittleren Anteil des Nasenrückens entgegenzutreten, indem wir einen Knorpelstreifen aus der Lamina quadrangularis in den Nasenrücken reimplantierten oder die Delle mit einem Kunststoffspan ausfüllten. Dieses Vorgehen kommt aber erst frühestens 1 Monat nach der Einschmelzung des Septumknorpels in einem reizlosen Zustand der Nase in Frage. Am besten wartet man ein paar Monate.

2. Alte Verletzungen der Nasenweichteile

Alte Verletzungen der Weichteile der Nase werden nach den Grundsätzen der Narbenexcisionen gehandhabt. Wenn es sich um kleine, feine *Narben* handelt, so können sie durch Excision korrigiert werden. Bei größeren Narben mit Verziehung der Gewebe muß man sich komplizierterer Methoden mit Lappenrotation und -verschiebung behelfen, wie wir sie im nachfolgenden Kapitel der Defektplastik beschreiben. Bei der Excision von Quernarben am Nasenrücken ist eine Unterfütterung der Nahtstelle mit einem subcutanen Gewebslappen, welcher aus der Umgebung herangedreht wird, zu empfehlen, damit eine spätere Einziehung der Sekundärnarbe vermieden wird. Dies ist besonders ratsam, wenn eine schon kurze Nase durch die quere Narbenexcision noch stärker verkürzt wird (s. S. 194).

Kommen die Patienten erst längere Zeit nach dem Trauma wegen der dabei entstandenen Deformitäten, so haben wir es oft außer mit entstellenden Narben auch mit einer sekundären Behandlung der Nasenfrakturen zu tun. Nach 6 Wochen sind die Frakturen konsolidiert, und das Einrichten der Nase mit den unten beschriebenen Methoden ist nicht mehr möglich. Man kann dann die operativen Eingriffe zur Korrektur der Schiefnase (s. S. 137), der Breitnase (s. S. 67) und der Sattelnase (s. S. 144), wie sie in den entsprechenden Kapiteln beschrieben sind, vornehmen. Alte, schlecht geheilte Frakturen müssen neu gebrochen, d.h. neu osteotomiert werden; erst dann lassen sich die Knochen in die gewünschte Lage bringen und fixieren. Es können bei einer späteren Revision zuweilen ostitische Herde oder Sequester, die im Frakturbereich liegen, aktiviert werden. Da sie zu Schmerzen, lang anhaltenden Schwellungszuständen und eventuell zu Fisteln Anlaß geben können, müssen sie, wenn man sie entdeckt, unbedingt entfernt werden.

3. Frakturen des knöchernen und knorpeligen Nasengerüstes

Es gibt mehr Frakturen der Nasenknochen als aller anderen Gesichtsknochen. Man unterscheidet die unkomplizierten Frakturen ohne Weichteilverletzung und die kombinierten, komplizierten offenen Frakturen. Bei Einwirkung von stumpfer Gewalt ist die Hautdecke der Nase meistens geschlossen. Man fühlt durch sie hindurch die abnorme Beweglichkeit und die Crepitation des gebrochenen Nasengerüstes. Sturz, Stoß oder Schlag gegen die Nasenspitze können isolierte Frakturen und Luxationen des Septum verursachen, während Gewalteinwirkung auf den Nasenrücken zu dessen Einbruch und Verlagerung in die Nasenhöhle und somit zur Entstehung der schon besprochenen Sattelnase führt. Bei schweren Traumen können auch die Knochen der Nachbarschaft mitfrakturiert werden. Es entstehen dann die Frakturen des mittleren Gesichtsdrittels, von denen wir 6 Typen kennen: 1. die gewohnlichen Jochbeinfrakturen; 2. die Jochbeinfrakturen,

Frakturen des knöchernen und knorpeligen Nasengerüstes

übergehend auf den Infraorbitalrand und auf die Vorderwand der Kieferhöhlen; 3. die Querfrakturen des Oberkiefers oder Lefort I; 4. die pyramidalen Frakturen des Oberkiefers oder Lefort II; 5. die craniofacialen Frakturen oder Lefort III, und

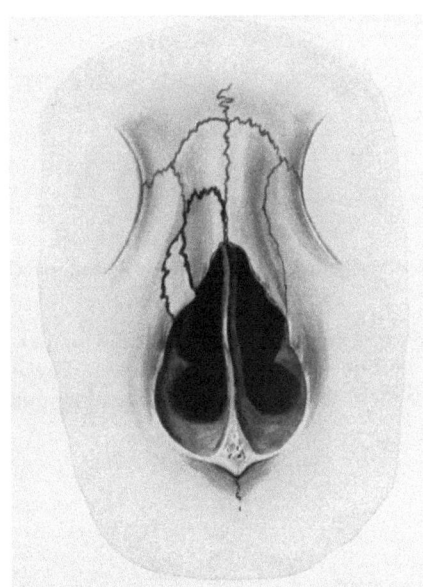

Abb. 251. Einseitige Impressionsfraktur

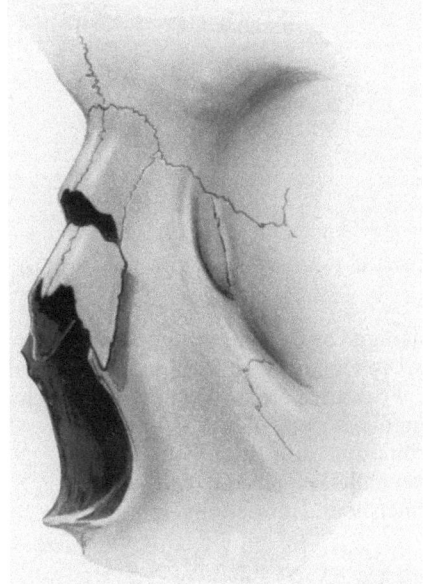

Abb. 252. Quere Nasenbeinfraktur mit Dislokation. Abriß in der Sutura naso-maxillaris

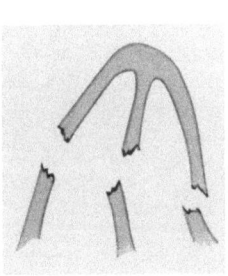

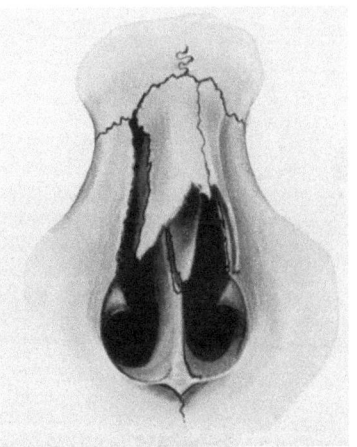

Abb. 253. Fraktur der Nasenknochen und der Lamina perpendicularis mit Dislokation nach der einen Seite

6. die Kombinationen der obigen. Von den eigentlichen Nasenfrakturen ohne Mitbeteiligung der benachbarten Knochen unterscheiden wir 6 Formen: 1. die einseitige Impressionsfraktur (Abb. 251); 2. der Abriß der Knochen an der Sutura naso-maxillaris (Abb. 252); 3. die Fraktur der Ossa nasalis mit Dislokation nach einer Seite (Abb. 253); 4. die Fraktur im Bereich der Sutura naso-maxillaris und der Scheidewand durch Eindrucken der Nasenpyramide wie ein offenes Buch

(Abb. 254 b); 5. die Zertrümmerungsfraktur (Abb. 254 a und 255); 6. die gesonderte Septumfraktur (Abb. 256). Als typische Septumfrakturen kennen wir die schon bei der Anatomie der Nase erwähnten Frakturen von CHEVALLET und von JARJAVAY.

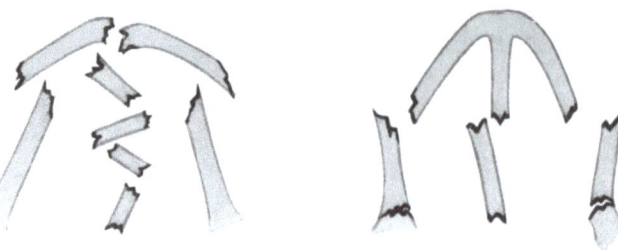

Abb. 254a u. b. Möglichkeiten der Pyramidenfraktur. a Zertrümmerung. b Eindrücken der Nasenpyramide wie ein offenes Buch

Diejenige von CHEVALLET verläuft mehr oder weniger vertikal und teilt die Scheidewand in eine hintere feste und eine vordere mobile und auch verschobene Partie. Die Fraktur von JARJAVAY entspricht lediglich einem Abriß der Lamina quadrangularis an ihrer schrägen Verbindung mit dem Vomer. — Rein äußerlich treten nur zwei Formen von Entstellungen nach

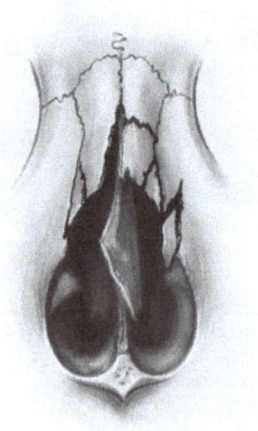 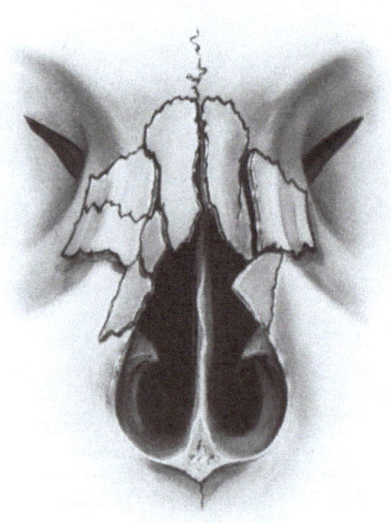

Abb. 255a u. b. Zertrümmerungsfraktur des Nasengerüstes

Nasenfraktur in Erscheinung: die laterale Deviation der Nase und die Depression des Nasenrückens.

Die subperiostale Fraktur, die vor allem bei Kindern auftritt, ist noch zu erwähnen. Es handelt sich hierbei meist nur um ein Auseinanderweichen der Sutura maxillo-nasalis, was eine äußere Eindellung des knöchernen Nasenskelets bewirken kann.

Sehr viele Nasenfrakturen werden nicht *diagnostiziert*. Bei ungefähr zwei Drittel aller Nasendeformitäten des Erwachsenen muß ein früheres Trauma angenommen werden, von dem der Patient aber meist nichts weiß, weil es sich wahrscheinlich im Kleinkindesalter ereignet hat. Bei jedem Gesichtstrauma sollte man nach Nasenfrakturen suchen. Die Rhinoskopie ist dabei oft nicht aufschlußreich. Wenn die Schleimhaut intakt blieb und das Septum nicht lädiert wurde, ist rhinoskopisch kaum ein pathologischer Befund zu erheben.

Bei unkomplizierten, d.h. geschlossenen Frakturen tastet man gelegentlich eine Fissur oder eine Delle, findet Crepitation, sieht Suffusionen an der Stelle der einwirkenden Gewalt oder als sicheres Zeichen einer Nasenfraktur bald nach dem Unfall das sog. Brillenhämatom. Außerdem besteht fast regelmäßig eine mehr oder weniger starke Epistaxis. Bei den komplizierten, d.h. offenen Frakturen finden sich nicht selten kleinere oder größere Knochensplitter, die entweder durch die äußere Rißquetschwunde nach außen treten oder nach Reinigung der Nasenhöhlen von Blutgerinnsel in diese hervorragen.

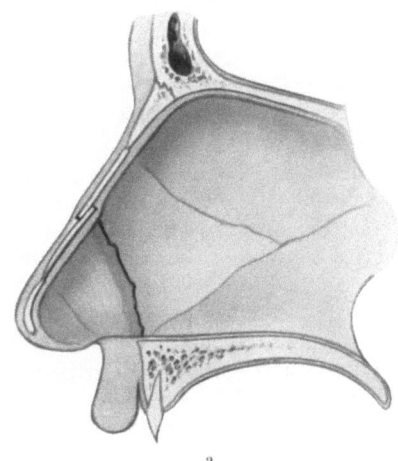

Die *Röntgenuntersuchung* ist für die Diagnostik von großer Bedeutung, wie die

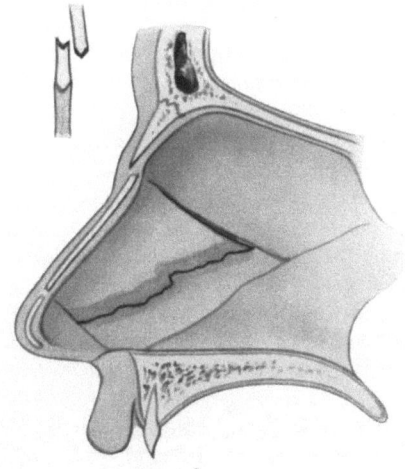
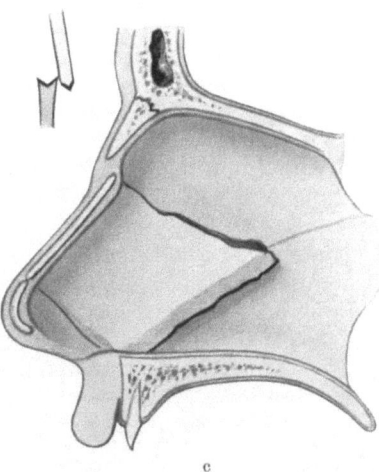

Abb. 256a—c. Septumfrakturen. a Vertikal verlaufende Knorpelfraktur nach CHEVALLET. b Horizontal verlaufende Knorpelfraktur mit Abscherung (s. auch Nebenskizze). c Abriß der Lamina quadrangularis am Vomerrand nach JARJAVAY (s. auch Nebenskizze)

meisten Nasenplastiker heute meinen. Auch bei älteren Frakturen nimmt sie eine wichtige Stellung ein. Nach BECKER (USA) und nach BROWN läßt sie allerdings auch oft im Stich. Unter 100 untersuchten sicheren Fällen von Nasenbeinbrüchen hatte BECKER bei 47 Fällen ein negatives röntgenologisches Resultat. Auch nach FOMON soll das Röntgenbild nur in 50% der Fälle von diagnostischem Wert sein. GOSSEREZ weist besonders auf die Unzulänglichkeit der üblichen Röntgenbilder (einfache Profilaufnahme, getrennte Seitenaufnahme mit Hilfe von Zahnfilmen, Frontalaufnahme) hin. Sie reichen zur diagnostischen Klärung oft nicht völlig aus. Dagegen empfiehlt GOSSEREZ eine Aufnahme mit dem Einfallstrahl *von der Nasenwurzel zur Basis*, welche von WATERS schon 1914 als geeignete Aufnahme zur Exploration der Kieferhohle beschrieben worden ist.

Diese Aufnahmerichtung soll besonders aufschlußreich sein für die Erkennung der Frakturen im Unterbau der Nase, dessen Schädigungen meist vernachlässigt werden. Oft kommt es vor, daß selbst bei starker Gewalteinwirkung von der Seite der Nasenrücken intakt bleibt, wohl aber die Nase ganz auf die der Gewalt entgegengesetzten Seite rotiert ist, oder daß durch frontale Gewalteinwirkung der Unterbau eingedrückt wird. Die Nase ist dann, wie der Zapfen in den Flaschenhals eingeschoben. METZENBAUM hat dieses Phänomen als erster beschrieben, das in der französischen Literatur als „Telescopage" bezeichnet wird. Es gehört zu den pyramidalen Frakturen des Oberkiefers oder Lefort II. Bei ihnen ist der Oberkiefer mit dem Zahnbogen und der Nase zwischen den beiden zygomatico-malaren Blöcken nach dorsal verschoben. Der Ausdruck pyramidale Frakturen stammt von McINDOE.

Am häufigsten werden die *seitlichen Profilaufnahmen* angefertigt. Nach MAINART sollen Profilbilder aufgenommen werden, indem die Platte im Augenwinkel abgestützt wird. Für die Erkennung der Septumfrakturen ist die a-p-Aufnahme die geeignete. Eine weitere axiale Aufnahme ähnlich der von WATERS wurde von CAPEROSA und ZAVATZKY angegeben. Der Strahleinfall kommt von oben auf einen occlusalen Film, der vom Patienten zwischen den Zähnen unter den Gaumen gehalten wird. Auch GINESTET u. Mitarb. erwähnen diese Aufnahmetechnik.

Bei Kindern ist eine zuverlässige Röntgenuntersuchung schwierig, weil gewöhnlich die Nasenfraktur noch im knorpeligen oder nur zum Teil verknöcherten Bereich der Nase und des Oberkiefers sitzt.

An den Nahtverbindungen der einzelnen Knochen ist infolge der Elastizität ein Bruch im allgemeinen seltener. Viel häufiger findet man kleine Fissuren, Abtrennungen am Rande der Apertur oder Impressions- und Querfrakturen. Besonders gefährlich ist eine schwere stumpfe Gewalteinwirkung auf die Nasenwurzel, durch welche es zur Fraktur der Lamina cribrosa, zu Einrissen der Hirnhäute, Liquorabfluß und anschließend zu aufsteigender Infektion kommen kann.

Was den *Zeitpunkt der Behandlung* von Nasenfrakturen anbelangt, so soll grundsätzlich sobald wie möglich nach dem Unfall gehandelt werden. Wenn das knöcherne Gerüst der Nase eingesunken oder zur Seite abgewichen ist, oder sich bei stärkerer, diese Erscheinungen verbergender Schwellung auf dem seitlichen Röntgenbild eine Dislokation der Fragmente nachweisen läßt, die später zu einer Entstellung führen könnte, muß die Sofort-Reposition vorgenommen werden. Je früher dislozierte Fragmente reponiert werden, um so geringer ist die Gefahr einer posttraumatischen Deformierung des Nasenskeletes. BECKER (USA) hält die Reposition in den ersten Stunden nach dem Unfall für entscheidend und ist der Ansicht, daß eine Reposition der Fragmente bei Erwachsenen innerhalb einer Woche noch möglich ist (s. BECKER bei FRÜHWALD). Nach MALBEC und QUAIFE soll innerhalb von 2 Wochen nach dem Trauma die Frühreposition ausgeführt werden (MALBEC und QUAIFE, zit. von MONTSERRAT-VILADIU). PEYRUS hält die ersten 48 Std. für die geeignete Zeit zur Reposition. Er läßt zunächst den Schock, den Schmerz und die Blutung abklingen.

Sind größere Hämatome vorhanden oder kommt der Patient erst mehrere Tage nach dem Unfall in die Behandlung, so kann man die Einrichtung auch nach Rückgang der Schwellung vornehmen. Die Nasenkonturen sind dann besser zu erkennen. RUBINSTEIN und GOSSEREZ lassen im allgemeinen einige Tage verstreichen bis Ödem und Schwellung abgeklungen sind. Bei offenen Frakturen versorgt McKENZIE zuerst die äußere Verletzung und wartet mit der Reposition der Fraktur ein paar Tage ab.

Unseres Erachtens soll im allgemeinen das Redressement nicht später als 8 Tage nach dem Unfall vorgenommen werden, doch ist es auch noch nach 4 Wochen durchführbar. Bei noch längerem Zuwarten muß man die Knochen refrakturieren. Die spontane Konsolidierung erfolgt bei Kindern früher als bei Erwachsenen.

BOURDIAL und POLLET warten für den Eingriff gewöhnlich den Beginn der Callusbildung ab. Sie lassen also das Hämatom und die Schwellung völlig abklingen und zerstören dann den initialen Callus, indem sie mit einem Meißel der Frakturlinie entlang die Knochen wieder auseinandertrennen, um sie schließlich in die gewünschte Stellung zu bringen.

In ähnlicher Weise geht bei frischen Nasenbrüchen auch ALOIN vor. Er wartet mit dem Einrichten 2—3 Wochen. Bis dahin sind Ödem und Hämatome abgeklungen, die Nasenschleimhautverletzungen abgeheilt und die Reposition geschieht zu dem Zeitpunkt, an dem die Natur selbst sich schon zur Fixation der Fraktur anschickt. Die gleiche Meinung vertreten auch AUBRY und GIRAUD. Sie halten die Zeit zwischen 2. und 8. Tag für die schlechteste zum Eingreifen und operieren nach 2 bis 3 Wochen, ja sogar gelegentlich nach 6 und 8 Wochen. MOUNIER-KUHN (zit. von ALOIN) weist darauf hin, daß es aus sozialer Indikation oft notwendig ist frische eventuell leichtere Nasenbeinbrüche schon nach 24—48 Std zu heben, was unter Antibioticaschutz in der Regel auch ohne Komplikationsgefahr möglich ist. — Niemals soll aber eine Nasenfraktur reponiert und durch Tamponaden fixiert werden, solange durch einen Bruch der Lamina cribrosa Liquor abläuft.

Wenn das Röntgenbild eine Fraktur zeigt, aber die äußere Untersuchung keine laterale Deviation, keine Verbreiterung und keine Impression der Nase und die innere Untersuchung keine Unwegsamkeit der Nasenhohlen ergibt, dann kann mit Eiskompressen und mit leichter Massage zwecks Rückbildung der Schwellung konservativ vorgegangen werden.

Entschließt man sich zum Eingriff, dann muß zunächst die Art der *Anaesthesie* bestimmt werden. Wenn möglich sollte die Lokalanaesthesie nebst Schleimhautoberflächenanaesthesie beim Erwachsenen ausreichen. In vielen Fällen wird ein leichter Rausch notwendig sein. Bei Kindern wird es kaum ohne Narkose gehen. Auch bei empfindlichen Erwachsenen ist eine Narkose am besten mit Intubation oder mit dem *Negus-* oder *Davis-Meyer*-Spatel am Platze, wodurch eine Blutaspiration sicher vermieden wird. Eine kurze intravenöse Narkose mit Pentothal, Evipan usw. oder mit Trylen halten wir für nicht indiziert. Nur ganz leichte unblutige Repositionen kann man im Ätherrausch ausführen. Die meisten Autoren, unter ihnen FOMON, BROWN und MCDOWELL, FERRIS SMITH, CONVERSE, KAZANJIAN, SCHUCHARDT, MCKENZIE, BOURDIAL und POLLET, geben der Lokalanaesthesie den Vorzug. JORDAN, AAGESEN, BRUCK und HUSSAREK, GOSSEREZ u.a. setzen zum Lokalanaestheticum noch Hyaluronidase hinzu (s. S. 34). GOSSEREZ verabreicht zusätzlich noch eine ganglioplegische Kombination von Largactil, Dolosal und Dipharcol. Auch wir führen die Reposition in Lokalanaesthesie mit dem lytischen Cocktail (Largactil, Phenergan und Dolantin, s. S. 30) als Prämedikation aus. ALAIN, PEYRUS u.a. halten von vornherein die Narkose mit Intubation als das Vorgehen der Wahl.

Für die *Reposition der unkomplizierten Frakturen* sind grundsätzlich zwei Wege möglich: 1. die geschlossene Reponierung und 2. die offene Einrichtung, d. h. die operative Freilegung des frakturierten Nasengerüstes mit Stellung der dislozierten Bruchstücke unter Leitung des Auges. Beide Methoden haben Vor- und Nachteile. Die ältere Methode, die geschlossene Behandlung hat den Vorteil, daß sie keine Spezialinstrumente erfordert, hingegen ist sie weniger exakt und läßt keine genaue anatomische Bruchdiagnostik und keine Sicherheit hinsichtlich exakter Einrichtung zu. Wie FOMON und seine Mitarb. und JORDAN sind wir der Ansicht, daß die Indikation zu dieser Methode auf einfache Brüche des knöchernen Nasengerüstes beschränkt ist, während wir bei den schwierigeren Arten von Nasenbeinfrakturen besonders in Fällen von Mitbeteiligung der angrenzenden Knochen und des knorpeligen Stützapparates die offene Behandlung vorziehen. Da bei dieser eine exakte Einstellung der Fragmente möglich ist, wird die Gefahr posttraumatischer Deformitäten und späterer Funktionsbehinderung erheblich herabgesetzt.

Man trifft die Vorbereitung zur Operation wie bei einer gewöhnlichen Nasenplastik und reinigt die Nasenhöhlen von Blut und Krusten. Endonasale sub-

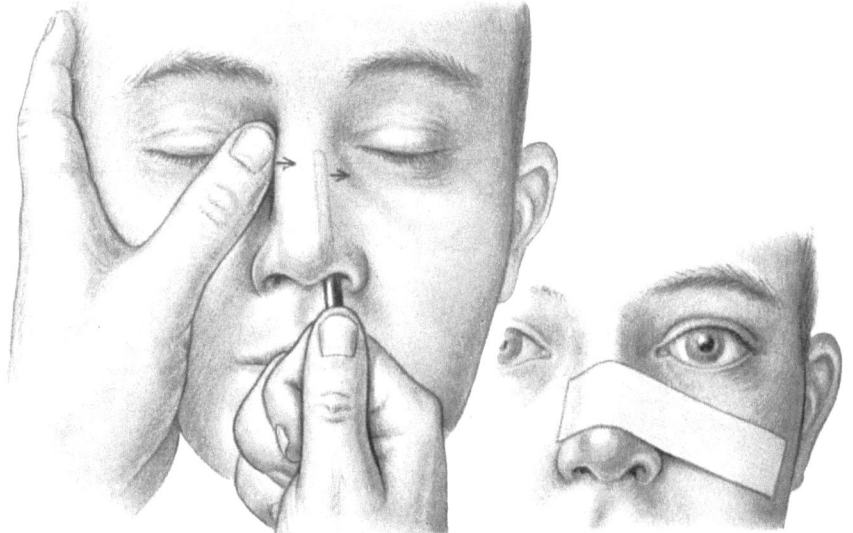

Abb. 257. Reponieren einer frischen Nasenbeinfraktur mittels geschlossener Methode. Mit einem Elevatorium wird das frakturierte Nasengerüst aufgerichtet und mit dem Daumen in Mittelstellung gedrückt. Durch Heftpflasterzug wird die Fraktur fixiert. (Aus H. J. DENECKE)

mukose Hämatome werden durch Stichincision abgelassen. Bei äußeren Verletzungen ist die übliche Wundtoilette notwendig. Die primäre Naht wird tiefgreifend geführt, damit keine subcutanen Hohlen entstehen. Gelingt die Deckung großer Defekte durch einfache Mobilisierung der Haut nicht, so sollten Restdefekte sofort mit gestielten oder freien Lappen von ganzer Dicke versorgt werden. Wenn die Wunden infiziert sind, werden sie nach genauer Wundtoilette offengelassen und 2 bis 3 Tage später, sofern sie sauber sind, mit einer verspäteten Primärnaht geschlossen. Bei stärkerer Infektion, die mehr als 40 Std nach der Verletzung anhält, wird eine Sekundärnaht in Aussicht genommen.

Bei der *geschlossenen Methode*, die von sehr vielen Autoren ausschließlich, von uns aber nur in leichten Fällen geübt wird, werden imprimierte Teile der Nase mit Hilfe von Kornzangen oder Elevatorien, Nasenpinzetten oder -zangen, die mit Gummidrain oder mit Gaze (Vasenolgaze) armiert sind, eleviert und in eine normale Stellung gebracht. Es stehen zu diesem Manöver auch Spezialzangen zur Verfügung. So hat im letzten Jahrhundert schon JURASZ eine Zange benutzt, die der Adamschen nachgebildet ist. Ein ähnliches Instrument, das wir verwenden, ist die Zange nach WALSHAM (Abb. 79a). Die Franzosen bedienen sich der Zange von CLAUDE MARTIN, und die Amerikaner benutzen hauptsächlich die nach KELLY. Auch diese Zangen werden mit Gummi oder Gaze armiert. Während man mit einem dieser Instrumente von innen her das eingesunkene Nasengerüst wieder in seine alte Lage hebt, drückt man von außen die frakturierten Nasenbeine gleichzeitig in die richtige Stellung und orientiert sich durch Palpation über die dabei entstehende Form der knöchernen Nase.

Bei stark eingedrückten Nasenknochen mit gleichzeitiger Fraktur der benachbarten Knochen, also bei der pyramidalen Fraktur von MCINDOE, muß das ganze Nasengerüst durch hebelnde Bewegungen nach vorne gezogen werden. Dieses Hebeln, auch Rüttelung genannt, ist als klassisches Manöver von GILLIES und KILNER bekannt (Abb. 259).

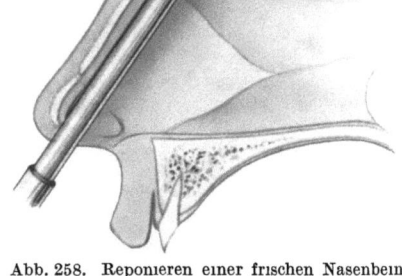

Abb. 258. Reponieren einer frischen Nasenbeinfraktur mittels geschlossener Methode, vom Naseninneren aus betrachtet

Zur Verschmälerung der verbreiterten Nasenwurzel kann ebenfalls die Walsham- oder die Ash-Zange verwendet werden. Sie umgreift dann das ganze knöcherne Nasengerüst. Auch eine löwenbißähnliche gröbere Zange, die ebenfalls die ganze knöcherne Nasenwurzel umgreifen soll, kann dazu benutzt werden.

In gleicher Weise wie die Nasenpyramide wird auch das gebrochene Septum mit der Walsham- oder Ash-Zange in die richtige Lage gebracht. Die Ausbiegung der Branchen verhindert eine Einklemmung der Nasenflügel bei der Aufrichtung der Nasenknochen und des Steges bei der Reposition des Septums (Abb. 260).

Die *offene Einrichtung* beginnt mit der typischen rhinoplastischen Freilegung des Nasengerüstes durch beidseitige Incision in der Plica nasi (s. S. 41) und

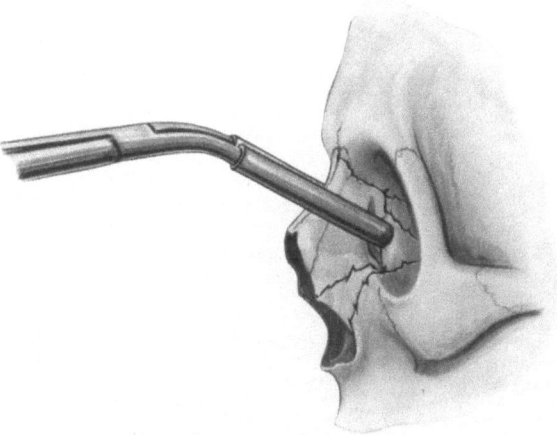

Abb. 259. Reposition der pyramidalen Fraktur durch Hebeln mit der gummiarmierten Zange. Methode nach GILLIES und KILNER

eventuell durch zusätzliche Transfixion in der Pars membranacea des Septums (s. S. 44). Dadurch ist eine genaue Inspektion der Bruchsituation nach erfolgter Sichtbarmachung des knöchernen Gewölbes möglich. Die Einrichtung der Fragmente erfolgt ebenfalls unter der Benützung von Walsham- oder Ash-Zangen.

Während aber bei der geschlossenen Methode eine armierte Branche in der Nasenhöhle und die andere ebenfalls armierte außen auf der Haut über dem gebrochenen Knochen zu liegen kommt, wird bei der offenen Methode die laterale Branche der Zange ohne Armierung durch die Incision in der Plica nasi direkt auf den Knochen geführt. Sie liegt also zwischen Knochen und der häutigen Deckung. Unter Leitung des Auges stellen Rotation, Hebung, Druck und eventueller Zug die Bruchfragmente anatomisch richtig ein. Ist das knorpelige und knöcherne Gerüst des Septums durch die einwirkende Gewalt in die Nasenhöhle hinein verschoben, so kann es wieder nach vorne gezogen werden. Mit der Walsham- oder Ash-Zange müssen auch hier hebelnde Bewegungen ausgeführt werden, um die Knochen- und Knorpelplatten in die entsprechende Stellung zu bringen (Abb. 260).

Da die Fragmente die Neigung haben, in den folgenden Tagen aus der gewünschten Lage wieder abzuweichen, müssen sie auf irgend eine Art fixiert werden. Diese Retention ist bei den Korrekturen der Nasenfrakturen sehr wichtig; ALOIN behauptet allerdings, daß bei seiner Reposition der Nasenfrakturen 2 bis 3 Wochen nach dem Trauma nach völligem Abklingen des Hämatoms und bei beginnender intrafragmentärer Callusbildung eine Retention nicht mehr notwendig sei. Wir halten diese Behauptung für etwas übertrieben, sind aber der Ansicht, daß bei Frakturen mit geringer Dislokation und damit auch bei leichten Repositionen eine Fixation der Fragmente nach der Reposition nicht notwendig ist.

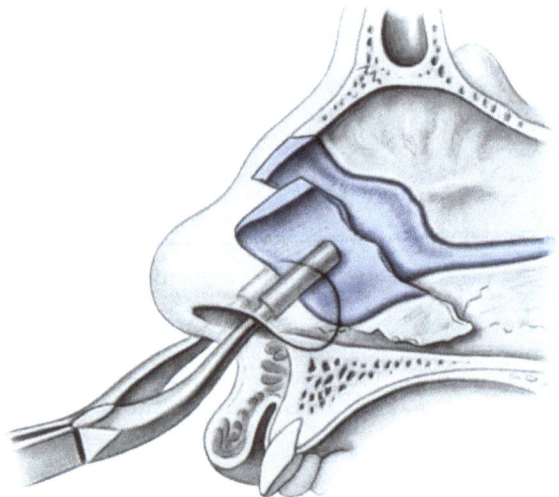

Abb. 260. Reponieren des Nasenseptums. Die in die Nasenhöhle verlagerten Fragmente des Septums werden durch eine Zange, deren Branchen mit Gummi überzogen sind, gefaßt und in die ursprüngliche Lage reponiert. (Aus H J DENECKE)

4. Fixation der korrigierten Nasenfraktur

Zur Fixation nach Reposition von Nasenfrakturen wurden sehr viele Hilfsmittel angegeben. Schon TRENDELENBURG befaßte sich mit diesem Problem. Um das Septum in seiner neuen Lage festzuhalten, legte er für die nächsten 2 bis 3 Tage zwei entsprechend geformte, durch ein Scharnier miteinander verbundene Stahlplatten zu beiden Seiten des Septums in die Nase ein, welche durch eine Schraube einander genähert werden konnten. Später dienten ihm Elfenbeinkeile zu diesem Zweck. Da er sich scheute Fremdkörper in die oberen Partien der Nasenhöhle zu legen, stützte er die knöcherne Nase nach der Operation durch äußere bruchbandartige Vorrichtungen. Es wurden später auch Pelotten konstruiert, die am Oberkiefer oder an der Stirn zu befestigen waren. Sie werden auch heute noch mancherorts verwendet. Wir legen im allgemeinen einen *Gipsverband* (Abb. 261) oder eine Nasenform aus Stentsmasse oder Plexidon, einer hartwerdenden Kunststoffmasse, an (s. S. 445). Eine solche Kappe aus Gips oder einer anderen härtenden Masse soll von der Glabella bis zur Nasenspitze und seitlich bis auf die Infraorbitalbögen reichen. Bei ausgedehnteren Frakturen besteht sonst die Gefahr, daß die gesplitterten Nasenbeine durch die Tamponade der Nasenhöhle so weit auseinandergedrückt werden, daß eine breite Nase entsteht. Wenn die Nase nur zur Seite abgewichen ist, kann man sie auch durch das Anlegen eines gewöhnlichen *Heftpflasterzuges* in der richtigen Lage halten (Abb. 257). Im allgemeinen muß man in solchen Fällen die Schiefnase bei der Fixation überkorrigieren. Der Nasenverband wird 8 bis 10, oder besser bis 15 Tage liegengelassen. Die Nasenhöhle wird tamponiert. Wenn nötig und wenn möglich, kann die Tamponade nur im oberen Teil der Nasenhöhle angelegt werden und den unteren Nasengang freihalten, oder es kann zur Gewährleistung der Nasenatmung beidseits ein Gummiröhrchen in den unteren Nasengang eingelegt werden. Der Tampon wird nach 2, 3 oder 5 Tagen entfernt. SCHUCHARDT wendet sich gegen die routinemäßige Tamponade. Er tamponiert nur, wenn eine Reposition und Fixation der Fragmente anders nicht zu erzielen ist oder wenn starkes Nasenbluten dazu zwingt. Nach seiner Ansicht dürfen Nasentamponaden im allgemeinen nicht länger als 24 Std liegenbleiben, damit Sekretstauungen und Infektionen verhütet werden. Wir halten eine Tamponade, auch wenn sie straff ausgeführt werden muß und ein paar Tage liegenbleibt, bei Antibioticaschutz für ungefährlich.

Außer Vasenoltampon wird auch Paraffingaze, Petrolatumgaze, Jodoformgaze oder mit Antibiotica imprägnierte Gazen wie Aureomycin-tape oder -Gaze verwendet.

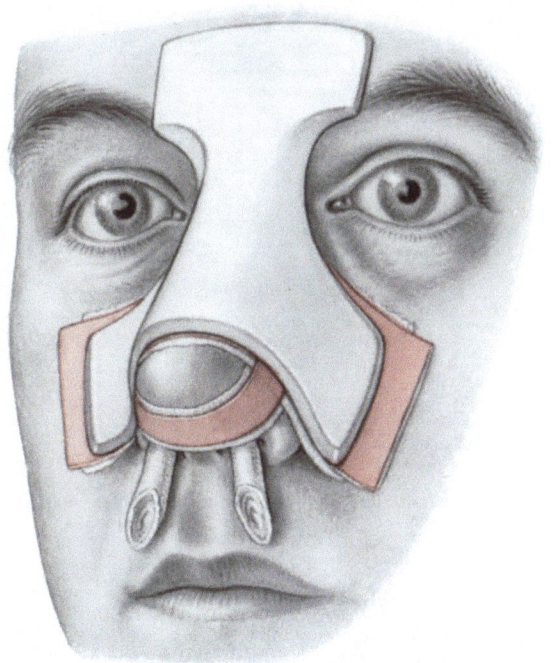

Abb. 261. Die Gipsform fixiert die reponierten Fragmente. Bei Eingriff an der Weichteilnase hilft ein um die Nasenspitze geführter Heftpflasterverband, die knorpeligen Anteile in der gewünschten Stellung festzuhalten. (Aus H. J. DENECKE)

Statt aus Stents, Gips oder Kunststoffmasse kann die Nasenschiene auch aus Metallen wie Kupfer (FERRIS SMITH), Blei (MCKENZIE), Zinn, Aluminium (SANVENERO-ROSSELLI und BROWN, MCDOWELL) oder aus Zinn kombiniert mit Stentsmasse (CONVERSE) bestehen. Diese Schienenverbände werden mit Heftpflasterstreifen oder mit Binden über die Stirne und über die Wangen festgehalten.

Von vielen Autoren werden zur Fixation der frakturierten Nase immer noch die Nasenklammern oder Nasenformer nach JOSEPH (Abb. 262) und nach SAFIAN verwendet. Nach unserer Erfahrung ist diese Fixation zu wenig stabil und für den Patienten unbequem.

Für stärkere laterale Deviationen, bei denen stärker überkorrigiert werden mußte, sind *Pelotten-Fixationen* konstruiert worden, die an Stirnbändern verankert sind. Ein einfaches Verfahren dieser Art ist als Fixation der Schiefnase nach GORLIA auf S. 140 beschrieben. An einem Stirnband fixierte Pelotten sind auch von JOSEPH, AUFRICHT, RISDON, KAZANJIAN usw. beschrieben. Wir halten diese Stirnbandfixation nicht für besonders günstig, weil ein genügender Halt an der Stirne nur mit einem sehr straffen Anziehen des Stirnbandes verbunden sein

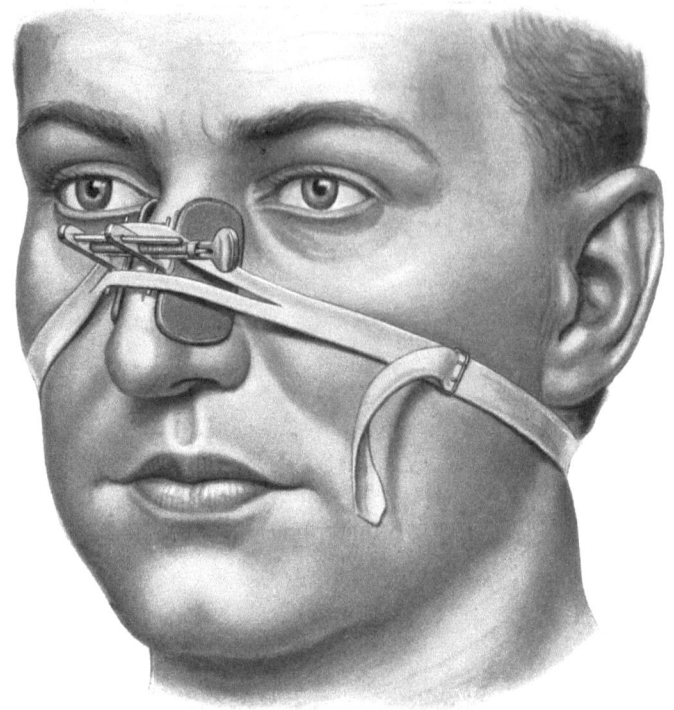

Abb. 262. Fixation der Fragmente durch die Nasenklammer nach JOSEPH. (Aus KLEINSCHMIDT)

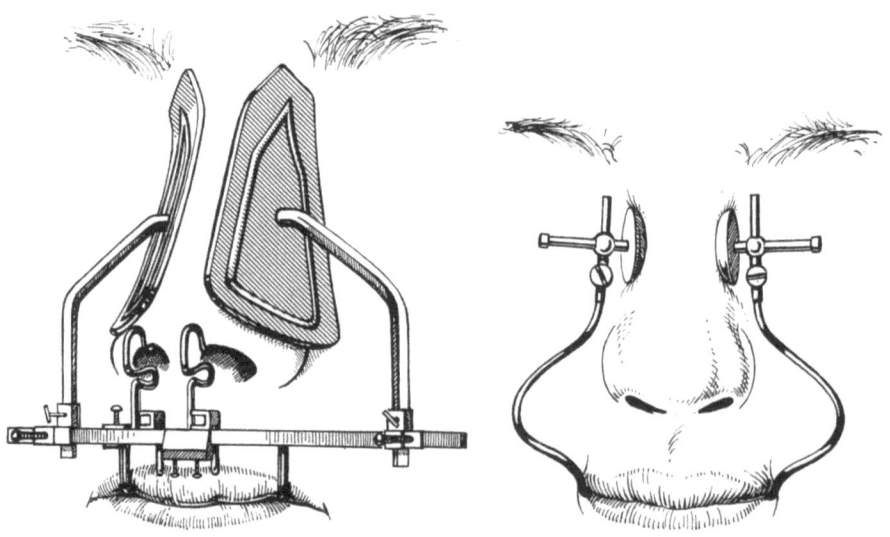

Abb 263. Nasenstutzapparat mit Oberkieferverankerung nach LINDEMANN

Abb. 264. Nasenstutzapparat mit Oberkieferverankerung nach HUGUET

kann. Ein sehr festsitzendes Stirnband führt aber häufig zu unerträglichen Kopfschmerzen. Auch Nackengurte wurden zur Befestigung des fixierenden Verbandes bei Nasenfrakturen wie auch bei Breitnasenkorrekturen versucht.

Sie sind aber ebenfalls unzuverlässig und beeinträchtigen überdies die Nick- und Drehbewegungen des Kopfes. Für ein gleichfalls zu kompliziertes Verfahren halten wir die Nasenstützapparate mit Oberkieferverankerung nach LINDEMANN und HUGUET (Abb. 263 und 264). Besser ist hingegen der Draht- oder Guß-Schienenverband am Oberkiefer mit abnehmbaren Stützbügeln nach SCHUCHARDT. Die Fixierung ist auf diese Weise vollständig, da sie am Skelet ansetzt. Ein solcher Schienenverband bleibt bis zur Beendigung der Nachbehandlung in situ liegen. Nur die Pelotten mit den Bügeln lassen sich in ihrer Stellung verändern und erlauben eine angemessene Dosierung ihrer Einwirkung. Eine ähnliche Konstruktion wurde von OLDFIELD angegeben. Auch er verankert die Pelotten an den oberen Zähnen. Eine Verbesserung dieser zu wenig stabilen Schienen wurde von KÖRBER und SCHNURBUSCH in einer Gaumenplatte gefunden, an der geeignete Pelottenbügel befestigt sind. Die Platte wird aus Plexiglas oder Paladon hergestellt und mit vier einfachen Halteklammern an den Zähnen des Oberkiefers befestigt.

In besonders schwierigen Fällen von eingedrückten, zertrümmerten Nasen, in welchen es nicht gelingt, das reponierte Nasengerüst durch Tamponade und äußeren Verband zu fixieren, haben sich in die Nase eingeführte, also *innere Pelotten* bewährt, die an Stirnverbänden oder an Oberkieferschienen befestigt sind (Abb. 265). Solche Pelottenverbände sind von JOSEPH, BRUHN, WATSON-WILLIAMS, CARTER, WATKINS, RISDON, KAZANJIAN, MALINIAC, GONZALES-ULLOA, SCHUCHARDT, STRAITH und DE KLEINE angegeben worden (Abb. 265—268). Die intranasale Pelotte von KAZANJIAN besteht aus Stentsmasse. Sie ist an einem

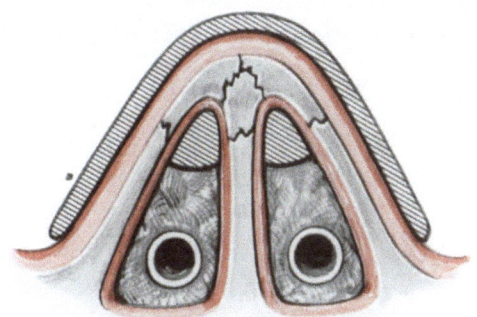

Abb. 265. Innere Pelotten bei Nasenfraktur Die Nasenhöhlen sind zusätzlich austamponiert und mit Gummirohrchen für die Atmung versehen. Äußere Fixation durch Gips oder Stents (MALINIAC)

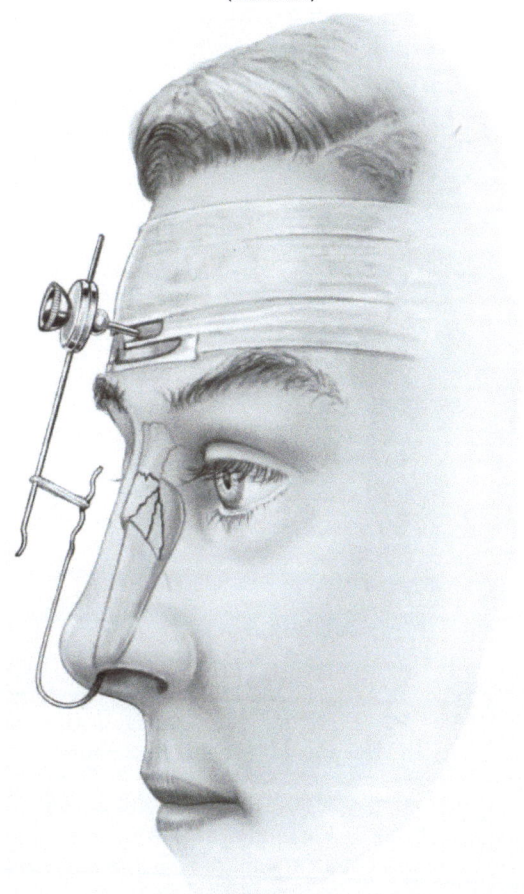

Abb. 266. Innere Pelotte mit federnder äußerer Aufhängung nach KAZANJIAN

Metallhaken fixiert, der wiederum durch elastischen Zug mit einem an einem Stirnband verankerten Metallbügel in Verbindung steht. Dadurch wird ein federnder Zug nach vorne auf die Nasenknochen ausgeübt (Abb. 266). Die innere Stützung nach MALINIAC wird durch transcutane Aufhängung mit den äußeren Pelotten kombiniert (Abb. 268).

Wir haben in den letzten Jahren diese komplizierten Apparaturen verlassen und fixieren das Nasengerüst nach Zertrümmerung durch die *pernasale Drahtnaht mit Metallplatten* nach BROWN und McDOWELL (Abb. 269). Wir verwenden statt Draht dicken Nylonfaden Nr. 00 und armieren die Metallplatten mit Vasenolgaze. Die durchgehenden Nähte werden mit gerader oder mit nur ganz leicht gebogener dicker Nadel ausgeführt. Dabei stechen wir durch die Haut, die laterale Frakturlinie im Processus frontalis der Maxilla, ferner durch das Septum, durch die Frakturlinie auf der anderen Seite und durch die Haut. Dies wird an zwei etwa 2 cm auseinanderliegenden Punkten wiederholt. BABLIK und GOSSEREZ haben ebenfalls mit dieser pernasalen Fixationsmethode gute Erfolge erzielt. McCoy führt seine Drahtfixation mit einer Achterschlinge aus, die er durch Bohrlöcher im Proc. front. der Maxilla und durch weiter hinten im Tränenbein mit einem Trokar angelegte Löcher führt (Abb. 270).

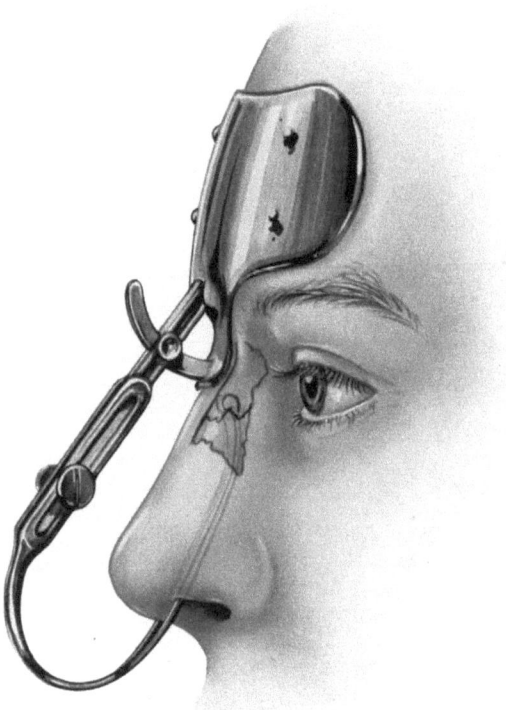

Abb. 267. Innere Pelotte mit einstellbarer Stirnverankerung nach GONZALES-ULLOA

Matratzennähte an der Nasenwurzel bzw. an der Nasenbasis wurden auch von OLDFIELD, STRAITH und TANIEWSKI angegeben. Wir lassen solche durchgehenden Fixationsnähte je nach der Schwere der Fraktur, dem Zustand der Schwellung oder der Gefahr eines eventuellen Decubitus für 1 bis 2 Wochen, am häufigsten aber für 12 Tage, liegen.

Eine moderne Fixation des Nasenrückens und des Septums, die wir auch schon bei der Besprechung der Schiefnasen angeführt haben, ist die Stütze des Septumvorderrandes und der Columella durch je einen *Kirschner-Draht* nach STRAITH jun. u. Mitarb. (Abb. 194).

Der eine Kirschner-Draht wird paramedian zwischen der Schleimhaut und dem Knorpel der einen Seite längs des Knorpels nach oben eingestochen und im Stirnbein festgebohrt, während der zweite Kirschner-Draht, der in der Abbildung der Methode für die Schiefnase nicht dargestellt ist, in die Spina nasalis ant. eingestochen wird. Dieser zweite Draht dient als Stütze bei den Frakturen. Nach 4 Wochen werden die Drähte wieder entfernt, sie können aber auch länger

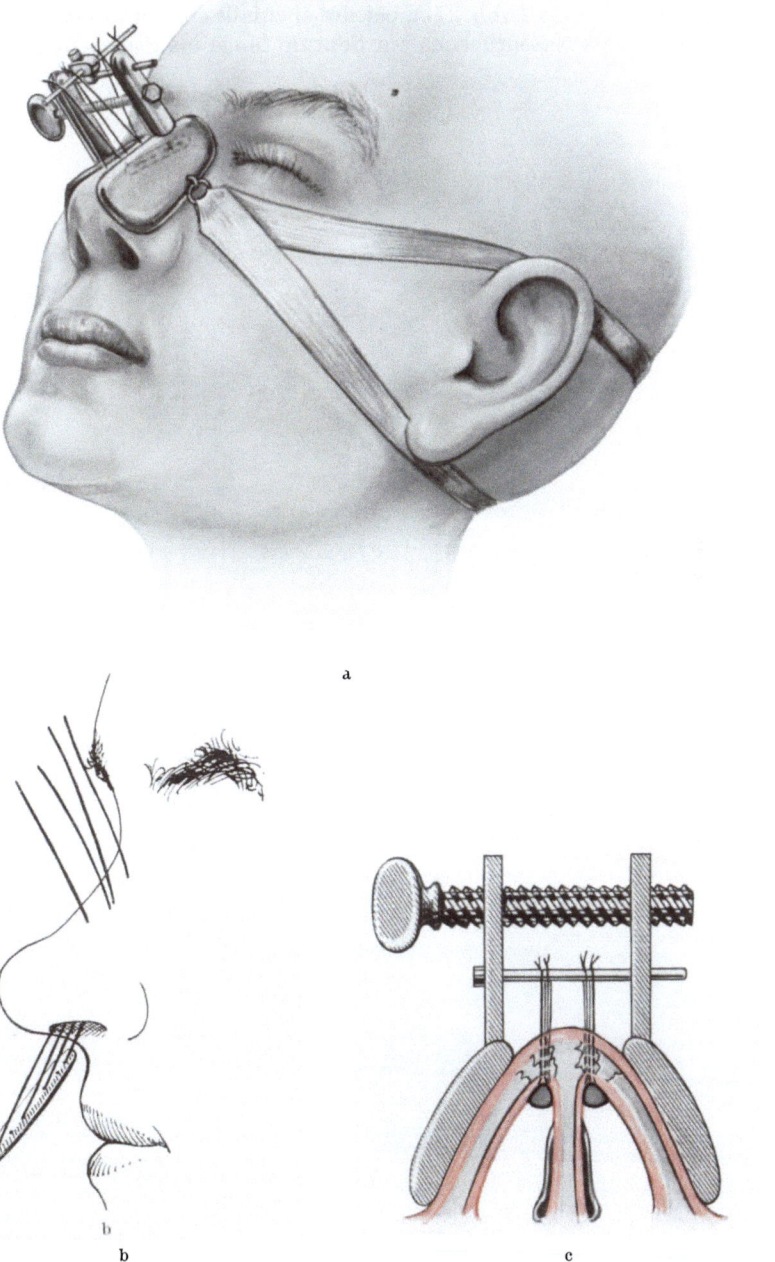

Abb. 268. a Fixation der reponierten Nase durch innere und äußere Pelotte nach MALINIAC. Innere Pelotte gestrichelt gezeichnet. b Einführung der inneren Pelotte durch transcutane Zügel, die auch zur Aufhängung dienen. c Innere und äußere Pelotten im Querschnitt

liegenbleiben. Bei einer eierschalenartigen Zertrümmerungsfraktur der Nasenknochen müssen unter Umständen Knochenfragmente nach HILGER durch Osteosynthesen mittels Stahlnähten zusammengebracht werden.

Vom Vorgehen von STRAITH jun. abgeleitet ist die Fixationsmethode von DU-FOURMENTEL und MOULY (Abb. 271), bei der ebenfalls ein Kirschner-Draht knapp unter dem Dach des Nasenrückens am Septum längs ins Stirnbein eingestochen

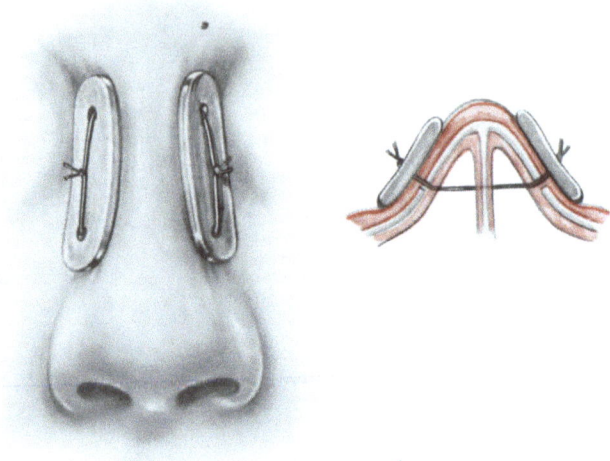

Abb. 269. Pernasale Drahtnahtfixation mit Metallplatten nach BROWN und McDOWELL. Nebenskizze Querschnitt im Bereich der Fixation

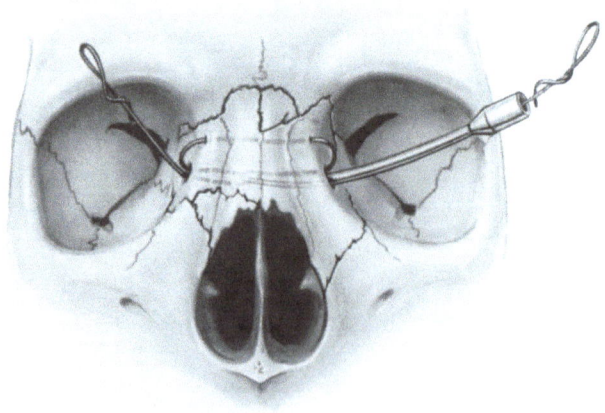

Abb. 270. Drahtfixation mit Achterschlinge zur Aufrichtung der Nase nach McCoy. Bohrlöcher im Proc. frontder Maxilla und im Tränenbein beiderseits. Die Hohlsonde zur Führung des Drahtes liegt in den Bohrlöchern

wird. Dieser ist mit Gummi armiert und wird mittels elastischer Züge an zwei weitere Kirschner-Drähte fixiert, die außen mit einem der Nase aufliegenden Gipsstreifen verbunden sind. — In Frankreich ist noch ein weiterer Fixationsapparat von AUBRY und PALFER in Gebrauch.

Gesonderte Septumfrakturen sind im frischen Stadium leicht zu reponieren. Oft sind aber eine oder mehrere Matratzennähte mit Nylonfäden nötig, um die frakturierten Knorpelplatten in ihrer reponierten, kongruenten Lage zu fixieren. Gelegentlich sind auch Fixationsplatten, z.B. aus Polyäthylenfilm (HILGER) nötig, wie sie bei den Septum- und Schiefnasenkorrekturen besprochen wurden. Manchmal muß man sich sogar mit einer submukösen Septumresektion behelfen.

Ist die *Kieferhöhle bei der Fraktur mitbeteiligt* und ihre Vorderwand eingedrückt, so soll, wenn möglich sofort die intraantrale Reposition der eingedrückten Knochenmassen erfolgen.

Zu den ernsten Komplikationen der Nasenfraktur gehört der *cerebrospinale Liquorfluß* durch Zertrümmerung der Lamina cribrosa. Eine massive Antibioticatherapie, Ruhigstellung des Schädels in bestimmter Lage und strenges Schneuzverbot sind die wichtigsten therapeutischen Maßnahmen. Die Ruhigstellung des Schädels hat stets so zu erfolgen, daß der Patient in Bauchlage auf seiner vorderen Hals- und Kinnpartie liegt. Hierbei legt sich

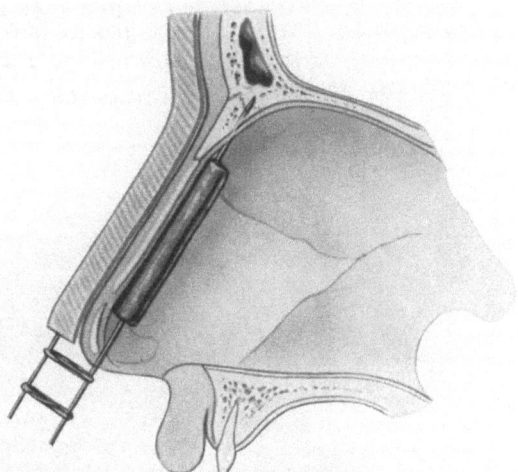

Abb 271. Fixation des Nasenruckens und des Septums durch Kirschner-Draht nach DUFOURMENTEL und MOULY (STRAITH jr) Ein mit Gummi armierter Kirschner-Draht ist endonasal in das Stirnbein eingestochen Ein zweiter Kirschner-Draht ist auf dem Nasenrucken im Gips befestigt und dient zur Aufhangung des endonasalen Drahtes

das Stirnhirn, der Schwere folgend, von innen gegen die Fistel. Gewohnlich kann man dann mit einem spontanen Verschluß der Liquorfisteln innerhalb einer Woche rechnen. Sonst ist die plastische Deckung des Durarisses notwendig.

5. Plastischer Verschluß von Durafisteln im Bereich der Nase und ihrer Nebenhöhlen

Im Zusammenhang mit den frischen und alten Verletzungen müssen die Liquorfisteln hier Erwähnung finden, da sie, um die durch sie bedingte Lebensgefahr zu bannen, in einer Sitzung mit der Nasenplastik zu verschließen sind. Die Rhinorrhoe als Begleiterscheinung nach Unfällen und operativen Eingriffen verlangt bei der Versorgung einen Zugangsweg, der moglichst wenig Entstellung hinterlassen soll. Neurochirurgen sowie Rhinologen haben sich auf diesem Gebiet erfolgreich betätigt. Es sollen hier die rhinologischen Erfahrungen kurz angeführt werden, soweit sie auf bewährten Methoden der Nasenchirurgie und der plastischen Chirurgie basieren. — Die *Diagnostik* der Fistel kann einfach sein, wenn Röntgenbilder über die Lage der Frakturen sicher Auskunft geben und die Seitenlokalisation gelingt. Dagegen ist sie schwierig, wenn keine Anhaltspunkte zur Verfügung stehen. Die verschiedensten diagnostischen Verfahren sind auf diesem Gebiet schon ausgearbeitet worden. Bewährt hat sich uns eine Methode, bei der angefärbter Liquor in der Nasentamponade bzw. im Belloque-Tampon aufgefangen wird. Bei der Entfernung der Tamponade zeigt der Farbstoff die Lokalisation der Fistel an: Zunächst erfolgt die Oberflächenanaesthesie der Nase mit ungefärbtem Anaestheticum. Dann nimmt man das Abstopfen der Nase mit

Streifentampons und des Epipharynx mit einem Belloque-Tampon vor. Nun wird als Farbstoff Methylenblau oder Indigocarmin (HORBST, DENECKE u.a.) durch Lumbalpunktion in den Lumbalraum eingebracht. Bei der Einführung des Farbstoffes ist darauf zu achten, daß man nach geringfügiger Injektion in den Lumbalsack, z.B. nach $1/10$ cm³, Liquor zur Verdünnung in die Spritze aufzieht und dann wieder wenig in den Lumbalsack injiziert. Durch dieses Handeln wird der Farbstoff in relativ kurzer Zeit in die intracraniellen Liquorräume in schwacher Konzentration transportiert, und ist nach wenigen Stunden in der Tamponade zu finden. Vorsichtiges Entfernen der Tamponstreifen und genaue Kontrolle der verfärbten Stellen lassen einen Schluß auf den Ort der Duraverletzung zu.

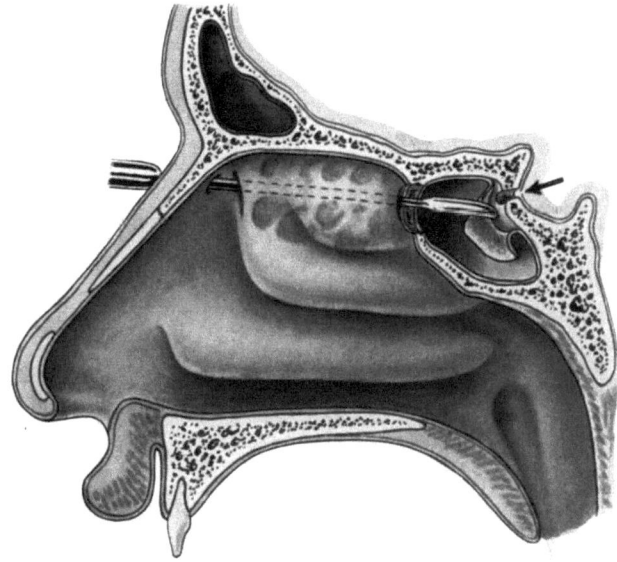

Abb. 272. Verschluß einer Liquorfistel (Pfeil) im Bereich der Keilbeinhöhle und Hypophyse. Fistelrand wird breit von umgebender Schleimhaut befreit

Die Entnahme des Belloque-Tampons aus dem Epipharynx muß so vor sich gehen, daß man sich genau über die Lage des verfärbten Tamponanteils im Rachenraum orientieren kann.

Bei frischen Verletzungen kann die Nase durch Platzwunden eröffnet sein. Bei Liquorfluß wird der Duradefekt dann von hier aus aufgesucht. Je nach dem Grad der Zerstörung der Nase, des Septums und der Schädelbasis sind entsprechende Maßnahmen für die Versorgung des Fistelgebietes zu treffen. Es soll hier darauf hingewiesen werden, daß bei Liquorfisteln *im Bereich der vorderen Schädelbasis* große Schleimhautlappen vom Septum auf die defekte Stelle geschlagen und locker antamponiert werden können. Andere Versorgungsmöglichkeiten sind die Benutzung von gestielten Galea-Periostlappen, freitransplantierten Muskellappen, Fascia-lata-Streifen, Dermalappen sowie die Benutzung von Fibrospoon-Lagen. Im *Bereich der Keilbeinhöhle* und der Hypophyse kann der Verschluß der Liquorfistel auf neurochirurgischem Wege Schwierigkeiten bereiten und das Angehen von der Nase aus günstiger sein. Nach Auffinden solcher Fisteln wird die den Fistelrand umgebende Schleimhaut in 1 bis 2 cm Breite entfernt. Dieser entblößte Bezirk wird dann mit Fibrospoon-Lagen gedeckt. Eine diese Deckung fixierende Tamponade soll 14 Tage belassen werden (Abb. 272—274).

Plastischer Verschluß von Durafisteln im Bereich der Nase und ihrer Nebenhohlen 225

Als Zugang zur Fistel kann der transethmoidale Weg gewählt werden. Bei der Ausräumung des Siebbeins können entsprechende Zellen am Boden des

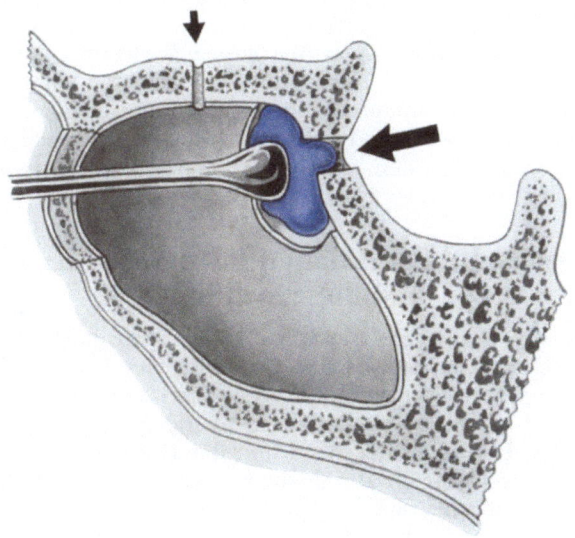

Abb. 273. In und auf diese Fistel (Pfeil) wird Fibrospoon (blau) gepreßt

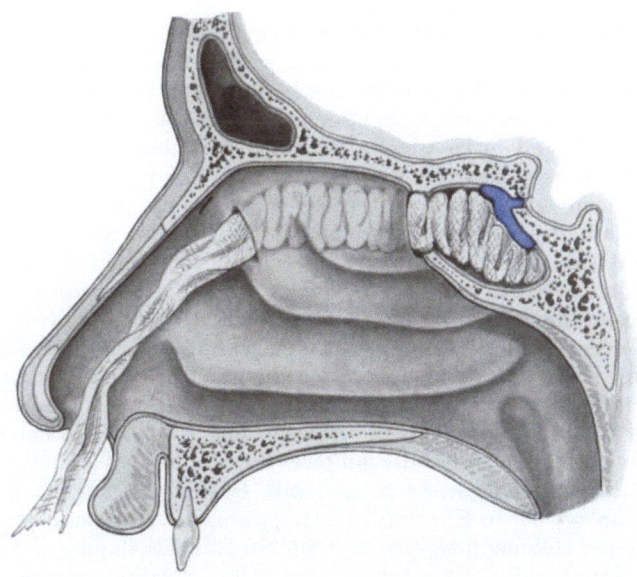

Abb. 274. Zur Festigung der Fisteldeckung wird eine feste Tamponade durch das Siebbein eingefuhrt

Ethmoids zurückgelassen werden, um als Widerlager für eine möglichst feste Tamponade zu dienen.

HAGE geht von der Columella-Incision nach RÉTHI (s. Abb. 124) intraseptal, ähnlich wie O. HIRSCH, auf die Hypophysen- oder Keilbeinfisteln vor und tamponiert den Duradefekt nach Entfernung der Mucosa mit Fascia lata ab. — Das kosmetische Resultat ist bei beiden Methoden gut.

Auf neurochirurgischem Wege hat D. V. KRÜGER diese Fisteln im hinteren Drittel der vorderen Schädelbasis angegangen. Nach entsprechender Entfernung der Knochenfragmente ist der Defekt durch Muskel- und Fascienläppchen versorgt worden.

Da bei allen korrigierenden Eingriffen wegen Verletzung der Nase derartige Komplikationen wie Rhinorrhoe, Meningitis usw. auftreten können, ist es vorteilhaft, sich jederzeit über die entsprechenden Versorgungsmöglichkeiten der Duradefekte zu orientieren. Dabei sind selbstverständlich die nebenhöhlenchirurgischen Probleme, wie sie in den üblichen Operationslehren dargelegt sind, zu berücksichtigen.

XIII. Plastische Operationen im Bereich der Glabella und der Stirnhöhle

Während die *Verödung nach* RIEDEL bei kleinen Stirnhohlen keine erhebliche Entstellung herbeiführt, wirkt sich das Einfallen der Stirn bei mittleren und großen Höhlen auch im Bereich der Nasenwurzel kosmetisch außerordentlich ungünstig aus, und es wird vom Patienten häufig die Bitte an den Operateur herangetragen, den Defekt an der Nase und der Stirn wieder zu beheben.

Da die Nasenwurzel sehr oft durch die Verletzung oder durch einen Eingriff in Mitleidenschaft gezogen worden ist, soll bei der Korrektur solcher Verunstaltungen in gleicher Sitzung darauf Rücksicht genommen werden. Das hierfür erforderliche Implantat ist bei der Herstellung entsprechend anzufertigen. Der dem Ausgleich der Nasenwurzel dienende Anteil (Abb. 275—277) soll in der Ausbildung dem übrigen Nasenanteil entsprechen. Nasenrückenlinie und Glabellaansatz müssen harmonieren. Die Korrektur wird am besten vorgenommen, wenn das Grundleiden an der Stirnhöhle durch die Operation vollständig behoben wurde und die Operationsnarben reaktionslos erscheinen. Zunächst wird ein Gipsabdruck von Nase und Stirn angefertigt, nach dem dann eine Kunststoffplatte hergestellt wird, die die Delle an Nasenwurzel und Stirnpartie ausgleicht (s. S. 21).

Die Einführung der Platte unter die Haut erfolgt am besten von einem Schnitt oberhalb des lateralen Anteils der Augenbraue (Abb. 275, 277, 278). Das Implantat kann aber selbstverständlich auch von einem Coronarschnitt, der in der Haargrenze von Schläfe zu Schläfe verläuft, eingeführt werden. Von dem Hautschnitt aus wird die Haut im Bereich der eingesunkenen Partie mit einem Septummesserchen vom Periost abgetrennt. Vorher vergewissert man sich aber, ob bei der Stirnhöhlenoperation die knöcherne Hinterwand der Stirnhohle evtl. entfernt und die Dura freigelegt wurde. Ist das nur in einem kleinen Bezirk der Fall, so geht man beim Ablösen der Haut in diesem Gebiet ganz besonders vorsichtig vor. Ist die hintere Wand aber vollständig abgetragen, was besonders nach Kriegsverletzungen mit Durarissen möglich sein kann, so ist auf die Einlage einer Kunststoffplatte besser zu verzichten und, wenn der Patient auf einer Hebung der Stirn besteht, ein Rundstiellappen dazu zu verwenden, der entsprechend verarbeitet werden muß. Später kann in diesen eine Kunststoffplatte eingeführt werden. — Nach Abheben der Haut in dem eingesunkenen Bereich an Nase und Stirn wird die Platte, die man mit einer chirurgischen Pinzette hält, in die vorgebildete Tasche eingeschoben (Abb. 275). Es ist ratsam, das Blut, das sich in der Tasche angesammelt hat, vor dem Einschieben auszupressen. Bei einseitiger kleiner und mittelgroßer Stirnhöhle kann die Einführung ohne Schwierigkeiten vor sich gehen. Bei der Taschenbildung darf man in diesen Fällen das die Stirnhöhlen trennende Septum interfrontale nicht durchstoßen, d.h. die kontralaterale Stirnhöhle nicht in Verbindung mit der Tasche

Plastische Operationen im Bereich der Glabella und der Stirnhohle

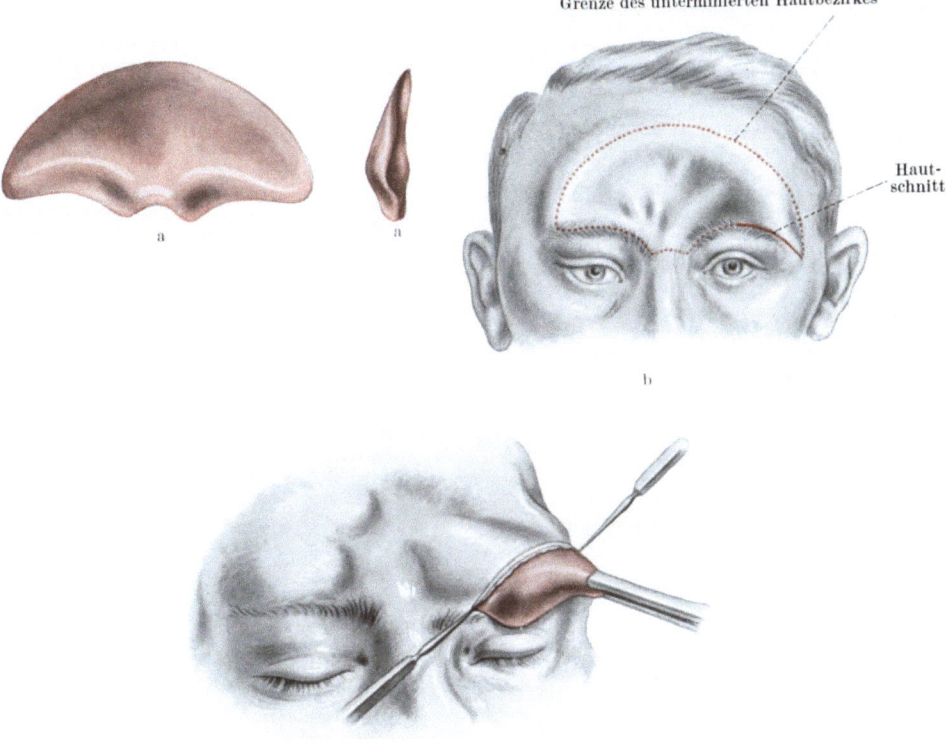

Abb. 275a—c Hebung der eingefallenen Stirn im Anschluß an die Stirnhohlenoperation nach RIEDEL a Nach dem Stirndefekt geformte Paladonplatte. b Die rote Linie zeigt den Hautschnitt, die rot punktierte Linie den zu unterminierenden Hautbezirk an. c Einschieben der Platte. (Aus H. J DENECKE)

bringen. Diese Komplikation bedingt ein Nichteinheilen des Kunststoffimplantates bzw. im Laufe der Jahre Schwellungszustände im Bereich der Plastik. Bei großen Platten, wie man sie zur Behebung *nach beiderseitiger Riedelscher Operation* benötigt, kann man gezwungen sein, den Hautschnitt nach lateral zu erweitern. Soll das aus kosmetischen Gründen vermieden werden, so muß man die Platte zersägen, die Teile gesondert einführen und sie dann so aneinander korrigieren, daß sie wie eine intakte Platte wirken. Notfalls müssen die beiden Kunststoffanteile durch Nägel gegeneinander fixiert werden. Um ein Hämatom und damit eine Beeinträchtigung der Einheilung der Platten zu verhüten, wird nach der Hautnaht

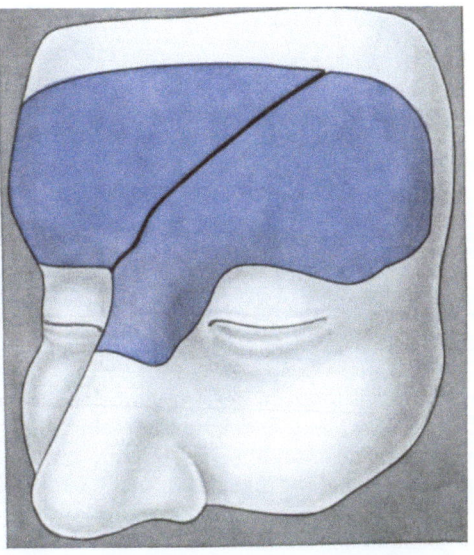

Abb 276 Modell mit eingepaßter Kunststoffplatte für Nasenwurzel, Glabella und Stirn Schwarze Linie Sageschnittrichtung zur Aufteilung der Platte

ein *Kompressionsverband* um die Stirn gelegt. Unter antibiotischem Schutz heilen die Platten meistens reaktionslos ein. Kommt es einmal zu einem Erguß oder zu einer stärkeren Reaktion, so wird der Hautschnitt in geringer Ausdehnung geöffnet und dem Sekret Abfluß verschafft. Die Wunde wird unter antibiotischem Schutz wenige Tage später heilen. Soll der kosmetische Effekt garantiert sein, so ist

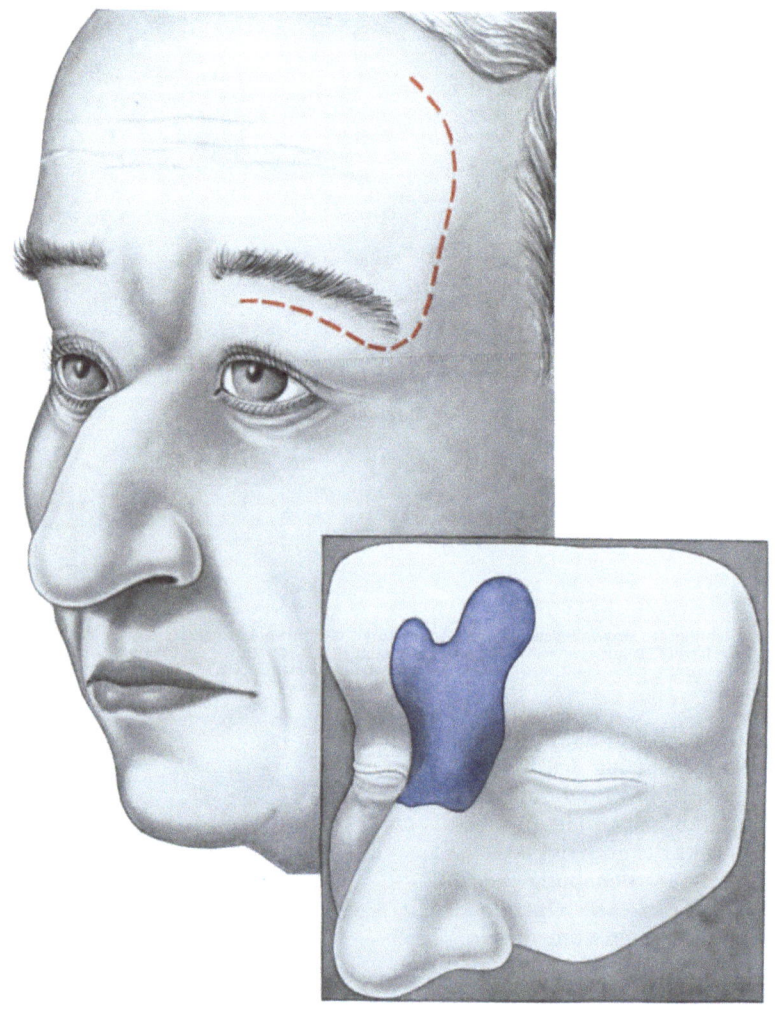

Abb. 277. Rot gestrichelt Zugangsweg zur Bildung der Implantattasche. Nebenskizze: Modell mit kleinerem, für die Hebung der Nasenwurzel bestimmten Kunststoffimplantat

ein genaues Einpassen des Implantates an Umfang und Dicke dringend erforderlich. Bei der dem Defekt entsprechend ausgebildeten Aufnahmetasche ist ein Verschieben des Implantates bei gut fixierendem Verband kaum möglich. Einzelne Autoren, SCHOBEL, BAUER, LAUBER u.a., haben zur Sicherung der gewünschten Lage des Kunststoffimplantates *Fixationsmethoden* angegeben. Bei dem Schablonenverfahren nach SCHOBEL wird zunächst ein Modell aus Autocryl angefertigt, das in Form und Größe so gewählt ist, daß es die Ränder des Knochendefektes überdeckt. Dann werden im Modell Bohrlöcher angelegt, an deren Stelle in der späteren Verbleibprothese aus Protoplast, einem Methylmethacrylat, Zapfen stehen. Nach Freilegung des Knochendefektes wird zunächst das Modell eingelegt. Im Knochen werden dann an entsprechenden Stellen Löcher gebohrt, in welchen die Zapfen der Verbleibprothesen zu versenken sind. Andere haben nur Bohrlöcher zur bindegewebigen Durchwachsung angelegt, was die Fixation nach der Einheilung bewirkt. Schrauben aus Tantal und anderen Stoffen werden in den USA zur Befestigung im Knochen benutzt. Da es als Reaktion auf das Implantat immer einmal zur Ausbildung von Ergüssen und damit zu einer Ausweitung der Tasche kommen kann, was ohne eine sorgfältige Nachbehandlung und Verbandstechnik eine Verlagerung des Implantates um Millimeter möglich macht, sind die verschiedenartigen Fixationsmethoden berechtigt und zu empfehlen. Nach erfolgter Einheilung sind Gewebsreaktionen außerordentlich selten, weil im Bereich der Glabella und der Nasenwurzel praktisch eine absolute Ruhigstellung der Implantate und ihrer Umgebung vorliegt. Die Kunststoffimplantate werden, wie beobachtet, in dieser Gegend über Jahrzehnte reaktionslos vertragen.

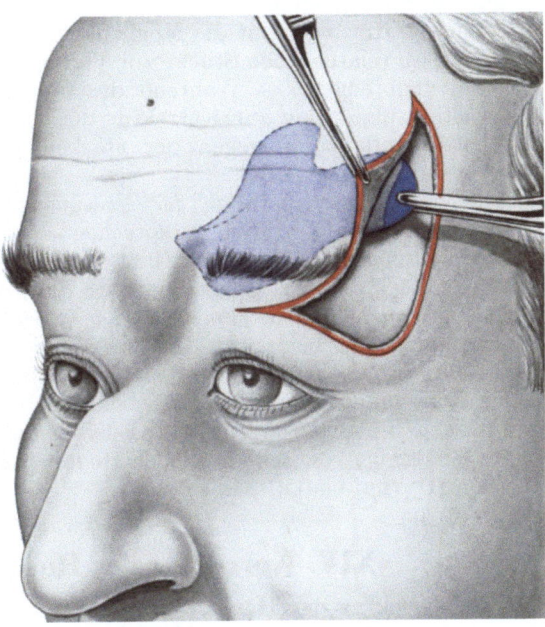

Abb. 278. Einschieben des Implantates

Nur wenige Fälle (BAUER, DENECKE u.a.) liegen vor, bei denen infolge reaktiver Schwellung um den Kunststoff eine *Entfernung des Implantates* notwendig wurde. Folgezustände des Unfalles oder der früheren Operation, Ostitis oder Osteomyelitis, können dann Ursache für die Störung der Einheilung sein.

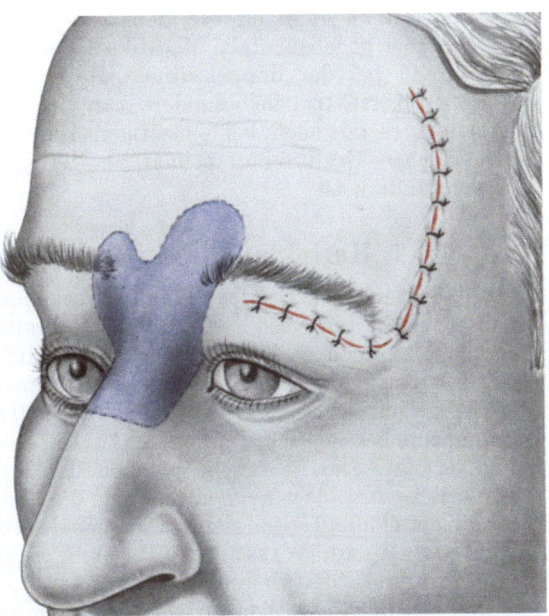

Abb. 279. Endzustand mit entsprechender Lage des Implantates

Ostitische oder osteomyelitische Herde müssen beseitigt werden; nach einem entsprechenden Zeitraum kann, wenn alle Reaktionen abgeklungen sind, eine

Reimplantation vorgenommen werden. — Die *Korrektur mit körpereigenem Gewebe* wie Knorpel und Knochen ergibt in diesem Gebiet kosmetisch oft nicht so gute Resultate, auch wenn durch Fräsen und Schleifen die Oberfläche gut formbar ist. Hinzu kommt die Möglichkeit des Schrumpfens der Transplantate. Auch müssen relativ große Stücke zur Verfügung stehen, da bei der Verarbeitung Material verlorengeht. — Während die Verwendung der freien Knochen- und Knorpeltransplantation zur Korrektur der Stirn noch zu befürworten ist, muß die Fettüberpflanzung wegen der starken postoperativen Resorption dieses Materials abgelehnt werden.

Kleinere *Einsenkungen an der Nasenwurzel* lassen sich von einem seitlich liegenden Einschnitt durch entsprechende Implantate korrigieren. Eine zu stark *vorspringende Nasenwurzel* läßt sich mit der Bogensäge oder Meißel abtragen (Abb. 83a u. b). Zusätzlich muß dann mit der Raspel noch die Nasenfläche gerundet werden. *Vorspringende Stirnhöhlen* z. B. bei Leontiasis ossea können durch eine beidseitige Incision am Rande der Augenbrauen durch subperiostales Einbrechen mit dem Meißel abgeflacht werden (KRAUS). Für derartige Abtragungen eignet sich wie bei der Unterfütterungen in Fällen von eingesunkenen Superciliarbögen nach Riedelscher Operation,oder nach Unfällen auch die bogenförmige von Schläfe zu Schläfe innerhalb des Haaransatzes verlaufende Incision (UNTERBERGER, AUBRY u. a.).

XIV. Korrektur der Hasenschartennase

Die Korrektur der Hasenschartennase sowohl bei einseitigen als auch bei doppelseitigen Spalten bietet recht schwierige Probleme. Auch hier ist es für den Chirurgen wichtig, möglichst viele der bisher geübten Methoden zu kennen und die Fähigkeit zu besitzen, sie den Verhältnissen des vorliegenden Falles anzupassen oder gegebenenfalls Modifikationen aus ihnen zu improvisieren.

Während bei der doppelseitigen Hasenschartennase praktisch immer eine sekundäre Korrektur, insbesondere zur Verlängerung der Columella, notwendig ist, gelingt es zuweilen bei einseitigen Hasenscharten, die Nase bis zu einem beträchtlichen Grad schon primär zu korrigieren, so daß später kaum mehr etwas zu ändern ist.

1. Korrektur der einseitigen Hasenschartennase

Primäroperation. Bei der Operation der einseitigen Hasenscharte am Säugling ist in bezug auf die Nase ein Umstand besonders zu beachten: Der Nasenboden darf nicht zu hoch gebildet werden. Ohne auf alle Details der Hasenschartenoperation einzugehen, soll hier nur kurz festgestellt werden, daß der Verschluß der Spalte im Bereich der Nase, d.h. die *Bildung des Nasenbodens* durch das Zusammennähen der Septumschleimhaut mit der Schleimhaut der lateralen Nasenwand, erfolgt. Dies geschieht je nach der Methode der Spaltenoperation auf verschiedene Art. Wir nennen hier nur die Namen der bekanntesten Methoden, die im Kapitel über Lippenkiefergaumenspalten näher beschrieben werden (Bd. II): AXHAUSEN, VEAU, WASSMUND, PICHLER, TRAUNER, CAMPBELL, STELLMACH-SCHRUDDE und JOHANNSON.

Uns scheint wesentlich zu sein, daß der neue Nasenboden auf die gleiche Höhe wie der andere normale zu liegen kommt; er darf eher zu tief als zu hoch angelegt werden. Es ist nämlich viel leichter, ihn bei einer späteren Korrektur zu erhöhen als ihn zu vertiefen. Den größten Schwierigkeiten bei allen sekundären Eingriffen an Spaltenträgern begegnen wir bei der Schaffung normaler Raumverhältnisse in der Nase, wo diese durch die primäre Plastik ungenügend sind und wo der Erfolg einer plastischen Nachkorrektur durch das fast regelmäßige Bestehen von chronischen Rhinitiden in Frage gestellt wird. Immer wieder müssen wir die Erfahrung machen, daß sich später im Vestibulum nasi Stenosen durch narbige Kontrakturen einstellen. Also muß bei der Bildung des Nasenbodens die größte Sorgfalt beobachtet werden: die bei den für den Nasenboden verwendeten Schleimhautlappen müssen so ausgiebig wie möglich geschnitten werden.

Den Methoden von PICHLER, CAMPBELL und WASSMUND haftet der Nachteil an, daß auch bei guter Technik ein zu hoher Nasenboden entsteht. Deshalb sind sie vom rhinologischen Standpunkt aus eher abzulehnen. Wir müssen also primäre Methoden wählen, durch die die Nasenhöhle im unteren Teil der Spaltseite nicht mehr als nötig verengt wird, auch wenn dies auf die Gefahr einer späteren Insuffizienz des Nasenbodens hin geschehen muß. Wie SUBTENLY und BRODIE durch Schichtaufnahmen feststellen konnten, bleibt in einer Zeit, in der in allen Teilen des Kopfes reges Wachstum zu beobachten ist, der Abstand der lateralen Nasenseitenwände voneinander der gleiche oder verengert sich sogar noch, und zwar teilweise so stark, daß die untere Muschel das Nasenseptum berührt. Durch die Cheiloplastik wird also in den meisten Fällen die Nasenpassage verengt und der Patient damit zur Mundatmung mit allen schädlichen Folgen verurteilt.

GÖTZ hat 1955 ein Verfahren für die Bildung des Nasenbodens bei durchgehenden Lippenkiefergaumenspalten angegeben, das die Raumverhältnisse in der Nase besonders berücksichtigt. Die Nasenhöhle wird dabei annähernd normal weit. Die Verlagerung des Nasenbodens nasalwärts wird durch das Fixieren der durch Naht verschlossenen Nasenschleimhaut an den Gaumen mittels Steppnähten verhindert. Dadurch soll die Nase ihre physiologische Funktion schon im frühesten Kindesalter übernehmen können.

Bei der Bildung des Nasenbodens durch doppelte Schleimhautplastik und durch Knochentransplantation in den Kieferdefekt (JOHANNSON, STELLMACH, SCHUCHARDT, SCHMID) besteht eine gewisse Gefahr, daß die Nase von unten her zu eng wird. Es muß deshalb besonders darauf geachtet werden, daß der Brückenspan nicht zu weit nasalwärts zu liegen kommt.

Anderseits lehnen wir das Unterlassen eines Kieferverschlusses bei der Primäroperation, wie es noch von einigen Operateuren geübt wird, unbedingt ab. Eine bleibende Kieferfistel führt nämlich zu ständigen entzündlichen Erscheinungen in der Nase, auch wenn sie durch den Lippenzug spaltförmig wird.

Durch die Beachtung dieser rhinologisch wichtigen Tatsachen bei der Primäroperation werden die sonst häufig beobachteten Erkrankungen der oberen Luftwege, wie Rhinitis, Pharyngitis, Tubenmittelohrkatarrh und Bronchitis, wenn auch nicht immer behoben, so doch wenigstens wesentlich eingeschränkt.

Die *schrägstehende Columella* soll, wenn möglich, schon bei der Primäroperation geradegestellt werden. Dies ist nicht immer in einem befriedigenden Maße möglich. Eine weiterbestehende reduzierte Asymmetrie nach der Primäroperation bereitet für die sekundäre Korrektur keine Schwierigkeiten. Die Begradigung der Lamina quadrangularis kann für später aufgespart werden.

Der *Nasenflügel* der Spaltseite muß primär eingerollt werden. Dazu muß dem neuen Vestibulumeingang die richtige Breite verliehen werden. Durch das Drehen eines kleinen Hautläppchens nach TRAUNER vom lateralen Lippenstumpf an die Columellabasis wird bei der Primäroperation die richtige Innenrotation des Nasenflügelansatzes ermöglicht. Sie kann durch Matratzennähte an der Basis der Nase verstärkt werden. D. BROWNE knüpft zur Fixation der neuen

Nasenflügelstellung Drahtnaht über Metallplomben. Wir rollen den Flügelansatz ein, nachdem er von einem Schnitt im lateralen Lippenstumpf aus mit stumpfer Schere mobilisiert wurde. Das Unterminieren wird lateral vom Nasenflügelansatz in die Wange ausgedehnt und im Nasenflügel bis zur Nasenspitze medialwärts geführt.

Wenn nötig, mobilisieren wir nicht nur die äußere Haut, sondern auch die Vestibulumhaut über dem Flügelknorpel und fixieren die neue Rundung des Flügels nach Einstellung des Nasenflügelansatzes durch eine oder zwei Matratzennähte nach BROWN. Die Matratzennähte werden über Röllchen aus Vasenolgaze geknüpft. Manchmal legen wir ein entsprechend großes Gummiröhrchen in das spaltseitige Nasenloch ein und fixieren es mit Matratzennähten am Nasenflügel und am Septum membranaceum nach einem Vorschlag von CALLISTER (Abb. 280).

Wenn der Nasenflügelansatz am Ende der Primäroperation trotz guter Technik der Lippenplastik nach LE MESURIER oder nach noch neueren Methoden wie denen von TENNISON, MARCKS, SKOOG oder MILLARD auf der Spaltseite immer noch höher steht als auf der gesunden, kann er durch kleine, laterale Z-Plastiken mehr lippenwärts verlagert werden.

GELPKE geht in der Korrektur der Nase bei der Primäroperation weiter als andere Spaltenoperateure. Er kombiniert den Verschluß der einseitigen vollständigen Hasenscharte nach LE MESURIER mit einem eigenen Verfahren der Nasenspitzenkorrektur. An der Nasenspitze und der Columella wird eine V-Y-Plastik ausgeführt. Die beiden lateral entstehenden Hautfalten an den Enden des V werden durch Excision je eines seitlichen Burowschen Dreiecks ausgemerzt. Die medialen Crura der Flügelknorpel werden im vordersten Teil vernäht. Unter dem Nasenboden wird wie bei D. BROWNE eine Matratzennaht aus Draht mit Haltezapfen am Nasenflügelansatz beidseits als Haltenaht zur Verschmälerung der Nasenbasis geführt. Kleine Matratzennähte nach BROWN fixieren den Nasenflügel in seiner neuen Stellung.

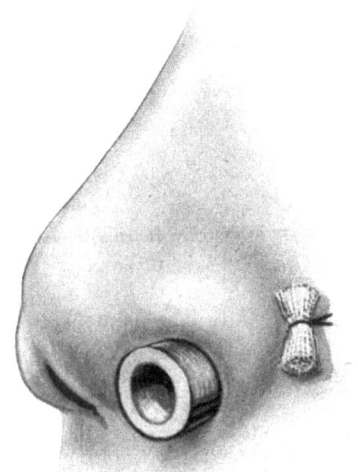

Abb. 280. Einlegen eines Gummiröhrchens in das spaltseitige Nasenloch und Fixation durch Matratzennaht (CALLISTER)

Wir sind der Ansicht, daß die Knorpelbögen durch Schnitte im Knorpel auf die gleiche Höhe zu setzen sind, und lehnen es daher ab, solch eingreifende Korrekturen schon im Säuglingsalter vorzunehmen. Vor allem aber sind wir wie IMMENKAMP, TRAUNER und WIRTH mit den äußeren Hautschnitten um die Nasenspitze wie bei dem Verfahren von GELPKE nicht einverstanden. Hier müssen wir äußere Narben unbedingt vermeiden. Wir wollen also lieber eine gewisse kleine Asymmetrie der Nasenspitze in Kauf nehmen und deren Ausmerzung auf ein späteres Alter verschieben.

Sekundäroperation. Die *pathologische Anatomie* der einseitigen Hasenschartennase *nach der Primäroperation* wurde in allen Einzelheiten von HUFFMAN und LIERLE 1949 beschrieben. Sie heben dabei besonders die Schiefstellung der Columella und die Verlagerung der Weichteile der Nasenspitze nach der gesunden Seite hervor, durch die eine Pseudosubluxation der Lamina quadrangularis gegeben ist. Allerdings besteht in vielen Fällen auch eine richtige Septumdeviation. Weiter ist die Abflachung des Flügelknorpels der Spaltseite, manchmal sogar eine Atrophie desselben charakteristisch. Das Crus laterale steht auf der Spaltseite tiefer, d.h. mehr caudal, als auf der gesunden. STENSTRÖM und OBERG haben die Spannungsverhältnisse, die bei der einseitigen Hasenschartennase zu der Flügelabflachung führen, an der Leiche studiert.

Die vordere Commissur des Nasenloches liegt auf der Spaltseite weniger weit vorne als auf der gesunden und bildet einen viel weniger spitzen Winkel. Die Columella ist auf der Spaltseite verkürzt.

Die Haut im Vestibulum nasi ist auf der Spaltseite mit dem dünnen, zuweilen atrophisch-dünnen Flügelknorpel viel stärker verwachsen als auf der gesunden Seite.

TRAUNER und WIRTH haben noch auf eine weitere charakteristische Anomalie der Hasenschartennasen aufmerksam gemacht: Die laterale Schleimhautauskleidung der Nase ist auf der Spaltseite, von hinten nach vorne gemessen, relativ verkürzt. Dies ist dadurch bedingt, daß der laterale Teil des gespaltenen Oberkiefers nicht nur weiter lateral, sondern auch weiter dorsal liegt als auf der gesunden Seite. Dadurch wird gleichsam die seitliche Nasenschleimhaut nach rückwärts gezogen. So steht der laterale Schenkel des Flügelknorpels nicht unter der Spannung der horizontalen Abspreizung des Nasenflügels, sondern er bekommt noch einen zusätzlichen Zug nach dorsal. Dieser Zug setzt etwa in der Mitte des Flügelrandes an und flacht oder knickt diesen ab.

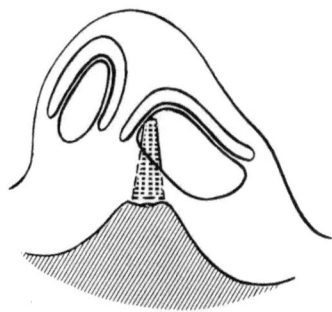

Abb. 281. Pathologisch-anatomische Verhaltnisse bei der Hasenschartennase. Pseudoluxation des Septumknorpels durch Weichteilverschiebung nach der gesunden Seite. Abflachung des spaltseitigen Flugelknorpels. (Nach HUFFMAN und LIERLE)

Die Lamina quadrangularis weicht praktisch immer nach der gesunden Seite ab, und zwar am Nasenboden mehr als am Nasenrücken (Pseudoluxation; Abb. 281). So ist auch die Basis der Columella nach der gesunden Seite verzogen. Das knöcherne Nasengerüst steht meist in der Medianlinie. Nur zuweilen liegt nicht nur eine knorpelige, sondern auch eine knöcherne Schiefnase vor. Auch dann ist die Abweichung des Septums an der Basis stärker als am Nasenrücken.

Die Erweiterung des durch die Primäroperation verengten unteren Nasenganges und des Nasenvorhofes soll so früh wie möglich beim Kind erfolgen. Zuweilen ist es beim Kind auch nötig, kosmetische Gesichtspunkte in den Hintergrund treten zu lassen, um eine funktionelle Besserung zu erreichen. So muß z.B. unter Umständen die *Erweiterung des Vestibulum nasi* durch Hineinschlagen eines Lappens aus dem lateral vom Ansatz des Nasenflügels gelegenen Hautgebietes auf den Vorhofboden erreicht werden (Abb. 143 und 144). Hier muß man also eher überkorrigieren. Eine weitere wirkungsvolle Methode für die Korrektur solcher einseitigen kindlichen Stenosen ist die Erweiterung des Nasenvorhofes durch Ablösen des lateralen Nasenflügelansatzes, Décollement der Haut am Vestibulumboden und am Septum membranaceum und Bildung eines teppichartigen Lappens aus dieser Haut, nachdem sie an der vorderen Commissur des Nasenlochs abgetrennt wurde. Dieser Lappen kann mit dem abgelösten Nasenflügelansatz nach lateral gleiten und wird so eingenäht, daß seine mediale Kante an der Septumbasis zu liegen kommt. Die neuentstandene Wundfläche am Septum wird mit einem freien Ganzhauttransplantat aus der retroauriculären Region gedeckt. Das Hauttransplantat wird am besten mit Matratzennähten fixiert, die durch die Nasenscheidewand geführt werden. Auch der Nasenflügel wird durch Matratzennähte in seiner neuen Stellung gehalten. Wenn dadurch wieder eine Asymmetrie des Nasenvorhofes entsteht, kann diese später bei der Sekundäroperation durch Excisionen im Vestibulumboden ausgemerzt werden.

Derartige kleine Excisionen am Vestibulumeingang zur *Angleichung eines Nasenlochs an das andere* waren die ersten Nachkorrekturen, die bei Hasenschartennasen zur Anwendung kamen.

Die rhombusförmige oder spindelförmige Excision von SHEEHAN (s. Abb. 139) wird auch heute noch viel geübt. Sie ist von der Technik nach AUFRICHT und HERLYN (s. Abb. 142) etwas verdrängt worden. Nach dieser wird am Boden des Naseneinganges ein Hautkeil excidiert. Der Flugelansatz wird umschnitten, wobei diese Schnittlänge der Strecke der Basis des pyramidenförmig entfernten Gewebskeiles am Naseneingang entsprechen soll. Nach der Naht des Nasenflügels ist dieser nach medial gesetzt

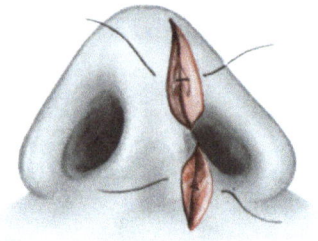

Abb 282 Excision bei einseitiger Hasenschartennase nach HERMANN MEYER (obsolet)

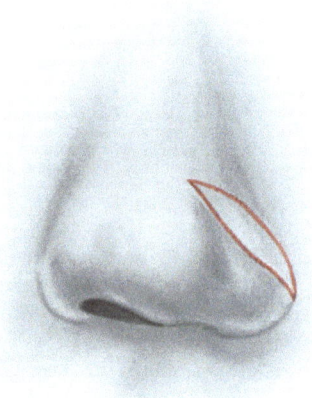

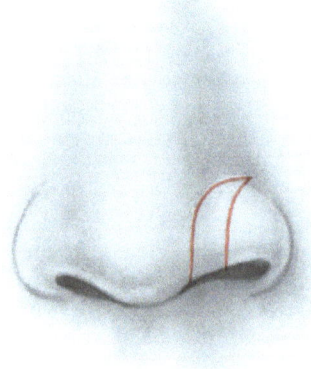

Abb 283 Excision am oberen Nasenflugelrand bei einseitiger Hasenschartennase nach JOSEPH (obsolet)

Abb. 284. Mediane Flugelresektion nach JOSEPH bei einseitiger Hasenschartennase

und auch etwas verkürzt. Diese Verkürzung wird um so stärker, je mehr man die Excision in Richtung auf den Nasenflügelansatz verlegt.

Will man eine stärkere Medialverlagerung des Flugelansatzes erreichen, so tut man dies besser mit einem Läppchen aus Haut, d.h. mit einer Z-Plastik. Dadurch kommt ein dreieckiges Hautläppchen vom Boden des Naseneinganges auf die laterale Seite des Flügelansatzes zu liegen. Wir haben mit dieser Technik allerdings schon die schlechte Erfahrung gemacht, daß danach im Sulcus nasolabialis Vibrisse wachsen konnen, deren Wurzeln dann entfernt werden mussen.

Obsolet ist die rhombusformige Excision an der vorderen Nasenflügelcommissur der Spaltseite nach HERMANN MEYER (Abb. 282) oder nach LEXER, ferner die halbmondförmige Excision von AXHAUSEN und die Hebung des tiefer stehenden Nasenflügels der Spaltseite durch spindelförmige und halbmondförmige Excision am oberen Nasenflügelrand nach JOSEPH (Abb. 283). Von JOSEPH stammt auch die mediane Flügelresektion (Abb. 284), d.h. Verschmälerung und Hebung der medialen Flügelpartie. Sie wurde noch 1949 von YOUNG in Kombination mit

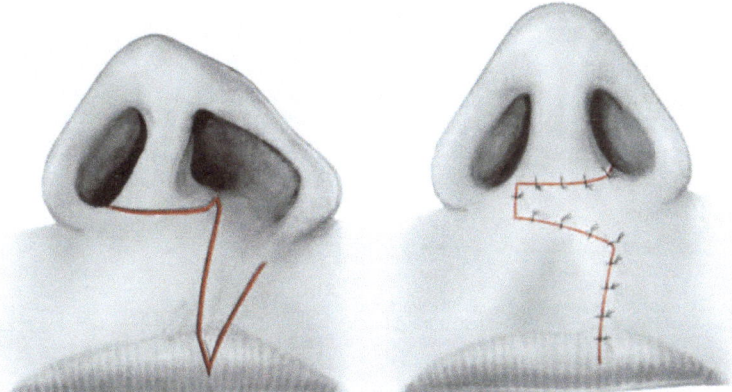

Abb. 285. Korrektur der einseitigen Hasenschartennase nach TRAUNER durch Drehung eines vertikalen Lappens von der Oberlippe auf die Columellabasis

der weiter unten beschriebenen Rotation der halben Columella nach SHEEHAN wieder aufgegriffen und ist erst kürzlich von CRIKELAIR wieder in Anwendung gebracht worden.

BROWN und McDOWELL verlagern den zu weit lateral liegenden Ansatz des Nasenflügels auf der primär schlecht korrigierten Seite einfach durch Narben-

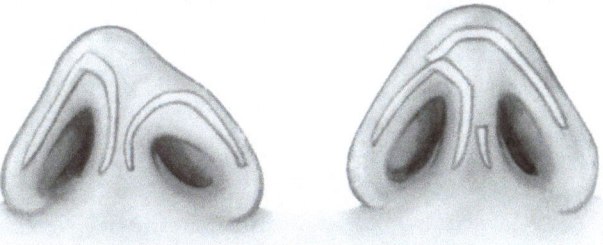

Abb. 286. Korrektur der einseitigen Hasenschartennase nach BYARS. Durchtrennung des Crus mediale des spaltseitigen Flügelknorpels und Aufstutzen des ganzen Bogens auf dem der kontralateralen Seite

excisionan der Oberlippe und im Vestibulum nasi zwischen zwei parallelen hockeystockförmigen Schnitten.

Eine mangelhafte Innenrotation des Nasenflügelansatzes mit abnormer Breite des Vestibulumbodens auf der Spaltseite, was dem Nasenloch eine mehr querovale Form verleiht, kann wie bei der Primäroperation durch einen Läppchenaustausch, der sog. Z-Plastik, am Naseneingang nach TRAUNER korrigiert werden (Abb. 285). Ein vertikales Hautläppchen mit oberer Basis, welches dicht neben der Lippennarbe umschnitten wird, wird dabei auf die Columellabasis gedreht. Manchmal genügt diese Manipulation, um den abgesunkenen Naseneingang symmetrisch zur gesunden Seite anzuheben, den abgespreizten Nasenflügelansatz nach medial zu versetzen und die große Achse des Nasenlochovals in eine fast normale Stellung zu bringen.

BYARS macht eine kompliziertere Konstruktion mit den Nasenflügeln, indem er den abgeflachten Flügelknorpel der Spaltseite im Crus mediale durchtrennt, dann seinen größeren lateralen Anteil über den Bogen des Flügelknorpels der

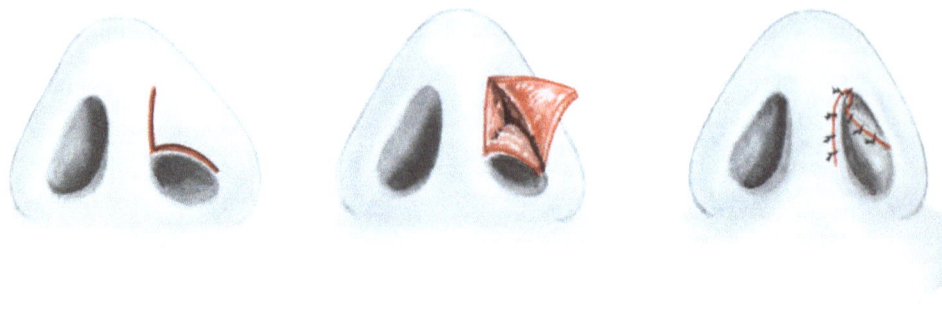

a b c

Abb. 287a—c. Korrektur der einseitigen Hasenschartennase nach STRAITH sen. a Umschneiden des lateralen Lappens, der an die Innenfläche des Nasenflügels geschlagen werden soll. b Bildung eines Lappens aus der Wand der Stenose zur Deckung des Defekts an der angefrischten Pars membranacea des Septums. c Vernähen der Lappen

gesunden Seite hinwegzieht und auf dessen Kuppe annäht. Er kombiniert diese Knorpelverlagerung mit einer V-Y-Plastik an der Columella (Abb. 286).

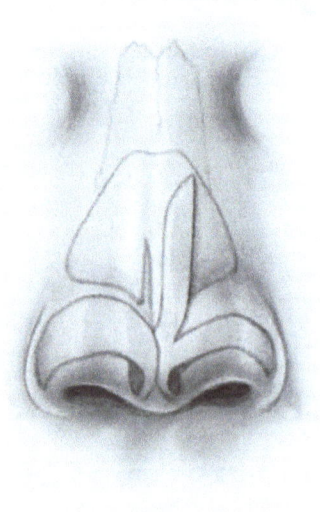

In ähnlicher Weise verfährt HUMBY, der die medialen $^2/_3$ des seitlichen Schenkels des gesunden Flügelknorpels mobilisiert und einfach am Dom auf die andere Seite der Nase schlägt, so daß sie über dem abgeflachten spaltseitigen Crus laterale zu liegen kommen.

WALTER benutzt nur den oberen Rand des gesunden lateralen Schenkels, um ihn frei auf den flachen Knorpelbogen der Gegenseite zu nähen.

Eine heute unzulänglich erscheinende, nur in leichtesten Fällen von Asymmetrie der Nasenspitze anzuwendende kleine Korrektur von AXHAUSEN ist die halbmondförmige Hautexcision an der vorderen Commissur des spaltseitigen Nasenlochs.

Um die vordere Commissur des spaltseitigen Nasenloches der anderen Seite anzugleichen, hat STRAITH 1946 eine Z-Plastik in zwei Ebenen angegeben. Er rotiert ein kleines dreieckiges Hautläppchen mit der Basis am Nasenflügelrand ins Vestibulum hinein und

Abb. 288 Korrektur der einseitigen Hasenschartennase nach BARSKY. Hochziehen der oberen Hälfte des lateralen Schenkels des spaltseitigen Flügelknorpels auf den Nasenrücken und Fixierung dort mittels Matratzennaht

danach ein zweites vom Vestibulumgewölbe an die Columella heran. Dieser Methode bedienen wir uns auch manchmal in Kombination mit anderen. Sie hat sich auch bei anderen Nasenplastiken, bei denen das Nasenloch gegen die Spitze hin erweitert werden soll, und bei Stenosen der Nasenlöcher als nützlich erwiesen (Abb. 287).

BARSKY zieht zur besseren Modellierung der Nasenspitze und des spaltseitigen Flügels die obere Hälfte des lateralen Schenkels des Flügelknorpels in die Medianlinie, also auf den Nasenrücken, um ihn dort an die Dreiecksknorpel oder an die Haut zu fixieren (Abb. 288). Diese Technik ist in doppelseitiger Anwendung bei

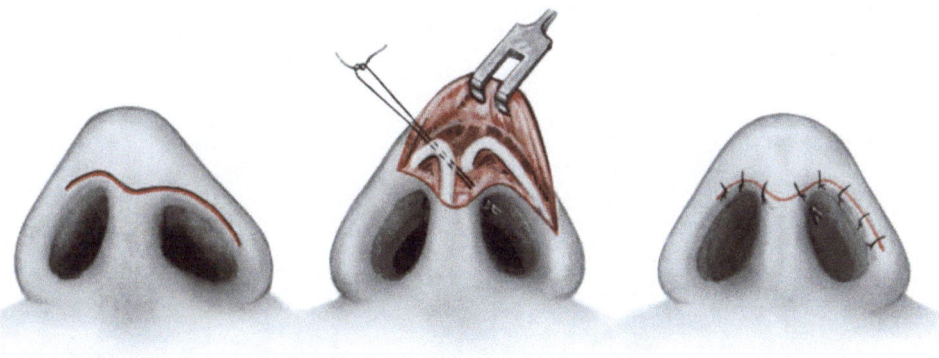

Abb. 289a—c. Korrektur der einseitigen Hasenschartennase nach ERICH. a Schnittführung. b Freilegung der Flügelknorpel; Durchtrennung des spaltseitigen Crus mediale und Verschiebung des Knorpelbogens auf die Höhe des kontralateralen; Matratzennaht von der vorderen Commissur des spaltseitigen Nasenlochs zum Bogen des Flügelknorpels der gesunden Seite. c Naht der Incision

der Korrektur der leichtgradigen Sattelnase nach der Methode von KAZANJIAN beschrieben (s. S. 146).

Von einer pfeilbogenförmigen Incision auf der Nasenspitze klappt ERICH die Spitzenhaut nach vorne und legt dadurch die vorderen Bogen der Flügelknorpel

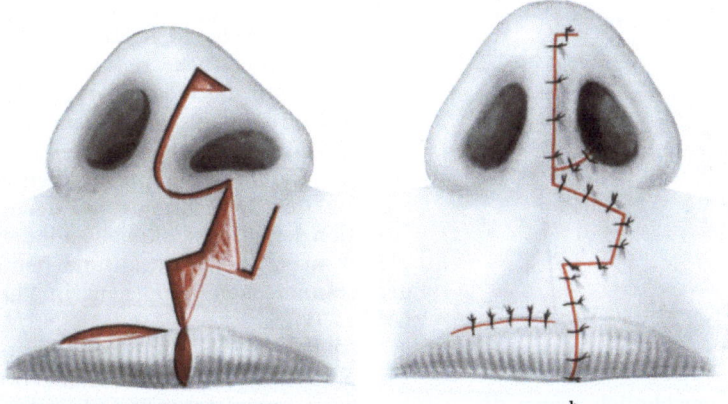

Abb. 290a u. b. Korrektur der einseitigen Hasenschartennase durch Kombination der Verfahren von SHEEHAN, TRAUNER, TRUSLER-GLANZ. a Schnittführung mit Narbenexcision. b Zustand nach Rotation der spaltseitigen Columellahälfte nach vorn (SHEEHAN), Drehung eines Oberlippenlappens an die Columellabasis (TRAUNER), Narbenplastik an der Oberlippe (TRUSLER-GLANZ)

frei (Abb. 289). Daraufhin excidiert er auf der Spaltseite etwas Gewebe, um, wie AXHAUSEN, die verbreiterte Commissur zu verschmälern. Er durchtrennt nun das Crus mediale des spaltseitigen Flügelknorpels und näht die beiden Knorpelbögen auf gleicher Höhe zusammen. Dann klappt er die Hautlippe an der Spitze wieder zurück und näht sie ein. Zusätzlich verkürzt er den Nasenflügel an seinem Ansatz durch kommaförmige Excision nach WEIR (s. Abb. 137).

Ein ähnlicher jochbogenförmiger Schnitt („en joug à bœufs") mit Querincision an der Columella nach RÉTHI benützen GINESTET und MERVILLE für eine ausgedehntere Darstellung der Flugelknorpel und für die gleiche Prozedur an der Nasenspitze.

Eine sehr brauchbare Methode ist die Rotation der halben Columella nach SHEEHAN (Abb. 290—292), welche am besten mit der Narbenexcision an der

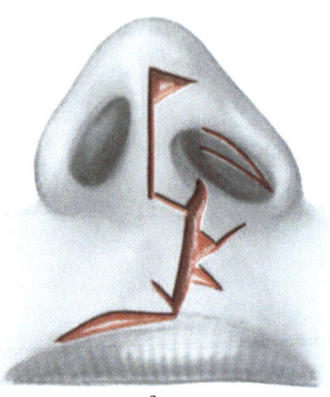 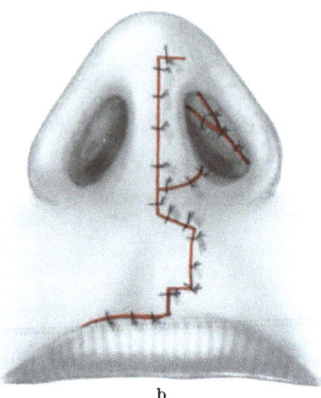

a b

Abb. 291. Korrektur der einseitigen Hasenschartennase nach SHEEHAN, TRAUNER, LE MESURIER. V-Y-Plastik auf der Innenseite des spaltseitigen Nasenflugels

Oberlippe kombiniert werden kann. Als geeignetste Schnittführung für Narbenexcisionen an der Oberlippe wählen wir die von TRUSLER-GLANZ (Abb. 290). Sie läßt sich ihrerseits sehr gut mit der Drehung eines senkrechten Lippenhautläppchens in die Horizontale nach TRAUNER zusammen in Anwendung bringen. Oft muß man die Oberlippe vollständig durchschneiden und nach Narbenexcision wieder neu zusammennähen, besonders, wenn die Oberlippe im Bereich der Narbe verdünnt ist oder wenn am Nasenboden Fisteln gegen den Mundvorhof bestehen. Bei feinen Lippennarben mit Verziehung des Lippenrandes bringen wir die Rotation der halben Columella mit der Lippenplastik nach LE MESURIER und der Drehung des Traunerschen Läppchens in Verbindung (Abb. 291).

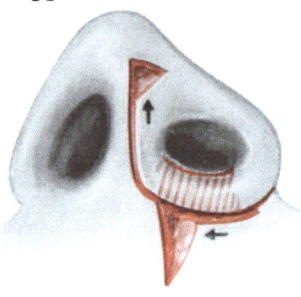

Abb 292. Korrektur der einseitigen Hasenscharte nach SHEEHAN durch Rotation (Pfeil) und des Nasenbodens am Vestibulumeingang

Wir haben 1961 eine Modifikation publiziert (R. MEYER), welche den Vorteil hat, daß die gewöhnlich gegen die gesunde Seite schiefstehende Columella zugleich geradegestellt wird. Vor der vorderen Commissur des spaltseitigen Nasenlochs wird eine sichelformige Hautexcision ausgeführt, die in die mediocolumellare Incision übergeht, so daß die halbe Columella nach vorne rotiert werden kann. An der Basis der Columella wird auf der gesunden Seite ein Hautläppchen geschnitten, welches an das basale Ende der rotierten Steghälfte gedreht wird. Durch die Z-Plastik wird die Basis der Columella nach der gesunden Seite gezogen und dadurch der ganze Steg begradigt. Die mediane Spaltung der Columella ermöglicht auch das symmetrische Zuschneiden der Crura medialia der Flügelknorpel und, wenn nötig, die gegenseitige Fixation auf gleicher Höhe durch Catgutnähte (Abb. 293).

Eine weitere von uns angewandte Kombination der Sheehanschen Methode am Nasenloch mit der Le-Mesurierschen Technik an der Oberlippe stellt wieder eine Variante dar, bei der das zusätzliche Hautläppchen nicht nach TRAUNER in die Horizontale gedreht, sondern in den Nasenvorhof, an den seitlichen Colu-

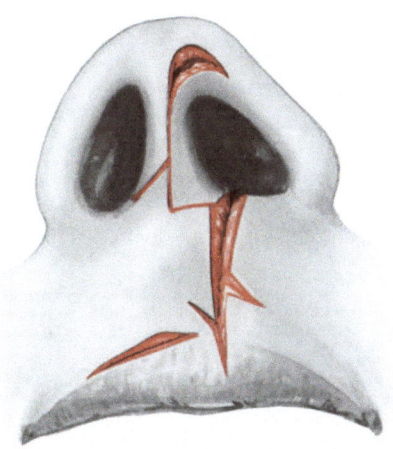 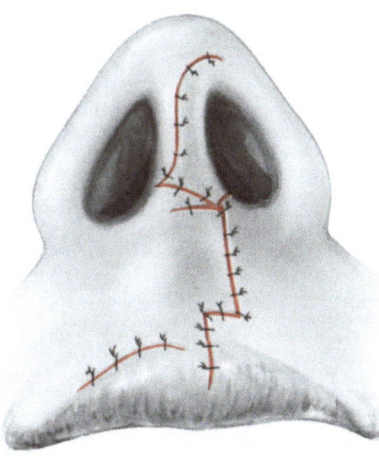

Abb. 293a u. b. Korrektur der einseitigen Hasenschartennase durch Rotation einer Columellahälfte und Z-Plastik an der Columellabasis (R. MEYER) in Kombination mit der sekundären Lippenplastik nach LE MESURIER. a Schnittführung und Excisionen b Zustand nach Vernähung

mella-Abhang, gebracht wird (Abb. 294). Die Rotation der einen Hälfte der Columella nach SHEEHAN ist von YOUNG insofern erweitert worden, als die mediane Incision bis über den Flügelrand hinweg auf die Flügeloberfläche verlängert wird (Abb. 295). Zu dieser Schnittführung fügt MOREL-FATIO noch eine

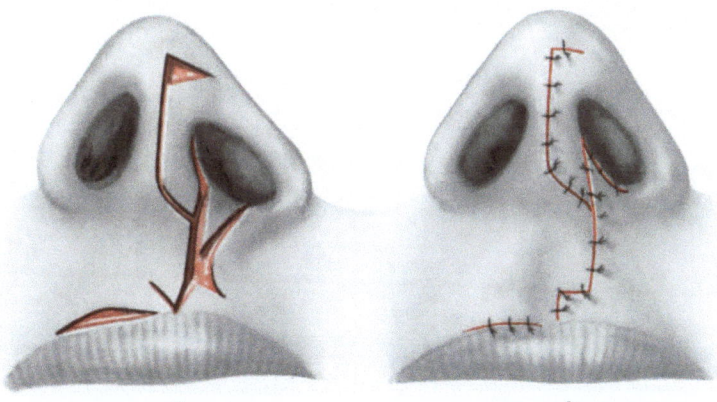

Abb. 294a u. b. Korrektur der einseitigen Hasenschartennase durch Kombination der Methoden von SHEEHAN und LE MESURIER mit Lappendrehung an die Columella (R. MEYER). a Incisionen und Excisionen b Zustand nach Vernähung

dreieckige Hautexcision mit cranialwärts liegender Basis hinzu, wodurch die Rotation der Columellahälfte und des Flügelrandes im Bereich der vorderen Commissur verstärkt wird.

Weitere Modifikationen der Methode von SHEEHAN sind von BARSKY, von SCHJELDERUP (Abb. 296) und von GILLIES (Abb. 297) angegeben worden. Bei allen diesen Verfahren kommt eine Innenrotation und Medianverlagerung des lateralen Nasenflügelansatzes zustande, ohne daß ein zusätzliches Läppchen wie das nach TRAUNER notwendig ist. Dabei wird der vordere Bogen des Flügel-

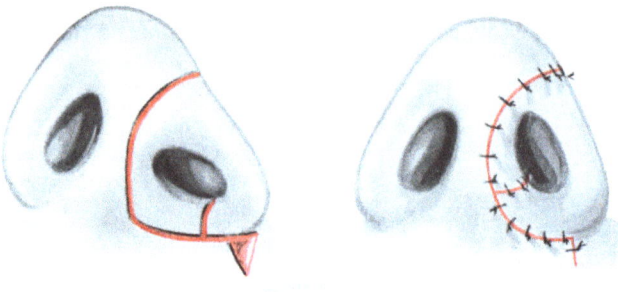

Abb. 295a u. b. Korrektur der einseitigen Hasenschartennase durch Rotation des Nasenflugels nach YOUNG. a Umschneiden des Nasenflugels und Excision eines Burowschen Dreiecks an der Basis des Flugelansatzes. b Einnahen des rotierten Flugels samt Columellahalfte und Vestibulumboden

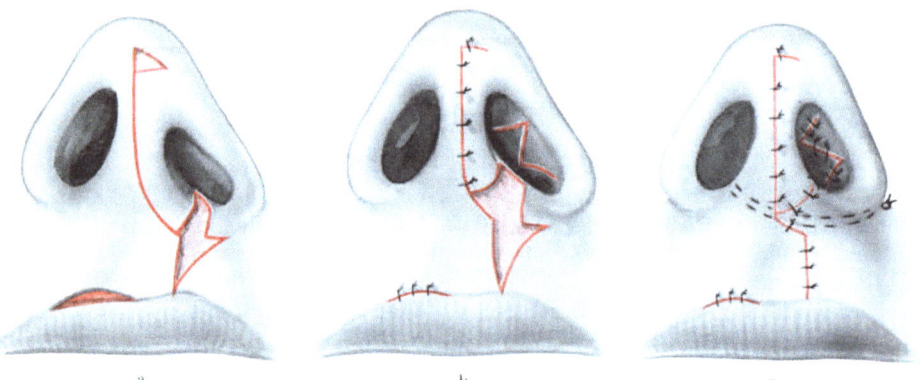

Abb. 296a—c. Korrektur der einseitigen Hasenschartennase nach SCHJELDERUP a Schnittfuhrung und Excisionen an der Nasenspitze, an der Oberlippe und dem Nasenboden auf der Spaltseite sowie an dem kontralateralen Lippenrotrand. b Teilweise vernaht; halbe Columella nach vorne rotiert, Z-Plastik an der vestibularen Seite des Nasenflugels c Endzustand; Raffnaht am Nasenboden

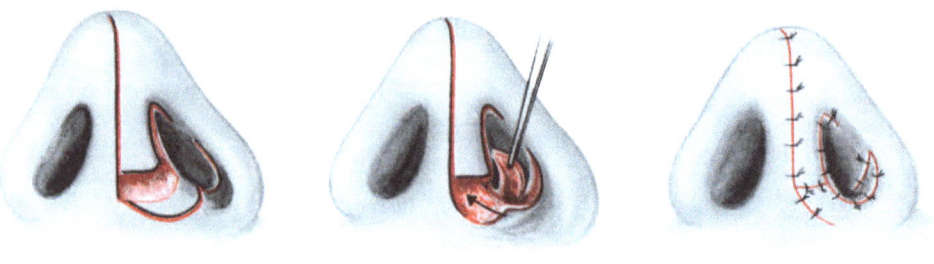

Abb. 297a—c. Korrektur der einseitigen Hasenschartennase nach GILLIES. a Incision. b Rotieren des Nasenflugels nach medial in Pfeilrichtung; Lappenaustausch am Nasenboden. c Endzustand

knorpels der Spaltseite nach vorne gehoben und an den anderen Knorpel auf gleiche Höhe genäht.

Die Methode von GILLIES ist durch einen Lappenaustausch am Vestibulumboden charakterisiert. Die Lappen sind rundlich, so daß wir nicht von einer

Z-Plastik, sondern vielmehr von einer S-Plastik sprechen können (Abb. 297). Die Gillies-Plastik kann auch mit der Lappentechnik von TRAUNER und mit der Korrektur der Oberlippe nach LE MESURIER kombiniert werden (Abb. 298).

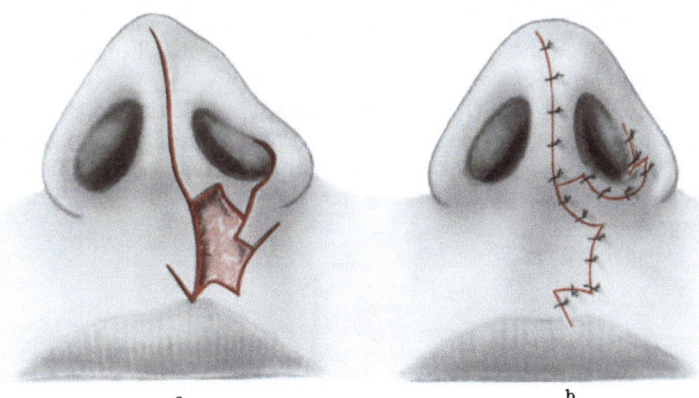

Abb. 298a u. b.. Kombination der Methode von GILLIES mit der Lappentechnik von TRAUNER und der Lappenplastik nach DE MESURIER

DE KLEINE und HERFERT haben 1955 gleichzeitig und unabhängig voneinander gezeigt, daß in gewissen Fällen von Korrektur der Hasenschartennase die Abtragung des unteren Randes des Flügelknorpels sowohl in seinem lateralen, als auch seinem medialen Schenkel angezeigt ist (Abb. 299). Wir haben dies in manchen Fällen auch versucht. Der Flügelknorpel der Spaltseite wird von einer inneren Incision am Vestibulumrand aus freigelegt, sein unterer Rand reseziert und sein vorderer Bogen nach vorne auf die Höhe des kontralateralen gebracht. Da die Columella durch diesen Eingriff eine Einbuße an ihrer Stabilität erfährt, wird sie am besten durch die Transplantation eines Knorpelspanes aus dem Septum wieder gefestigt.

Bei *sehr starken Asymmetrien* des unteren Drittels der Nase genügen diese Rotationsmethoden am Rande des spaltseitigen Nasenlochs nicht. Es muß vielmehr das Knorpelgerüst so weit wie möglich freigelegt, zurechtgeschnitten und in symmetrischer Stellung

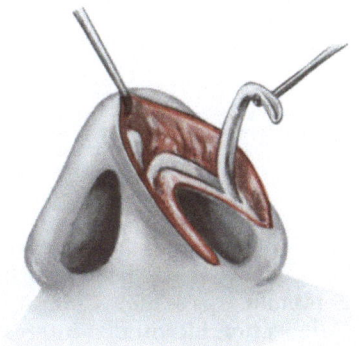

Abb. 299. Korrektur der einseitigen Hasenschartennase nach HERFERT und DE KLEINE. Resektion des unteren Randes des Flügelknorpels von einem entsprechenden Bogenschnitt am Rand des Nasenlochs aus

fixiert werden. Dazu eignet sich das Verfahren von POTTER (Abb. 300), bei dem die Columellahaut umschnitten und oben gestielt hochgeklappt wird, wodurch die medialen Schenkel der Flügelknorpel zur Modellierung dargestellt werden. Der laterale Schenkel des spaltseitigen Flügelknorpels wird von innen samt der Vestibulumhaut V-förmig umschnitten und als Y (V-Y-Plastik) wieder eingenäht, was zu einer Erweiterung des Gewölbes des Nasenvorhofes führt. Nach Durchtrennung des Knorpelbogens im medialen Crus wird er auf die Höhe des kontralateralen Bogens vorgelagert und an ihn fixiert. Die Columellahaut wird nach der Modellierung der Knorpelbogen wieder heruntergeklappt und durch eine V-Y-Plastik am Übergang des Steges zum Philtrum weiter nach vorne verlagert und eingenäht. Es werden also zwei V-Y-Plastiken zur Erhöhung des Flügelgewölbes und der Spitze ausgeführt.

In ähnlicher Weise legen RAGNELL, SERCER (Dekortikationsmethode), REHRMANN (offene Methode), McINDOE und REES („complete dissection of the lip-nose complex") sowie PITANGUY die Flügelknorpel zur Modellierung frei. PITANGUY führt den seitlichen Schnitt am Vestibulumrand auf die Flügelansatzfurche weiter und löst somit den ganzen Flügel seitlich ab.

Diese Methoden haben wir (R. MEYER) insofern modifiziert, als wir in den hochzuklappenden Columellalappen auch die Pars membranacea der Nasenscheidewand und die darin eingeschlossenen Crura medialia der Flügelknorpel mit einbeziehen, wie es für die Eröffnung der Nase zum Einlegen eines Spanes

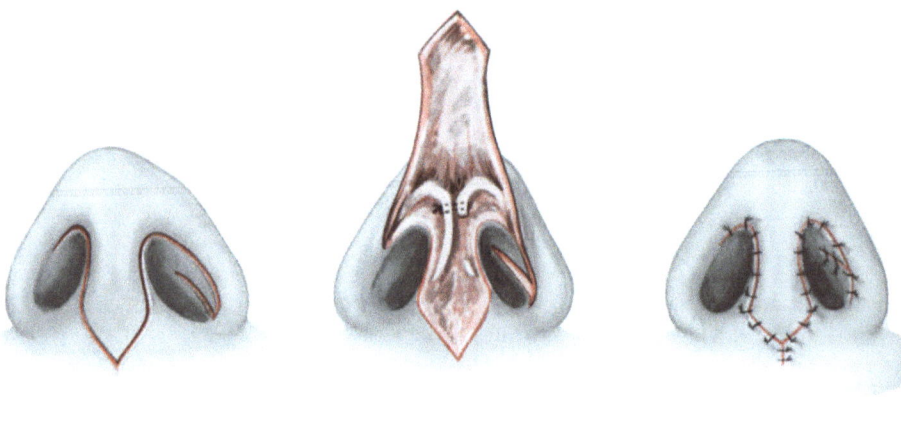

a b c

Abb. 300a—c. Korrektur der einseitigen Hasenschartennase nach POTTER. a Umschneiden des Philtrum-Columella-Lappens sowie eines V-Lappens an der Innenfläche des spaltseitigen Nasenflügels zur V-Y-Plastik. b Freilegen der Flügelknorpel, Durchtrennung des spaltseitigen Crus mediale des Flügelknorpels und Fixation des Knorpelbogens auf die Höhe des kontralateralen. c Einnähen der Lappen zur V-Y-Plastik an der Columellabasis und an der Flügelinnenseite

bei der Sattelnase beschrieben ist (s. Abb. 233). Die transversale Incision an der Columellabasis geht also beidseits nach hinten oben bis an die Kante des Septumknorpels und verläuft dieser entlang bis in das vordere Gewölbe des Vorhofs, um hier in den intercartilaginären Schnitt am Limen nasi überzugehen. Von dieser Incision aus wird dann der laterale Schenkel des Flügelknorpels auf der inneren vestibulären Seite, wie oben erwähnt, V-förmig umschnitten. Dadurch wird das Knorpelgerüst von hinten freigelegt und kann leichter dargestellt, modelliert und in Symmetrie zum gegenseitigen Flügelknorpel gebracht werden. Nachdem die Knorpelbogen auf gleiche Höhe gebracht sind, wird der rüsselförmige Nasenanteil heruntergeklappt und durch schräg versetzte Matratzennähte überkorrigiert eingenäht.

Wie McINDOE und REES spalten wir, wenn nötig, in der gleichen Operation die Oberlippe im Narbengebiet vollständig, um sie zusammen mit dem Wiederaufbau der Nase neu zu vernähen. Dabei nehmen wir das von der Spaltenchirurgie bekannte „Vornähen" der Schleimhaut des Mundvorhofes nach AXHAUSEN zur Heranschaffung von Füllmaterial für Lippe und Nasenboden zu Hilfe.

Ein schwieriges Problem stellt die Korrektur der *hochgradigen Stenose eines Nasenlochs* beim Erwachsenen durch schlechte Primäroperation dar. Praktisch bestehen in diesen Fällen immer chronische Entzündungen in der Nase. Es ist daher sehr schwierig, die fehlende Haut, welche entweder als gedrehter Hautlappen oder als freies Transplantat herangebracht wird, in dem entzündlichen

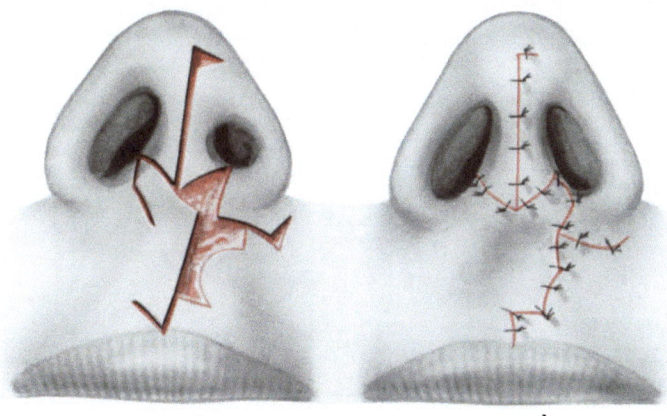

Abb. 301a u. b. Korrektur der einseitigen Hasenschartennase mit Stenose des spaltseitigen Nasenlochs nach R. MEYER. Zur Vergrößerung des Umfanges des stenosierten Nasenlochs wird ein Lappen von gesundem Vestibulumboden geschwenkt. Narbenkorrektur an der Oberlippe nach LE MESURIER. a Incision. b Endzustand nach dem Vernahen

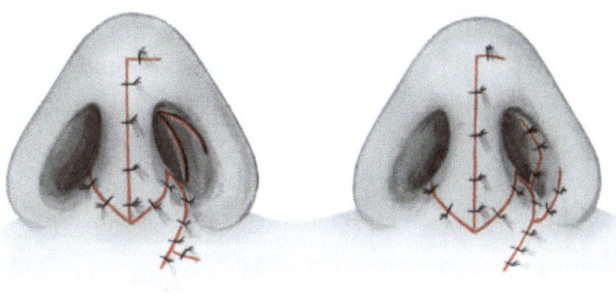

Abb. 301c u. d. c Zusätzliche Bildung eines Schwenklappens aus der Innenseite des Nasenflügels zur Verbreiterung des Nasenbodens. d Schwenklappen eingenäht

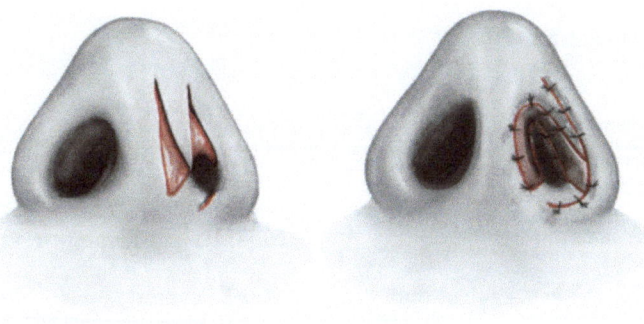

Abb. 302a u b. Korrektur der hochgradigen Stenose des spaltseitigen Nasenlochs bei einseitiger Hasenschartennase mit Ganzhauttransplantat. a Hautlappen im vorderen Teil für die seitliche Innenauskleidung am Flügelrand; Lappen am basalen Teil zur Auskleidung des Vestibulumbodens. b Lappen an den Flügelrand vernäht; freier Hautlappen eingenäht (R. MEYER)

Narbentrichter zur Einheilung zu bringen. Manchmal gelingt es, wenn das gesunde Nasenloch sehr weit ist, aus dem Vestibulumboden desselben einen Hautlappen (Abb. 301 a—d) in den stenotischen Nasenvorhof hinüberzuschwenken und in Kombination mit anderen Techniken, wie hier z. B. nach SCHJELDERUP (Abb. 296) oder BARSKY, einzunähen. Sonst muß das stark vernarbte Nasenloch nach ausgiebiger Narbenexcision durch freies Überpflanzen eines Ganzhautlappens aus der Retroauriculargegend erweitert werden (Abb. 302). Die chronische

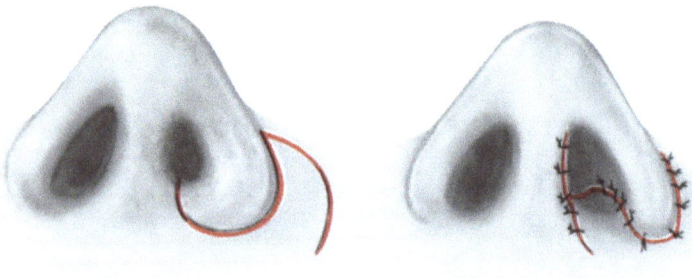

Abb. 303a u. b. Transpositionslappen von der Wangenhaut lateral vom Nasenflügelansatz auf den Vestibulumboden zur Erweiterung und Vertiefung des Vorhofs a Schnittführung. b Lappen eingenäht nebst Erweiterungsplastik wie in Abb. 302

Rhinitis kann dann geheilt werden, bevor eine Zusammenziehung des Nasenlochs durch entzündlichnarbige Verziehung der Wände eintritt. Die transplantierte Haut heilt somit in relativ gesunden Verhältnissen völlig ein und gewährleistet ein dauerhaftes Offenbleiben des Vestibulum nasi und der Nasenhöhle

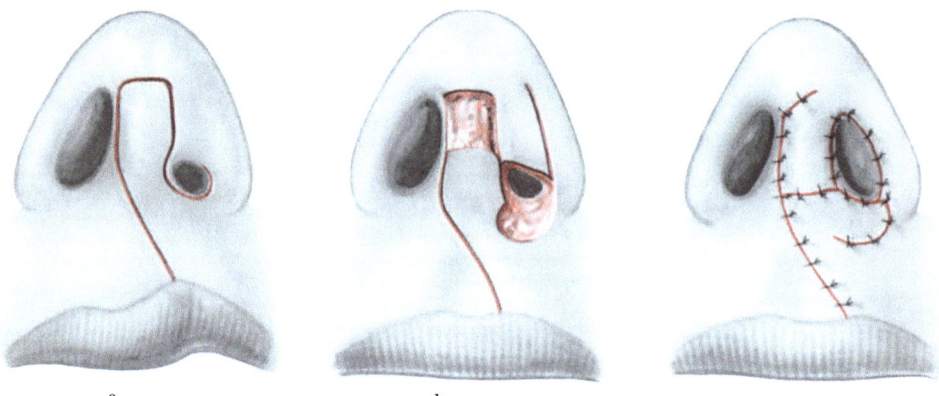

Abb 304a—c. Korrektur der einseitigen Hasenschartennase mit hochgradiger Stenose des Nasenlochs nach MOERS. a Bildung des Columellalappens. b Columellalappen entlang der Hasenschartennarbe nach unten gezogen, Umschneiden eines Hautlappens am Nasenflügel. c Drehung des Hautlappens vom Nasenflügel auf die Columella und des Columellalappens auf den Nasenboden; Einnähen derselben

Auch DUFOURMENTEL sen. berichtete über freie Hauttransplantation in das Vestibulum nasi.

Zusätzlich kann das Vestibulum nasi noch an seinem Boden durch eine Läppchentransposition von der Wangenhaut lateral vom Nasenflügelansatz erweitert und vertieft werden (Abb. 303).

Eine originelle, aber sehr komplizierte Methode zur Korrektur von einseitigen Hasenschartennasen mit sehr starker einseitiger Stenose im Vestibulum nasi stammt von MOERS (Abb. 304). Während ein Hautlappen von der breiten Columella auf den Vestibulumboden geschlagen wird, gelangt ein zweiter Schwenklappen vom Nasenflügelrand der Stenoseseite auf den Defekt der Columella. Wir haben diese Technik noch nicht erprobt.

Von den vielen Behelfen, mit denen weitere kleinere Formfehler ausgebessert werden können, seien noch einzelne genannt.

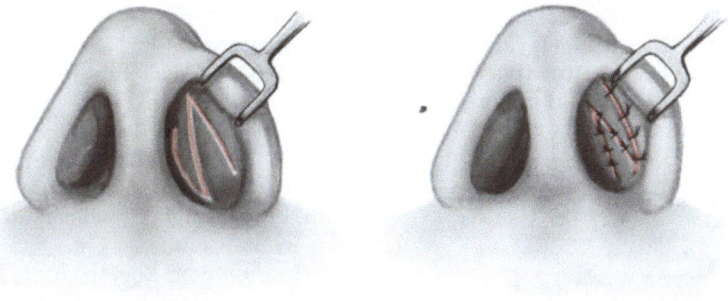

Abb. 305a u. b. Behebung von einengenden Falten im Vestibulum durch Z-Plastik auf der Innenseite des Nasenflugels. a Schnittfuhrung unter Incision des Knorpels. b Einnahen der Vestibulum-Haut-Knorpellappen
(TRAUNER und WIRTH)

Oft bestehen auf der Spaltseite *Falten in der lateralen Wand*. Man eliminiert sie entweder durch eine V-Y-Plastik nach BROWN und McDOWELL oder durch Z-Plastik nach TRAUNER und WIRTH (Abb. 305). Stärkere Unebenheiten oder eine *falsche Krümmung des Nasenflügels* beseitigt man durch Riffelungen des

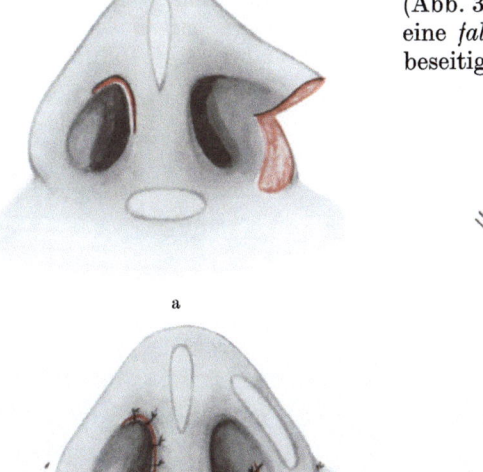
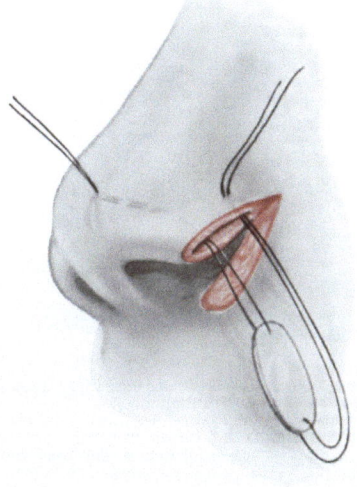

Abb. 306a—c. Korrektur der einseitigen Hasenschartennase nach FOMON. a Unterfutterung der Spitze und der Columellabasis durch Knorpeltransplantate von einer Incision am Vestibulumrand der gesunden Seite, Abtrennen des seitlichen Nasenflugelansatzes. b Einfugen eines Knorpeltransplantates aus der Ohrmuschel oder dem Septum in den gespaltenen Nasenflugel von der lateralen Incision aus. c Endzustand

Flügelknorpels nach Luxation desselben, wie bei der Modellierung der Nasenspitze (s. S. 91). Wir führen parallele Riffelungen aus, während PAP den Knorpel kreuzweise einritzt („cross-hatching"), wozu er ihn wie einen gestielten Lappen mit der Vestibulumhaut zusammen aus dem Vorhof herauszieht. Wenn der dünne und *weiche Nasenflügel* der Spaltseite einer Stütze bedarf, legen wir, wie KLICPERA,

DUFOURMENTEL sen., TRAUNER und FOMON, ein Transplantat aus der Ohrmuschel oder dem Septum ein. Dies geschieht durch eine Incision am Vestibulumrand oder durch den intercartilaginären Schnitt oder nach FOMON durch vollständige Abtrennung des Nasenflügels an seinem lateralen Ansatz und Spaltung seiner Wand (Abb. 306). FOMON fixiert das eingelegte Knorpelblatt durch Matratzennähte, welche die Haut durchgreifen.

AUBRY und LEVIGNAC implantieren ein in der Form des Flügelknorpels geschnittenes Blättchen aus geflochtenem Nylon, „crinoplaque" genannt. Sie legen es über das Crus laterale der Spaltseite am Flügel und zwischen die Crura medialia in die Columella ein.

SCHMID gibt dem abgeflachten Nasenflügel durch „composite graft" von der Ohrmuschel die gewünschte Wölbung. Er näht das freie Transplantat auf der Innenfläche des Nasenflügels ein, nachdem er sich vorher das dazu notwendige Wundbett geschaffen hat. Er stützt den abgesunkenen Nasenflügel also von innen durch den geeignet gewölbten Ohrmuschelknorpel, ähnlich wie wir es für den Flügelkollaps mit äußerer Deckung beschrieben haben (s. S. 108).

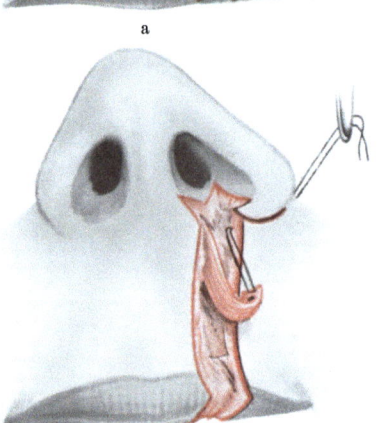
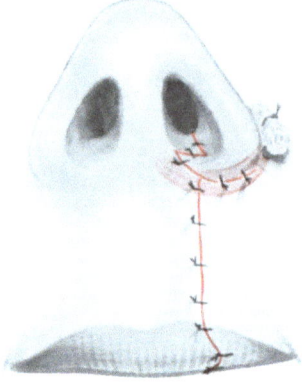

Abb. 307a—c. Korrektur der einseitigen Hasenschartennase nach RAGNELL. a Excision der Hautnarbe an der Oberlippe und am Vestibulumboden; Umschneiden (gestrichelt) eines Muskel-Bindegewebslappens in der Tiefe der Wunde. b Mobilisation des Muskel-Bindegewebslappens zur Schwenkung mittels Führungszügels unter den Nasenflügelansatz, um diesen zu heben. c Vernähen der Lippe und des Nasenbodens; Knüpfen des Führungszügels für den Muskel-Bindegewebslappen um ein Gazeröllchen lateral im Sulcus

Um der geradegestellten und symmetrisch gestalteten *Columella eine Stütze* zu geben, transplantieren wir einen Knorpelspan aus der Lamina quadrangularis wie OMBREDANNE, DUFOURMENTEL sen. und FOMON oder aus der Rippe wie HERFERT, TRAUNER und SCHUCHARDT, entweder zwischen die Crura medialia oder vor diese. Matratzennähte oder Transfixionsnähte an der Columella und im Septum membranaceum führen wir mit Nylon 00 oder 000 aus. Andere Operateure wie HERFERT und TRAUNER verwenden Stahldraht. Die die Knorpelbögen zusammenfügenden Nähte werden mit Catgut oder Chromcatgut ausgeführt bzw. mit Nylon oder feinem Draht, wenn sie im Vestibulum nasi geknüpft werden. Am oberen Rand des Flügelknorpels bis lateral in die Flügelansatzfurche legen wir zuweilen einzelne Matratzennähte, in einem Bogen angeordnet, an und knüpfen sie wie McInDOE uber Gazerollchen.

Zur *Hebung der Columellabasis* oder des Nasenflügelansatzes oder des ganzen spaltseitigen Nasenbodens verwenden wir Knochen aus der Crista ilei, wie CONVERSE, KAPLAN, GINESTET u. a., oder Knorpel, wie DUFOURMENTEL, WASSMUND, KLICPERA u.a., oder Dermis-Fettransplantat wie WALTER. Die Unterfutterung geschieht vom geoffneten Nasenboden aus.

Septumverkrümmungen werden wie oben beschrieben gehandhabt. Die hier gebräuchlichsten Methoden dürften die submuköse Resektion (s. S. 120) und die

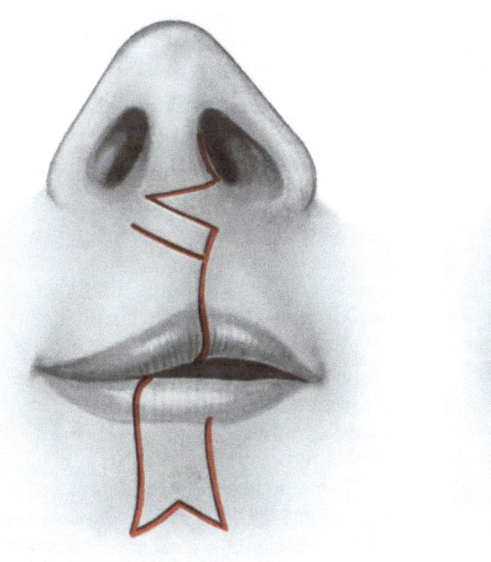
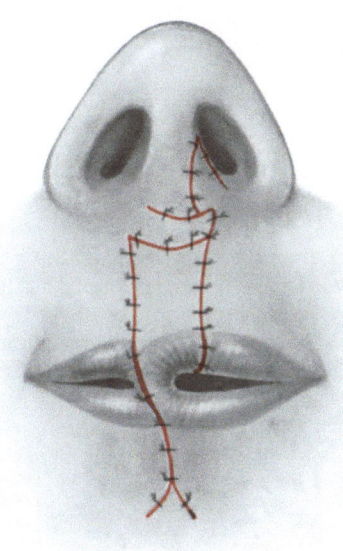

a b

Abb. 308. Korrektur der Hasenschartennase bei Fehlen von Substanz im mittleren Bereich der Oberlippe. Zur Materialbeschaffung dient eine Abbé-Estlander-Plastik, die mit den Lappenplastiken fur die Nasenkorrektur kombiniert werden kann

Reimplantation von Knorpelplatten (s. S. 128) sein, ferner das Schwenken des Knorpels wie eine Türe in den Angeln nach METZENBAUM und SELTZER (swinging door) (s. S. 127) und die Medianverlagerung der verschobenen Septumbasis im vorderen Teil durch horizontale Durchtrennung nach BECKER (s. S. 132) mit eventueller Deckung eines Schleimhautdefektes durch Thiersch-Haut.

Sehr guten Dienst leistet für die *Unterfutterung des Nasenflugelansatzes* die Drehung eines Muskellappens unter den Sulcus nasolabialis und Fixation desselben mit Matratzennaht nach RAGNELL (Abb. 307). Dieser Art von Gewebsverschiebung haben wir uns schon oft mit sehr gutem Erfolg bedient, besonders bei den häufig vorkommenden Fällen, bei denen im lateralen Teil der Oberlippe knapp neben der Hasenschartennarbe ein Höcker durch Muskelwulst besteht, der sowieso korrigiert werden muß.

Wenn viel Material in der Oberlippe fehlt, die *Oberlippe* dünn und zurückverlagert ist oder wenn sehr viel Narben im Philtrum entfernt werden müssen, muß zum Ersatz dieses Defektes ein Schwenkklappen aus der Unterlippe nach ABBÉ-ESTLANDER herbeigeholt werden (Abb. 308). Auf die Einzelheiten dieser Lippenplastik wird in Bd. II naher eingegangen.

Zuweilen muß auch nebst diesen Korrekturen eine *knöcherne Schiefnase* begradigt werden. Dies darf bei sorgfältiger Technik auch schon im Alter zwischen 10 und 14 Jahren geschehen. Außerdem sollte, wenn mit einer Hasenschartennase auch eine *Höckerbildung* des Nasenrückens vergesellschaftet ist, diese im gleichen Alter mitkorrigiert werden. Seltener bei einseitigen als bei doppelseitigen Hasenschartennasen ist eine *Sattelnase* vorhanden, die erst nach der Pubertät korrigiert werden soll.

Korrekturen von Schüsselgesichtern (*„dish faces"*) können mit Plastiken von einseitigen Hasenschartennasen kombiniert, und zwar in einer Sitzung, vorgenommen werden. Nur die Abbé-Estlandersche Lippenplastik darf mit der Unterfütterung der Nasenbasis mit Knorpel oder Knochen nicht in der gleichen Sitzung ausgeführt werden. Der Lippenschwenklappen läßt sich dagegen mit dem Läppchenaustausch nach TRAUNER mit gutem Resultat in einer Sitzung anlegen.

2. Korrektur der beiderseitigen Hasenschartennase

Für die Analyse der *pathologisch-anatomischen Verhältnisse* bei der doppelseitigen Hasenschartennase verweisen wir wie für die bei der einseitigen auf die Arbeit von HUFFMAN und LIERLE.

Bei der Primäroperation ist eine Verlängerung der Columella nicht möglich. Folglich bleiben auch die übrigen Formanomalien der Nase vorläufig bestehen, denn sie sind im wesentlichen abhängig von diesem Haften der Nasenspitze an der Oberlippe. Die Nasenspitze kann sich nicht nach vorne entwickeln, und so wachsen die Flügelknorpel in der falschen Stellung weiter. Die Spitze bleibt abgeflacht. Die beiden Nasenflügel stehen nach lateral weit abgespreizt. Die Umbiegungsstellen der Flügelknorpel liegen als Knick weiter lateral und dorsal (Abb. 309). Diese Tatsache wurde erstmals von LEXER beschrieben. Die Enden der lateralen Schenkel der Flügelknorpel sind nach innen, d.h. ins Vestibulum, gedreht und ragen als Falte ins Lumen hinein. Diese Falte ist auch schon bei der einseitigen Hasenschartennase erwähnt worden. Sie ist bei der doppelseitigen noch stärker ausgeprägt. Die Formveränderung dieser Nase, welche sich, wenn nicht korrigiert, mit dem weiteren Wachstum noch in ihren charakteristischen Zügen verstärkt, wird von TRAUNER und WIRTH in treffender Weise als Schafsnase bezeichnet.

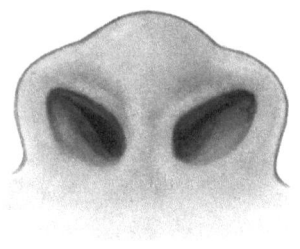

Abb. 309. Typische beidseitige Hasenschartennase mit Knick beider Flügelknorpel nach LEXER

Meistens findet man eine symmetrische Lage des knöchernen Gerüstes. Auch Septumdeviationen sind hier weit seltener als bei der einseitigen Hasenschartennase. Hingegen besteht oft eine Höckerbildung des knöchernen und knorpeligen Nasenrückens. Auch wenn diese im eigentlichen Sinne nicht vorliegt, hat man dennoch den Eindruck, daß ein Gibbus bestünde, weil eben die Nasenspitze nach unten und hinten gedrückt ist.

Bei der *Primäroperation* der doppelseitigen durchgehenden Lippen-Kiefer-Gaumenspalten gilt der gleiche Grundsatz wie bei den einseitigen: die Bildung eines möglichst tiefen Nasenbodens. Hier trifft man gewöhnlich symmetrische Verhältnisse an. Es kommt daher weniger darauf an, eine Symmetrie der Nasenflügel herzustellen als vielmehr eine Verlängerung der Columella und die nötige Prominenz der Nasenspitze zu erreichen. Durch die Kürze des Nasenstegs und die Abflachung der Stütze bekommen beide Nasenlöcher statt einer rundlichen oder längs-ovalen Form eine quer-ovale, platt gedrückte Gestalt, durch welche die

Nasenatmung hochgradig behindert ist. Es muß diesem funktionell sehr schlechten Zustand so früh wie möglich abgeholfen werden. Auch hier wird der Erfolg jeder plastischen Nachkorrektur durch das Vorliegen chronisch-entzündlicher Erscheinungen in der Nase beeinträchtigt. — Die *Columellaverlängerung* geschieht am einfachsten durch das Miteinbeziehen der Philtrumhaut in den Nasensteg

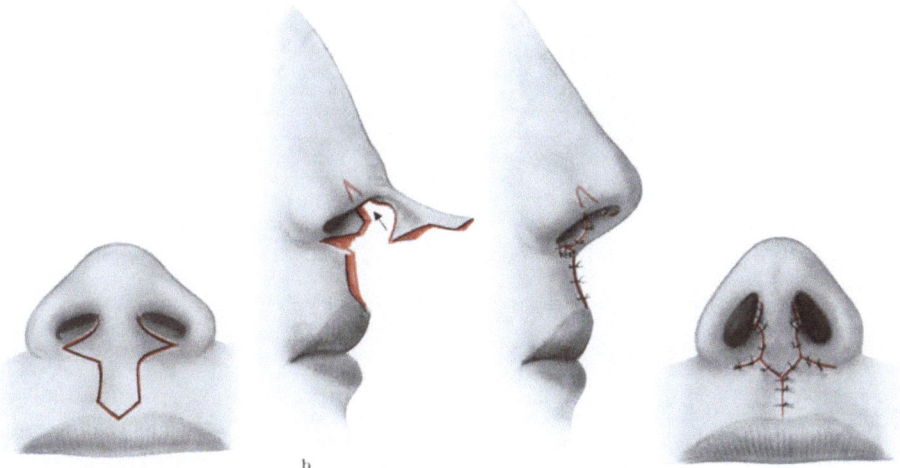

Abb. 310 a—d Korrektur einer doppelseitigen Hasenschartennase durch Philtrumlappen nach BROWN. a Umschneiden des Lappens b Mobilisation des Lappens und Incision im vorderen Anteil des membranösen Septums zur Aufnahme der keilförmigen Seitenlappchen (Pfeil) c Zustand nach Einnähen des Lappens (seitliche Ansicht). d Zustand nach Einnähen des Lappens (Ansicht von unten)

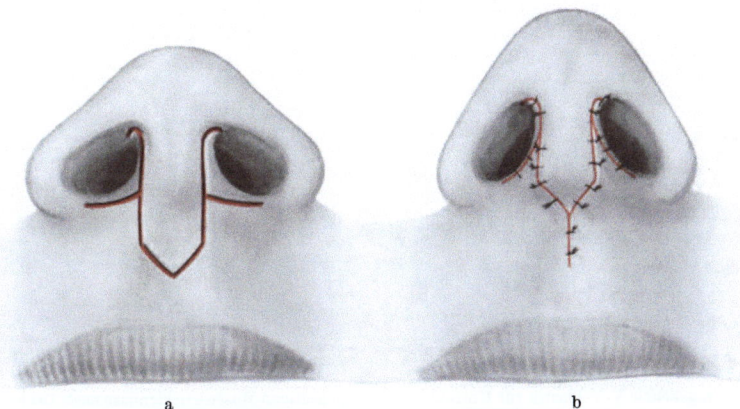

Abb. 311 a u b Verlängerung der Columella bei der beidseitigen Hasenschartennase nach LEXER a Schnittführung für den Philtrumlappen b Einnähen des Philtrumlappens mit V-Y-Plastik

und die Vorverlagerung dieses oben gestielten Lappens gegen die Nasenspitze. Im Prinzip handelt es sich um eine V-Y-Plastik in der Mitte der Oberlippe. Dieses Vorgehen wurde zuerst von GENSOUL und später von LEXER (s. S. 113) angegeben. Durch BROWN (Abb. 310) erfuhr die Methode eine sinnreiche Modifikation, welche für Korrekturen am Kleinkind oder Kind speziell geeignet ist.

Mit der Technik von BROWN haben wir bisher sehr gute Resultate erzielt. Sie hat den Vorteil gegenüber der ursprünglichen Methode von GENSOUL, daß die Seitenwände der Columella mitverlängert werden. LEXER hat diesen Punkt auch berücksichtigt, indem er Querschnitte am vorderen Nasenlochwinkel und am Nasenboden anlegte (Abb. 311). Uns scheinen aber diese Querschnitte nicht auszureichen. — Für unzulänglich halten wir die Methode von BLAIR, wonach die Columella durch eine V-Y-Plastik vorne an der Nasenspitze verlängert wird. Die darunter freigelegten medialen Schenkel der Flügelknorpel werden unter Bildung eines neuen, nach vorne verschobenen Knies miteinander vernäht. Weil

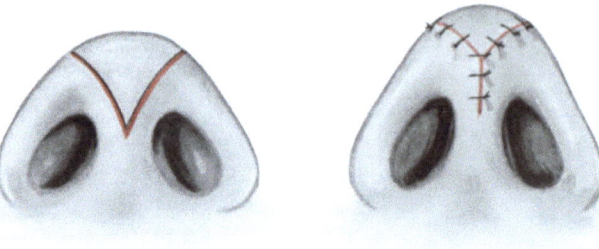

a b
Abb. 312. V-Y-Plastik an der Nasenspitze nach BLAIR zur Verlängerung der Columella

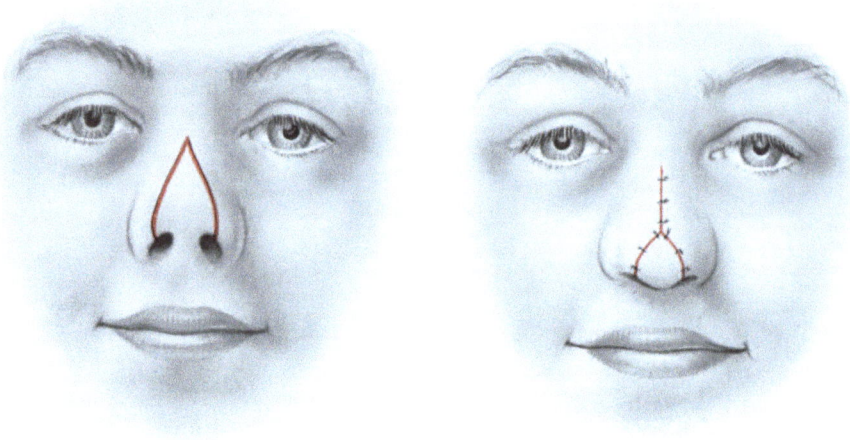

a b
Abb. 313. Umgekehrte V-Y-Plastik zur Korrektur der doppelseitigen Hasenschartennase nach DIEFFENBACH

Narben an der Nasenspitze entstehen, hat sich diese Methode nicht durchsetzen können (Abb. 312).

Ebenfalls verlassen dürfte die alte Dieffenbachsche Plastik mit der umgekehrten V-Y-Plastik sein (Abb. 313). Die unteren Enden des spitzwinkeligen Hautschnittes am Nasenrücken liegen hart am Nasenflügelrande, ein wenig lateral vom vorderen Nasenlochwinkel. Bei der Y-artigen Vernähung der Ränder des Hautlappens kommt es am unteren Ende des Lappens zu einer deutlichen Hautvorwölbung, die die fehlende Nasenspitze ersetzen und eine scheinbare Verlängerung der Columella herbeiführen soll. Auch hier entstehen Narben, die vermieden werden sollten.

Diese alte Methode entspricht im Prinzip einer neueren, welche für die Wiederherstellungsplastik bei fehlender Prominenz der Nasenspitze von CRONIN (1952) angegeben worden ist. Durch die umgekehrte V-Y-Plastik rutscht die Haut auf die Nasenspitze und bildet dort eine Duplikatur, die in einer zweiten Sitzung wieder geglättet wird, indem man die Haut zum Teil auf die Columella weiterwandern läßt („caterpillar flap") (Abb. 314). Die im Prinzip gleiche Technik

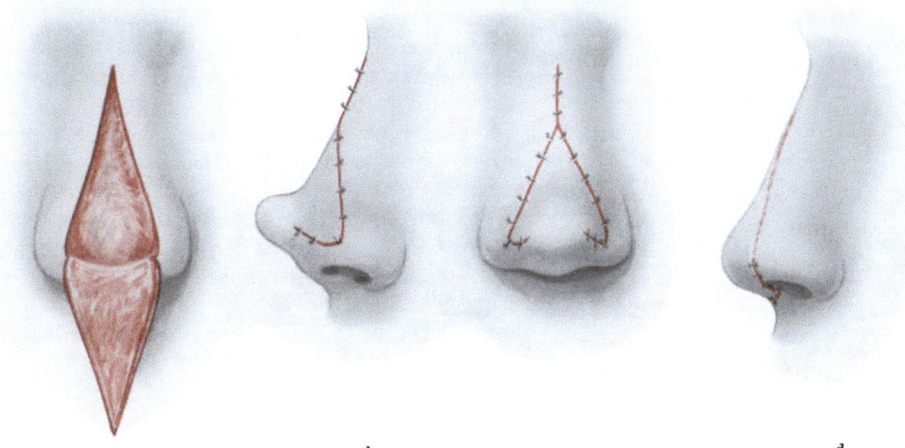

Abb. 314a—d. Zweizeitige umgekehrte V-Y-Plastik mit Kriechlappen nach JOSEPH-CRONIN zur Korrektur der doppelseitigen Hasenschartennase. a Mobilisation des Lappens b und c Lappen in der ersten Sitzung eingenäht. d Korrektur der Spitze in der zweiten Sitzung und Verlängerung der Columella. Die Duplikatur des Lappens wird dadurch aufgehoben

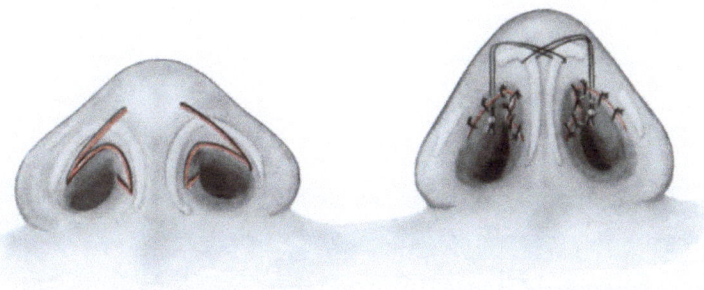

Abb. 315a u b Verlängerung der Columella bei doppelseitiger Hasenschartennase nach WIRTH. a Bildung der Lappen zur Z-Plastik an der vorderen Commissur der Nasenlöcher. b Aufrichtung der Bogen der Flügelknorpel nach lateraler Durchtrennung und Fixation in dieser Stellung mit Nähten, die im Vestibulum geknüpft werden, Vernähen der Z-Plastik

wird von MOREL-FATIO bei der flachen beidseitigen Hasenschartennase einzeitig in Anwendung gebracht, ohne daß die Ernährung des Lappens gefährdet ist. In gleicher Sitzung werden auch die Flügelknorpelbögen gedreht und vernäht, während die lateralen Schenkel reseziert werden.

Ein neueres Verfahren von WIRTH (Abb. 315) ist von der Gensoulschen und Lexerschen Methode abgeleitet und unterscheidet sich von der Brownschen Technik durch die Bildung zweier seitlicher dreieckiger Hautläppchen an der vorderen Commissur des Nasenlochs statt am Vestibulumboden. Mit diesen beiden Flügelläppchen führt WIRTH eine ähnliche Z-Plastik an der Nasenlochcommissur aus, wie wir sie bei einseitigen Hasenschartennasen von STRAITH gesehen haben

(s. Abb. 287). Bei WIRTH erhält allerdings der äußere dreieckige Lappen seine Basis medial, während bei STRAITH die Läppchenbasis lateral am Nasenflügel liegt. Die doppelseitige Z-Plastik am Nasenlochwinkel von WIRTH wird auch in leichteren Fällen von Columellaverkürzung angewendet, also wenn kein Philtrumlappen herangeholt werden muß. Man kann durch diese Commissurplastik eine bessere Form der Nasenspitze und einen spitzeren Winkel im Nasenloch vorne erreichen. Bei dieser Plastik können auch die Bogen der Flügelknorpel — mit oder ohne laterale Entlastungsdurchtrennung in den Crura lateralia — mit Haltenähten aus Draht oder Nylon zusammengenäht werden.

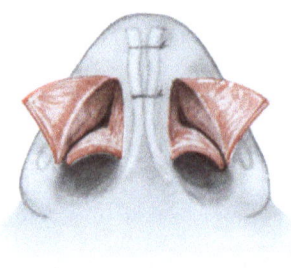

Abb. 316. Korrektur der beidseitigen Hasenschartennase nach STRAITH. Lappchenaustausch an der vorderen Commissur des Nasenlochs und Aufstellen der Knorpelbögen nach ihrer lateralen Durchtrennung. Incisionen s. Abb. 287

STRAITH wendet den früher beschriebenen Läppchenaustausch an der Nasenlochcommissur sowohl bei einseitigen als auch bei doppelseitigen Hasenschartennasen an (Abb. 316). Seine Plastik wird mit dem Aufstellen der Knorpelbögen nach lateraler Durchtrennung und mit deren Zusammennähen in der Spitze (s. S. 97) kombiniert. Dadurch wird die Nasenspitze noch wesentlich erhöht.

Weitere Möglichkeiten der Columellaverlängerung sind durch die Benutzung von zwei seitlichen Hautläppchen aus der Oberlippe gegeben. KAZANJIAN umschneidet zwei oben am Steg gestielte Hautläppchen, die gegen den Naseneingang verlängert werden, und näht sie in der Mitte zusammen. Die ent-

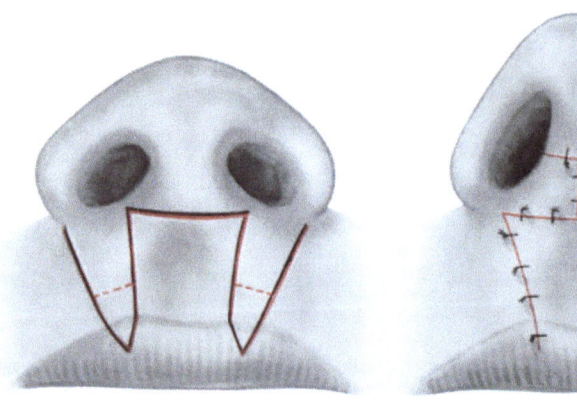

a   b

Abb. 317. Korrektur der doppelseitigen Hasenschartennase durch Columella-Verlagerung nach TRAUNER. Beidseitige Drehung eines senkrechten Lappens aus der Oberlippe. Die Spitzen der Lappen werden reseziert (punktierte Linie)

stehenden Sekundärdefekte werden durch Medianverlagerung der unterminierten Nasenflügel gedeckt. Dadurch kann vermieden werden, daß eine dritte Narbe in der Mitte der Oberlippe gesetzt wird.

Auch TRAUNER schneidet zwei senkrechte Hautläppchen aus der Gegend der alten Narben in den verschlossenen Spaltlinien, dreht sie in die Horizontale und näht sie in der Mittellinie zusammen (Abb. 317). Es ist dies bei ihm also nichts anderes als die beidseitige Anwendung seines bei einseitigen Hasenschartennasen schon beschriebenen Läppchenaustausches (s. S. 235).

MARCKS u. Mitarb. (1957) gehen ebenso vor, schlagen aber die beiden in die Horizontale gedrehten Läppchen übereinander (Abb. 318), so daß die Columellaverlängerung in noch stärkerem Maße erreicht wird. Das gleiche Verfahren

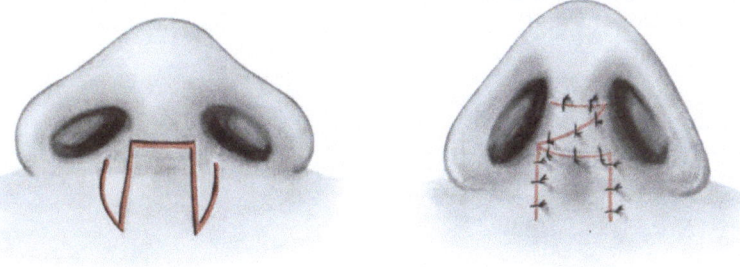

Abb. 318. Korrektur der doppelseitigen Hasenschartennase und ähnlicher Mißbildungen durch Columellaverlängerung nach MARCKS-MEYER

haben wir 1956 für die Korrektur einer anderen Nasenmißbildung (s. S. 294) angegeben.

Auch nach der Methode von F. BURIAN und von MILLARD wird nicht ein zentraler Lappen im Philtrum geschnitten, sondern zwei seitliche am Rand des Philtrums („forked flap"), wodurch das schildförmige Philtrum intakt bleibt und

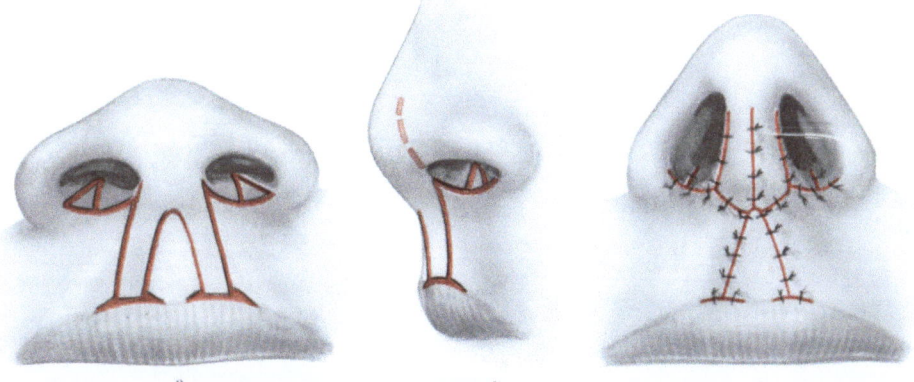

Abb. 319a—c. Korrektur der doppelseitigen Hasenschartennase nach MILLARD und F BURIAN. a Bildung eines gabelförmigen Lappens („forked flap") an der Oberlippe, Excisionen am Nasenboden zur Verschmälerung b Seitliche Ansicht der Schnittführung, die Columella wird gegen die Spitze unterminiert. c Verlängerung der Columella durch Verschiebung der Gabel nach vorn, Vernähen der Excisionsstellen am Nasenboden beiderseits zur Verschmälerung der Nasenlöcher und der gabelförmigen Lappen Verschluß der Entnahmestellen an der Oberlippe

damit ein besseres kosmetisches Resultat an der Lippe erreicht wird. Die beiden Hautläppchen werden nicht gedreht, sondern in ihrer Längsrichtung belassen, im Sinne von GENSOUL nach vorne verschoben und als Columellahaut vernäht. Die guten kosmetischen Ergebnisse der Millardschen Technik können wir nach unserer Erfahrung bestätigen (Abb. 319).

CRONIN verwendet zur Verlängerung der Columella beidseits die Haut des Vestibulumbodens, die er in Form von zwei streifenförmigen Brückenlappen von der Unterlage mobilisiert und an den Steg heranrotiert (Abb. 320). Er rotiert also die Haut des Vestibulum nasi beidseits nach innen oben, wie es einseitig schon SHEEHAN getan hat, so daß die Nasenbodenhaut seitlich an die neugeschaffene Columella zu liegen kommt. Die parallelen Incisionen verlaufen leicht bogenförmig am Naseneingang. Vorne im Steg wird eine umgekehrte V-Y-Plastik ausgeführt. An der Basis der Columella bleibt dadurch ein dreieckiger Hautzipfel bestehen. Seitlich am Nasenflügelansatz wird je eine kleine kommaförmige Hautexcision zur besseren Innenrotation des Nasenflügelansatzes vor-

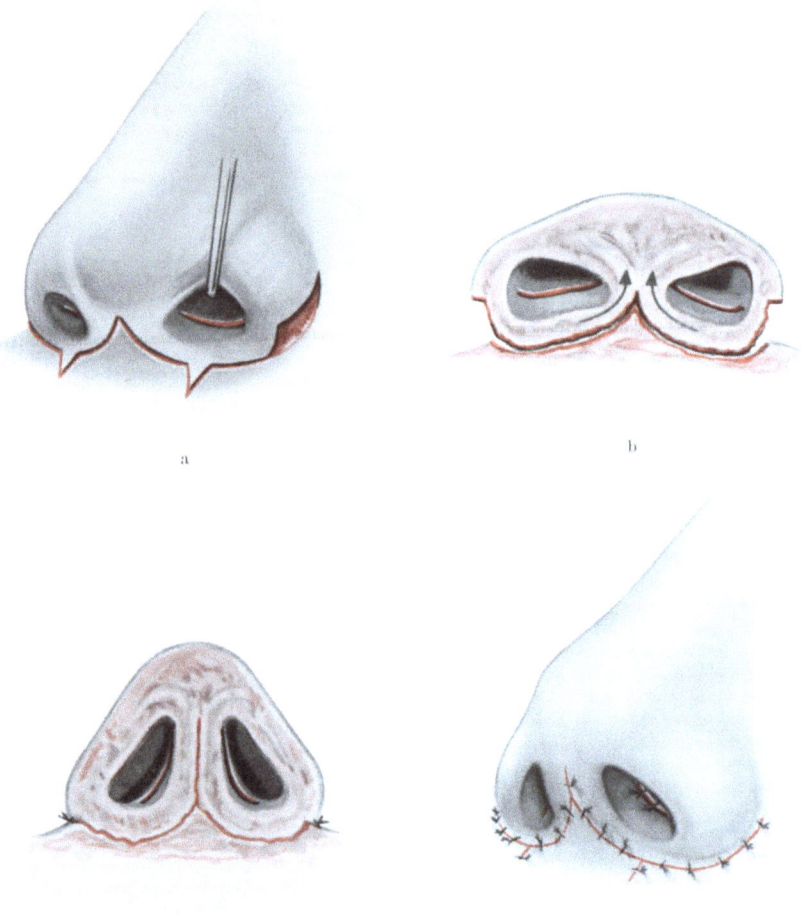

Abb. 320a—d. Korrektur der doppelseitigen Hasenschartennase nach CRONIN. a Bildung von streifenförmigen Brückenlappen durch Unterminieren des Vestibulumbodens. b Brückenlappen im Querschnitt, die Pfeile geben die Rotationsrichtung gegen die Nasenspitze an. c Zustand nach Rotation der Lappen; Columella verlängert. d Endzustand

genommen, während in der Oberlippe zwei paramediane Dreiecksexcisionen diese Plastik vervollkommen. CARTER und CONVERSE sollen die Verwendung von Nasenbodenhaut für die Verlängerung der Columella vor CRONIN angeregt haben.

Für leichtere Fälle von Columellaverkürzungen wendet CRONIN die gleiche Technik an, schneidet den Bodenlappen etwas kleiner, läßt ihn nur median gestielt und verzichtet ferner auf die seitlichen Entlastungsexcisionen am Nasenflügelansatz und in der Oberlippe (Abb. 321).

Als Erweiterung der Gensoulschen und Lexerschen Methode möchten wir das Pottersche Verfahren angeben, welches für die einseitige Plastik schon beschrieben ist (s. S. 241). In seiner doppelseitigen Anwendung wird ebenfalls ein Philtrumlappen geschnitten und die Schnittführung seitlich an der Columella ins Vestibulum nasi verlängert. In beiden seitlichen Vestibulumwänden wird

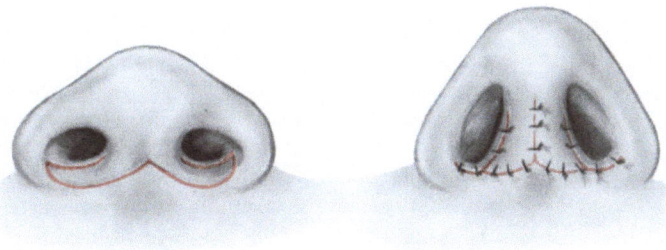

Abb. 321a u. b. Heben der platten doppelseitigen Hasenschartennase nach CRONIN a Umschneiden der beidseitigen Hautlappen am Vestibulumboden. b Verlängerung der Columella durch Herandrehen der beiden Lappen

eine V-Y-Plastik ausgeführt, durch welche das ganze Vorhofgewölbe erhöht wird. Der laterale Schenkel der Flügelknorpel wird beidseits in die V-Y-Plastik mit einbezogen (Abb. 322).

Die doppelseitige Technik von POTTER haben wir in gleicher Weise modifiziert wie die einfache (s. S. 242), d.h. durch das Einbeziehen der Pars membranacea

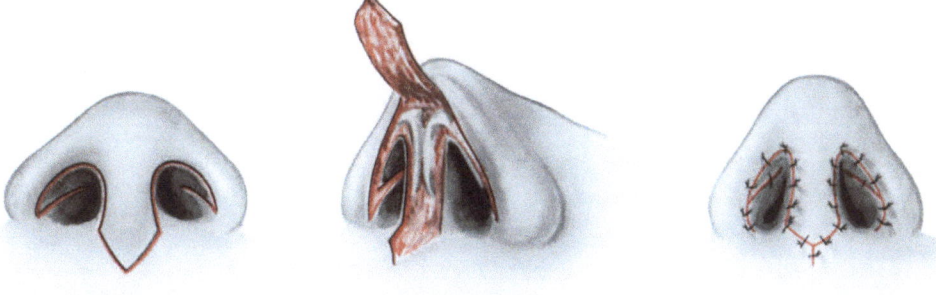

Abb. 322a—c. Korrektur der doppelseitigen Hasenschartennase nach POTTER. a Umschneiden des Philtrum-Columellalappens sowie des V-Lappens an der Innenfläche beider Nasenflügel zur V-Y-Plastik. b Mobilisation der Lappen. c Einnähen zur dreifachen V-Y-Plastik

des Septums und der darin eingeschlossenen Crura medialia der Flügelknorpel in den hochzuklappenden Columellalappen (Abb. 233).

Zusammengesetzte Ohrmuscheltransplantate, wie wir sie später bei der Besprechung von Nasenflügel- und Columelladefekten kennenlernen werden (s. S. 334), haben wir auch schon mit gutem Erfolg bei doppelseitigen Hasenschartennasen zur Columellaverlängerung verwendet. Das von FRITZ KOENIG stammende und von BROWN u. Mitarb. als „composite graft" propagierte Verfahren wurde erst 1944 durch PEGRAM und PELLICIARI in die Hasenschartenchirurgie eingeführt. Das Vorgehen bringt den Vorteil, keine zusätzlichen Narben an der Oberlippe zu setzen, jedoch den Nachteil der Gefahr des Nichteinheilens des frei transplantierten Lappens. Der Lappen besteht aus Haut und Knorpel von der Ohrmuschel oder nur aus Haut vom Ohrläppchen (MUSGRAVE). PEGRAM entnimmt ihn aber auch aus dem einen Nasenflügelansatz, wobei er den anderen Nasenflügel ebenfalls um ein gleiches Maß verkürzen muß (s. Abb. 155). MEADE hält diese freie Transplantation von Ohrmuschelsektoren auf die Columella besonders geeignet für Nachkorrekturen bei Kindern. Er schneidet die kurze Columella in der Mitte quer durch, umschneidet den vorderen Teil bis in den Vorhof, zieht den Steg ganz nach vorne, um ihn daselbst mit je einer seitlichen Naht zu fixieren, und deckt schließlich den Defekt an der Basis der Columella mit einem composite graft. Zwei feine Knorpelstreifen aus dem Ohr verwendet er als innere Stütze der Columella (Abb. 323). Wir halten die Methode für zu wenig zuverlässig, da die drei freien Transplantate aufeinander zu liegen kommen und schlecht ernährt werden dürften.

Schließlich kann man zur Verlängerung der stark verkürzten Columella bei doppelseitigen Hasenschartennasen auch feine Rundstiellappen aus der Innenseite des Oberarmes (RAGNELL; s. S. 320) oder aus der Tabatiere der Hand (YOUNG; s. S. 319) zur Einheilung bringen.

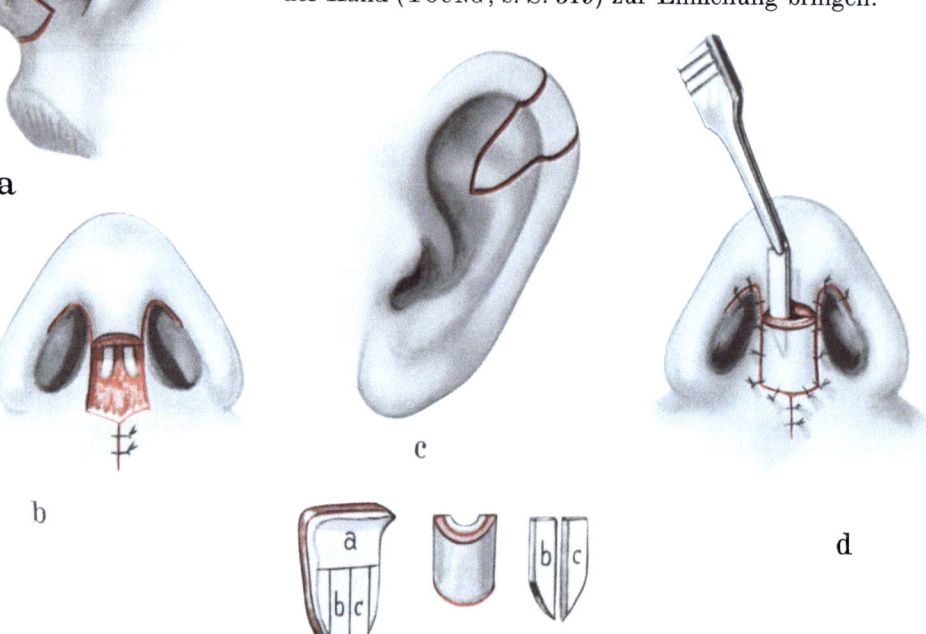

Abb. 323a—d. Korrektur der doppelseitigen Hasenschartennase nach MEADE a Umschneiden der verkürzten Columella. b Verlagerung der Columella nach vorn und V-Y-Plastik im Philtrum. c Entnahme eines zusammengesetzten freien Transplantates aus der Ohrmuschel, Zusammensetzung Haut und Knorpel. Das Transplantat wird aufgeteilt ein größeres Stück a deckt mit der anhaftenden Haut den Defekt an der Columella, Knorpelstreifen b und c ohne Haut dienen als Stütztransplantate der Columella d Einführen eines solchen Stützspans nach teilweisem Einnähen des zusammengesetzten Transplantates

An den Flügeln besteht der schon beschriebene Knick nach außen, der der Nase ein „*schafsnasenähnliches*" *Aussehen* verleiht (BROWN, McDOWELL). Wir excidieren in der Regel die Knickstelle nicht wie STRAITH, sondern flachen den Flügel durch Einlegen eines Streifens Ohrmuschelknorpel ab, wie dies KLICPERA, HERFERT u. a. vorgeschlagen haben. Die Bogen der Flügelknorpel durchtrennen wir in diesen Fällen nach der alten Methode von STRAITH (Abb. 316) beidseits lateral, schlagen sie in der Mittellinie hoch und nähen sie mit Catgut zusammen, wodurch eine stärkere Prominenz der Nasenspitze bewirkt wird. Für die Beseitigung von Falten und Unebenheiten im Vestibulum nasi gilt dasselbe, wie bei der Korrektur von einseitigen Hasenschartennasen (s. S. 245). Wenn einmal die Columella verlängert ist, kann die Nase sekundär, d.h. in einer zweiten Sitzung, mit einem L-förmigen Rippenknorpelspan oder mit anderen Einschlüssen (s. S. 158) nach Bedarf aufgerichtet werden.

In Fällen, in denen ohnehin schon wenig Material in der Mitte der Oberlippe vorhanden ist und das Profil durch eine Retrognathie und Pseudoprogenie mißgestaltet ist, muß nach der Columellaverlängerung in der gleichen Sitzung der

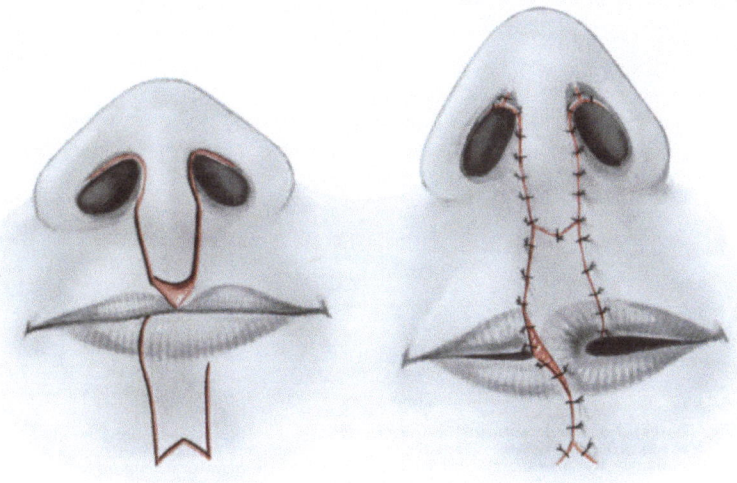

Abb. 324a u b. Kombination der Verlangerung der Columella nach GENSOUL-LEXER mit der Lippenplastik nach ABBÉ-ESTLANDER. a Umschneiden der Lappen. b Einnahen der Lappen (1. Sitzung der Abbé-Estlander-Plastik)

Oberlippendefekt durch eine Abbé-Estlander-Plastik (s. Bd. II) ersetzt werden. Gewöhnlich kann dieses Vorgehen mit der Columellaverlängerung nach GENSOUL-LEXER (Abb. 324) oder mit der Potterschen Operation (s. S. 255) kombiniert werden.

Diese Ersatzplastik der Oberlippe nach ABBÉ-ESTLANDER ist bei doppelseitigen Hasenschartenkorrekturen weit häufiger indiziert als bei einseitigen. Wenn ein starkes Narbenfeld im Anschluß an die Abbé-Plastik in der Oberlippe vorliegt, excidieren wir nach SCHMID die Narbenplatte und ersetzen sie durch freies Ganzhauttransplantat.

Wenn die Columella wegen der starken Vernarbung der Oberlippe nicht mit der Philtrumhaut nach GENSOUL und LEXER, BROWN oder MILLARD verlängert werden kann, muß sie von vorne auf Kosten der sehr breiten und nach unten gezogenen Nasenspitze zusätzliches Material erhalten. Dies erreichen wir (R. MEYER) am besten durch eine ausgedehnte halbmondförmige Excision an der äußeren Haut, am Flügelknorpel und an der Vestibulumhaut der vorderen Commissur des Nasenlochs beidseitig. Zugleich kann die Basis der Columella durch dreieckförmige perforierende Excision im Septum membranaceum zurückverlegt werden (Abb. 325). Excisionen an der vorderen Commissur des Nasenlochs lassen sich überhaupt auch sonst bei Korrekturen von Flügelasymmetrien und zusätzlich bei den obenerwähnten Methoden für Korrekturen einseitiger Hasenschartennasen anbringen (MUSGRAVE, MILLARD, R. MEYER), selbstverständlich nicht in so ausgedehnter Weise wie bei der Schafsnase.

Selten finden wir heute noch die Anomalie der doppelseitigen Hasenschartennase, besonders das starke Ausladen beider Nasenflügel mit einer häßlich langen und zurückliegenden Oberlippe vergesellschaftet. Dies sind Auswirkungen einer

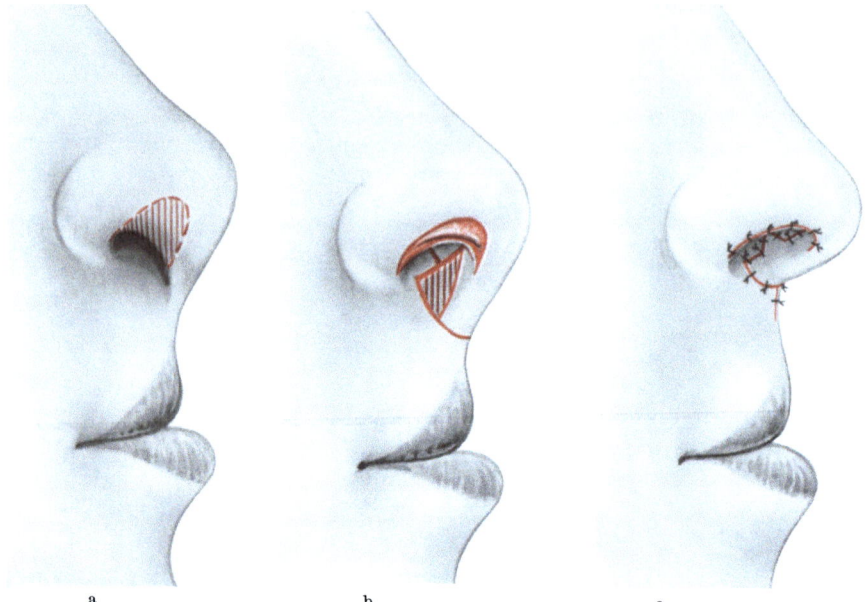

Abb. 325a—c. Korrektur der beiderseitigen Hasenschartennase mit starker Abflachung der Spitze und fehlender Columella (R. MEYER). a Rot schraffiert Haut-Knorpel-Vestibulumhaut betreffende Excision b Zustand nach Excision am Nasenflügel Rot schraffiert Durchgehende Excision am Septum membranaceum und Ablösen der Columellabasis. c Endzustand

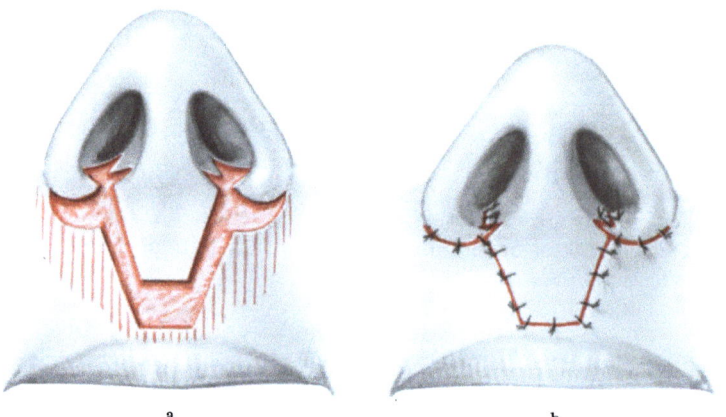

Abb. 326a u b Verschmälerung von Nasenbasis und Oberlippe sowie Verkurzung der Oberlippe bei doppelseitiger Hasenschartennase nach RAGNELL. a Excisionsgebiet, Unterminierung der Ränder rot gestrichelt. b Vernähen der Wundränder

schlechten Operationstechnik beim Lippenschluß, wie man es früher nach Hagedorn-Plastiken öfters gesehen hat. In solchen Fällen muß nicht nur eine Vorverlagerung der Oberlippe durch Unterfütterung mit Knorpel oder Knochen, sondern auch die Verschmälerung der Oberlippe die Situation verbessern. Hierzu hat RAGNELL Hautexcisionen angegeben, deren wir uns auch mit gutem Erfolg bedient haben (Abb. 326).

XV. Beseitigung der Atresien und Stenosen der Nase
1. Korrektur der vorderen Atresien und Stenosen der Nase

Die vordere Atresie der Nase kann unilateral, bilateral, vollständig oder unvollständig sein. Von der vollständigen Atresie bis zur leichtgradigen Stenose finden sich alle Grade von Verengungen. Die Atresie oder Stenose kann am Eingang des Vestibulum nasi, im Inneren des Vestibulum nasi oder am Übergang vom Vestibulum zur Nasenhöhle lokalisiert sein. Die erste Beschreibung der Anomalie geht auf das Jahr 1864 zurück und erschien in der englischen Literatur.

Sowohl die totale als auch die partielle Obliteration können angeboren sein. Die kongenitale Form ist aber sehr selten. Sie bildet sich im 6. Embryonalmonat. Bis zu diesem Zeitpunkt sind die Nasenlocher durch einen Epithelialzapfen geschlossen. Durch das Persistieren dieses Zapfens entsteht eine membranöse Synechie oder eine vollständige Atresie. Eine nicht sehr seltene Form der Synechie ist die Winkelsynechie, welche den lateralen Winkel des Nasenlochs betrifft (Abb. 327). Die Atresie kann mit anderen Mißbildungen des Gesichts gekoppelt sein, so mit Lippen-Kiefer-Gaumenspalten, mit anderen Spaltbildungen des Gesichtes oder mit der Proboscis lateralis (s. Mißbildungen). Sie kann auch einen Teil der maxillo-facialen Dysmorphien bilden und ist dann mit Kieferdeformationen vergesellschaftet wie der Prognathie und der Retrogenie beim Pierre Robin-Syndrom. — Häufiger

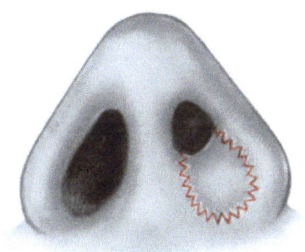

Abb. 327. Einseitige vordere Winkelstenose. Rote Linie deutet die Begrenzung des spateren, erweiterten Nasenlochs an. Die Haut im Bereich der Narbe kann zur Epithelisierung der Wundrander verwendet werden

finden wir Atresien nach Traumen, Infektionen oder Operationen. So gibt es die Atresie und Stenose als Folge von ulcerösen Vorgängen an den Rändern der Nasenlöcher z. B. nach Pocken oder nach der Heilung lupöser und syphilitischer Ulcerationen. Auch nach Verbrennungen können sich narbige Verschlüsse des Naseneinganges bilden. Wie im Kapitel über die Korrekturen von Hasenschartennasen angegeben, findet man hochgradige Stenosen des spaltseitigen Nasenlochs auch nach schlechter Primäroperation von Hasenscharten. Da speziell in diesen Fällen chronische Entzündungen in der Nase bestehen, ist das Problem der Behebung dieser Stenosen ein schwieriges. Es scheint uns deshalb wesentlich zu sein, daß beim primären Verschluß der vollständigen einseitigen oder doppelseitigen Lippen-Kiefer-Gaumenspalte der Nasenboden nicht zu hoch gebildet wird. Es ist nämlich später viel leichter, ihn zu erhöhen als ihn zu vertiefen, d. h. die Nasenhöhle und den Nasenvorhof zu verengen als sie zu erweitern.

Die kongenitale beidseitige totale Okklusion erheischt ein sofortiges Eingreifen, da sie zu schweren Erstickungsanfällen führen kann. Durch Incision und Dilatation kann eine vorläufige Abhilfe geschaffen werden. Spätere Eingriffe sollen das vorläufige Resultat des Noteingriffes aufrechterhalten. Bei nicht kongenitalen Atresien führt der beidseitige Verschluß wegen ausschließlicher Mundatmung zu Anosmie, zu Rhinolalia clausa, zu Kopfschmerzen, zu absteigenden und rezidivierenden Infekten. Besonders dann, wenn die Atresie im Kindesalter angetroffen wird, ist das frühzeitige Operieren wichtig. Nur in Fällen von narbigen Atresien durch lupusbedingte Gewebszerstörung muß mit der plastischen Operation noch zugewartet werden, bis die Heilung des Lupus als endgültig betrachtet werden kann. Eine zu frühzeitige Operation kann sonst unangenehme Überraschungen zur Folge haben.

Das Operationsverfahren hängt von der Lokalisation der Atresie oder Stenose und von der Dicke der verschließenden Wand sowie vom Zustand des Nasenflügels ab. Besteht in der verschließenden Wand eine kleine Öffnung, so läßt sich die Wanddicke mit einer Sonde oder mit einem Haken leicht feststellen. Fehlt eine solche Öffnung, dann muß man die Verschlußmembran vor der Operation incidieren oder anbohren, um ihre Dicke und Beschaffenheit festzustellen.

Das Herausschneiden der abschließenden Membran ist im allgemeinen ungenügend. Der durch die Excision entstehende Wundring wird immer die Neigung zeigen eine narbige Zusammenziehung und dadurch wieder eine Okklusion zu bilden. Auch das Herausschneiden der Membran mit Diathermkoagulation genügt nicht, obwohl dieses Schneidverfahren eine langsamere Vernarbung zur Folge haben soll. Der entstehende Wundring muß möglichst vollständig mit Schleimhaut oder

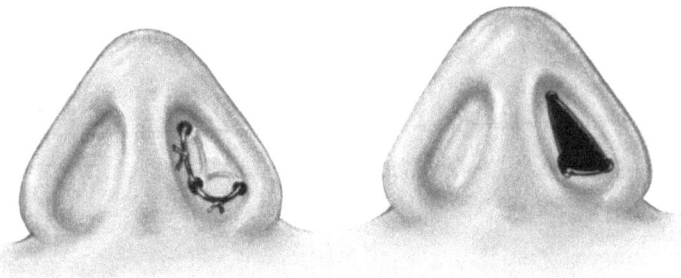

Abb. 328. Korrektur der vorderen Atresie der Nase nach LUBET-BARBON. Anlegen von geknüpften Fäden, die durch ihre Spannung langsam die Membran durchtrennen (obsolet)

mit äußerer Haut ausgeschlagen werden. Eine unzulängliche Methode, welche heute verlassen ist, ist die von LUBET-BARBON. Man wollte hierbei eine feine, nicht stenosierende Vernarbung an der Entfernungsstelle dadurch erreichen, daß man durch Anlegen von Fäden, die außen geknüpft und eine gewisse Zeit belassen wurden, die Membran allmählich durchschnitt (Abb. 328). LEMOINE schneidet aus der Membran einen lateral gestielten Lappen, den er auf den Nasenboden und auf die laterale Vestibulumwand klappt und mit einer Matratzennaht am Nasenflügelansatz fixiert. DUFOURMENTEL sen. kombiniert diese Methode mit einer freien Transplantation von retroauriculärer Ganzhaut oder Thiersch-Haut auf die Nasenflügelinnenfläche. Mittels Matratzennähten durch den Flügel wird dieses Hauttransplantat festgehalten. Auch diese Methode ist kaum mehr im Gebrauch. BOCKSTEIN bildet aus der trichterförmigen Membran zwei Lappen, die er seitlich anlegt. Den Defekt am Nasenboden deckt er mit einem von der Innenseite der Oberlippe gedrehten Schleimhautlappen.

Kleinere seitliche Winkelstenosen oder Stenosen der vorderen Commissur können nach FOMON u. Mitarb. einfach incidiert werden. Nach der Narbenexcision wird das hintere Blatt der Membran eventuell entfernt und das vordere nach innen an die Wand gelegt und mit Nähten fixiert (Abb. 329). Durch Tamponade wird die nach innen geschlagene Haut an die Wand herangedrückt.

Bei *Stenosen und Atresien des Vestibulumeinganges*, die nur durch eine dünne Membran bedingt sind, läßt sich die Methode von JOSEPH mit Vorteil anwenden. Er bildet einen dreieckigen Hautlappen auf der Atresiemembran so, daß die Basis nach dem Septum gelegen ist und daß der vordere der beiden Schnitte dem zu bildenden Nasenflügelrande entspricht. Der Hautlappen wird an seiner Spitze mit einem Haltefaden versehen und abgehoben, um die Entfernung des darunterliegenden Bindegewebes und Fettes zu ermögliches. Dadurch entsteht ein zweiter Hautlappen aus der hinteren nasalen Fläche der Membran. Dieser bleibt seitlich gestielt und wird zur Auskleidung der lateralen Vestibulumwand an den Nasenflügel gezogen und fixiert. Der erste dreieckige Hautlappen wird zur Bekleidung des Septums benutzt, also nach innen geschlagen. Diese alte aber noch sehr

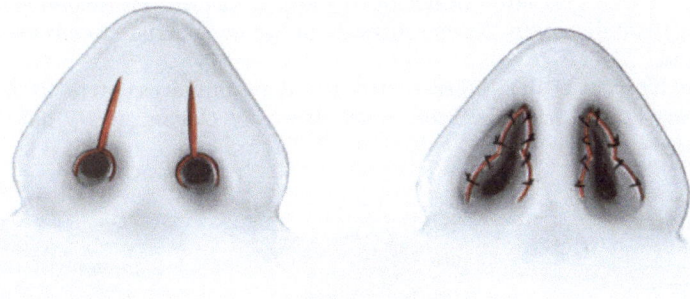

Abb. 329a u. b. Korrektur der vorderen Stenose durch senkrechte Incision (FOMON). a Schnittfuhrung. b Nach der Narbenexcision wird das vor und hinter der Stenose liegende Epithel vernaht

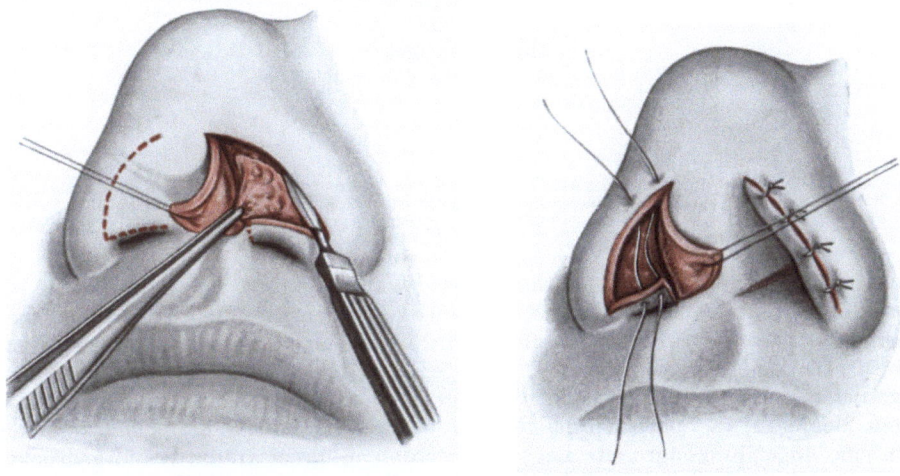

Abb. 330   Abb. 331

Abb 330. Plastische Erweiterung stenosierter Nasenlocher nach JOSEPH Rechte Nasenseite Die punktierte Linie zeigt die Schnittfuhrung zur Bildung des 1 Hautlappens an, der zur Bekleidung des Septums benutzt wird. Linke Nasenseite 1 Hautlappen ist umschnitten und nach außen geklappt Überschussiges Fettgewebe im Bereich des spateren Nasenlochs wird excidiert — Die rot punktierte Linie zeigt die Schnittfuhrung zur Bildung des 2 Hautlappens an, der aus dem das stenosierte Nasenloch deckenden Hautbezirk gewonnen und zur Innenauskleidung des Nasenflugels verwandt wird (Aus H.J. DENECKE)

Abb 331 Plastische Erweiterung stenosierter Nasenlocher nach JOSEPH. Rechte Nasenseite Der 2. Hautlappen ist abgelost und wird zur Innenauskleidung des Nasenflugels vernaht, der 1 ist zur Demonstration nach außen geklappt Linke Nasenseite Der 2 Hautlappen ist vernaht, der 1. zur Bekleidung des Septums nach innen geschlagen (Aus H.J. DENECKE)

brauchbare Methode läßt sich auch für die Korrekturplastiken bei der Totalrekonstruktion der Nase anwenden. Sie dient dann zur Erweiterung der stenotischen Nasenlöcher, wenn ein Rundstiellappen zum Totalersatz verwendet wurde. Das als schmaler Spalt unter dem wulstigen Ende des Rundstiellappens liegende Nasenloch wird dann durch das Einschlagen der beiden dünnen Hautlappen erweitert, nachdem zuvor reichlich Fett- und Narbengewebe entfernt worden ist. Dadurch erhält man auch einen feinen Nasenflügel (Abb. 330 und 331).

Ein analoges Verfahren wurde von CONVERSE für die Behebung von Atresien und Stenosen am Übergang vom Vestibulum in die Nasenhöhle angegeben. Er läßt aber den vorderen dreieckigen Lappen, der aus Vestibulumhaut besteht, lateral gestielt, klappt ihn nach innen auf die laterale Wand der Nasenhöhle und schlägt den medial gestielten dreieckigen Lappen aus der Hinterfläche der Membran, der gewöhnlich von Nasenschleimhaut überzogen ist, nach vorne an die Septumwand.

Für die Korrektur der *inneren Atresie* oder annulären Striktur des Nasenvorhofes, also *am Übergang vom Vestibulum ins Cavum nasi*, hat sich nach

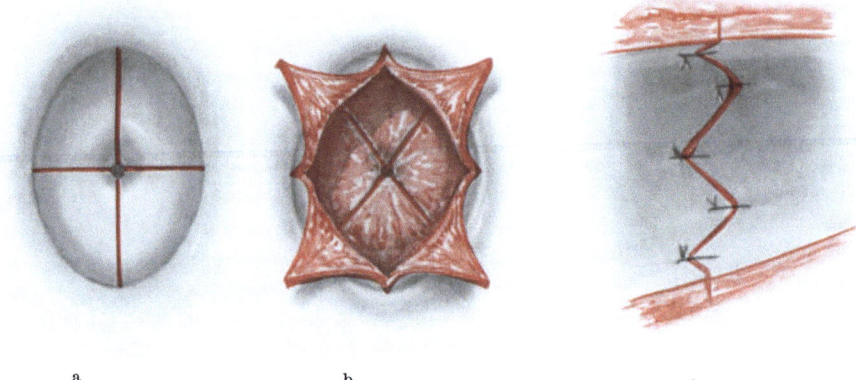

Abb. 332a—c. Allgemeine Technik bei Atresien nach STRAITH a Kreuzschnitt im vorderen Blatt der Atresie b Mobilisation der vier Lappen des vorderen Blattes, um 45° versetzte Kreuzinzisionen im hinteren Blatt c Vernähen der zickzackartig aneinandergelagerten Lappen

unserer Erfahrung auch die Methode von STRAITH als nützlich erwiesen. Sie ist für die Korrektur aller Membranstenosen und Atresien, also auch jener im Gehorgang, geeignet. Die vordere Membran wird nach einem aufrechtstehenden Kreuz incidiert, die hintere nach einem schrägen. So bilden sich vier Läppchen der vorderen Membran, welche nach hinten geschlagen, und vier Läppchen der hinteren Membran, die nach vorne gezogen werden. Die acht Läppchen kommen in eine ungefähr kongruente Lage und werden in dieser an die Wand gedrückt, wenn nötig und wenn möglich, mit Nähten fixiert und durch Tamponade festgehalten (Abb. 332). — Kleine seitliche Membranen am Nasenflügel oder narbige Synechien können meist durch Z-Plastik behoben werden.

Bei leichtgradigen *Verengungen des Nasenlochs* kann auch die Methode von JOSEPH angewendet werden, die wir zur Erweiterung der Nasenlöcher bereits besprochen haben (s. S. 110 und 244). Die Erweiterung des Nasenlochs wird dabei durch Hineinschlagen eines Lappens aus dem lateral vom Ansatz des Nasenflügels gelegenen Hautgebiet erreicht.

Als Erweiterung dieser Technik kann man bei fast vollständiger Atresie eine Läppchenverschiebung am Nasenflügel ausführen (R. MEYER). Ein Lappen aus der paranasalen Region wird zur Auskleidung des inneren Nasenflügeldefektes und des Nasenbodens ins Vestibulum geschlagen, während ein freies Hauttransplantat die Auskleidung des Vestibulum nasi an der Columella-Septumwand vervollständigen hilft (Abb. 333). Ein anderes Verfahren wurde von uns (R. MEYER) 1959 zur Korrektur der starken einseitigen Stenose bei Hasenschartennasen angegeben. Dabei wird aus dem gesunden Nasenloch, wenn dieses weit genug ist, ein Hautlappen in den stenotischen Nasenvorhof hinübergeschwenkt (s. Abb. 301). Eine etwas kompliziertere Methode, die von MOERS stammt, wurde ebenfalls im Kapitel der Hasenschartennase beschrieben (s. Abb. 304).

Zur Beseitigung der vorderen Atresie wird nach DUFOURMENTEL und MOULY nach Entfernung des atretischen Ganges ein seitlicher Schwenklappen auf den Nasenboden geklappt. Die Auskleidung des Nasenvorhofs im Bereich der Columella und des Nasenflügels erfolgt durch ein freies Ganzhauttransplantat (Abb. 334).

Betrifft die *Atresie eine längere Strecke*, so werden die Narben excidiert und Hauttransplantate von verschiedener Dicke zur Einheilung gebracht. Es muß durch Heranbringen von freien Hauttransplantaten eine neue Vestibulumauskleidung geschaffen werden. VOGEL legt nach Excision von Narbengewebe in Fällen von Narbenverschluß des Naseneinganges nach Lues connatalis ein Epidermistransplantat in die Nasenöffnung ein, das er mit einem mit Gaze ausgestopften Gummifingerling fixiert. Dasselbe Verfahren wurde von ESSER an-

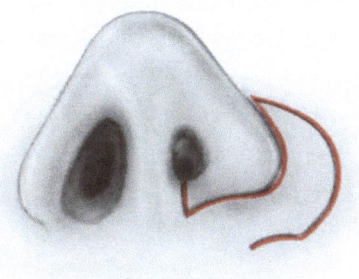
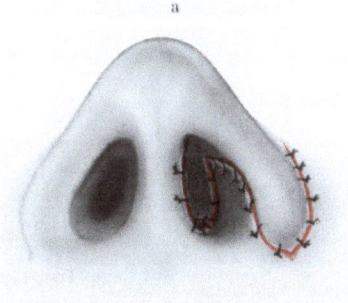
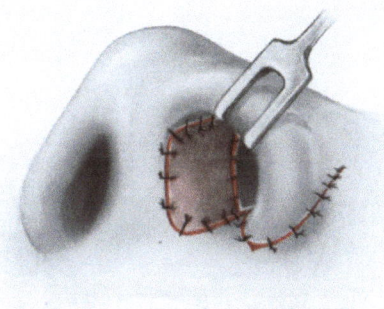

Abb 333a—c Korrektur einer fast vollstandigen Vestibulumatresie nach R MEYER a Schnittfuhrung b Einschlagen des Schwenklappens auf den Vestibulumboden Die restliche Wundflache an Columella und Septum ist durch ein freies Hauttransplantat gedeckt. c Schrage Einsicht ins Vestibulum auf das vernähte Transplantat

gewandt (auch zit. von BACH). JOSEPH verwendete ebenfalls Thiersch-Haut und befestigte sie zur Einführung ins Vestibulum und in die Nasenhöhle durch Nähte auf einem Gummiröhrchen, das möglichst von weicher Konsistenz sein soll, um Drucknekrosen zu vermeiden (Abb. 335 und 336). An einem Ende des Gummiröhrchens wird der gut anliegende Thiersch-Lappen festgenäht, damit er beim Einschieben in das Nasenloch nicht vom Röhrchen abgestreift wird. Seine Wundfläche liegt nach außen. Um das Herausgleiten des Röhrchens aus der Nase zu verhindern, befestigt man es durch Naht oder durch einen Heftpflasterverband. Nach 8 bis 10 Tagen werden die Fixationsfäden durchtrennt; das Röhrchen wird entfernt. Diese Methode wurde auch von BLAIR und von O'CONNOR beschrieben. Wir finden sie auch von BARSKY angegeben, der ein Hauttransplantat mittlerer Dicke („intermediate thickeness graft") anwendet und es an den Rändern einnäht, ferner von CONVERSE und von GALTIER, die ebenfalls eine Haut mittlerer Dicke überpflanzen, von MAY, der dicke Thiersch-Haut verwendet, und von SELTZER.

Alle diese Autoren legen die transplantierte Haut nicht um ein Gummiröhrchen, sondern um eine Stentsmasse, die sie in warmem, weichem Zustand in die auszukleidende Höhle drücken und damit in die richtige Form bringen. Durch die Stentsmasse kann nach GALTIER ein Gummiröhrchen durch eine Längsperforation geführt werden, damit die Nasenatmung gewährleistet ist. Ungefähr nach einer Woche ist das Hauttransplantat einigermaßen angewachsen. CONVERSE nimmt die Stentsmasse nach 4 bis 5 Tagen heraus und ersetzt sie durch einen Acrylzapfen, der in der gleichen Form geschaffen worden ist. Dieser wird dann ungefähr

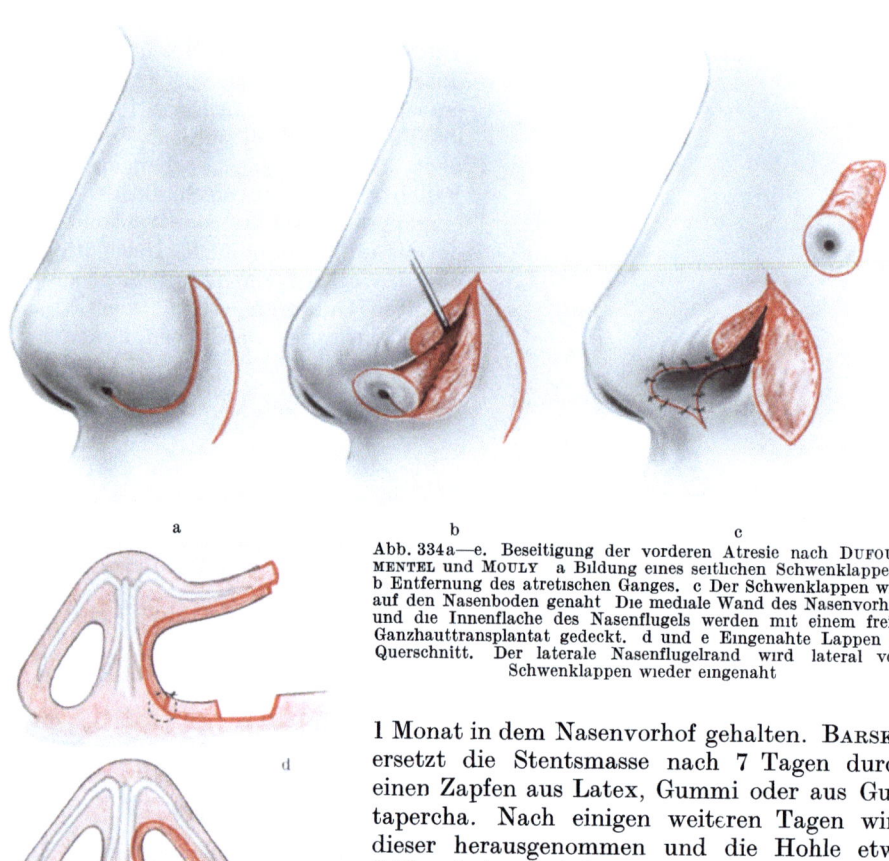

Abb. 334a—e. Beseitigung der vorderen Atresie nach DUFOUR-MENTEL und MOULY a Bildung eines seitlichen Schwenklappens b Entfernung des atretischen Ganges. c Der Schwenklappen wird auf den Nasenboden genäht Die mediale Wand des Nasenvorhofs und die Innenfläche des Nasenflügels werden mit einem freien Ganzhauttransplantat gedeckt. d und e Eingenähte Lappen im Querschnitt. Der laterale Nasenflügelrand wird lateral vom Schwenklappen wieder eingenäht

1 Monat in dem Nasenvorhof gehalten. BARSKY ersetzt die Stentsmasse nach 7 Tagen durch einen Zapfen aus Latex, Gummi oder aus Guttapercha. Nach einigen weiteren Tagen wird dieser herausgenommen und die Höhle etwa 6 Monate lang wieder täglich tamponiert. Auch SELTZER verfährt in ähnlicher Weise, nur tamponiert er nicht so lange. Die Stentsform wird entweder durch Heftpflaster fixiert oder mittels eines Bügels an einer Zahnprothese festgehalten. Wir benützen in solchen Fällen, die eigentlich sehr selten sind, ebenfalls die Stentsmasse, verwenden 0,25 mm dicke Dermatomhaut und achten sehr darauf, daß die Erweiterung des Nasenlochs stark übertrieben, also überkorrigiert wird, da wir auch bei sehr gutem Anheilen des Transplantates mit einer gewissen Schrumpfung rechnen müssen. Um die Einheilung des freien Transplantates nicht zu stören, halten wir den Wechsel der Einlage vor Ablauf 1 Woche nicht für ratsam. — Von manchen Autoren werden auch Acrylstoffe als plastische Masse vorgeschlagen (DOWD, KYANDSKY).

RÉTHI hat fünf eigene Verfahren der Behandlung von Stenosen und Atresie des Naseneingangs veroffentlicht. Für seinen ersten Typ bildet er *bei narbigen Atresien im Vestibulum nasi* nach der Excision der Narben eine Auskleidung des ganzen Vestibulum. Er schneidet einen Stiellappen aus dem Sulcus nasolabialis,

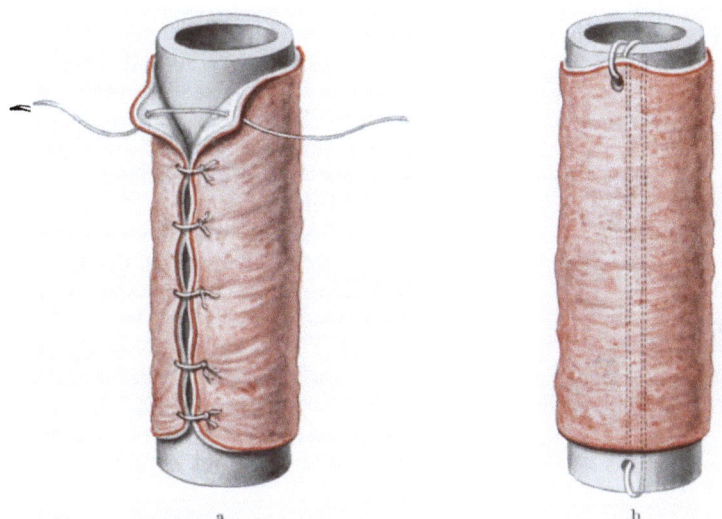

Abb 335a u b Implantation von Thiersch-Lappen in atretische Nasenlocher nach JOSEPH. Auf einem Gummirohrchen wird ein Thiersch-Lappen mit der Wundflache nach außen so befestigt, daß er sich praktisch nicht verschieben kann a Naht des Thiersch-Lappens, b Am oberen Ende des Rohrchens wird der Thiersch-Lappen festgenaht, damit er sich beim Einschieben in das Nasenloch nicht vom Rohrchen abstreift (Aus KLEINSCHMIDT)

den er unter dem abgelösten Nasenflügelansatz in den Vorhof hineinschlägt und einnäht. Anfänglich werden die Narben am Nasenboden nicht entfernt. Die Wundflächen an der Innenseite des Nasenflügels und am Septum membranaceum werden zuerst mit dem Hautlappen überdeckt. Die subcutane Fettschicht wird am Lappenende nur dünn gelassen, an der Lappenbasis dicker. Die Entnahmestelle wird durch Zusammenziehen der Wundränder geschlossen. Der eingenähte Lappen wird nun lateral gestielt gelassen und erst nach $3^{1}/_{2}$ bis 4 Wochen von seiner Basis abgeschnitten. Dann erst wird auch die belassene Narbe am Boden des Vestibulums bis auf den Knochen entfernt. Das basale Ende des am Nasenflügel eingeheilten Lappens wird daraufhin mit seiner Wundfläche auf den angefrischten Nasenboden gedreht und schließt nun den Hautring im

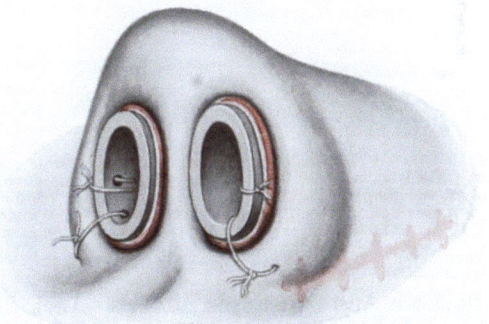

Abb. 336. Implantation von Thiersch-Lappen in atretische Nasenlocher nach JOSEPH. In die operativ erweiterten Nasenlocher sind die mit Thiersch-Lappen umkleideten Gummirohrchen eingefuhrt. (Aus KLEINSCHMIDT)

Vestibulum, indem es kongruent an das andere Lappenende an der Septumbasis genäht wird. Die äußere Haut am Nasenflügelansatz wird ebenfalls wieder eingenaht. Die Entnahmestelle des Lappenstiels wird durch Zusammenziehen der Wundränder verschlossen (Abb. 337).

In Fällen, in denen durch ein Trauma eine *Verwachsung des Nasenflügels mit dem Septum* und eine Zerstörung des lateralen Nasenflügelendes entstanden ist, kann der Typ 2 der Verfahren von RÉTHI in Anwendung gelangen. Der gleiche Nasolabiallappen wie beim ersten Typ wird auf die Innenfläche des lateral abgelösten Nasenflügels geschlagen und eingenäht, soll aber in einer zweiten Sitzung so verarbeitet werden, daß er auch den äußeren Defekt des lateralen Nasenflugel-

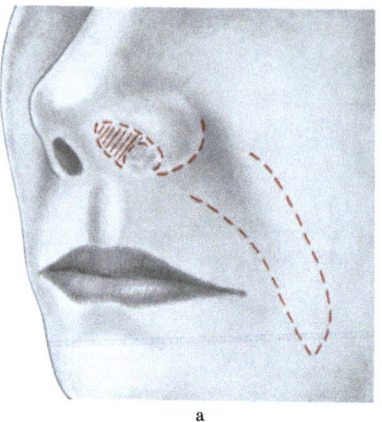

drittels deckt. Nach 3 Wochen ist der Lappen mit dem Nasenflügel verwachsen und seine Blutversorgung gesichert. Jetzt werden auch die Narben am Vestibulumboden entfernt; der Nasolabiallappen wird nun quer durchtrennt, so daß mit ihm der neue Defekt am Nasenboden ausgekleidet werden kann. Damit ist die Innenfläche des defekten Nasenflügels sowie der Boden des Naseneinganges mit Haut überzogen. Nun wird der äußere Nasenflügeldefekt durch den restlichen Stumpf des nasolabialen Lappens ersetzt. Zu diesem Zweck schlägt man das Ende des Lappenstumpfes um und vereinigt es mit der Wangen-

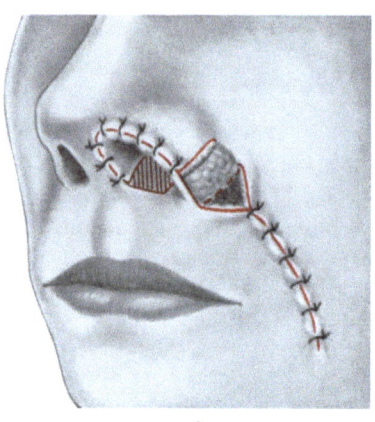
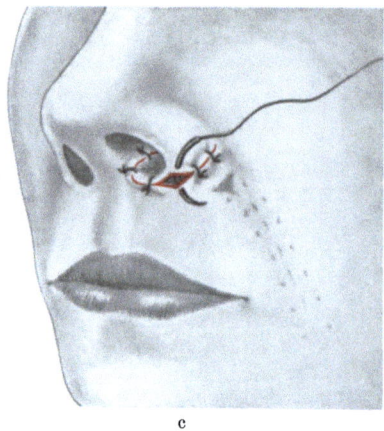

Abb 337a—c Rekanalisierung einer narbigen Atresie im Bereich des Naseneinganges nach RÉTHI. a Lage des Nasolabiallappens, Incisionslinie rot gestrichelt, Wundfläche im Vestibulum rot schraffiert. b Narbe excidiert und Nasolabiallappen auf die Wundflache im Vestibulum verlagert, außerdem deutet die Zeichnung den Basisanteil an, der spater auf den rotschraffierten Wundanteil geschlagen wird c Restlicher Narbenteil am Nasenboden excidiert, Lappenbasis eingeschlagen und Nasenflugelansatz endgultig vernaht

haut am Ansatz des Nasenflügels. Auch der Rand des umgeschlagenen Lappenstumpfes wird eingenäht. Nach weiteren 3 Wochen ist auch dieser Teil der Flügelplastik eingeheilt, und der umgeschlagene Lappenstumpf kann im Niveau des Defektes abgesetzt und wieder zurückverlagert werden. Nun erfolgt die Entfernung der Narben am Septum. Es wird dabei eine Transfixion hinter der Columella ausgeführt, die untere, d.h. columellare Seite der Transfixionswunde wird durch Vernähen mit der Vestibulumhaut der gesunden Seite geschlossen. Dadurch erhalten wir einen columellaren Pfeiler, der allseitig von Haut überzogen ist und dahinter einen Septumdefekt in der Pars membranacea. Um eine genügende Deckung des Pfeilers zu erreichen, soll auf der gesunden Seite mehr

Schleimhaut vom Septum mitgenommen werden. — Wir halten die Bildung einer vorderen und sicher störenden Septumperforation bei einer derartigen Atresiekorrektur für unzweckmäßig, zumal zur Deckung der septalen Wundfläche verschiedene Methoden der Hauttransplantation zur Verfügung stehen.

Bei dunneren Verschlußmembranen des Nasenlochs geht RÉTHI ganz anders vor. Er legt eine Incision im vorderen Drittel der Columella an und erweitert diese nach beiden Seiten am Vestibulumrand parallel zur Nasenflügelkante. Er klappt nun die Haut der Nasenspitze nach oben und dekolliert die Flügelknorpel in ihrem vorderen Bogen mit der Schere von der Nasenspitzenhaut. Die Narbenplatte wird dann samt einem Streifen am unteren Rand des Nasenflügelknorpels und samt einem Streifen der medialen Wand am Septum und des Vestibulumbodens excidiert. Wenn die excidierte Membran nur dünn und der mitentfernte Wandstreifen schmal ist, dann können die Hautränder im Vestibulum allseitig wieder durch einige Knopfnähte miteinander verbunden werden. Wenn die Breite der Excisionsstelle dies hingegen nicht ermöglicht, muß auch hier wieder wie bei der letzten Methode von RÉTHI die Columella vom knorpeligen Septum durch Transfixion getrennt und auf der inneren Seite von der Schleimhaut und Haut des gesunden Vorhofs umschlossen werden. Dazu muß aber wie beim Typ 3 das Epithel des Septums auf der gesunden Seite weiter innen incidiert werden, damit es für die Deckung der Wundfläche auf der inneren Seite der Columella genügt. Es entsteht dann auch wieder eine schmale Septumperforation wie bei der zuletzt beschriebenen Methode. Auch für dieses Verfahren gelten die oben angeführten Einwände.

Beim vierten Typ der Réthischen Methoden handelt es sich um eine Atresieplastik bei dicken Verschlußnarben. Es entsteht nach Abtragung der Narbenmassen ein breiter Wundring im Nasenvorhof, welcher gedeckt werden muß. Dazu müssen zwei Schleimhautlappen vom Septum herangezogen werden. Dadurch, daß Septumknorpel entfernt werden muß, entsteht ein rechteckiges Fenster im Septum. Der Schleimhautlappen auf der Atresieseite ist am Nasenboden gestielt und wird zur Deckung des lateralen Teils des Wundringes am Nasenflügel verwendet. Der andere Epithellappen wird von der gesunden Seite des Septums durch das Fenster in das Vestibulum der Atresieseite geschlagen und gelangt in den vorderen medialen Wundringanteil. Schließlich wird auch die Restnarbe am Vestibulumboden entfernt und mit gestielten Schleimhautlappen aus der Oberlippe oder aus dem Mund ersetzt. RÉTHI hält es nach dem Vorschlag von BOCKSTEIN für nützlich, in manchen Fällen die Knochenschwelle am Boden des Naseneingangs, also den unteren Rand der Apertura piriformis, abzutragen, damit der Vorhof noch stärker erweitert werden kann.

Wir halten diese vierte Methode für etwas zu kompliziert und in bezug auf das Septum zu zerstörend. Jedenfalls möchten wir nicht, wenn es nicht unbedingt notwendig ist, so viel von der Scheidewand opfern und eine vordere Septumperforation mit nachträglicher Krustenbildung, Pfeifen und eventuellen weiteren Funktionsstörungen in Kauf nehmen. In solchen Fällen haben wir es vorgezogen, ein *freies Transplantat von Wangenschleimhaut oder von retroauricularer Haut* zur Auskleidung der Innenfläche des Nasenflügels heranzuschaffen. Unter Umständen kann die Mundschleimhaut durch Tunnellierung des Vestibulumbodens gestielt verpflanzt werden. In einzelnen Fällen mußten wir sogar einen fast vollständigen Ring von Wundfläche mit einem freien Transplantat decken. Auch hier ist dann eine starke Überkorrektur der Weite des auszukleidenden Nasenvorhofs von großer Wichtigkeit, da ja, wie schon bei den Plastiken mit Thiersch-Haut erwähnt wurde, mit einer Schrumpfung zu rechnen ist. Die freien Transplantate aus Ganzhaut, Dermatomhaut mittlerer Dicke oder Schleimhaut aus dem Mund, heilen natürlich nicht mit 100%iger Sicherheit ein. Wir haben allerdings nie vollständige Verluste der Transplantate erlebt, sondern höchstens partielle. Es ist also unter Umständen notwendig, in einer späteren Sitzung den Hautersatz zu ergänzen. Wir halten es für wichtig, daß das Transplantat sehr sorgfältig mit vielen Kopfnähten aus Nylon eingenäht und durch Tamponade mit Vasenolgaze an die Wände gedrückt wird. Bevor wir tamponieren decken wir das Transplantat mit Aureomycinfettgaze (Aureomycintape).

Für Fälle, bei welchen die *Atresie mit einer stärkeren Zerstörung der Nasenspitze und der Columella* vergesellschaftet ist, gibt RÉTHI seine fünfte Methode der Atresiekorrektur an. Er überpflanzt einen dicken gestielten Lappen aus der Nasolabialfurche auf die Columella, trennt den Stiel in einer späteren Sitzung durch und schlägt den Lappen auf die Nasenspitze, wobei er auch die Wundflächen der Atresie mit Lappenhaut decken kann. Solche Verfahren werden auch von anderen Autoren (MAY) für Fälle größerer Destruktion empfohlen; wir werden sie später im Kapitel der rekonstruktiven Nasenplastik kennenlernen (s. S. 314, 316).

Zum Schluß möchten wir noch eine zusätzliche Technik von DOUGLAS erwähnen, die geeignet ist, in manchen Fällen den obstruierten Nasenvorhof in einem stärksten Maße zu erweitern. So wie von BOCKSTEIN die obenerwähnte Abtragung der basalen Schwelle an der Apertura piriformis empfohlen worden ist, trägt DOUGLAS mit dem Meißel oder mit der Knochenzange einen halbmondförmigen Rand der Crista piriformis ab, wodurch der Naseneingang wenigstens in bezug auf die knöcherne Begrenzung stark erweitert wird. Diese Knochenabtragung ist auch schon im Kapitel der zu schmalen Nase beschrieben (s. S. 76).

2. Korrektur der Choanalatresie

Die angeborene Choanalatresie ist eine seltene Affektion. Sie tritt einseitig oder doppelseitig auf, meist aber einseitig. In wenigen Fällen ist sie membranös, in 90% knöchern. Man unterscheidet vollständige und unvollständige knöcherne Atresien.

Die erste Beschreibung einer doppelseitigen Choanalatresie geht auf das Jahr 1829 zurück. Es war eine Beobachtung bei einer Autopsie durch OTTO. Weitere Fälle wurden dann von ZARNIKO 1905 veröffentlicht.

Die Choanalatresie ist die Folge von abnormer embryologischer Entwicklung. Nach Ansicht verschiedener Autoren wird bei der Bildung der Nasenhöhle die naso-buccale Membran in die Nase als blinder Sack eingestülpt, während von hinten die bucco-pharyngeale Membran eine Aussackung in die Choanengegend bildet. Diese beiden Ausstülpungen rupturieren an ihrem Kontaktpunkt, so daß ein durchgehender Kanal gebildet wird. Durch die Persistenz dieser beiden Membranen und einer Mesodermschicht dazwischen entsteht die Choanalatresie. Aus dem mesodermalen Anteil soll später der Knochen gebildet werden. — Zuweilen ist die angeborene Choanalatresie mit anderen Anomalien verbunden, wie Gesichtsasymmetrien, Fehlen der malaren Knochenvorsprünge, doppeltem Tragus, Iriskolobom und Gaumenspalte. SHEARER beschrieb 1947 fünf Fälle, die sonderbarerweise alle mit Lippen-Kiefer-Gaumenspalten kombiniert waren. Auch das Franceschetti-Zwahlen- oder Treacher-Collins-Syndrom soll nach MCNEILL u. Mitarb. mit Choanalatresie vergesellschaftet vorkommen. — Es gibt aber auch acquirierte Formen von Choanalatresien.

In bezug auf die genaue Lokalisation der Atresie in der Choane kennen wir auch zwei Formen. Die eine, immer membranöse, liegt ganz hinten am Abschluß des weichen Gaumens, die zweite, viel häufigere, fast immer knöcherne, findet sich etwas weiter vorne am Übergang vom knöchernen zum weichen Gaumen.

Auf der rechten Seite tritt die Choanalatresie häufiger auf als auf der linken. Bei Frauen kommt sie häufiger vor als bei Männern.

Der Verdacht auf einseitigen Verschluß besteht bei Säuglingen mit ungewöhnlichen Atemschwierigkeiten während des Stillens oder mit fortdauernder Schleimabsonderung aus einer Nasenseite. Es liegt praktisch immer eine Rhinitis vor. Durch wechselndes Zuhalten eines Nasenlochs kann klinisch die Diagnose gestellt werden. Im Säuglingsalter sondiert man die Nase und gelangt bei atretischen Choanen mit dem Sondenkopf nicht in den Nasenrachenraum, sondern fühlt in entsprechender Tiefe einen unüberwindlichen Widerstand. Beim Erwachsenen kann die Rhinoscopia posterior Aufschluß über die Lage und Beschaffenheit der Atresiemembran geben.

Zur Sicherung der Diagnose und zur genauen Lokalisation der Atresie dient auch die Kontrastmitteldarstellung der Nasenhöhle. Am liegenden Patienten

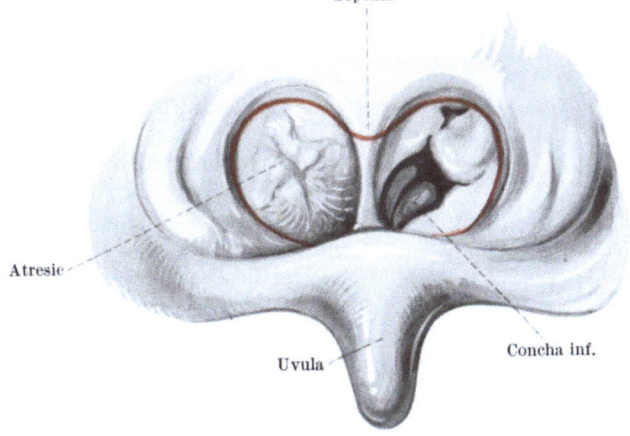

Abb. 338. Operative Beseitigung der Choanalatresie. Die rote Umrandung gibt den Bereich an, in dem die Atresieplatten beseitigt werden müssen. (Aus LAUTENSCHLAGER)

läßt man ein Kontrastmittel in die Nase einfließen und erkennt im positiven Falle auf der Röntgenaufnahme den Stopp im Choanalbereich. Es können dazu Jodpräparate verwendet werden, wie Lipiodol, Joduron usw. Da die Choanalatresie, auch wenn sie nur einseitig vorliegt, eine erhebliche Behinderung der Nasenatmung für den Patienten mit sich bringt, beseitigt man sie so früh wie möglich.

Die doppelseitige Choanalatresie verursacht beim Neugeborenen eine ernsthafte Atembehinderung, die zuweilen zu einem Noteingriff Veranlassung geben kann. Oft wird sie als die Ursache einer Asphyxie bei Neugeborenen nicht erkannt. Viele Säuglinge verschließen bei verlegter Nasenatmung den Mund reflexmäßig noch fester als normal. Autoptisch wird bei an Asphyxie verstorbenen Neugeborenen meistens eine Lungenatelektase gefunden, während die Choanalatresie unbemerkt bleibt. Immer wiederkehrende Cyanose und Dysphagie, Asphyxieerscheinungen bei Flaschenernährung oder beim Stillen deuten auf das Bestehen der doppelseitigen Choanalatresie hin. Die chirurgische Behandlung der häutigen und knöchernen beidseitigen Choanalatresie hat bald, eventuell nach vorausgegangener Tracheotomie, zu erfolgen. Unseres Wissens wird die Beseitigung der beidseitigen Choanalatresie von allen Autoren außer von CINELLI, wenn nicht als Noteingriff, dann doch im Säuglingsalter vorgenommen. Wir sind der Ansicht, daß einseitige Choanalatresien frühestens im Alter von 5 Monaten operiert werden sollen. CINELLI rät, durch sorgfältige Pflege die Operation 2 Jahre hinauszuschieben. Verschiedene Autoren empfehlen, ein paar Jahre zu warten, BEINFIELD rät sogar, die Korrektur der einseitigen Atresie bei genügender Nasenatmung bis zum 16. Lebensjahr hinauszuschieben.

Wenn der Eingriff am Säugling ausgeführt wird, soll nach BEINFIELD der häutige Verschluß mit einem versteiften Katheter durchstoßen oder mit einem Skalpell unter Leitung des Fingers im Epipharynx incidiert werden. Mittels einer scharfen Curette wird die knöcherne Atresie perforiert und die Öffnung durch drehende Bewegungen erweitert. Dabei kann das pharyngeale Schleimhautblatt unversehrt an die Pharynxwand gedrängt werden und muß dann wieder unter Führung des Fingers durchtrennt und über den Rand der neuen Knochenöffnung geschlagen werden.

Wir empfehlen die Benützung des Trepans wie für das Anbohren der medialen Kieferhöhlenwand bei der Kieferhöhlenoperation. Nach Einschieben eines kleinen Tupfers in den Epipharynx werden die Choanen beiderseits mit dem Trepan durchbohrt und die Bohrlöcher mit einer entsprechenden feinen Stanze erweitert.

Andere Autoren, wie weiter unten angeführt wird, haben später den transpalatinalen Weg für die Operation der doppelseitigen Choanalatresie im Säuglingsalter eingeschlagen.

Um die Ausarbeitung der Operationsmethoden haben sich unter anderen SIEBENMANN, VON EICKEN, UFFENORDE und SCANES-SPICER verdient gemacht. Wir kennen heute vier Operationswege: den perseptalen, den permaxillären, den intranasalen und den transpalatinalen Weg.

a) Perseptaler Operationsweg

Der *perseptale Operationsweg* wurde von UFFENORDE und von VON EICKEN propagiert. Bei dieser Methode wird zunächst die submuköse Septumresektion in üblicher Weise ausgeführt, wobei der Vomer bis in die Choanalgegend reseziert wird. Dann wird die Schleimhaut hinten und vorne von den Atresieplatten abgelöst und der dazwischenliegende Knochen mit Meißel und Stanze entfernt. Man meißelt medial ein Loch in die Knochenplatte, das mit der Stanze oder mit dem Meißel nach lateral erweitert wird, bis die Choane eine ausreichende Größe aufweist. Nun durchtrennt man beiderseits die Schleimhautblätter von der Nasenhöhle aus durch einen vertikalen Schnitt und entfernt die störenden Schleimhautränder. In der Regel wird dadurch die Durchgängigkeit der Choanen garantiert. Der obenstehende Horizontalschnitt veranschaulicht die Methode (Abb. 339). J. HEERMANN empfiehlt, den Boden und die untere Vorderwand der Keilbeinhöhle zusätzlich zu resezieren, um so die Choane noch mehr zu erweitern.

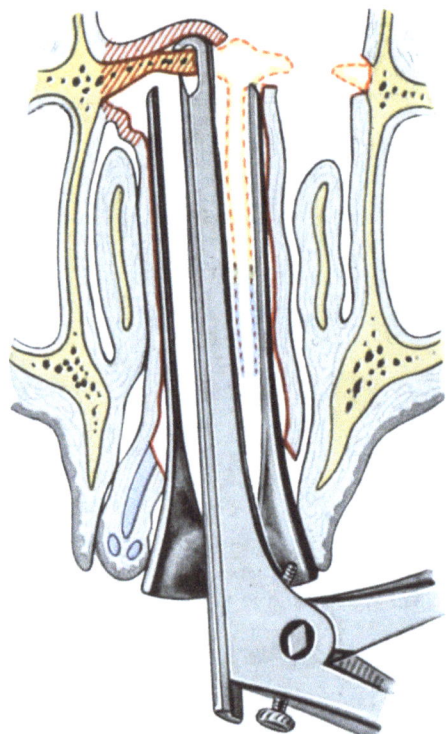

Abb. 339. Perseptaler Eingriff bei Choanalatresie. Nach Fortnahme des hinteren Septumanteiles wird der Knochen der Atresieplatte entfernt und die Schleimhaut gefenstert (Horizontalschnitt durch die Nase). (Aus H. J. DENECKE)

b) Permaxillärer Operationsweg

Beim *permaxillären Verfahren*, das von WRIGHT, SHAMBAUGH, GREEN, VOGEL u. a. empfohlen wurde, eroffnet man die Kieferhohle vom Mundvorhof aus nach CALDWELL-LUC, legt dann hinten unten an der medialen Kieferhöhlenwand ein Fenster zum unteren Nasengang an und reseziert das hintere Ende der unteren Muschel sowie den hinteren Anteil des Septums, um den Zugang zur Atresie zu erweitern. Es ist dabei darauf zu achten, daß man nicht in die benachbartliegende Fossa sphenopalatina gerät. Kann man den hinteren Anteil der Nase übersehen, so trägt man den Knochen, der die Atresieplatte bildet, von der Kieferhöhle aus mit dem Meißel ab. Blutungen aus der A. palatina sind nach Möglichkeit zu vermeiden.

c) Endonasaler Operationsweg

Einen zum Teil *endonasalen* und zum Teil *transseptalen Weg* wählt RÉTHI (Abb. 340). Er legt bei der einseitigen Atresie auf der gesunden Seite vom hinteren Septumrand bis an die hintere Grenze des mittleren Septumdrittels einen horizontalen Schleimhautschnitt 1 cm über dem Nasenboden parallel zu diesem an. Durch Ablösen mit einem Raspatorium entsteht ein Schleimhautstreifen, der nach einem zusätzlichen Vertikalschnitt vorne und hinten nach unten auf den Nasenboden

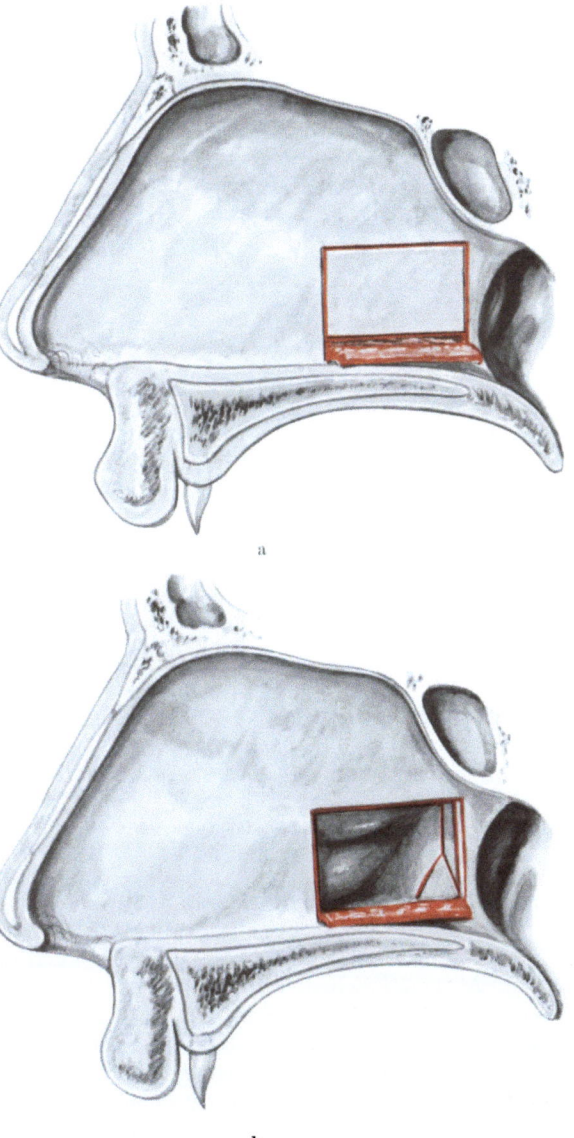

Abb 340 a—c. Beseitigung der einseitigen Choanalatresie nach RÉTHI. a Umschneiden eines Schleimhautbezirkes im hinteren Septumanteil zur Bildung eines Fensters b Lappenbildung am Boden, Resektion des knochernen Septumanteils und Incision der nasalen Schleimhaut auf der Atresiewand

umgeschlagen werden kann. Der hintere vertikale Schleimhautschnitt wird nach oben so weit verlängert, daß er die obere Begrenzung der Choane erreicht. Nunmehr wird die von der Schleimhaut entblößte Septumbasis mit einem breiten, geraden Meißel durchtrennt. Sodann erfolgt die Durchmeißelung des Septums entlang des oberen, zur Basis parallelen Schleimhautschnittes. Jetzt wird auch die Vomerplatte entlang des vertikalen Schnittes an der Grenze zwischen hinterem und mittlerem Drittel des Septums durchmeißelt. Diese Knochenplatte kann mit der Zange vorsichtig in einem Stück entfernt werden, nachdem das Septum auch hinten 1 cm von seinem hinteren Rand vertikal durchtrennt worden ist. Es ist dabei zu beachten, daß die Schleimhaut der Atresieplatte nicht verletzt wird. Die Septumschleimhaut auf der Atresieseite muß am Rand der Atresieplatte durchschnitten werden. Durch das Fenster im Septum gewinnt man somit Übersicht auf die Verschlußplatte. Aus der Schleimhaut der Atresieplatte wird ein lateraler und ein unterer Lappen gebildet. Die knöcherne Atresiewand kann nun nach Ablösen der Schleimhaut mit dem hinteren Vomerende abgetragen werden. So wird mit dem Meißel die neue Choane gebildet. Der laterale und der untere Schleimhautlappen werden nach hinten geschlagen und decken den Rand der Knochenabtragung. Ebenso wird der basale Schleimhautstreifen aus dem Septum wieder nach medial gelegt und deckt die Schwelle zwischen der linken und der rechten Nasenhöhle. Die Schleimhautlappen können durch Tamponade fixiert werden.

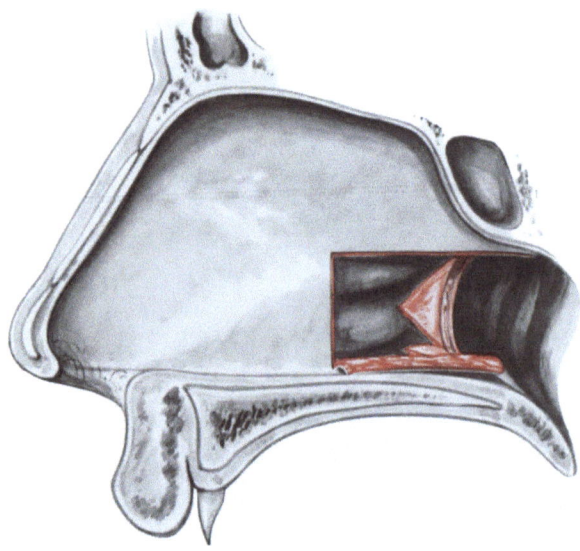

Abb. 340 c. Zustand nach Resektion der knöchernen Atresiewand samt pharyngealer Schleimhaut und hinterer Vomerkante. Die gebildeten nasalen Schleimhautlappen decken die entstandenen Wundflächen. Das mediale der drei nasalen Schleimhautlappchen der Atresiewand ist mitentfernt

Der *endonasale Weg* zur operativen Beseitigung der Choanalatresie beim Säugling und beim Kleinkind als Frühoperation wurde oben erwähnt. LEMOINE empfiehlt ebenfalls diesen Weg im Säuglingsalter. Er trägt dabei die Knochenplatte mit der elektrischen Fräse ab.

BEINFIELD wählt den endonasalen Weg auch für die Operation beim Erwachsenen. Als erster Schritt bei dieser Operation wird die untere Muschel nach oben luxiert. BEINFIELD schneidet durch U-förmige Incision am Nasenboden und beiderseits der Atresiewand einen von unten aufklappbaren Schleimhautlappen. Nach Hochklappen dieses Lappens trägt er mit Hohlmeißeln die Knochenwand ab und bildet ein rundes Loch in der Schleimhaut des Epipharynx. Der nach oben geklappte Schleimlappen, bei welchem auch Schleimhautstreifen von der Septumseite und von der lateralen Nasenwand bis zum Ansatz der unteren Muschel miteinbezogen worden sind, wird nun wieder zurückgeklappt und deckt das neugebildete Choanalloch. In ihm wird ein entsprechend großes Fenster geschnitten, so daß die Ränder beider Schleimhautperforationen aufeinander zu liegen kommen und den Knochenrand decken. Es ist dabei sehr wichtig, daß der Lappen groß genug gebildet wird und besonders am Nasenboden weit nach vorne greift, damit er rahmenförmig ohne Verziehung die Deckung der knöchernen Ränder gewährleistet.

Nach BLEGVAD ist die Methode von BEINFIELD der beste Weg zur Beseitigung der Atresie, wenn sie mit der Abtragung des hinteren Teils des Vomers kombiniert wird, womit das schwierige Aneinanderfixieren der beiden Ränder der Schleimhautperforation wenigstens auf der medialen Seite wegfällt. Schon 1921 hatte JAQUES die gleiche Erkenntnis und empfahl die ausgedehnte Resektion des hinteren Vomeranteiles. Andere Befürworter der endonasalen Methode sind CALICETI, UFFENORDE und LEMARIEY.

d) Transpalatinaler Operationsweg

Der *transpalatine Weg* (Abb. 341) wird heute wahrscheinlich am meisten angewendet. SCHWECKENDIECK, SHEEHAN, SWANKER und RUDDY haben diesen Weg angegeben. HANCKEL, DOLOWITZ und HOLLEY, ABOULKER, BAUDEQUIN, BLAIR, STEINZEUG, WALKER, WILSON, MC GOVERN und ALBRECHT haben weiter daran gearbeitet. Wir halten die transpalatine Methode für die sicherste und wenden sie sowohl bei Säuglingen vom 5. Lebensmonat an aufwärts als auch bei Kleinkindern und bei Erwachsenen an.

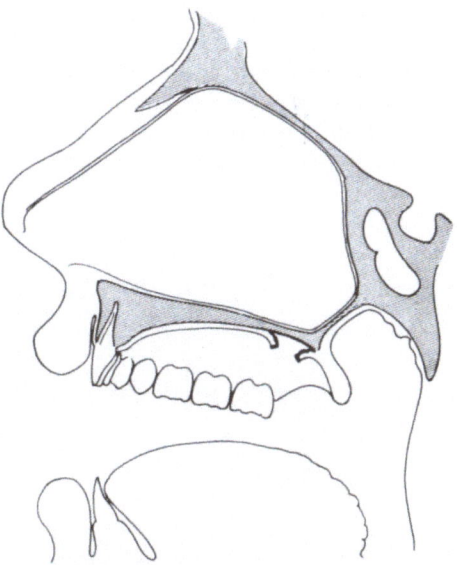

Abb. 341. Transpalatinaler Zugang zur Beseitigung der Choanalatresie (von der Seite gesehen)

Zur Freilegung der Atresieplatte sind verschiedene Incisionen am Gaumen angegeben worden, und zwar eine mediane von BLAIR (Abb. 342a), eine bogenförmige nach vorne konvexe von RUDDY (Abb. 342a), eine ebenfalls nach vorne

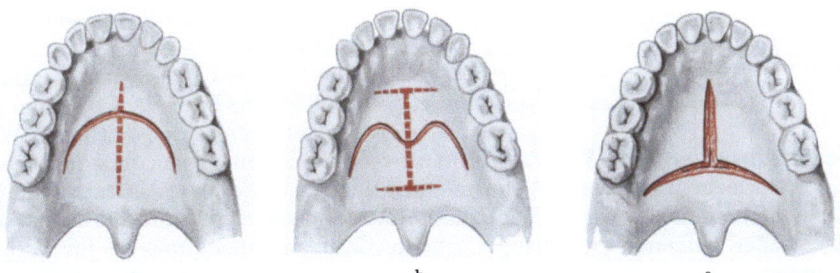

a   b   c

Abb. 342a—c. Incisionen für die transpalatinale Operation der Choanalatresie. a Mediane Incision nach BLAIR (gestrichelt), bogenformige nach vorn konvexe Incision nach RUDDY (ausgezogen). b Turflugelschnitt nach SCHWECKENDIEK (gestrichelt), M-formige Incision nach STEINZEUG (ausgezogen). c T-formiger Schnitt nach R. MEYER

konvexe M-förmige von STEINZEUG (Abb. 342b) und eine türflügelartige von SCHWECKENDIECK (Abb. 342b). Wir (MEYER) legen einen T-förmigen Schnitt mit dem langen Schenkel median nach vorn und dem kurzen Querbalken im weichen Gaumen an (Abb. 342 und 343). — Nach der Incision wird der Schleimhautperiostlappen — bei dem T-förmigen Schnitt beiderseits — so weit abgelöst und beiseite geklappt, daß die Atresiestelle freiliegt. Es erfolgt nun das Ablösen der hinteren, d. h. epipharyngealen Schleimhaut vom Hinterrand des harten Gaumens bis auf die Atresieplatte, die erfahrungsgemäß nicht genau im Rahmen der

Choane, sondern einige Millimeter weiter nasalwärts liegt (Abb. 343). Der Knochenrand hinter der Atresie wird mit dem Meißel oder mit einer Stanze abgetragen, so daß das Schleimhautblatt von der Atresieplatte weiter bis auf ihren oberen Rand dekolliert werden kann. Die basale Schleimhautbedeckung der Atresieplatte wird aufgesucht und ebenfalls vom Knochen abgelöst, so daß schließlich die knöcherne Atresiewand freigelegt ist und mit einer Zange oder mit dem Meißel abgelöst werden kann. Die beiden abgelösten Schleimhautblätter werden nun in Choanengröße mit einem Fenster versehen. Daraufhin wird der Perforationsrand an verschiedenen Stellen für ein paar Millimeter eingeschnitten, so daß er sich besser an die Choanenwand drücken läßt, wobei ein Schleimhautsaum von vorn und von hinten die Knochenabtragungsstelle überdeckt. — Die beiden von der Atresieplatte abgelösten Schleimhautblätter lassen sich auch in anderer Weise zur Epithelisierung der neu geschaffenen knöchernen Choane verarbeiten. In einigen Fällen haben wir folgende Plastik der Schleimhautblätter (cul de sac) ausgeführt: Die Kuppen der beiden Schleimhautauflagen wurden auf mittlerer Höhe incidiert und von der vorderen, der nasalen, die untere Hälfte sowie von der hinteren die obere Hälfte reseziert. An den restlichen Schleimhautblättern haben wir ein paar Randincisionen angelegt und sie an die Choanalwand tamponiert. Dabei kam der hintere Schleimhautlappen auf den Nasenboden und auf die beiden unteren seitlichen Partien der Wände zu liegen, während der vordere Lappen sich an das Dach der Choane und auf die oberen beiden seitlichen Wandpartien drücken ließ. WILSON formt drei Schleimhautlappen, mit denen er die Knochenfläche überdeckt. Wenn möglich, legen wir ein paar Matratzennähte an der Schleimhaut an, welche den Nasenboden bedecken soll, und führen sie durch die wieder eingenähten mucoperiostalen Gaumenlappen, um sie im Mund zu knüpfen.

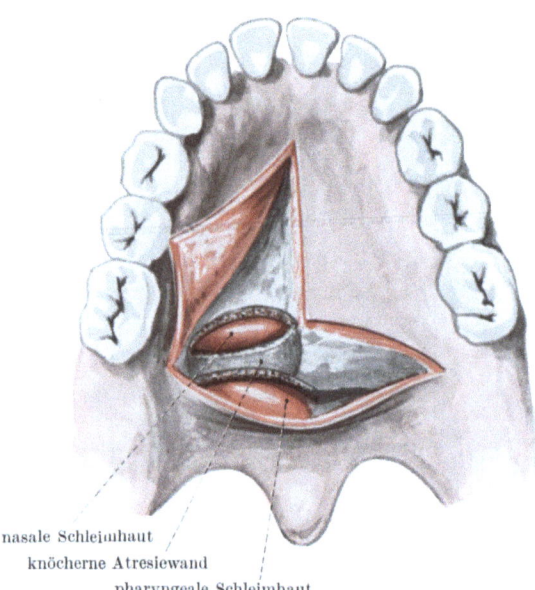

nasale Schleimhaut
knöcherne Atresiewand
pharyngeale Schleimhaut

Abb. 343. Aufklappen des Gaumenlappens auf der Seite der Atresie und Abdrängen des weichen Gaumens nach hinten. Eröffnung der Nasenhöhle vor der Atresie unter Schonung der Nasenschleimhaut

Bei Säuglingen und Kleinkindern, bei denen die Verhältnisse enger und schwieriger sind, entfernen wir den hinteren Teil des Vomers samt Schleimhaut, wodurch der hintere Vomerrand einfach weiter vorne, d.h. vor der ursprünglichen Atresiestelle zu stehen kommt. Wie schon erwähnt erweitert auch BLEGVAD seine Atresieoperationen, eine Modifikation nach BEINFIELD, durch diese zusätzliche Maßnahme; WILSON führt sie ebenfalls bei seinem transpalatinalen Zugangsweg aus. BROWN und McDOWELL gehen transpalatinal nur bei doppelseitigen Atresien so vor.

Der Vorteil der transpalatinalen Methode liegt darin, daß die zu entfernende Knochenplatte vollständig freigelegt und unter Führung des Auges abgetragen werden kann. Wenn man die Gaumenschleimhaut sorgfältig mit Nylon 0000 oder 00000 vernäht, ist nach ein paar Monaten kaum eine Narbe sichtbar.

Ein wichtiges Problem ist die *Erhaltung des durch die Operation erreichten Lumens.* Besonderen Schwierigkeiten begegnet man bei Säuglingen und Kleinkindern, bei denen wegen der engen Verhältnisse die Gefahr von Narbenstenosen viel größer ist als bei Erwachsenen. SHEARER läßt für 4 bis 6 Wochen einen Gummikatheter mit einer Gummipelotte an der Atresiestelle in der Nase liegen. Die Pelotte wird an den Gummikatheter heranvulkanisiert. Der Katheter wird vom Pharynx her in die Nase eingeführt und nach vorne gezogen. Für doppelseitige Atresien verwendet er zwei Katheter. Der Patient kann durch den Katheter atmen. LEMOINE läßt einen Nélatonkatheter oder ein spezielles Gummiröhrchen mindestens 1 Monat in der Nase. BEINFIELD legt bei Säuglingen mehrere Wochen lang Gummiröhrchen in Intervallen ein, bis die Gefahr eines erneuten Verschlusses durch Narbenstrikturen vorüber ist. Beim Erwachsenen beläßt er das Gummirohr nur für 5 bis 6 Tage in der Nase. WALKER führt einen Katheter No. 8 F durch das eine Nasenloch ein, dreht ihn um den hinteren Vomerrand in die andere Nasenhöhle und läßt ihn wieder aus dem anderen Nasenloch heraustreten, um die beiden Enden vor der Columella aneinander zu fixieren. Er beläßt diesen Katheter 14 Tage und bougiert nachher 4 Monate lang noch einmal wöchentlich mit einem dünneren Katheter. Man soll mit dieser Kathetereinlage bei Kleinkindern jedoch vorsichtig sein, um einen Decubitus an der Columella zu vermeiden. MARROW legt ein Polyäthylenrohr zum Offenhalten des operativ erreichten Lumens in die Nase ein. Wir sind wie BECK der Ansicht, daß beim endonasalen Vorgehen der Katheter viel länger als beim transpalatinalen Vorgehen, d.h. etwa 3 Monate, belassen werden muß, da die Epithelisierung unvollständiger ist. Beim transpalatinalen Vorgehen kommt man, wenn eine gute Schleimhautüberdeckung erzielt ist, mit einer zeitlich kürzeren Tamponadebehandlung aus.

Am Ende der Operation legen wir eine Rolle aus Aureomycingaze in die Choanengegend ein, wobei darauf geachtet wird, daß die Schleimhautränder sich nicht überdecken und gut an der knöchernen Wand anliegen. Die Fettgazerolle hängt man an einen Faden, der durch das Nasenloch tritt und an dem der Tampon nach 1 Woche herausgezogen werden kann. Eine zusätzliche Katheterbehandlung kann jederzeit angeschlossen werden.

e) Operatives Vorgehen bei narbigem Choanalverschluß

Der vollständige narbige Verschluß der Choanen kann Folge einer Lues oder einer anderen spezifischen Infektion sein. Auch kongenital können die Choanen, wie oben erwähnt, durch Membranen verschlossen sein, was aber beidseitig höchst selten ist.

Wie die einseitige knöcherne Choanalatresie verursacht auch ein einseitiger narbiger Verschluß der Choane kaum eine Rhinolalia clausa, so daß nicht immer unbedingt die Notwendigkeit eines Eingriffes besteht. Jedenfalls ist es besser, eine zu enge Choane, bei der eventuell der weiche Gaumen narbig verzogen ist, zu belassen, als sie operativ zu weit zu gestalten, da dann Störungen der Sprache und des Schluckens auftreten können. Die Lösung des narbigen Verschlusses erfolgt ähnlich wie bei der knöchernen Atresie. Von den oben angeführten Zugangswegen aus (s. S. 270) wird das hintere Ende des Septums mit der Narbenwand, die gewöhnlich beide Choanen einengt oder verschließt, entfernt. Danach muß zur Epithelisierung der entstandenen Wundfläche häufig neue Schleimhaut herangeschafft werden. Wir bedienen uns des transpalatinalen Weges und benutzen freie Transplantate aus der Wangenschleimhaut, die peinlich genau eingenäht werden müssen.

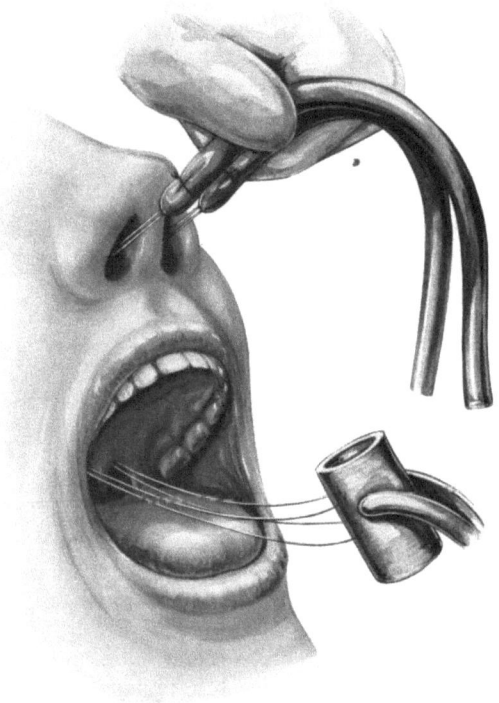

Abb. 344. Einführung eines Gummiobturators zum Offenhalten einer operierten naso-pharyngealen Stenose (PORTMANN)

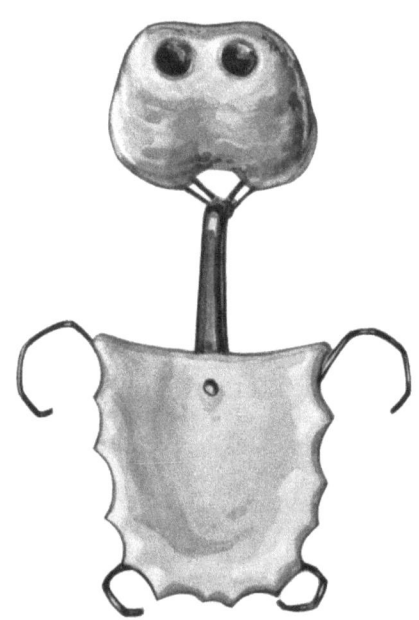

Abb. 345 Acrylpelotte mit Verankerung an der Zahnprothese für das postoperative Offenhalten von Nasopharyngealstenose (RUEDI-KASER)

Die Dauerresultate bei der Therapie der narbigen Atresie sind wesentlich schlechter als bei der knöchernen Stenose, da weniger gesunde Schleimhaut zum Decken der neu geschaffenen Wundfläche zur Verfügung steht. Die Tendenz zu neuerlicher Narbenbildung besteht nach der Operation in vermehrtem Maße, wenn noch entzündliche Erscheinungen im Spiele sind.

Manche Autoren (wie L. RÜEDI) verwenden in der Nachbehandlung nach Erweiterung der Choane einen Obturator, der an der oberen Zahnprothese fixiert werden kann, wie man ihn für die Behandlung der Rhinolalia aperta nach mangelhaftem Verschluß von Gaumenspalten kennt (s. Abb. 345).

3. Korrektur der naso-pharyngealen Atresien und Stenosen

Die Hauptform der Stenosen und Atresien im Bereiche des Rachens bildet die palatopharyngeale, d.h. eine Verbindung zwischen dem weichen Gaumen und der hinteren Rachenwand. Auf die weiter unten gelegenen Pharynxstenosen und -atresien, welche den hinteren Teil der Nase nicht mehr betreffen, also auf die glossopharyngealen Formen, und die glosso-palatinalen Formen wird erst später bei der Besprechung der Pharynxplastiken eingegangen (s. Bd. II).

Vor einigen Jahrzehnten noch wurde die Lues als einzige Ursache der Stenosen und Atresien im Epipharynx angenommen. Es ist heute aber sicher, daß auch das Rhinosklerom, die Tuberkulose, die Diphtherie, gelegentlich auch Scharlach,

Masern, Variola, Lepra, Pemphigus und Rotz die gleichen Krankheitsbilder hervorrufen können. Man kennt auch Fälle von Stenosen nach Tonsillektomien und Adenotomien, wie sie von FIGI und von DOHLMAN und THULIN beobachtet worden sind, nach Tumoroperationen, nach Unfällen und nach Verätzungen. Durch die erfolgreiche Bekämpfung der Lues, der Tuberkulose und der übrigen Infektionskrankheiten sind die velo-pharyngealen Stenosen allerdings wesentlich seltener geworden als früher. Ganz selten finden sie sich als angeborene Mißbildungen; in einem großen Prozentsatz der Fälle bleibt die Genese ungeklärt. — Auf die transnasale Kontrolle der Weite des Epipharynx und der Funktion des Velums mittels Kieferhöhlenoptik (DENECKE) sei besonders hingewiesen.

Man hat bei den velo-pharyngealen Stenosen die gleichen Symptome wie bei den Choanalatresien: Ansammlung von Nasensekret in den Nasenhöhlen, Rhintiden, Tubenstenosen, chronische Otititen und häufige Entzündungen der Atemwege infolge der ausschließlichen Mundatmung. Die Sprache der Patienten ist manchmal nur wenig gestört, sie entbehrt der Nasenresonanz, was speziell bei der Bildung von Nasallauten auffällt.

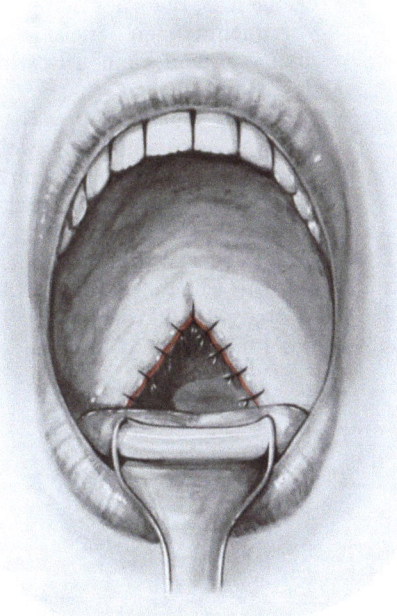

Abb. 346. Korrektur der naso-pharyngealen Stenose nach RÉTHI

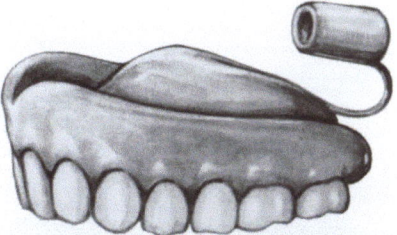

Abb. 347. Nasen-Rachenobturator mit Verankerung an der Prothese zur Einlage bei Atresie nach KERTÉSZ

Wie schon erwähnt, ist es bei der operativen Korrektur wichtig, daß die Öffnung eher zu klein als zu groß wird. Um neue Verwachsungen und narbige Einengungen postoperativ zu verhindern, ist eine völlige Epithelisierung der Stenoseränder sowie der anliegenden freien Wundflächen wünschenswert. Eine bloße Ablösung des weichen Gaumens von der Pharynxhinterwand oder eine *einfache Incision* durch das narbige Diaphragma, wie es von GOODYEAR angegeben worden ist, führt gewöhnlich nicht zum Ziele, da die Stenosen oder Atresien in kurzer Zeit durch erneute Narbenbildung rezidivieren. Ein so einfaches Verfahren kann höchstens erfolgreich sein, wenn das operativ erreichte Lumen durch Bougierung oder durch einen Obturator offengehalten wird. — Die obsolete Methode von LUBET-BARBON zur Korrektur der vorderen Atresie der Nase, die oben erwähnt ist, hat früher auch bei der naso-pharyngealen Stenose und Atresie ihre Verwendung gefunden. Sie wurde vor über 60 Jahren in Fällen von syphilitischen Verwachsungen im Rachen von NICHOLS empfohlen.

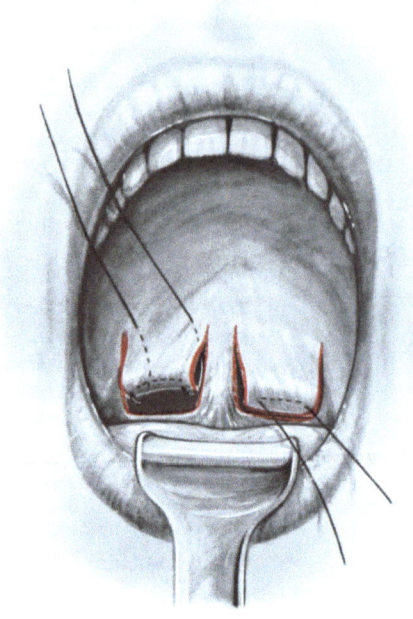

Zur Trennung der Wundflächen und deren rascher Epithelisierung wurden verschiedene, teilweise recht komplizierte Plastiken angegeben. Die einfache Durchtrennung der Verwachsungen kann mit einem abgebogenen Skalpell oder, was besonders von französischen Autoren empfohlen wurde, mittels Diathermie und Elektrokoagulation erfolgen. Bei der kreuzweise vorzunehmenden Incision geht man von dem kleinen Restlumen der Stenose aus.

Unter Umständen ist es notwendig, den ganzen weichen Gaumen unter Schonung der Uvula zu spalten, um an die Narben heranzukommen, wenn diese sich etwas weiter vorn gegen die Choane befinden. Dann muß eventuell auch der Rand des knöchernen Gaumens abge-

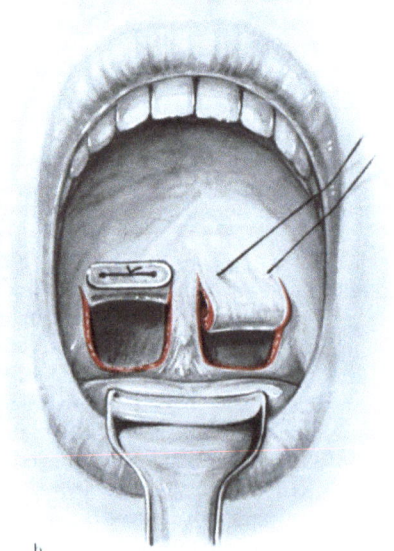
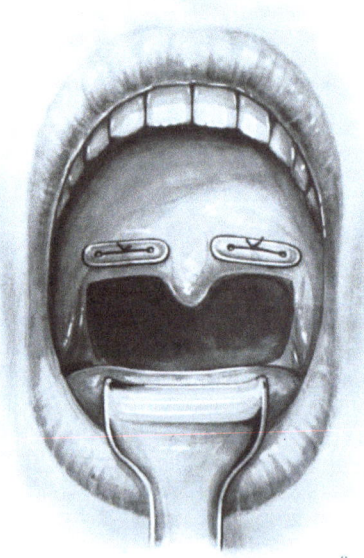

Abb. 348a—c. Korrektur der naso-pharyngealen Atresie nach MACKENTY. a Schleimhautlappen mit obenliegender Basis aus der Pharynxhinterwand gebildet. Nach Entfernung der Narben werden die Schleimhautlappen zur Epithelisierung der nasalwarts gelegenen Wundgebiete am Velum umgeschlagen und vernaht. b Schleimhautlappen durch Naht nasalwarts einerseits umgeschlagen, andererseits fest vernaht. c Bei vollständiger Atresie wird aus dem medialgelegenen Schleimhautanteil die Uvula gebildet. Endzustand nach beiderseitigem Vernahen der Schleimhautlappen

tragen werden, wie es RÉTHI beschrieben hat.

Zum Offenhalten des mit gewöhnlicher Incision oder Excision erreichten Lumens sind in der älteren Literatur *Obturatoren* angegeben, die entweder durch die Nase wie bei den Choanalatresien eingeführt oder an einer Gaumenplatte fixiert werden. PORTMANN beschreibt in seiner Operationslehre 1932 einen Gummiobturator, den er zum Offenhalten des durch kreuzweise Incision erhaltenen neuen Lumens in den Epipharynx einführt (Abb. 344). RÜEDI-KÄSER empfehlen eine von zwei Metallröhrchen durchbohrte Acrylpelotte, die mit einer Gaumenplatte verbunden ist. Sie soll nach der operativen Lösung der Verwachsungen 4 Monate lang getragen werden (Abb. 345). Es wurden auch manche zangenförmige *Dilatatoren*

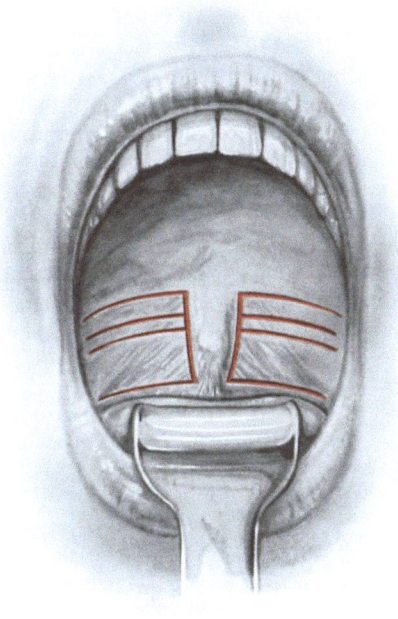

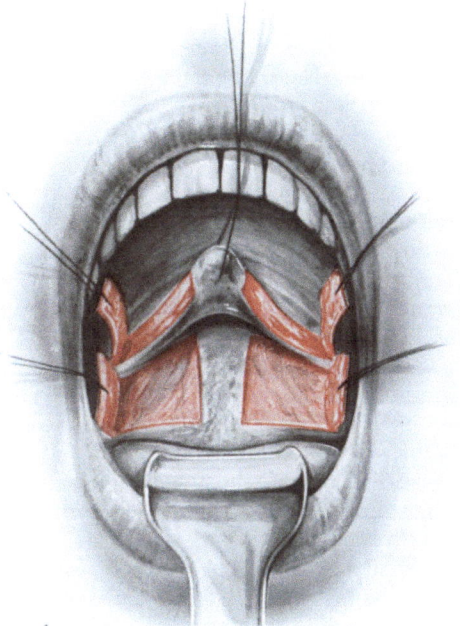

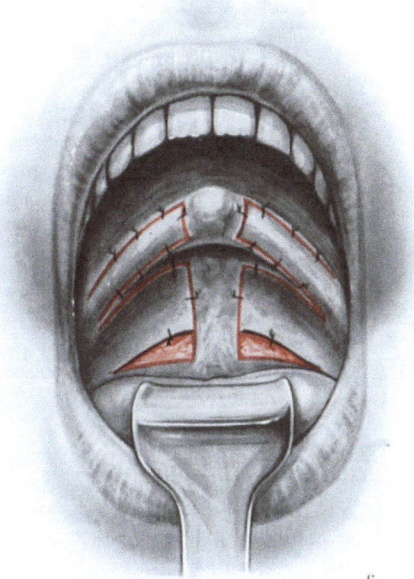

Abb. 349a—c. Beseitigung der naso-pharyngealen Atresie nach VAUGHAN. a Incision der seitlichen aneinandergrenzenden Lappen. Die untere Incision muß bei kompletter Atresie bis zur Mitte reichen. Das Breitenverhältnis der Lappen zueinander kann entsprechend der doppelten Grenzlinie variieren. b Abheben der Lappen und Narbenexcision; nasale Velumschleimhaut sichtbar durch Vorziehen des angeseilten Gaumens. c Einnähen der beiden oberen Lappen zur Bildung des Gaumensegelrandes. Verlagerung der beiden Unterlappen an die Pharynxhinterwand. Obere Lappen mit der nasalen Velumschleimhaut vernäht

angegeben, die der Patient selbst bedienen kann. Einer von RÉTHI wird durch die Nase eingeführt und täglich einige Stunden darin belassen. Dies stellt natürlich große Anforderungen an die Geduld und Ausdauer des Patienten.

Technisch schwieriger, aber dafür viel befriedigender ist die sofortige Deckung der entstandenen Wundpartien, entweder durch ein *freies Hauttransplantat* oder durch sinnreich gebildete Schleimhautlappen aus der Umgebung. SIEBENMANN hat die Epithelisierung der Wundflächen durch Transplantation von Thiersch-Haut angegeben. MCLAUGHLIN sowie DENNY und WILSON verwenden Hauttransplantate. Letztere beschreiben eine Technik, bei der sie den ganzen Nasen-Rachenring durch das Hauttransplantat decken. Freie Hauttransplantate werden in der Mundhöhle und im Rachen gut vertragen, während sie in der Nase stark riechen und zu einer Rhinitis atrophicans führen können. Wir haben in ein paar Fällen zur Deckung nach Narbenexcisionen freie Lappen aus der Wangenschleimhaut sorgfältig mit feinen Catgut- oder Nylonknopfnähten oder mit Matratzennähten eingenäht.

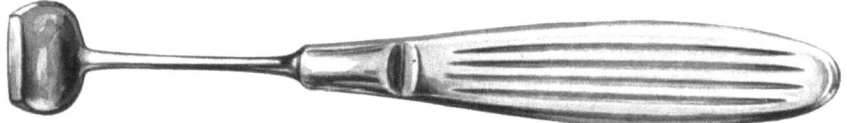

Abb. 350. Dilatator nach VAUGHAN für die postoperative Behandlung der naso-pharyngealen Stenose

Solche Haut- oder Schleimhauttransplantate können auch durch Schwammgummizapfen oder durch feste Obturatoren auf die Wundfläche fixiert werden. Am besten sind diese dann auch, wie oben beschrieben, an einer Gaumenplatte befestigt. Eine absolute Immobilisation des Transplantates an der Pharynxhinterwand und am Velum ist jedoch auf diese Weise auch nicht möglich, da sich die Schlundmuskulatur bei jedem Schluckakt bewegt, was Verschiebungen hervorrufen kann. Ein mit einer Gaumenprothese verbundener Nasen-Rachenobturator muß, um einer erneuten Narbenbildung entgegenzuwirken, mindestens 4 Wochen lang getragen werden.

Wenn möglich, sollten *gestielte Schleimhautlappen aus der Umgebung* zur Deckung von Wundflächen an den Stenoserändern herangezogen werden. Die Einheilung solcher Lappen ist viel weniger durch die Bewegung der Pharynx- und Gaumenmuskulatur gefährdet als die freier Transplantate.

Für leichtere Fälle, bei denen nach Abtragung von Narbenmassen nur am weichen Gaumen und nicht an der Rachenwand Wundflächen entstehen, hat RÉTHI eine Methode von DIAKONOFF angegeben, bei der aus der hinteren Rachenwand ein seitlich gestielter Schleimhautlappen herausgeschnitten, auf die angefrischte Hinterfläche des Velums gedreht und mittels Matratzennähten hier fixiert wird. Wenn auch die Rachenhinterwand im Epipharynx eine Wundfläche aufweist, wird sie von RÉTHI durch einen 2 bis $2^1/_2$ cm breiten Schleimhautlappen aus der ganzen Länge des Septums gedeckt. Diese Methode scheint uns technisch etwas zu kompliziert zu sein und dürfte in der Nasenhöhle Synechien hervorrufen, wenn nicht ziemlich weite Raumverhältnisse vorliegen.

Nach einem weiteren Verfahren von RÉTHI wird bei einer Atresie oder fast vollständigen Stenose, bei der nur noch eine kleine Öffnung hinter der Uvula besteht, das schließende Diaphragma T-förmig gespalten. Auf diese Weise wird beiderseits des Medianschnittes je ein dreieckiger Lappen gebildet, dessen Schleimhaut sorgfältig von tiefer liegenden Narben abpräpariert wird. Die narbige Velumsubstanz wird zusammen mit der freipräparierten Schleimhaut des Diaphragmas auf der nasalen Seite entfernt. Der freie dreieckige Schleimhautlappen des Velums wird auf jeder Seite einwärts, d.h. gegen die Nase geschlagen und mit dem Wundrand der nasalen Schleimhaut durch Naht vereinigt (Abb. 346), so daß ein schleimhautbedeckter Perforationsrahmen entsteht. Die Schrumpfungsneigung soll minimal sein. Unter Umständen kann ein Streifen von der nasalen Schleimhaut des Diaphragmas belassen und zur Deckung der bei der Lösung der Verwachsungen entstandenen Querwunde an der Rachenwand benützt werden. Zum Offenhalten empfiehlt RÉTHI den Nasen-Rachenobturator nach KERTÉSZ (Abb. 347).

MACKENTY verwendet zwei oben gestielte Schleimhautlappen, die er vom weichen Gaumen und seinem Übergang in die Pharynxhinterwand abpräpariert und auf den vom Pharynx abgetrennten und somit angefrischten Velumrand sowie auf die nasale Fläche des Gaumensegels schlägt (Abb. 348). Der Defekt an der Pharynxhinterwand, welcher durch das Ablösen des Gaumensegels entsteht, bleibt unbedeckt.

Von der Methode MACKENTY abgeleitet ist ein ähnliches Verfahren von VAUGHAN, der auf jeder Seite nicht nur einen, sondern zwei Lappen aus der Schleimhaut herausschneidet (Abb. 349), die alle ihre Basis lateral am Pharynx besitzen. Die beiden kleineren dieser vier Lappen links und rechts werden gerade noch im Bereich des Velums geschnitten und reichen bis zum Uvulaansatz. Die beiden breiteren hinteren und unteren Lappen betreffen schon das Gebiet der Pharynxhinterwand. Am oberen Incisionsrand des unteren Lappens wird der weiche Gaumen vom Pharynx getrennt und die Narben excidiert. Die beiden schmalen Lappen dienen zur Deckung der Wundfläche an der

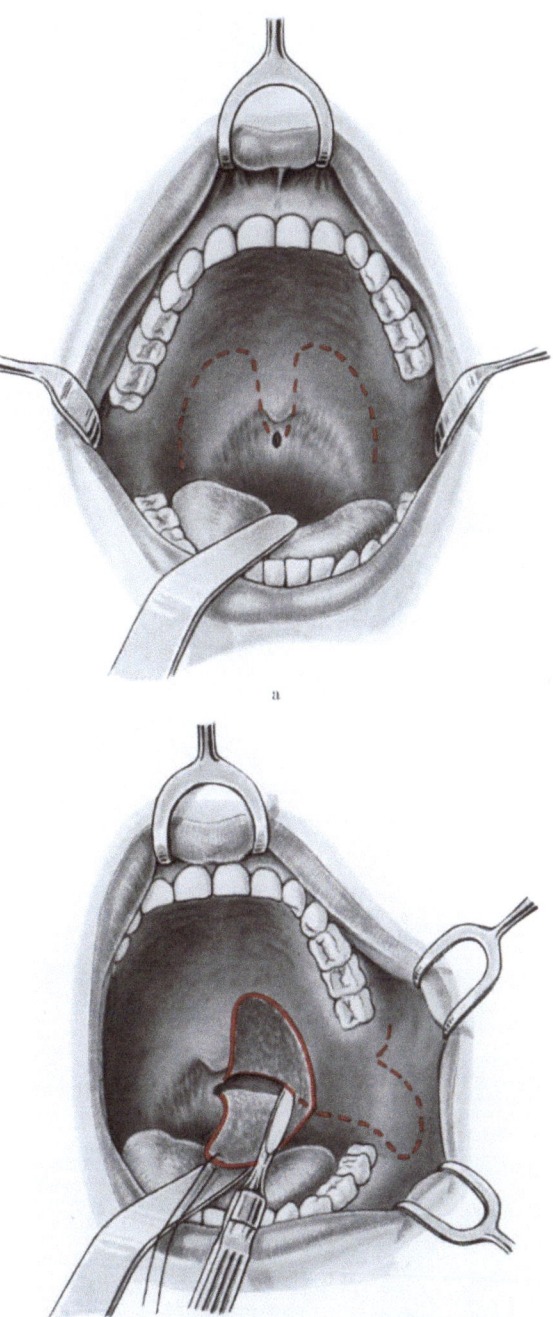

Abb. 351a—f. Korrektur der naso-pharyngealen Atresie nach KAZANJIAN. a Schnittführung für die Bildung des unten gestielten Schleimhautlappens vom Velum (rot gestrichelte Linie). b Schleimhautlappen vom Velum mit Basis unten nach vorn geschlagen. Durchtrennung der Narben. Gestrichelte Linie Entnahmefläche des Schleimhautwangenlappens zur Deckung der Wundfläche auf der Vorderfläche des Velums

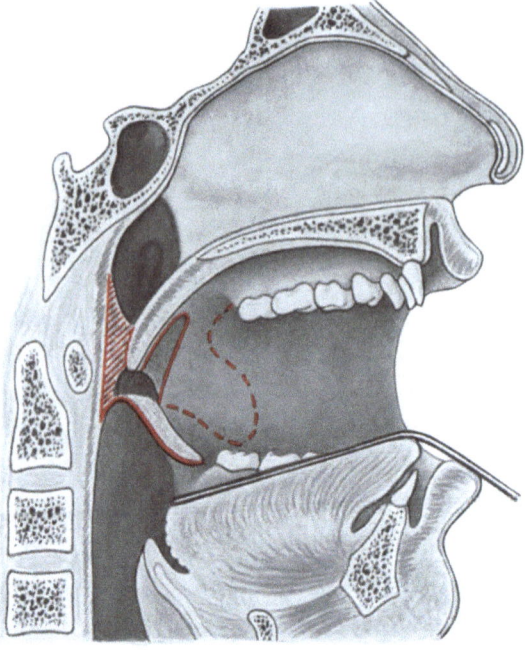

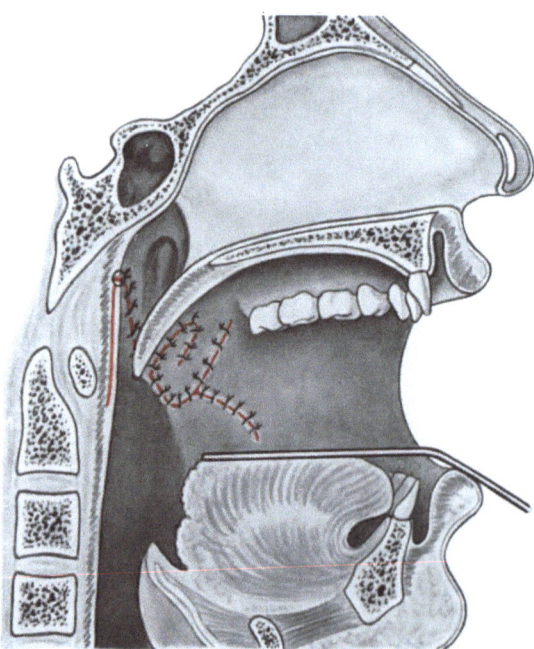

Abb. 351 c u. d. c Seitenansicht. Rot schraffiert: Narbenexcisionsgebiet. Schleimhautlappen zur Deckung der Narbenexcisionsfläche gebildet und nach unten hangend; Entnahmefläche fur den Schleimhautwangenlappen unterhalb der Papille eingezeichnet. d Narbenexcisionsgebiet durch Schleimhautlappen von der vorderen Velumflache gedeckt; Wangenschleimhautlappen in den Velumdefekt eingenaht

Abtragungsstelle am weichen Gaumen und werden mit der nasalen Velumschleimhaut vernäht. Die breiteren Lappen werden als Verschiebelappen nach oben gezogen und decken die Ablösungsstelle an der Pharynxhinterwand, während sie unten eine dreieckförmige entlastende Wundfläche freilassen. Die Bildung des oberen Lappens erübrigt sich, wenn sich der Verschluß der Velumwundfläche an der Abtrennungsstelle allein durch Verziehen der Nasenschleimhaut erreichen läßt. Ein Metalldilatator (Abb. 350), der gerade in die neue nasopharyngeale Öffnung paßt, wird vom Ende der 2. Woche an mehrere Wochen lang jeden Tag vom Patienten ins Lumen eingeführt, um ein Zusammenschrumpfen der Ränder zu verhindern.

Von KAZANJIAN sind zwei Verfahren zur Korrektur der naso-pharyngealen Stenose bekannt. Bei dem einen haben die Schleimhautlappen ihre Basis nicht seitlich, sondern unten an der Pharynxhinterwand. Nach Bildung der Lappen an der oralen Velumpharynxwand und Durchtrennung der Verwachsungen des Velums mit der Pharynxhinterwand sowie Excision der Narben werden diese Schleimhautlappen auf die Wundfläche an der Pharynxhinterwand geschlagen. Die oberhalb der Narben gelegene nasale Schleimhaut wird erhalten und als oben vorne gestielter Lappen zur Bildung des Velumrandes umgeschlagen. Eine Tamponade sichert das Anliegen des pharyngealen Lappens an der Epipharynxhinterwand. Zur restlichen Deckung der Entnahmeflächen der Lappen werden zusätzliche Verschiebelappen aus der Nachbarschaft herangezogen. Dieses Verfahren wird wie die bisher beschriebenen doppelseitig angewendet. Es werden also hier auf beiden Seiten je zwei Lappen geschnitten und zur Deckung von Wundflächen verwendet. BAUMGARTNER hat die Methode nur auf einer Seite angewandt und ein funktionell genügendes Resultat erreicht.

Die zweite Methode von KAZANJIAN ist die bessere und kann bei stärkeren Narben als die Methode der Wahl angesehen werden (HOLLENDER, DENECKE). Der auf der oralen Seite der Atresie gebildete velopharyngeale Schleimhautlappen ist beiderseits wie bei der ersten Methode unten gestielt und reicht bis ungefähr auf die Mitte des weichen Gaumens (Abb. 351a). Auch hier wird er zur Deckung der Epipharynxhinterwand benutzt, während zur Deckung seiner Abtragungsfläche am weichen Gaumen auf beiden Seiten ein Transpositionslappen aus der Wangenschleimhaut verwendet wird. Dabei muß beachtet werden, daß der Whartonsche Gang und seine Mündungsstelle nicht verletzt werden. Dieses zweite Verfahren ist für Fälle geeignet, die stärkere Narben am Diaphragma aufweisen und bei denen nach der Abtragung der Narben die nasale Schleimhaut des Diaphragmas nicht mehr für einen Lappen verwendbar ist. Die einseitige Durchführung genügt schon, um eine ausreichende Luftpassage für

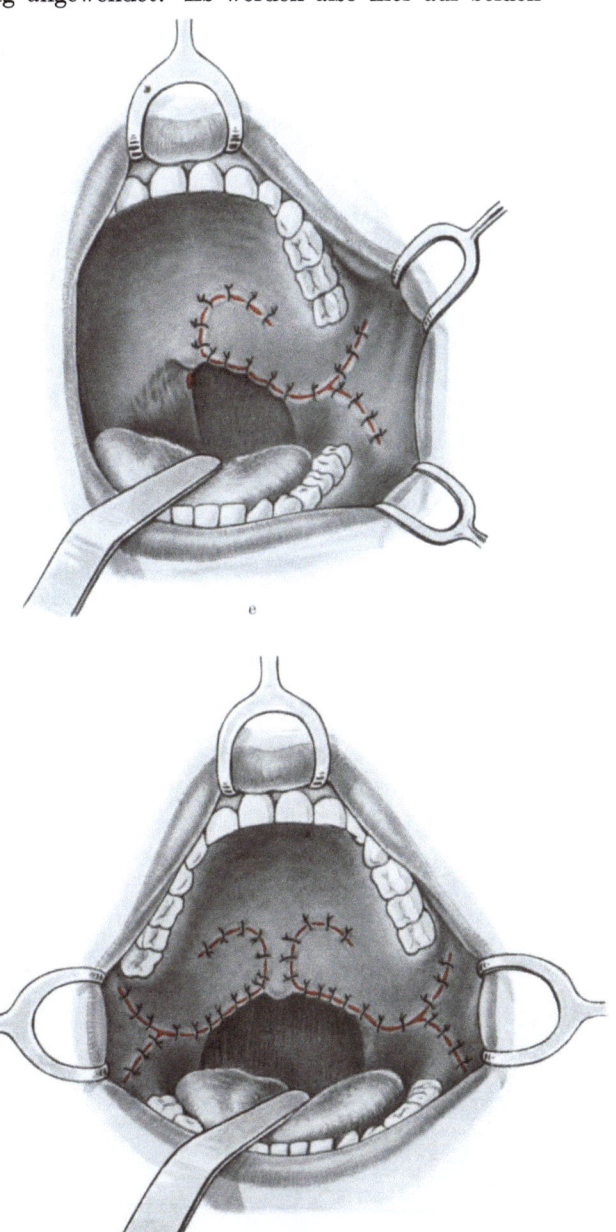

Abb. 351 e u. f. e Ansicht von vorn nach einseitiger Versorgung der Atresie. f Zustand nach beiderseitiger Behebung der Atresie, Wangenschleimhaut beiderseits auf die Entnahmefläche an der Velumvorderfläche geschwenkt

die Beseitigung der nasalen Sprache und die Behebung der Ohrbeschwerden zu erhalten. Daß die einseitige Öffnung im velo-pharyngealen Bereich ausreicht,

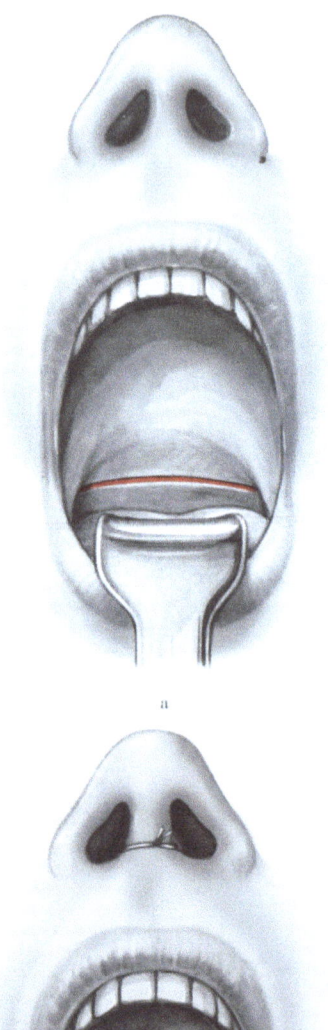

zeigen auch die Fälle, bei denen wegen einseitiger Gaumensegel- und Pharynxlähmung infolge Hirnnervenausfalls operativ eine Stenose der velo-pharyngealen Passage auf der gelähmten Seite erzeugt wird (DENECKE). Die zweite Seite kann jedoch, wenn die Luftpassage nicht ausreicht, kurze Zeit später in gleicher Weise operiert werden. — Die Funktion des Gaumens ist nach der zweiten Methode von KAZANJIAN erstaunlich gut.

Haben die velo-pharyngealen Stenosen seit frühester Kindheit bestanden, dann ist daran zu denken, daß infolge der behinderten Nasenatmung Nasenscheidewand- und Nasennebenhöhlenveränderungen bestehen können, die nach der Korrektur der velopharyngealen Stenose die Luftpassage durch die Nase weiterhin erschweren. Eine entsprechende Behandlung ist in solchen Fällen zusätzlich vorzunehmen.

Auf Dilatations- und Bougierungsbehandlung kann nach gelungener Operation verzichtet werden, was dem Patienten eine wesentliche Erleichterung in der postoperativen Phase bringt. Das Einlegen und Fixieren von Bolzen im Epipharynx (PORTMANN u. a.) nach Lösen der Narben ohne Epithelisierung der Wundfläche kann nicht den guten und schnellen Erfolg bringen wie die Methode nach

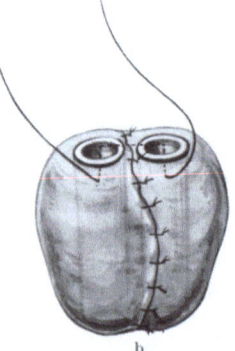

Abb. 352a—c. Korrektur der naso-pharyngealen Stenose nach FIGI. a Quere Durchtrennung der Stenose. b Mit Thiersch überzogene Schaumgummieinlage mit Kanälen für die Luftpassage. c Einlage eingenäht und an der Columella verankert. Der Haltefaden wird besser über ein Gazerollchen geknüpft

KAZANJIAN und andere epithelisierende Methoden, da ohne Plastik die nachträgliche Schrumpfung erheblich ist.

O'CONNOR kleidet bei der naso-pharyngealen Stenose den nach der Narbenexcision entstandenen Wundring entsprechend der S. 263 beschriebenen Methode aus, indem er einen *Obturator aus Stentsmasse mit Thiersch-Haut umwickelt* und die Tasche im Epipharynx damit ausfüllt. Dadurch wird das Hauttransplantat auf die Wundfläche gedrückt. FIGI verwendet zu dieser Transplantationsmethode einen Bolzen aus Schaumgummi mit zwei Gummiröhrchen (Abb. 352), die die Atmung gewährleisten sollen. Er vernäht die Ränder des Hauttransplantates mit den Wundrändern der queren Incision am weichen Gaumen und an der Pharynxhinterwand. Das Einheilen von freien Transplantaten ist jedoch in diesem Bereich oft sehr unsicher.

Zum postoperativen Offenhalten des Lumens empfiehlt FIGI einen Obturator aus Acrylderivaten, welcher am nasalen und oralen Ende einen kleinen zirkulären Kragen aufweist. Das Verrutschen des Obturators nach oben oder unten soll so verhindert werden (Abb. 353). Ein ähnlicher Obturator ist von RÉTHI angegeben worden.

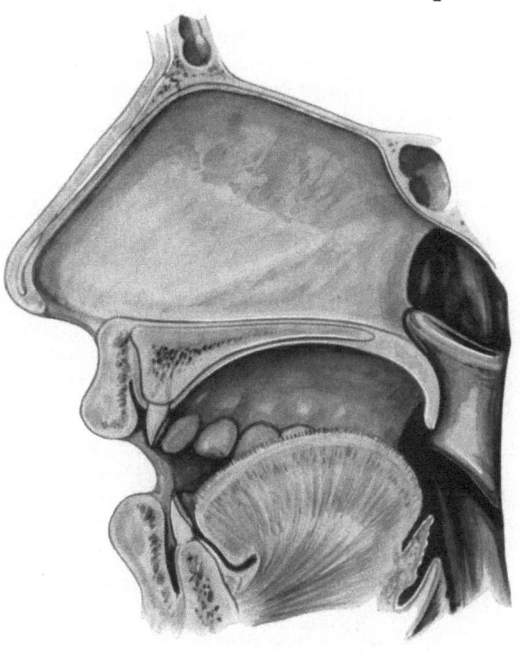

Abb. 353. Selbsthaltender Obturator aus Kunststoff bei Pharynxstenose nach FIGI

XVI. Plastiken bei angeborenen Mißbildungen der Nase

Die kongenitalen Nasenmißbildungen sind selten zu beobachten, und man findet deshalb spärliche Mitteilungen über ihre Behandlung. Die pathologisch-anatomischen Beschreibungen und die embryologischen Theorien über ihr Entstehen finden sich in den Handbüchern der Pathologie und der Ohren-Nasen-Halskrankheiten abgehandelt.

Da in den letzten Jahren durch Medikamente und radioaktive Substanzen vermehrt Mißbildungen beobachtet wurden, wird dieses Gebiet in operativer Hinsicht eingehender abgehandelt.

Man unterscheidet die Monstren, die kongenitalen Spalten im Bereich der Nase, die genetisch zu den Gesichtsspalten gehörenden Mißbildungen, ferner einseitige und doppelseitige Hasenschartennasen und schließlich Teilaplasien und Dysplasien

1. Monstren (Cyclopie-Cyclopenauge bei Arhinie)

Auf diese außerordentlich schweren Mißbildungen wird hier nicht eingegangen, da sie kaum bei lebensfähigen Neugeborenen angetroffen werden.

2. Korrektur kongenitaler Spalten im Bereich der Nase
a) Mediane Nasenspalte

Sie wurde von TRENDELENBURG als „Doggennase" bezeichnet. Die Bezeichnung Schizorhinie ist heute weniger geläufig. Hingegen findet man die Mißbildung oft auch unter dem Namen Hyperthelorismus, da sie fast immer mit einem abnormen Abstand der Augenhöhlen voneinander vergesellschaftet ist. In der englischen und amerikanischen Literatur ist auch oft der Name „bifid nose" gebräuchlich.

Die erste Publikation über die Doggennase und ihre Korrektur stammt von ROE aus dem Jahre 1887. Im allgemeinen werden leichte, mittlere und schwere Grade von Doggennasen unterschieden. In allen Fällen besteht eine mediane Rinne durch Auseinanderweichen des vorderen Septumanteils in zwei Lamellen auf dem Nasenrücken. In den leichten Fällen ist die Furchenbildung auf den unteren Teil der Nase im Bereich der Flügelknorpel und Dreiecksknorpel beschränkt. Die Bogen der Flügelknorpel weichen weit auseinander, unter Umständen auch die der Dreiecksknorpel. SCHMIDT nannte sie „gefurchte Doggennase".

Bei den Doggennasen mittleren Grades besteht schon eine beträchtliche Verbreiterung des knöchernen Nasengerüstes. Es findet sich eine Längsfurchung der Nase in der Mittellinie im knorpeligen wie im knöchernen Teil.

Der schwere Grad der Mißbildung ist die geteilte Doggennase mit richtiger Spaltbildung, bei der während der embryonalen Entwicklung eine Vereinigung der seitlich vom Septum angelegten Belegknochen nicht erfolgt ist. Es kann sogar eine vollständige Teilung der äußeren Nase in zwei Hälften vorkommen, oder es können Rinnen von mehreren Zentimetern Breite mit erheblicher Verbreiterung des oberen Gesichtsschädels vorhanden sein. Außer einer Knochen- und Knorpeldehiscenz besteht hier auch eine Insuffizienz des Hautüberzuges, wodurch die Nasenspitze zuweilen vollständig abgeflacht sein kann. In den meisten dieser schweren Fälle erscheinen die beiden Nasenhälften als knorpelige Röhren, deren mediane Wandungen sich gar nicht mehr oder nur wenig berühren. Der Hyperthelorismus ist in diesen Fällen auch beträchtlich. Durch das Fehlen der Nasenbeine erstreckt sich die Apertura piriformis bis zur Glabella oder kann sich noch weiter hinauf fortsetzen, wenn auch noch eine Stirnspalte vorliegt.

Es sind hochgradige Fälle von medianer Nasenspalte beschrieben worden, die mit Teratombildung kombiniert waren und bei denen das im Bereiche der Spalte sitzende Teratom als die mißbildende Ursache bezeichnet worden ist. Das Teratom wurde als die primäre und die Nasenspalte als die sekundäre Bildung betrachtet. Einen analogen Fall hat einer von uns (MEYER) 1946 beschrieben. Bei diesem Patienten war der Zusammenschluß der Nasenhälften durch ein Lipom verhindert gewesen. Wir werden auf die Behandlung des Falles zurückkommen. Neuerdings referierte KITLOWSKI über einen Fall von medianer Nasenspalte und medianer Lippenspalte mit einer Cyste in der Nasenmitte. Auch hier handelte es sich um ein lebensfähiges Kind.

Die meisten Berichte über Doppelnase sagen nichts oder kaum etwas aus über ihre operative Korrektur (WARYNSKI, LEHMANN-NITSCHE, zit. von ZAUSCH).

Die *leichten Fälle von Doggennase* ohne Hyperthelorismus, wie wir sie doch gelegentlich antreffen, sind durch einfache Eingriffe zu korrigieren. Wir bedienen uns hier der Methoden, die schon bei der Besprechung der Breitnasenkorrekturen (s. S. 67) und der Korrekturen von breiten Nasenspitzen (s. S. 98) beschrieben wurden. Es handelt sich vor allem darum, die Einsenkung zwischen den beiden Bögen der Flügelknorpel auszumerzen, indem man die Bögen zum Teil reseziert oder nur einander näher bringt. Durch Einlegen eines Knorpeltransplantates zwischen den beiden Bögen, wie es ESSER schon empfohlen hat, kann ähnliches erreicht werden. Die Knochenverschmälerung kann nach der Technik der Breitnasenkorrektur vorgenommen werden (s. S. 67). GELBKE operierte einen leichten Fall von Doggennase nur durch oväläre Hautexcision vom Haaransatz bis ins Philtrum. Unter Umständen ist auf diese einfache Art auch ein leichter Hyperthelorismus zu verbessern.

Für die Korrektur der Doggennase geringen Grades hat JOSEPH die sog. „plastische Keilhebung" angegeben (Abb. 354). Die furchenartige Vertiefung

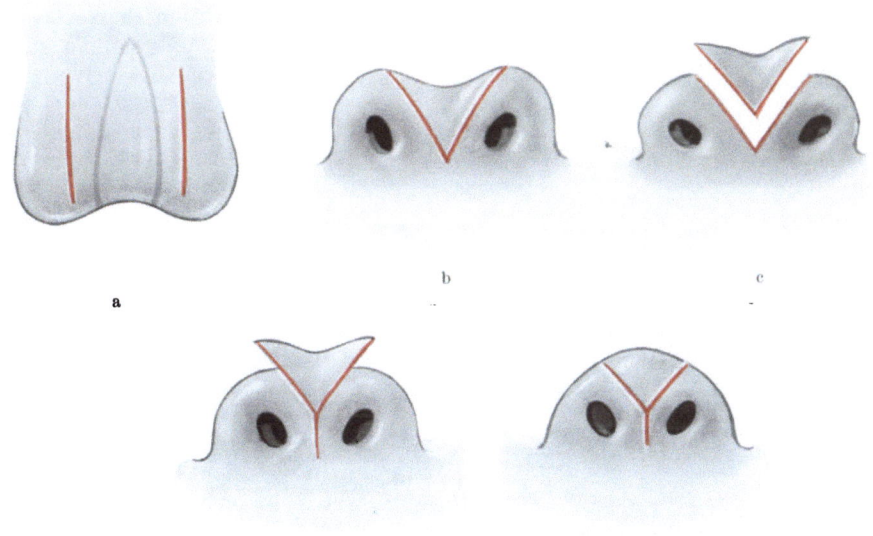

Abb. 354a—e. „Plastische Keilhebung" nach JOSEPH zur Korrektur der Doggennase. a Schnittführung. b Situation des Keils. c Auslösen des Keils. d Verschieben des Keils nach vorn oben und Raffen des Spalts in der Tiefe. e Nach entsprechender Excision an dem gehobenen Keil werden die Ränder vernäht

der Haut wird durch seitliche Keilincision aus der Tiefe herausgehoben und in der gehobenen Stellung fixiert. Die beiden seitlichen Incisionen werden schräg nach innen geführt, so daß sie sich in der Medianlinie in der Tiefe treffen und einen prismaförmigen Haut-Bindegewebslappen mobilisieren. Der gehobene prismatische Lappen wird wieder eingenäht, nachdem die beiden lateralen Wundränder der Incisionen in ihren tieferen Abschnitten durch Matratzennähte aneinandergelegt worden sind. Die Matratzennähte werden durch die Nasenlöcher geführt. Im Querschnitt ist dieses Vorgehen eine V-Y-Plastik. Beim Wiedereinnähen des medianen Lappens wird seine Oberfläche, die vorher talartig konkav war, durch entsprechende subcutane Randexcisionen konvex und bildet den neuen Nasenrücken im unteren Teil.

Nach ESSER werden die *Doggennasen mittleren Grades* mit Knochen- und Knorpeldehiscenz in der Medianlinie durch Frakturieren der Knochen, Einlegen eines Knochenspans und Columellakorrektur angegangen.

WEBSTER und DEMING, die 1950 über 10 Fälle von Doggennase berichteten, machten eingehende Angaben über ein Operationsverfahren zur Korrektur dieser Anomalie. Nach ovälärer Hautexcision von der Stirn bis zur Oberlippe

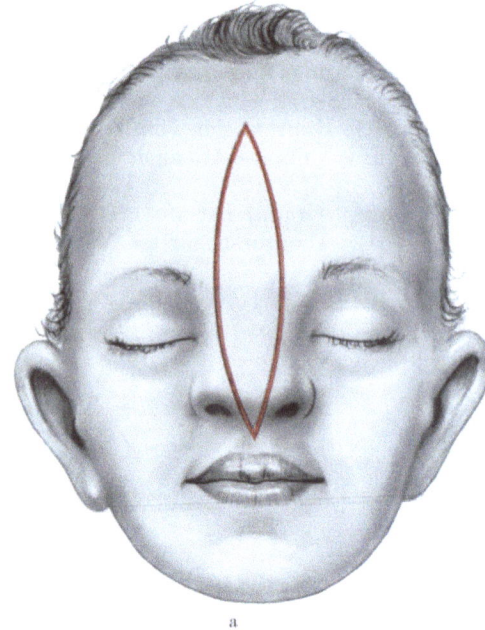

verschmälerten sie durch mediane, laterale und transversale Osteotomien das verbreiterte knöcherne Nasengerüst. Durch Excision im Bereich der Dreiecksknorpel und der Flügelknorpel verengten sie das Gewölbe und legten die Knorpel in der Mittellinie näher aneinander (Abb. 355).

MARINO und DAVIS, die ebenfalls ein ansehnliches Material von neun Fällen, zum Teil kombiniert mit Hasenscharte, Gaumenspalte und Lidkolobom, sammelten, gingen operativ nach WEBSTER und DEMING vor. Sie empfahlen, vor dem Schulalter die notwendigen Korrekturen abzuschließen und erst später kosmetische Nachkorrekturen anzubringen.

MACHADO hielt sich bei der Korrektur eines Falles von Doggennasen mittleren Grades auch an das Operationsverfahren von WEBSTER und DEMING.

Die Medianverlagerung beider Nasenhälften, kombiniert mit dem operativen Lippenschluß, in einem Fall von Doggennase und medianer Cheilognathoschisis (Lippen-Kiefer-Gaumenspalte), über den FEMENIC 1954 berichtete, entspricht im wesentlichen dem Vorgehen von WEBSTER und DEMING.

Wir (R. MEYER) schilderten 1956 eine Methode zur Korrektur einer mittelgradigen Doggennase mit starkem Hyperthelorismus. Auch hier war die Operation ähnlich wie die von WEBSTER und DEMING. Es handelte sich um ein 16jähriges Mädchen. Die ovaläre Hautexcision über der Nase mußte in den Haaransatz hinein nach oben verlängert werden, weil ein fast senkrechter Streifen behaarter Haut bis auf die Glabella mitexcidiert werden

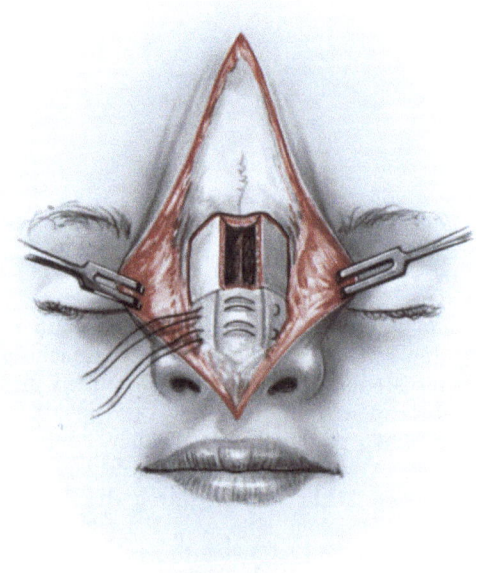

Abb. 355a—c. Doggennase mittleren Grades mit Hautschnittführung der Korrektur nach WEBSTER und DEMING. a Schnittführung. b Osteotomien an den Nasenknochen und Raffnahte an den stark vergrößerten „Dreiecksknorpeln" und an den Flugelknorpeln

mußte. In der Glabellagegend zeigte sich auch eine rautenformige Knochendehiscenz, die mit einer derben Narbenplatte ausgefüllt war. Die beiden weiten

Gewölbe der Ossa nasalia und das Knorpelgerüst wurden freigelegt. In der Tiefe der breiten Furche zwischen den Knochengewölben stand die vordere Kante der kolbig aufgetriebenen Scheidewand, die nach totaler Abtragung der Nasenknochen, also der beiden seitlichen Knochengewölbe, als neuer Nasenrücken belassen werden konnte. Das Knochenmassiv des Septums konnte in die Form eines normalen knöchernen Nasengerüstes mit Luer-Zange und Rowland-Zange zurechtmodelliert werden. Auf beiden Seiten entstanden durch die ausgiebige Knochenabtragung breite Knochendehiscenzen, die später mit Narbengewebe ausgefüllt wurden. Das darunterliegende Schleimhautgewölbe konnte vor der Knochenabtragung sorgfältig abgelöst und intakt nach innen gedrängt werden. Die Nasenhöhlen waren im oberen Teil stark erweitert. Sie bildeten im Gebiet des Ductus naso-frontalis beidseits große Recessus, die sich aber gegen die Stirne

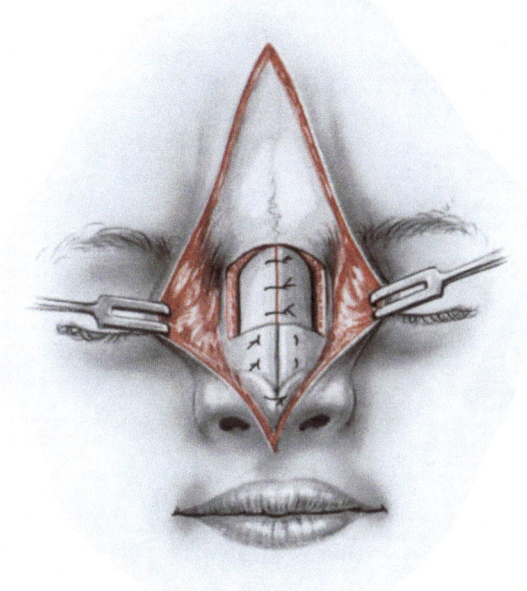

Abb. 355 c Zustand nach Medianverlagerung der mobilisierten Nasenknochen und Raffung der Knorpelbogen

nicht fortsetzten, da die Stirnhöhle fehlte (Abb. 358). Die Haut über dem neuen knöchernen Nasengerüst ließ sich gut zusammenbringen. Dann mußten noch das untere und mittlere Nasengewölbe eine neue Form erhalten. Das mittlere Gewölbe, bestehend aus den sog. dreieckigen Knorpeln, die in diesem Fall die

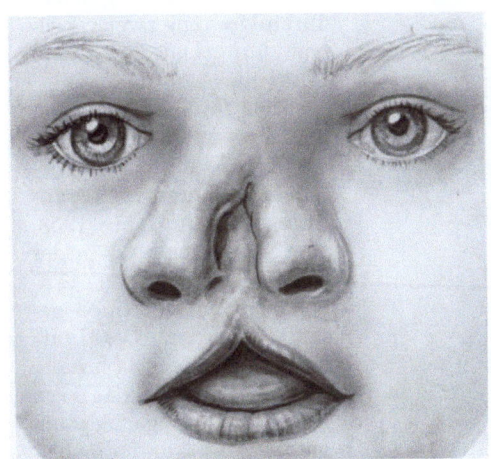
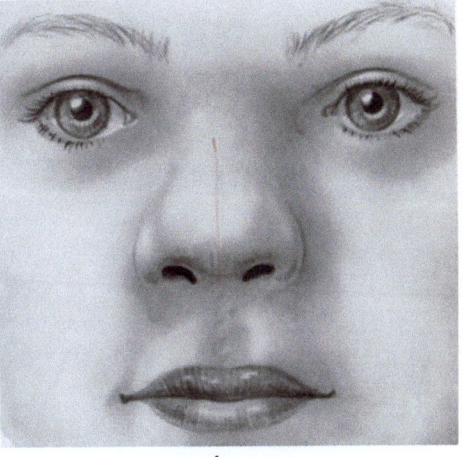

a b

Abb. 356 a u. b. a Hochgradige Doggennase. b Nach medianer Spindelexcision und Adaptieren der seitlichen Nasenpartien wird in gleicher Sitzung die Oberlippe verlängert

Form von riesigen tunnelartig gewölbten, rechteckigen Knorpelplatten aufwiesen, mußte stark verschmälert werden. Die lateralen Partien der Knorpelgewölbe wurden excidiert und die medialen, die ganz in der Tiefe einer medianen Furche mit dem Septumknorpel in Verbindung standen, paramedian incidiert und zusammengenäht. Die mittleren Anteile der Knorpelgewölbe konnten über den medianen in der Mittellinie vernäht werden. In gleicher Weise ist dann mit den weniger abnorm erscheinenden, aber doch weit seitlich ausladenden Flügelknorpel verfahren worden. Sie wurden im Sinne der Korrektur der breiten Nasenspitze incidiert, median zusammengenäht und auch im ganzen verkleinert. Die Hautränder der Spindelexcision wurden in der Mittellinie über dem neuen Knochen-Knorpelgerüst mit feinstem Nylon vereinigt. Da die Basis der Columella so stark verschmälert war, daß sie praktisch fehlte, mußte sie in einer zweiten Sitzung, $1/2$ Jahr später, rekonstruiert werden. Dies geschah durch Drehung zweier kleiner Läppchen aus dem Philtrum.

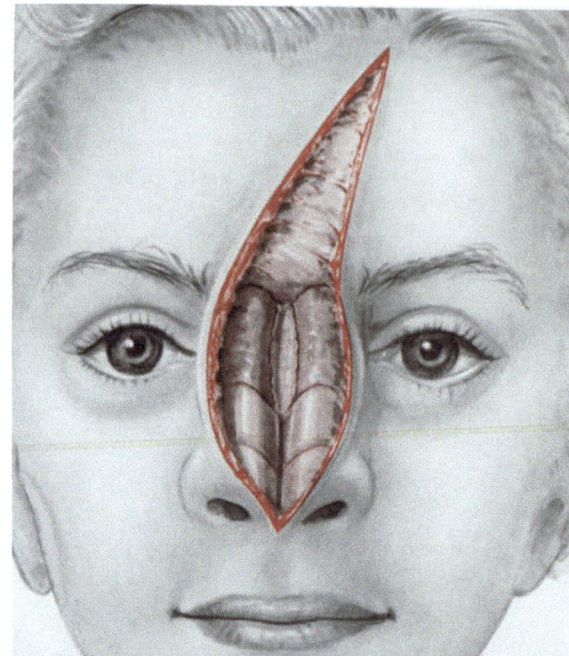

Abb. 357. Operationsbefund bei einer Doggennase (R. MEYER). Freilegung des Nasengerüstes nach Hautexcision bis in die Haargrenze

Eine ähnliche Operation bei Doggennase mit medianer Furche und Hyperthelorismus stammt von HOROWITZ aus dem Jahre 1958. Der Nasenrücken ist in der Längsachse von der Glabella bis zur Oberlippe gespalten worden. Die Hautfurche und die Ossa nasalia wurden reseziert, das 1 cm breite knorpelige Septum verschmälert und die beiden Proc. front. der Oberkiefer zur Nasenmitte hin

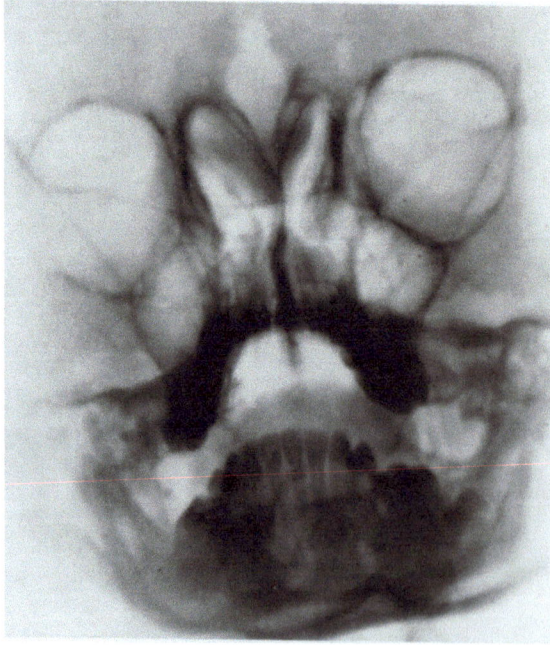

Abb. 358 Doggennase im Röntgenbild beim gleichen Falle Man erkennt deutlich am knöchernen Gerüst die Doppelung der Nase mit den beiden oberen Ausbuchtungen

frakturiert. Die medianen Schenkel der Flügelknorpel konnten nach Resektion allen subcutanen Gewebes fest aneinander fixiert und die Nasenlöcher verschmälert werden.

Bei Doggennasen mittleren Grades mit zurückstehender Nasenspitze wendete JOSEPH den Kriechlappen mit umgekehrter V-Y-Plastik an, der von DIEFFENBACH im Jahre 1848 und später von NEUMANN und OLLIER (1864) für größere Defekte der unteren Nasenpartie entwickelt worden ist. Die Methode ist schon bei der Besprechung der Schrumpfnase beschrieben (s. S. 250). JOSEPH nannte sie die glabellare Methode der Schizorhinoplastik. Der zungenförmige Lappen (Abb. 359) aus der Glabella und der Nasenhaut wird in seiner Längsrichtung nach der Art des Kriechens einer Raupe nach unten verschoben, wodurch sich an der Spitze eine Falte mit Hautduplikatur bildet, welche in einer zweiten Sitzung ein paar Wochen später zugunsten der Columella wieder abgeflacht wird.

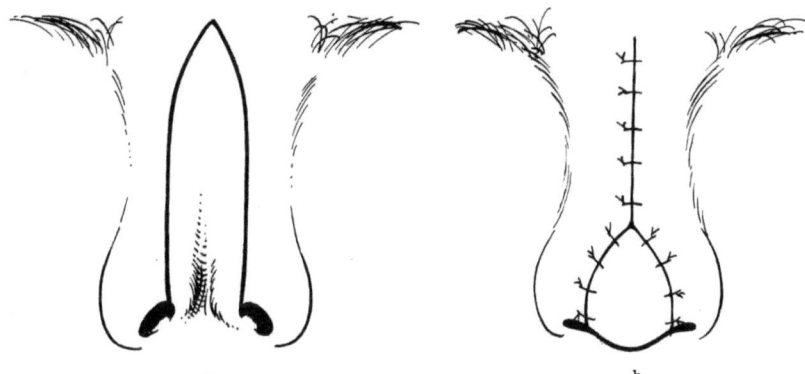

Abb. 359a u. b. Korrektur der hochgradigen Doggennase durch V-Y-Plastik nach JOSEPH (glabellare Methode). a Schnittführung. b Der Lappen ist mit Basis im Bereich der Columella entsprechend vernäht

Die glabellare Methode von JOSEPH wurde auch von BROWN und McDOWELL bei einer Doppelnase mit Hyperthelorismus angewandt.

Als labiale Methode der Doggennasenplastik bezeichnete JOSEPH das Verfahren von GENSOUL u. LEXER zur Bildung von Nasenspitze und Columella aus dem Philtrum, wie wir es bei der Besprechung der Columellaplastik und der Hasenschartennasen angetroffen haben (s. S. 113).

Unter Umständen müssen nach ESSER schon bei Doggennasen mittleren Grades zur Bildung eines medialen Nasenrückens Knochenspäne herangezogen werden.

LEXER bildete zur Konstruktion eines Nasenrückens kleine Knochenplatten aus den breiten flachen Proc. front. des Oberkiefers und legte sie in der Mittellinie aufgerichtet aneinander.

Die *hochgradige Doggennase oder mediane Nasenfissur* (ESSER) mit weitem Abstand beider Nasenhälften muß in mehreren Sitzungen korrigiert werden.

Während JOSEPH (Abb. 360) und ESSER (Abb. 361) Stirnlappen verwenden und Knochenspäne bzw. Elfenbeinimplantate einlegten, erwies sich nach der Erfahrung von KANIA der Rundstiellappen nach FILATOV u. GILLIES als vorteilhafter zum Aufbau des mittleren Teiles der Nase und der Nasenflügel. KANIA, der acht Fälle von Doggennasen in allen drei Schweregraden anführte, gestaltet das Nasenprofil durch Einsetzen von Kunststoffprothesen aus polymerisierter Acrylsäure.

KAZANJIAN und HOLMES konnten in einem Fall von hochgradiger Doggennase mit medianer Lippenspalte in der ersten Operation die beiden Nasenteile einander nur näher bringen und in einer zweiten Sitzung 3 Jahre später, im Alter von $3^1/_2$ Jahren, den Zusammenschluß der Nasenflügel vervollständigen.

Als eine der Ursachen für die Entstehung der Doggennase führte STUPKA auch teratoide Tumoren und angeborene Geschwulste an, die gelegentlich am Nasenrücken vorkommen und dann eventuell im Stande sind, durch ihre Zwischenlagerung eine mediane Nasenfurche zu veranlassen. Auch PICKER vertrat

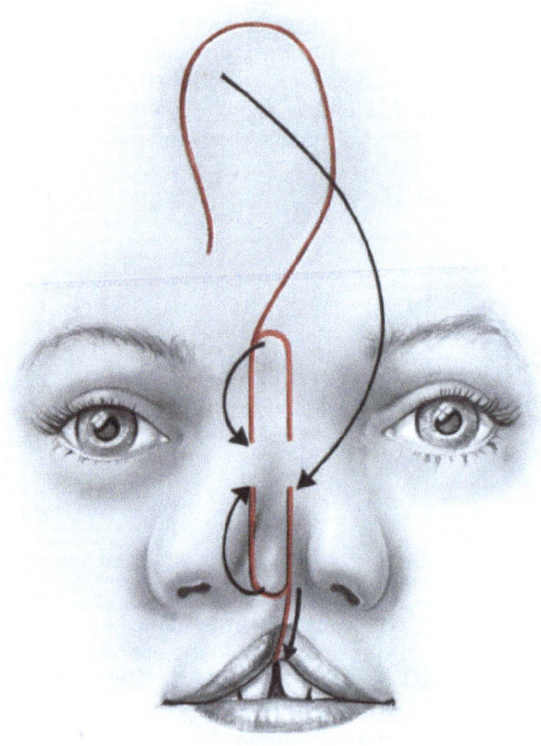

Abb. 360. Fronto-nasale Methode der Doggennasenplastik zur Korrektur der hochgradigen Doggennase nach JOSEPH. Die beiden zungenförmigen Lappen in der Furche werden umgeschlagen und zu einem Tunnel vernäht. Der Stirnlappen wird danach auf die Nase geschwenkt. Durch Entfernung der Oberkieferfortsätze kann die Nase verschmälert werden

anhand eigener Beobachtungen denselben Standpunkt. Es handelt sich dann um extreme Formen dieser Mißbildung, die fast schon in das Kapitel der Monstren hineingehören und die nur selten bei lebensfähigen Kindern anzutreffen sind. Wir haben oben bereits die von TRENDELENBURG, STEWART und KREDEL beschriebenen Fälle von mit Teratombildung kombinierten medianen Nasenspalten erwähnt, bei denen das im Bereich der Spalte sitzende Teratom als die mißbildende Ursache bezeichnet worden ist. Von STUPKA ist ein Fall von menschlicher Arhinencephalie mit partiellem Defekt des mittleren Nasenfortsatzes und medianer Lippenspalte beschrieben worden. Bei dieser schweren Fehlbildung, die nicht mit dem Leben vereinbar war, bestand auch ein völliger Verschluß der Choanalgegend beiderseits durch massiven Knochen (Ossa maxillaria, palatina und sphenoidalia). Im Hirn fehlte der Balken.

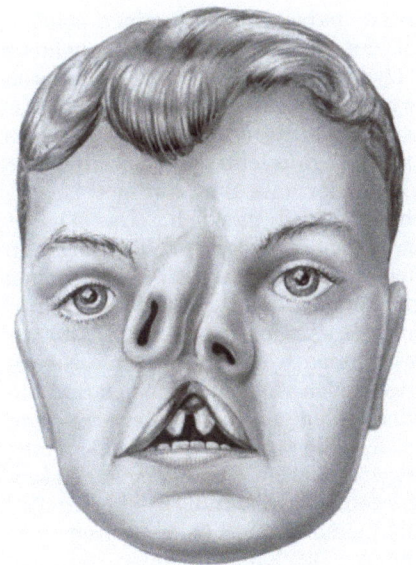 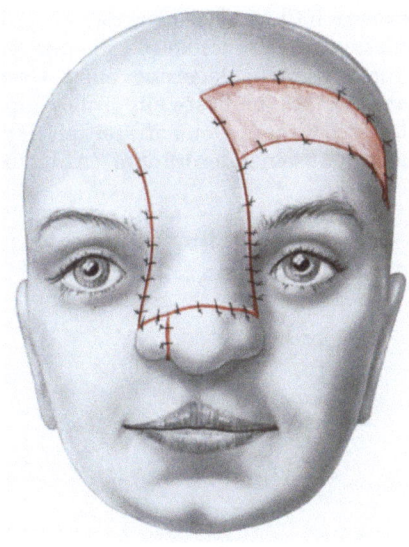

Abb. 361a u. b. a Hochgradige Doggennase oder mediane Nasenfissur b Rekonstruktive Nasenplastik durch Stirnlappen nach ESSER

Vor wenigen Jahren wurde der Fall eines 2 Monate alten, vorläufig lebensfähigen Knaben publiziert, bei dem die Aplasie der Nase mit starkem Hyperthelorismus, medianer Lippenspalte und mit dem Fehlen des Corpus callosum kombiniert war. Die beiden Autoren BELL und VAN ALLEN machen darauf aufmerksam, daß das embryologisch interessante Zusammentreffen von äußeren Fehlbildungen mit der Agenesie des Corpus callosum schon mehrfach beobachtet worden ist. Dieses Zusammentreffen von Fehlbildungen ist aber nicht nur embryologisch wichtig, sondern auch für die Abgrenzung der Indikation zu plastischen Eingriffen bei kongenitalen Anomalien. Das von BELL und VAN ALLEN beschriebene Kind wurde nämlich in Hinsicht auf die schlechte neurologische Prognose keinen plastischen Korrekturen des Mittelgesichtes unterzogen. Die Hirnmißbildung wurde durch Pneumonecephalogramm nachgewiesen. Wir glauben ebenfalls, daß der Nachweis einer Hirnmißbildung als Nebenbefund das operative Angehen von Gesichtsfehlbildungen kontraindiziert. Die Diagnose der Agenesie des Corpus callosum kann also bei solchen äußeren Mißbildungen für das Procedere entscheidend sein.

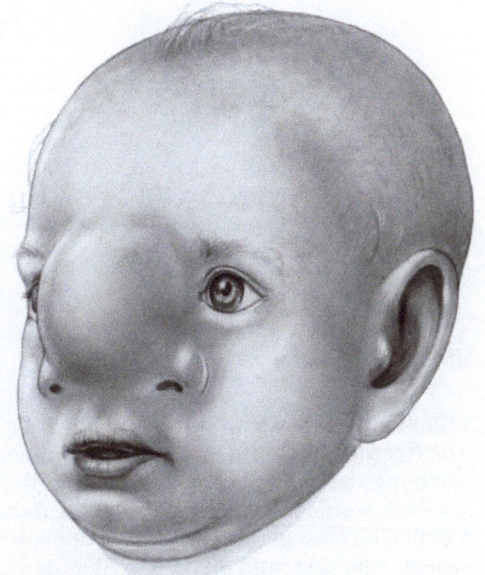

Abb. 362. Angeborene Mißbildungen der äußeren Nase (Lipom) und partielle Atresie der Nasenlöcher und -höhlen

In unserer Publikation von 1956 (R. MEYER) haben wir auch einen solchen monstruosen Fall beschrieben, der aber nicht mit dem Fehlen des Hirnbalkens kombiniert war. Es handelte sich um eine Dysplasie der äußeren und inneren Nase durch Zwischenlagerung einer Geschwulst, im Sinne von STUPKA. Der 3 Monate alte Knabe hatte ein großes Lipom in der Mitte des Gesichtes, welches sowohl die Orbitae zu einem starken Hyperthelorismus entstellte als auch die Nasenlöcher auseinanderdrängte (Abb. 362). Die normale Struktur der Nasenhöhlen fehlte gänzlich. Das Gebiet der Nasenhöhlen war vollständig von einem teils wabigen, teils sklerotischen Knochenmassiv ausgefüllt, welches nur ganz lateral je eine feine Spalte als Nasenlumen freiließ. Die feinen Nasengänge ließen sich von den weit auseinanderstehenden Nasenlöchern aus sondieren. Sie waren für einen feinen Katheter knapp durchgängig. Nasenbeine fehlten vollständig. Siebbeinzellen und kleine Kieferhöhlen waren vorhanden. Die Keilbeinhöhle war angedeutet, während die Stirnhöhlen fehlten. Der Boden der vorderen Schädelgrube erschien im Bereich der Lamina cribrosa stark vertieft. Es fehlten neurologische Symptome, so daß die Indikation für Gesichtsplastiken gegeben war. Der jetzt 10jährige Knabe hat sich geistig bisher ausgezeichnet entwickelt, so daß sich die Reihe von Korrekturen gelohnt hat.

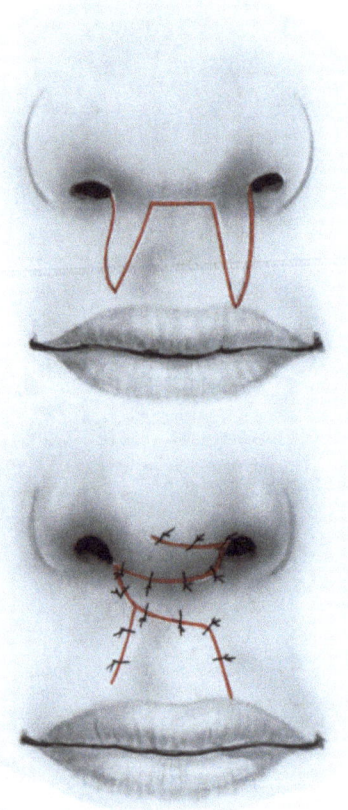

Abb. 363. Verlangerung der Columella nach MEYER

Die erste Operation galt der Abtragung des großen pränasalen Lipoms. Es entstand dabei eine Flachnase. 2 Jahre später wurde das Naseninnere angegangen. Das zentrale Knochenmassiv mußte entfernt werden. Ein Septum ließ sich aus dem teilweise wabigen Knochen nicht bilden; hingegen konnte vorne im Gebiet der Columella ein Knochenspan als Brücke reimplantiert werden, auf dem sich dann später die äußere Nase aufbauen ließ. Die Nasenlöcher wurden näher zusammengebracht. Eine Art Columella ist durch Drehung zweier Läppchen aus der Oberlippe und Vernähen derselben übereinander gebildet worden. Das Verfahren ist 1 Jahr später von MARCKS u. Mitarb. für die Columellaverlängerung in Fällen doppelseitiger Hasenschartennase benutzt worden (s. Abb. 318 und 363). Die Wände der neugeschaffenen septumlosen Nasenhöhle waren nur zum kleinsten Teil mit Schleimhaut bedeckt, so daß sich die Flächen von nacktem Knochen bald mit stinkenden Borken belegten und sich ein ozaena-artiger Zustand entwickelte. Nach einem Jahr war jedoch die ganze Höhle epithelisiert, und die Krustenbildungen verschwanden weitgehend. So konnte man mit der Modellierung der äußeren Nase beginnen. Zunächst mußte Haut in den Bereich des Nasenrückens herangeschafft werden, damit aus der

Flachnase eine prominente Spitze entstehen konnte. Durch einen Transpositionslappen konnte Haut in der Längsrichtung der Nase auf Kosten der Breite gewonnen werden (Abb. 364). Ein weiteres Jahr später wurde die Nasenspitze nach der Methode von BROWN gebildet (Abb. 365 und 366), die in erster Linie für die Korrektur der Hasenschartennasen (s. S. 249, Abb. 310) bestimmt ist. Nun konnte die nicht mehr flach gespannte Haut durch ein Stützgerüst unterfüttert werden. In Abständen von etwa 1½ Jahren sind dann dicke Späne einmal aus Acrylith, einmal aus Polystan und das drittemal aus Rippenknorpel eingelegt worden. Zum Einschieben der Späne wurde jeweils die immer noch zu breite Columella umschnitten, hochgeklappt und beim Wiedereinnähen verschmälert. Zum erstenmal haben wir in diesem Fall bei einem erst 8jährigen Knaben Knorpel aus der rechten 7. Rippe entnommen. Heute ist die rekonstruktive Nasenplastik bei diesem Knaben zu einem befriedigenden Zustand gediehen, selbstverständlich werden später noch weitere Nachkorrekturen angeschlossen werden müssen.

KITLOWSKI hat 1959 einen ähnlichen Fall veröffentlicht, bei dem eine große Cyste das ganze Gebiet der Nase und die Stirnmitte einnahm und den Zusammenschluß der beiden Nasenhälften verhindert hatte. Die hochgradige, mit Tumor kombinierte Dog-

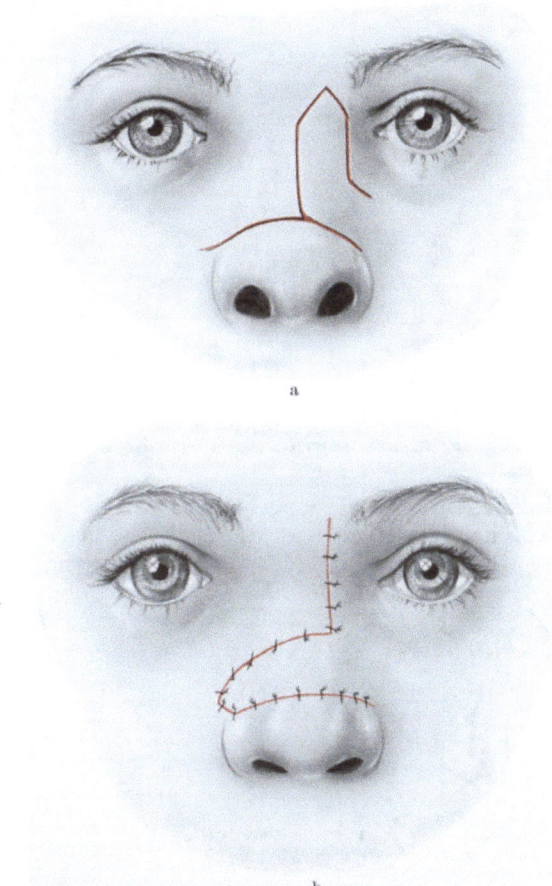

Abb. 364 a u. b Nasenplastik nach Entfernung eines Lipoms. a Schwenklappen aus der seitlichen Nasenwand zur Verlängerung des Nasenrückens. b Lappen vernäht. Die Nasenspitze wird dadurch nach unten verlagert

gennase war wie die Fälle von FEMENIC und von BELL und VAN ALLEN mit einer medianen Lippenspalte vergesellschaftet. Dieser 7 Jahre vor der Publikation geborene Knabe entwickelte sich geistig normal, so daß im Alter von 5 Jahren mit der Gesichtsplastik begonnen worden war. Zunächst wurden die Lippenspalte und die Gaumenspalte verschlossen und die Cyste entfernt. Jetzt stehen noch die Nasenkorrekturen bevor, die jedoch bei dem Vorliegen eines hochgradigen Hyperthelorismus die Verhältnisse nur bis zu einem gewissen Grade verbessern können.

b) Doppelbildungen

Doppelbildungen der Nase sind aus der Literatur der plastischen Chirurgie nicht bekannt. Es wird deshalb auf die Zusammenstellung von ZAUSCH im Handbuch für Hals-Nasen-Ohrenkrankheiten von DENKER-KAHLER hingewiesen. Erwähnt sei hier ein Fall von Low mit zwei Nasen, zwei Mündern und zwei Zungen.

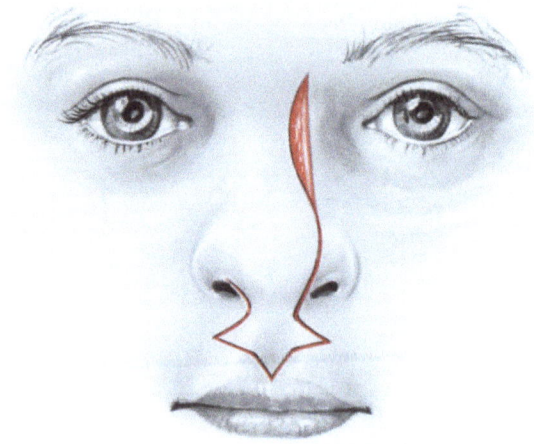

Abb. 365. Bildung eines sternförmigen Oberlippenlappens zur Verlangerung der Columella Schnitt langs der Nasenseite zur eventuellen Verlangerung der Nase

Eine teilweise Verdoppelung der äußeren Nase bei einem 18jährigen Mann, die von uns korrigiert wurde (H. J. DENECKE), hat UNGERECHT mitgeteilt. Es handelte sich um die Übereinanderlagerung von zwei äußeren Weichteilnasen. Die reguläre, den Flügel- und den Dreiecksknorpel enthaltende Nase war von einem Stuck eines äußeren Hautanteils präputiumartig uberlagert. Nur die inneren Nasenteile enthielten Knorpel. Der Fall bot operativ keine Schwierigkeiten. Die mit zartem Epithel ausgekleidete Tasche wurde entfernt. Dabei mußte das Epithel vorsichtig von dem Nasenknorpel und der Innenfläche des präputiumartigen Überhangs entfernt werden. Nach Schaffung dieser epithelfreien Wundfläche wurde der äußere Teil im Bereich der Columella und Flugelränder so vernaht, daß der Flügelknorpel direkt unter der Haut zu liegen kam. Kleinere Nachkorrekturen im Bereich der Columella und der Flugelansatze vervollstandigten den Erfolg.

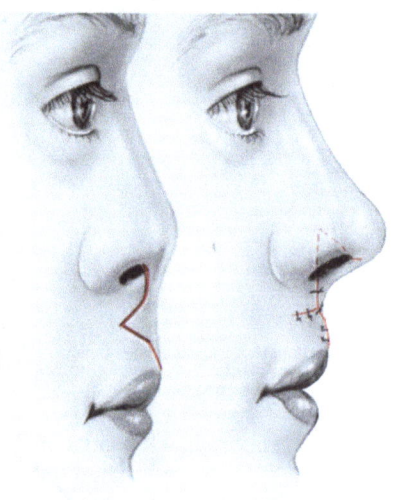

Abb. 366a u b. a Schnittfuhrung von der Seite aus gesehen. b Lappen zur Hebung der Nasenspitze und zur Columellaverlangerung eingenaht

c) Laterale Nasenspalten

Auch für diese seltene Mißbildung sind in der Literatur nur wenige Angaben über die operative Korrektur zu finden. Bis 1950 waren nach STUPKA nur 20 Falle bekannt. Der erste Fall geht wahrscheinlich auf die Publikation von NASH 1898 zurück.

Die Spalte hat die Form eines Dreiecks und reicht vom Nasenflugel aus je nach dem Grad der Ausbildung mehr oder weniger gegen die Nasenwurzel. GRÜNBERG hat einen ganz leichten Fall in Form einer Narbenbildung der Haut der lateralen Nasenwand beschrieben.

Als ein geringer Grad der lateralen Nasenspalte ist die im anglo-amerikanischen Schrifttum als ,,congenital notch" bezeichnete angeborene Einkerbung des Nasenflugels anzusehen. Sie ist durch Kombination von Verschiebelappen und Z-Plastik (GRIFFITH) (s. S. 344) oder durch andere Ersatzplastiken auszufüllen, wie sie im Kapitel Nasenflügelrekonstruktion beschrieben sind.

TENNISON und WALLER zeigten 1954 ein einfaches Verfahren zur Beseitigung der seitlichen Nasenspalte. Sie rotierten einen Lappen in der ganzen Dicke des Nasenflügels am oberen und lateralen Rand der Spalte nach unten auf die richtige Hohe des Nasenlochrandes, nähten ihn hier medial an der Spitze ein und schlossen den neu entstandenen oberen Defekt durch einen Drehhautlappen vom oberen seitlichen Abhang der Nase nach KAZANJIAN. Diese Methode werden wir auch bei der Besprechung der Ersatzplastik für Nasenflügeldefekte noch naher anfuhren (s. S. 348). Auch andere Methoden aus jenem Kapitel konnen für die Korrektur von seitlichen angeborenen Nasenspalten angewendet werden.

Eine ähnliche Korrektur wie von TENNISON und WALLER wurde 1958 von FILATOV veröffentlicht.

Als eine ausgedehntere Form von lateraler Nasenspalte ist die im US-Schrifttum als ,,naso-maxillary cleft" bezeichnete Mißbildung in diesem Zusammenhang anzusehen (WARREN DAVIS, KEITH, GUNTER usw.).

GUNTER unterscheidet zwei Gruppen dieser Anomalie. Bei der ersten geht die Spalte durch Lippe, Nasenboden und verlagerten Flugel; bei der zweiten verläuft sie schräg neben dem Nasenflügelansatz bei normaler Nasenausbildung. Gewohnlich ist ein Lidkolobom damit kombiniert. Über die Versorgung sind keine besonderen Techniken außer den üblichen plastischen Maßnahmen angegeben. GUNTER weist auch darauf hin, daß man bei diesen Mißbildeten die Anzahl der Eingriffe nicht auf Kosten des Wohlbefindens steigern soll.

3. Korrektur der genetisch zu den Gesichtsspalten gehörigen Mißbildungen

a) Korrektur der Aplasie der Nase

Die Mißbildung ist äußerst selten. Im Werk von ZAUSCH ist nur ein Fall von Fehlen der Nase angegeben. Bei dieser Mißgeburt aus dem Dresdner anatomischen Institut fehlte sowohl die äußere als auch die innere Nase.

Nach Angaben von TRENDELENBURG soll MAISONNEUVE ein 7 Monate altes Kind, dem die äußere Nase vollstandig fehlte, behandelt haben. Es waren nur zwei 3 cm voneinander entfernt stehende, 1 mm weite Nasenlocher vorhanden. MAISONNEUVE soll dieselben erweitert und zur Bildung der Nase den mittleren Teil der Oberlippe benützt haben.

In einem Fall von Aplasie der Nase, den man im Buch von BROWN und McDOWELL findet, fehlt die äußere Nase vollständig. Es bestehen auch keine Nasenlöcher (Abb. 367). Die Nasenhohle mußte mit dem Meißel geschaffen und mit Thiersch ausgekleidet werden, wahrend zur Rekonstruktion der äußeren Nase ein schräger Stirnlappen verwendet wurde. PEET berichtete 1956 uber einen Fall von kongenitalem Fehlen der Nase.

Im Buch über plastische und rekonstruktive Chirurgie von FERRIS SMITH ist ein Fall von einseitiger angeborener Aplasie der Nase angeführt. Auf der einen

Seite fehlt sowohl die äußere Nasenhälfte als auch die Nasenhöhle nebst Nebenhöhlen. Angaben über die plastische Rekonstruktion der fehlenden Nasenhälfte werden aber nicht gemacht.

b) Korrektur der Proboscis lateralis

Diese Mißbildung ist durch ein rüssel- oder keulenförmiges Anhängsel charakterisiert, das von der Gegend des inneren, manchmal auch des äußeren Augenwinkels herabhängt (Abb. 368). Es kann mit dem seitlichen Nasenabhang in Verbindung stehen. Entwicklungsgeschichtlich gehört diese Mißbildung zu den Gesichtsspalten und wird auch als Abart der medianen Nasenspalte betrachtet. Die Rüsselbildung soll nach ZAUSCH aus dem genetischen Anteil der gleichseitigen Nasenanlage entstehen, die eigentlich zum Aufbau der nur rudimentär entwickelten Nasenhälfte hätte Verwendung finden sollen. Auch hier finden sich in der Literatur nur spärliche Angaben über plastische Korrekturen. Im Handbuch DENKER-KAHLER führt ZAUSCH je einen Fall von Proboscis lateralis von KIRCHMEYER, LONGO und SELENKOFF an. GUSIC berichtete 1935 über einen Fall dieser Mißbildung, während im Buch der speziellen Zahn-, Mund- und Kieferchirurgie von ROSENTHAL ein Fall mit nur angedeuteter Proboscis lateralis abgebildet ist. Alle geben keine Berichte über eine chirurgische Behandlung. Von HARTMANN ist vom Jahre 1939 ein Fall von Proboscis lateralis bekannt.

Die erste uns bekannte Publikation von Proboscis lateralis, in der von einer Korrektur überhaupt die Rede ist, stammt von F. YOUNG aus dem Jahre 1949.

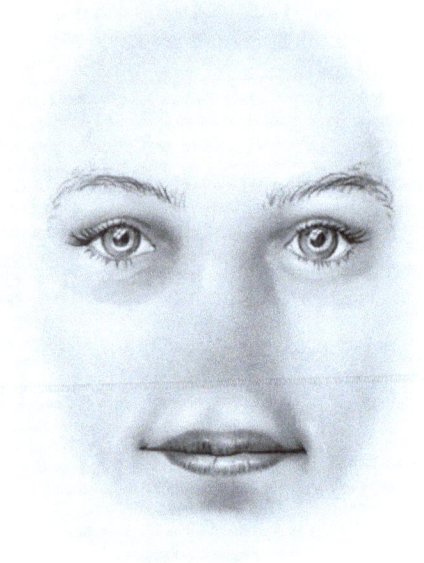
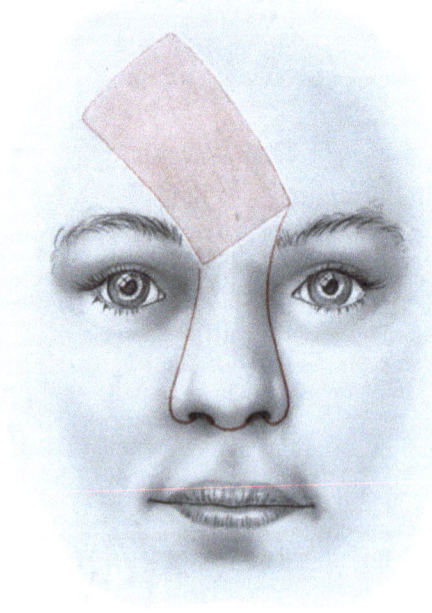

Abb. 367 a u. b. a Aplasie der Nase. b Korrektur nach BROWN u. McDOWELL. Nach Schaffung der Nasenhöhle und Auskleidung derselben mit Thiersch wird zur Rekonstruktion der äußeren Nase ein schräger Stirnlappen verwendet

Das Operationsverfahren von YOUNG ist einfach (Abb. 369) und führt zu einem schönen Resultat schon in der ersten Sitzung. Es besteht im Aufklappen des Rüssels und Ausbreiten der gedoppelten Haut zur Bildung des fehlenden Nasenflügels auf der Seite der Mißbildung, wo eine Aplasie der Nasenhälfte besteht, wie im Fall von FERRIS SMITH. Als dreifache „Nase" wurde ein ähnlicher Fall von HOLMES (1950) veröffentlicht. HOLMES macht dabei Angaben über eine plastische Korrektur der Mißbildung. Aus zwei Nasenlöchern wurde eines gebildet. Die Haut und die Mucosa konnten weitgehend geschont werden. Ebenfalls wurden die Flügelknorpel nicht berührt.

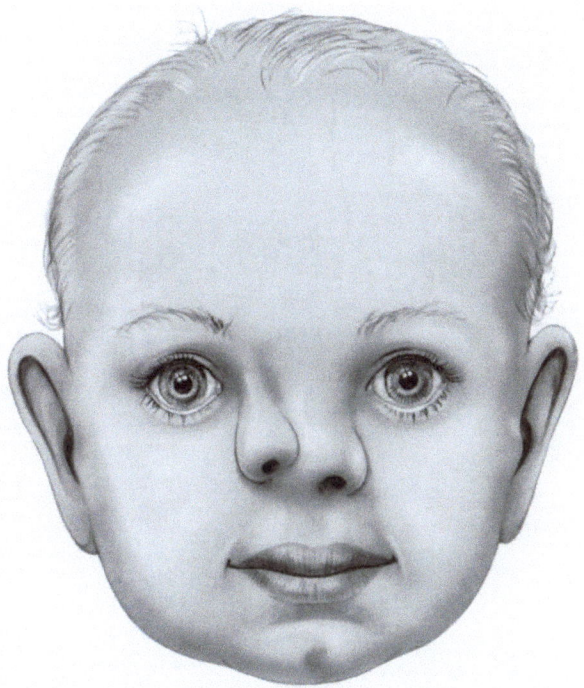

Abb. 368. Proboscis lateralis

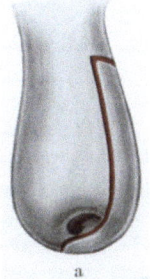 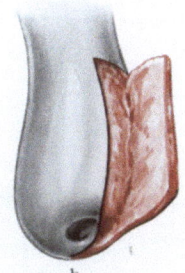 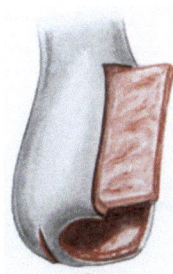 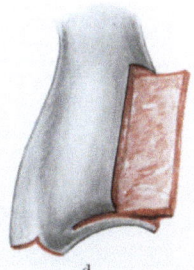

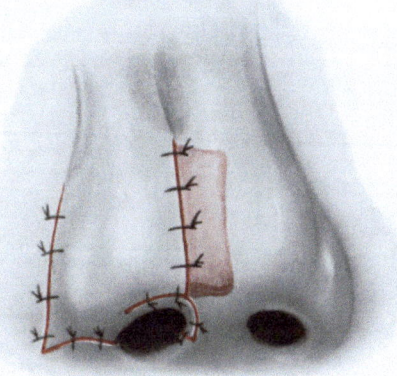

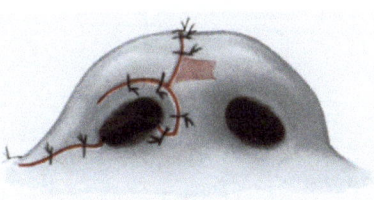

Abb 369a—f. Operation der Proboscis lateralis nach YOUNG. a Incision am Rüssel. b Bildung eines Hautlappens. c Auftrennen des Rüssels d Lappen aufgeklappt, so daß er in die Nasenwand eingenaht werden kann e Entsprechend aufgearbeiteter Rüssel eingenaht. f Ansicht von unten

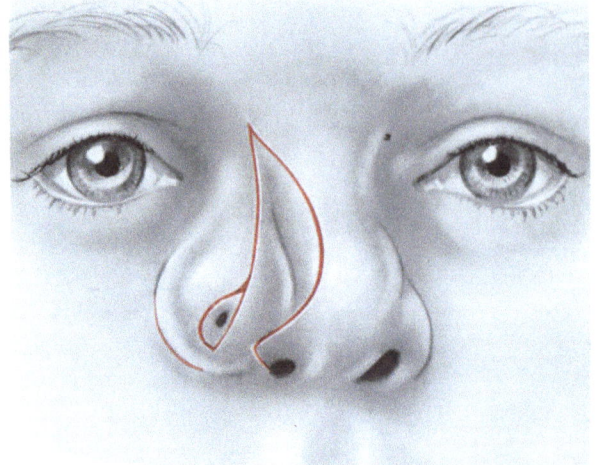

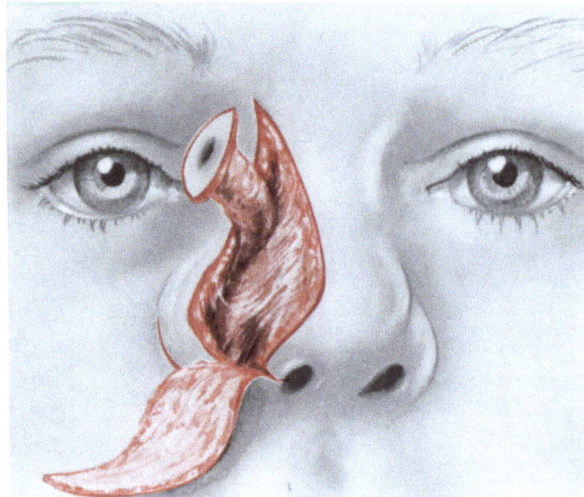

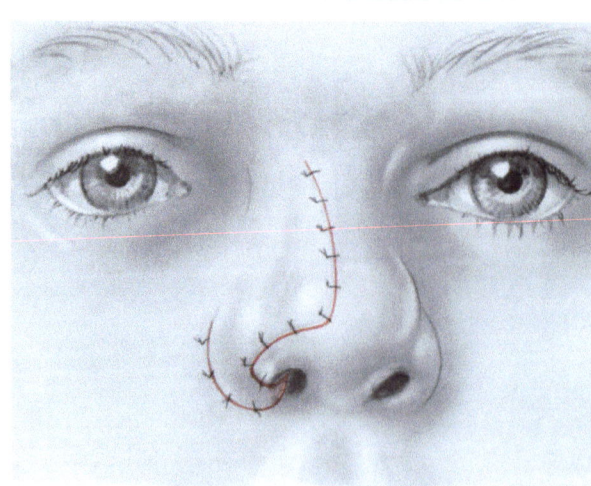

Im gleichen Jahr wurde der Operationsplan für die Korrektur der Mißbildung im Lehrbuch für plastische und rekonstruktive Chirurgie von FERRIS SMITH anhand eines Falles angegeben. Der beschriebene Casus, ein Knabe, der eine große laterale Rüsselbildung aufwies, hatte auch eine Aplasie der äußeren und inneren Nasenhälfte samt Nebenhöhlen auf der Seite der Proboscis. Er wurde zum erstenmal im Alter von 1 Jahr operiert. Die Proboscis wurde als rechte Nasenhälfte der linken bestehenden angeschlossen, wobei die Haut der medialen Fläche des Rüssels zur Auskleidung des Nasenvorhofes verwendet wurde. Nach einem Intervall von 3 Monaten wurde der Ductus lacrimalis eingenäht und überflüssiges Bindegewebe herausgeschnitten. $1^1/_2$ Jahre später wurden in der dritten Operation Glabellanarben korrigiert und ein Knorpeltransplantat in die Columella eingeschlossen. Im gleichen Jahr wurde ein Knorpeltransplantat in den Nasenflügel auf der Seite der Mißbildung eingepflanzt und in der fünf-

Abb 370a—c Korrektur der Proboscis lateralis nach R MEYER a Schnittführung Die Fistelöffnung wird umschnitten. b Skeletierung des Fistelganges und Bildung eines Hautlappens, der zur seitlichen Innenauskleidung der Nasenhöhle dient. c Endzustand nach Einschlagen des Lappens und Außendeckung

ten Operation $^1/_2$ Jahr später die Infraorbitalregion durch Unterfutterung von Dermalappen korrigiert.

Auch zu dieser Art von Nasenmißbildung haben wir 1956 (R. MEYER) einen kasuistischen Beitrag geleistet. Damals war das Kind, über das wir berichteten, noch nicht operiert. Wir haben die plastische Korrektur danach vorgenommen und die Operation dabei gegenüber der von YOUNG modifiziert. Das Kind war beim Eingriff $1^1/_2$ Jahre alt. Die linke Nasenseite war außen und innen normal. Die rechte Nasenhälfte war viel kleiner als die linke. Ihr lag der birnenförmige Rüssel auf, der vom rechten inneren Augenwinkel herunterhing. Er war bis zum Nasenflügel mit der Nasenhaut verbunden. Das rechte Nasenloch maß im Durchmesser nur etwa 3 mm. Die Proboscis wies im Zentrum ihres unteren Endes ein feines Loch auf, in das eine etwa 2 cm tiefe Fistel mündete. Es bestand auch ein Augenkolobom auf der Seite der Proboscis. Zunächst wurde die Fistel excidiert und der Rüssel aufgeklappt (Abb. 370), indem ein an der

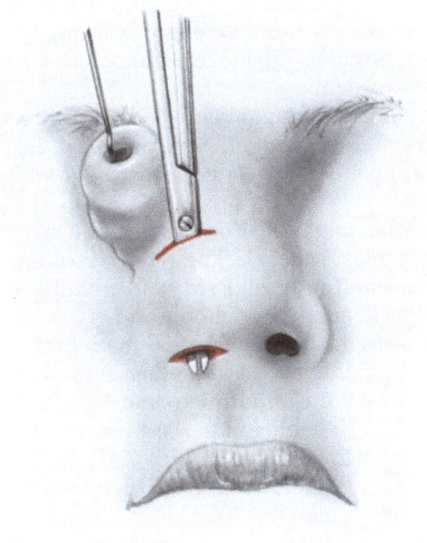

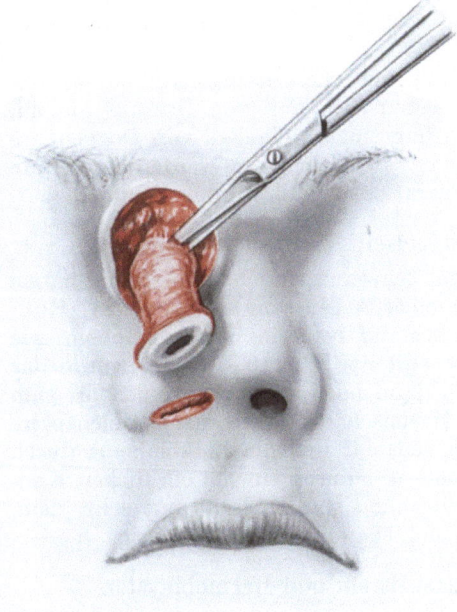

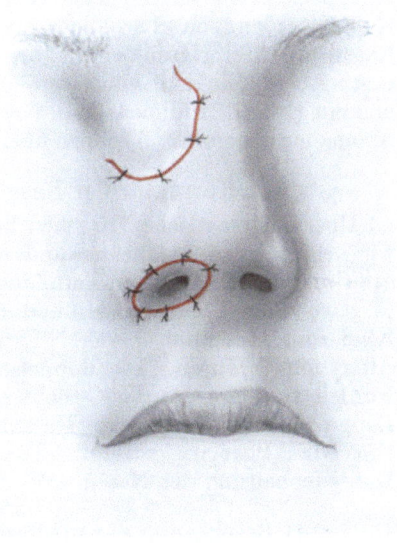

Abb. 371a—c Die Behandlung der Proboscis lateralis nach RECAMIER und FLORENTIN. a Tunnelierung der Nasenhaut in Richtung des späteren Nasenlochs b Entfernung des Hautmantels am Rüssel. c Endzustand der Plastik Der Rüssel ist durch den Tunnel geführt und sein Ende im Bereich des Nasenlochs eingenäht Die Basis der Proboscis ist durch einen Hautlappen, der von der Außenkleidung des Rüssels herrührt, gedeckt Es besteht die Gefahr der Stenosenbildung, wenn der Tunnel nicht zum Naseninneren hin gespalten und mit dem Epithel der Nasenhöhle entsprechend vernäht wird

Basis des rechten Nasenflügels gestielter Hautlappen von seiner vorderen Fläche abgehoben und die seitliche Nasenhöhlenwand gespalten wurde. Der nach unten geklappte und nun ins Naseninnere gedrehte Hautlappen diente zur Auskleidung der lateralen Wand der Nasenhöhle. Mit Matratzennähten, die durch den neuen Nasenflügel führten, wurde die innere Hautauskleidung fixiert. Die restliche laterale Haut des Rüssels konnte dann auf die Nase geschlagen und bis zum erweiterten Nasenloch eingenäht werden. Die rechte stark verengte Nasenhöhle war durch den Eingriff wesentlich erweitert worden. Beide Nasenhöhlen sind anschließend mit Vasenolgaze austamponiert worden.

In einem Fall von McLaren war das plypoide Anhangsgebilde so feinbasig in der Trochleagegend inseriert, daß seine Abtragung keinerlei Schwierigkeiten bot. Die Mißbildung war mit einer einseitigen Lippen-Kiefer-Gaumenspalte kombiniert, die auch verschlossen wurde.

In einer späteren kasuistischen Veröffentlichung von Colonna und Costa wurden die Abtragung des Anhangs und die plastische Deckung nur erwähnt. Das Anhangsgebilde wies eine überzählige Nasenöffnung und einen überzähligen Nasenflügel ohne Verbindung mit der entsprechenden Nasenhöhle auf.

Auf dem französischen Kongreß für plastische Chirurgie 1956 berichteten Recamier und Florentin über eine Operation an einem Säugling mit einer halbseitigen Röhrennase (hémi-nez en tube) und mit multiplen anderen Mißbildungen des Gesichtes (Abb. 371a—c). Als Nebenbefunde bestanden eine Unterkieferspalte, eine mediane Spalte der Unterlippe, eine fixierte Zunge, eine Wangencyste, eine mediane Oberlippenfistel und ein Kolobom. Der Rüssel wurde durch subcutane Tunnelung in den Bereich des fehlenden Nasenlochs gebracht und eingenäht. Es stellte sich später aber eine starke Stenosetendenz in der rechten operierten Nasenhöhle ein. Man muß deshalb den Tunnel spalten und mit dem Epithel des Naseninneren in Verbindung bringen. — Longo, Leto und Nessel nehmen die Abtragung des Rüssels vor, ohne daß sie ihn zur Plastik der halbseitigen Aplasie der Nase verwenden.

Es wurden von Scherbatov zwei Fälle mit der seltenen Mißbildung von Nasen mit drei Nasenlöchern, die am ehesten dem Fall von Holmes ähneln, beschrieben. Ein Fall von lateraler Nasenflügelspalte, ein Fall von Doggennase und ein Fall mit rudimentärem Naseneingang auf einer Seite, werden als weitere Anomalien angeführt. Angaben über die Operationstechnik wurden nicht gemacht.

c) Korrektur der Nase bei doppelseitiger Gesichtsspalte

Über das plastische Vorgehen bei dieser schweren Gesichtsmißbildung haben wir keine eigene Erfahrung und nur in einer Arbeit von Guilleminet, Rougier und Gate Angaben gefunden. Es bestand beidseits ein Lidkolobom, wie es gewöhnlich bei dieser Mißbildung der Fall ist. Mit 10 Monaten wurde das Kind zum erstenmal operiert. Es folgten dann noch drei Operationen bis zum Alter von 2 Jahren. Die doppelseitige Hasenscharte sowie die Gaumenspalte wurden verschlossen, die Gesichtsspalten gedeckt, und die Lidkolobome durch Lappenplastiken korrigiert. Die Nasenhohle war durch einen 1 cm dicken Knochen vom Pharynx getrennt. Die Nasenöffnung war beidseits nur sehr klein. Die Offenhaltung der Nasengange erwies sich spater als sehr schwierig.

d) Beseitigung der medianen Nasenfisteln und Dermoidcysten

Angeborene Nasenfisteln und Dermoidcysten der Nase sind eine weniger seltene Anomalie. Man findet sie in der Literatur dieses Jahrhunderts, besonders in den otolaryngologischen Publikationen berücksichtigt. In den letzten 15 Jahren ist auch in der Literatur der plastischen Chirurgie darüber berichtet worden.

New und Erich haben 1937 einen Überblick über Dermoidcysten am ganzen Körper gegeben. Davon betrafen 103 das Gebiet von Kopf und Hals und von diesen 13, d.h. 12,6%, die Nase. Die meisten finden sich im knöchernen Teil, im Nasenrücken.

Der erste Fall von Dermoidcyste in der Nase soll in Deutschland von Bramann 1890 und in den USA von Birkett 1901 publiziert worden sein. 1948 waren nach Ryan 80 Fälle bekannt, wobei zu berücksichtigen ist, daß sicher nicht alle beobachteten und operierten Fisteln und Cysten publiziert worden waren.

Klestadt zeigte 1953 ein Schema über die Lage der Cysten im Gesicht und speziell in der Nase und über ihre Zusammenhänge mit den verschiedenen embryonalen Gesichtsspalten. Im allgemeinen wird embryologisch eine Verschiebung

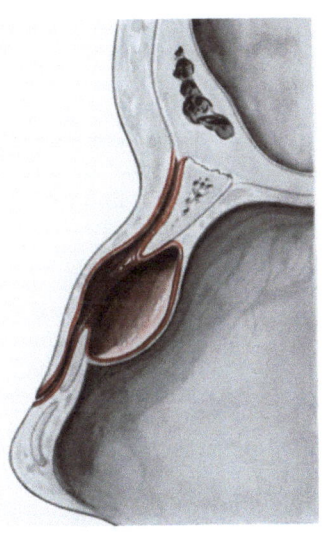
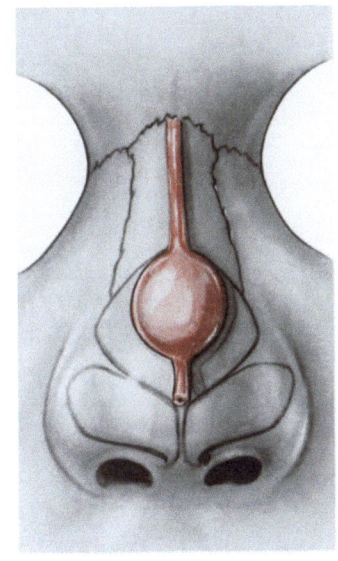

a b

Abb. 372a—d. Operation einer medianen Nasencyste und -fistel mit Mundung oberhalb der Nasenspitze. a Seitenansicht vor der Operation. b Ansicht von vorn vor der Operation. Die Fistel ist außerhalb der Nasenbeine gelegen c Cystensack entfernt, entstehender Hohlraum durch Knochenspongiosa angefüllt. d Endzustand

von epidermalen Elementen während des intramembranösen Wachstums der Nasenknochen angenommen.

Es werden nach Klestadt folgende mit den Gesichtsspalten zusammenhängende Cysten des Mittelgesichts unterschieden: mediane obere Cysten der Nase mit entsprechenden Fisteln, die zum Nasenrücken in der Medianlinie führen, Cysten der nasoethmoidalen Gesichtsspalte, Cysten der subalaren Gesichtsspalte, globulomaxilläre Cysten oder Cysten der Lippen- und Gaumenspalte, prämaxilläre Cysten, Cysten der Jacobsonschen Drüse oder nasopalatine Cysten des Nasenbodens, intermediane nasopalatine Cysten, Cysten des Foramen incisivum, Cysten der Papilla palatina, mediane hintere palatine Cysten, mediane vordere Kiefercysten.

Differentialdiagnostisch sind noch die paranasalen postoperativen Cysten zu nennen (Nomura und Koizumi). Die Fisteln, die zu den oberen medianen Dermoidcysten der Nase führen, finden sich also in der Mittellinie des Nasenrückens. Die Fistelgänge führen häufig unter der Haut nach oben, gehen durch die Sutura internasalis oder durch die frontonasale Sutur hindurch, oder sie führen am unteren Ende der Nasenknochen um den Knochenrand herum in die Tiefe, um unter den Nasenbeinen eine Strecke weit zu verlaufen (Abb. 375). Sie können blind enden, wenn keine Dermoidcyste vorhanden ist — dann stehen sie auch nicht mit der Nasenhöhle oder mit den Nebenhöhlen in Verbindung —, oder sie fuhren zu den Dermoidcysten, welche sich meist in der Tiefe im Septum oder im Ethmoid oder im Stirnhohlengebiet befinden. Die Cysten können auch zwerchsackartig an einer Nasenknochensutur liegen (Abb. 372).

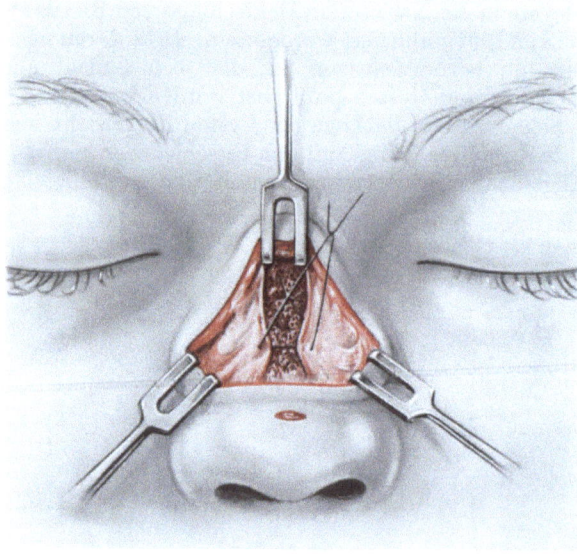

Abb. 372 c

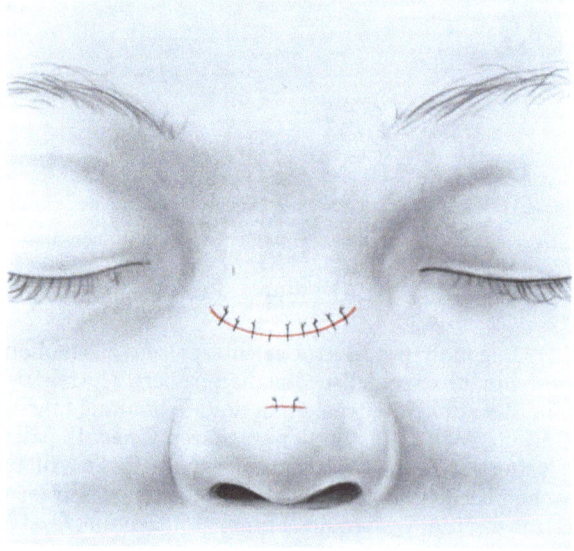

Abb. 372 d

Diagnostisch ist die seitliche Röntgenaufnahme bei Fullung des Fistelganges mit einem Kontrastmittel wie Lipoidol von großem Nutzen, um die Ausdehnung in die Tiefe festzustellen.

SCHWARTZMANN und DAVIS wenden sich allerdings gegen diese diagnostische Kontrastfullung, weil sie unter Umstanden Lasionen der Fistelgange hervorrufen könne, wenn bei der Fullung zu viel Druck angewendet wird. Im Röntgenbild ohne Kontrastfüllung kann eventuell eine Knochenverdünnung durch die Dermoidcyste zu sehen sein.

Die Nasenfisteln und Dermoidcysten werden aus kosmetischen Grunden, aber auch wegen der Infektionsgefahr und bei tiefliegenden Cysten wegen der Gefahr einer fortgeleiteten Infektion zu den Meningen operiert.

Vor der *Operation* ist es nützlich, den Fistelgang mit einer wäßrigen Losung von Methylenblau zu füllen. Bei dieser Fullung muß darauf geachtet werden, daß sich das Methylenblau nicht durch zu starken Druck mit der Spritze einen neuen Weg außerhalb der Fistel bahnt (Abb. 373).

Die operative Behandlung besteht in der vollständigen Ausschälung des Fistelganges mit allen seinen Verastelungen und der anhängenden Cyste und in ihrer Entfernung in toto. Verschorfung und Verkauterung mit ätzenden

Substanzen führen unseres Erachtens nicht zu einem bleibenden Erfolg. Wir lehnen z. B. das Anfrischen der Fistel mit dem Skalpell und die Verkauterung mit Trichloressigsäure, wie sie MASSON beschrieben hat, ab.

Bei unseren Fallen sind wir im Prinzip so vorgegangen, daß wir die Mündung der Fistel in der Medianlinie des Nasenrückens längs-oval umschnitten haben, den Fistelgang sorgfaltig in seinem Verlauf durch den Knochen oder um den Knochen in die Tiefe verfolgt und die Cyste, wenn sie vorhanden war, stumpf herauspräpariert haben. Die Cyste soll wenn möglich intakt bleiben, so daß der Dermoidbrei während des Eingriffs nicht heraustritt. Für die Verfolgung der Fistel ist gewöhnlich eine Spaltung der Nase im Weichteilgebiet, d. h. eine Incision der Nasenhaut in der Medianlinie des Ruckens, bis auf den Knochen notwendig. Unter Umständen muß man die Fistel durch den Knochen hindurch oder weiter in die Tiefe ins Septum durch Auseinanderdrängen der Dreiecksknorpel verfolgen. Bei restloser Beseitigung des Epithels aus dem

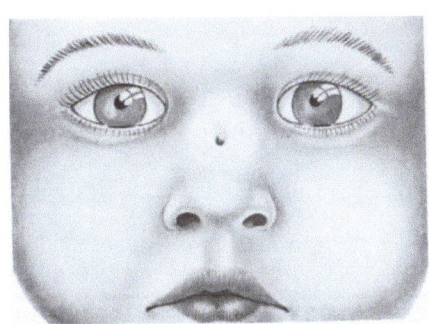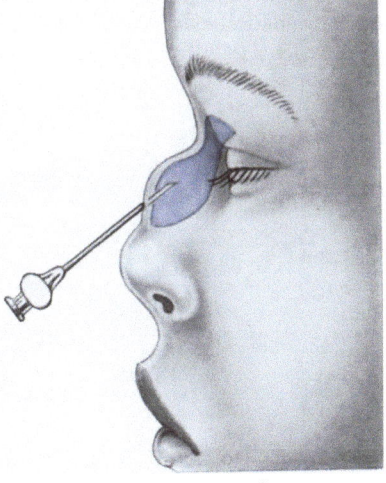

Abb. 373a u b   a Mediane Nasenfistel   b Anfarben des Fistelganges mit Methylenblau unter zartem Druck

Fistelgang ist mit einem Rezidiv nicht zu rechnen (Abb. 372c u. d, 374a). Ableitung des Cystenraums zur Nasenhohle sichert ebenfalls vor Rezidiven und garantiert eine primäre Wundheilung (Abb. 374b).

Bei größeren Dermoidcysten an der Nasenwurzel ist ein umgekehrter U-Schnitt, wie er von BRYANT angegeben worden ist, angezeigt. In einzelnen Fällen, wenn kein Fistelgang vorhanden ist, läßt sich auch der intranasale Weg vom intercartilaginären Schnitt aus, wie es MASSON und JUERS beschrieben haben, wählen. Wenn hingegen eine Fistel besteht, halten wir diesen Weg für ungenügend.

Adhärenzen in der Tiefe wie fibröse Stränge müssen gelöst oder mitentfernt werden. Möglicherweise sind auch Excisionen an den Dreiecksknorpeln oder an ihrem Übergang zum Septumknorpel vorzunehmen, wie bei den Fällen, die J. K. CRAWFORD und WEBSTER beschrieben haben. J. K. CRAWFORD und WEBSTER zeigen auch die Möglichkeit einer Bogenincision am Nasenrücken, die durch Aufklappen eine bessere Sicht und einen freieren Zugang in die Tiefe vermittelt.

Gewöhnlich entsteht nach Excision der Dermoidcyste oder auch nur des Fistelganges, wenn die Cyste fehlt, ein Defekt und dadurch eine Delle im Nasenrücken, welche mit subcutanem Gewebe, mit Muskel-Fascienlappen, mit Knorpel oder mit Knochen ausgefüllt werden muß. Wir haben gewöhnlich einen einseitigen oder beidseitigen Lappen aus subcutanem Gewebe und aus Muskelfasern aus der Pars transversa des M. nasalis vom seitlichen Abhang der Nase oder aus dem M. procerus von der Nasenwurzel mit oder ohne Fascie oder darunterliegendem Periost in das Defektgebiet gedreht. CRAWFORD und WEBSTER haben Fälle beschrieben, bei denen sie den Defekt mit Knochenwürfeln ausgefüllt haben (Bone chips). H. CRAWFORD u. Mitarb. raten, die Delle am Nasenrücken in einer späteren Sitzung und nicht sogleich durch Auffüllung zu korrigieren. Sie verwenden dabei auch Lappen aus umliegendem Gewebe oder Transplantate von Knorpel oder Knochen.

Natürlich soll der Defekt, der auszufüllen ist, so klein wie möglich sein. Es soll durch die Entfernung von größeren Nasenbestandteilen nicht unnötigerweise eine kosmetische Entstellung erzeugt werden. Durch Raffung und Zusammennahen von Weichteilen und eventuell auch der am Septum durchtrennten Dreiecksknorpel können die gestörten anatomischen Verhältnisse wieder hergestellt werden. — Reicht der Gang nach oben bis in die Nähe der Schädelbasis, dann ist beim Herauslösen Vorsicht geboten, um eine Verletzung

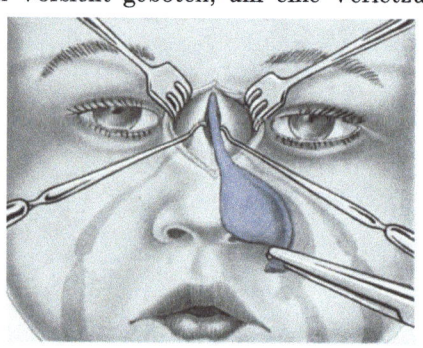
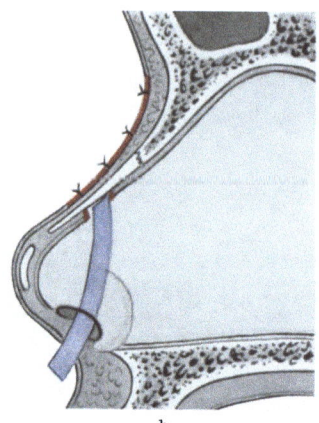

Abb. 374a u. b. a Herauspräparieren des Cystensacks und Auseinanderziehen der Nasenbeine mittels feiner Häkchen zur besseren Übersicht. b Der früher den Cystensack enthaltende Hohlraum kann zur Nase hin drainiert werden

der Dura zu vermeiden. Bei ausgedehnterer Mißbildung kann man die Fistelhöhle oder die Höhle der Dermoidcyste durch Resektion der zum Nasenlumen hin gelegenen Wandung zu einer Bucht der Nasenhöhle machen (DENECKE).

Wenn die Fistel schon früher operativ angegangen wurde, ist das Vorgehen infolge der Narben etwas schwieriger.

In den meisten unserer Fälle haben wir die senkrechte Wunde am Nasenrücken nicht einfach verschlossen, sondern eine Z-Plastik ausgeführt, um eine Einziehung der Operationsnarbe zu vermeiden, wie es auch PELLICCIA angegeben hat.

Wir wollen zum Schluß dieses Kapitels noch zwei Fälle von J. K. CRAWFORD und WEBSTER anführen, welche in bezug auf Lokalisation der Cyste und der Fistel und dadurch in Hinsicht auf die operative Beseitigung interessant sind. Der eine Fall betrifft einen 22 Monate alten Knaben, mit einer Dermoidcyste auf der Stirn und einer Fistel, die am Nasenrücken mündete. Weder Cyste noch Fistel standen in Verbindung mit der Stirnhöhle. Die Glabella war vernarbt, und in dieser Narbe bestand eine kleine Öffnung, welche zur Dermoidcyste führte. Ein kürzerer Fistelgang führte von der Cyste durch die Sutura nasofrontalis in den basalen Knochen der Stirnhöhle, nicht aber in die Höhle selbst. Ein langer Fistelgang verlief unter dem Nasenknochen paramedian nach unten und mündete in einen Porus in der Medianlinie des Nasenrückens über dem unteren Teil der Dreiecksknorpel. Die Narben an der Nasenwurzel wurden entfernt, die Cyste herauspräpariert. Zur Verfolgung des Fistelganges mußte der mediale Anteil der Nasenknochen entfernt werden. Nach sorgfältigem Herausschälen der Fistel bis zu ihrer Mündung konnte der abgehobene Knochendeckel wieder eingesetzt werden. Das Periost über der Nasenwurzel, die Fascie des M. frontalis, die Narbenexcisionswunde über der Nasenwurzel und die Fistelexcisionswunde am Nasenrücken wurden vernäht (Abb. 375a).

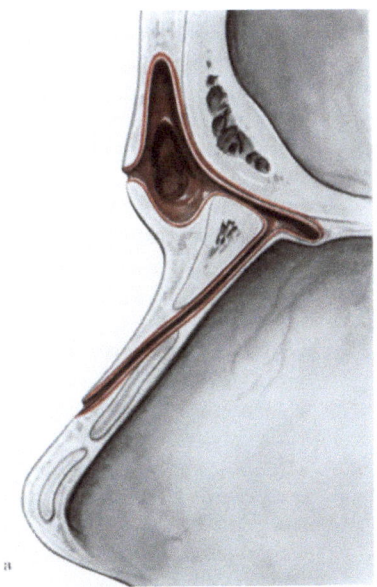
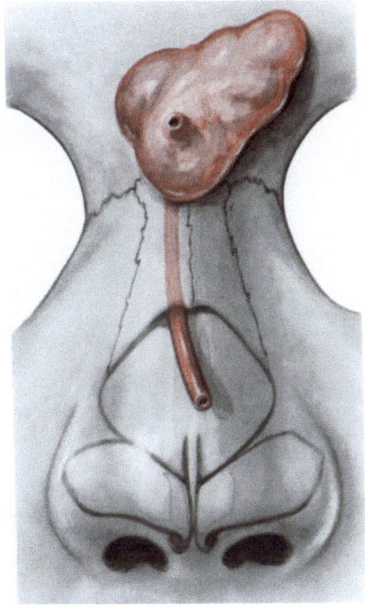
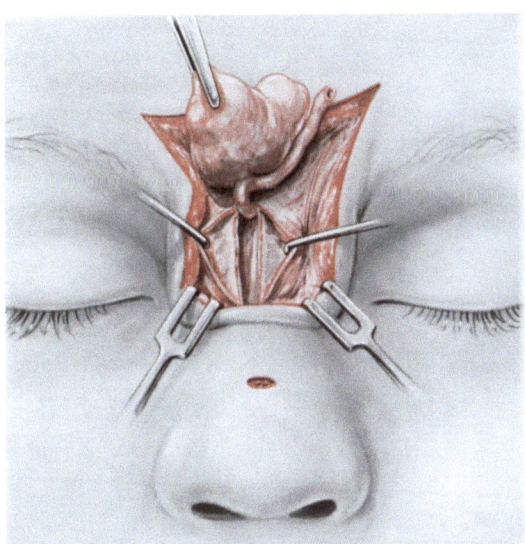

Abb. 375a—e Mediane Nasenfistel und Cyste (J. K. CRAWFORD und WEBSTER). a Ansicht von der Seite. Mediane Nasenfistel mit Verlauf des Ganges aufwarts zur Schädelbasis, Cyste und Fistelbildung im Bereich der Glabella. b Ansicht von vorn. Der Gang verlauft unter den Nasenbeinen. c Exstirpation des Fistelganges und der Cyste im Bereich der Nasenwurzel. d Nasenbeine vernaht; Deckung des Defektes durch Verschluß des Periostes e Neubildung des Nasofrontalwinkels durch entsprechende Periostnaht und Verschluß der Fisteloffnung am Nasenrucken

Der zweite erwahnenswerte Fall von J. K. CRAWFORD und WEBSTER betrifft einen 26 Monate alten Knaben. Er hatte eine Epidermoidcyste in der Mitte des Nasenrückens am unteren Rand des Nasenknochens, die sich wie ein Zwerchsack unter den Nasenknochen nach oben ausdehnte, im unteren Teil die Dreiecksknorpel seitlich verdrängte und deren medialen Rand aufwarf. Sie war in Verbindung mit einem derben Strang, der in der Mittellinie über der Sutura internasalis bis zur Sutura nasofrontalis hinauf verlief und der wahrscheinlich eine obliterierte Fistel darstellte. Eine richtige Fistel verlief nach unten und mündete in ein Crificium knapp über der Nasenspitze. Zur operativen Behandlung wurde ein nach unten konvexer Bogenschnitt über der Mitte des Nasenrückens angelegt. Zur Darstellung der Cyste mußten die Nasenknochen in ihrem unteren Teil partiell reseziert werden. Das Bett der Cyste wurde nach ihrer Entfernung mit Knochenstückchen aus dem resezierten Anteil der Ossa nasalia ausgefüllt. Subcutanes Gewebe wurde dann darüber zusammengerafft und mit dem Bogenschnitt vernäht.

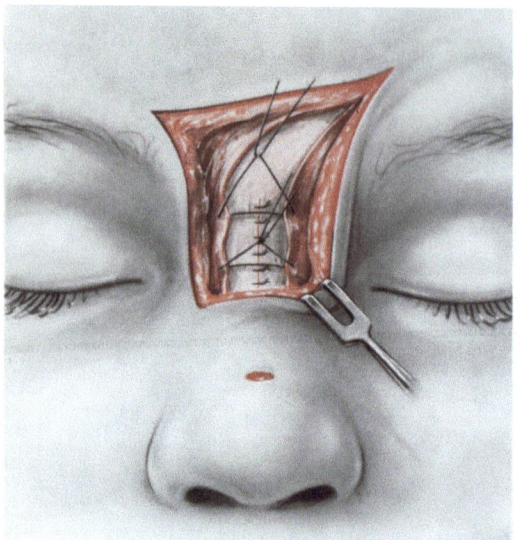

Abb. 375 d

Um die Narben am Nasenrücken zu vermeiden und kosmetisch möglichst schonend vorzugehen, hat BERENDES die Fistel von einem Arkadenschnitt am Naseneingang aus mittels Decortication (SERCER) angegangen. Dieses Vorgehen gestattet sicher einen guten Überblick und ein sicheres Entfernen des Epithels im Bereich der Nasenwurzel, wenn die Hautdeckung der Nase genügend weit aufgeklappt wird.

Die Cysten des Nasenvorhofes, zu denen auch die eingangs erwähnten Cysten der subalaren Gesichtsspalten gehören, werden nach MONTREUIL am besten vom Mund aus entfernt.

e) Korrektur weiterer Mißbildungen der Nase

Zu weiteren angeborenen Mißbildnngen der Nase gehören die bereits besprochenen einseitigen und doppelseitigen Hasenschartennasen (s. S. 230 und 248), die Flachnase, die Mikrorhinie, das Fehlen des Septums und die queren Stränge durch die Nase.

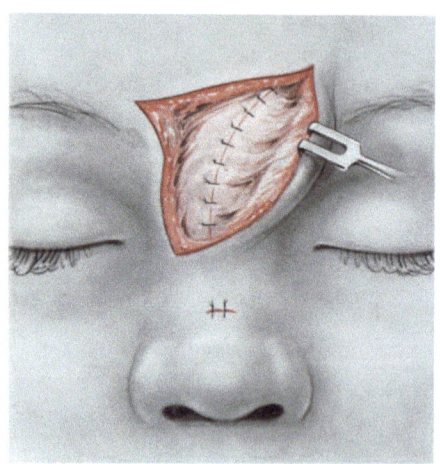

Abb. 375 e

α) Korrektur der Flachnase

Bei der ziemlich seltenen Anomalie der Nase mit vollständiger Abflachung des knöchernen Anteils und weitgehender Flachheit der Nasenspitze und mit sehr kurzer Columella hat man ein ähnliches Behandlungsproblem wie bei der Stülpnase (s. S. 189). Man muß beim Kind schon das Wachstum der Nasenhaut anregen, indem man provisorische Unterfütterungen des abgeflachten Nasenrückens vornimmt. Damit kann schon im Alter von 4, 5 oder 6 Jahren begonnen werden, wie an einem unserer 1956 publizierten Fälle gezeigt werden konnte (R. MEYER).

In jenem Fall, einem 4jährigen Mädchen mit Plattnase und Aplasie der Nasenknochen, waren die Weichteile der Nase stark eingesunken, die Nasenlöcher durch das Fehlen einer Columellastütze flach gedrückt, was eine Behinderung der Nasenatmung zur Folge hatte. Um die Haut des Nasenrückens schon frühzeitig zu dehnen und eine spätere definitive Gerüstimplantation ohne zusätzliche Hautplastik zu ermöglichen, hatten wir uns entschlossen, schon bei dem erst 4 Jahre alten Kind ein vorläufiges zweiteiliges Gerüst aus Polystan zu implantieren. Der columellare Anteil des Implantats wurde in ein Bohrloch des anderen, für den Nasenrücken bestimmten Anteils eingefügt. Die Columella wurde dazu unten und seitlich umschnitten, ganz vom Septum abgelöst und nach oben geklappt. Es ist dies unser Verfahren zur Einpflanzung von Transplantaten oder Implantaten bei der Sattelnase (S. 187, Abb. 233). Die Flügelknorpel konnten auf diese Weise im Winkel vorne gespreizt werden, um das untere Ende des Nasenrückenspanes zwischen ihren medialen Crura aufzunehmen. Die medialen Knorpelschenkel wurden ober- und unterhalb der Implantatspitze mit Nylon zusammengenäht. Die Columella wurde wieder zurückgeklappt und eingenäht. An der Basis wurde sie mittels einer V-Y-Plastik verlängert.

β) Korrektur der Mikrorhinie

Es handelt sich bei dieser Anomalie der Nase um eine in ihrem ganzen Aufbau kleine Nase. Die verschiedenen Anteile der Nase sind richtig proportioniert, nur ist die Nase im ganzen für das übrige Gesicht zu klein.

Hier müssen unter Umständen sowohl der äußere Hautmangel als auch das Stützgerüst vergrößert werden. Das erste kann man wie bei der Stumpf-, Schrumpf- oder Stülpnase (s. S. 189) durch Lappendrehung oder eventuell auch durch freie Hauttransplantation erreichen, während für die Erweiterung des Gerüstes Implantate oder Transplantate notwendig sind, wie sie im Kapitel der Sattelnase (s. S. 158) und der Schrumpfnase angegeben sind.

γ) Plastik bei Fehlen des Septums

MCLAUGHLIN berichtet über den Fall eines 13jährigen Mädchens, bei dem der Septumknorpel fehlte. Der Autor nimmt ein Geburtstrauma an. Durch Knochentransplantation aus der Crista iliaca und Composite graft für den Columellaersatz gelang die Rekonstruktion.

Wir verweisen hier auf die Darstellung der Columellarekonstruktion (s. unten).

δ) Quere Stränge durch die Nase

Bei dieser Anomalie finden sich quer verlaufende rötliche Streifen am Übergang vom mittleren zum unteren Drittel der Nase. Sie können angeboren sein oder mit der Änderung der Nasenlochform in der Pubertät allmählich auftreten, wie dies von CORNBLEET angenommen worden ist. Durch Excision und Epitheldeckung der Wundflächen können sie beseitigt werden.

B. Rekonstruktive Nasenplastik (Ersatzplastik)
I. Rekonstruktion der Columella

Heute noch besteht der Ausspruch zu Recht, den v. MIKULICZ 1884 tat: „Es gibt wohl kaum einen so kleinen und so schwer zu ersetzenden Defekt im Gesicht wie den des Septum cutaneum der Nase." Als Folge von Syphilis, Trauma und Tumorresektionen kann es zum Totaldefekt des Septumsteges, der Columella, kommen. Der Ersatz wird aus der Oberlippe, aus den benachbarten Wangenpartien, aus der Stirn oder durch kleine Rundstiellappen vom Oberarm sowie durch freie Transplantate vom Ohr vorgenommen.

1. Rekonstruktion der Columella durch Lappen aus der Nachbarschaft

Gelegentlich besteht nur der Anschein eines Defektes der Columella, wenn infolge Substanzverlustes der knorpeligen Nasenscheidewand der Septumsteg nach oben in die Nasenhöhle verzogen ist. In solchen Fällen kann man durch einen queren Einschnitt im knorpeligen Septum etwa 1 cm oberhalb vom Rand der Columella diese samt dem Septum membranaceum mobilisieren und unter Mitnahme eines Knorpelstreifens nach unten und vorn verlagern. Die auf diese

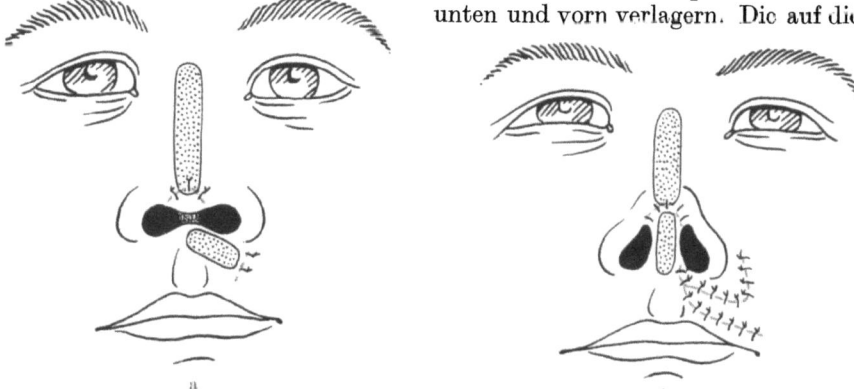

Abb. 376a u. b. Einpflanzen eines Knochenspans in den Nasenrücken und Bildung der fehlenden Columella durch Schwenklappen aus der Oberlippe mit vorimplantiertem Knochenspan (nach JOSEPH). a Knochenspäne eingefügt. b Nach Schwenken der vorgebildeten Columella Decken der Entnahmestelle durch Transpositionslappen

Weise entstehende Septumperforation ist funktionell ohne Bedeutung. Sie kann, wenn notwendig, auf eine der Arten verschlossen werden, wie sie im Kapitel der Septumperforation (s. S. 140) dargelegt werden.

TRENDELENBURG, SZYMANOVSKI u. a. haben aus der Oberlippe senkrecht geschnittene Lappen zum Columellaersatz verwendet. Manche dieser alten bewährten Methoden werden heute noch ausgeführt.

Nach LISTON (1831), v. AMMON, BLANDIN (zit. von LEXER) und DIEFFENBACH wird ein querer Lappen von der Oberlippe mit der Basis im Bereich des Philtrums in Richtung zur Nasenspitze gedreht (ähnlich wie Abb. 376), so daß die Wundfläche nach außen zu liegen kommt. DIEFFENBACH meinte damals noch zu dieser Methode: „Die nach außen sehende Wundfläche trockne aus und nehme die Natur der Haut an." Sicher geht die Epithelisierung dieser Wundfläche relativ schnell vor sich, doch kann sie durch übermäßige Granulations- und Narbenbildung zu einer Verkürzung des Septumsteges mit Herabziehen der Nasenspitze führen. Dieses Verfahren von LISTON u. DIEFFENBACH wurde von JOSEPH verbessert. Er unterfütterte den queren Hautlappen der Oberlippe mit einem Knochenspan. Von einem kleinen Einschnitt im seitlichen oberen Teil der Oberlippe aus wurde ein kleiner Knochenspan subcutan eingelegt. In einer zweiten Sitzung wurde der Knochenspan umschnitten und auf die Nasenspitze gedreht. Die zur Aufnahme geschaffene Wundfläche mußte entsprechend vorbereitet sein (Abb. 376).

FRICKE und DUPUYTREN verpflanzten den Lappen nicht durch Umklappen, sondern durch Drehen, so daß die Haut nach außen zu liegen kam. Dabei bildete DUPUYTREN den Lappen aus dem Philtrum. Eine Modifikation der Methode von LISTON u. DIEFFENBACH stammt von DEMONS und RAOULT (1881) (zit. von NÉLATON, OMBRÉDANNE und DEMONS) und wurde von GILLIES wieder aufgegriffen. Anstatt *einen* horizontalen Lappen von der Oberlippe auf die Nase zu schlagen,

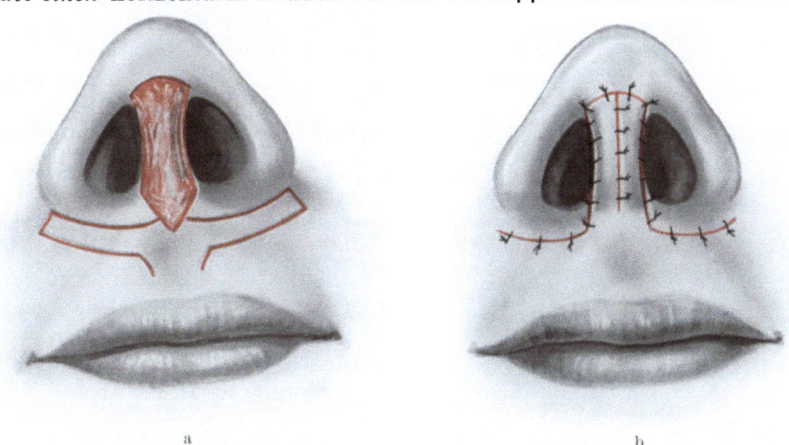

Abb. 377a u. b. Rekonstruktion der Columella aus zwei horizontalen Oberlippenlappen nach DEMONS, RAOULT, GILLIES. a Anlage der Oberlippenlappen und Defekt der hautigen Columella. Die Schnittführung kann, wenn notwendig, im Bereich des Philtrums in die Oberlippe verlangert werden. b Zustand nach Rekonstruktion der Columella, Defekt und Entnahmestellen geschlossen

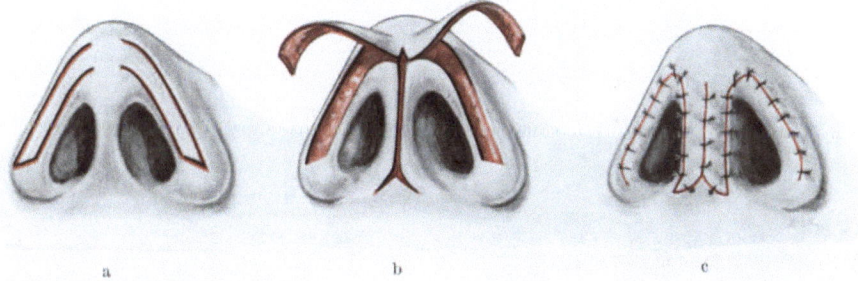

Abb. 378a—c. Rekonstruktion der Columella nach GILLIES („wing flaps") a Anlage der Lappen beiderseits am Nasenflugelrand. b Lappen ausgelost und Aufnahmestelle an der Columella vorbereitet. c Zustand nach Versorgung des Defektes an der Columella und an den Entnahmestellen

haben diese Autoren beiderseits einen solchen umschnitten und an der Columella zusammengenäht (Abb. 377).

SCHIMMELBUSCH bildete die Columella durch zwei Läppchen aus der Randbekleidung der Apertura piriformis (zit. nach LEXER). Andere ältere Methoden von DIEFFENBACH, SZYMANOWSKI, HUETER und J. JOSEPH unter Benutzung von Ersatzmaterial aus der Nase dürften wegen der Entstellung bei der Versorgung der Entnahmegebiete obsolet sein. JOSEPH bildete die Columella mit einem Haut-Knorpellappen aus dem mittleren Anteil eines Nasenflügels mit der Basis an der Nasenspitze, welcher um 180° auf die Columellabasis gedreht werden mußte. Eine entstellende Verkleinerung des einen Nasenflügels ist dadurch unvermeidlich und die Methode deshalb nicht zu empfehlen. DIEFFENBACH, SZYMANOWSKI und HUETER rotierten sogar einen Lappen aus der Nasenspitze, v. LANGENBECK aus dem Nasenrücken in den Columellabereich (zit. v. LEXER).

Eine die Nase nicht entstellende Methode des Herunterklappens von Ersatzmaterial aus der Nase selbst ist die von GILLIES, das sog. „wing flap". GILLIES schwenkt beiderseits vom Nasenflügelrand einen Lappen in die Columella und vereinigt die beiden dort (Abb. 378).

Von SHEEHAN und JOSEPH wurde das Umschneiden und Ablösen eines Lappens in der Oberlippe unter Bildung eines kleinen Rundstiellappens beschrieben. Bei der Naht am Rundstiel ist darauf zu achten, daß die zirkuläre Spannung auch nach der zu erwartenden reaktiven Schwellung im Lappen nicht zu groß ist, damit die Ernährung nicht gestört wird. Im Bereich des Ansatzes der ehemaligen Columella an der Nasenspitze wird dann die Haut so incidiert, daß das Lappenende in Mittelstellung eingenäht werden kann. Der Defekt in der Oberlippe wird durch einen von der Wange verlagerten Dreieckslappen oder durch Zusammenziehen der Wundränder gedeckt.

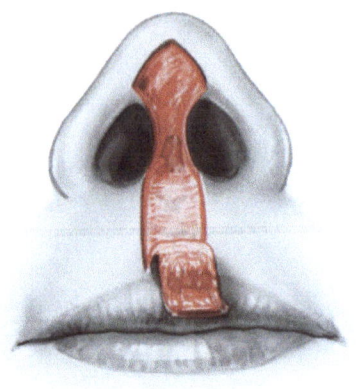

Von SERRE (1857) und später GILLIES stammt eine Methode der Columella-Rekonstruktion aus der Oberlippe, bei der

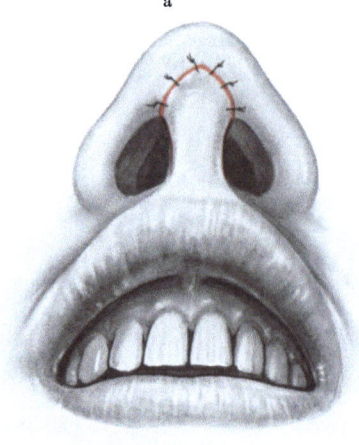
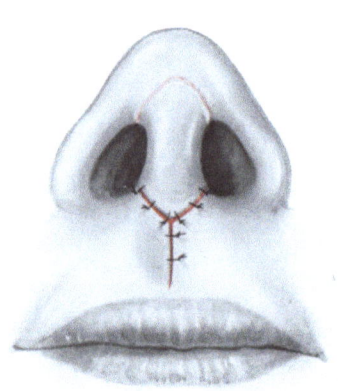

Abb. 379a—c. Rekonstruktion der Columella mit Philtrumhaut nach SERRE u GILLIES. a Lappenbildung. b Deckung durch Hochziehen der Oberlippe. c V-förmiges Absetzen des Lappens an der Basis, wodurch die Oberlippe zurückverlagert wird und durch entsprechende Naht die ursprüngliche Form erhält

ein an der Lippenrot-Lippenweißgrenze gestielter medianer, senkrechter Lappen umschnitten wird (Abb. 379a). Sein oberes Ende soll nach entsprechender Anfrischung in den Bereich der Nasenspitze gehoben und hier eingenäht werden (Abb. 379b). Zur Entlastung der Nähte im Bereich der Nasenspitze wird ein entsprechender Heftpflasterverband angelegt. In einer zweiten Sitzung wird der Stiel am unteren Ende abgeschnitten und an der Columellabasis eingenäht. Die Entnahmestelle im Bereich des Philtrums wird durch seitliches Zusammenbringen der Wundränder geschlossen (Abb. 379c).

SANVENERO-ROSELLI hat 1931 in seiner Monographie über die Nasenplastik eine eigene Methode der Rekonstruktion der Columella publiziert. Er schneidet einen senkrechten Brückenlappen im Bereich des Philtrums. Unter diese Brücke wird an die Wundfläche des Lappens sowie in die Entnahmefläche Thiersch-Haut eingeheilt. Mit kleinen Gazerollen werden die Epidermislappen angedrückt. Nach vollständiger Epithelisierung der Wundfläche wird der Brückenlappen an seinem unteren Ende abgetragen, zur Nasenspitze hochgeklappt und dort eingenäht. Nach SANVENERO-ROSSELLI soll auch ein wenig Muskulatur von der Oberlippe mit angehoben werden, damit der Lappen mehr Substanz enthält.

Dieses Verfahren geht freilich nur bei breiten und langen Oberlippen. NEW und FIGI haben es insofern modifiziert, als sie den Brückenlappen nicht mit einem

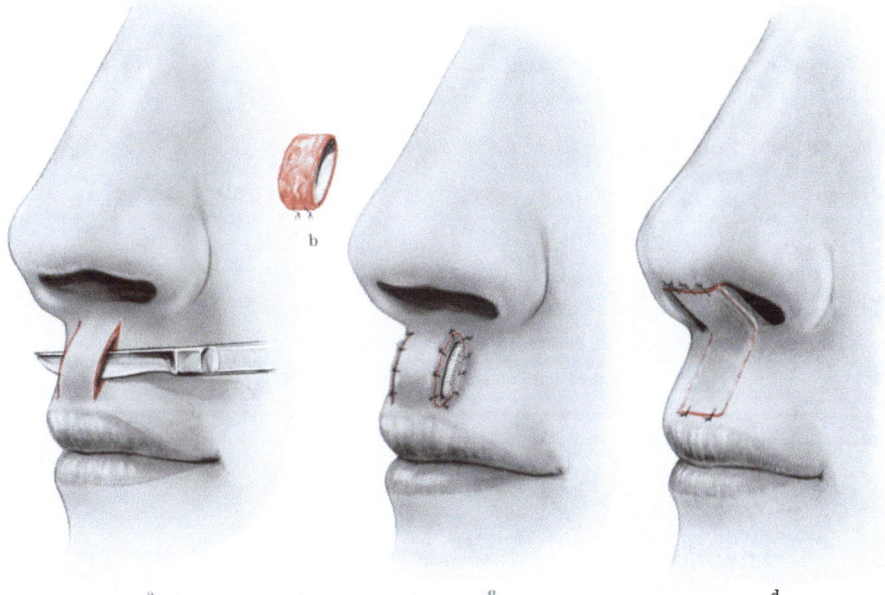

Abb. 380a—d. Rekonstruktion der Columella mittels Philtrumlappens a Bildung eines Brückenlappens im Philtrum nach NEW und FIGI. b Muffartiger Ganzhautlappen zur Unterfütterung des Brückenlappens. c Brücke unterfuttert. d Lappen als Columella eingenäht

Epidermislappen, sondern mit einem Ganzhautlappen (Abb. 380), den sie um eine Stentsrolle wickelte, unterfüttern.

Eine andere Methode von SANVENERO-ROSSELLI ist die Bildung der Columella aus der Wangenhaut. Der in der Gegend der Nasolabialfalte gestielte Lappen wird nach seiner Umschneidung auf die Nasenspitze geschwenkt und dort eingenäht. Einen Monat später wird der Lappen von seiner Basis abgetrennt und im Bereich des Philtrums und der Columellabasis eingenäht.

Von diesem Verfahren abgeleitet ist die Methode von SCHUCHARDT, der einen längeren Lappen aus dem oberen Teil der Nasolabialfalte und dem Nasenabhang bildet (Abb. 381a), um eine quere Wangennarbe zu vermeiden. Damit keine Verziehung des Nasenflügels eintritt, empfiehlt SCHUCHARDT den Lappen schmal, dafür aber möglichst tiefgehend mit viel Fettgewebe zu formen. Die Wundfläche dieses Lappens wird bis auf das Lappenende mit Thiersch-Haut gedeckt. Das nichtgedeckte Ende soll in das entsprechend vorgebildete Wundgebiet der Nasenspitze zu liegen kommen (Abb. 381b). Etwa 4 Wochen später wird dieser so voll epithelisierte Lappen von seiner Basis abgetrennt und im Bereich der Columellabasis eingenäht. Damit kommt die häutige Fläche des Lappens nach außen an der Columella zu liegen, während die mit Thiersch-Lappen bedeckte Seite nach dem Naseninneren sieht. Ein ähnliches Verfahren wurde kürzlich (1960) von CHAMPION angegeben. Er schneidet denselben 5×1 cm großen Lappen

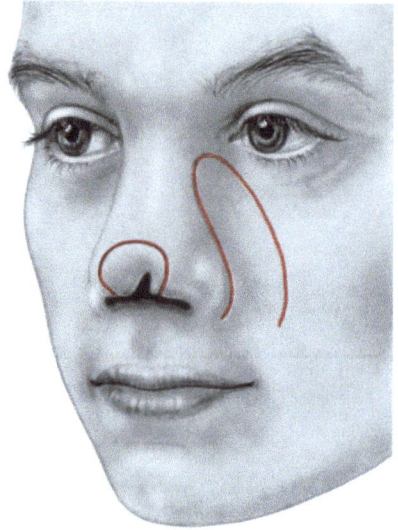
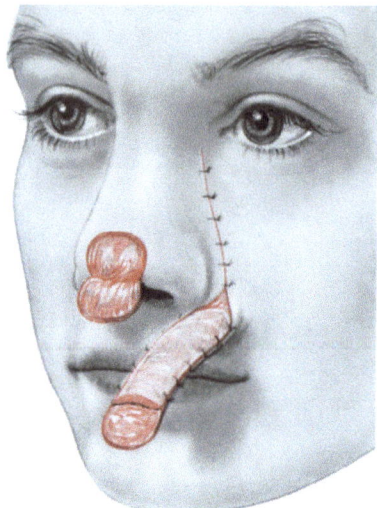

Abb. 381. Ersatz der Columella mittels Lappens aus der oberen Labialfalte nach SCHUCHARDT. Der Lappen wird zum Teil mit Thiersch-Haut gefuttert. An der Nasenspitze wird ein Hautlappen gebildet, der zur Innenauskleidung des vorderen Columellaanteils benutzt wird

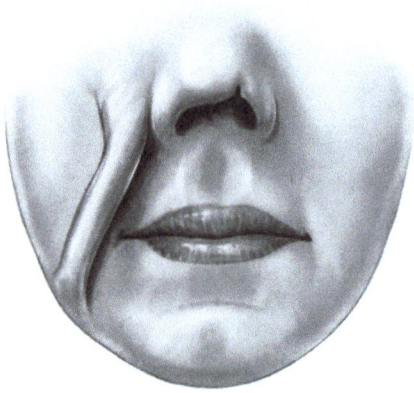
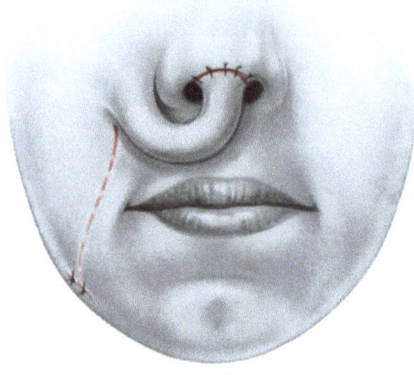

a b

Abb. 382a u. b. Rekonstruktion der Columella durch Rundstiellappen aus der Nasolabialfalte nach MALBEC. a Bildung des Rundstiellappens, b Einnahen des Rundstiellappens im Bereich der Nasenspitze

paranasal, deckt die Wundfläche mit Thiersch-Haut, läßt ihn aber zuerst an der Basis der Columella inserieren und klappt den Lappen erst in der zweiten Sitzung an die Nasenspitze. ULLIK verwendet einen Lappen aus der Nasolabialfalte, der genau in Richtung der Falte geschnitten wird.

MALBEC entnimmt die Haut ebenfalls aus der Nasolabialfalte mit der Verlängerung nach unten über das Mundniveau hinaus und rollt sie zu einem vollständigen Rundstiellappen, den er in zweiter Sitzung auf die Nasenspitze schwenkt

(Abb. 382) und in einer dritten Operation von der oberen Basis neben dem Nasenflügel abträgt. Dieser Lappen soll nach seiner Auffassung nur bei Männern verwendet werden. Unseres Erachtens soll aber bei männlichen Patienten gerade darauf geachtet werden, daß der für die Columella bestimmte Lappen nicht behaart ist.

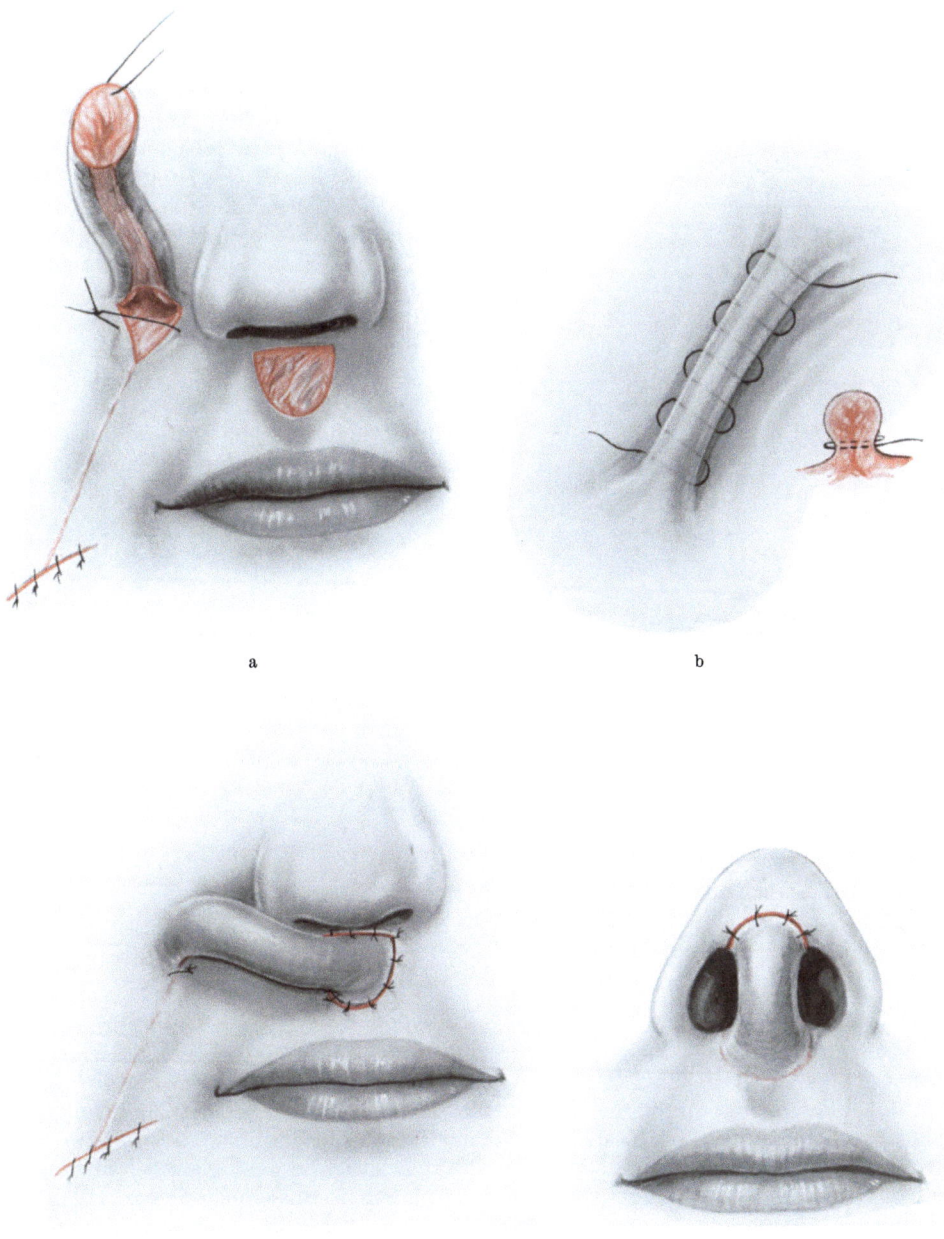

Abb. 383a—d. Rekonstruktion der Columella nach GILLIES durch Rundstiellappen aus der Nasolabialfalte. a Vorgebildeter Rundstiellappen ist am Mundwinkel abgesetzt, die Columellabasis angefrischt. (Dabei kann der hier abgetragene Hautlappen mit oberer oder unterer Basis belassen werden). b Rundstielanlage mittels Raffnaht. Die Nebenzeichnung deutet im Querschnitt die Faltenbildung an. c Rundstiellappen an der Columellabasis eingenäht. d Endzustand, Lappen an der Spitze eingesetzt

Ein einfaches und sicheres Verfahren, um einen feinen und zarten Rundstiellappen für die Rekonstruktion der Columella aus der Nachbarschaft zu gewinnen, hat GILLIES angegeben. Man bildet in dem Gebiet eine Falte, aus dem der Rundstiellappen entnommen werden soll, z. B. in der Nasolabialfalte, und legt entweder eine durchgehende S- oder mehrere U-Matratzennähte an der Basis der Falte an (Abb. 383b). Die Haut wird fest zusammengezogen und dann in diesem Bereich nach etwa 1 Woche durchtrennt. Nun erfolgt das Vernähen des Rundstiellappens und der Verschluß der Entnahmefläche. Nach GILLIES wird der Rundstiel erst im Bereich der Columellabasis eingenäht und in der letzten Sitzung mit der Nasenspitze vernäht (Abb. 383c, d). Ähnlich wie MALBEC und GILLIES haben sich FARINA, SANTOS und BATISTA für die Verwendung von Lappen aus der Nasolabialfalte ausgesprochen.

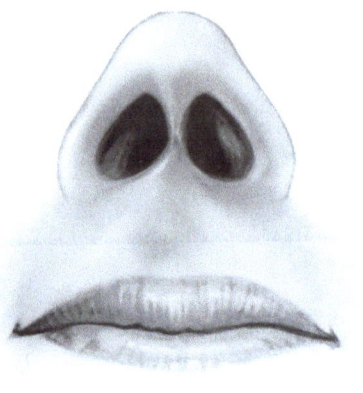

Für die Ersatzplastik der Columella aus der Philtrumhaut wird von BROWN und McDOWELL eine weitere, sehr einfache Methode angegeben, die ursprünglich von WURTZER stammt (zit. nach

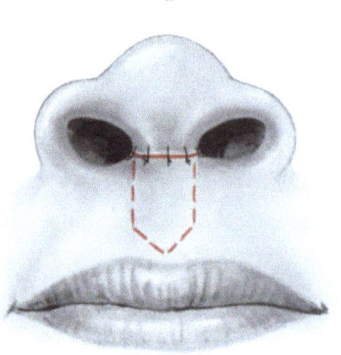
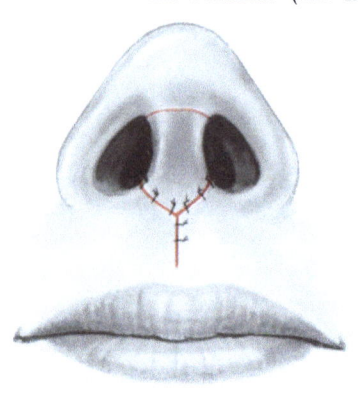

Abb. 384a—c. Rekonstruktion einer zu schmal vernarbten Columella nach BROWN u. McDOWELL a Zu schmale Columella. b Schmaler narbiger Anteil der Columella entfernt und Spitze auf die Columellabasis heruntergezogen Rot punktiert Philtrumanteil, der zur Rekonstruktion verwendet wird. c Nasenspitze gehoben und Entnahmestelle unter Berucksichtigung der Oberlippenlange vernaht. Das Philtrum ist mit der Spitze nach vorn verlagert worden und deckt den Defekt

LEXER). Dabei wird zunächst nach Entfernung der narbigen Haut an dem Septum die Haut der Nasenspitze an die noch belassene gesunde Haut im Bereich der Columellabasis genäht. Dadurch wird die Nasenspitze ganz plattgedrückt (Abb. 384b). Weil durch die Federkraft der Spitzenknorpel die Nasenspitze einen starken Zug an der frischen Naht ausübt, soll in der ersten Woche durch Heftpflasterverband eine Entlastung der Naht bewirkt werden. Nach Verheilung dieser Naht wird ein obengestielter Philtrumlappen umschnitten und an die Columella herangezogen, wonach die Nasenspitze wieder ihre normale Lage einnehmen kann (Abb. 384c). Dieses nach vorne Wandern des Philtrumlappens, wie man es auch schon von der Korrektur der Columella (s. S. 113) und der Hasenschartennase nach GENSOUL u. LEXER (Abb. 311) kennt, kann auch hier wieder nach der Modifikation von BROWN erweitert werden (Abb. 310). Es müssen zu diesem Zweck noch zwei seitliche Hautzipfel aus der Oberlippe mit abgehoben werden und in die Gegend der Columella wandern, wo sie dann seitlich im Septum membranatium eingenäht werden.

Bei einigen als obsolet zu bezeichnenden Methoden wird zum Ersatz der Columella Lippenschleimhaut verwendet. Eine solche ältere Methode, die noch von MAY angewendet wird, sonst aber wenig Nachahmung gefunden hat, ist die von LEXER (Abb. 385). Aus der Rückseite der Oberlippe wird ein unterhalb der Spina nasalis anterior gestielter Schleimhautlappen gebildet und durch einen Schlitz im obersten Anteil der Oberlippe nach außen zur Nase geführt. Mit seinem ursprünglich im Mundvorhof caudalliegenden Ende wird er unter der Nasenspitze eingenäht. SHEEHAN hat diesen

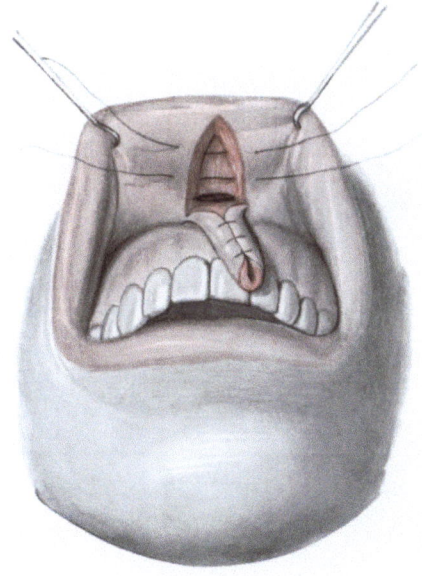
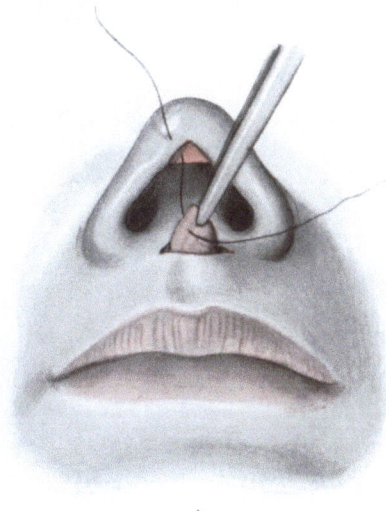

Abb. 385 a u. b Septumersatz aus der Lippenschleimhaut nach LEXER a Aus der emporgeschlagenen Lippe ist ein an der Umschlagsfalte gestielter Schleimhautlappen in Form eines gotischen Bogens umschnitten Der Lappen wird nur aus Schleimhaut und submukösem Gewebe gebildet. Die seitlichen Lappenränder sind miteinander vereinigt Die Schleimhaut wird an der Basis des Lappens später oberflächlich vorsichtig quer eingeschnitten. Unmittelbar unterhalb des Naseneinganges wird das Gewebe in der Mitte der Oberlippe auf etwa $^{1}/_{2}$—$^{3}/_{4}$ cm quer gespalten b Durch den Spalt in der Oberlippe wird der zusammengerollte Schleimhautlappen hindurchgezogen Aus der Nasenunterfläche, da wo das Septum ansetzen soll, wird ein kleiner Keil herausgeschnitten, in den die Spitze des zusammengerollten Schleimhautlappens eingefügt wird. (Aus KLEINSCHMIDT)

Lappen durch einige Nähte zu einer kleinen Rolle geformt. Der Tunnel in der Oberlippe muß weit genug sein, um die Ernährung des ursprünglich 1,5 cm breiten Schleimhautlappens nicht zu drosseln. — Eine andere Rekonstruktion mit Oberlippenschleimhaut ist die von FERRIS SMITH (Abb. 386), welche der Methode von SANVENERO-ROSSELLI ähnlich ist. Er bildet einen breiten Brückenlappen in der Schleimhaut der evertierten Oberlippe, und zwar soll auch Muskulatur mitgenommen werden. Die Wundflächen werden mit Thiersch-Haut gedeckt. Nach deren Einheilung wird der Lappen an dem dem Lippenrand fernen Ende abgesetzt und rüsselartig nach oben an die angefrischte Nasenspitze geschlagen, so daß die Thiersch-Haut nach unten und außen im Bereich der Columella zu liegen kommt (Abb. 386 b). Der Schleimhautanteil wird in der Mittellinie längs gespalten, damit die auf diese Weise geschaffene Wundfläche auf die des Defektes genäht werden kann. Die Entnahmestelle wird durch Zusammenziehen der Wundränder geschlossen. Um das Einheilen des Lappens an der Nasenspitze zu gewährleisten, wird die Oberlippe durch ein Blechplättchen und durchgreifende Matratzennaht mit Heftpflaster an der Wange nach oben gezogen fixiert.

Bei Columelladefekten, die kein Narbengebiet im Bereich des Nasenvorhofs und des restlichen Septums aufweisen, kann die Columella aus der im Vorhof liegenden Haut rekonstruiert werden (Abb. 387). Zu diesem Zweck wird die an dem zurückverlagerten Restseptum befindliche Haut so umschnitten, daß ein

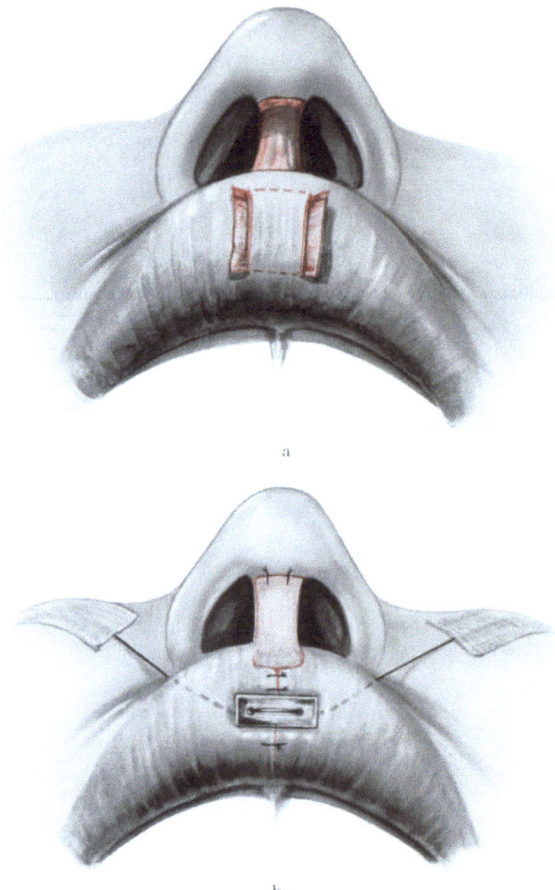

Abb. 386a u. b. Rekonstruktion der Columella aus dem Lippenrot nach F. SMITH. a Bildung eines Bruckenlappens im Lippenrot und Belegen seiner Wundflache mit Thiersch-Lappen. b Hochklappen des gethierschten Lippenlappens an die Nasenspitze, Fixation der Lippe mit Draht. Im Bereich des Schleimhautanteils wird der Lappen in der Mittellinie längs gespalten und mit den Wundrändern am Septum vernäht

Rundstiellappen mit Basis in der Philtrumgegend gebildet wird (Abb. 387 b). Durch entsprechende Ausarbeitung der Aufnahmestelle an der Nasenspitze wird eine möglichst große Wundfläche mit einem nach dem Naseninneren hin herabhängenden Hautläppchen geschaffen. In diese frisch geschaffene Wundfläche kann der kurze Rundstiellappen eingenäht werden (Abb. 387c). Die Methode (DENECKE) hat den Vorzug, daß sie einzeitig ausgeführt werden kann, nur einen kurzen Klinikaufenthalt nötig macht und keine Entstellung im Bereich der Oberlippe oder des Gesichtes bedingt. Eine Verengerung des Nasenvorhofes kommt in der Regel nicht zustande, kann aber gegebenenfalls durch entsprechende Entlastung verhindert werden. Die Indikation ist nicht gegeben, wenn außerordentlich starke Narben vorhanden sind oder die Haut im Nasenvorhof durch Strahlentherapie in der Ernährung geschädigt ist.

STAFFIERI hat eine Neubildung der Columella durch ein zweizeitiges Vorverlagern eines rechteckigen Stückes aus dem nicht durch Narben verunstalteten Septum angegeben. Der Vorderrand der knorpeligen mit Haut überzogenen Scheidewand wird in der ersten Sitzung an die Nasenspitze und in der zweiten an das Philtrum genäht und bildet somit die neue Columella. Die seitliche Septumhaut und -schleimhaut wird beiderseits mit verlagert, wodurch hinter dem verschobenen Rechteck eine ebenfalls rechteckige Perforation entsteht. Wir glauben, daß die so rekonstruierte Columella kaum eine normale Breite und ein normales Aussehen erhalten kann.

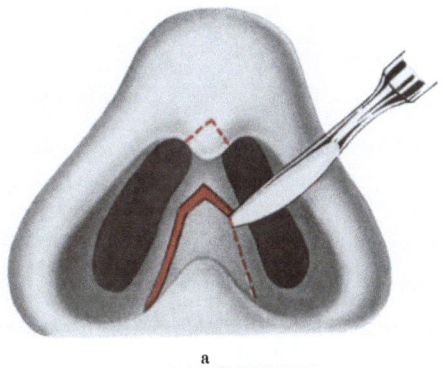
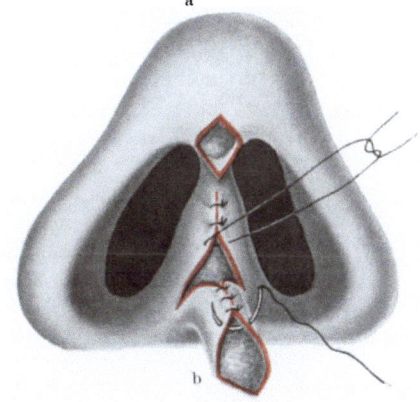
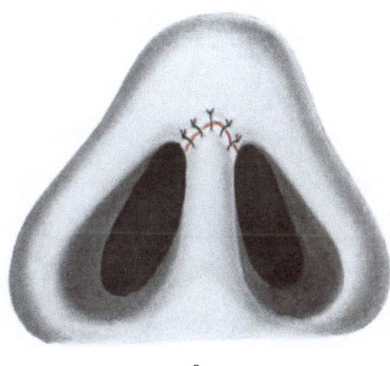

Abb. 387 a—c. Columellaersatz durch Rundstiellappchen aus dem Nasenvorhof nach DENECKE. a Umschneiden des Lappens. b Rundstielbildung und Verschluß der Entnahmestelle. c Einnahen des Lappchens an der Nasenspitze

2. Rekonstruktion der Columella durch Fernlappen

Die Rekonstruktion der Columella gelingt fast immer sehr gut mit Fernlappen in den verschiedensten Variationen, wenn sie auch für den Patienten durch die Fixation des Armes, der in der Regel zum Transport der Lappen dient, Erschwernisse bringt. Die italienische Methode von LABAT (Abb. 388) mit Bildung der Columella *aus dem Daumenballen* beansprucht eine Fixation der Hand an das Gesicht für etwa 2—3 Wochen. Während der Lappen von LABAT nur einfach, d.h. ohne Epithelisierung der Wundfläche, gebildet wurde, formten SHAW und FELL einen Rundstiellappen *aus der Tabatière*. Die Entnahmestelle an der Hand wurde mit Thiersch gedeckt. Erst nach vollständiger Ausbildung des Rundstiellappens wurde dieser an einem Ende abgetrennt und an die Nase genäht (Abb. 389). Zur Fixation der Hand ans Gesicht wurde der das Handgelenk tragende Gipsverband durch Metallstäbe an ein Stirnband fixiert, wie man es in ähnlicher Form bei den Kieferfrakturen verwendet.

YOUNG näht einen Stiellappen (nicht Rundstiel) von der Tabatière der Hand an die Columellabasis, wobei er die Hand durch Gipsverband so an den Kopf fixiert (Abb. 390), daß diese neben die Nase und die Finger auf die Stirn zu liegen kommen. Wir halten die Haltung des Armes für den Patienten sowohl bei LABAT wie auch bei SHAW, FELL und YOUNG für sehr unbequem.

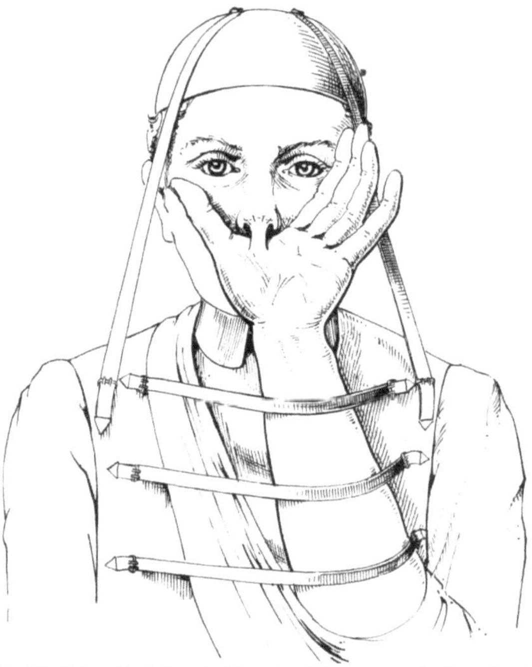

Eine gute, von uns mit Erfolg angewandte Methode ist die Verwendung eines etwa 5 cm langen Rundstiellappens *von der inneren Fläche des Oberarms* (Abb. 391). Um die Lage des Lappens zu bestimmen, wird der Oberarm des Patienten zur Nase geführt und der für die Anlage des Lappens geeignete Bezirk markiert. Ist der Lappen gebildet und reicht nach einiger Zeit die eine Basis zu seiner Ernährung aus, dann wird er in eine kleine, frisch geschaffene Wunde in der Mitte der Innenseite der Nasenspitze eingenäht. Der Arm wird durch Anlage eines Gipsverbandes so gegen den Kopf fixiert, daß der Lappen ohne Spannung liegt. Nach 2 bis 3 Wochen, wenn die Basis an der Nasenspitze für die Ernährung genügt, wird der Lappen am Oberarm abgesetzt und an der Columellabasis eingenäht (Abb. 392). Wenn möglich, wird er auch im Bereich seiner gegen das Innere der Nase gerichteten Fläche an die untere Kante des noch bestehenden Septums genäht. Zu diesem Zweck müssen dann sowohl die Innenfläche des Lappens als auch die Unterkante des Septums durch entsprechende Längsincision und Spreizung der Incisionsränder angefrischt werden. Der Lappen darf von vornherein nicht zu kurz angelegt werden, da er fast immer um einen erheblichen Betrag in seiner Länge schrumpft und dann die Nasenspitze

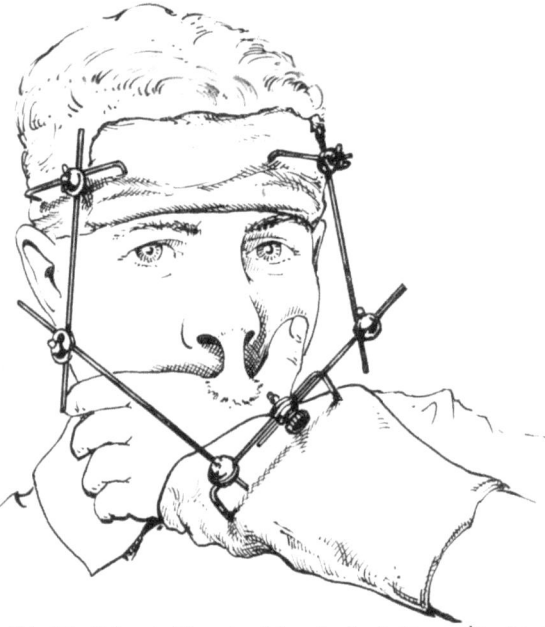

Abb. 388 Columella-Rekonstruktion durch Lappen aus der Innenhand nach LABAT

Abb. 389 Rekonstruktion der Columella durch kleinen Rundstiellappen, der von anderen Körperteilen über die Tabatière wandert (nach SHAW und FELL). Fixation der Hand an den Kopf durch einen Apparat, der dem bei der Kieferbruchbehandlung ähnelt

zur Columellabasis herabziehen würde. Sollte er einmal zu lang geraten sein und sich nach unten vorwölben, kann er durch eine kleine Excision in die richtige

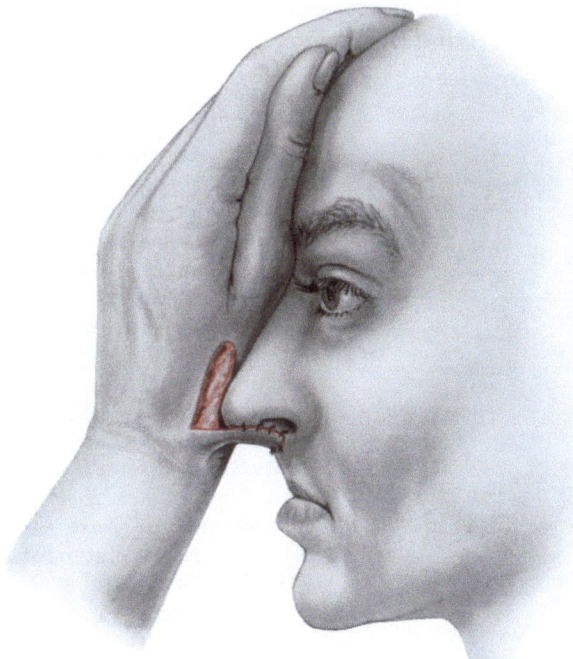

Abb. 390. Columellaersatz durch Hautlappen aus der Tabatière (F. Young)

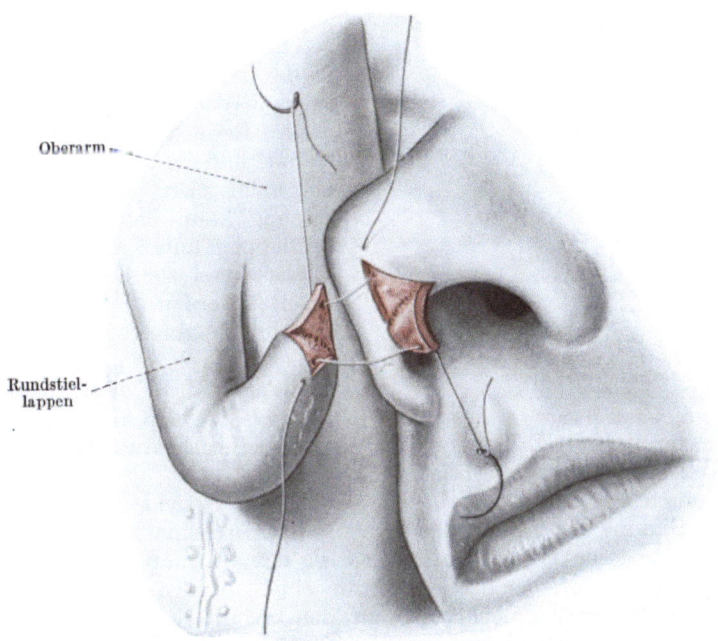

Abb. 391. Ersatz eines fehlenden Septumsteges durch einen Rundstiellappen vom Oberarm. Die Abbildung zeigt die Schnittführung im Bereich der Nasenspitze und am Ende des Rundstiellappens sowie das Vernähen der Wundränder. Der Oberarm wird in der dargestellten Lage durch Gipsverband fixiert. (Aus H. J. Denecke)

Situation gebracht werden, wobei gleichzeitig der Profilwinkel entsprechend korrigiert werden kann. Es ist damit aber zunächst abzuwarten, da er sich durch Narbenschrumpfung häufig von selbst verkürzt. Die Einlage von versteifendem Material ist bei alleinigem Verlust der Columella nicht erforderlich (DENECKE).

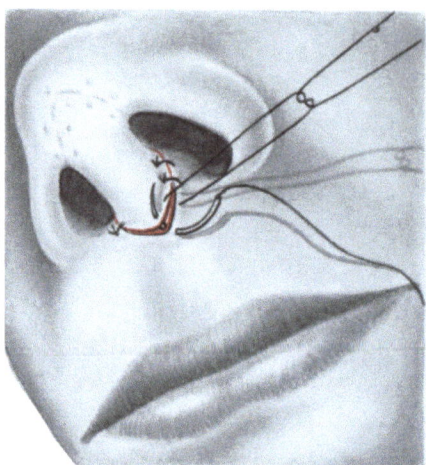

Abb. 392. Einsetzen des Rundstiels an der Columellabasis nach Absetzen am Oberarm

MALBEC bildet den Rundstiellappen ebenfalls am Oberarm, näht aber das am Arm distal gelegene Ende des Lappens, das sich bei der Hochlagerung des an den Kopf angelegten Oberarms oben befindet, in die Nasenspitze ein. Wir halten unsere Art des Absetzens des Rundstiellappens, wie sie in Abb. 391 dargestellt ist, in bezug auf die spannungsfreie Lage für die bessere, da der Lappen durch eine eventuelle geringe Verschiebung der Nase gegen den Arm weniger gestrafft werden kann und die Naht damit weniger belastet wird. — FERRIS SMITH ersetzt die Columella aus einem *supraclaviculären Rundstiellappen*, den er zur Nase wandern läßt (Abb. 393). In der ersten Sitzung bildet er den fast horizontalen Rundstiellappen in der Supraclaviculargrube. In der zweiten Sitzung, etwa 3 Wochen später, wird der laterale Ansatz des Rundstiellappens abgesetzt und an den Kieferwinkel geschwenkt, wo man ihn einnäht. In der dritten Sitzung, nach weiteren 3 Wochen, wird das jetzt untere Ende des Lappens abgetrennt und in die Nasenspitze eingenäht. Erst in der vierten Sitzung kann dann der Rundstiellappen unter Absetzung am Kieferwinkel zur Columella verarbeitet werden.

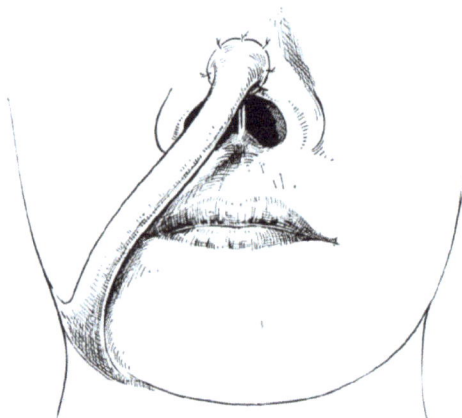

Abb. 393. Columellaersatz durch supraclaviculären Rundstiellappen, der über den Kieferrand an die Nasenspitze wandert. In der folgenden Sitzung wird der Lappen in den Defekt hineingearbeitet (nach FERRIS SMITH)

Ähnlich gingen HAVENS und SALINGER vor, die einen Rundstiellappen *von der acromeopectoralen Region* an den Unterkieferrand und von hier mit Zwischenstation in einem Bezirk etwa 2 cm lateral vom Mundwinkel zur Nase wandern ließen.

Wenn man auch ungern zusätzlich neue Narben im Gesicht erzeugt, so ist heute doch die Bildung der Columella *aus Stirnlappen* ebenfalls eine ziemlich verbreitete Methode. Die erste Columellaplastik mit Stirnlappen wurde von HILDEBRAND (1911) beschrieben. Dabei wurde ein T-förmiger Lappen in der Stirnmitte geformt und samt Knochenspan aus dem darunterliegenden Stirnbein abgehoben und dann als Rundstiellappen an die Nase herangeschlagen. 1946 gab KAZANJIAN ein Verfahren der Rekonstruktion der Columella und anderer kleiner Defekte an der Nasenspitze und am Nasenflügel durch einen medianen

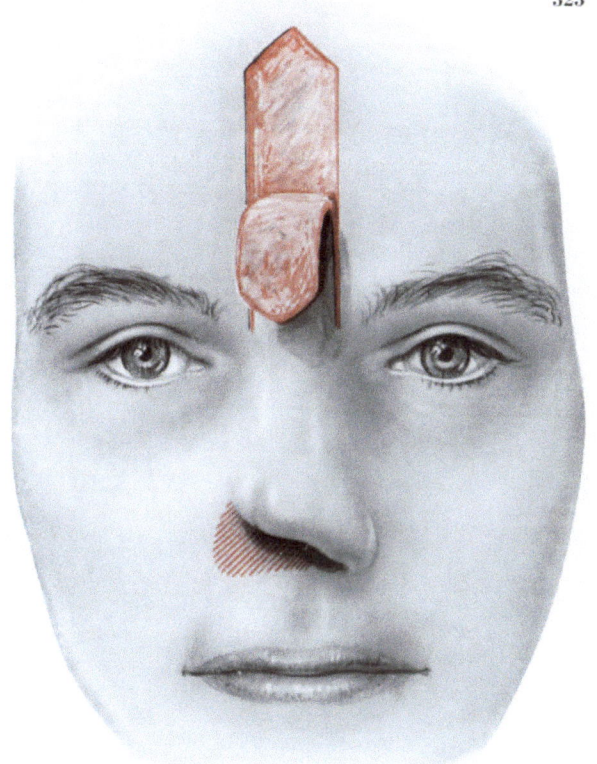

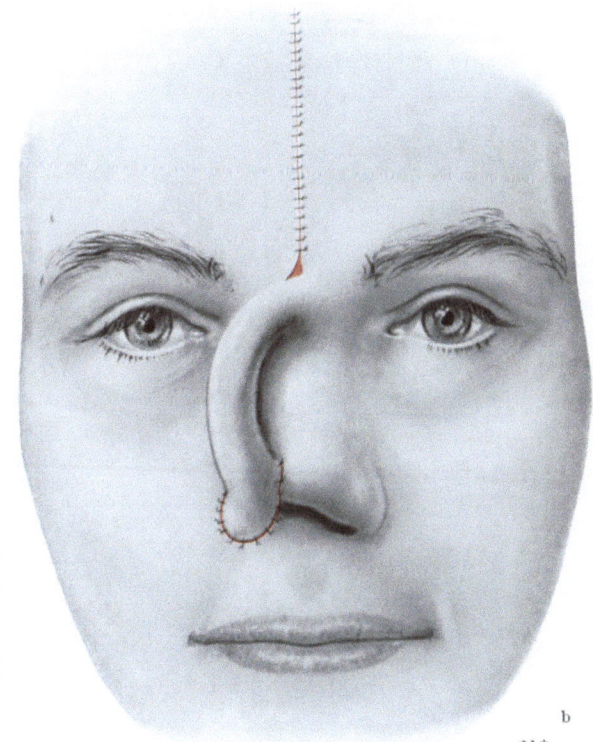

Abb. 394a—d. Rekonstruktion der Columella und kleiner partieller Defekte der Nasenspitze und der Flügel mit medianem Stirnlappen nach KAZANJIAN. a Bildung des medianen Stirnlappens und Mobilisation der Stirnhaut zum Verschluß der Entnahmestelle mit parallelen subcutanen Gegenincisionen. b Gerollter Lappen an der Nasenflügelbasis eingesetzt; Entnahmestelle verschlossen

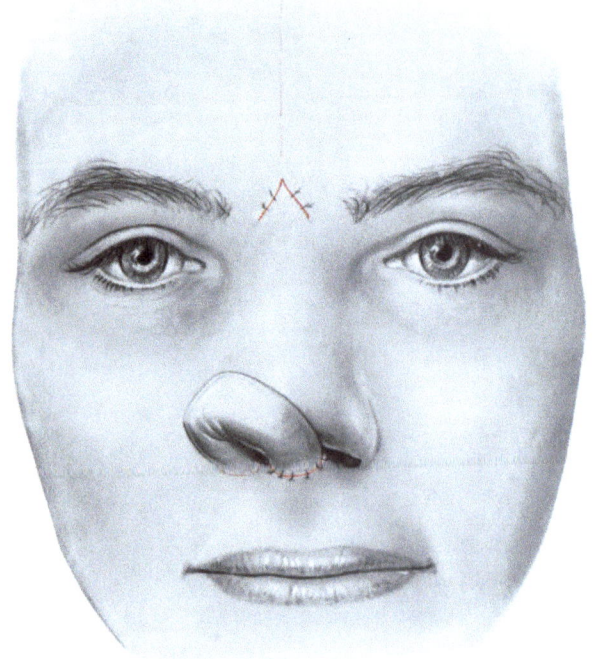

c

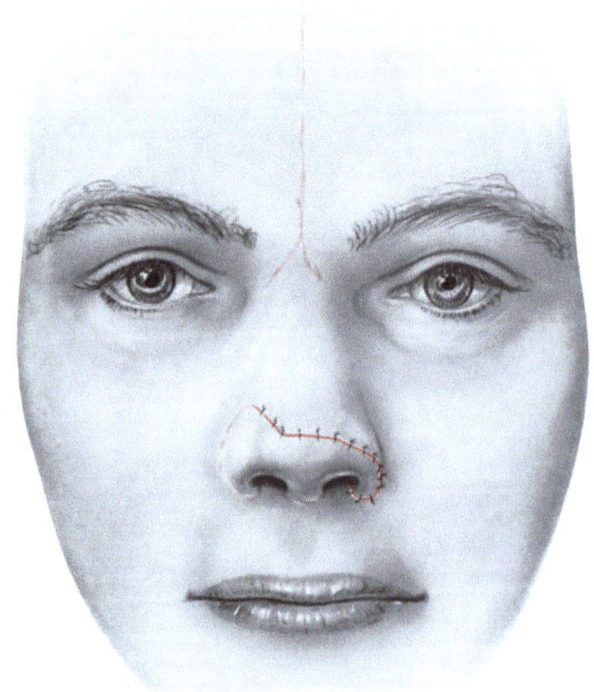

d

Abb. 394 c u. d. c Bildung der Columella durch Einnahen des Lappens an der Columellabasis. Erweiterung der ernährenden Basis durch Vernahen des Lappens mit dem defekten Nasenflügel. d Lappen zum Ersatz der restlichen partiellen Defekte verarbeitet

Stirnlappen an. Ein etwa 2 cm breiter senkrechter Lappen aus der Stirnmitte wird an der Glabella gestielt (Abb. 394a u. b), nach unten geschlagen und an der Columellabasis bzw. Nasenflügelbasis eingenäht. In seinem mittleren Teil kann er unter Umständen mit ein paar Knopfnähten zu einer Rolle geschlossen werden.

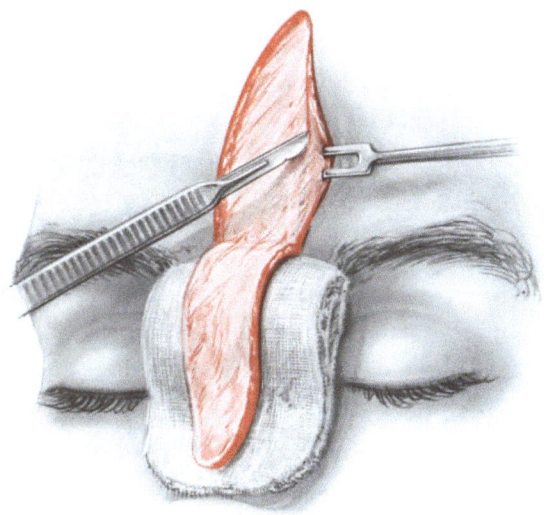

Abb. 395. Ermöglichung des Zusammenziehens der Wundränder zum Verschluß der Entnahmefläche des Kazanjianschen Stirnlappens durch subcutane parallele Incisionen

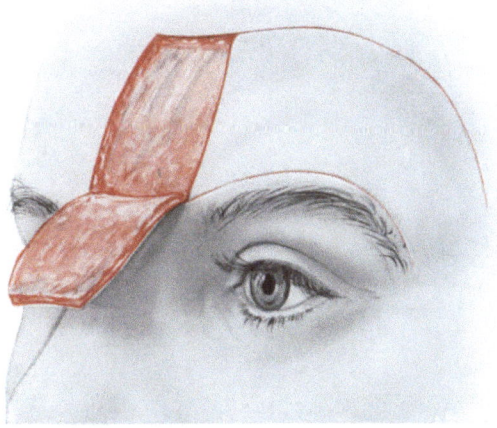

Abb. 396. Verschiebeplastik auf der Stirn für den Fall, daß die Entnahmefläche nicht durch gewöhnliches Zusammenziehen der Wundränder geschlossen werden kann

Die offene Wundfläche im oberen und im unteren Teil des Lappens müssen nicht unbedingt mit Thiersch-Haut gedeckt werden, da der Lappen nur 2 Wochen in dieser Lage brückenartig über dem Nasenrücken liegt und in dieser Zeit kaum wesentlich schrumpfen kann. Die Entnahmestelle an der Stirn kann durch Zusammenraffen der Wundränder nach Unterminierung gleich gedeckt werden, so daß die mediane Narbe nachträglich keine erheblichen Spuren hinterläßt. Um

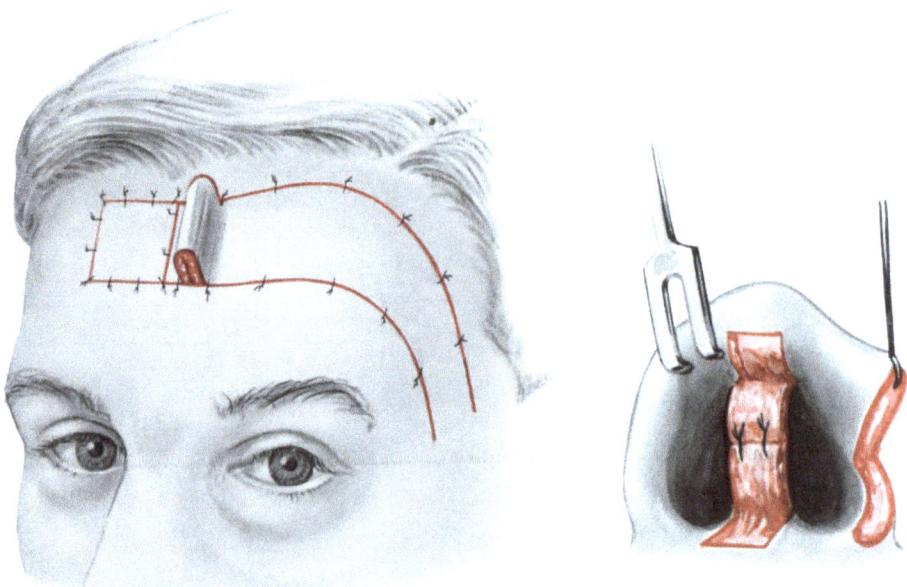
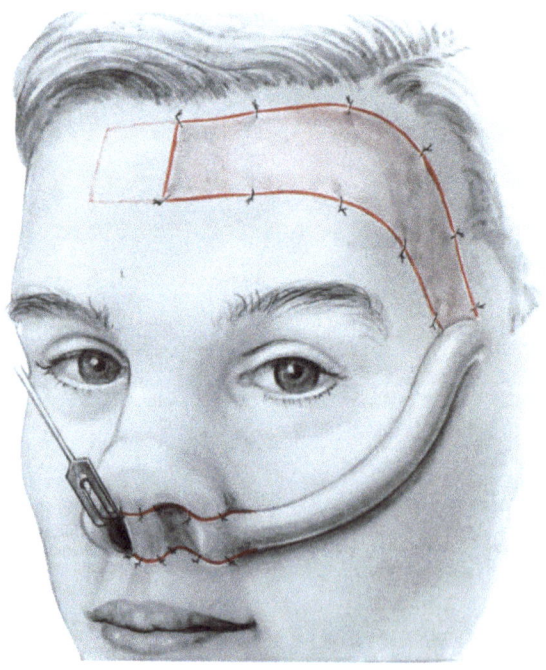

Abb. 397a—d. Rekonstruktion der Columella durch Stirnlappen nach GILLIES. a Die Columella wird durch Faltelung des Lappens auf der Stirn vorgebildet und der Defekt durch Thiersch-Haut gedeckt. b Bildung der Aufnahmewunde an der Columella durch Zusammennähen von Spitzen- und Basislappchen zur Bildung der Hinterwand; Ablosen des Nasenflugelansatzes, um die Herandrehung des Lappens von der Stirn zu ermöglichen. c Einnähen des Lappenendes in den Columelladefekt und Fixieren desselben am hochgeklappten Nasenflugelansatz; provisorische Deckung der Entnahmestelle durch Thiersch-Haut

das Zusammenziehen der Wundränder zu ermöglichen, wird das subcutane Gewebe und eventuell das Periost von unten her durch mehrere parallel zum Rand verlaufende Incisionen aufgelockert (Abb. 395). Falls der Lappen etwas

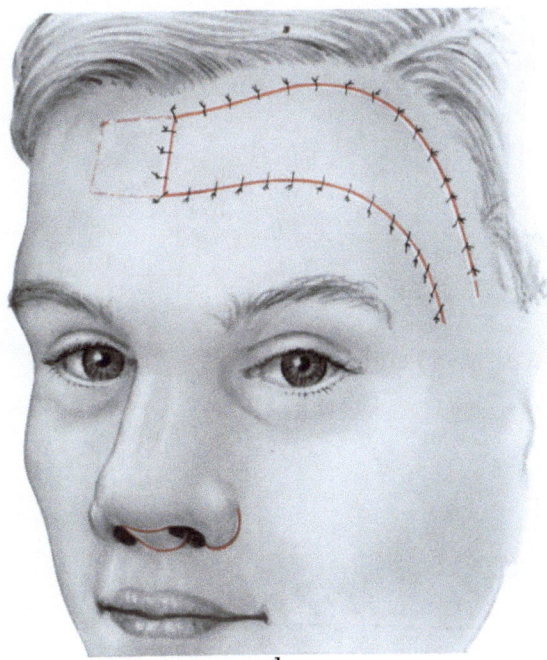

Abb. 397d. Rückverlagerung des Lappenstiels und des Nasenflügels

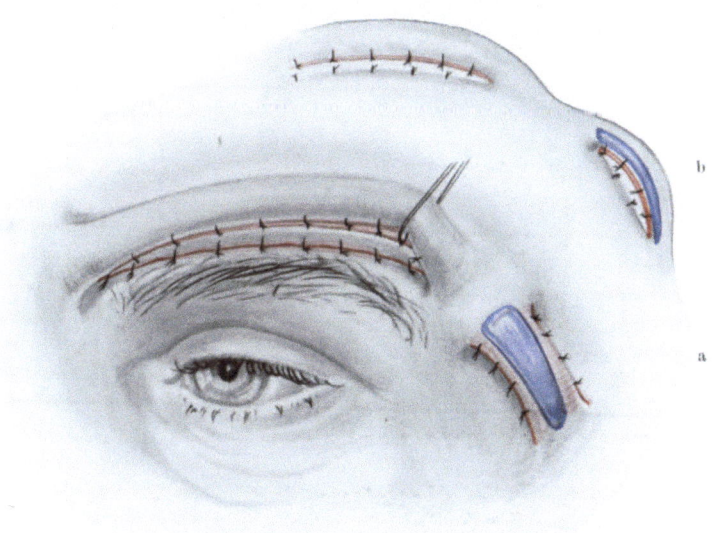

Abb. 398a u. b. Rekonstruktion der Columella durch einen zusammengesetzten fronto-temporalen Lappen nach R. MEYER. a Anlage des Lappens. Möglichst oberflächliche subcutane Einlagerung eines Ohrmuschelstreifens in die Schläfengegend und Bildung eines das Transplantat enthaltenden Brückenlappens, der durch Thiersch-Haut unterfuttert wird Anlage eines gleichen Brückenlappens am Superciliarbogen (blau Knorpel, rot schraffiert: Thiersch-Lappen) b Beide Lappen von unten gesehen

breiter gebildet wird und der Verschluß des Entnahmegebietes durch Zusammenziehen der Ränder unmöglich ist, muß die ganze eine Stirnhälfte als Lappen

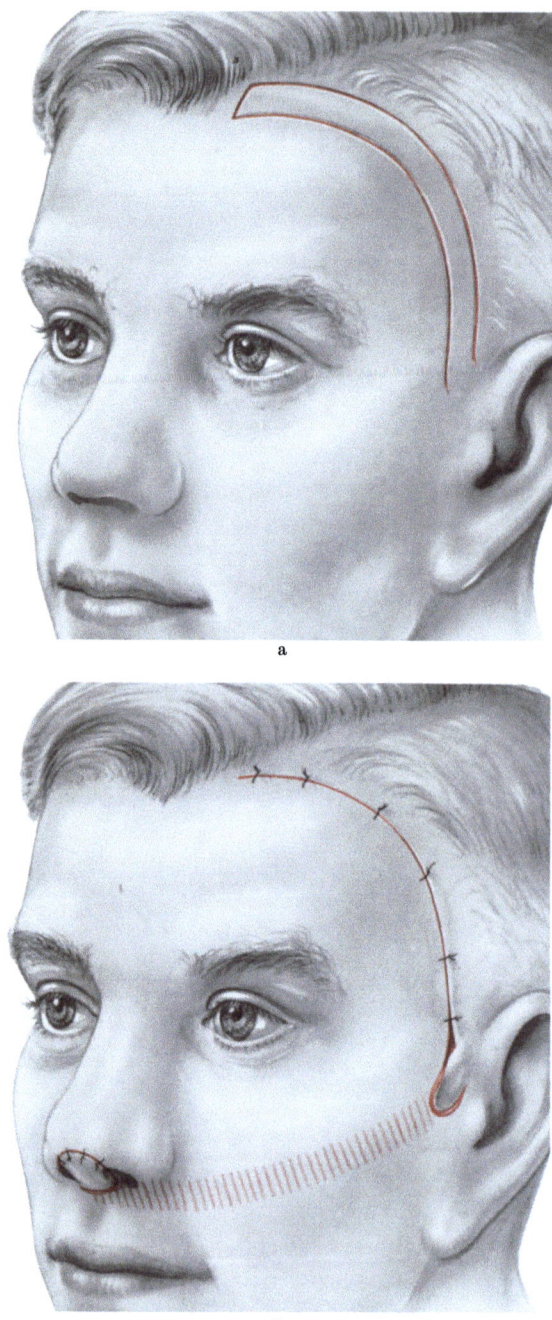

Abb. 399a u. b Rekonstruktion der Columella nach HEANLEY. a Bildung eines Schwenklappens von Schläfe und Stirn. b Subcutane Verlagerung des Lappens durch Tunnelierung der Wangenhaut (rot schraffiert) und Einnähen des Lappenendes in den Columelladefekt. Entnahmestelle durch Zusammenziehen der Wundränder versorgt

umschnitten und an die Medianlinie herangezogen werden (Abb. 396). Obgleich diese Methode keine kosmetische Entstellung im Entnahmegebiet des Lappens zur Folge hat, halten wir sie bei der alleinigen Rekonstruktion der Columella für zu eingreifend. Hingegen haben wir sie schon mehrmals mit sehr gutem Erfolg für die Rekonstruktion von Nasenflügel und Columella angewandt. Nach wenigen Jahren waren die mediane Narbe an der Stirn und die durch das Wiedereinnähen der zurückgeschlagenen Lappenbasis entstandene V-förmige Narbe an der Glabella

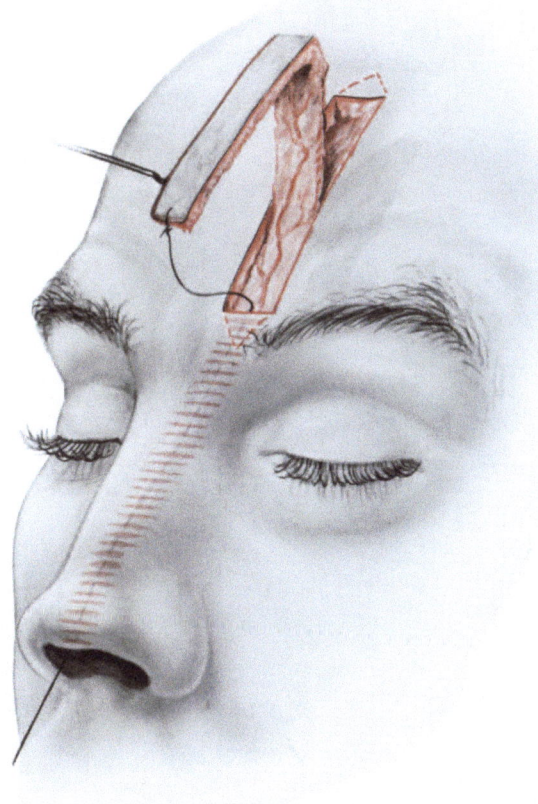

a

Abb. 400a u. b. Rekonstruktion der Columella aus einem gedoppelten und ausgezogenen Stirnlappen, der durch Tunnelierung des Nasenrückens ins Defektgebiet wandert (nach CARDOSO). a Mobilisieren des Hautlappens und seiner Verlängerung als Bindegewebslappen; ein Führungszügel liegt unter der Haut des Nasenrückens. Die Stirnarterie bleibt im Stiel erhalten

nur noch wenig sichtbar. Diese Methode ist vor allem bei Männern anzuwenden und kommt für Patienten mit niedriger Stirn nicht in Frage. Sie ist auch im Kapitel über die Rekonstruktion der Nasenflügel erwähnt (s. S. 360).

Eine noch eingreifendere Plastik mit Verwendung von Stirnlappen stammt von GILLIES und stellt die Modifikation des „superficial temporal artery flap" von SHEEHAN dar (s. S. 374). Es wird ein etwa 3 cm breiter, sichelförmiger Lappen von der Stirnmitte entlang der Haargrenze bis ins eventuell behaarte Schläfengebiet der einen Seite gebildet. Das 3 bis 4 cm lange Ende des Lappens im Bereich der Stirnmitte soll raupenartig zu einer Falte zurückgleiten (Abb. 397a).

Der hierdurch entstehende Wunddefekt wird mit Thiersch- oder Ganzhautlappen gedeckt. Nach Automatisierung des Lappens, d.h. nach Abheben von der Unterlage und Wiedereinnähen in der gleichen Lage, wird der Lappen mit der Falte Tage später definitiv abgehoben und so zur Nase geschlagen, daß die Falte als rekonstruierte Columella an Nasenspitze und Columellabasis eingenäht werden kann. Um dies zu erleichtern muß der Nasenflügel an seinem lateralen Ansatz vorubergehend abgetrennt werden (Abb. 397b). Der Lappen kann in seinem

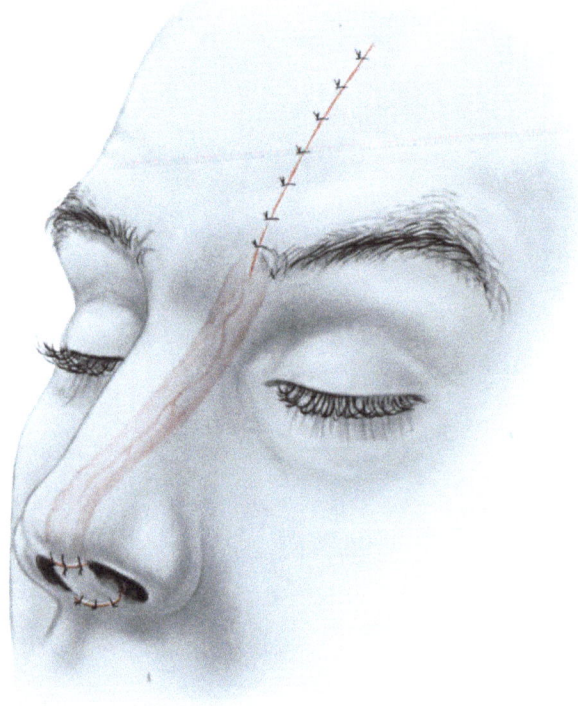

Abb. 400b. Der Epidermisanteil des Lappens ist als Columella eingenaht; die Entnahmestelle ist versorgt

mittleren Abschnitt zu einem Rundstiel vernäht werden (Abb. 397c). Nach Einheilung der Columellafalte, d.h. nach etwa 3 Wochen, kann der Lappenstiel an der Nase abgesetzt und auf Schläfe und Stirn zurückverlagert werden. Der Nasenflügel wird sofort wieder in seine ursprüngliche Stellung eingenäht. Als Narben des Entnahmegebietes finden sich dann die rechteckige Fläche in der Stirnmitte, die mit Thiersch- und Ganzhautlappen gedeckt worden war, sowie eine bogenförmige Narbe am oberen Stirnrand gegen die Schläfe. Die zweite zu dieser parallel verlaufenden Narbe liegt in der behaarten Kopfhaut oder an der Grenze derselben.

Wir (R. MEYER) haben die Methode des *fronto-temporalen Lappens* nach SCHMID (s. S. 364) insofern modifiziert, als wir die Columella bereits mit einem Knorpeleinschluß an der Schläfe vorbilden (Abb. 398). Die neugebildete Columella wird dann mittels superciliaren Brückenlappens in den Defekt eingeschwenkt. Diese Modifikation entspricht im Prinzip den Techniken, die S. 366 und S. 377 für die Rekonstruktion des Nasenflügels und der Nasenspitze beschrieben sind.

HEANLEY bildet zur Rekonstruktion der Columella ebenfalls einen Schläfen-Stirnlappen, der wie der Lappen von GILLIES dem Verlauf der A. temporalis folgt, aber nicht so lang ist (Abb. 399a). Der Lappen soll nur 2 cm breit sein, so daß sein Entnahmegebiet durch Zusammenbringen der Wundränder geschlossen werden kann. Durch einen subcutanen Tunnel von vor dem Tragus in der Nähe des

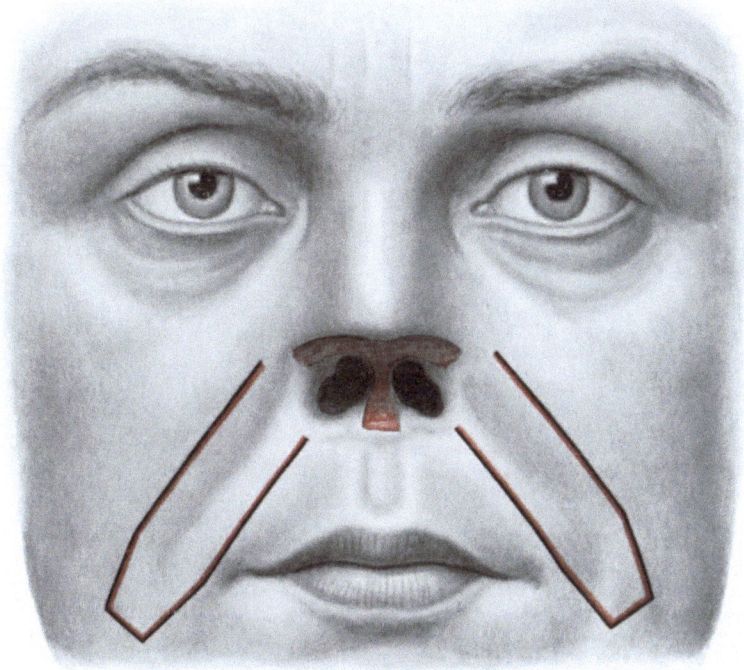

Abb. 401. Nasenflügel-, Nasenseptum- und Nasenspitzenersatz aus der Haut der Nasolabialfalten und der Stirn nach THIERSCH u. PAYR. Der Nasenstumpf ist zur Aufnahme der Lappen angefrischt. Zwei Nasolabialfaltenlappen sind umschnitten. (Aus KLEINSCHMIDT)

Lappenstiels bis zur Columellabasis wird der Lappen zur Nase geführt (Abb. 399b). Er kann einfach oder gedoppelt sein, wenn seine Wundfläche mit Thiersch-Haut gedeckt wird. Dieses Verfahren hinterläßt eine weniger sichtbare Narbe in der Nähe des Haaransatzes der Schläfe. Der Autor hat leider nicht erwähnt, ob am Stiel des Lappens, der in den Tunnel zu liegen kommt, die oberste Hautschicht abgetragen werden soll oder nicht. Wenn nicht, dann muß der Lappenstiel nach Einheilung des Endes an der Columella wieder aus dem Tunnel herausgezogen und zurückverlagert oder abgetragen werden. — 1958 wurde von CARDOSO ein ähnliches Tunnelierungsverfahren veröffentlicht (Abb. 400a). Dabei wird ein 1 cm breiter, senkrechter, paramedianer Hautlappen im Bereich der Stirn bis auf die Knochenhaut gebildet. Diesen Lappen klappt man von der Glabellagegend aus auf, indem man die Haut vom subcutanen Gewebe ablöst und nur am oberen Ende des Lappens mit diesem in Verbindung läßt. Damit erhält man einen fast doppelt so langen Lappen, der einem Insellappen entspricht und durch einen Tunnel zur fehlenden Columella geführt werden kann. Der Tunnel soll vom Augenbrauenkopf der einen Seite unter der paramedianen Nasenhaut bis zur Nasenspitze führen. Dort wird das epitheltragende Lappenende zur Rekonstruktion der

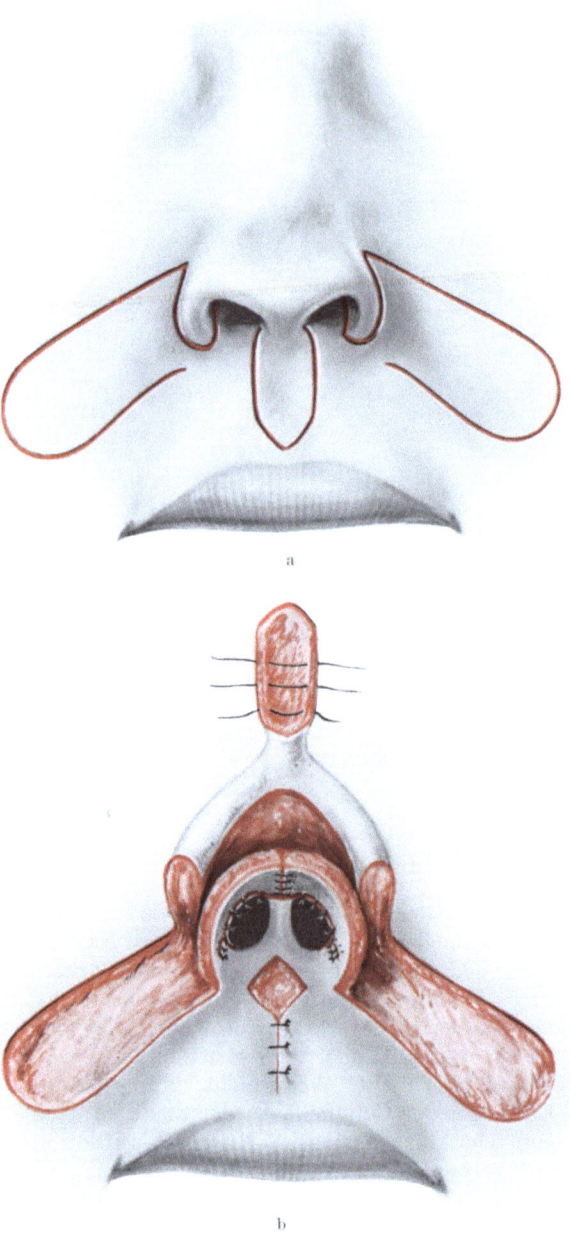

Abb 402 a—d. Korrektur der eingesunkenen unteren Weichteile der Nase mit vorderer Septumperforation durch Philtrum- und Nasolabiallappen nach FARINA. a Umschneiden der drei Lappen. b Columella-Philtrumlappen abgesetzt und hochgeklappt Philtrum vernaht. Schaffung einer vestibularen Wundfläche durch quere Incision. Deckung derselben durch Einschlagen der Nasolabiallappen beiderseits

Columella eingenäht (Abb. 400b). Diese Methode läßt sich nur anwenden, wenn naseneinwärts von der fehlenden Columella wenigstens noch der knorpelige Teil des Septums vorhanden ist. Wir halten diese Methode wie die von GILLIES und HEANLEY für etwas kompliziert und unsicher. Wenn infolge von Ernährungsstörung im Bereich des Stiels das wichtige, die Columella bildende Hautlappen-

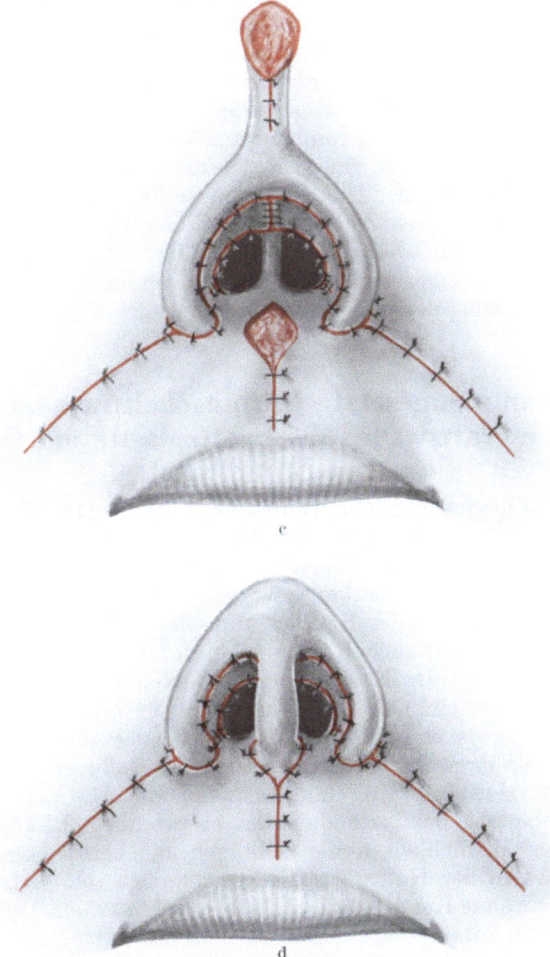

Abb. 402 c u. d. c Nasolabiallappen mit vorderem Rand der Vestibulumincision vernaht. Columella-Philtrumlappen zu einem Rundstiel vernaht. d Columella-Philtrumlappen an der Columellabasis eingenäht

ende nekrotisiert, können diese Methoden nur mit einem Mißerfolg enden, da eine Verlängerung des Lappens nicht möglich ist.

Eine interessante Methode, die der Erwähnung verdient, ist die von THIERSCH und PAYR, bei der nicht nur die Columella wieder hergestellt wird, sondern auch die Innenauskleidung der Vorhöfe erreicht werden kann (Abb. 401). In der *Nasolabialfalte* werden beiderseits Lappen gebildet und medianwärts geschlagen, so daß die Enden nebeneinander zu liegen kommen und an der Columellabasis eingenäht werden können. Die Endabschnitte der Lappen können, mit ihren Wundflächen aneinandergelegt und unten und oben miteinander verbunden werden. Sie bilden so die Columella. Der mittlere Anteil beider Lappen dient zur Auskleidung des

Nasenvorhofes in Fällen, in denen Nasenspitze und Nasenflügel noch bestehen oder durch Herunterklappen eines Stirnlappens rekonstruiert werden müssen. In beiden Fällen kann zur Stützung beiderseits Knorpel aus der Ohrmuschel auf die Nasenflügel transplantiert werden.

Von der Methode nach THIERSCH und PAYR wurde die Methode nach FARINA abgeleitet (Abb. 402). Sie stellt im wesentlichen ein Verfahren zur Korrektur der eingesunkenen Nasenspitze dar, das FARINA besonders bei Patienten mit Leishmanosis in Anwendung gebracht hat. Die Haut des gesamten unteren Nasenteils wird zunächst abgesetzt, indem die Nasenflügel und die verkürzte Columella an ihrer Basis umschnitten werden. Beim Umschneiden der Columellabasis wird je nach dem Ausmaß der Verkürzung Philtrumhaut zur Verlängerung der Columella mit umschnitten. Dann werden zwei breite Nasolabiallappen zur Innenauskleidung der Nasenflügel umgeschlagen. Die Entnahmestellen in den Nasolabialfalten und im Philtrum werden durch Zusammenziehen der Hautränder versorgt. Die seitlichen Nasenflügelränder, die über die Basis der ins Vestibulum nasi umgeschlagenen Lappen hinausgezogen werden, können daselbst wieder eingenäht werden. Die Verlängerung der verkürzten Columella erfolgt durch den Philtrumlappen.

II. Zusammengesetzte Ohrmuscheltransplantate („composite grafts") für die Ersatzplastik der Columella und der Nasenflügel

Geschichtliche Entwicklung der composite grafts. Die Verwendung von zusammengesetzten Ohrmuscheltransplantaten aus Haut, Knorpel und Haut zur Ersatzplastik ist schon ein älteres Verfahren, das aber erst in den letzten 5 bis 10 Jahren Allgemeingut der Plastiker geworden ist. Die Methode stammt von FRITZ KÖNIG, der sie 1902 in der Berliner klinischen Wochenschrift publizierte. Im gleichen Jahr berichtete auch BÜDINGER in der Wiener klinischen Wochenschrift über eine Methode des Ersatzes von Liddefekten mit dem freien Haut-Knorpeltransplantat aus dem Ohr. Das Verfahren wurde in den darauffolgenden Jahren fast vergessen, da es mit den damaligen Ansichten über die Transplantation nicht zu vereinbaren war. Die Literatur zeigt, daß nur wenige Operateure wie MAKARA 1908, HABERER 1917 und LIMBERG 1935 die zusammengesetzten Ohrmuscheltransplantate bei Nasendefekten anwandten. LEXER und JOSEPH machten von dieser Möglichkeit wenig Gebrauch und berichteten, daß die Verpflanzung nur etwa in der Hälfte der Fälle erfolgreich sei. GILLIES veröffentlichte 1945, offenbar ohne Kenntnis der Arbeit von KÖNIG, ein Verfahren als sein eigenes, bei dem er zusammengesetzte Ohrmuschel-Haut-Transplantate unter einen Stirnlappen verpflanzte, den er später auf die Nase schlug. In Amerika wurde die Methode 1946 von BROWN und CANNON sowie von DUPERTUIS wieder aufgegriffen und bekanntgemacht (Abb. 403). Die Autoren machten besonders beim Ersatz des Nasenflügels, der Nasenspitze und der Columella gute Erfahrungen. Sie hatten praktisch keine Mißerfolge, während KÖNIG noch bei 47 Operationen nur 25 Einheilungen und LIMBERG 1935 bei 47 Operationen 40 Einheilungen zu verzeichnen hatten.

Untersuchungen über die Einheilung freier zusammengesetzter Ohrmuscheltransplantate. Da die Kenntnis über das Schicksal freier zusammengesetzter Ohrmuscheltransplantate für Indikation und Operationstechnik von Bedeutung ist, sei hier kurz auf eine Arbeit von McLAUGHLIN aus dem Jahre 1954 eingegangen, in der die Wandlung derartiger Transplantate vom Einnähen bis zur völligen Einheilung eingehend beschrieben ist. Der Autor beobachtete, daß das Transplantat am Schluß der Operation blaß ist. Nach 6 Std beginnt eine rötliche Verfärbung durch die Diffusion von Erythrocyten in die extravascularen Räume. Capillarsprossen können erst nach 12 Std in den Lappen hineinwachsen. Capillaranastomosen treten erst nach 22 Std ein. Von der 12. bis zur 24. Std ist das Transplantat bläulich, oft sogar mißfarben, weil der venöse Abfluß nachhinkt. Nach 3 bis 7 Tagen verschwindet die Cyanose, und die Haut des Transplantates

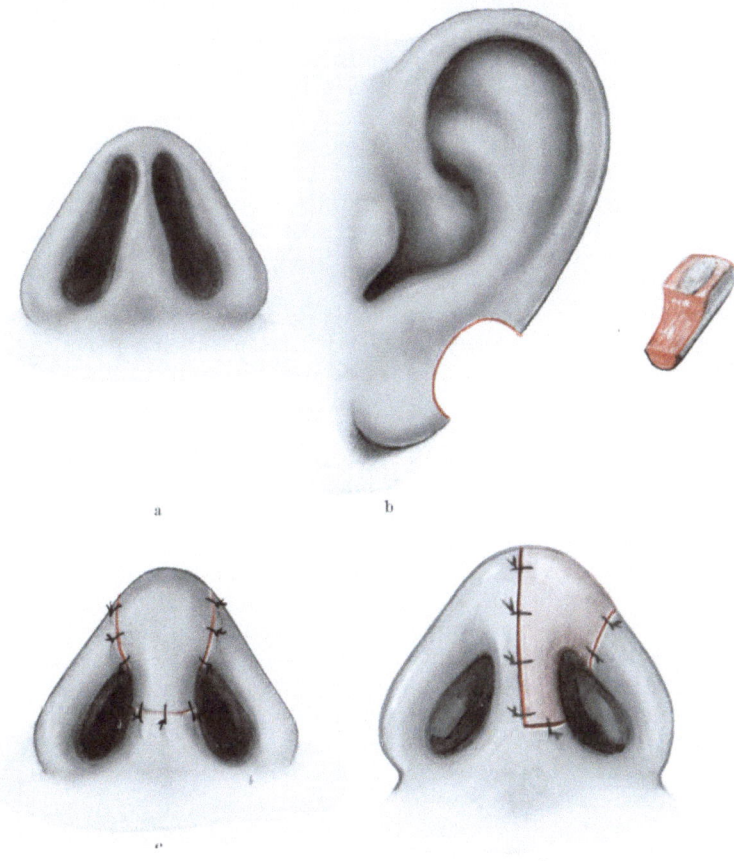

Abb 403 a—c Ersatz der zu schmalen Columella und der Nasenspitze durch „composite graft" aus dem unteren Ohrmuschelrand (KONIG, BROWN). a Defekt vor der Korrektur. b Ohrmuschelentnahmestelle mit Transplantat. c „Composite graft" eingenäht

Abb. 403 d. Rekonstruktion des medialen Anteils des Flügelknorpels, der Nasenspitze und der Columella mittels „composite graft" nach DUPERTUIS

gewinnt allmählich normale Farbe. In einigen Fällen haben wir bereits mit einer Teilnekrose des Transplantates gerechnet. Die gefährdete Partie hat sich aber nach Entfernung des Verbandes am 7. Tage allmählich wieder erholt. — Aus einer russischen Arbeit von KRAVČUK 1958 entnehmen wir die Beschreibung des Nichteinheilens eines freien Hauttransplantates aus dem Oberarm zur Deckung eines Nasenspitzendefektes. 1 Woche nach der freien Transplantation begann eine Mumifikation und Schrumpfung des Hautlappens, von dem zum Schluß nur noch eine Kruste übrigblieb. Am 20. Tag nach der Operation fiel der Hautlappen in Form dieses krustenförmigen Gebildes ab, die Nasenspitze soll zu diesem Zeitpunkt aber mit einer feinen Epidermis überzogen gewesen sein, so daß der kosmetische Erfolg trotzdem nicht schlecht war. Der Autor schreibt dabei dem mumifizierten Hautlappen die Rolle eines Stimulators des biologischen Ausheilungsprozesses, d.h. der Epidermisation, zu. — Nach den experimentellen Untersuchungen von BALLANTAYNE und CONVERSE sowie von DUPUIS haben kleine freie zusammengesetzte Transplantate größere Aussicht auf Einheilung, wenn sie vor der Übertragung 15 min in Amnionflüssigkeit gehalten werden. — Es kann möglich sein, daß sich die Einheilungsaussichten für ein freies Transplantat, sei es ein composite graft oder ein Hauttransplantat, durch die von CONLEY und v. FRAENKEL vorgeschlagene postoperative Unterkühlung des Transplantates verbessern. — Auf jeden Fall ist dafür zu sorgen, daß die Ernährung des gesamten Transplantates möglichst rasch in Gang kommt. Dies wird begünstigt, wenn einerseits die Wundfläche für die Einheilung möglichst breit, andererseits der transplantierte Gewebsstreifen recht schmal ausgebildet ist, worauf bei der Darstellung der Operationstechnik näher eingegangen wird. Die Länge des Transplantats spielt nach den Erfahrungen von BROWN und CANNON keine wesentliche Rolle. Die Verbandstechnik dagegen ist für den Erfolg der Einheilung von großer Bedeutung.

Indikation. Selbstverständlich sind der Größe eines composite graft Grenzen gezogen. Wir haben unter unseren 1955 publizierten Fällen einen mit besonders ausgedehntem composite graft, dessen Größe etwa als ein Maximum zu betrachten ist. Es handelt sich um eine junge Frau, welcher der Freund im Streit die Nasenspitze abgebissen hatte. Durch einen einzigen Eingriff konnte der Defekt mit einem dreisternförmigen Ohrtransplantat aus dem Gebiet des Anthelix und dessen beiden Crura ersetzt werden. Der mittlere Teil des Anthelix der linken Ohrmuschel deckte den größeren Nasenflügeldefekt auf der rechten Seite, das vordere Crus des Anthelix wurde zur Deckung des Columelladefektes benutzt. Das hintere Crus ersetzte den geringeren Nasenflügeldefekt auf der linken Seite. Es konnten also in diesem Fall die Anthelixfalten der Ohrmuschel für die Modellierung des composite graft verwertet werden. Selbstverständlich muß man die Entnahmestelle individuell der Ausdehnung und der Lage des Defektes sowie der Form des gewünschten Ersatzes anpassen. Es eignen sich daher auch nicht alle Ohrmuscheln für eine solche Ersatzplastik. Besonders dünne Ohrmuscheln mit dünner und über dem Knorpel gut verschieblicher Haut können kaum verwendet werden. Auch ist die manchmal stark pigmentierte Ohrmuschelhaut zur Deckung der Nasendefekte kaum zu verwerten.

Bei ausgedehnten Gesichtsverbrennungen, wenn sowohl Gebiete der Nase wie Columella, Flügel und Spitze, als auch die Ohrmuschel versengt sind, kommt die composite graft kaum in Betracht. Wir haben sie allerdings in einigen Fällen mit guten Resultaten erprobt. In einem Fall haben wir zusammengesetzte Transplantate aus beiden, schon etwas angesengten Ohrmuscheln in die defekten Nasenflügel zur Einheilung gebracht. Da das Verbrennungsgebiet der Nase sehr gut vascularisiert war, konnte diese Methode angewandt werden. In Fällen von Röntgenverbrennungen nach Tumorbestrahlung würden wir jedoch keinesfalls zu diesem Verfahren raten.

Technisches Vorgehen bei der Entnahme von composite grafts und der Versorgung der Entnahmestelle. Bei der Entnahme von composite grafts aus der Ohrmuschel muß man sich bei der Schnittführung in den einzelnen Gewebsschichten darüber im klaren sein, welche Technik man beim Einnähen in den entsprechend vorbereiteten Defekt in Anwendung bringen will, d.h. ob man die innere oder die äußere Gewebsschicht über den Knorpel überlappen lassen will (s. S. 339). Außerdem hat man die Neigung der Haut, sich beim Durchtrennen über den Knorpel zurückzuziehen, und zusätzlich auch die postoperative Schrumpfung bei der Bildung des Transplantats hinreichend in Rechnung zu stellen. Die Wahl des Ortes, an dem man das Transplantat am Ohr entnimmt, ist von der dem Defekt zu gebenden Form abhängig (Abb. 404).

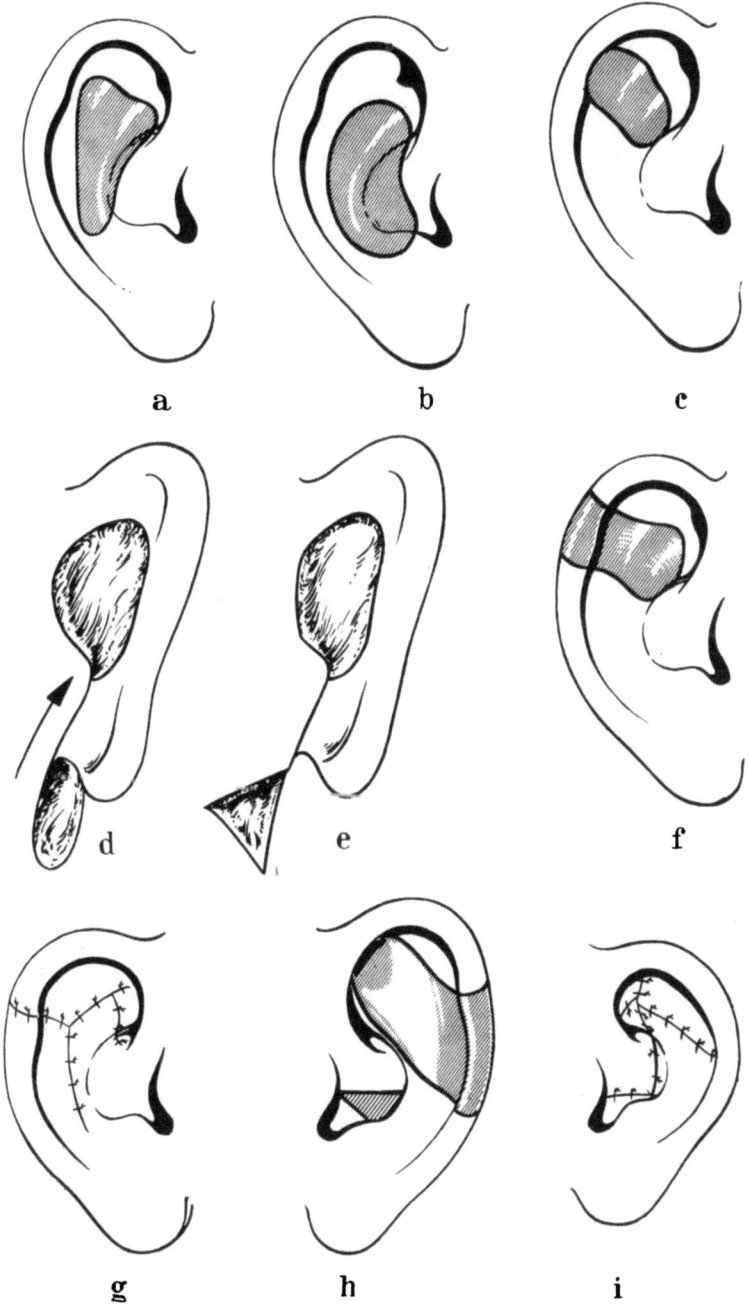

Abb. 404a—i. Möglichkeiten der Entnahme von „composite grafts" und der Korrektur der Entnahmestellen. a—c Entnahmemöglichkeiten. d u. e Deckung des Hautdefektes an der Hinterfläche der Muschel. Die Vorderfläche muß durch Zusammenziehung der Ränder, Hautverschiebung oder freie Hauttransplantate gedeckt werden. f—i Helix-Scapha-Excision und entsprechender Verschluß der Entnahmestellen durch Vernähen

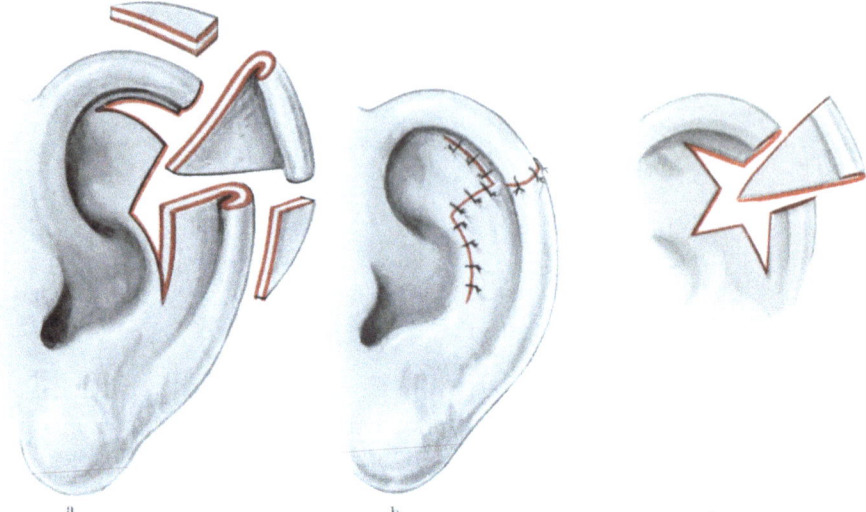

Abb. 405a—c Entnahme von keilförmigen „composite grafts" mit zwei Möglichkeiten der Korrektur der Entnahmestellen. a Keilförmiges „composite graft" und zwei kleinere Hilfsexcisionen für die anschließende Versorgung der Entnahmestelle b Zustand nach Vernähung des in a hinterlassenen Entnahmegebietes c Variante der Hilfsexcisionen

Die Ohrmuschel wird durch die Entnahme kaum entstellt. Wir konnten in jedem unserer Fälle in der ersten Sitzung die Ohrmuschelteile zu einem befriedigenden kosmetischen Resultat zusammenfügen, während PELLICIARI für Fälle größerer Entnahme eine spätere Korrektur der Ohrmuschel vorsieht. Manchmal benötigt es ein geduldiges Ausprobieren, bis die entsprechenden Wundränder genau adaptiert sind. Deshalb geben wir ein paar Beispiele von Ohrmuschelexcisionen und nachfolgender Korrektur der Entnahmestellen im Bild (Abb. 404). Die Hinterfläche der Ohrmuschel kann durch große Verschiebelappen aus dem retroauriculären Gebiet eventuell mit Excision von Burowschen Dreiecken gedeckt werden (Abb. 404d u. e). Auch Transpositionslappen kommen zur Deckung in Frage (BERSON). — Die Randdefekte der Entnahmestelle am Helix können auch durch einen breiten Lappen von der retroauriculären Haut her gedeckt werden. Wenn möglich, kann diese Haut zu einer Falte gelegt werden, die der Gestalt des Helix entspricht. So sind jedenfalls BROWN und MCDOWELL verfahren.

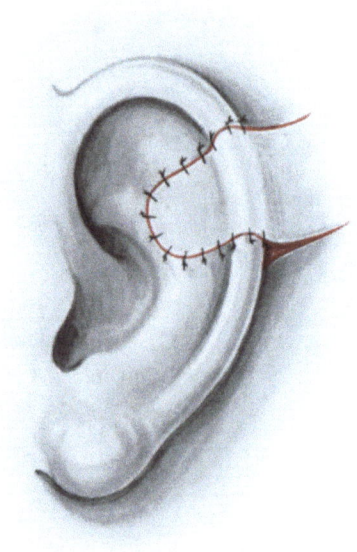

Abb. 406. Versorgung der Entnahmestelle von einem größeren „composite graft" durch zweizeitiges Einnähen eines retroauriculären Hautlappens. Deckung der Vorderfläche durch den distalen Anteil des Lappens. In einer zweiten Sitzung wird nach Absetzen des Lappenfußes der übrige Lappenteil zur Deckung der Hinterfläche der Ohrmuschel verwendet

Auf Grund der heutigen Erfahrung kann man den Einwand JOSEPHs zu der Methode von KÖNIG, daß eine Verunstaltung der Ohrmuschel bei normal großen Ohren unvermeidlich sei, nicht unterstützen. JOSEPH hielt nämlich das Verfahren, das er „auriculäre Methode" nannte, nur dann für indiziert, wenn die Ohren des Patienten zu groß waren und eine Verkleinerung vertrugen.

Technisches Vorgehen beim Einnähen von composite grafts. Da man mit einer postoperativen Schrumpfung rechnen muß, ist, wie oben schon erwähnt, darauf zu achten, daß das Transplantat jeweils mindestens 1 mm dicker, breiter und länger gebildet wird als die entsprechende Defektgröße. Es soll bei der Columellarekonstruktion das Niveau der Columella durch das Transplantat überschritten werden und auch in der Ersatzplastik des Nasenflügels etwas über den Rand ragen. Wichtig ist auch, daß der die mittlere Schicht bildende Knorpel nicht von der Hautschicht getrennt wird. Die Verbindung Knorpel-Haut muß peinlichst geschont werden. Das Einnähen des Transplantates an der Nase erheischt besondere Sorgfalt. Es sollen keine Catgutnähte für das subcutane Gewebe oder

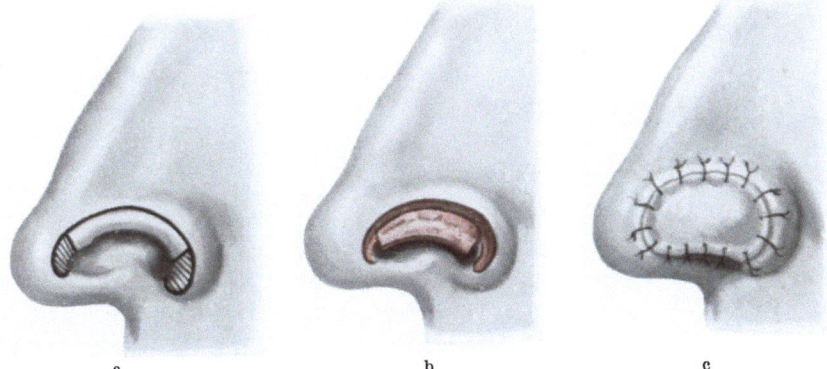

Abb. 407a—c. Ersatz des Nasenflügeldefektes durch Umschlagen des Defektrandes zur partiellen Innenauskleidung und zugleich zur Bildung einer größeren Berührungsfläche für die Aufnahme des „composite graft" nach LEXER. a Schnittführung. Schwarzweiß schraffiert überschüssiges Gewebe. b Defektrand heruntergeklappt. c „composite graft" eingenäht. Die Nähte am Nasenflügelrand werden nur dann gelegt, wenn die Innenauskleidung bis zum Rand reicht. Andernfalls muß der „composite graft" an der Ohrmuschel randständig gewählt werden, dann kommt diese Nahtreihe in den Vorhof zu liegen

etwa für den Knorpel verwendet werden, sondern nur feine Hautnähte aus Seide und Nylon. Wir verwenden Dermalone 000000. Die Nähte müssen nahe aneinander gesetzt werden, was nicht nur für die äußere Haut, sondern auch für das Vernähen im Naseninnern im Bereich des Vestibulums gilt.

Um die Berührungsfläche des zusammengesetzten Ohrmuscheltransplantates mit dem angefrischten Defektrand breiter zu gestalten, empfahl LEXER, den oberen Defektrand, nachdem er bogenförmig umschnitten war, nach innen einzuschlagen. Der Hautlappen des dreischichtigen Transplantates, der für die Innenauskleidung des Nasenflügels am Rande bestimmt ist, muß dann entsprechend kleiner geschnitten werden als der äußere, der mit dem äußeren Defektrand in Verbindung gebracht wird (Abb. 407). GOCKE hat dieses Verfahren insofern modifiziert, als er einen schmalen Lappen der ganzen Flügeldicke vom oberen Defektrand des Nasenflügels hinten an der Flügelbasis gestielt nach unten verlagert und im Niveau des normalen Nasenflügelrandes an der Nasenspitze eingenäht hat. Damit ist aus einem randständigen Flügeldefekt ein zentraler entstanden, der durch ein Ohrmuscheltransplantat ausgefüllt werden kann, dem nun die Möglichkeit des allseitigen Gefäßanschlusses gegeben ist. Als Entnahmestelle wählt man am besten die Concha, weil sie der Nasenflügelform entsprechend gewölbt ist (Abb. 408).

Beim Einnähen des Transplantates achte man darauf, daß entweder die Hautränder der dreischichtigen Transplantate über den Knorpelrand hinausragen und dementsprechend am Defektrand die Ränder der äußeren Haut und der Vestibulumhaut weiter zurückliegen als die dazwischen befindliche bindegewebige, muskuläre oder Knorpelschicht. Damit erreicht man nicht nur die Kongruenz der Wundränder, die aneinander genäht werden müssen, sondern auch eine Vergrößerung der Kontaktfläche. Umgekehrt kann auch die Knorpelschicht des composite graft über die Hautränder hinausragen, wenn die Hautränder am Defektrand der Nase entsprechend unterminiert werden, was ebenfalls die Kontaktfläche vergrößert. Die besten Resultate haben wir mit der zweiten Art von Wundversorgung gemacht, während DAVENPORT und BERNARD die erste der beiden Arten empfahlen. In vielen Fällen werden die drei Schichten stufenformig eingenäht, d.h. der äußere Hautrand überragt den Knorpelrand,

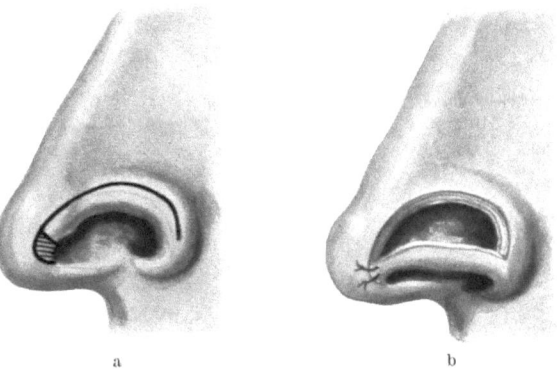

Abb. 408a u. b. Teilersatz des Nasenflügels nach KONIG, GOCKE. a Schnittführung. Schwarz schraffiert überflüssiges Gewebe. Es wird entfernt, um einen glatten Rand zu ermöglichen. b Flügelsaum vernäht. Der nicht mehr randständige Defekt ist zur Aufnahme des „composite graft" vorbereitet (Aus KLEINSCHMIDT)

und der Knorpelrand überragt wieder den Rand der inneren Hautauskleidung, wie dies schon bei der Lexerschen Methode dargelegt worden ist.

DAVENPORT und BERNARD wiesen auf die Bedeutung von nah aneinander liegenden, aber nicht weit ins Hautgewebe greifenden Nähten hin, damit die Vascularisation nicht abgedrosselt wird. Die Nähte sollen also nur die oberflächlichste Schicht der Haut treffen, während niemals eine durchgreifende, den Knorpel mit einbeziehende Naht gelegt werden darf. Das Gewebe der Wundränder besonders am Transplantat faßt man mit feinen Einzinkhäkchen an und nicht mit einer Pinzette, um die Gefäße nicht zu quetschen. Die Operation soll, wenn möglich auch nicht in Lokalanaesthesie durchgeführt werden. Wir lehnen allerdings die Lokalanaesthesie nicht streng ab, wie es DAVENPORT und BERNARD tun, da wir auch mit ihr nie schlechte Erfahrungen gemacht haben. Es muß nur darauf geachtet werden, daß das Lokalanaestheticum an der Nase nicht nahe an die angefrischten Defektränder kommt. Es soll also eine Umspritzung in mindestens 1,5 cm Entfernung vom Wundgebiet oder eine Leitungsanaesthesie erfolgen. Der Verzicht auf den Zusatz von Adrenalin zu der Anaesthesielösung ist sehr zu empfehlen. Auch die Hypotonie durch lythischen Cocktail sollte man nicht verwenden. Zur Blutstillung im Defektrand dürfen keine Ligaturen angelegt werden. Es soll auch nicht coaguliert werden. Feine Moskitoklemmen können benutzt und bis zur Anlage der Naht belassen werden. Um die Einheilungschancen zu verbessern haben CONLEY und v. FRAENKEL versucht, durch Unterkühlung die biologischen Anforderungen des zusammengesetzten Transplantates zu vermindern, bis es sich an die neue Umgebung angepaßt hat und seine Ernährung gesichert erscheint. Die Geschwindigkeit vieler biologischer Prozesse, wie die Zellteilung, der Grundumsatz und die biologische Aktivität sämtlicher Körpergewebe, hängt direkt von der Körpertemperatur ab. Die Unterkühlung hat zusätzlich eine bakteriostatische Wirkung. Der Effekt wird durch Applikation von Eis oder Eiskompressen auf den Verband über 14 Tage erzielt, und es wird damit schon gleich bei der Anlage des Verbandes begonnen. Der erste Verbandswechsel erfolgt dann erst am 10. bis 12. Tage. Nach Beendigung der Unterkühlung kommt es zu einer Hyperämie und zu einem Ödem des Transplantates. Diese Erscheinungen bilden sich allmählich im Laufe von mehreren Monaten zurück.

Verbandstechnik. Durch zu starken Druck des Verbandes sind schon manche ,,composite grafts" verlorengegangen. Der Verband muß deshalb sehr locker und doch schützend angelegt werden. Wir decken das Transplantat und die Nahtgegend mit Aureomycin-Tape oder mit Fett-Tulle-Gaze. Auch Gaze, die mit Perubalsam oder mit Penicillinsalbe getränkt ist, wird benutzt. Dabei muß beachtet werden, daß die deckende Schicht ohne Falten dem Transplantat anliegt. Die Nasenvorhöfe tamponieren wir ganz locker mit Vasenolgaze. Dann kommt eine sorgfältig zurechtgeschnittene Gazeschicht auf die Nasenspitze, die Columella oder den Nasenflügel und zuletzt ein Heftpflasterverband, wenn es sich nur um eine Columella-Ersatzplastik handelt. Eine schützende, nicht drückende Gipskappe legt man darauf, wenn es sich um Spitzen- oder Flügelrekonstruktionen handelt. BURIAN und ZOLTAN empfehlen, das Transplantat nicht zu verbinden, sondern nur mit einer Cellophanhülle zu decken.

Wir sind wie BROWN und PELLICIARI der Ansicht, daß der Verband nicht nach einigen Tagen gewechselt, sondern 7 Tage lang intakt gelassen werden muß. An diesem Grundsatz soll festgehalten werden, auch wenn etwa am 5. Tage das Transplantat zu riechen beginnt. Zu diesem Zeitpunkt besteht die Gefahr einer Nekrose. Im allgemeinen erholt sich aber das Transplantat in den nächsten Tagen. DAVENPORT und BERNARD entfernen Verband und Nähte am 5. Tag.

Ergebnisse. Die Ergebnisse mit den frei transplantierten Ohrmuschelanteilen sind bei Gelingen besser als mit manchen anderen Verfahren. Die Innenauskleidung des Nasenflügels ist bei der Flügelersatzplastik von einem sehr natürlichen Aussehen. Auch die feine Wölbung des Nasenflügels oder die zarte Form des Nasenstegs kann man kaum mit anderen Verfahren so gut ausarbeiten, denn es gibt außer der Ohrmuschel kein Körpergewebe, bei dem ähnlich wie bei der knorpeligen Nase eine gewölbte Knorpelplatte beidseitig von feiner Haut überzogen ist. — Die an der Ohrmuschel entstehenden Formveränderungen sind bei Beachtung der oben angeführten Richtlinien relativ gering. — Ein wesentlicher Vorzug des Verfahrens liegt vor allem in der Kürze des Krankenhausaufenthaltes und in der Tatsache, daß, abgesehen von eventuellen kleinen Nachkorrekturen, nur ein einziger operativer Eingriff notwendig ist. Bei Mißlingen der Einheilung ist außer der leichten Formveränderung an der Ohrmuschel kein Schaden für den Patienten entstanden. Man muß ihn natürlich auf die Möglichkeit eines Mißlingens aufmerksam machen.

Weitere Möglichkeiten. Außer der oben beschriebenen Transplantation von dreischichtigen Haut-Knorpel-Haut-Transplantaten können aus dem Lobulus auch *knorpelfreie Gewebsstücke* entnommen und frei transplantiert werden, wie es ZENO und HIRSCHBERG beschrieben haben. Auch DUPERTUIS transplantierte Partien aus dem Ohrläppchen ohne Knorpel. Wir verwenden in geeigneten Fällen für die Columella freie Transplantate aus dem hinteren Rand des Ohrläppchens, wie es auch CONVERSE und MCLAUGHIN empfohlen haben. Sie enthalten Fett an Stelle von Knorpel.

Zweiteilige *Haut-Knorpel-Transplantate* finden in den Fällen Verwendung, in denen der Defekt nicht die ganze Dicke des Nasenflügels, der Columella oder

der Nasenspitze betrifft. Bei einem Patienten, bei dem die Nasenatmung auf einer Seite durch narbige Einziehung des Nasenflügels nach Trauma praktisch aufgehoben war, konnten wir durch ein zweischichtiges Transplantat aus der gewölbten Concha den ursprünglich konkav nach innen verzogenen Flügelknorpel in eine konvexe, d.h. nach außen gewölbte Stellung bringen. Die Transplantate enthalten in solchen Fällen die hintere Hautschicht der Concha nebst Knorpel,

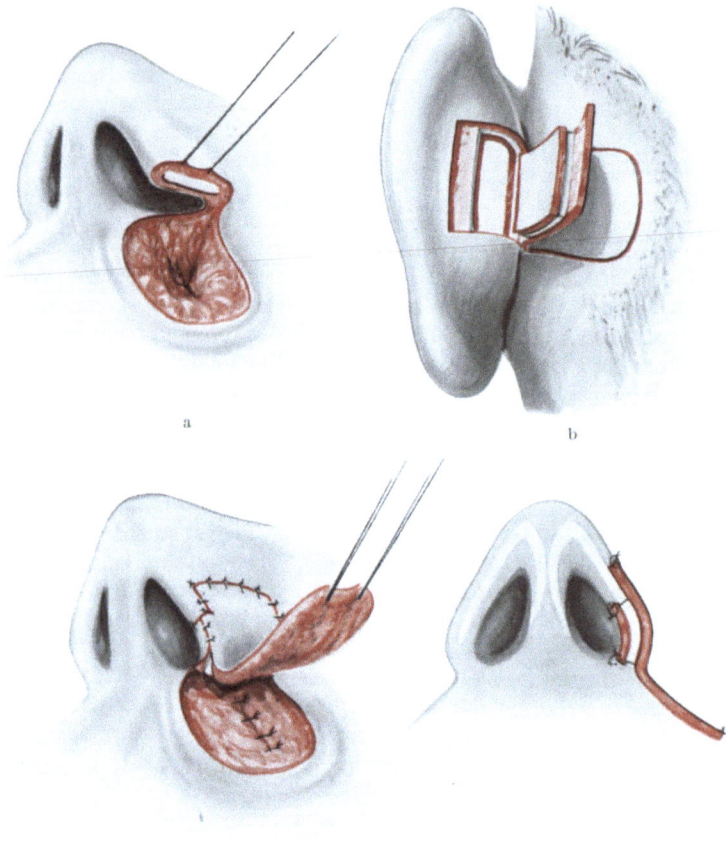

Abb. 409a—d. Erweiterte Modifikation der „composite graft"-Methode nach CONVERSE für Defekte des Nasenflügels, die auf die Wangenhaut übergreifen. a Defekt. b Dreischichtige Entnahme an der Ohrmuschel mit retroauriculärem Hautlappen. c Einnähen des Transplantates. d Zustand nach Schaffung der Innen- und Außenepithelisierung mit dazwischenliegender Knorpelstütze

während die vordere Hautschicht erhalten bleibt. Der Defekt auf der Hinterseite der Ohrmuschel wird durch Verschiebeplastik gedeckt.

Es sei hier noch die Teilrekonstruktion der Columella durch die freie Transplantation eines Keils *aus der Basis eines Nasenflügels* nach PEGRAM erwähnt, die auch schon im Kapitel der doppelseitigen Hasenschartennase zur Besprechung gekommen ist (s. S. 255) und mit der wir ebenfalls gute Resultate erreicht haben. — Ein ungewöhnlicher Fall von composite graft wurde von DAVIS beschrieben. Er erweiterte einen narbig verkürzten Nasenflügel mit einem keilförmigen zusammengesetzten Haut-Knorpel-Haut-Transplantat aus dem gesunden Nasenflügel.

CONVERSE beschrieb 1950 eine erweiterte Composite-graft-Methode, bei der er für die Ersatzplastik des Nasenflügelansatzes samt angrenzendem Wangenteil ein dreiteiliges Haut-Knorpel-Hauttransplantat von der Concha der Ohrmuschel mit anhängendem, weit größerem äußeren *Hautblatt von dem Planum mastoideum* überpflanzte. Bei der Entnahme mußte der an der Hinterfläche der Ohrmuschel zu bildende Hautteil weit über die Umschlagfalte der Ohrmuschel auf die retroauriculäre Region hinüber umschnitten werden. Mit diesem am viel kleineren Knorpelstück hängenden Hautlappen konnte er dann den angrenzenden Wangendefekt decken. Der andere Hautlappen, der von der Vorderwand der Ohrmuschel stammte, diente zur Auskleidung des Vestibulum nasi und war ungefähr so groß wie das dazwischengelagerte Knorpelstück oder etwas kleiner. Die Entnahmestelle an der Hinterfläche der Ohrmuschel und retroauriculär wurde durch Lappenverschiebung gedeckt, während der Hautdefekt in der Concha durch einen Ganzhautlappen geschlossen wurde (Abb. 409). SCHUCHARDT empfahl, die Entnahmestelle an der Rückseite der Ohrmuschel durch einen brückenförmigen Hautlappen zu schließen.

ROBINSON berichtete 1956 über eine Ersatzplastik der Nasenspitze und beider Nasenflügel mit einem 8 cm langen, streifenförmigen composite graft. Die Vorschrift von BROWN, CANNON und PELLICIARI, 1 bis 1,5 cm in der Breite nicht zu überschreiten, wurde dabei berücksichtigt. ROBINSON, der das Transplantat vom Helix entnommen hatte, verzichtete nach der Plastik wie MCLAUGHLIN auf einen Verband.

SERCER kombiniert die Composite-graft-Technik mit einem Stiellappen. Er transplantiert das zusammengesetzte Ohrmuscheltransplantat nicht frei, sondern läßt es *mittels eines langen Stiellappens*, der innerhalb der Haargrenze über der Stirn und parallel zu dieser angelegt wird und vorn am Scheitel gestielt ist, auf den Nasenflügel wandern.

III. Rekonstruktion der Nasenflügel

Die isolierten Defekte der Nasenflügel sind verhältnismäßig selten und meistens kombiniert mit Zerstörungen der Nasenspitze, der Columella, des Nasenrückens oder der seitlichen Abhänge. Ursächlich kommen Biß-, Schnitt-, Schußwunden, Verbrennungen, Status nach Excision von Lupus oder Tumorgewebe, Lues usw. in Frage.

Als Methoden der Rekonstruktion der Nasenflügel sind folgende bekannt:
1. die lokalen Verfahren;
2. Rekonstruktion durch Lappen aus der Nachbarschaft;
3. Rekonstruktion durch Septumlappen;
4. Rekonstruktion durch Fernlappen;
5. freie Transplantationsmethoden, die im vorhergehenden Kapitel beschrieben sind (s. S. 334).

1. Lokale Rekonstruktionsverfahren

Zu den lokalen Verfahren der Rekonstruktion gehört die Verwendung des unmittelbar neben dem Defekt befindlichen Gewebes.

Unter den älteren Methoden der Korrektur eingezogener Nasenflügel kennt man die von KRAUSE und DIEFFENBACH (Abb. 410) als umgekehrte V-Y-Plastik, ferner die BOCKENHEIMERsche, bei der ein Winkelschnitt zu einem Rhombus ausgezogen und dieser durch stärkere Verziehung in Richtung auf den Defekt zu einer Linie zusammengerafft wird (Abb. 411). Beide Methoden sind obsolet.

Die Methode von DENONVILLIERS ist eine *Z-Plastik im Nasenflügelgebiet*, bei der ein vorn gestielter Lappen distalwärts wandert und so eingenäht wird (Abb. 412), daß der Nasenflügelrand im richtigen Niveau zu liegen kommt. Dieses Verfahren kann auch zur Deckung marginaler Nasenflügeldefekte dienen und nach KAZANJIAN durch ein freies Hauttransplantat im oberen Teil des Nasenflügels ergänzt werden (Abb. 413). KAZANJIAN mobilisiert in Abänderung des Verfahrens von DENONVILLIERS die Schleimhautauskleidung der Nase oberhalb des Flügeldefektes, um diese nach unten zu verschieben, damit sie sich an dem über dem Flügel entstehenden Defekt von innen anlagert und keine Perforation entsteht. Den äußeren Defekt braucht man dann nicht mit einem die ganze Wand ersetzenden freien Transplantat zu decken.

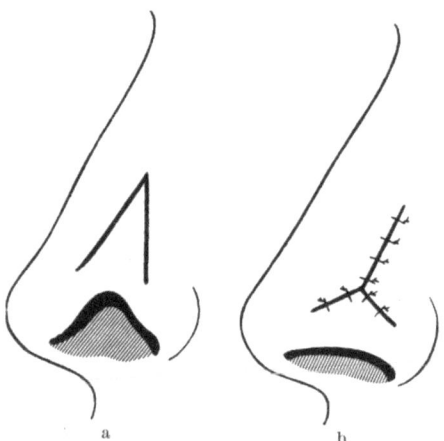

Abb. 410a u. b. Korrektur des retrahierten Nasenflugels durch V-Y-Plastik nach KRAUSE, DIEFFENBACH. a Schnittführung durch die ganze Dicke der Weichteile. b Nasenflugel verschoben, Entnahmestelle vernaht

Eine andere Variation der Methode von DENONVILLIERS ist von JOSEPH angegeben worden. Der Nasenflügel wird durch Umschneiden im Bereich seiner Basis so verlagert, daß der Rand das normale Niveau erreicht und der gesamte mobilisierte Flügel an der Nasenspitze gestielt ist. Mit ähnlichen lokalen kleinen Läppchen korrigieren TENNISON und WALLER sowie GRIFFITH die konge-

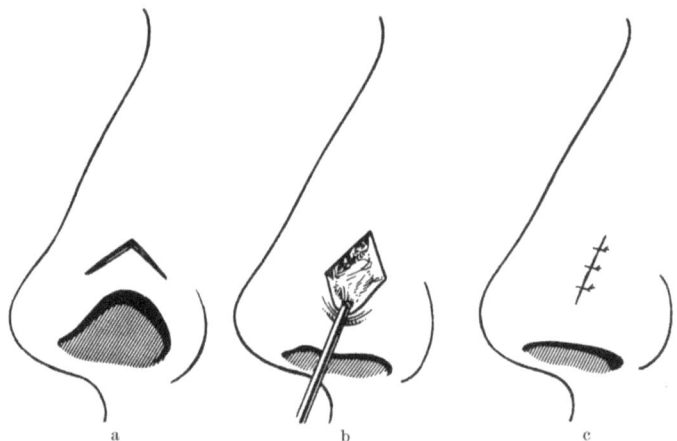

Abb. 411a—c. Korrektur des retrahierten Nasenflugels nach BOCKENHEIMER. a Incision durch die ganze Flugeldicke. b Herabziehen des Nasenflugelrandes bis zum normalen Niveau. c Vernahen in Langsrichtung

nitale laterale Nasenspalte (s. S. 297), d.h. einen keilförmigen Defekt am Nasenflügel. Bei kleinsten Defekten oder Retraktionen des Flügelrandes genügt eine marginale Z-Plastik (Abb. 414). Ein nach oben gestielter Lappen aus dem Bereich der Nasenflügelbasis wird in den Defekt eingeschwenkt und vernäht. Ein weiteres einfaches Verfahren von JOSEPH, das aber nur wenig Anwendungsmöglichkeit hat, besteht in der senkrechten Keilexcision am retrahierten und vernarbten Nasenflügel mit Herabziehen des mobilisierten lateralen Nasenflügels

(Abb. 415). Dieses Verfahren eignet sich für breite, nicht sehr hohe Nasenflügeldefekte oder für retrahierte Nasenflügel. Der Rand muß lang genug sein, und

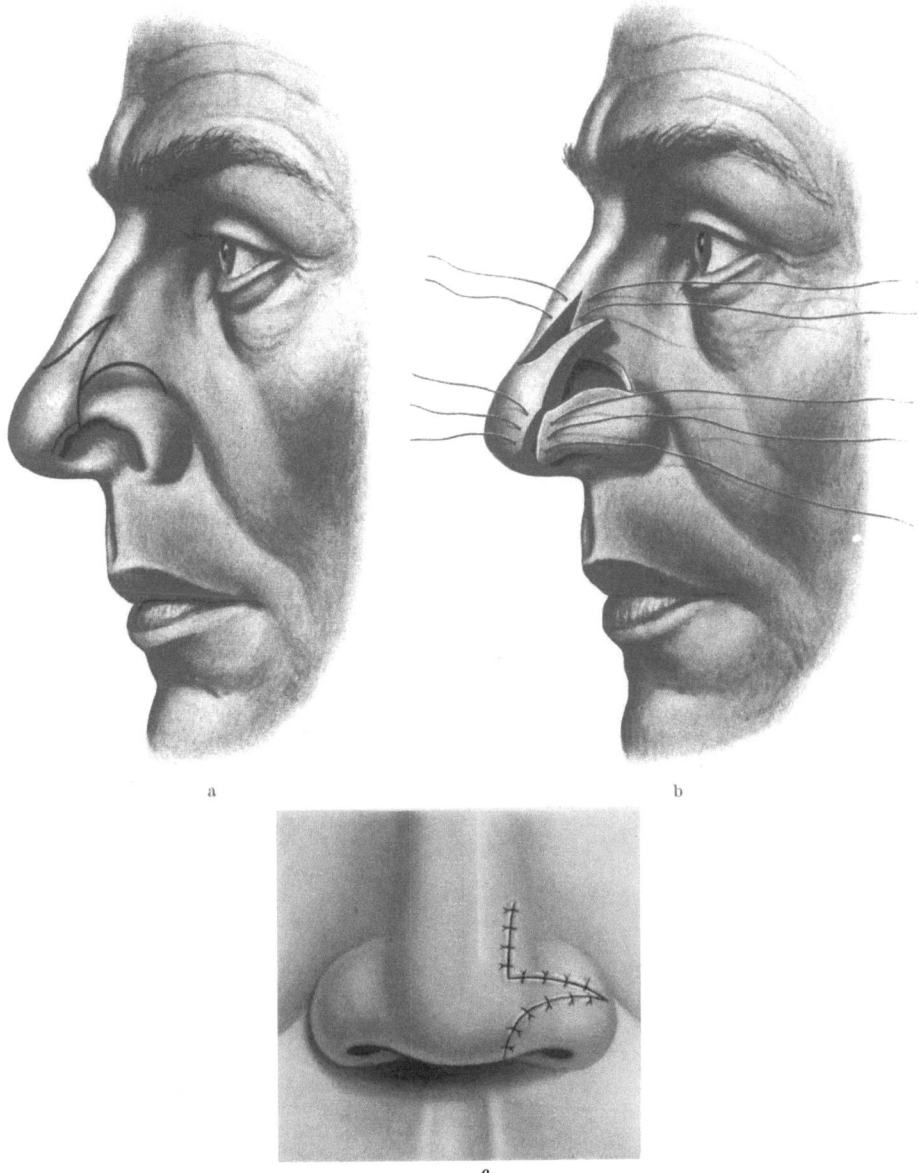

Abb. 412a—c Nasenflügelplastik nach DENONVILLIERS, JOSEPH. a Die ausgezogenen Linien zeigen die Schnittrichtung für den Lappenaustausch an b Durch die angedeuteten Nähte wird die zukünftige Lage der Lappen gekennzeichnet. c Zustand nach der Naht (Aus KLEINSCHMIDT)

es dürfen an der Flügelbasis und im Bereich der angrenzenden Wange keine tiefen Narben vorhanden sein, damit die Ernährung nicht gefährdet ist.

Ein ausgedehnteres Verfahren, das bei größeren Flügeldefekten angewandt wird, stammt von uns (R. MEYER). Der Nasenflügel wird dabei in seiner ganzen

Dicke vorn paramedian durchtrennt. Durch einen zweiten Schnitt im spitzen Winkel zum ersten wird ein schmaler Keil excidiert. Die Haut des Nasenabhanges

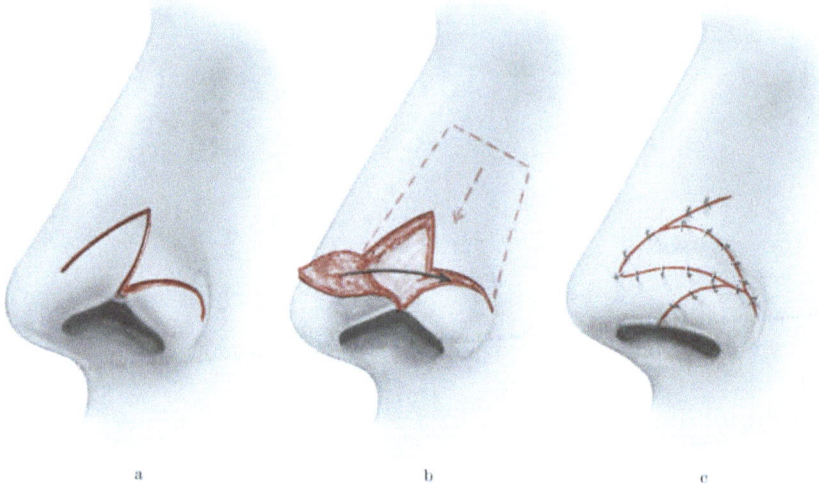

Abb 413a—c Korrektur des retrahierten Nasenflugelrandes durch Kombination der Methoden von DENONVILLIERS und KAZANJIAN a Schnittfuhrung nach DENONVILLIERS. b Mobilisierung des Lappens nach DENONVILLIERS und Schaffung der Wundflache zur Aufnahme dieses Lappens (schwarzer Pfeil). Rot gestrichelte Linie Begrenzung des Lappens im Vestibulum und Naseninnern. Roter Pfeil Richtung der Verschiebung. c Lappen nach DENONVILLIERS eingenaht, restlicher Defekt durch Vollhautlappen gedeckt (KAZANJIAN)

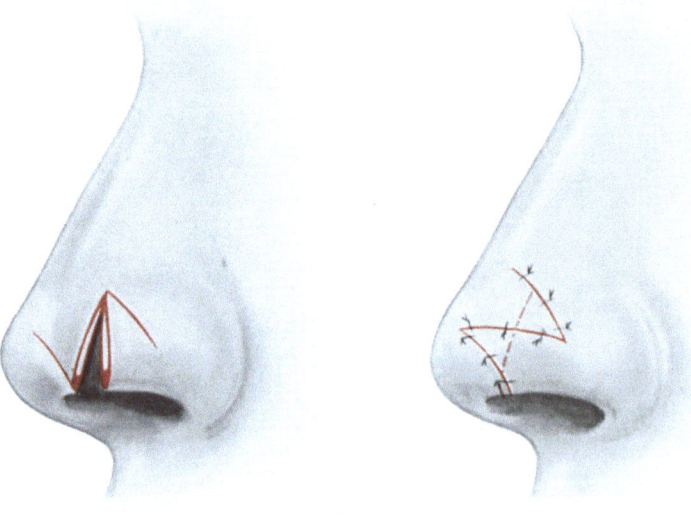

Abb. 414a u. b. Korrektur eines Flugeldefektes oder einer Flugelretraktion durch Z-Plastik. a Schnittfuhrung, b ausgetauschte Lappchen vernaht

wird bis auf Augenhöhe mobilisiert, so daß der entstehende Hautlappen, der fast die ganze Nasenhälfte einnimmt, nach unten rotiert und im richtigen Niveau eingenäht werden kann. Um diese Rotation und *Verschiebung der ganzen seitlichen Nasenhaut* besser zu ermöglichen, führen wir den paramedianen Schnitt nach oben bogenförmig bis unter die Augenbraue und excidieren knapp vor dem Augenbrauenkopf an der Glabella ein Burowsches Dreieck (Abb. 416). Die Unter-

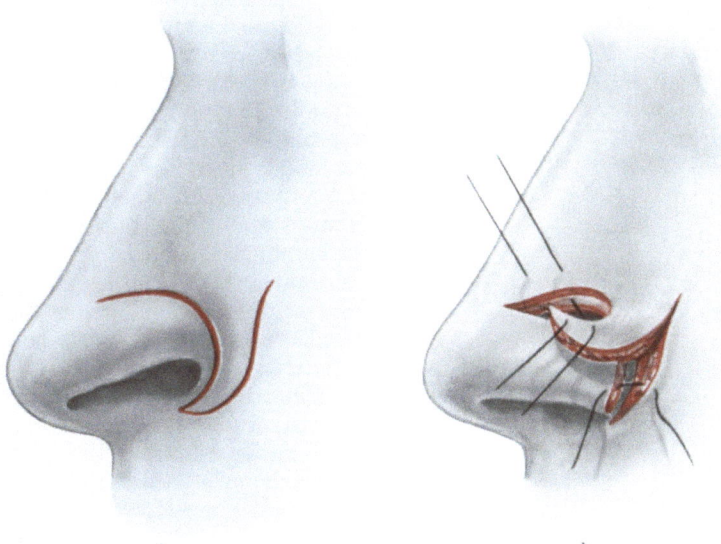

Abb. 415a u b. Nasenflügelplastik bei Retraktion der Basis nach DENONVILLIERS, JOSEPH. a Schnittführung. b Schwenken des Lappens in ganzer Dicke mit Epithel für die Innenauskleidung

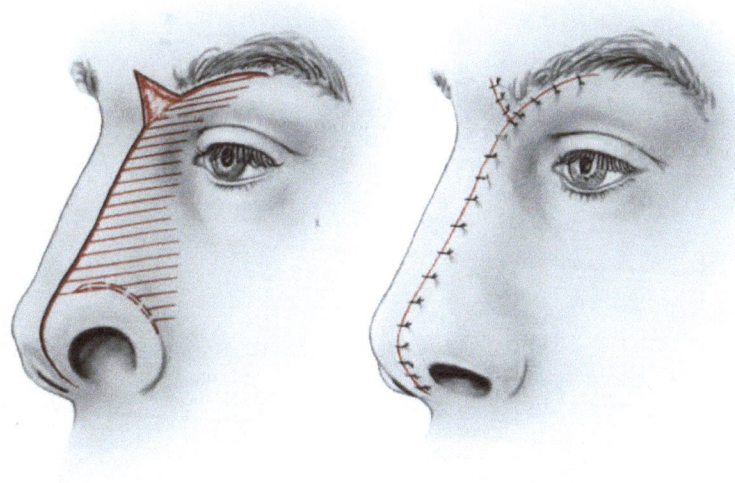

Abb. 416a u b Korrektur des retrahierten Nasenflügels durch Verschieben der Haut der ganzen Nasenseite nach R. MEYER. a Rot schraffierte Fläche mobilisierte Haut. Entlastungsexcision an der Glabella. Rot gestrichelte Linie intracartilaginäre Incision zum Lösen der inneren (vestibulären) Retraktion. b Vernähen des verschobenen Nasenhautanteils

minierung wird bis zum Oberlid und bis zum Arcus superciliaris ausgedehnt. An der Apertura piriformis wird die Mobilisation der Schleimhaut nach oben über den Agger nasi unter Bildung eines breiten Lappens fortgesetzt, der zusammen mit der ganzen Hautrotation verschoben werden kann. — In ähnlicher Weise mobilisiert KAZANJIAN (Abb. 417) einen ausgiebigen Lappen am Seitenabhang der Nase bei narbig retrahiertem Nasenflügel und zieht ihn nach unten. Dadurch wird eine verbesserte Stellung des Nasenflügelrandes erreicht. Der obere Defekt im Gebiet der knöchernen Nase wird mit einem Schwenklappen von der Glabella ausgefüllt. — Eine derartige Rotationsplastik kann bei Einkerbungen im vorderen Teil des Nasenflügels, z.B. beim ,,congenital notch", auch mit einer kleinen randständigen Z-Plastik nach GRIFFITH kombiniert werden.

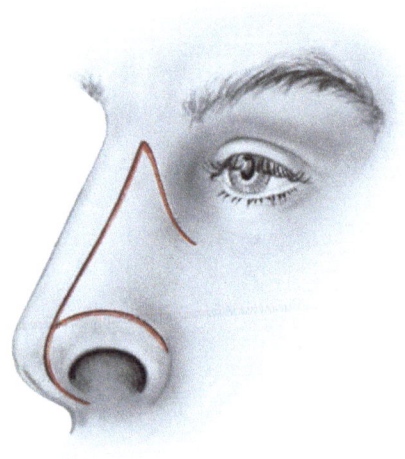

Bei retrahiertem Nasenflügel durch Narben am seitlichen Abhang der Nase kann die Korrektur nach KAZANJIAN mittels *ausgiebiger Z-Plastik* durchgeführt werden. Beide dreieckigen Lappen der Z-Plastik müssen über ihre Basis hinaus mobilisiert werden, damit sie leicht verlagert werden können (Abb. 418).

Diese Methoden zur Korrektur retrahierter Nasenflügel von JOSEPH, R.MEYER

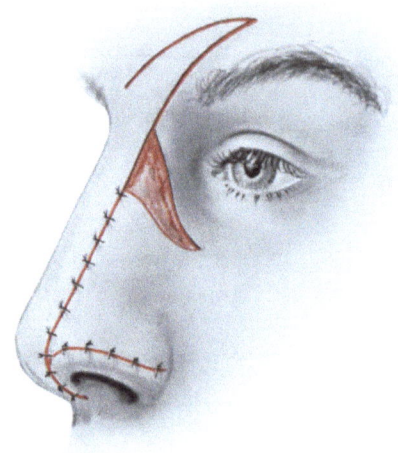
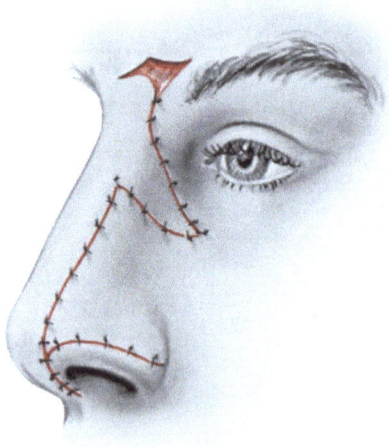

Abb. 417a—c. Korrektur des retrahierten Nasenflugels durch Verschiebelappen aus der lateralen Nasenwand und Schwenklappen von der Glabella nach KAZANJIAN. a Schnittfuhrung im Bereich der Columella des seitlichen Nasenruckens, des Nasenabhangs sowie im Bereich des Nasenflugelrandes. b Bildung des Schwenklappens an der Glabella, Verschiebelappen mit Verlagerung des Nasenflugelrandes eingenaht. c Hautdefekt am seitlichen Nasenabhang durch Glabellalappen gedeckt

und KAZANJIAN, durch die die Nase wieder symmetrisch gestaltet wird, sollen nur angewendet werden, wenn die Nase lang ist, weil sie zu einer gewissen Verkürzung der Nase, d.h. zu einer Hebung der Nasenspitze führen. Wir haben mit unserer Methode in manchen Fällen ein sehr schönes Resultat in bezug auf

Symmetrie der Nase erzielt, mußten aber in einer zweiten Sitzung, einige Monate später, entweder durch Mobilisation der ganzen Nasenrückenhaut oder durch Spanimplantation oder durch umgekehrte V-Y-Plastik an der Glabella die

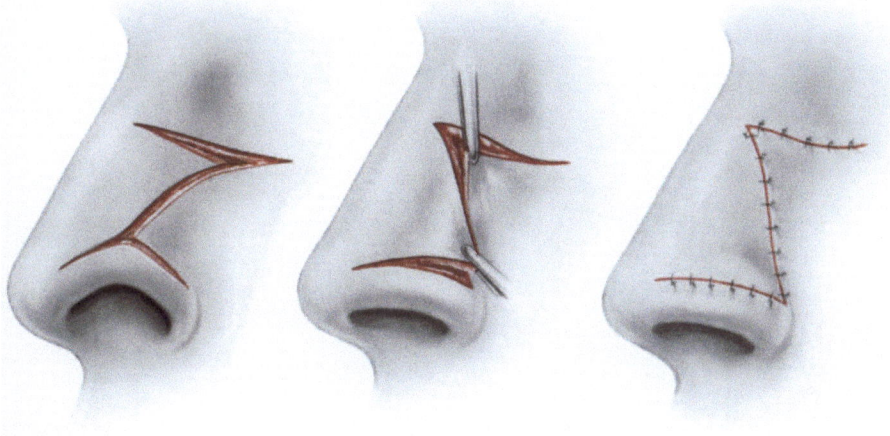

Abb. 418. Z-Plastik bei retrahierten Nasenflugeln nach DENONVILLIERS, KAZANJIAN. Die Hautlappen mussen bis uber die Basis hinaus mobilisiert werden

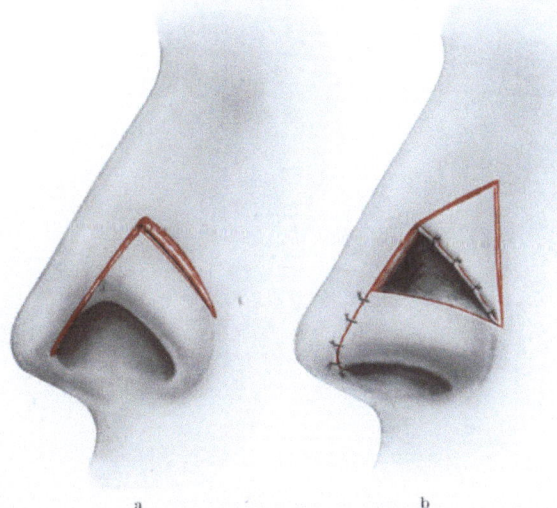

Abb. 419a—d. Korrektur des defekten Nasenflugelrandes nach BARSKY. a Schnittfuhrung durch die ganze Weichteildicke zur Bildung eines Verschiebelappens. b Verschiebelappen auf das richtige Niveau versetzt und eingenaht. Umgrenzung des spater zur Innenauskleidung einzuschlagenden Hautlappens angedeutet. Haut und Schleimhaut am oberen Perforationsrand vernaht

Nase verlängern. Selbstverständlich ist hier eine außerordentlich feine Nahttechnik am Platz, damit die äußeren Narben später kaum sichtbar sind. Wir verwenden ausschließlich Dermalone 000000.

Ein zweizeitiges Verfahren zur Korrektur retrahierter Nasenflügel ist von BARSKY entwickelt worden. Dabei wird ein großer *rechteckiger Verschiebelappen* durch Incision am unteren Rand des Nasenknochens und paramedian vorn bis zum Rand des Flügeldefektes gebildet und so nach unten versetzt, daß er auf dem richtigen Niveau eingenäht werden kann (Abb. 419a u. b). Hierdurch entsteht ein dreieckiger Defekt oberhalb des Nasenflügels, der in der zweiten Sitzung gedeckt werden muß (Abb. 419b). In der ersten Sitzung werden die Schleimhaut

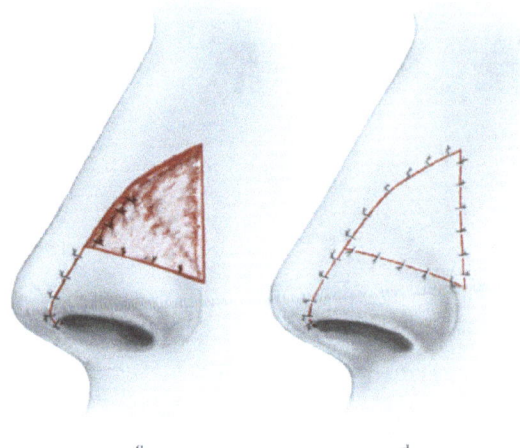

Abb. 419c u. d. c Innenauskleidung durch Herunterklappen eines dreieckigen Lappens. d Deckung des äußeren Hautdefektes mit Vollhautlappen

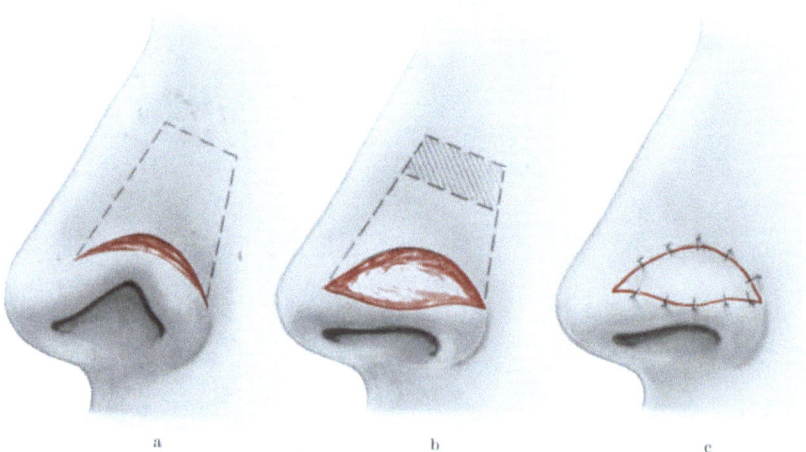

Abb. 420a—c. Korrektur des Nasenflugelrandes bei leichter Retraktion nach KAZANJIAN. a 1 cm oberhalb des retrahierten Nasenflugels Incision bis auf die Innenauskleidung. Schwarz gestricheltes Trapez zu mobilisierende Schleimhaut. b Nasenflugelrand mit Innenauskleidung nach unten verlagert. Schwarz schraffiert nicht gedeckte Wundflache am Agger nasi. c Äußeres Wundgebiet durch freie Hauttransplantation gedeckt

der Nase und die Haut am oberen Defektrand miteinander vernäht. Nach einigen Wochen wird ein dreieckiger Hautlappen mit der Basis am oberen Defektrand gebildet, zur Innenauskleidung eingeschlagen und vernäht (Abb. 419c). Dabei ist darauf zu achten, daß die ernährende Basis nicht zu stark geknickt oder gespannt und der Lappen bei der Entnahme groß genug gewählt wird. Der äußere Defekt wird durch ein *freies Hauttransplantat* versorgt (Abb. 419d). Eine Deckung durch einen gestielten Lappen vom Oberarm ist auch möglich.

Lokale Rekonstruktionsverfahren

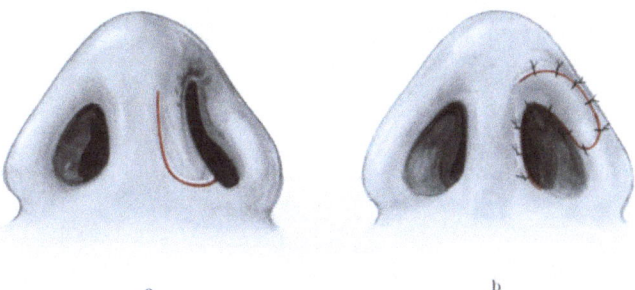

Abb. 421a u. b. Deckung eines vorderen Nasenflügeldefektes aus der Columella nach R. MEYER. a Umschneiden des Läppchens seitlich an der Columella. b Einnähen des geschwenkten Läppchens

Bei leichteren Retraktionen des Nasenflügels kann nach KAZANJIAN 1 cm oberhalb des retrahierten Nasenflügelrandes eine Incision bis auf die Innenauskleidung der Nase vorgenommen und von hier die Nasenschleimhaut in weiter Ausdehnung nach oben dekolliert werden. Aus dieser gelösten Schleimhaut wird ein trapezförmiger Lappen mit der Basis am Nasenflügel umschnitten und distalwärts mit dem verlagerten Nasenflügelrand verschoben. Im Gebiet des Agger nasi entsteht ein Schleimhautdefekt, der zugranulieren muß (Abb. 420). Durch die Verlagerung des Nasenflügelrandes bleibt an der erweiterten horizontalen Incision ein äußerer Defekt zurück, welche durch freies Ganzhauttransplantat (Wolfe-Krause-Lappen) gedeckt wird.

Unter Umständen ist es auch möglich, kleinere vordere Randdefekte am

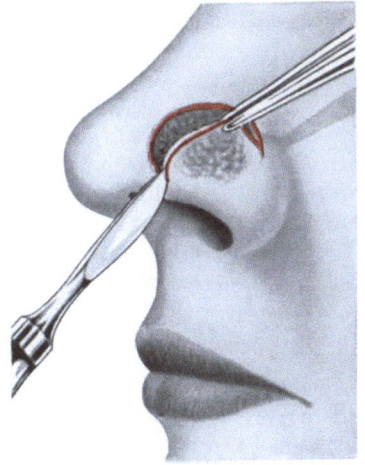

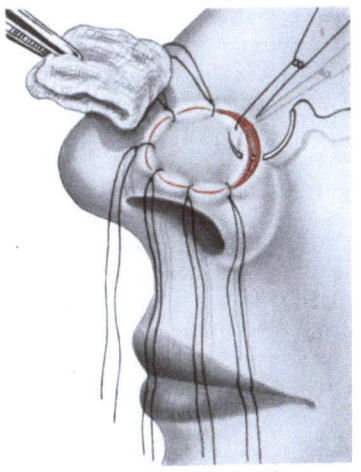

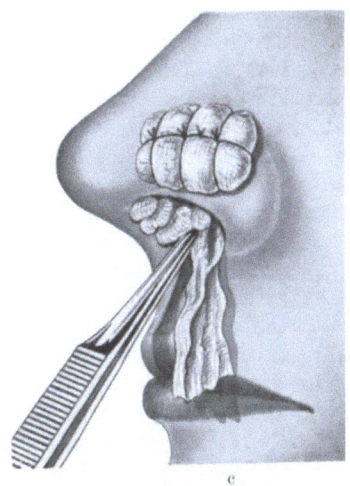

Abb. 422a—c a Excision eines Naevus aus dem Nasenflügel unter Erhaltung der Innenauskleidung. b Deckung des Wunddefektes mit Vollhautlappen. c Verknüpfung der Nähte über dem Fixations- und Kompressionsverband. Lockere Nasentamponade zur Fixation und Ruhigstellung des Nasenflügels

Flugel durch einen *Schwenklappen von der Columella* seitlich zu decken (R. MEYER, Abb. 421). Dazu muß der Steg aber breit genug ausgebildet sein. Auch die Haut des Septum membranaceum kann zur Deckung der Entnahmestelle am Steg herangezogen werden.

Nach der Excision von Naevi und anderen Tumoren wird die Deckung, wenn ein nicht perforierender Defekt zurückgeblieben ist, durch Heranrotieren der Haut aus der Nachbarschaft oder durch *freie Hauttransplantation* vollzogen. Die Versorgung der freien Hauttransplantate (WOLFE-KRAUSE) (Abb. 422) erfolgt technisch so, daß mit den Nähten, die das Hauttransplantat fixieren, ein Tampon zum lockeren Andrucken desselben auf die Wundfläche geknüpft wird. Der Druck darf nicht zu stark sein, sonst reißen die Nähte aus, und die Einheilung ist nicht garantiert, was eine Retraktion des Nasenflügelrandes zur Folge haben kann. Als Entnahmegebiet für kleinere Wolfe-Krause-Hautüberpflanzungen wählt man am besten die Retroauriculargegend oder die Supraclaviculargrube.

Die hier beschriebenen lokalen Methoden zur Behebung von Nasenflügeldefekten kommen heute nur noch dann in Frage, wenn es sich um relativ kleine Defekte handelt. Im großen und ganzen muß man sagen, daß die freien Hauttransplantate und die zusammengesetzten Ohrmuscheltransplantate die lokalen Methoden ziemlich verdrängt haben. — Die Nasenflügeldefektplastik durch freie Überpflanzung einer keilförmigen Partie des gesunden Nasenflügels auf den Defekt nach JOSEPH hat sich bewahrt, wenn auch bedacht werden muß, daß ein Absterben des Transplantates immer im Bereich des Möglichen liegt und dann doch auf eine Entnahme aus der Ohrmuschel zurückgegriffen werden muß. Bei schmalen Flügeldefekten kann dies geschehen, ohne daß eine häßliche Zurückverlagerung der Spitze resultiert.

2. Rekonstruktion durch Lappen aus der Nachbarschaft

Einige ältere Methoden sollen hier zunächst angeführt werden. DIEFFENBACH und DUPUYTREN drehten einen Lappen *von der Nasolabialfalte* nach vorn in den Defekt hinein (Abb. 425a). SÉDILLOT benutzte in gleicher Art einen horizontalen Lappen aus der Wange (Abb. 425b, c). Derartige einschichtige Lappen sind aber bei Defekten, die den ganzen Nasenflügel betreffen, zu verwerfen. Hingegen können so angelegte Lappen mit Erfolg angewandt werden, wenn sie, wie es MAY anrät, in einer ersten Sitzung mit Thiersch-Haut unterfüttert und erst nach einer Woche auf den Defekt geschlagen und eingenäht werden. Es kann zur Innenauskleidung des Defektes aber auch die meist etwas narbige Haut im Bereich des Defektrandes benutzt werden. Sie muß sorgfältig abpräpariert und in den Vorhof umgeschlagen werden. Ein solches Verfahren gab SANVENERO-ROSSELLI an. Nachdem die Innenauskleidung durch Vernähen der nach innen geschlagenen Randhaut gebildet ist, deckt man den äußeren Defekt mit einem Transpositionslappen aus der Gegend des Processus frontalis der Maxilla (Abb. 423). Ein Verfahren von L. OMBRÉDANNE und KAZANJIAN ist dem obengeschilderten sehr ähnlich. Dabei wird ein Hautlappen in der Nasolabialfalte geschnitten und mit der Wundfläche nach außen zur Innenauskleidung des Defektes umgeschlagen. Die äußere Wundfläche wird mit einem Ganzhautlappen gedeckt (Abb. 424).

Ein weiteres Verfahren mit Schwenkung eines Lappens *aus der Wange* auf den Nasenflügeldefekt stammt von NÉLATON (Abb. 426a), ist aber veraltet. Hierbei wird das Ende des Stiellappens zur teilweisen Innenauskleidung nach innen umgeschlagen. Die Methode nach ZUCKERKANDL benutzte einen Verschiebe- oder Transpositionslappen aus dem Wangengebiet. Sie durfte ebenfalls, wie ihre Modifikation nach JOSEPH, bei der noch ein Zipfel von der Nasolabialfalte mitverschoben und zur Innenauskleidung des Nasenflügels ver-

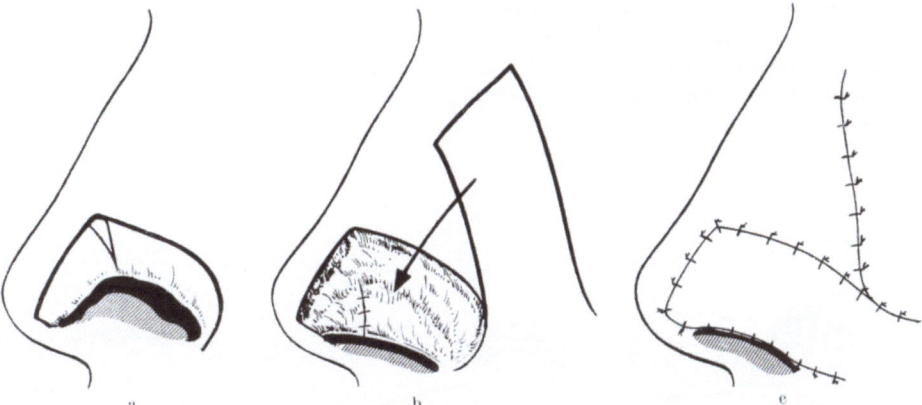

Abb. 423a—c. Ersatz des Nasenflugels nach SANVENERO-ROSSELLI. a Hautlappen mit der Basis am Rand des Defektes wird zur Innenauskleidung nach unten geschlagen (keilformige Excision zur besseren Randbildung). b Äußere Deckung durch Transpositionslappen von der seitlichen Nasen-Wangenpartie. c Endzustand nach Deckung und Vernahen der Entnahmestelle

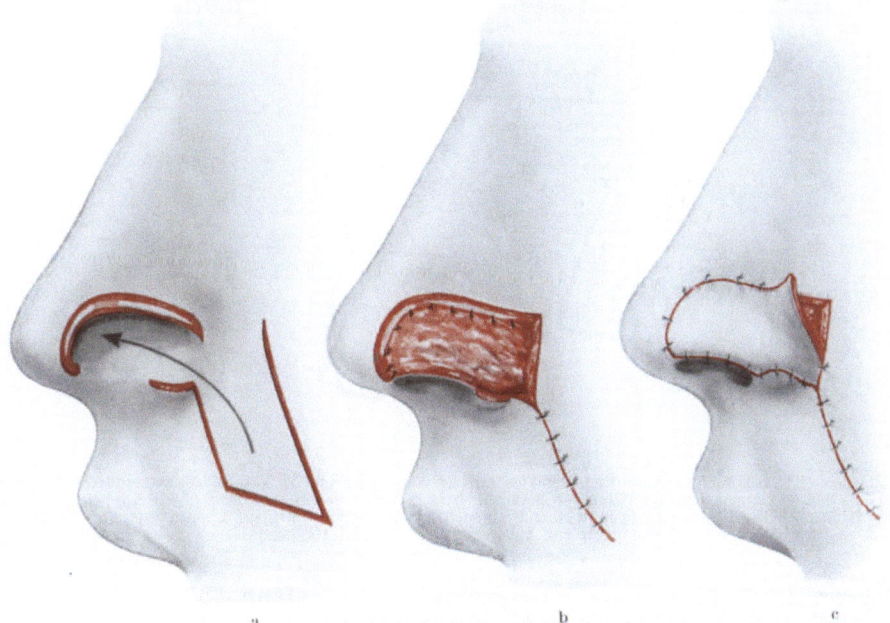

Abb. 424a—c. Nasenflugelersatz nach OMBRÉDANNE, KAZANJIAN. a Lappenbildung in der Nasolabialfalte fur die Innenauskleidung. b Lappen zur Innenauskleidung und Entnahmestelle vernaht. c Deckung der Wundfläche durch Ganzhautlappen

wandt wurde, obsolet sein. SERCER hat für diese Methoden die Deckung der Entnahmefläche an der Wange durch Rotation der Wangenhaut angegeben. Das Verfahren von v. LANGENBECK und seine Modifikation von v. HACKER, wonach ein gestielter rechteckiger Lappen von der gesunden Nasenseite auf den Defekt geschlagen und nach v. HACKER die Innenauskleidung durch Umschlagen eines

Lappens aus der Nasolabialfalte gebildet wird, dürfte heute auch keinen Anhänger mehr finden. Eine weitere Methode DIEFFENBACHs, bei der für die Innenauskleidung ein nasolabialer Lappen eingeschlagen und für die Außendeckung ein Transpositionslappen herangeschwenkt wird, hat sich wegen der schmalen Ernahrungsbasis beider Lappen ebenfalls nicht durchgesetzt (Abb. 426b u. c).

SCHUCHARDT publizierte ein einfaches Verfahren zur Korrektur des nur im vorderen Teil zu hoch stehenden Nasenflügels. Der Nasenflügel wird durch einen

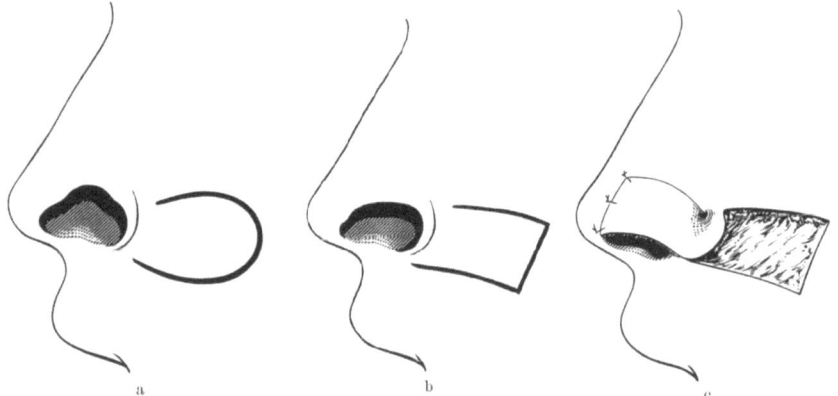

Abb. 425a—c. Deckung des Nasenflugeldefektes mittels Wangenlappen. a DUPUYTREN, DIEFFENBACH. b und c SÉDILLOT

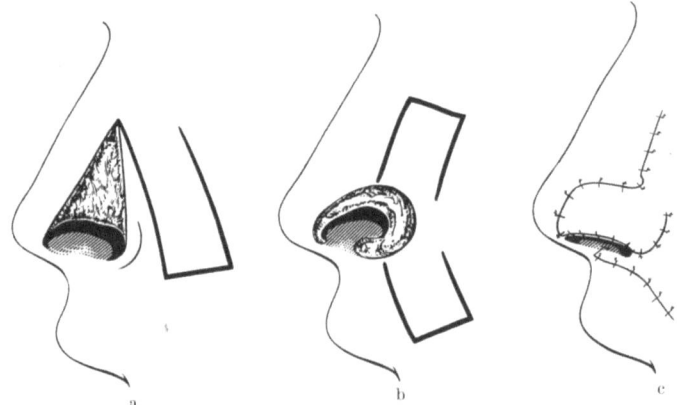

Abb. 426a—c. Deckung des Nasenflugeldefektes mittels Wangenlappen. a Nasenflugelersatz durch oben gestielten Schwenklappen aus der Wange (NÉLATON). b u. c Ersatz des Nasenflugels durch Doppellappen aus der Nachbarschaft Nasolabiallappen wird zur Innenauskleidung eingeschlagen, Lappen aus dem seitlichen Nasenabhang zur Außendeckung vernaht (DIEFFENBACH)

Bogenschnitt von der Nasenspitze getrennt und distalwärts bis auf die richtige Randhöhe rotiert. Danach wird die Innenauskleidung der Nase nach der Art von KAZANJIAN (s. S. 351) mit einem heruntergezogenen Schleimhautlappen aus dem Gebiet des Agger nasi gedeckt. Am oberen Rand des Bogenschnitts mobilisiert man einen dreieckigen Hautlappen, der dann nach lateral verzogen eingenäht wird. — Eine interessante Methode, die wir auch schon mit gutem Erfolg erprobt haben, wurde von FERRIS SMITH angegeben. Es wird ein knapp hinter dem Nasenflügeldefekt gestielter Wangenlappen zur Innenauskleidung auf den Defekt geschlagen. Der untere Teil des Lappens, der am Nasenflügelrand zu liegen kommt, wird nach außen so umgeschlagen, daß er eine Duplikatur am Rand bildet. Das Entnahmegebiet des Lappens wird durch einen Dehnungslappen oder Verschiebelappen nach der geraden Linie aus der Wange gedeckt, während die noch wunde Fläche über dem oberen Teil des Flügeldefektes durch einen Ganzhautlappen (Wolfe-Krause-Lappen) belegt wird (Abb. 427). Wenn der ursprüngliche Defekt am Nasenflügel nicht allzu groß ist, kann man, wie es WYNN und NORDSTROM jr. gezeigt haben, die Entnahmestelle des nasolabialen Klapplappens durch Zusammenziehen der Wundränder schließen. Bei diesem Verfahren des Umschlagens eines Wangenlappens als Innenauskleidung des Nasenflügeldefektes muß darauf geachtet werden, daß an der Basis des Lappens Fett erhalten bleibt, damit die Blutversorgung gewährleistet wird. Die Lappen geraten dadurch etwas zu dick. Der Nasenflügel kann aber in einer späteren Sitzung durch Aufklappen und Excision von Fett und Bindegewebe verdünnt werden.

Eine andere Ersatzmethode hat F. SMITH (Abb. 428) von einer solchen von JOSEPH abgeleitet. Er klappt einen rechteckigen

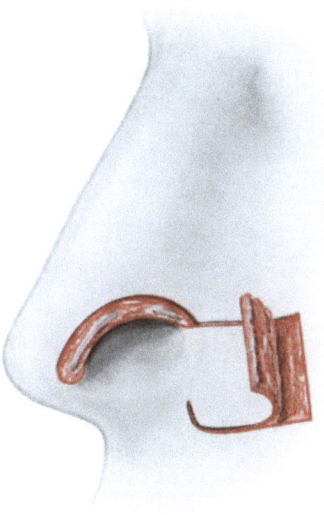

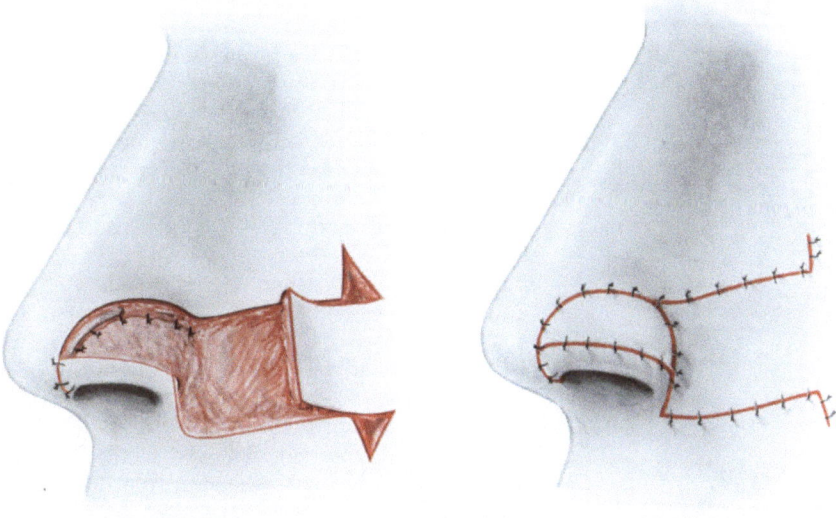

Abb. 427a—c. Nasenflügelrekonstruktion nach F. SMITH a Anfrischen des Defektrandes und Umschlagen eines Wangenlappens zur Innenauskleidung b Wangenlappen eingenäht und Flügelrand durch Umschlagen gebildet c Deckung der Entnahmefläche durch Verschiebelappen nach der geraden Linie, Deckung des äußeren Restes am Flügel durch freien Ganzhautlappen

Hautlappen mit darunterliegenden Muskelfasern vom seitlichen Nasenabhang oberhalb des Flügeldefektes nach unten zur Innenauskleidung des zu rekonstruierenden Nasenflügels. Dabei wird wiederum der am Nasenflügel überlappende Teil des Lappens nach außen umgelegt und damit, wie bei der zuletzt

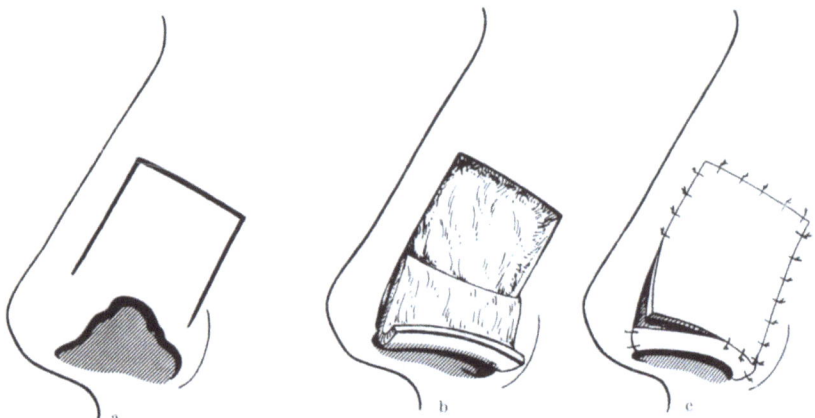

Abb. 428a—c. Ersatz des Nasenflügels nach F. SMITH. a Incision eines Hautlappens zur Innenauskleidung. b Lappen heruntergeklappt. Das Ende des Lappens wird zur Bildung des Flügelrandes umgeschlagen. c Deckung der Wundfläche durch Ganzhautlappen

beschriebenen Methode die Flügelrandduplikatur gebildet. Der übrige äußere Defekt wird wieder durch einen freien Ganzhautlappen gedeckt. Diese äußere Deckung hat JOSEPH durch einen schrägen gestielten Stirnlappen mit der Basis an der Glabella ausgeführt. Es ist selbstverständlich, daß heute, in der Zeit der freien Transplantate, die Modifikation von FERRIS SMITH der ursprünglichen Methode von JOSEPH vorzuziehen ist, weil sie keine weiteren Narben im Gesicht setzt. Man hat es dann mit einer doppelten Hautplastik zu tun, d. h. mit der Kombination eines Lappens aus der Nachbarschaft und mit einem freien Hauttransplantat, wie wir es oben schon öfter erwähnt haben. CONVERSE und ROBIN empfehlen diese doppelte Hautplastik besonders für den Ersatz nach Excision von oberflächlichen Carcinomen. Sie machen dabei von Verschiebe- und Transpositionslappen aus der Nachbarschaft Gebrauch und decken die Entnahmefläche mit Hauttransplantaten nach WOLFE-KRAUSE. Auch die Verwendung von gestielten Hautlappen vom Oberarm sollte wegen der großen Sicherheit bei der Einheilung für die Deckung der entstehenden Wundfläche in Erwägung gezogen werden.

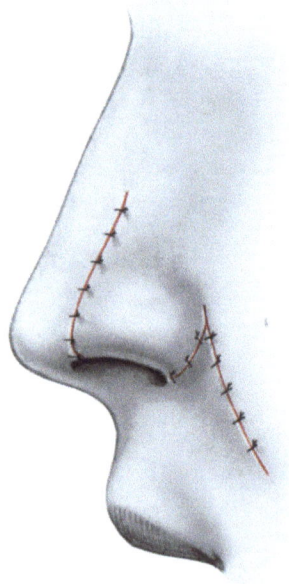

Abb. 429. Nasenflügelersatz nach DE CHOLNOCKY (NÉLATON). Defekt durch Lappen aus der Nasolabialfalte mit Basis an der Nasenseite gedeckt, Innenauskleidung durch Einschlagen des Lappenendes hergestellt

Mit den zur Innenauskleidung bestimmten Klapplappen (Abb. 426—428) haben wir wie E. SCHMID die Erfahrung gemacht, daß sie besser vascularisiert und solider sind, wenn sie zuvor durch Unterfütterung mit einem leicht konvexen Knorpelstück aus der Concha der Ohrmuschel armiert worden sind.

DE CHOLNOCKY hat die plastische Deckung von Nasenflügeldefekten durch Verwendung eines gestielten Lappens aus der Nasolabialfalte beschrieben, dessen

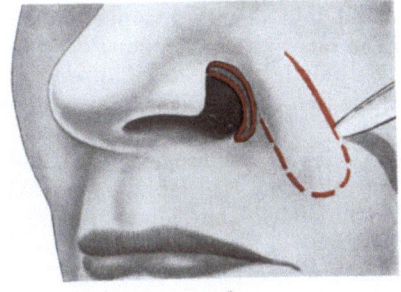
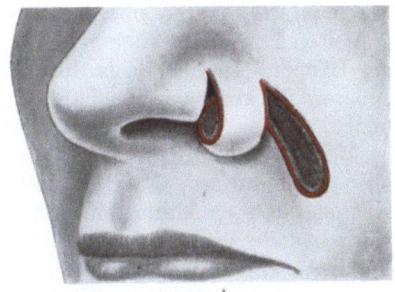
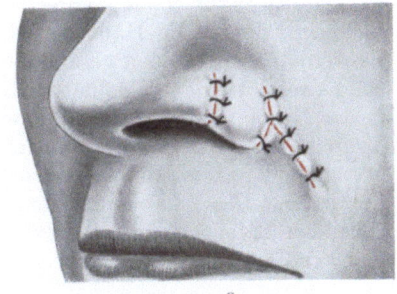

Basis am Nasenrücken liegt. Durch sorgfältige Mobilisation der Wangenhaut kann die Entnahmestelle so geschlossen werden, daß keine Kontraktion der Oberlippe entsteht und die Narbe in der Nasolabialfalte praktisch unsichtbar bleibt (Abb. 429). Zur Festigung des Lappens empfiehlt sich, wie schon oben erwähnt, gelegentlich eine Unterfütterung durch Knorpel aus der Ohrmuschel, die entweder nach erfolgter Hautlappenplastik oder besser vorher, d.h. durch Verpflanzung in den vorbereiteten Lappen, erfolgt.

Wir haben Lappen aus der Nasolabialgegend mit gutem Erfolg verwendet. Ähnlich wie bei der von NÉLATON abgeleiteten Methode von HAGERTY und SMITH sowie von DE CHOLNOCKY wird von uns ein Lappen so geschnitten, daß seine Basis lateral auf der Höhe des defekten Nasenflügels und seine Spitze neben dem Mundwinkel zu liegen kommt. Die Lappenspitze wird nach innen zur Innenauskleidung des Nasenvorhofes umgeschlagen (Abb. 430). Es zeigt sich bei diesem Verfahren, daß am seitlichen Rand des Nasenflügels eine Nachkorrektur zur Glättung des Lappenstiels notwendig wird. Wir haben dieses Verfahren für die Versorgung größerer Defekte im Gegensatz zu MCLAREN aufgegeben. Ein Vorteil ist die gute Durchblutung des Lappens durch die Arteriae angularis und facialis, welche in diesem Gebiet anastomisieren.

ZOLTAN schneidet in Anlehnung an die Technik von POLYA einen ähnlichen Nasolabialfaltenlappen, dessen Basis aber etwas weiter lateral in der Wange liegt. Er näht das mit der Oberfläche nach innen gegen den Nasenvorhof gerichtete Ende des

Abb. 430a—c. Ersatz eines Defektes im Bereich der Nasenflugelbasis. a Bildung des Lappens in der Nasolabialfalte mit Basis in Höhe des Defektes. b Einschlagen des Lappens in den Defekt. c Entnahmestelle und Lappen vernäht

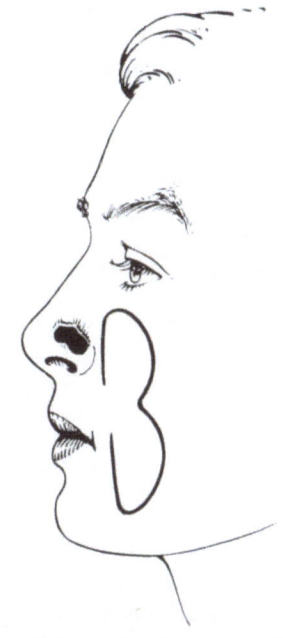

Abb. 431. Deckung nicht durchgehender Nasenflügeldefekte durch den zweizipfeligen Lappen nach ESSER u. ZIMANY. Der Lappen aus dem Nasenabhang schließt den Flugeldefekt, während der Nasolabiallappen zur Versorgung der Entnahmefläche dient

Lappens am inneren oberen Defektrand ein und läßt den so gedoppelten und gestielten Lappen 3 Wochen liegen. Dann wird in einer zweiten Sitzung der Stiel des Lappens an der Basis durchtrennt und der mittlere Teil des Lappens zur äußeren Deckung so eingenäht, daß die Nahtlinie den oberen Nasenflügelgraben bildet.

Brown und McDowell benutzen für den Ersatz großer Flügeldefekte einen oben gestielten, mit Thiersch-Haut unterfütterten Wangen-Nasolabiallappen. Wir glauben, daß es kaum möglich ist, die Entnahmefläche auf eine kosmetisch befriedigende Weise zu schließen

Hier sei noch der zweizipflige Lappen erwähnt, der von Esser 1918 angegeben worden ist und 1953 von Zimany wieder aufgegriffen wurde. Wir halten die Methode zwar für etwas kompliziert, doch hat sie sicher ihr Anwendungsgebiet in Fällen, in denen die Haut der Nachbarschaft der Nase dick und gespannt ist. Es werden zwei Lappen geschnitten, die mit dem zu deckenden Defekt die Form eines dreiblättrigen Kleeblattes bilden. So liegt also der eine ovaläre Lappen in der Nasolabialfalte, der andere am Nasenabhang (Abb. 431). Wenn der eine obere Lappen auf den Defekt geschwenkt wird, dann wird zugleich der untere etwas kleinere Lappen mitgedreht und dient zur Deckung des Entnahmegebietes des ersten. Diese Lappendrehung ist für die Deckung von äußeren nicht durchgehenden Defekten am Nasenflügel gedacht.

3. Rekonstruktion durch Septumlappen

Ein interessantes Verfahren, mit dem Kazanjian verblüffende Erfolge erzielt hat, ist die Deckung des Flügeldefektes mit einem Knorpel-Schleimhautlappen aus dem Septum. Es handelt sich dabei um eine Abwandlung der älteren Methode von de Quervain aus dem Jahre 1902, welche für Defekte der Nasenseitenwand bestimmt war. De Quervain umschnitt einen oben oder vorne am Nasenrücken gestielten Lappen in der ganzen Dicke des Septums, drückte ihn von der anderen Nasenhöhle her an den Defekt der Seitenwand heran und nähte ihn dort nach Abpräparieren der zum Defekt gerichteten Schleimhaut ein. So konnte die Perforation von innen verschlossen werden. Von außen wurde ein Hautstiellappen auf die Wunde gedreht. Kazanjian übertrug diese Methode auf die Ersatzplastik des Nasenflügels. Man benötigt dazu drei Sitzungen. In der ersten Sitzung umschneidet man den Septumlappen, der vorn am Nasenrücken gestielt ist: Man durchtrennt das Septum unmittelbar hinter dem unteren Rand der Lamina quadrangularis, dann entlang der oberen Vomerkante und weiter naseneinwärts durch eine Incision parallel zu dem vorderen Einschnitt (Abb. 432). Dieser bewegliche Septumanteil wird in den hinteren Rand des Flügeldefektes eingenäht. Am vorderen Rand des Lappens wird das Schleimhautblatt der einen Seite mit dem der anderen vernäht. In der zweiten Sitzung wird der Lappen an seiner Basis parallel zum Nasenrücken abgesetzt und gänzlich in den Flügeldefekt eingenäht. In einer dritten Sitzung wird dann das nach außen sehende Schleimhautblatt des eingenähten Lappens entfernt und durch einen gestielten Hautlappen eventuell aus der Nasolabialfalte oder durch ein freies Hauttransplantat gedeckt. Holmes, der die Technik von Kazanjian bei einem sehr großen Nasenflügeldefekt mit Erfolg anwandte, drehte in der dritten Operationssitzung einen Nasolabiallappen, wie wir ihn oben beschrieben haben (Abb. 429), zur Deckung der äußeren Wunde auf den Defekt (Abb. 433). Die Methode hat wegen ihrer komplizierten Durchführung keine Verbreitung gefunden. Wir ziehen dieser Methode andere neuere vor, weil wir die zurückbleibende große Perforation des Septums mit den daraus folgenden funktionellen Störungen als einen zu großen Nachteil ansehen.

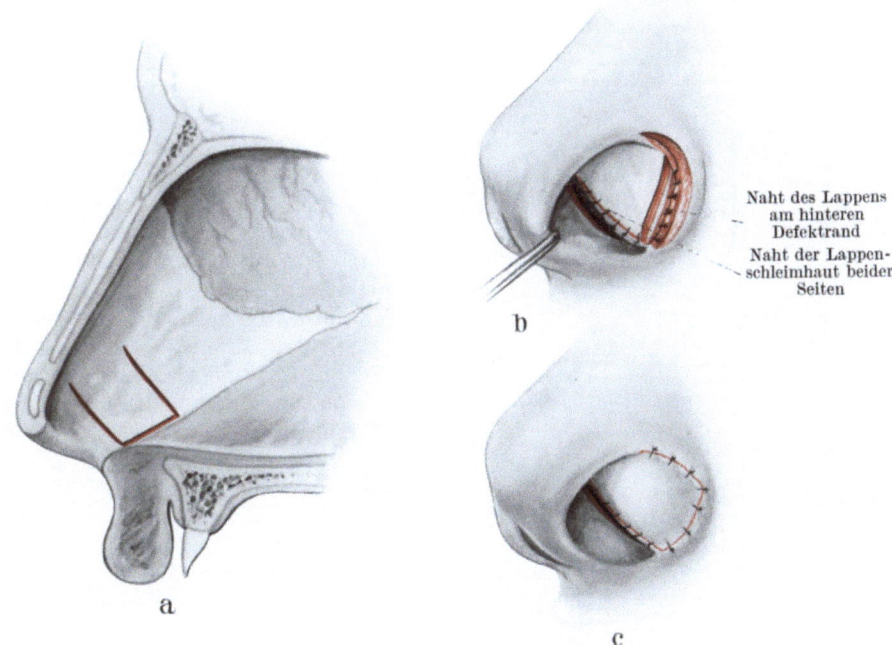

Abb. 432a—c. Ersatzplastik eines Flügels durch einen Septumlappen nach DE QUERVAIN u KAZANJIAN. a Incision des Lappens am Septum. b Lappen an dem hinteren Defektrand z. T. angenaht; beide Schleimhautblatter am unteren Rand vernaht. c Lappen auch in seiner Außendeckung im hinteren Anteil vernaht. In einer zweiten Sitzung wird die Lappenbasis am Septum abgesetzt und in den vorderen Teil des Nasenflugeldefektes eingenaht, in einer dritten wird das außere Schleimhautblatt durch Haut ersetzt (s. Abb. 433)

Ein nur aus Schleimhaut bestehender Lappen aus dem Septum wurde für die Innenauskleidung bei Nasenflügeldefekten von ROBIN angegeben. Er wird rechteckig auf der Gegenseite der Nasenscheidewand mit Basis am Septum membranaceum geschnitten, durch einen Transfixionsschnitt auf die Seite des Flügeldefektes geführt und als innere Epithelschicht für die Ersatzplastik in den Defekt eingenäht, während ein Transpositionslappen aus der Nasolabialfalte für die Außendeckung herangedreht wird. Der durch die Septumlücke eingeschlagene transseptale Lappen wird in einer zweiten Operationssitzung an seiner Basis abgesetzt und gänzlich in den Nasenflügel eingenäht. Bei dieser Methode ist darauf zu achten, daß die Lappenbasis im Bereich der transseptalen Passage nicht eingeengt wird, wodurch die Ernährung gefährdet wäre.

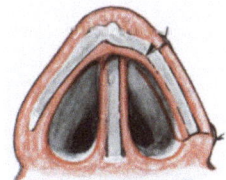

Abb 433. Endzustand im Querschnitt. Zusatzliche Außendeckung nach HOLMES. Nach Abtragung des außeren Epithels am Septumlappen wird die Wundflache durch einen Transpositionslappen aus der Nasolabialfalte gedeckt

4. Rekonstruktion durch Fernlappenplastik

a) Stirnlappen

Im vorangegangenen Abschnitt wurde bereits die Methode von JOSEPH mit Herunterklappen eines Hautlappen vom seitlichen Abhang der Nase zur Innenauskleidung des Nasenflügeldefektes und mit Deckung des äußeren Defektes durch schrägen Stirnlappen erwähnt. Diese Technik wurde in ähnlicher Weise schon 1845 von DIEFFENBACH dargelegt. DIEFFENBACH bog einen Turflugellappen zur Innenauskleidung um und deckte den äußeren Defekt mit einem schrägen Stirnlappen. LABAT aber war der erste, der einen Stirnlappen für die Teilrekonstruktion der Nase verwendete. Vorher waren größere Lappen aus der Stirn (indische Methode) für den Totalersatz der Nase bekannt. SZIGMANOWSKI gab 1870 die Verwendung eines queren Stirnlappens an. Ähnliche Lappen stammen von ROUX, VERHAEGE, MUTTER, BONNET, WEBER, BLANDIN, THOMSON, PREIDLSBERGER, BOUISSON usw. 1931 zeigte dann SANVENERO-ROSSELLI einen queren Stirnlappen mit der Basis an der Schläfe, der zu einem Rundstiellappen geschlossen wurde und dann zur Deckung eines durchgehenden großen Nasenflügeldefektes Verwendung fand. Zur Innenauskleidung erfolgte eine Unterfütterung des entsprechenden Bezirks am Ende des Lappens mit Thiersch-Haut.

1946 griff KAZANJIAN die Methode von LABAT wieder auf und baute sie aus. Sie ist bei Besprechung der Ersatzplastik

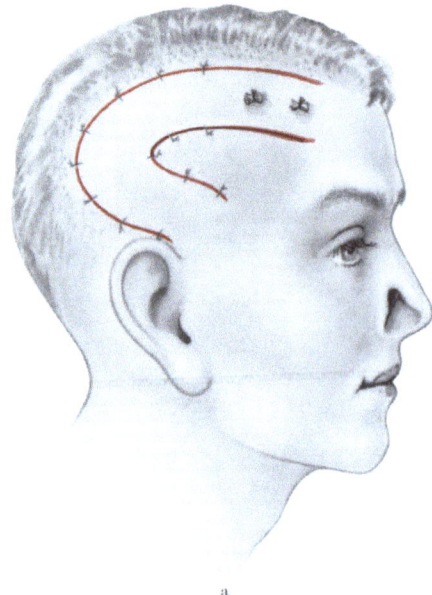

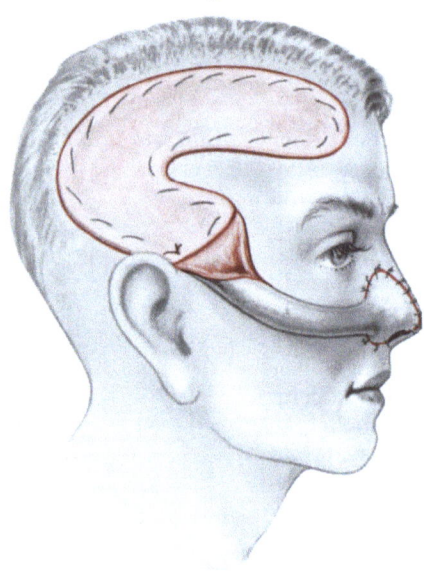

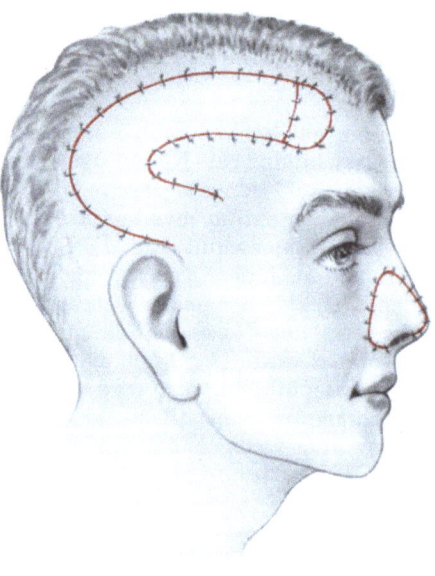

Abb. 434a—c. Sichellappen nach NEW („sickle flap"). a Autonomisierung des Lappens und Unterfutterung mit Thiersch-Haut. b Einnahen des distalen Endes des Sichellappens. Streckenweise wird der Lappen zum Rundstiel vernaht. Entnahmestelle mit Thiersch-Haut versorgt. c Lappen an der Nase abgesetzt und nach Entfernung des Thiersch-Haut zurückverlagert. Die Entnahmestelle des distalen Lappenendes wird durch Ganzhauttransplantat gedeckt

der Columella bereits erwähnt (s. S. 329). Nach unserer Erfahrung ist diese Methode sehr nützlich in Fällen, in denen sich der Defekt über Nasenspitze, Nasenflügel und Columella erstreckt, wie man das überwiegend bei Destruktionen durch Lupus antrifft. In solchen Fällen haben wir sie auch mit gutem Erfolg angewendet. Bei diesem Verfahren können später Nasenflügel, Spitze und Columella durch Knorpeltransplantate aus der Ohrmuschel unterfüttert werden, um ein Schrumpfen der überpflanzten Weichteile zu verhindern. Bei einer Patientin, die mit dem primären Resultat der Plastik sehr zufrieden war und keinen weiteren Eingriff an der Nase mehr zuließ, haben wir die schlechte Erfahrung der Schrumpfung und des Einfallens der Weichteile an Nasenspitze und -flügel gemacht. — Ein medianer Stirnlappen kann auch als ausschließliche Außendeckung mit dem zur Innenauskleidung verwendeten Klapplappen nach F. SMITH (Abb. 427 und 428) kombiniert werden, wie es BROWN und McDOWELL gezeigt haben.

Durch den temporo-frontalen Sichellappen nach NEW („sickle-flap") wird ebenfalls Stirnhaut zur Nasenflügelrekonstruktion herangeschafft. Der Lappen

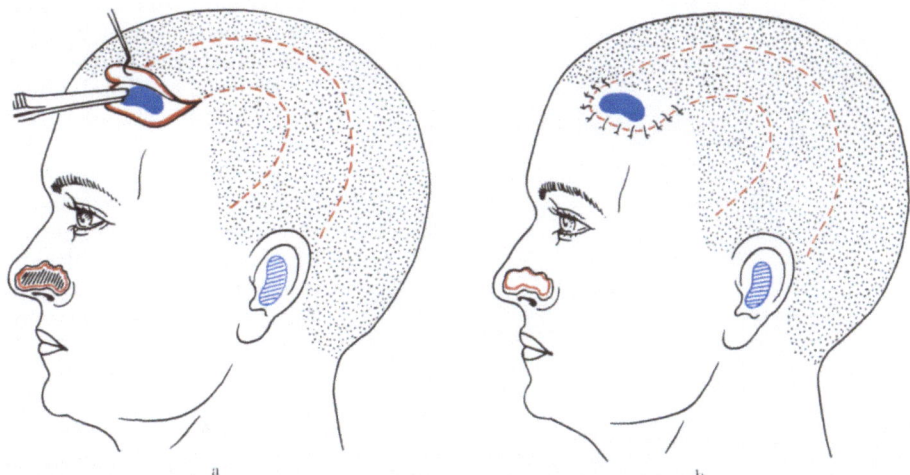

Abb. 435a u. b. Ersatzplastik des Nasenflügels mittels Sichellappens, der am Ende mit einem zweiteiligen composite graft (nach MAY) unterfüttert ist. a Unterfütterung des zu $^4/_5$ in der behaarten Kopfhaut liegenden Sichellappens mit zweiteiligem composite graft, dessen Epithel dem Knochen aufliegt. b Einnähen des Lappenendes mit darunterliegendem composite graft. Blau schraffierte Fläche Entnahmestelle an der Ohrmuschel (Autonomisierung des Lappens)

verläuft bogenförmig von der Schläfe ins Parietalgebiet hinein und ist in seinem für den Ersatz bestimmten distalen Anteil an der Stirn mit Thiersch-Haut unterfüttert. Beim Einnähen in den Nasendefekt, was in der zweiten Sitzung erfolgt, wird der Lappen in seinem mittleren Anteil zu einem Rundstiel vernäht. Die Entnahmestelle wird bis zur Rückverlagerung des Lappenstiels mit Thiersch-Haut gedeckt. Das für die Defektdeckung verwendete distale Lappenende von der Stirn kann durch Vollhauttransplantat ersetzt werden.

Auch MAY empfiehlt die Anwendung des Sichellappens nach NEW für die Ersatzplastik des Nasenflügels. Er unterfüttert (Abb. 435a u. b) den Lappen mit einem zweiteiligen „composite graft" von der Ohrmuschel, dessen häutiger Anteil gegen den Stirnknochen gerichtet ist. Diese Unterfütterung mit „composite graft" stammt ursprünglich von GILLIES, der sie bei seinen eigenen Stirnlappen anwendete. Sie erfolgt in der ersten Operationssitzung, bei der auch die Autonomisierung des Lappens vollzogen wird. In der zweiten Sitzung überbrückt der Sichellappen die Wange. Das Ende wird im Nasendefekt eingenäht, wobei die Hautoberfläche des composite graft in den Nasenvorhof als Innenauskleidung zu liegen kommt. Nachdem das Lappenende am Nasenflügel eingeheilt ist, also nach etwa weiteren 3 Wochen, kann der Lappen in der dritten Sitzung hier abgesetzt und in seine ursprüngliche Lage zurückgebracht werden. Die sekundäre Defektstelle an der Stirn ist bei der zweiten Sitzung mit Thiersch- oder Ganzhautlappen zu decken. Ebenso ist der Hautdefekt der Concha des Ohres an der Entnahmestelle des composite graft mit freier Hauttransplantation zu versorgen.

Wir haben in den bisher beschriebenen Verfahren der Flugelrekonstruktion drei verschiedene Arten der Innenauskleidung kennengelernt: das lokale Einschlagen eines Hautlappens aus dem Randgebiet, das Einschlagen des distalen Endes eines zur Außendeckung bestimmten Transpositionslappens und die freie Transplantation von Thiersch-Haut, von Ganzhaut oder von ,,composite grafts".

Bei einem Totalverlust des Nasenflügels, der auf Nasenspitze und Columella übergreift, kann für die Deckung unter Umständen zum Rundstiellappen gegriffen werden. Eine Art Rundstiellappen von SANVENERO-ROSSELLI ist bereits oben angeführt. — F. SMITH empfiehlt die Formung eines Rundstiellappens innerhalb der Haargrenze an Schläfe und Stirn. Zur Innenauskleidung wird ein Hautlappengebiet umgeschlagen (Abb. 436). Der Rundstiellappen an der Schläfe enthält die Temporalarterie. Nach Autonomisierung wird er in den Defekt eingeschlagen. Nach weiteren 3 Wochen, d.h. nach Einheilung des Lappenendes, wird der Stiel an der Nase unter

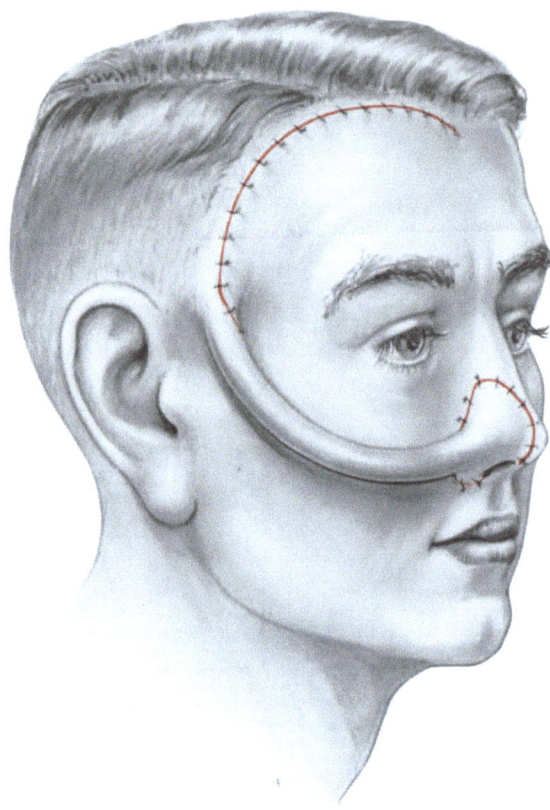

Abb. 436 Ersatz eines partiellen Defektes der seitlichen Nasenwand mittels Rundstiellappens von der Stirn nach F. SMITH. Das Lappenende kann zur Bildung der Innenauskleidung mit Thiersch unterfuttert oder nach innen eingeschlagen werden

eventueller Berucksichtigung des Materials für die Innenauskleidung abgesetzt und in seine ursprüngliche Lage eingenäht. Der Bezirk des Lappenendes, der nicht zur Deckung kommt, muß, wie bei anderen Verfahren, gethierscht oder mit freien Ganzhautlappen versorgt werden. Während des Zeitraums zwischen zweiter und dritter Operation soll das Wundgebiet an Stirn und Schlafe mit Borsalbengaze versorgt werden.

Will man zusätzliche sichtbare Narben im Gesicht vermeiden, so benutzt man auch für den Ersatz großer Nasenflugeldefekte den Stiellappen vom Oberarm oder den Rundstiellappen vom Korper. Die unterschiedliche Färbung der Haut, die sich erfahrungsgemäß relativ bald ausgleicht, wird von vielen Patienten, besonders von Frauen, weniger storend empfunden als Narben im Bereich der Stirn.

b) Halslappen

BARSKY verwendet einen transversalen Rundstiellappen von der submentalen Halshaut (Abb. 437). Die Entnahme des Lappens aus diesem Hautgebiet hat den Vorteil, daß die Narben in Richtung der Hautfältelung zu liegen kommen und dadurch im Laufe der Zeit weniger auffällig sind. Wir verwenden bei so kleinen Defekten nur selten einen Rundstiellappen, empfehlen aber für diese Technik wie DE CHOLNOKY, den gestielten Lappen so groß zu wählen, daß das freie Ende nach innen in den Vorhof geschlagen werden kann. Wenn bei einer derartigen Nasenflügelersatzplastik doch zu wenig Schleimhaut oder Haut zur Innenauskleidung vorhanden sein sollte, dann kann sie durch freie Transplantate aus der Wangenschleimhaut oder durch Thiersch-Haut ersetzt werden. YOUNG bildet einen Rundstiellappen am Hals mit der Basis lateral vom Zungenbein und dem Ende in der retroauriculären Haut (Abb. 438), die unter Umständen mit einer Knorpelplatte aus der Ohrmuschel unterfüttert werden kann. Das Lappenende wird entsprechend eingenäht. Zur Bildung der Innenauskleidung wird ein Teil des Rundstiellappens benötigt, was beim Absetzen des Lappens nach etwa 3 Wochen berücksichtigt werden muß. Nach genügender Entfernung von subcutanem Fettgewebe wird der über den Flügelrand hinausragende verdünnte Lappenanteil in das Naseninnere umgeschlagen und fixiert (Abb. 438 und 439). Die Hautentnahme vom retroauriculären Gebiet hat den Vorteil der völligen Haarfreiheit und der

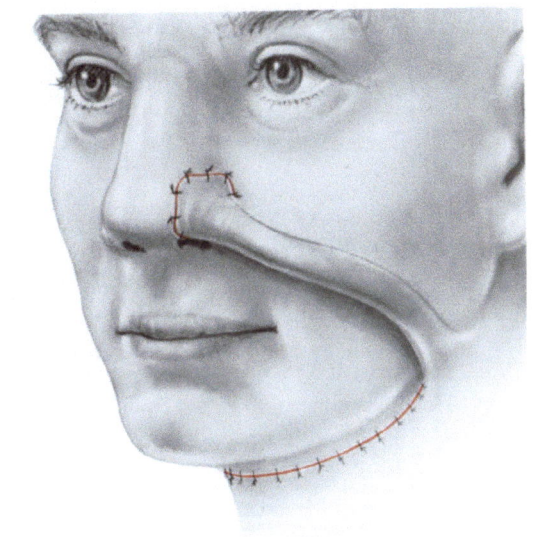

Abb. 437. Deckung des Nasenflugeldefektes durch transversalen Rundstiellappen vom submentalen Hautgebiet nach BARSKY

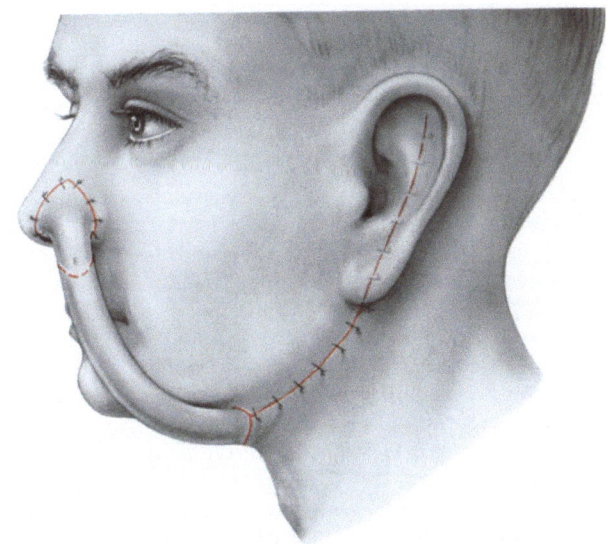

Abb. 438. Ersatzplastik des Nasenflugels durch retroauriculare Haut mittels eines Rundstiellappens, dessen Basis im submandibularen Gebiet liegt (nach YOUNG), Lappen im Bereich des Nasenflugeldefektes eingenäht. Rot gestrichelte Linie Schnittführung beim Absetzen des Lappens unter Berücksichtigung der Haut für die Innenauskleidung

gewünschten Pigmentierung. Allerdings steht zuweilen wenig Material zum Auffüllen großer Defekte zur Verfügung. Dieses kann aber in zusätzlichen Sitzungen aus dem Lappenstiel gewonnen werden.

MAGGIORE sowie SERCER benutzen, um die eventuell durch Knorpel unterfütterte retroauriculäre Haut an den Nasendefekt heranzuführen, einen in der behaarten Kopfhaut gebildeten und am Scheitel basierten Rundstiellappen. Dieser Transportlappen hat den Vorzug, daß er praktisch keine sichtbaren Narben hinterläßt. — Wir verwenden den gleichen Transportlappen in Fällen von Nasenflügel-Spitzendefekten zur Heranschaffung von ,,composite grafts" aus der Ohrmuschel.

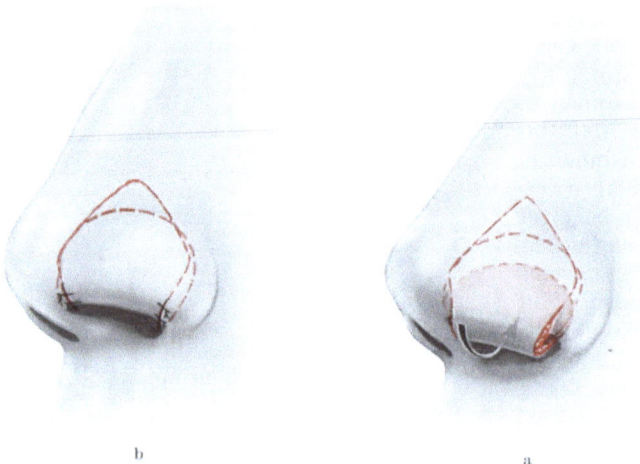

Abb. 439a u. b. a Rundstiellappen abgesetzt, Innenauskleidung in Pfeilrichtung nach Verdünnung des Lappens eingeschlagen. b Innenauskleidung im Bereich der rot gestrichelten Linie eingenäht

c) Fronto-temporaler Lappen

Eine sehr originelle Methode, welche die indische Methode und eine Art von Rundstielverfahren kombiniert, wurde von SCHMID 1952 angegeben. Es handelt sich um die Bildung eines horizontal-superciliaren Brückenlappens mit einem schuhförmigen Ausläufer an der Schläfe (Abb. 440). Er wird nicht zu einem Rundstiellappen gerollt, sondern als Band geschnitten, wobei seine Unterfläche mit Thiersch-Haut gedeckt wird. Seine Breite beträgt 5 bis 10 mm, SCHMID gibt 16 bis 20 mm an. Der Entnahmedefekt kann durch Herunterziehen der mobilisierten Stirnhaut geschlossen werden. Auch hier wie bei der Methode von KAZANJIAN (s. S. 327) empfiehlt es sich, durch multiple Incisionen von Stirnfascie und subcutanem Gewebe, die parallel zur Schnittwunde verlaufen, das Zusammenziehen zu erleichtern. Subperiostal am Orbitalrand geführte Haltenähte verhindern dabei die Verziehung der Augenbraue nach oben. Der feine Spalthautlappen, der die Wundfläche am Brückenlappen deckt, muß sorgfältig eingenäht werden. Es ist dabei ratsam, die Nahtstiche immer zuerst durch den Thiersch-Lappen und dann durch die dickere Haut des Brückenlappens zu führen, damit der Thiersch-Lappen nicht zerrissen wird. In der gleichen ersten Operationssitzung wird an der Schläfe ein etwa 3 cm langes und 1 cm breites Knorpelstück aus der Concha des Ohres durch eine feine Incision an der Haargrenze subcutan eingepflanzt. Nach 3 Wochen wird aus der Schläfenhaut, die mit dem Ohrknorpelstück unterfüttert ist, ein medial gestielter, schuhförmiger Lappen geschnitten

(Abb. 440) und samt dem Knorpel und der um ihn entstandenen Bindegewebskapsel abgehoben. Die neu entstandene Wundfläche am schuhformigen Lappen wird wiederum mit Thiersch-Haut gedeckt. Während nun der Lappen an der Schläfe wie ein kleines Ohr absteht, ist noch ein 1 cm breiter Hautbezirk zwischen diesem und dem medialen Ende des Brückenlappens vorhanden, der von seiner Unterlage noch nicht abgehoben ist. Dieses Abheben des Zwischenstuckes und damit des ganzen, jetzt stiefelformigen fronto-temporalen Lappens erfolgt nach weiteren 3 Wochen. Dann kann der Lappen auf den angefrischten Nasenflügeldefekt heruntergeschlagen werden. Der schuhformige Teil des Lappens wird nun mit der Schuhspitze nach vorne sorgfältig in zwei Schichten eingenäht. Dabei beachten wir die gleichen Vorsichtsmaßnahmen wie beim Einnähen der composite grafts. Die mit Thiersch-Haut versehene Fläche des

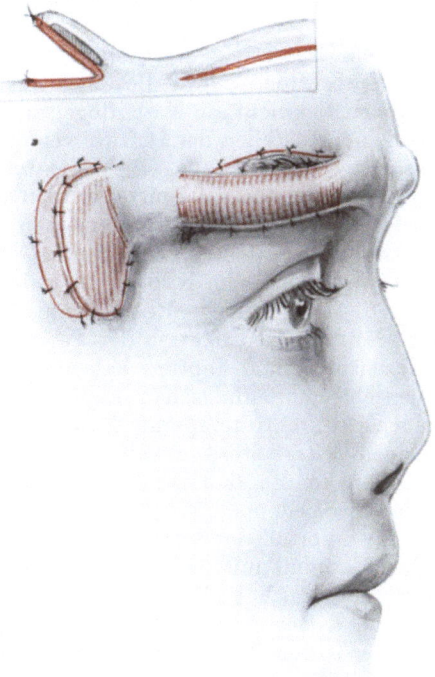

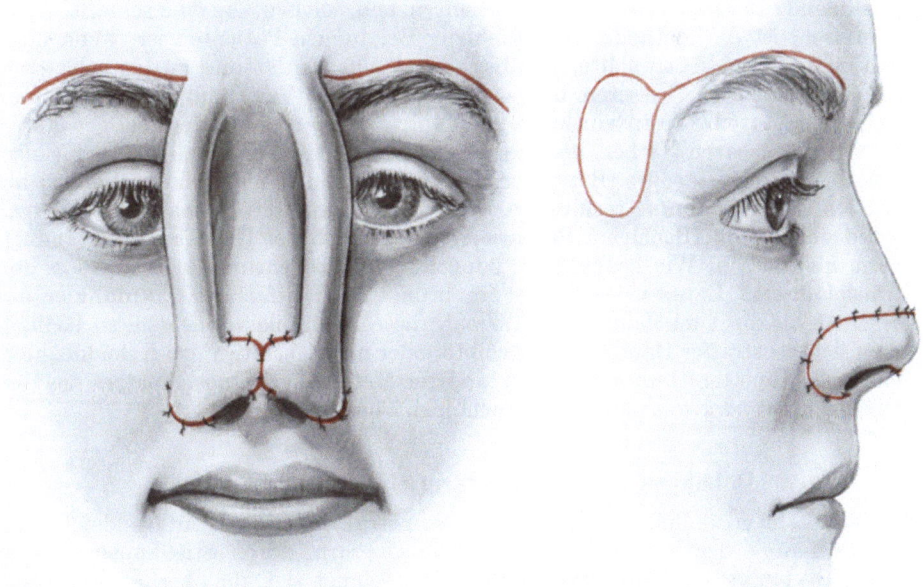

Abb. 440a—c. Rekonstruktion der Nasenflugel mittels fronto-temporalen Lappens nach SCHMID. a Lappenbildung oberhalb der Augenbraue. Schuhformiger Hautlappen an der Schlafe, in fruherer Sitzung mit Ohrmuschelknorpel unterfuttert, wird nach Abheben mit Thiersch unterlegt (s. Nebenskizze). Rot schraffiert Mit Thiersch-Haut unterfutterte Anteile des Lappens. b Lappen beiderseits zum Ersatz der Nasenflugel und der Spitze von der Stirn herabgeschwenkt. c Ersatz des Nasendefektes. Rote Linie an der Stirn und Schlafe deutet das Entnahmegebiet an

Lappens dient zur Innenauskleidung des Nasenflügels. Da, wo der Stiel ansetzt, also im hinteren Anteil, kann der Lappen selbstverständlich noch nicht eingenäht werden. Das erfolgt nach weiteren 3 Wochen, wenn der Stiel unten am Nasenflügel abgetrennt wird. Bestehen außerdem noch Defekte der Nase, so wird der Lappenstiel nicht am Nasenflügelrand, sondern im Bereich der Glabella abgesetzt und zum Ausfüllen der Defekte verwendet. Die Lappenstümpfe werden sorgfältig geglättet und vernäht. Bei Defekten des ganzen unteren Teils der Nase, also beider Flügel und der Spitze, werden auf jeder Seite solche stiefelförmige Lappen geformt. Der Lappenstiel der einen Seite kann dann als mediales Füllmaterial verwendet werden. Bei größeren Defekten wird dieses Verfahren in der Weise erweitert, wie es im Kapitel der subtotalen und totalen Ersatzplastik dargelegt ist (S. 421). Für die Rekonstruktion der Columella ist auf S. 330 eine eigene (R. MEYER) Modifikation der Schmidschen Methode dargelegt. Zum Ersatz von Nasenspitze und Septum haben wir ebenfalls ein Verfahren von der oben beschriebenen Schmidschen Lappentechnik abgeleitet (s. S. 377). — Es sei hier auch der fronto-temporale Lappen von CONWAY und eine Arbeit von ihm und seinen Mitarbeitern erwähnt, bei der durch Injektionsversuche nachgewiesen werden konnte, daß der gestielte Lappen von der Schläfe der am besten durchblutete Stiellappen aus dem Gesicht sei.

Der Vorteil der fronto-temporalen Lappen ist das natürliche Aussehen. Die Farbe stimmt mit der Gesichtshaut der Umgebung in der Regel fast überein. Das Material hat alle Schrumpfungs- und Umwandlungsvorgänge bereits durchgemacht, bevor es zum Aufbau verwendet wird. Die Dicke und Konsistenz des Nasenflügels ist bei sorgfältiger Ausführung verblüffend und naturgetreu, die Narbe am Augenbrauenrand kaum sichtbar, die Verziehung der Augenbraue meistens minimal. Das mit einem Rotationslappen oder mit frei transplantiertem Ganzhautlappen gedeckte Entnahmegebiet an der Schläfe ist ebenfalls wenig entstellend. Besonders bei älteren Patienten und solchen, die eine schlaffe Haut aufweisen, ist die Methode zu empfehlen. Bei jungen Patienten ist, wenn man sich dazu entschließen sollte, vorübergehend eine Entlastung in der behaarten Kopfschwarte zum besseren und spannungsfreieren Verschluß der Entnahmestelle von Vorteil. Trotzdem kann es bei straffer Haut besonders bei gewölbter Stirn zu sichtbaren Narben kommen, die man bei Frauen, vor allem bei Keloidneigung, vermeiden sollte. Bei niedriger Stirn können unschöne Verziehungen im Bereich der Augenbraue resultieren. Eine Schädigung des Stirnastes des N. fac. sollte sich bei oberflächigem Präparieren im Bereich der Entnahmestelle immer vermeiden lassen. Wie beobachtet, kann infolge des Schrumpfungsprozesses der transplantierte Lappen besonders bei brünetter Hautfarbe etwas dunkler erscheinen als die Umgebung. — Will man diese Nachteile vermeiden, so bedient man sich bei straffer Haut, stark gewölbter oder niedriger Stirn, bei Keloidneigung oder bei brünetter Hautfarbe besser anderer Methoden wie des Ersatzes aus der Oberarmhaut oder aus dem Rundstiellappen vom Körper.

d) Lappen aus dem Oberarm (italienische Methode)

Eine sehr vorteilhafte Methode zur Rekonstruktion der Nasenflügeldefekte ist die Entnahme des Hautmaterials aus dem Oberarm durch Stiellappen (LABAT 1833, DIEFFENBACH 1845, JOSEPH 1912). Sie eignet sich für oberflächliche und durchgehende Defekte. Je nach Art des Defektes ist das Vorgehen verschieden. Während der oberflächliche Defekt durch Auflagerung des einen Endes eines Stiellappens vom Arm gedeckt wird, kann man beim perforierenden Substanzverlust verschieden vorgehen. Durch Umschneiden eines Hautlappens am seit-

Lappen aus dem Oberarm (italienische Methode)

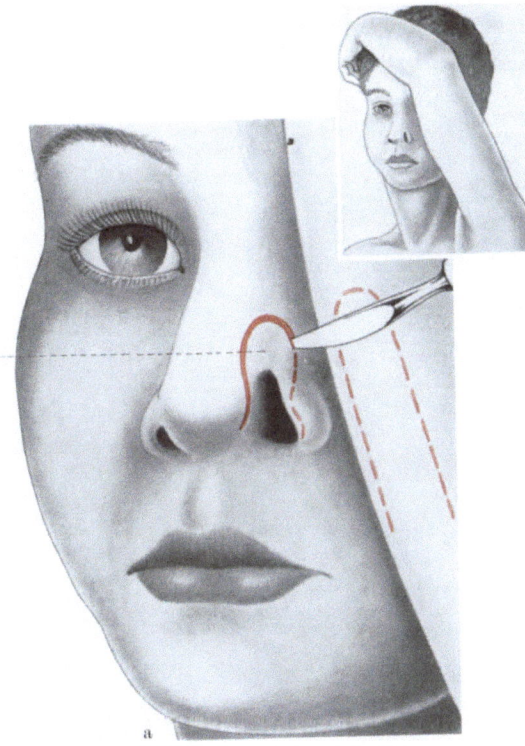
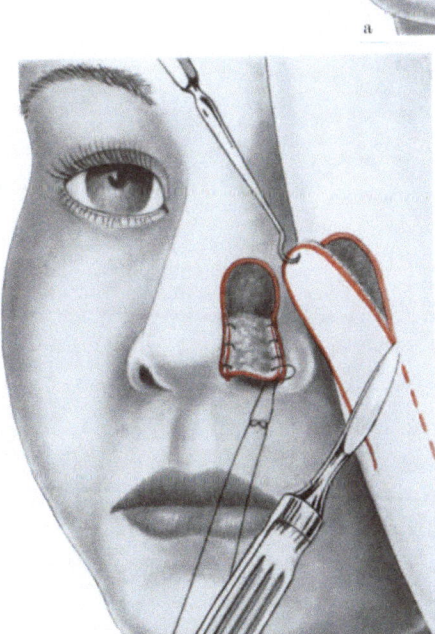
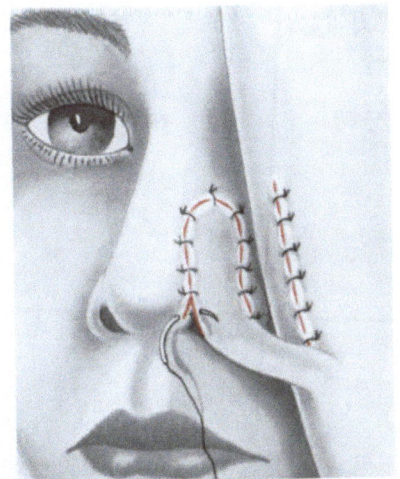

Abb. 441 a—c. Rekonstruktion eines Nasenflügeldefektes durch Lappen vom Oberarm (italienische Methode). a Umschneiden eines Lappens vom seitlichen Nasenhang zur Innendeckung. Gestrichelte Linie am Oberarm Lappen zur Außendeckung. Nebenskizze Arm-Kopfhaltung. b Lappen vom seitlichen Nasenhang zur Innenauskleidung unter Berücksichtigung einer genügend großen Ernährungsbasis bis in das Flügelrandniveau herabgeschlagen, Lappenbildung am Oberarm. c Lappen zur Außendeckung eingenäht Lappenbasis durch Fixation des Armes so angehoben, daß ein spannungsfreier Stiel zustande kommt, Entnahmestelle versorgt

lichen Nasenabhang mit der Basis am oberen Defektrand kann die Innenauskleidung so hergestellt werden, daß der Flügelrand sich im richtigen Niveau befindet (Abb. 441a u. b). Entnahmestelle und der für die Innenauskleidung umgeschla-

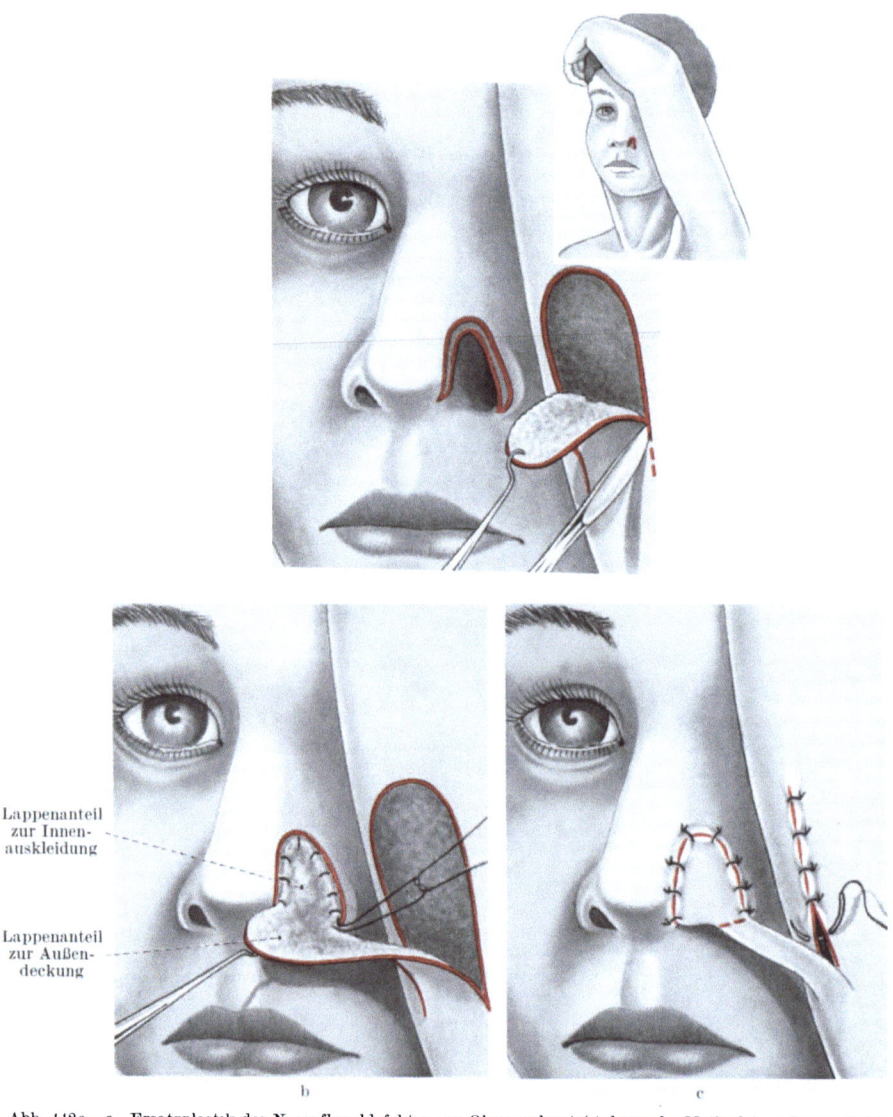

Abb. 442a—c. Ersatzplastik des Nasenflugeldefektes aus Oberarmhaut (italienische Methode). a Lappenbildung am Oberarm, angefrischter Nasenflugeldefekt. Nebenskizze Kopf-Arm-Fixation. b Ende des Oberarmlappens zur Innenauskleidung in den Defekt vernaht. c Außendeckung durch Drehung eines Lappenteils vollzogen; Entnahmestelle am Oberarm verschlossen. Rot gestrichelte Linie Abtragungsort des Lappenstiels, Basis des Lappens zur spannungsfreien Lage der Naht angehoben

gene Lappen werden durch das periphere Lappenende vom Oberarm gedeckt (Abb. 441c). Nach Einheilung wird der Lappenstiel im Bereich des Flügelrandniveaus abgetragen und die Innenauskleidung mit der Außendeckung am Flügelrand vernäht. Es ist darauf zu achten, daß die Basis der Innenauskleidung nicht zu schwach bemessen ist, damit es nicht zu einer Nekrose am Flügelrand kommt. Sollte es doch einmal dazu kommen, so berücksichtige man beim Abtragen des Stiels am Oberarm diese Tatsache und schlage den restlichen Hautanteil des Lappens in das Naseninnere. Steht im Bereich des Nasenabhanges und der seitlichen Nase nicht genügend Haut für die Innenauskleidung zur Verfügung oder soll aus anderen Gründen die Wundfläche am Nasenabhang nicht vergrößert werden, dann wird nach Anfrischen des Defektrandes die Innenauskleidung aus dem Oberarmlappen vollzogen (Abb. 442a u. b). Dazu ist es nötig, daß der Lappen eine gewisse Drehung erfährt. Da die Haut bei großzügigem Bemessen des Lappens sehr verschieblich ist, kann aus dem benachbartliegenden Lappenanteil die Außendeckung vollzogen werden. Bei richtiger Lappenanlage und spannungsfreier Fixation des Lappenstiels (Abb. 442c) kann nach kurzer Zeit die Abtrennung im Bereich des Nasenflügelrandniveaus erfolgen. Die Abtrennungsstelle ist entsprechend zu vernähen. Da mit einer gewissen Schrumpfungsneigung zu rechnen ist, soll man dem Nasenflügelrand gegenüber der gesunden Seite einen leichten Überhang geben. Die Fixation des Arms gegen den Schädel ist bei der Nasenspitzenrekonstruktion aus dem Oberarm beschrieben (S. 384). Der Nachteil dieser Methode besteht in der verschiedenen Art der Pigmentierung der zusammengeheilten Hautpartien. Doch zeigt sich im Laufe der Zeit gerade im Bereich der Nasenflügel eine Angleichung der Farbe des transplantierten Hautgewebes an die Gesichtshaut. Knorpelimplantate können zur Versteifung des Nasenflügels nachträglich eingefügt bzw. vorher am Arm zur Einheilung gebracht werden. Selbstverständlich kann man den Stiellappen bei der Anlage am Oberarm zu einem Rundstiellappen ausbilden, wie es F. BURIAN, LIMBERG und PESKOVÁ angegeben haben.

ERCZY benutzt den Rundstiellappen vom Oberarm nur für die Außendeckung. BOGORAZ bedient sich des Rundstiellappens am Oberarm für den Transport von Ohrmuschelgewebe zum Nasendefekt, um eine sichere Einheilung zu erreichen. Es kann also auf diese Weise ein größeres „composite graft" überpflanzt werden.

IV. Rekonstruktion der Nasenspitze

Die Ursachen für Nasenspitzendefekte sind ähnlich wie beim Nasenflügel. Schuß- und Schnittverletzungen, Verbrennungen, Operationsfolgen, Lupusrestzustände, Lues, Tumoren usw. Die Bißverletzungen sind hier weit häufiger zu finden als am Nasenflügel, besonders Hunde- und Menschenbisse.

Zur Rekonstruktion der Spitze bedient man sich zum Teil praktisch der gleichen Methoden wie beim Nasenflügel, d.h. der Lappenplastiken aus der Nachbarschaft, der Lappenplastiken aus weiter entfernten Körperteilen und der freien Transplantation.

1. Rekonstruktion durch Lappen aus der Nachbarschaft

Kleine Defekte können mit Lappen aus der nächsten Umgebung gedeckt werden. Nach FERRIS SMITH bildet man oberhalb des Spitzendefektes einen zungenförmigen Lappen mit der Basis am Defekt und näht den Lappen zur Autonomisierung wieder ein. Nach ein paar Wochen wird der Lappen abgehoben, etwas distalwärts mobilisiert, im Nasenspitzenbereich zu einer Falte gelegt und seitlich präzise vernäht. Der oberhalb der neuen Nasenspitze entstandene Defekt wird durch Ganzhautlappen (Wolfe-Krause-Lappen) gedeckt (Abb. 443). Diese Methode kann eventuell mit einem composite graft zur Neubildung der Columella kombiniert werden.

Bei größeren Defekten der Nasenspitze wird nach F. SMITH ein Hautlappen vom Nasenrücken zur Innenauskleidung in den Defekt geklappt (Abb. 444) und der Nasenrücken sowie die Spitze durch einen Stirnlappen geformt. Die Lappen-

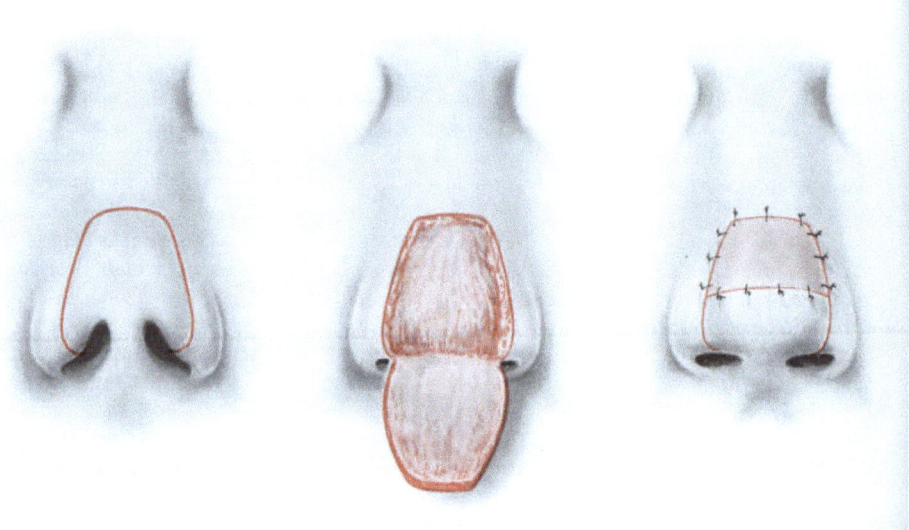

Abb. 443a—c Nasenspitzenrekonstruktion durch Lappenverschiebung vom Nasenrücken nach F SMITH. a Schnittführung. b Mobilisierung des Verschiebelappens. c Lappen im Bereich der Spitze und der medialen Flügelanteile vernäht, zurückbleibender Defekt durch Ganzhauttransplantat gedeckt

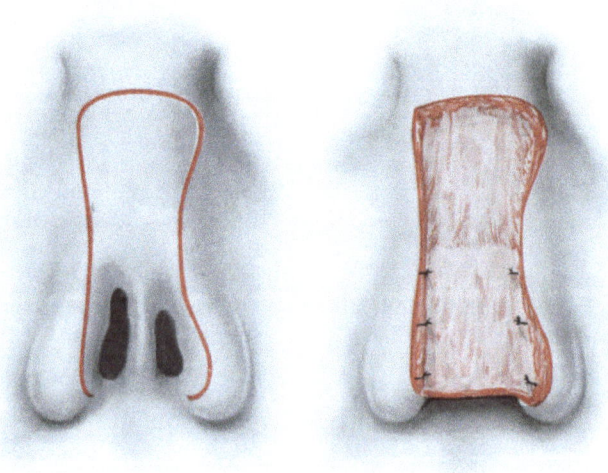

Abb 444a u b. Rekonstruktion der Nasenspitze bei größeren Defekten nach F SMITH. a Schnittführung. b Lappen vom Nasenrücken zur Innenauskleidung umgeschlagen ohne Columellabildung Zur Außendeckung wird ein Stirnlappen verwendet

basis kann direkt oberhalb des oberen Defektrandes zu liegen kommen. Muß der vordere Teil der Columella gebildet werden, so kann der Lappen vom Nasenrücken so ausgiebig gewählt werden, daß er über die Nasenspitze hinausreicht.

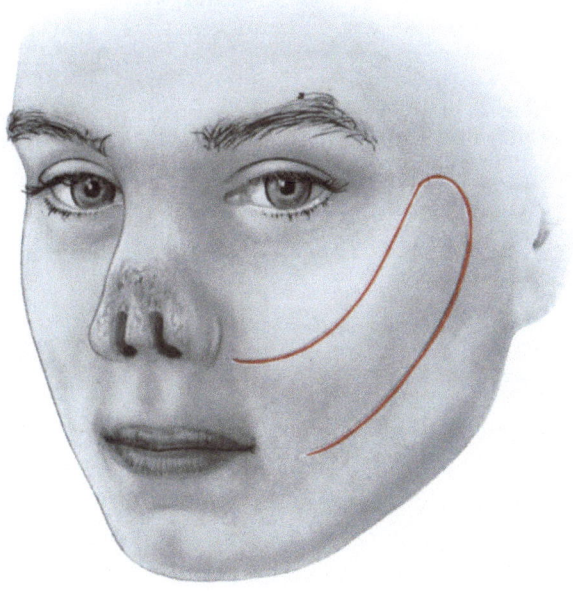

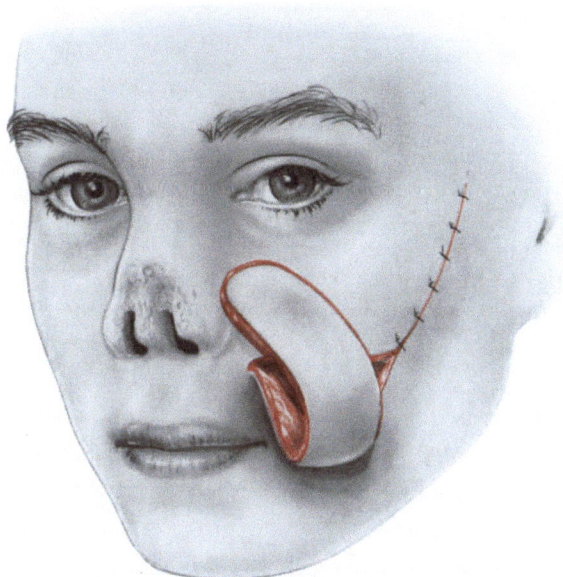

Abb. 445a—c. Spitzenrekonstruktion aus der Wangenhaut nach JOSEPH und SANVENERO-ROSSELLI a Umschneiden des Wangenlappens. b Lappen abgehoben und Entnahmefläche geschlossen

Die dabei gebildete Rolle, welche zur Verschmälerung in der Mitte etwas zusammengerafft wird, kann auch durch einen Ganzhautlappen von der hinteren Fläche des Ohres gedeckt werden. Es ist vorteilhaft, den nach unten zu schlagenden Lappen am Nasenrücken zuerst zu autonomisieren. Von dieser Methode wurde durch CRONIN die Plastik mit dem Raupenlappen („Caterpillar-Flap") abgeleitet, bei der ein dreieckiger Lappen am Nasenrücken so mobilisiert wird, daß er nach unten wandernd zur Spitze vernäht werden kann (Abb. 314). Der dabei neu entstehende Defekt am Nasenrücken wird nicht durch Hauttransplantation gedeckt, sondern durch eine umgekehrte V-Y-Plastik im Sinne von DIEFFENBACH versorgt (Abb. 313). An der Basis des dreieckigen Lappens wird eine Falte geschlagen. 3 bis 6 Wochen später wird die untere Begrenzung dieser Falte umschnitten und bildet einen kleinen Lappen, der in die Columella wandert

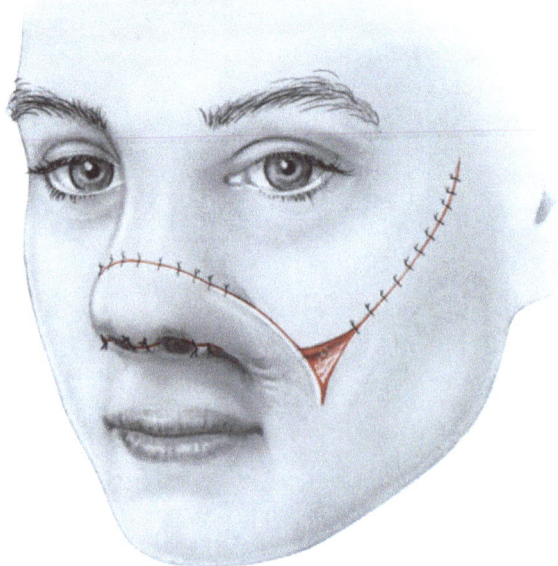

Abb. 445c. Lappen in den Defekt eingenäht

und daselbst vernäht wird (Abb. 314d). MOREL FATIO hat 1956 die guten Ergebnisse dieser Methode bestätigt, die er einzeitig ausführt.

Von JOSEPH stammt auch die Ersatzplastik der Nasenspitze mit einem Lappen aus der lateralen Wangenhälfte, welche er die „buccale laterale Rhinoneoplastik" nennt. Der Lappen wird von der Nasolabialfalte, wo er seine Basis hat, schräg nach oben gegen die Schläfe geschnitten. Er wird auf die Nasenspitze geklappt, nicht gerollt und kann auch für größere Defekte der Nase, die vor allem den Nasenrücken betreffen, verwendet werden. Früher wurde er von SANVENERO-ROSSELLI viel geübt, ist heute aber auch von ihm verlassen (Abb. 445). Wir halten diese Methode nicht für sehr günstig, da sie entstellende Narben hinterläßt. Hingegen finden wir neuere Ersatzplastiken von SANVENERO-ROSSELLI sowie von PALETTA und VAN NORMAN ausgezeichnet, für die sie einen ziemlich breiten, an der Wange gestielten Lappen aus der Nasolabialfalte bogenformig bis zum Kinn schneiden und auf ausgedehnte Defekte der Spitze, des Nasenrückens und der Columella schlagen.

Ein Verfahren, das nicht den plastischen Grundsätzen entspricht und von uns abgelehnt wird, ist in einem der letzten Kriege entwickelt worden. LAGROT und GRECO haben im Algerienkrieg eine *Schnellmethode* für die Rekonstruktion von amputierten Nasen entwickelt. Eine Anzahl von Arabern, welche mit den

Franzosen zusammen kämpften, wurden von ihren Gegnern durch Nasenamputation bestraft, und viele von ihnen hatten dann Gelegenheit, sich reparieren zu lassen. Bei diesem Schnellverfahren von LAGROT und GRECO handelt es sich um eine Ersatzplastik aus der Nasolabialfalte, an welche man keine hohen Ansprüche in funktioneller und kosmetischer Hinsicht stellen darf, zumal sie auf die Innenauskleidung verzichtet. Sie gibt Veranlassung zu Verengungen und zu Einziehungen am Nasenrücken. LAGROT und GRECO rechtfertigen ihre Methode damit, daß bei dem großen Anfall von Verstümmelten dieses einzeitige Verfahren für die dortigen Verhältnisse der einzig mögliche Weg gewesen sei. Gewöhnlich waren in diesen Fällen die Weichteile im unteren Teil der Nase vollständig entfernt. Der vernarbte Rand der Apertura piriformis und des Septumstumpfes wurden scheibenartig von der übrigen Nase bis auf die Basis am seitlichen Nasenflügelansatz und an der Spina nasalis ant. abgetrennt und

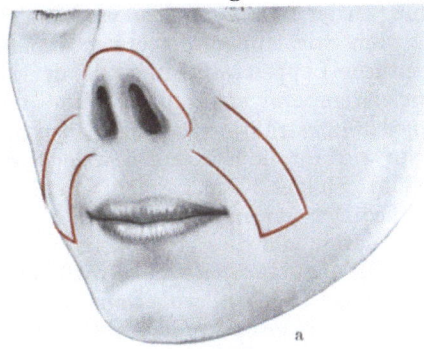

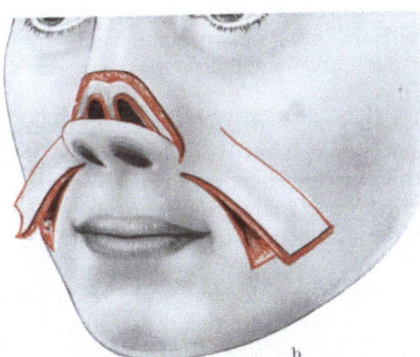

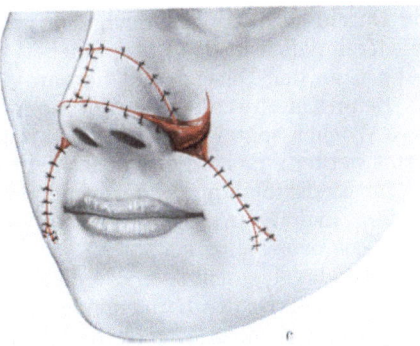

Abb. 446a—c. Schnellverfahren ohne Innenauskleidung (!) von LAGROT und GRECO zur Rekonstruktion der amputierten Weichteilnase. a Schnittführung an der Apertura piriformis und für die Nasolabiallappen. b Nachuntenklappen der narbigen Hautscheibe an der Apertura piriformis; Bildung der Lappen. c Einnähen der gedrehten Lappen und Vernähen der Entnahmeflächen

nach vorne unten geklappt. Der dadurch entstehende keilförmige Defekt wurde nur an den beiden seitlichen Wandpartien mit je einem Stiellappen aus den Nasolabialfalten beider Seiten gedeckt. Die Stiellappen mußten dazu an ihrer Basis nahe am defekten Nasenflügel gedreht werden (Abb. 446). — Auch die Methode von A. RÉTHI, bei der ebenfalls beidseitige Nasolabiallappen zum Aufbau einer zurückversetzten Spitze und geschrumpften Columella in Anwendung gebracht werden, hat sich nicht durchgesetzt. Verständlicherweise geht die Tendenz bei der Ersatzplastik der Nase immer mehr dahin, zusätzliche sichtbare Narben im Gesicht nach Möglichkeit zu vermeiden.

2. Rekonstruktion durch Fernlappen

a) Stirnlappen

Die Spitzenersatzplastik mit Lappen aus der Stirn wurde zum erstenmal von LABAT beschrieben. Er bildete einen schrägen Lappenstiel und ein breiteres Ende nahe an der Haargrenze in der Form einer umgekehrten Schaufel. Die

Stirnwunde konnte durch Zusammenziehen der Ränder geschlossen werden. Der Lappen diente nur zur Deckung eines äußeren nicht durchgehenden Defektes. Auch JOSEPH wählte einen schrägen Stirnlappen. SCHUCHARDT benutzt einen breiten schrägen Lappen, dessen Entnahmestelle nicht durch Zusammenziehen geschlossen werden kann, sondern gethierscht werden muß. Der nicht benötigte Lappenstiel wird später zurückgeklappt, so daß nur im oberen Teil der Stirn ein kleiner Teil mit Thiersch-Haut bedeckt bleibt. — Wegen der relativ starken Entstellung an der Stirn vermeiden wir bei kleinen Nasenspitzendefekten diese Lappenart.

Ein Stirnlappen, der etwas weniger Narben an der Stirn zurückläßt, ist der seitliche Lappen von SHEEHAN, der dem Verlauf der A. temporalis folgt („superficial temporal artery flap") und im wesentlichen dem im Kapitel der Columellarekonstruktion beschriebenen Lappen von GILLIES entspricht (s. S. 329). Nur wird für die Ersatzplastik der Spitze nicht wie beim Lappen von GILLIES eine Falte gebildet. Der Lappen von SHEEHAN ist so gut durchblutet, daß er nicht unbedingt autonomisiert werden muß. Nur bei schlechter allgemeiner Blutzirkulation soll dies geschehen.

Bei der *Autonomisierung* wird der Lappen umschnitten und sorgfältig von der Unterlage abgelöst, wobei an der Stirn die Fascie nicht mitgenommen wird. Es kann nun geprüft werden, ob er lang genug und sein Ende so geformt ist, daß es den Defekt decken kann. Gleichzeitig kann durch Schwenken des Lappens die Durchblutung im Bereich der gedrehten Basis geprüft werden. Nach dem Wiedereinnähen in das Entnahmebett sollten 2 bis 3 Wochen vergehen, bevor der Lappen an den Nasendefekt heranrotiert wird.

Beim Einschwenken des autonomisierten Lappens in den Nasendefekt kann 2—3 Wochen später der Stiel im mittleren Anteil zu einem Rundstiellappen geformt werden. Es ist dies jedoch nicht unbedingt erforderlich, da in den Wochen, die für die Einheilung des Lappenendes am Defekt nötig sind, die Schrumpfungstendenz nicht sehr groß ist. Keinesfalls darf der Lappen in unmittelbarer Nähe der Basis, wo er eine leichte Knickung oder Biegung erhält, durch straffe Nähte zum Rundstiel geschlossen werden, damit die Ernährung nicht gefährdet wird. Nach Einheilung des Lappenendes im Defekt kann der nicht benötigte Rest des Lappens in seine ursprüngliche Lage zurückgeführt werden. Einzelne Autoren decken die Entnahmestelle für die Zwischenzeit provisorisch mit Thiersch-Lappen. Wir decken sie wie F. SMITH mit einem Verband aus Salbengaze (dressing tape). Zur Deckung der Entnahmefläche des für den Defekt benötigten Lappenendes findet ein Ganzhautlappen aus der retroauriculären Gegend Verwendung. Bei provisorischer Versorgung der gesamten Entnahmefläche mit Spaltlappen wird das Gebiet des Lappenendes nachträglich durch einen Ganzhautlappen gedeckt, da hiermit das bessere kosmetische Resultat zu erzielen ist. — SKOOG verwendet einen Lappen, den er nahe der Stirn-Haargrenze und zum größeren Teil in der behaarten Kopfhaut anlegt und ähnlich dem „scalping flap" von CONVERSE auf den Nasendefekt führt (s. S. 415).

Einen wesentlich breiteren und damit kosmetisch weniger günstigen Stirnlappen mit Basis an der Schläfe und einem kleinen Seitenlappen in der Mitte der Stirn zur gleichzeitigen Versorgung von Columelladefekten wurde von STRAITH sen. angegeben. Auch der Sichellappen nach NEW („sickle flap"), der im Abschnitt über Nasenflügelrekonstruktion abgehandelt wurde, findet hier Verwendung (Abb. 434).

Für die Defektplastik der Nasenspitze haben sich auch Stirnlappen bewährt, welche durch *Tunnelierung der Nasenrückenhaut* auf die Spitze heruntergezogen werden. Nach Einheilung des Lappens an der Spitze kann der Stiel daselbst abgesetzt, durch den Tunnel im Nasenrücken zurückgezogen und wieder auf die

Stirn geklappt werden. Dieses Verfahren ist für die Korrektur der Schrumpfnase von SANVENERO-ROSSELLI gern benutzt worden. Es wurde 1956 für Substanzverluste an der Spitze von MOREL FATIO aufgegriffen.

Zur Wiederherstellung von narbig stark eingezogenen Nasenspitzen an ihrem Übergang zu den Flügeln beiderseits, wie sie nach entzündlichen Erkrankungen, nach Lupus und nach Leishmaniosis oder auch nach schlecht ausgeführter Nasenspitzenplastik entstehen können, hat auch LOEB 1960 ein interessantes Verfahren angegeben. Er schneidet einen an der Glabella gestielten medianen Stirnlappen bis zur Stirn-Haargrenze. Da der Lappen in einem Tunnel unter der Nasenrücken-

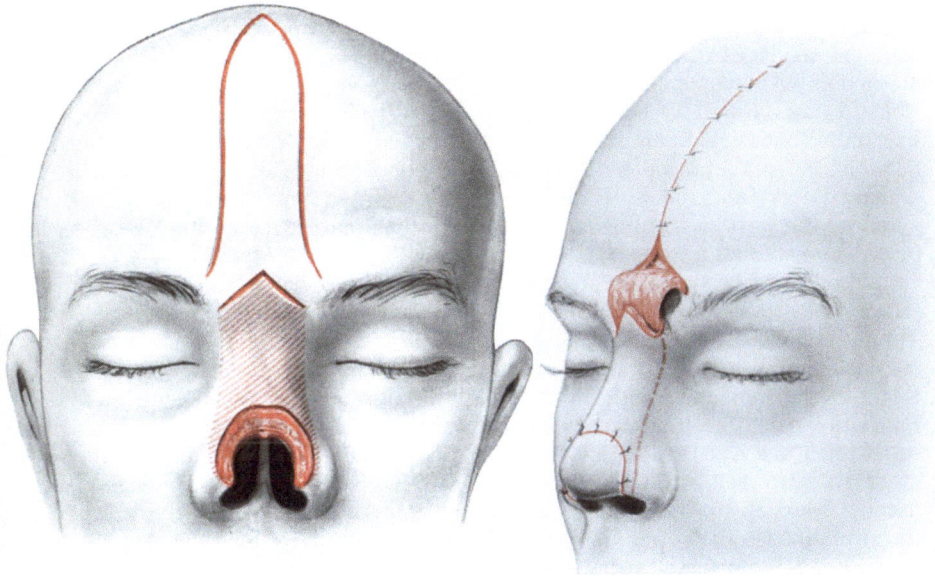

Abb. 447a u b Rekonstruktion der Nasenspitze und der medianen Nasenflugelanteile durch Stirnlappen nach LOEB (SANVERENO-ROSSELLI) a Bildung des Stirnlappens bis zur Stirn-Haargrenze und der Glabellawunde zwecks Tunnelierung der Nasenruckenhaut bis zum angefrischten Defekt Rot schraffiert Tunneliertes Hautgebiet. b Stirnlappen umgeschlagen und durch die Glabellawunde und den Hauttunnel in den Defektbereich eingeführt. Nach Umschlagen des Lappenendes Vernahen der Haut im Bereich der medianen Flugel- und Spitzenanteile

haut zur Nasenspitze und zu den Flügeln geführt werden soll, wird im Bereich der Glabella die Basis des Lappens durch eine Incision schwalbenschwanzartig gespalten. Dabei ist darauf zu achten, daß die ernährende Basis beiderseits genügend stark ausgebildet bleibt, so daß bei der Durchführung des Stirnlappens durch den Hauttunnel die Ernährung am Nasenrücken infolge Torsion nicht zu stark gedrosselt wird. Das Gebiet der medianen Nasenflügelanteile muß entsprechend vorbereitet werden (Abb. 447), damit der durch den Hauttunnel geführte Stirnlappen mit seinem Ende eingenäht werden kann. Da der Stirnlappen mit seiner Epithelfläche nasenhöhlenwärts zu liegen kommt, muß das Lappenende nach oben umgeschlagen werden, um die Epithelisierung der medianen Flügelanteile und der Nasenspitze zu ermöglichen. Nach etwa 4 Wochen, wenn das umgeschlagene Lappenende im Bereich des Nasenvorhofes gut eingeheilt ist, wird der Stiel von der Glabellawunde her unter der Nasenrückenhaut in genügend großer Tiefe abgesetzt und die Lappenbasis auf die Stirn zurückgeschlagen. Es ist darauf zu achten, daß die Abtrennungsstelle am Lappen der Epithelbegrenzung im Nasenvorhof entspricht. Restliche Columellaanteile und der nun die Nasenspitze und die medianen Flügelanteile bildende Lappen werden in einer späteren Sitzung zu einem geraden Septumsteg verarbeitet. — Ähnlich wie Loeb geht Reginato vor. Um den Nasenrücken mehr zu heben, mobilisiert er zusätzlich die Haut am seitlichen Nasenabhang bis in die Wangen beiderseits und zieht sie nach medial zusammen.

Die Methode des *medianen Stirnlappens* von Kazanjian (Abb. 394) läßt sich auch für die Rekonstruktion der Nasenspitze verwenden. Wir halten sie in der Kombination mit der Methode von Schmid besonders für die Fälle von lupöser Schrumpfung der Nase für sehr geeignet. Auch sind wir der Ansicht, daß diesen Lupuspatienten nicht nur in funktioneller (Theissing), sondern auch in kosmetischer Hinsicht geholfen werden soll. Da das Narbengewebe der geschrumpften Weichteile nach Heilung des Lupus einen schlechten Boden für freie Transplantationen mit Haut und Knorpel darstellt, glauben wir, daß man sich hier sicherer Methoden bedienen muß, wie sie z.B. der Stirnlappen nach Kazanjian, nach Schmid u.a. darstellen. Die Versorgung dieser Defekte mit Fernlappen vom Arm bzw. mit Rundstiellappen ist ebenfalls sehr zu empfehlen und sollte auf jeden Fall den unsicheren Verfahren freier Ohrmuscheltransplantate vorgezogen werden. Da die den Defekt umgebende Haut bei Lupuspatienten sehr häufig eine Pigmentveränderung aufweist, sollte man bei Fernlappenplastiken den an Farbe veränderten Hautbezirk mitersetzen.

Beim Vorgehen nach der Methode von Kazanjian wird in derartigen Lupusfällen zunächst der 2 cm breite mediane Stiellappen an der Stirn zur Autonomisierung abgehoben und wieder eingenäht. In der zweiten Operationssitzung nach mindestens 1 Monat wird der Stirnlappen auf einen der unvollständigen Nasenflügel geschlagen und eingenäht. Die Hälfte des Lappenstiels kann zu einem Rundstiel geschlossen werden, wobei darauf zu achten ist, daß die Ernährung im Bereich des basalen Abschnittes, der die stärkste Torsion erhalten hat, nicht zu stark gedrosselt wird. In der dritten Sitzung nach weiteren 3 Wochen wird der Lappenstiel an der Glabella abgesetzt und auf die Basis gedreht, wo man ihn einnäht. Glabella und Lappenstumpf werden entsprechend versorgt.

Um den Lappenstiel aufnehmen zu können, wird die Hautpartie am oberen Rand des Philtrums schildförmig zu einem Läppchen umschnitten und nach oben geklappt. Der Lappenstumpf wird in die frischgeschaffene Wunde eingenäht. Das am Nasenflügel schon eingewachsene Stirnlappenende wird dann durch weitere Anfrischungen medialwärts zur Einheilung gebracht. In den folgenden Wochen wird dieses weitere Einheilen im Bereich der Nasenspitze und des kontralateralen Nasenflügels fortgesetzt. Der zweite Nasenflügel, der eventuell in geringerem Maße geschrumpft und defekt ist als der erste, schon gedeckte, erhält sein Material vom Lappen dadurch, daß man vom collumellaren Teil entsprechende Hautpartien abspaltet. Dabei ist dafür zu sorgen, daß die Symmetrie der Nasenlöcher hergestellt wird. Der neu entstandene seitliche Defekt an der Columella wird durch Nähte verschlossen. In einer weiteren Sitzung werden Ausbesserungen und Verdünnungen der Lappen durchgeführt. Die noch als Säule bestehende Columella wird, wenn möglich, mit dem defekten Nasenseptum durch beiderseitiges Anfrischen und Einnähen verbunden. Später soll wenigstens im Bereich der Columella unbedingt ein Stützgerüst durch Knorpelüberpflanzung eingefügt werden, bevor eine Schrumpfung des rekonstruierten Nasenanteils zustande gekommen ist (Abb. 394).

Paletta und van Norman empfehlen zur Rekonstruktion der Nasenspitze und der Columella einen *schrägen Stirnlappen*. Der Stirndefekt soll durch Zusammenziehen der Wundränder geschlossen werden, ein Vorgehen, das sicher nur bei relativ schlaffer Haut möglich ist. Überhaupt sollte man auch für die Ersatzplastik der Nasenspitze bei jüngeren Menschen, d.h. bei relativ straffer

Haut, Stirnlappen besser vermeiden, da sie sichtbare zum Teil entstellende Narben hinterlassen, und sich anderer Methoden bedienen (s. auch S. 366, 396).

b) Fronto-temporaler Lappen

Der Stirn-Schläfenlappen am Arcus superciliaris nach SCHMID wird von uns (R. MEYER) modifiziert zur Rekonstruktion der Nasenspitze verwendet. Der Brückenlappen an der Stirn wird in oben beschriebener Weise angelegt (s. S. 364) und bildet an der Schläfe einen Lappen in Form eines Schildes. Dieser Form entsprechend wird ein Knorpelstück aus dem stark gewölbten Teil der Concha gebildet und von einem kurzen Schnitt an der Haargrenze unter die Schläfenhaut eingepflanzt. Die konvexe Fläche des Knorpels ist unter der Haut nach außen gerichtet. Der Stiel der Knorpelschaufel kommt ungefähr in die Achse des Brückenlappens an der Stirn zu liegen und ist nach seitwärts hinten gegen das Ohr gerichtet. Er ist als Stütze für das Gebiet am Übergang von der Nasenspitze auf die Columella bestimmt. Nach dieser Knorpeltransplantation werden in der gleichen ersten Sitzung auf beiden Seiten des kleinen Knorpelstiels, der sich durch die Haut tasten läßt, je eine mit Thiersch gefütterte Tasche gebildet. Diese beiden Taschen sollen später beiderseits die vordere Commissur der Nasenlöcher, d.h. das Gewölbe des Nasenvorhofs am Übergang vom Nasenflügel zur Columella bilden. Zu diesem Zweck wird an der Schläfe beiderseits vom Knorpelrand ein Bogenschnitt angelegt (Abb. 448)

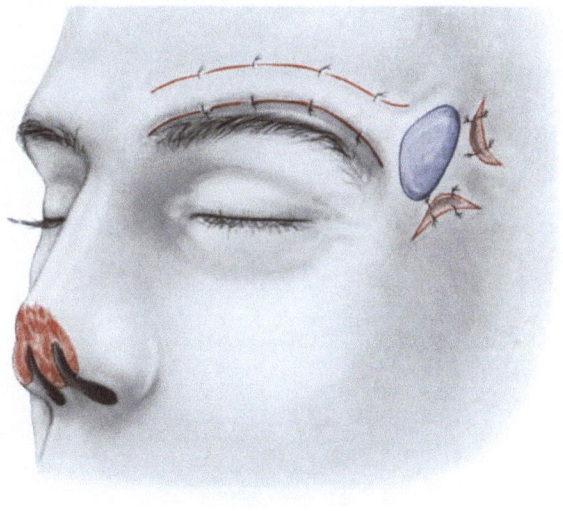

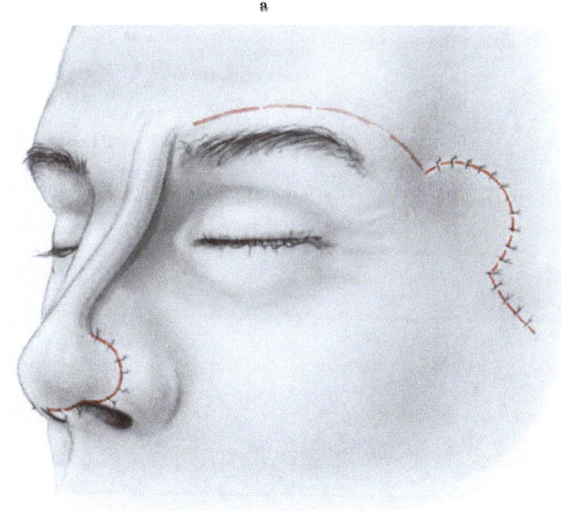

Abb. 448 a u. b. Rekonstruktion der Nasenspitze mittels fronto-temporalen Lappens nach R. MEYER. a Transplantation eines stark gewölbten Ohrmuschelknorpels in die Schläfe und Auslegung von zwei Taschen mit Thiersch-Haut zur Vorbildung der vorderen Commissur der Nasenlöcher. b Lappen in den angefrischten Defekt geschwenkt und mit Nasenflügel und Columella vernäht, Versorgung der Entnahmestelle an der Schläfe durch Rotationslappen

und unterhalb des gewölbten Knorpelstücks, ohne daß dessen Narbenumhüllung verletzt wird, eine subcutane Tasche gebildet. Dann wird ein Thiersch-Lappen

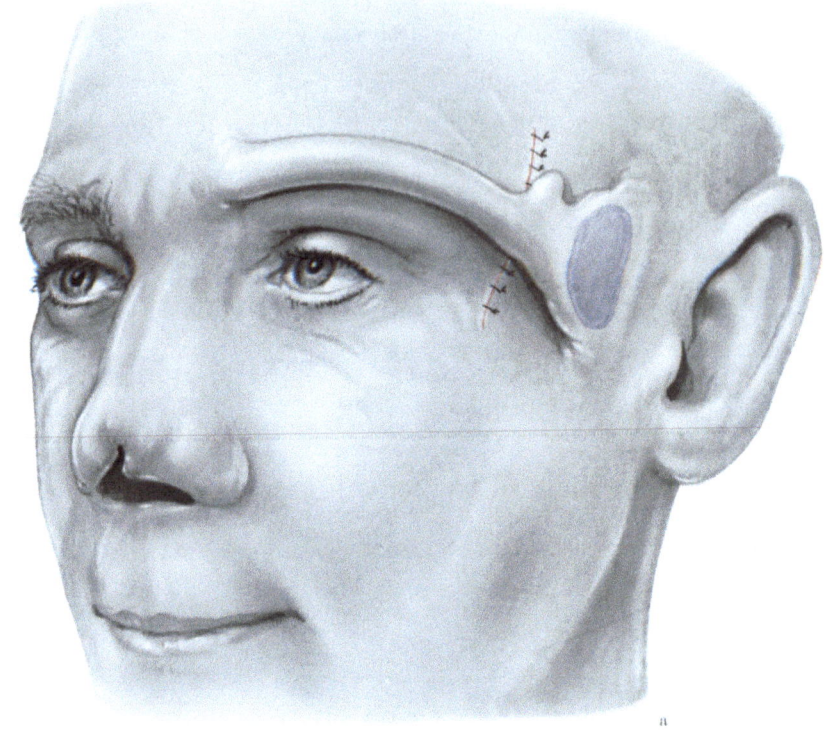

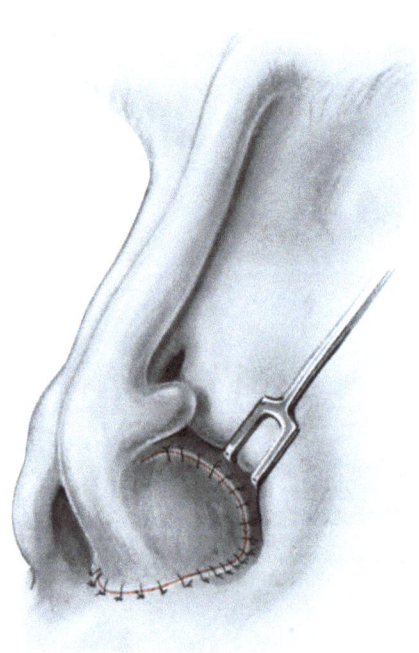

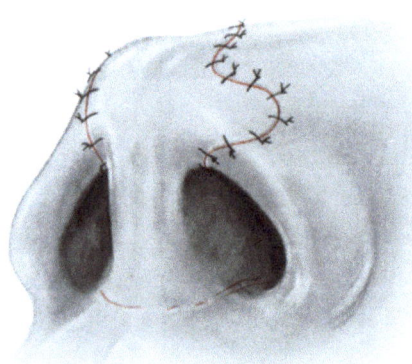

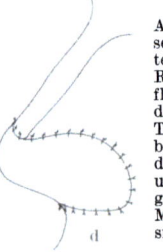

Abb. 449 a—d. Rekonstruktion von Nasenspitze, Columella und Septum mittels fronto-temporalen Lappens nach R. MEYER. a Transplantation eines flachen Stucks Ohrmuschelknorpel in die Schlafe und Bildung einer mit Thiersch-Haut ausgelegten Tasche b Lappen mit Knorpeleinschluß auf den Septum-Spitzendefekt geschwenkt und eingenaht. c Lappenbrucke abgesetzt Versorgung des Stumpfes zur Modellierung der Spitze. d Seitenansicht des Septums (schematisch) nach Einnahen des Lappens wie in b

beutelförmig in diese Tasche eingelegt und an den Rändern der bogenförmigen Incision sorgfältig vernäht. Diese nun von Thiersch-Haut ausgekleidete Tasche wird mit Fettgaze vollständig ausgefüllt. Sie hebt von unten her das transplantierte Knorpelstück und die darüberliegende Haut etwas an. Nach 2 bis 3 Wochen erfolgt die Verlängerung des Brückenlappens an der Augenbraue lateralwärts bis unter die Knorpelplatte. Dabei ist darauf zu achten, daß der Knorpel selbst nicht freigelegt, sondern mit dem ihn umgebenden Bindegewebe angehoben wird. Die neu entstehenden Wundflächen am Brückenlappen werden wieder gethierscht und die Entnahmestelle durch Zusammenziehen der Wundränder geschlossen. Nach weiteren 2 bis 3 Wochen kann der ganze fronto-temporale Lappen mit Schläfenanteil samt dem transplantierten Knorpel abgehoben und auf den Nasenspitzendefekt geschwenkt werden. Dazu müssen an der Schläfe das Lappenende entsprechend der Form des subcutan eingelagerten Knorpelschildes umschnitten und die beiden mit Thiersch-Haut gefütterten Nischen mitexcidiert werden. Die Bindegewebskapsel an der Unterfläche des Knorpelschildes muß ebenfalls mit abgehoben aber von der Thiersch-Haut entsprechend entblößt werden und kommt nach der Rotation des Lappens auf den mittleren Bezirk des angefrischten Nasenspitzendefektes zu liegen. Die äußere Haut aus dem Schläfenanteil des Lappens wird bis auf die Aussparung des Lappenstiels allseitig eingenäht. Das Knorpelgewölbe gibt nun der Nasenspitze die gewünschte Form. Der Hautzipfel zwischen den beiden gethierschten Nischen kommt nach unten in die Medianlinie zu liegen und bildet den Übergang zur Columella. Seitlich werden vorher zur Bildung der vorderen Commissur die Taschen aus Thiersch-Haut ins Vestibulum nasi eingenäht (Abb. 448b). Der Lappen bleibt an der Nasenspitze so lange gestielt, bis eine gute Ernährung garantiert ist. Nach 2 bis 3 Wochen kann der Stiel abgesetzt und der Nasenrücken oberhalb der Spitze reguliert werden. Sollten noch Ausbesserungen an der Columella oder an einem der Nasenflügel notwendig sein, so muß der Lappenstiel zunächst nur an der Basis im Bereich des Augenbrauenkopfes abgesetzt und bogenförmig in den noch zu deckenden Defekt gedreht werden. Wir haben mit diesem Vorgehen gute kosmetische Resultate erzielt.

In entsprechender Weise kann man auch bei der Rekonstruktion von Nasenflügeln, Columella und Septum vorgehen. Für den Septumanteil wird dabei im Bereich der Schläfe eine Platte aus Haut, Knorpel und Thiersch-Haut vorgebildet und wie in Abb. 449 verarbeitet. — Der alleinige Ersatz der Columella nach diesem Prinzip ist in Abb. 398 aufgezeigt.

Bei Columella- und Septumrekonstruktionen aus den verschiedenartigsten Stiellappen kann der Stiel des Lappens, wenn zusätzliche Einsattelungen des Nasenrückens bestehen, als subcutaner Einschluß zur Hebung des Sattels verwendet werden. Man muß ihn dazu von seiner Epidermisschicht entblößen, also praktisch einen gestielten Dermalappen herstellen (s. auch Abb. 230).

Es sei noch der fronto-temporale Lappen von CONWAY erwähnt, der ebenfalls zum Ersatz der Nasenspitze herangezogen werden kann.

c) Rundstiellappen von Kopf und Hals

Die Verwendung von Rundstiellappen aus dem Schläfen-Stirngebiet, vom Hals oder von der acromeo-clavicularen und acromeo-pectoralen Region haben wir im Abschnitt über die Ersatzplastik des Nasenflügels schon dargelegt (s. S. 359). Diese Lappenformen sind auch für die rekonstruktive Plastik der Nasenspitze angezeigt. Der *Stirn-Schläfenlappen* kann im gleichen Gebiet wie der temporale Arterienlappen von SHEEHAN angelegt werden. Er hat seine Basis knapp vor oder oberhalb des Helixansatzes des Ohres. Der *schräge Halslappen* längs des M. sternokleidomastoideus endet hinter dem Ohr und stellt eine farblich geeignete und haarfreie Haut zur Verfügung. Der horizontale Halslappen kann entweder im submentalen Dreieck oder weiter unten auf der Höhe des Zungenbeins entnommen werden. Die Entnahmefläche des Acromeo-clavicular-Lappens verläuft vom Sternoclaviculargelenk zum Acromion. Bei diesen Rundstiellappen kann das

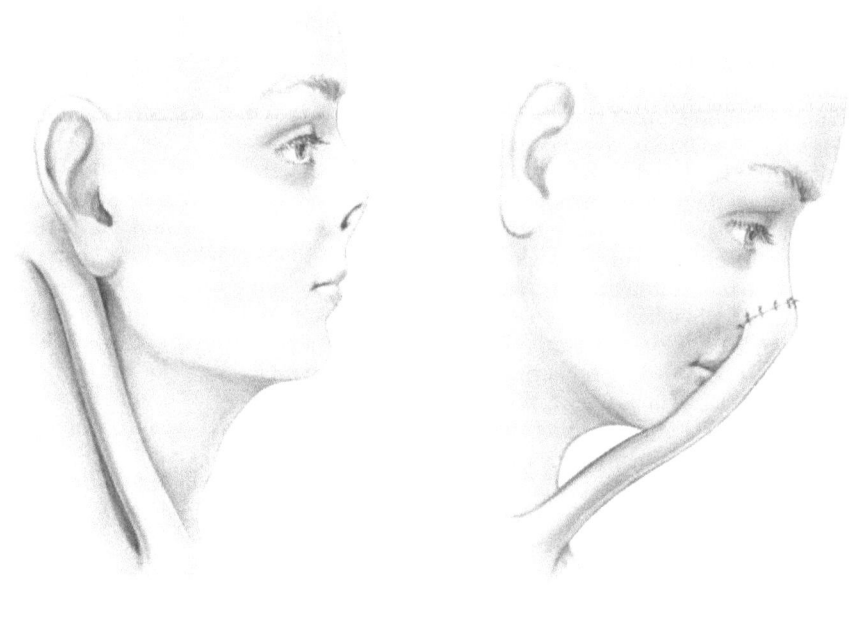

Abb. 450a u. b. Ersatz der Nasenspitze durch Rundstiellappen nach BERSON. a Lappenanlage. b Der Rundstiellappen mit Basis über dem Sternoclaviculargelenk ist mit seinem retroauriculären Hautanteil in den Nasenspitzendefekt eingenäht

acromeale Ende unter Umständen direkt auf die Nasenspitze verpflanzt werden, wenn man den Kopf leicht nach der Seite gesenkt fixiert. Besser läßt man diesen Lappen über eine Zwischenstation am Kieferwinkel wandern. Solche Lappenformen sind von STRAITH, ULLIK, F. SMITH, HERLYN, PERWITZSCHKY, WEAVER, CRAWFORD u.a. beschrieben. CRAWFORD läßt den Lappen in der dritten Sitzung aus der Claviculargegend an die Schleimhaut der Unterlippe in der Nähe des Mundwinkels wandern, um weitere sichtbare Narben zu vermeiden.

BERSON benutzt einen am Sternoclaviculargelenk basierten schrägen Rundstiellappen, dessen Ende, das der Retroauriculargegend entnommen ist (Abb. 450), zu einer Nasenspitze mit Columella nach FILATOW geformt wird. Das Verfahren nach BERSON halten wir nicht für zweckmäßig, denn der schräge Halslappen ist im Bereich seines retroauriculären Endes für die Bildung der Nasenspitze nach FILATOW zu dünn, außer wenn er mit Knorpel unterfüttert wird.

O. BECKER hat für die Rekonstruktion der Nasenspitze einen *horizontalen Halslappen* benutzt, der zunächst als zweiteiliger Brückenlappen angelegt wird (Abb. 451a—c). Etwa in Höhe des Kehlkopfes wird auf jeder Seite ein Rundstiellappen gebildet, dessen lateraler Fuß auf den Trapeziusrand zu liegen kommt. Die Entnahmeflächen werden durch Dermatomlappen mittlerer Dicke gedeckt. In einer zweiten Sitzung wird die mediale Halshaut mit den beiden medianen Basen der Rundstiellappen angehoben, wodurch aus beiden ein Lappen wird. In der dritten Sitzung wird das eine Ende des Lappens über dem Trapeziusrand abgesetzt und nach entsprechender Vorbereitung in den Nasendefekt eingenäht.

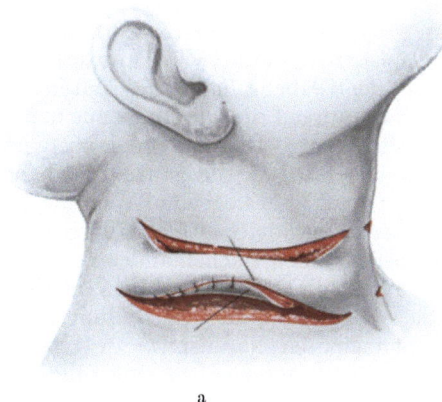

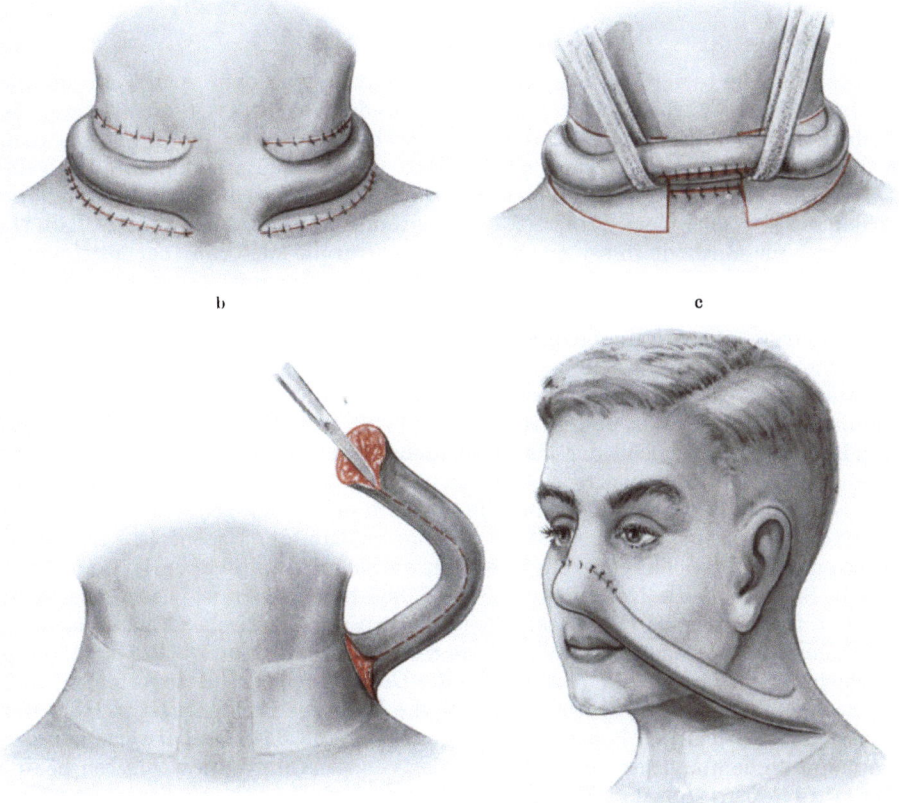

Abb. 451a—e. Horizontaler Halslappen mit medianer Brücke nach O. BECKER. a Anlage des Halsrundstiels. b Entnahmestellen durch Haut gedeckt. c Vereinigung der beiderseits gelagerten Rundstielteile durch Abheben der medialen Basen. d Abtragen und Ausarbeiten des einen Rundstielendes. e Verlagerung des Lappens an die Spitze nach entsprechender Vorbereitung des Lappenendes

d) Visierlappen

SCHUCHARDT gibt eine eigene Modifikation des Visier- oder Stirn-Brückenlappens nach SENN und PERTHES an, der sich besonders für Nasenspitzendefekte durch Lupus mit starker Hautveränderung in der Umgebung oder Verbrennungen dieses Gebietes eignet (S. 420). Die Oberlippe kann durch diesen Lappen mitrekonstruiert werden. Der mittlere Teil des Brückenlappens mit einem Läppchen uber der Glabella liefert das Material für den Ersatz von Nasenspitze und Columella, während die Oberlippe aus dem Gewebe des Lappenstiels wiederhergestellt werden kann. Der Brückenlappen ist beiderseits an der Schläfe gestielt und umfaßt praktisch die ganze Stirnhaut. Er wird nicht gerollt, sondern an der zum Gesicht hin liegenden Wundfläche gethierscht, während die Entnahmestelle an der Stirn mit Spalthautlappen versorgt werden soll. Die Stiele des Brückenlappens werden nacheinander von ihrer Ansatzstelle an der Schläfe abgetrennt und in der Gegend der Nasolabialfalte eingesetzt. Später werden sie von der Nase abgetrennt und zur Bildung der Oberlippe verwendet. Um eine genügende Prominenz der Nasenspitze zu schaffen, muß später ein Knorpelspan, zu einem Stutzgerüst verarbeitet, eingepflanzt werden. Dieses Verfahren, bei dem die gesamte Stirnhaut durch Spalthautlappen ersetzt wird, bringt natürlich eine starke zusätzliche Narbenbildung im Gesicht mit sich.

e) Lappen aus dem Arm

Die Geschichte der Nasenspitzenrekonstruktion aus dem Arm geht bis ins 15. Jahrhundert zurück. Der Sohn des Wundarztes BRANCA aus Catania in Sizilien, ANTONIO BRANCA, soll der erste gewesen sein, der die Haut aus dem Arm zur Ersatzplastik der Nase nahm. Man nennt die Methode heute noch die italienische Methode der Rhinoplastik. Die erste wissenschaftliche Darstellung verdanken wir aber dem Professor der Anatomie in Bologna, GASPARE TAGLIACOZZI, der die Methode in seinem Werk „De chirurgia curtorum per insitionem" 1597 beschrieben hat. Man findet die Geschichte dieser mittelalterlichen Nasenplastik in den Monographien von JOSEPH, WEBSTER und GNUDI u. a. m.

Heute wird die Stiellappenplastik oder Rundstiellappenplastik aus dem Arm noch viel geübt. Man kennt die Stiellappen- und Rundstiellappen von der Tabatière (s. Abb. 388—390, Columellarekonstruktion), aus dem Vorderarm und aus dem Oberarm. Wir halten die Ersatzplastik aus der Tabatière für zu umständlich, da die Fixation der Hand vor dem Mund von dem Patienten als sehr unangenehm empfunden wird. Dennoch ist diese Methode noch nicht verlassen. Die Ersatzplastik vom Unterarm, die JOSEPH noch viel geübt hat, ist heute praktisch verlassen. Hingegen ist die Rekonstruktion der Nasenspitze aus Stiellappen und Rundstiellappen vom Oberarm, wie sie im Kapitel über die Columellaplastik S. 320 und die Nasenflügelplastik S. 366 beschrieben ist, heute allgemein verbreitet. Man findet sie in fast allen Büchern der plastischen Chirurgie.

Technisch läßt sich die Methode relativ einfach durchführen. Die Lappenbildung geschieht möglichst an der *Innenfläche des Oberarms* und soll so erfolgen, daß bei hochgeschlagenem Oberarm (Abb. 452) die Basis des Lappens fast in Höhe des Nasendefektes zu liegen kommt. Es ist günstiger, die Basis axillarwärts von der Entnahmestelle anzulegen, da hierdurch der venöse Abfluß am wenigsten behindert wird. NÉLATON und OMBRÉDANNE stielen den Lappen ellenbogenwärts. Das Einnähen des Lappens geschieht in üblicher Art, doch ist zu beachten, daß der Operationsakt im Liegen vorgenommen wird, während die Fixation des Oberarms gegen den Kopf meistens in sitzender Stellung erfolgt. Um keine Spannung im Bereich der Naht zu erzeugen, muß die Länge des Lappens einen gewissen Spielraum garantieren. Der Lappen kann, braucht aber nicht in seinem Stiel zu einem Rundstiellappen geformt werden. — Beim Absetzen des Lappens nach Einheilung berücksichtige man noch eventuell zu deckende Defekte und lasse das zur Verfügung stehende Material nicht zu knapp ausfallen. Die Entnahmefläche am Oberarm kann, wenn sie sich nicht zusammenziehen läßt, durch Thiersch-Haut versorgt werden.

Der Nachteil der Stiellappenmethode aus dem Arm ist, daß im Anschluß an die Operation zunächst ein recht erheblicher *Farbunterschied* zwischen Transplantat und der den Defekt umgebenden Haut besteht. Die vom Arm überpflanzte Haut fällt in der ersten Zeit immer durch hellere Farbe auf. Wenn sich auch später oft ein Ausgleich dadurch einstellt, daß sich diese Armhaut infolge Sonnenbestrahlung der Pigmentierung der umgebenden Haut anpaßt, so empfinden die Patienten doch die ersten Monate nach vollzogener Plastik als außerordentlich störend und müssen deshalb entsprechend orientiert werden. Die modernen *Tätowierungsmethoden*, mit denen man heute besonders in USA solche Farbunterschiede auszumerzen sucht, sind noch nicht vollkommen und sollten auf keinen Fall eher als 1 Jahr nach Abschluß der Operation vorgenommen werden. Es wird auch deshalb davon abgeraten (LANGE), weil die neue Farbe doch nur einer Jahreszeit, dem Sommer oder dem Winter, angepaßt werden kann. Wenn das Gebiet der Ersatzplastik der Sonnenbestrahlung zu stark ausgesetzt wird, kann eventuell ein sehr starker Pigmentunterschied resultieren. —

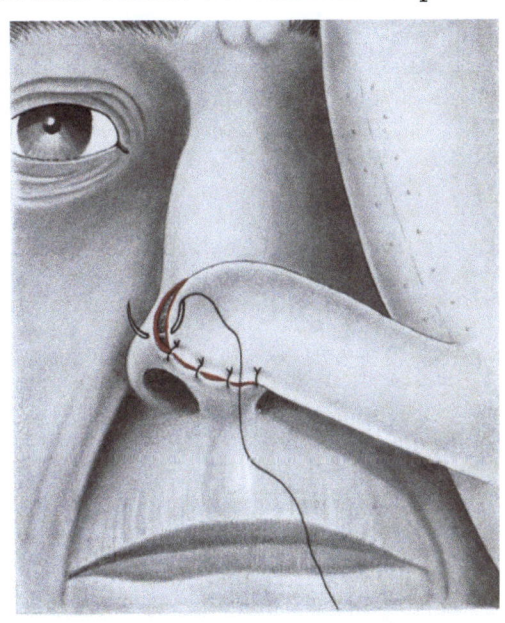

Abb. 452. Ersatz des Nasenspitzendefektes aus einem Lappen von der Innenfläche des Oberarmes (italienische Methode) Lappenbasis befindet sich am axillaren Ende der Entnahmefläche. Im Nasenspitzendefekt wird der Lappen spannungsfrei vernäht. Zum Auffüllen des Defektes kann subcutanes Fettgewebe vermehrt zur Einheilung gebracht werden

Unter Umständen kann die überpflanzte Haut bei brünetten Patienten auch dunkler erscheinen als die umgebenden Gesichtshautanteile. Die Ursache ist dann wohl darin zu suchen, daß man ein übergroßes Hautgebiet vom Arm, das später durch Schrumpfung die richtige Größe annahm, im Defekt zur Einheilung gebracht und damit eine entsprechende Pigmentvermehrung herbeigeführt hat. Diese Gefahr der übermäßigen Pigmentierung besteht besonders dann, wenn stark geschrumpfte Rundstiellappen verarbeitet werden. Es handelt sich dabei um eine sehr unangenehme Komplikation, die praktisch nur dadurch behoben werden kann, daß der eingeheilte Hautanteil in geschickter Form verkleinert wird. Um diesem Nachteil der Pigmentierungsdifferenz abzuhelfen, hat RAPIN 1954 eine Technik angegeben, die zu leidlich guten kosmetischen Erfolgen führt. Er hat retroauriculäre Haut auf den Arm frei transplantiert und nach Einheilung derselben einen Rundstiellappen unter Einbeziehung der überpflanzten Haut gebildet. Damit konnte dieser Hautbezirk ins Gesicht, d.h. auf die Nasenspitze, versetzt werden.

Bei der *Fixation des Armes an den Kopf* sind einige Regeln zu berücksichtigen, um ein sicheres und glattes Einheilen zu garantieren. Die üblichen Methoden, Arm und Kopf durch Gipsverband zu fixieren, sind auch heute noch zu empfehlen. Bei ruhigen Patienten eignen sich auch elastische Binden oder ein breiter Elastoplastverband. Während JOSEPH u.a. dem Gips den Vorzug geben, verwendet WEBSTER Elastoplastverbände. Wird der Fixationsverband nach dem operativen Eingriff angelegt, dann ist tunlichst darauf zu achten, daß der Lappen im Bereich seines Stieles spannungsfrei zu liegen kommt. Die Möglichkeit, daß der Arm sich gegen den Kopf verschieben kann, muß durch eine gute Polsterung, die in den Tagen nach dem Eingriff regelmäßig zu kontrollieren ist, verhindert werden. Da die Fixation des Armes für den Patienten in den ersten Tagen außerordentlich schmerzhaft ist, sind entsprechende schmerzlindernde Präparate zu verabreichen. Bei bestimmter Anlage des Lappens am Oberarm und der dadurch bedingten Fixationsweise des Armes kommt es vor, daß der Abstand zur Orbita gering ist. Deshalb ist ein Schutz des Auges in Form eines Salbenverbandes und dessen Kontrolle in den nächsten Tagen angezeigt. — Fixierende Gipsverbände wurden von uns bei Patienten bis zu einem Alter von 72 Jahren durchgeführt. Kinder finden sich mit dieser Fixation schneller ab als Erwachsene. Bei über 70jährigen Patienten wurden keine Komplikationen beobachtet, doch wurde regelmäßig dafür gesorgt, daß der Lappen nach einem relativ kurzen Zeitintervall abgetrennt und eine Schultergelenkveränderung vermieden werden konnte. Bei kleinen Defekten kann die Abtragung der Lappenbasis trotz des Alters schon nach 11—12 Tagen ohne Gefahr für das Weiterleben des Lappens vorgenommen werden. — In anderen Fällen wurde zunächst der Oberarm an den Kopf fixiert und die Plastik 2—3 Tage später durchgeführt, nachdem man die Gewißheit gewonnen hatte, daß der Oberarm sich nicht mehr gegen den Schädel verschiebt. Dieses Vorgehen ist dann angezeigt, wenn man vorher nicht abschätzen kann, ob der Patient auf die Dauer mit dem Fixationsverband fertig wird. Denn ist erst einmal der Lappen am Oberarm gebildet und schon eingenäht, dann ist die vorzeitige Entfernung des Fixationsverbandes praktisch von einem Mißerfolg begleitet. — Den Nachteil, den die vorzeitige Fixierung des Armes mit sich bringt, empfindet man beim Ausführen des plastischen Eingriffs. Die Enge des Raumes kann die Anlage des Lappens sowie das Einnähen desselben in den Defektbereich erschweren. Während man dem nichtfixierten Arm immer noch etwas ausweichen kann, ist das nach vorher vollzogener Fixation nicht möglich. Bei den gegebenen engen Verhältnissen ist ein einigermaßen sicheres Arbeiten nur mit der Stirnlampe möglich, da sie in solchen Fällen allein genügend Licht in das Operationsfeld bringt. — Wenn größere Defekte vorhanden sind, kann es notwendig werden, nur eine Teildeckung vorzunehmen, so daß der Lappen im Bereich der Nase eine breite Basis erhält, von der aus nach Abtragen seines Stieles die Rekonstruktion vollendet werden kann. — Bei bestrahlten Nasengebieten ist der für die Einheilung erforderliche Zeitraum größer, damit eine garantiert sichere Ernährung gewährleistet ist. — Falls die Patienten breitschultrig und kurzgliedrig sind, kann die Methode auf Schwierigkeiten stoßen. Es ist dann auf andere Methoden zurückzugreifen.

f) Reimplantation der Nase

Im Anschluß an diese Methoden ist noch die Frage zu beantworten, ob bei vollständiger Avulsion der Nasenspitze der abgetrennte Teil mit Haut und Knorpel wieder eingesetzt werden soll oder nicht. Sicher ist die Zwischenzeit zwischen Trauma und Wiedereinnähen der abgerissenen Weichteile von Bedeutung. 1957 wurde von DUBOST u. Mitarb. ein Fall von Nasenspitzenamputation und die Behandlung durch unmittelbares Wiederansetzen beschrieben. Die abgerissene und wiederangenähte Nasenspitze heilte zum größten Teil wieder an. Ein restlicher Defekt konnte dann durch direktes Überpflanzen von Haut und Knorpel ausgefüllt werden. Die Autoren schreiben, sie hätten in der neueren Literatur der Nasenplastiken keine Angaben über Reimplantationen von Nasenteilen gefunden. Hingegen berichten sie über Angaben aus der älteren Literatur. So soll G. MARTIN Fälle von Reimplantationen von Nasen mit Einheilung angeführt haben. Andere Literaturangaben wie G. GARANGOT klingen unwahrscheinlich. Aus dem letzten Algerienkrieg, in dem die mit den Franzosen zusammen kämpfenden Araber von ihren Landsleuten durch Nasenabschneiden bestraft wurden, sind keine Fälle von Reimplantationen bekanntgeworden.

Über den größten zulässigen Zeitabschnitt zwischen Trauma und Wiedereinnähen finden sich in der Literatur keine Angaben.

V. Rekonstruktion bei weiteren partiellen Defekten der Nase (laterale Nasenwand und Nasenrücken)

Größere Defekte der Nase sowohl im oberen wie auch im unteren Teil können nur selten durch lokale Methoden wie Umschlagen von Lappen aus dem Defektrand, Verlagerungs- oder Transpositionslappen bzw. Rotationslappen aus der nächsten Umgebung repariert werden. Auch freie Transplantate eignen sich nicht für diese Defekte. Man muß zu diesem Zweck schon größere Lappenplastiken aus der Stirn oder der Wange oder besser Fernlappen heranziehen.

Bei der Besprechung der partiellen Defekte berücksichtigen wir speziell die oberen perforierenden und nicht perforierenden im Bereich der knöchernen Nase, hingegen nicht die im unteren Drittel, welche bereits in den Kapiteln über die Rekonstruktion der Columella, der Flügel und der Nasenspitze abgehandelt sind.

1. Rekonstruktion durch freie Ganzhauttransplantate

Für die Deckung von größeren Defekten, die nur die Haut oder vernarbte Hautbezirke betreffen, können ausnahmsweise *freie Ganzhauttransplantate* genommen werden.

Wir haben in Fällen von Schieferstaubtätowierungen der ganzen Nasenhaut die Haut in ihrer vollständigen Dicke abgetragen und durch Ganzhautlappen aus der Retroauricular- oder Supraclaviculargegend oder durch Dermatomlappen mittlerer Dicke, „intermediate graft", ersetzt. Die Dicke der Transplantate ist vom Alter des Patienten und vom Zustand der Haut abhängig und liegt für Ganzhautlappen zwischen 0,8 und 1,0 mm, für Dermatomlappen um 0,5 mm. Wir empfehlen, sie mit dem Dermatom zu entnehmen, damit sie in ihrer ganzen Ausdehnung homogen gestaltet sind. Bei Einsprengung von Schieferstaub durch Explosionen sowie bei Abschürfungen infolge von Verkehrsunfällen ist die ganze subcutane Gewebsschicht zuweilen bis auf das Periost und das Perichondrium der knöchernen und knorpeligen Unterlage von diesen mißfarbenen Einschlüssen durchsetzt. Vielfach bestehen in der unmittelbaren Umgebung der Einsprengungen entzündliche Prozesse des Bindegewebes, welche mit entfernt werden müssen. Dadurch bekommen wir nach Abtragung der Haut eine unebene Oberfläche, die vor der Überpflanzung erst geebnet werden muß. Dies kann unter Umständen mit der Fräse geschehen.

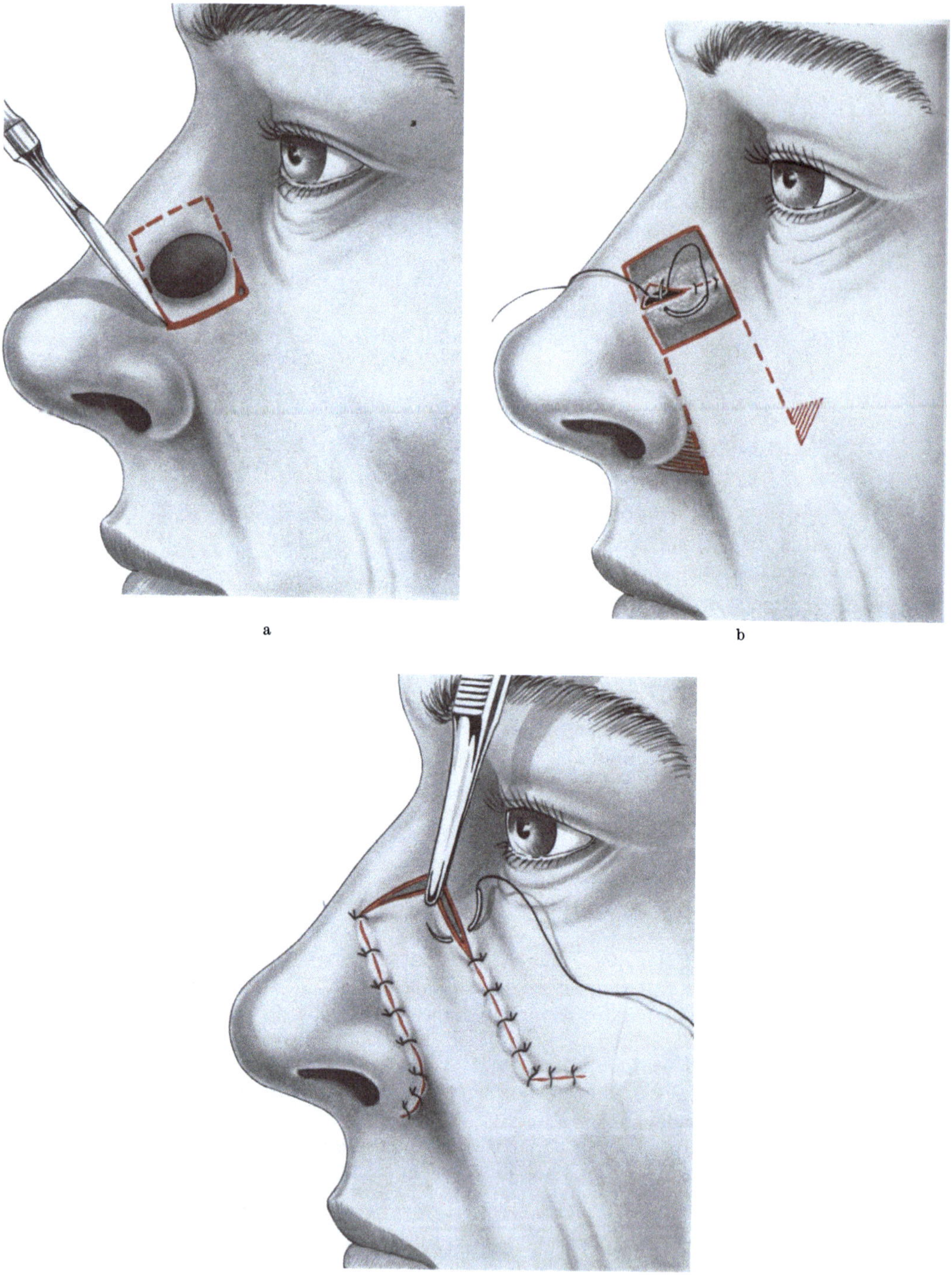

Rekonstruktive Nasenplastik (Ersatzplastik)

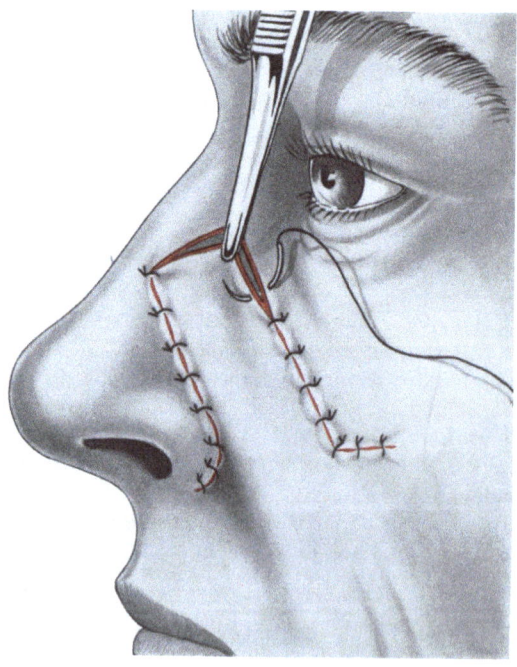

Abb. 453a—c Ersatz eines partiellen durchgehenden Defektes der seitlichen Nasenwand. a Umschneidung der Haut am Defektrand für die Innenauskleidung. b Bildung der Innenauskleidung durch Einschlagen der Randpartien, Umschneidung eines Verschiebelappens nach der geraden Linie aus der Wange mit zwei basalen Burowschen Entlastungsexcisionen. c Einnähen des Verschiebelappens

2. Rekonstruktion durch Verschiebelappen nach der geraden Linie

Zur Deckung von nichtperforierenden Defekten am Nasenrücken eignen sich neben Rotationslappen auch Verschiebelappen nach der geraden Linie *aus der Glabella*. Dazu müssen Dreiecksexcisionen am Oberrand beiderseits der Augenbraue ausgeführt werden. Die Haut der Stirn wird weit bis fast zum Haaransatz unterminiert, damit sie genügend nach unten gezogen werden kann, wodurch der rechteckige Lappen über der Glabella um ein paar Zentimeter verschoben wird.

Für kleine, auch perforierende Defekte des seitlichen Nasenabhanges kann gelegentlich ein Verschiebelappen nach der geraden Linie *aus der Wange* Ver-

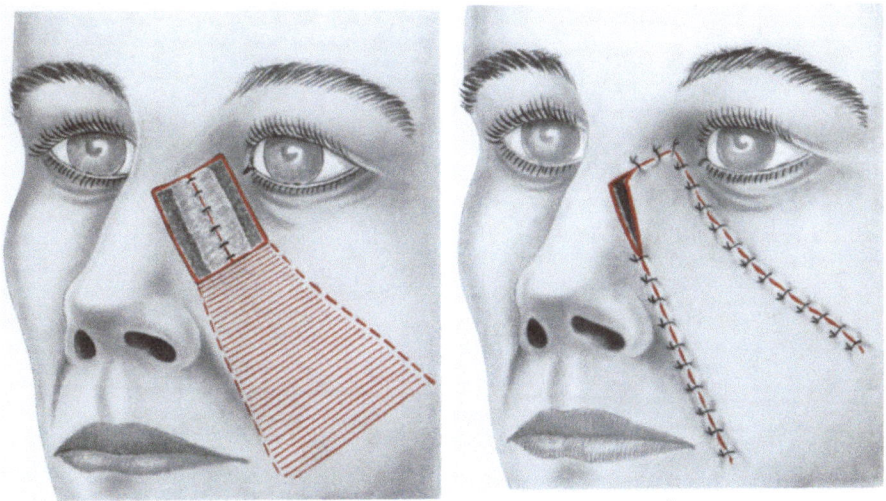

Abb. 454a u b. Deckung eines perforierenden Defektes der Nase mit Innenauskleidung durch Turflügellappen aus der Umgebung und Außendeckung durch Verschiebeplastik nach der geraden Linie ohne Burowsche Dreiecke. a Innerer Verschluß. Rot schraffiert, mobilisierter Verschiebelappen. b Äußerer Verschluß. Die obere querverlaufende Naht ist möglichst spannungsfrei zu gestalten

wendung finden, wenn für die Innenauskleidung das türflügelartige Einschlagen der Randpartien am Defekt genügt (Abb. 453a u. b., 454a). Bei etwas größeren Defekten vermeiden wir aber ein türflügelartiges Einschlagen der randständigen Haut zur Innenauskleidung. Wir erreichen eine sicherere innere Deckungsschicht für den perforierenden Defekt mittels eines Klapplappens aus der Nachbarschaft, den wir wie E. SCHMID durch vorheriges Unterfüttern mit Ohrmuschelknorpeln armieren und dessen Entnahmefläche zusammen mit der Außendeckung des Defektes durch einen Verschiebelappen aus der Wange versorgt werden kann (Abb. 453c, 454b).

3. Rekonstruktion durch Rotations- und Transpositionslappen aus der Wange

Von ESSER und von D'AGATA sind *Rotationslappen aus der Wange* zum Verschluß von Defekten am seitlichen Abhang der Nase empfohlen worden. Es wird die ganze Wange durch einen weiten Bogenschnitt, der nach hinten bis in die präauriculare Zone und nach unten bis über den Kieferwinkel hinaus auf den Hals reicht, an die Nase herangedreht. Kleine Dreiecksexcisionen werden am lateralen Rand der bogenförmigen Incisionen an verschiedenen Stellen ausgeführt

(Abb. 455). Beim Decollement dieses Hautlappens muß man sich wegen der Gefährdung der feinen Facialisäste genau in der richtigen Schicht vorarbeiten.

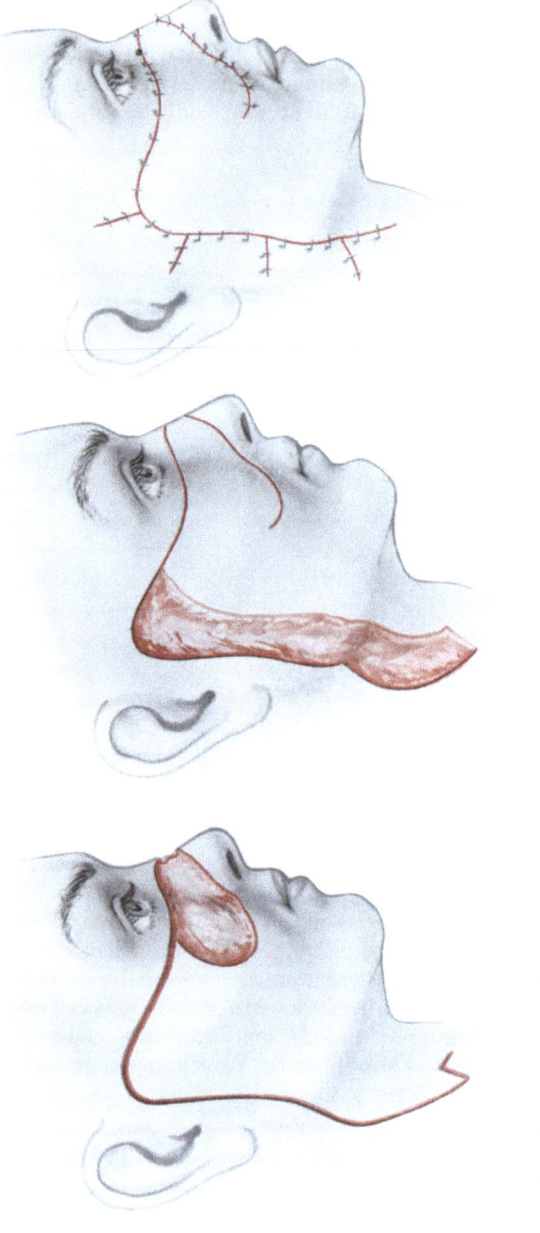

Abb. 455. Deckung eines partiellen Defektes der seitlichen Nasenwand und der angrenzenden Wange durch Wangendrehlappen nach ESSER, bei männlichen Patienten mit starkem Bartwuchs ist diese Methode wegen der Haarverlagerung zur Nase und Wange kontraindiziert

Für männliche Patienten kommt die Technik dieser Lappenanwendung wegen des Mitverschiebens der Barthaarfläche in den Bereich der Nase und vorderen Wange weniger in Frage. Auch für jüngere Frauen sollte man die zusätzlichen Narben im Bereich der Wange lieber vermeiden.

Der *Doppellappen* von ESSER und von ZIMANY (Abb. 431), der bei der Besprechung der Ersatzplastik der Nasenflügel besprochen wurde, sei hier nochmals erwähnt. — POLYA hat verschiedene Methoden der Verschiebeplastik aus der Wange ausgearbeitet. Eine davon ist von ZOLTAN modifiziert worden, was ebenfalls im Kapitel der Nasenflügelplastik erwähnt ist (s. S. 357).

Die *Transpositionslappen aus der Wange* zur Deckung von partiellen Defekten im oberen Teil der Nase entsprechen ungefähr denen, die wir für die Rekonstruktion der Nasenspitze und der Nasenflügel kennengelernt haben. Die Labiallappen kommen für diese Zwecke weniger in Frage als die schrägen, großen Wangenlappen von JOSEPH (Abb. 456) und kleinere von SANVENERO-ROSSELLI, die von der Nasolabialfalte, wo sie ihre Basis haben, schräg gegen die Schläfe verlaufen. Sie werden an den Defekt herangedreht und bleiben brückenartig mit dem Stiel in der Nasolabialfalte liegen, bis das Lappenende eingeheilt ist. Dann wird der Stiel

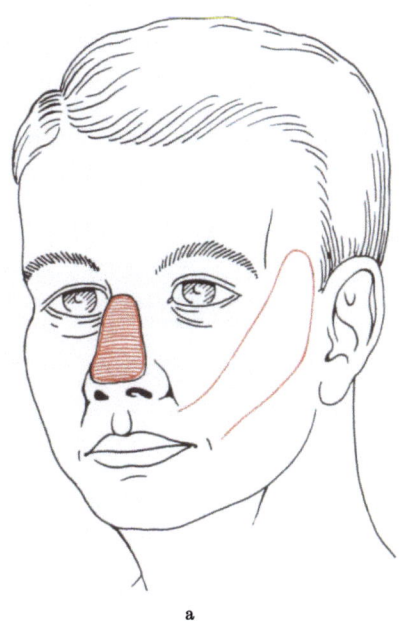

a

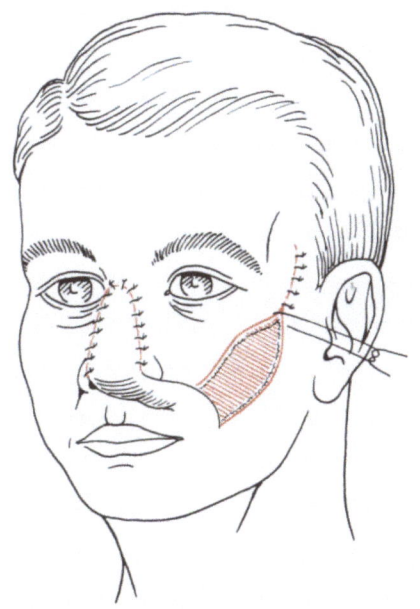

b

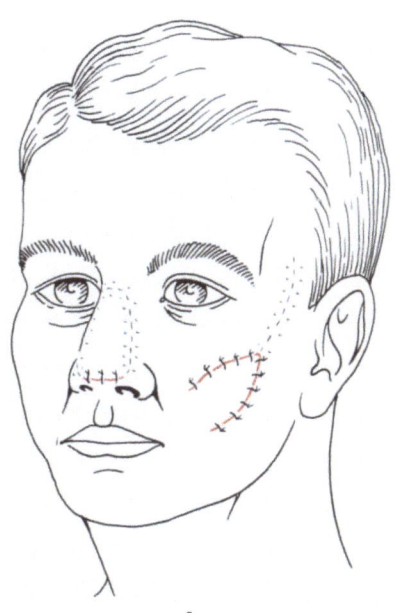

c

Abb. 456a—c. Transpositionslappen aus der Wange nach JOSEPH. a Schnittführung Rote ausgezogene Linie; Defekt rot schraffiert. b Lappen in den Defekt eingenäht. Entnahmefläche an der Wange (rot schraffiert) wird verschlossen. c Lappenstiel abgesetzt und Stielbasis zurückverlagert

abgesetzt und entfernt oder zum Teil zurückverlagert (SANVENERO-ROSSELLI, Abb. 445). Wir haben diese Technik auch schon angewandt, aber in den letzten

Jahren zugunsten anderer, wie z.B. der fronto-temporalen, der Rotations- und der Rundstiellappen, verlassen. — Der nasolabiale Wangenlappen von HAGERTY und SMITH enthält die A. facialis, welche neben dem Mundwinkel nach oben verläuft und als A. angularis mit der Infraorbitalarterie und mit dem dorsalen-

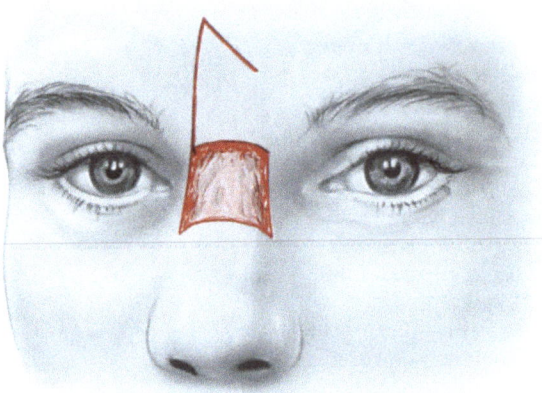

Abb. 457a. Defekt am knochernen Nasenrucken, Deckung durch einen Rotationslappen von der Glabella

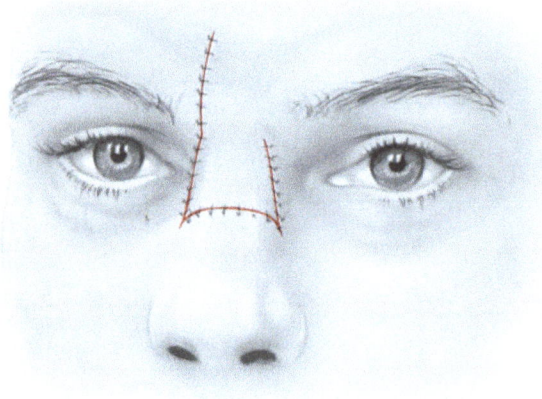

Abb. 457b. Rotationslappen nach entsprechender Vernahung

nasalen Ast der A. ophthalmica anastomisiert. — Der Lymphabfluß wird bei diesen Methoden gestort, was ein postoperatives Ödem für mehrere Monate zur Folge hat. — Die Transpositionslappen konnen in einer ersten Sitzung durch Thiersch-Haut unterfüttert, d.h. gedoppelt werden, wenn sie für perforierende Defekte verwendet werden sollen.

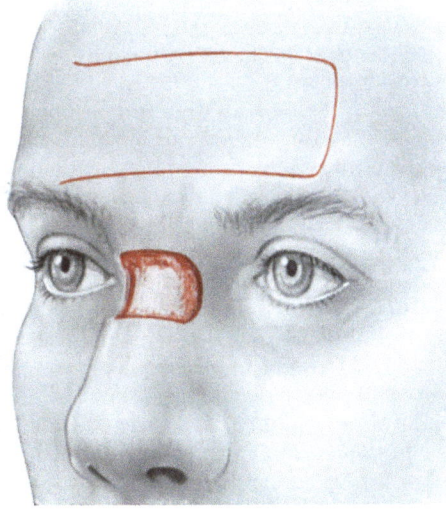
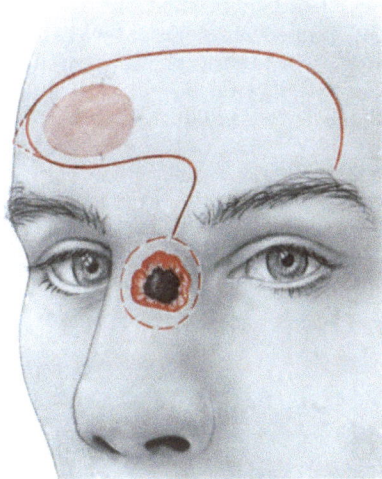

Abb. 458. Abb. 459

Abb. 458. Deckung eines nicht perforierenden Nasenwurzeldefektes durch Transpositionslappen aus der Stirn

Abb. 459. Deckung eines perforierenden kleinen Defektes durch einen Transpositionslappen aus der Stirn, der auch durch Unterfutterung mit Thiersch-Lappen epithelisiert sein kann. Rot gestrichelte Linie Anfrischung des Defektrandes

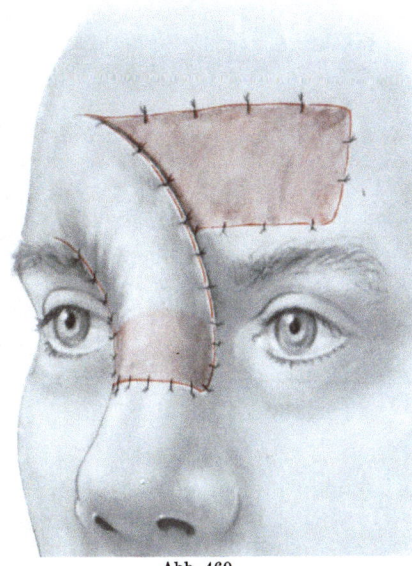
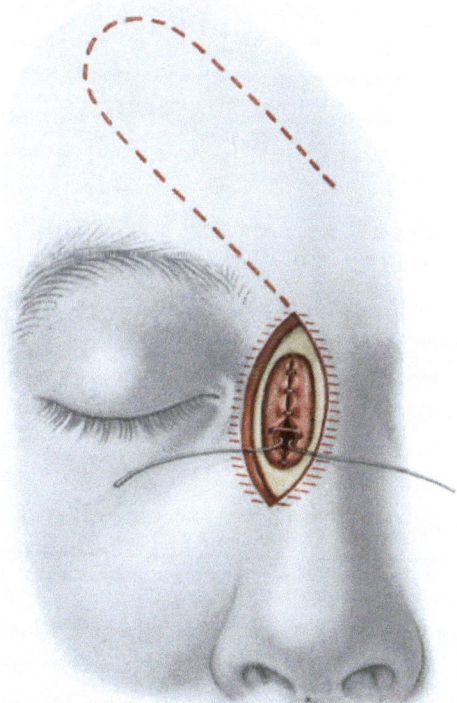

Abb. 460 Abb. 461

Abb. 460 Transpositionslappen aus der Stirn mit Unterfutterung des Lappens durch Thiersch-Haut zum Verschluß eines perforierenden Defektes an der Nasenwurzel und Deckung der Entnahmestelle durch frei transplantierte Haut (nach F. Smith)

Abb. 461. Verschluß einer Fistel zur Nasenhöhle. Innenauskleidung durch Einschlagen der randständigen Haut. Bildung des Stirnlappens zur äußeren Defektdeckung. Rot schraffiert Mobilisation der Haut. (Aus H. J. Denecke)

4. Rekonstruktion durch Rotations- und Transpositionslappen aus der Stirn

Bei kleineren nichtperforierenden Defekten an der Glabella oder der Nasenwurzel können kurze rechteckige oder trapezförmige *mediane Rotationslappen von der Stirn* herangedreht werden (McGregor, Abb. 457).

Transpositionslappen aus der Stirn werden von vielen Operateuren immer noch mit Vorliebe besonders bei älteren männlichen Patienten angewandt. Für diese Lappenanwendung kommen vor allem Defekte im oberen Teil der Nase und an der Glabella in Frage (Abb. 458—461). Die Lappen können sowohl mit der Hautoberfläche nach außen auf einen äußeren, nicht durchgehenden Defekt geschwenkt als auch auf einen durchgehenden Defekt zur Innenauskleidung umgeschlagen werden, wobei es dann noch einer äußeren Deckung bedarf. Sie können zur Deckung eines durchgehenden kleineren Defektes auch mit Thiersch-Lappen auf der Wundfläche gefüttert und epithelisiert auf den Defekt geschwenkt werden (Abb. 459).

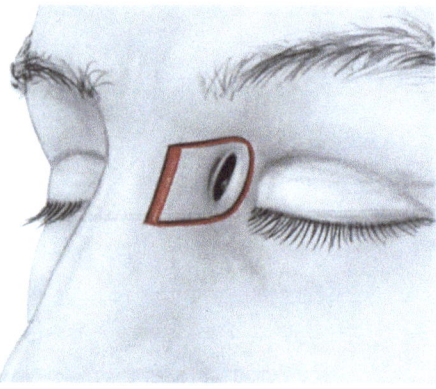

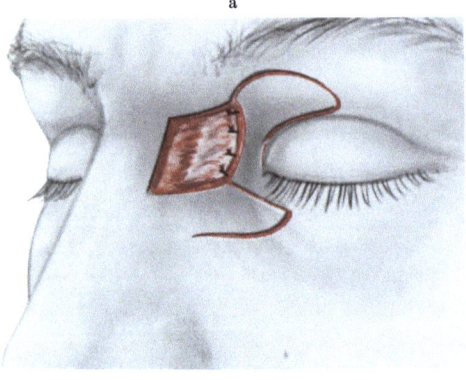
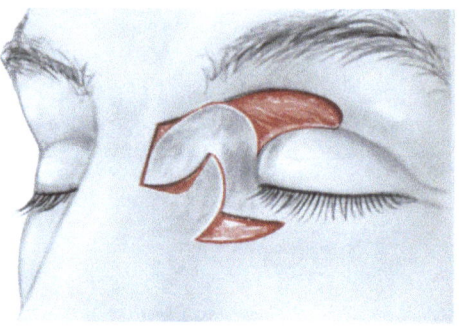

Abb. 462a—c. Deckung eines perforierenden Defektes in der oberen Nasenwand nach Zoltan. a Umschneidung der angrenzenden Haut zur Innenauskleidung. b Umschneiden des Rotationslappens oberhalb des Oberlids und unterhalb des Unterlids; Innenauskleidung eingenäht. c Einschwenken des Lidlappens

Ferris Smith hat eine Schnittführung gezeigt, durch die die ernährende A. supraorbitalis mit dem Stirnlappen gedreht wird. Er unterfüttert das Lappenende mit Thiersch-Haut, um durch Transposition z. B. einen perforierenden Defekt an der Nasenwurzel zu decken (s. Abb. 460).

Bei *Fisteln zur Nasenhöhle im Bereich des Ductus nasofrontalis*, welche sich äußerlich medial vom Auge am seitlichen Abhang der Nase finden und oft einen Zustand nach Stirnhöhlenoperation darstellen, kann die Deckung durch einfachen, schrägen Transpositionslappen von der Stirn erfolgen, wenn es möglich ist, den Schleimhautdefekt durch Vernähen der Schleimhautränder zu schließen (Abb. 461). Zoltan empfiehlt, einen perforierenden Defekt am medialen Rand der Orbita mit Kommunikation *zu den Siebbeinzellen* dadurch zu verschließen, daß man einen vorderen Türflügellappen vom Randgebiet des Defektes zur

Innenauskleidung auf das Loch legt und mit dem Rand der Mucosa vernäht. Zur äußeren Deckung rotiert er einen Lappen von oberhalb des Oberlids und einen von unterhalb des Unterlids nach vorn (Abb. 462). Die Möglichkeit der Entstehung eines Ectropiums muß bei derartigen Lappenentnahmen auf jeden Fall vermieden werden. Deshalb kann die Methode nur für kleine Defekte in Augennähe und bei Patienten mit schlaffer Haut in Betracht kommen.

Auch der mediane Stirnlappen nach KAZANJIAN (s. S. 322) findet hier seine Anwendung (HOLDSWORTH). Bei Defekten im oberen Teil der Nase muß der Lappen nicht bis an die Haargrenze geschnitten werden und ist auch in Fällen von niedriger Stirn möglich.

Bei *perforierenden Defekten am seitlichen Nasenabhang*, welche mit der Nasenhöhle kommunizieren, wird nach KAZANJIAN ein schräger Stirnlappen zur Innenauskleidung auf den Defekt umgeschlagen und an den Schleimhauträndern vernäht. Gleichzeitig wird der äußere Defekt mit einem freien Haut-

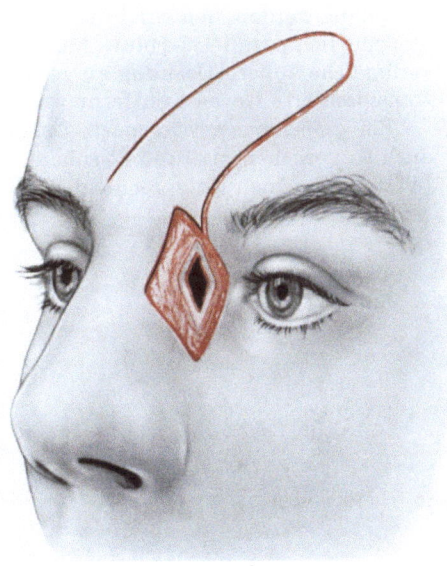

a

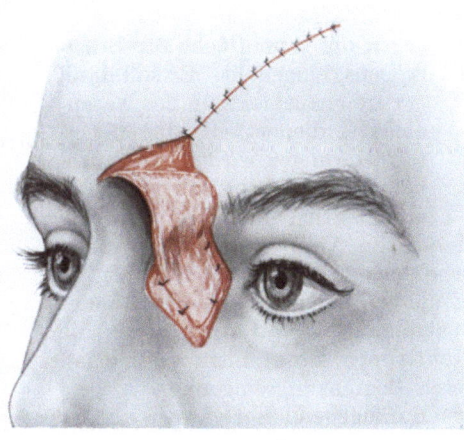

b

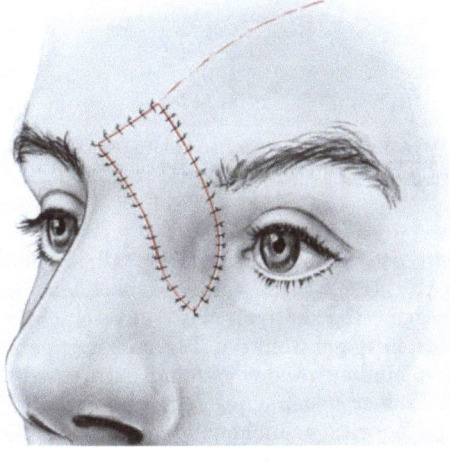

c

Abb 463a—c Partielle Ersatzplastik bei perforierendem Defekt im seitlichen Nasenabhang (KAZANJIAN). a Anfrischen des Defektes und Bildung eines schrägen Stirnlappens. b Innenauskleidung durch Herunterklappen des Lappens, Versorgung der Entnahmefläche. c Die äußere Deckung des Defektes soll durch freien Ganzhautlappen sofort geschehen. Die restliche Deckung im Bereich der Lappenbasis erfolgt 2 Wochen später, nachdem die Basis nivelliert oder zurückverlagert worden ist

transplantat aus der retroauriculären Zone oder, wenn eine dickere Schicht notwendig ist, mit einem zweischichtigen Ohrmuscheltransplantat oder bei größeren Defekten mit einem Lappen vom Arm gedeckt. Wenn die Haut nach 2—3 Wochen als Schleimhautersatz eingeheilt ist, kann der Lappenstiel wieder abgesetzt und in die Stirn zurückverlagert werden (Abb. 463a—c). Unter

Umständen ist es notwendig den Lappenstiel von der Stirn nicht zurückzuverlagern, sondern ihn zur Komplettierung oder Verbesserung der äußeren Deckung heranzuziehen, falls diese nicht gut einheilt. Dann muß er natürlich wieder umgeschlagen werden, da seine Wundfläche nach außen schaut. Es kann dabei auch notwendig werden, den Stiel durch Verlegen der Basis, d.h. durch Fortsetzen der ursprünglich parallelen Hautschnitte, zu verlängern. Ist es erforderlich, die ursprüngliche äußere Deckung zu verbessern, so muß zuvor das geschrumpfte, frei transplantierte Gewebe entfernt werden.

Bei *größeren durchgehenden Defekten am seitlichen Nasenabhang* kann man auch so vorgehen, daß die Stirnhaut zur Außendeckung benutzt wird. Man bereitet dann einen entsprechend größeren horizontal oder schräg verlaufenden Stirnlappen in der Weise vor, daß man ihn bei der Autonomisierung mit zwei Thiersch-Lappen unterfüttert. So ausgedehnte Spalthautlappen können am besten mit dem Dermatom am Oberschenkel oder an der seitlichen Thoraxpartie entnommen werden. Der eine größere Thiersch-Lappen wird mit der Wundfläche nach unten gegen die Stirnfascie eingenäht. Er deckt somit den größten Teil des Entnahmegebiets an der Stirn. Der kleinere Thiersch-Lappen wird mit der Wundfläche nach außen, d.h. gegen die Wundfläche des Stirnlappens, eingenäht. Er soll dann zur Innenauskleidung des Nasendefektes dienen. Mit diesen Unterfütterungen wird der zu autonomisierende Stirnlappen wieder an der Stirn eingenäht, um nach

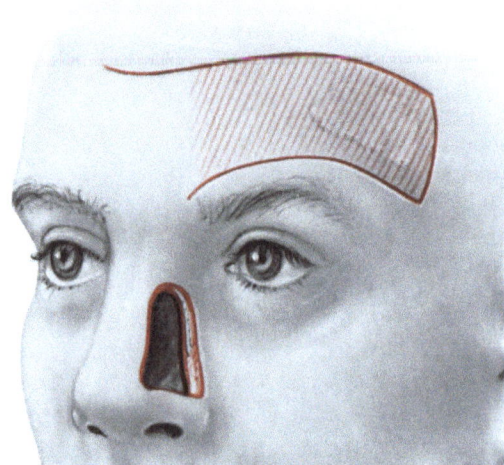

Abb. 464. Deckung eines perforierenden Defektes der lateralen Nasenwand durch horizontalen Stirnlappen, dessen Ende mit Thiersch-Haut gefuttert ist. Auch die ganze Entnahmefläche wird gethierscht

ein paar Wochen sorgfältig abgehoben und auf die Nase gedreht zu werden (Abb. 464). Seine äußere Oberfläche kommt dabei am Defekt nach außen zu liegen. Der Lappen wird zweischichtig eingenäht. Zuerst werden die Ränder des mitgeschwenkten Thiersch-Lappens mit atraumatischem Catgut gegen die Schleimhautränder genäht; dann wird der Hautlappen, wo er nicht gestielt ist, an seiner neuen vorderen, unteren und hinteren Begrenzung eingenäht.

ZOLTAN schneidet für die Deckung eines durchgehenden Defektes an der Nasenwurzel einen Horizontallappen an der Stirn. Für die Innenauskleidung des Defektes schlägt er einen Türflügellappen vom unteren Randgebiet in das Loch und vernäht ihn mit der Nasenschleimhaut. Die Entnahmestelle an der Stirn deckt er mit einem Dermatomlappen aus dem Oberschenkel. — Derartig ausgedehnte Stirnlappen hinterlassen natürlich bei jüngeren Patienten, vor allem bei Keloidneigung, zusätzliche auffällige Narben, die besonders bei Frauen als störend empfunden werden.

Die Verwendung von äußerer Haut zum Ersatz von Schleimhautdefekten in der Nase führt zuweilen zu ozaenaähnlicher Borkenbildung, auch wenn sich die Haut im Laufe der Zeit dem Feuchtigkeitszustand der Nasenhöhle etwas angepaßt hat. Da sie keine Schleimdrüsen besitzt, wird sie immer etwas trocken sein und bei größeren Defektplastiken einen mehr oder weniger geringgradigen, ozaenaartigen Geruch verursachen.

Als bestes Transplantationsmaterial für die Innenauskleidung der Nase hat sich uns die freie oder gestielte Mundschleimhaut erwiesen. Der lange Schleimhautlappen, dessen Basis im Bereich der Oberlippe liegt, wird durch eine Öffnung zwischen Mundvorhof und Nasenhöhle vor der Apertura piriformis in den Defekt eingeschlagen, wie es JESCHEK für die Ozaena-Operation angegeben hat.

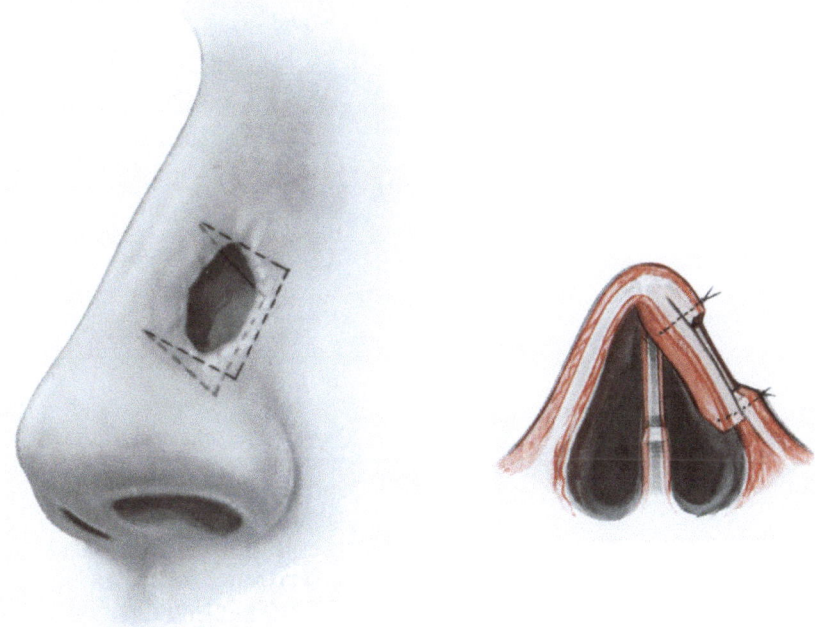

a   b

Abb. 465a u. b Deckung eines perforierenden Defektes der lateralen Nasenwand aus dem Septum (DE QUERVAIN). a Die schwach gestrichelte Linie zeigt die Schnittführung am Septum an, die stark gestrichelte die Lage des Septumlappens im Defekt. b An den Defekt herangeschwenkter Septumlappen im Querschnitt. Die Schleimhaut an den Berührungsflächen am Rand des Defektes wird entfernt. Der äußere Hautdefekt wird durch Rotations- oder Transpositionslappen gedeckt

5. Rekonstruktion durch fronto-temporale Lappen

Für den Ersatz von perforierenden Defekten im mittleren und oberen Teil der Nase hat sich uns (R. MEYER) auch der fronto-temporale Lappen, der in den Kapiteln über Rekonstruktion der Columella, der Flügel und der Spitze dargelegt ist (Abb. 398, 440, 448, 449), bewährt. Auch hier haben wir die Schmidsche Technik etwas modifiziert. In der ersten Sitzung legen wir den *Brückenlappen am Superciliarbogen* an und bilden gleichzeitig den zu rekonstruierenden Nasenteil an der Schläfe vor. Dazu verpflanzen wir eine Knorpelplatte aus der Concha der Ohrmuschel unter die obere Hautschicht an der Schläfe und bilden in einem tieferen subcutanen Lager direkt über der Fascie eine mit Dermatomhaut allseitig gefütterte Tasche. Dadurch entsteht ein ziemlich dicker, doppelt epithelisierter Lappen mit Knorpeleinschluß an der Schläfe, der nach etwa 3 Wochen auf den Defekt verpflanzt und eingenäht werden kann, wobei er mit dem superciliären Brückenlappen in Verbindung bleibt. Nach weiteren 3 Wochen ist der dreischichtige Lappen im Defekt eingeheilt. Nun kann der ernährende Brückenlappen reseziert werden. — Auch der von CONWAY angegebene temporofrontale Lappen sei hier erwähnt.

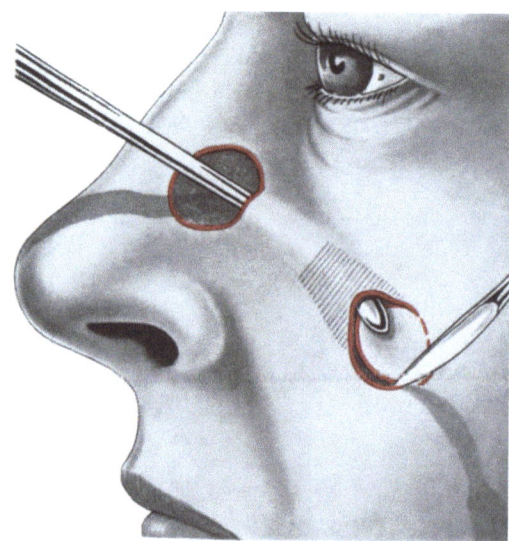

Es sei nochmals darauf hingewiesen, daß derartige Lappenbildung vor allem für ältere Patienten mit schlaffer Stirnhaut in Frage kommt (s. auch S. 366, 377).

6. Rekonstruktion durch Septumlappen

Als Besonderheit für die plastische Deckung perforierender Nasendefekte erwähnen wir noch die alte Methode von DE QUERVAIN, die schon im Kapitel der Flügelrekonstruktion beschrieben wurde (S. 358; Abb. 432, 433).

Für nicht randständige Defekte wird der an den Defekt zu schlagende *Septumlappen* auf der Seite der Plastik von seiner Schleimhaut entblößt und durch Matratzennähte an den Defektrand fixiert (Abb. 465). Die äußere Deckung muß durch Rotations- oder Transpositionslappen erfolgen. Die Methode dürfte heute kaum noch praktische Bedeutung haben, da genügend andere Techniken zur Verfügung stehen, die keinen so großen Schaden wie den einer derartigen Septumperforation bedingen.

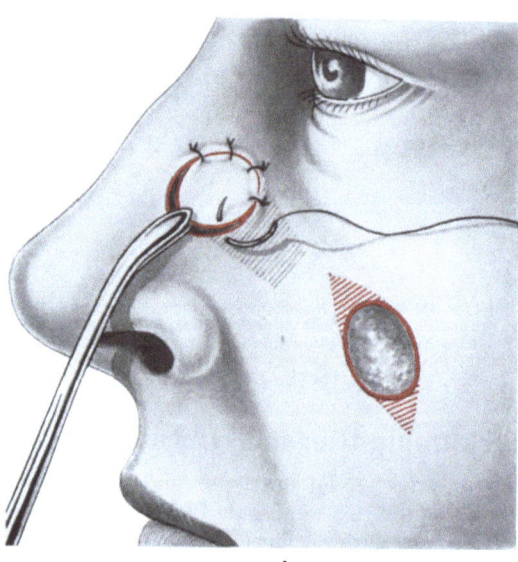

Abb. 466a—c. Ersatz eines partiellen Hautdefektes der seitlichen Nasenwand durch Insellappen aus der Wange. a Angefrischter Defekt; Umschneiden des Insellappens; Tunnelierung der dazwischenliegenden Haut und Bildung eines Fettstiels (Fettstiel schraffiert). b Einnahen des Insellappens

7. Rekonstruktion durch Insellappen

Eine originelle und gute Methode für den Ersatz von partiellen Defekten an der Nase ist die *Insellappenplastik* nach MONKS. Die ursprüngliche Technik von MONKS ist für die Rekonstruktion der Augenlider ausgearbeitet worden. DUNHAM hat die Methode in die Nasenplastik übertragen. Man benutzt Insellappen aus der Wange, aus der Stirn oder aus der Schläfe.

Der Insellappen *aus der Wange* kann an einem längeren Fettstiel, der in der Mitte zwischen Entnahme- und Implantationsstelle basiert ist, zur Innenauskleidung oder Außendeckung von Nasendefekten (Abb. 466) herangezogen werden. Bei der Verwendung der Inselhaut zur Innenauskleidung der Nasenhöhle ist darauf zu achten, daß die Torsion am Stiel keine Beeinträchtigung der Ernährung bedingt (Abb. 467a u. b). Die äußere Deckung kann bei diesem Vorgehen durch einen Verschiebelappen nach der geraden Linie aus der Wange, und zwar aus der unmittelbaren Nähe der Entnahmefläche für die Hautinsel erreicht werden (Abb. 467c).

Bei der *Insellappenplastik aus der Stirn* wird eine Hautinsel in der nötigen Größe und Form im Bereich der A. frontalis umschnitten. Die Frontalarterie endigt etwa 1,5 bis 2 cm oberhalb der Augenbraue. Dadurch ist die Möglichkeit der Anwendung eines hier entnommenen Insellappens auf die obere Hälfte der Nase beschränkt. Die Arterie kann selten durch die Haut durchpalpiert werden. Man muß also ihr Ende nach dem anatomisch-topographischen Atlas vermuten und umschneiden (Abb. 468). Zu Beginn des Eingriffes werden Größe und Form des Lappens bestimmt und eingezeichnet. Dies geschieht am besten mit Hilfe eines Gummiläppchens aus einem alten Handschuh, aus welchem die entsprechende Form des Defektes herausgeschnitten wird. Das Läppchen wird im gewünschten Bezirk auf die Stirnhaut gelegt und dient als Schnittmuster für die Umschneidung des Lappens.

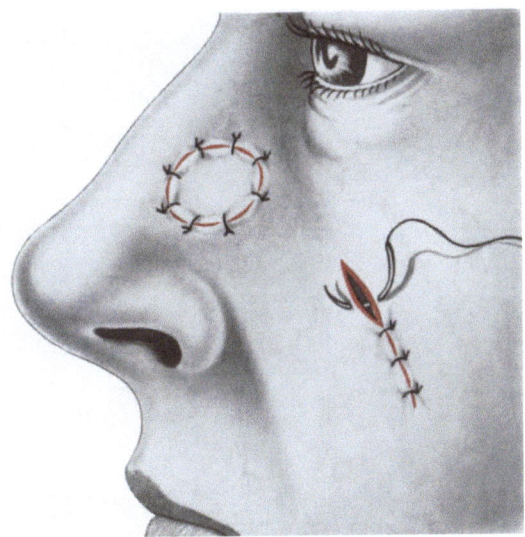

Abb. 466c. Verschluß der Entnahmestelle

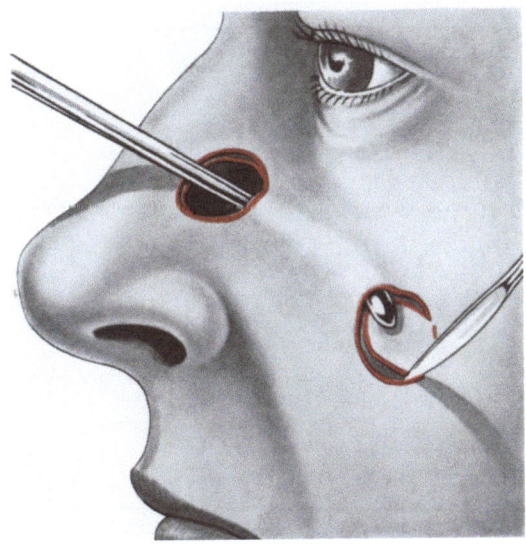

a

Abb. 467a—c. Ersatz eines partiellen durchgehenden Defektes der seitlichen Nasenwand mittels Insellappens aus der Wange. a Defektrand angefrischt. Bildung des Insellappens mit Fettstiel

Der Hautlappen soll das Schnittmuster 1 bis 2 mm ringsherum überragen, da er nach der Excision etwas schrumpft. Der durch zirkuläre Incision begrenzte Insellappen wird nun wieder eingenäht und verbunden. Bei der Incision ist an der unteren Begrenzung des Lappens darauf zu achten, daß nur oberflächlich eingeschnitten wird, damit die Frontalarterie nicht durchtrennt wird. In einer zweiten Sitzung wird vom unteren Lappenrand aus gegen die Augenbraue im vermutlichen Verlauf der Frontalarterie eine Incision gemacht, von der aus ein prisma- oder stabförmiger, die Stirnarterie enthaltender Stiel aus Subcutangewebe geschnitten wird. Nun kann die Haut zwischen dem unteren Ende der Incision am medianen Augenbrauenkopf und dem Defekt an der Nase durch Tunnelierung unterminiert werden. Durch diesen Tunnelgang wird dann der Insellappen mit dem Stiel aus Subcutangewebe vorsichtig bis an den Rand des Nasendefektes geführt. Wenn der die Insel tragende Stiel lang genug ist, kann die Hautinsel im Defekt eingenäht werden, sonst muß der Stiel zuvor durch Verlängerung der Incision am Augenbrauenkopf nach unten verlängert werden (Abb. 469). Mediane oväläre Insellappen von der Stirn können nach CONVERSE und WOOD-SMITH leichter auf den Nasenrücken geschlagen werden, wenn die Hautbrücke an der Glabella nicht unterminiert sondern gespalten wird. Die Torsion des breiten, die Arterie enthaltenden Bindegewebsstiels kann dadurch sorgfältiger ausgeführt werden, und die Ernährung der Insel bleibt sicherer erhalten. — Der Defekt an der Stirn wird durch Zusammenziehen der Wundränder, durch freie Vollhauttransplantate oder durch Rotationslappen gedeckt. — Man kann sich dieser Insellappen aus der Stirn sowohl bei oberflächlichen Defekten zur Außendeckung (Abb. 469) als auch bei perforierenden Defekten zur Bildung der Innenauskleidung bedienen.

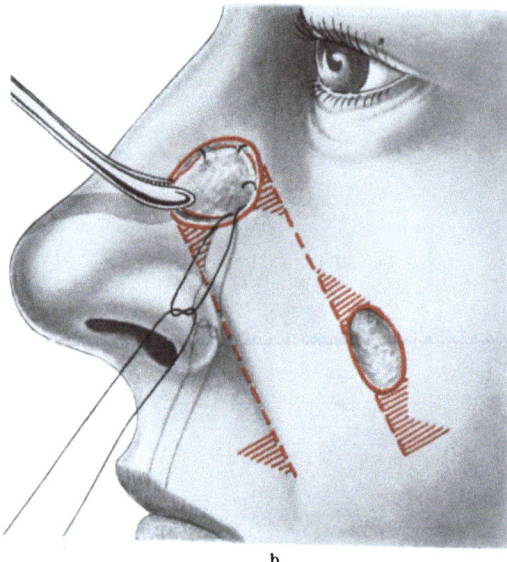

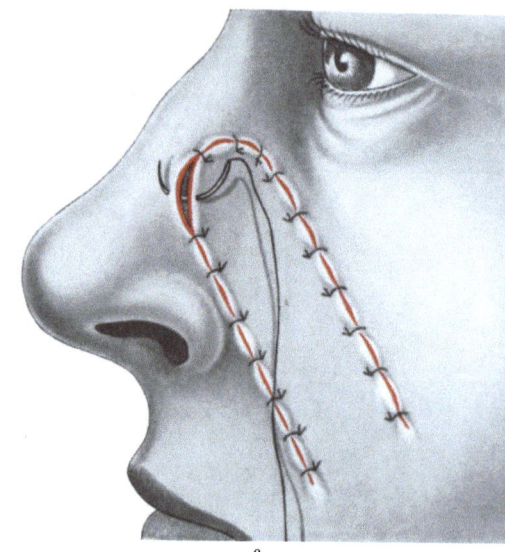

Abb. 467 b u. c. b Einnähen des gestielten Insellappens zur Innenauskleidung des Defektes, Bildung eines Lappens nach der geraden Linie aus der Wange. c Verschiebelappen eingenäht. Dabei sind die Burowschen Excisionen gerade vernäht und die Entnahmestelle in die Naht mit einbezogen

KERNAHAN und LITTLEWOOD decken durch *Insellappen von der Schläfe*, deren Stiel vor dem Ohr basiert ist und die A. temporalis enthält, größere seitliche Defekte der Nase. Der den Stiel zur Nase führende subcutane Tunnel im Bereich der Wange wird wie beim Verfahren von HEANLEY angelegt.

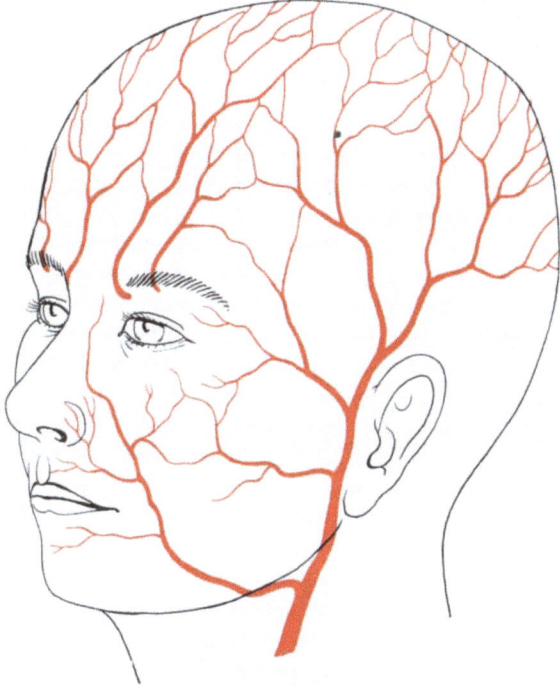

Abb. 468. Schematische Darstellung des Arterienverlaufs im Gesicht, der bei der Lappenbildung zu berücksichtigen ist

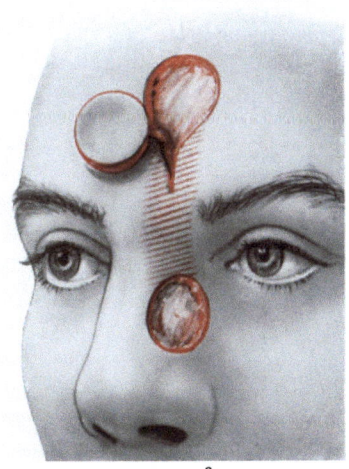
a

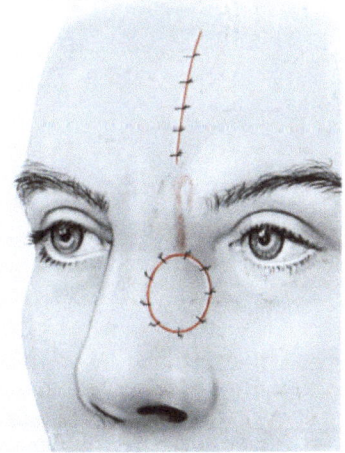
b

Abb. 469a u. b. Insellappen nach MONKS aus der Stirn zur Deckung eines partiellen Nasendefektes. a Umschneidung der Insel und Bildung des Arterienstieles und des Tunnels (rot schraffiert). b Einnahen des subcutan verlagerten Arterienstiellappens

8. Rekonstruktion durch Rundstiellappen

Partielle Defekte im oberen Teil der Nase können auch mit Hilfe von Rundstiellappen verschlossen werden. Es kommen dafür wie bei der Rekonstruktion des Nasenflügels (s. S. 359) *Lappen von der Stirn, vom Hals, vom oberen Thoraxgebiet, vom Arm und Wanderlappen* in Frage.

Bei großen durchgehenden Defekten der Nase wird meistens zu einem Rundstiellappen gegriffen. Dann muß auch für die *Innenauskleidung* der Nasenhöhle am Defekt gesorgt werden. Dies geschieht durch Spaltung des Lappenendes (Abb. 470b), oder das Lappenende wird mit einem Thiersch-Lappen versehen, der in den Schleimhautdefekt hineinpaßt, wie es SANVENERO-ROSSELLI 1931 beschrieben hat (Abb. 471). Eine andere Lösung hat TAMERIN 1951 angegeben. Er näht den Rundstiellappen so ein, daß die Hautoberfläche nach dem Naseninnern und der Thiersch-Anteil nach außen zu liegen kommt. Der Rundstiellappen vom Hals muß dabei während 3 Wochen täglich in steigender Dauer gedreht werden, damit er sich an die für das Einnähen an der Nase nötige Torsion gewöhnt hat. Der frei hängende Lappenfuß wird mit dem Thiersch-Lappen bedeckt, welcher im Verlaufe der drei zur Adaption dienenden Wochen etwas

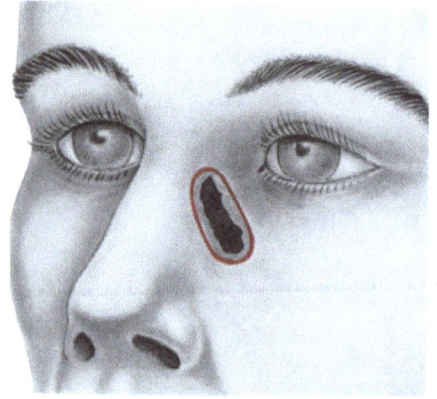

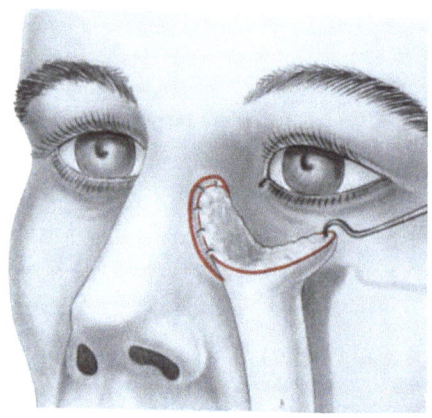 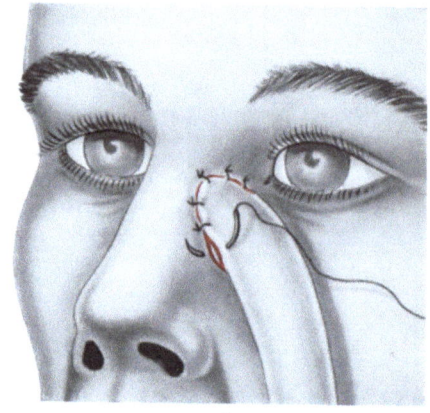

Abb. 470a—c. Deckung eines perforierenden Defektes der seitlichen Nasenwand durch Rundstiellappen. a Defektrand angefrischt. b Innenauskleidung teilweise eingenäht. Der caudale Umfang der eingesetzten Hautinsel wurde vor dem Einnähen unter Erhaltung des ernährenden Fettstiels vorsichtig umschnitten. c Außendeckung

zusammenschrumpft. Zur Heranführung des Lappens an den Defekt im Bereich des Processus frontalis der Maxilla muß der Nasenflügel an seinem lateralen Ansatz abgetrennt werden. Die Hautfläche des Lappenendes wird in den Schleimhautdefekt eingenäht, so daß der etwas geschrumpfte Thiersch-Lappen nach außen gerichtet ist. Die Haut rings um den Defekt wird allseitig mobilisiert, so daß sie über das Fett des Rundstiellappens hinweg an den zirkulären Rand des Thiersch-Lappens geführt werden kann. Nach Einheilung des Lappenendes am Defekt kann der Stiel abgesetzt und der Nasenflügel wieder eingenäht werden. Nach ein paar weiteren Sitzungen kann der nach außen sehende Thiersch-Lappen vollständig eliminiert und durch Apposition der umliegenden Haut ersetzt werden. — Uns erscheint die Methode mit vorübergehender Verwendung von Thiersch-Haut zu zeitraubend und kompliziert, zumal der Rundstiellappen für die innere und äußere Deckung praktisch immer genügend Epithel zur Verfügung

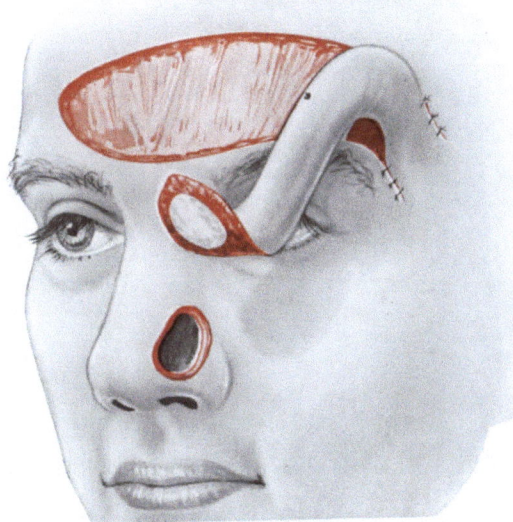

Abb. 471. Perforation der seitlichen Nasenwand, Deckung durch Rundstiellappen von der Stirn mit Thiersch-Unterfütterung nach SANVENERO-ROSSELLI

stellt. Wenn schon Thiersch-Haut herangezogen werden soll, so erachten wir ihre Verwendung zur Innenauskleidung, wie oben erwähnt, für geeigneter. — Bezüglich der zusätzlichen Narben im Gesicht gilt für die Rundstiellappen von der Stirn das S. 366, 377 und 396 Gesagte.

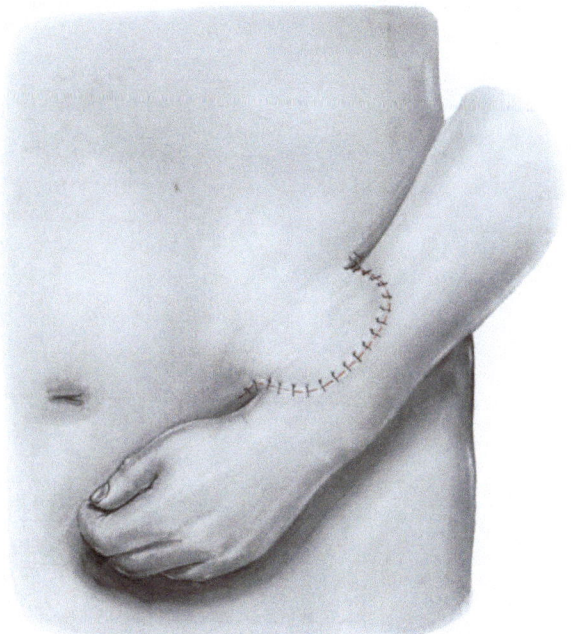

Abb. 472a—g. Rekonstruktion großer perforierender Defekte der lateralen Nasenwand, die auf die Wange übergreifen. a Abdomino-brachialer Sandwichlappen in situ an der Entnahmestelle

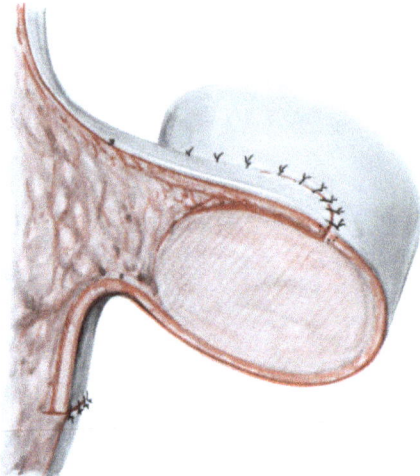

Abb. 472 b. Abdomino-brachialer Sandwichlappen im Querschnitt an der Entnahmestelle

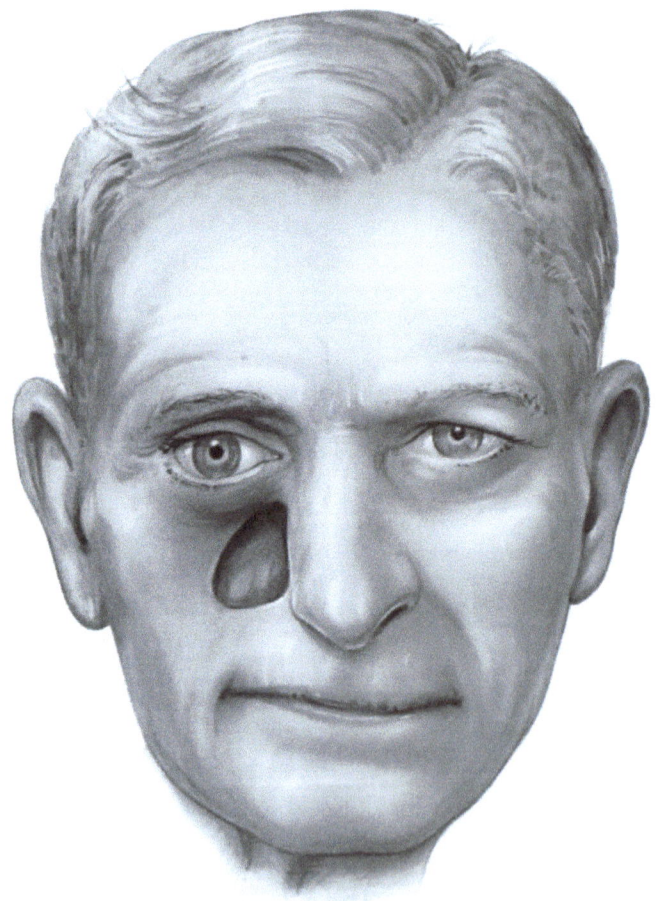

Abb. 472 c. Zu deckender Nasenwangendefekt

9. Rekonstruktion durch abdomino-brachialen Sandwichlappen

Für *größere Defekte an den seitlichen Abhängen der Nase*, die auf *die Wangen übergehen*, haben wir (R. MEYER) eine Lappenart empfohlen, die JAYES für andere Gesichtsdefekte ausgearbeitet hatte und die im Grunde genommen von einer Technik von CONVERSE abgeleitet ist. Es handelt sich um einen abdomino-brachialen Sandwichlappen, welcher aus Bauchhaut, Fett und Vorderarmhaut besteht.

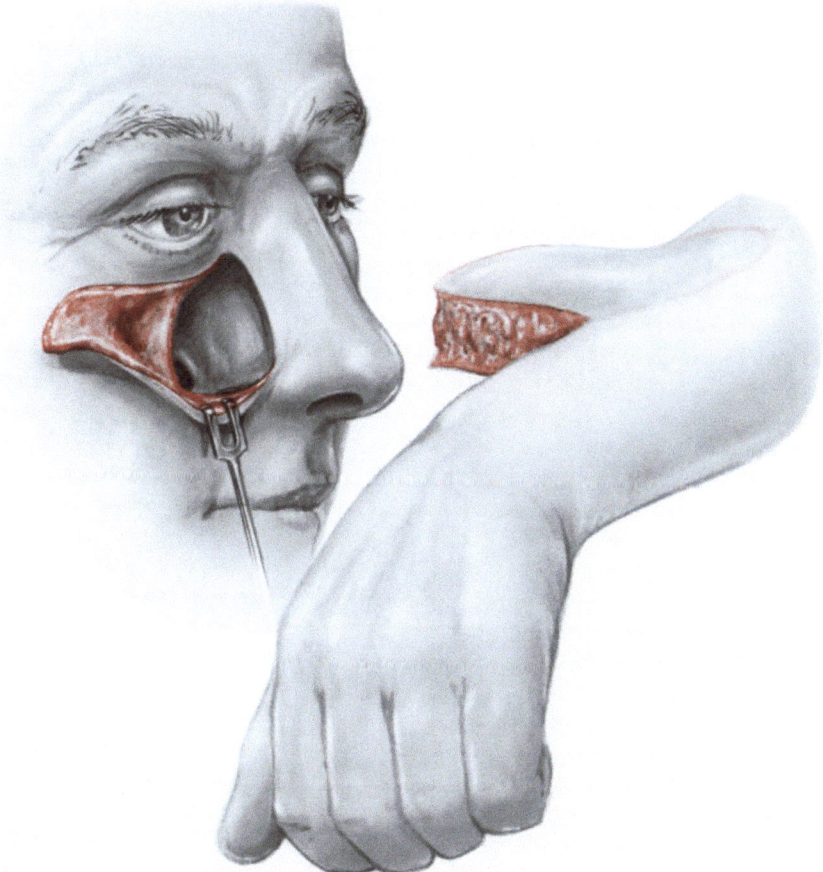

Abb. 472d. Anfrischen von Lappen- und Defektrand

Er kann wesentlich dicker gestaltet werden als ein gewöhnlicher Rundstiel, besonders bei mageren Patienten, und hat den Vorteil der besseren Durchblutung und der festeren Konsistenz. Es wird am Abdomen ein etwa 6 cm breiter und etwa 10 cm langer Hautlappen samt der ganzen darunterliegenden Fettschicht bis auf die Muskelfascie geschnitten, wie ein Sandwich mit einem ungefähr gleich großen Hautlappen aus der Volarseite des Unterarms zusammengelegt und seitlich vernäht (Abb. 472a u. b). Nach 2 bis 3 Wochen wird der Lappen in einer zweiten Sitzung vom Abdomen abgesetzt und an den perforierenden Nasenwangendefekt herangebracht (Abb. 472d). Das am Bauch abgetrennte Ende wird so in den unteren Rahmen des Defektes eingenäht, daß die unbehaarte, weißliche Abdominalhaut die Innenauskleidung der lateralen Nasenwand und eventuell noch des Mundvorhofs bildet, während die Unterarmhaut nach außen zu liegen kommt (Abb. 472e). Nach Einheilen des Lappens am Defektrand, also nach weiteren 2 bis 4 Wochen, kann er auch am Arm abgesetzt und völlig eingenäht werden (Abb. 472 f u. g). Die Abdominalhaut wird ringsherum mit der Nasenschleimhaut der antronasalen Wand vernäht, die Fettschicht füllt die von Schleimhaut befreite Kieferhöhle, und die etwas pigmentierte Vorderarmhaut wird ringsherum

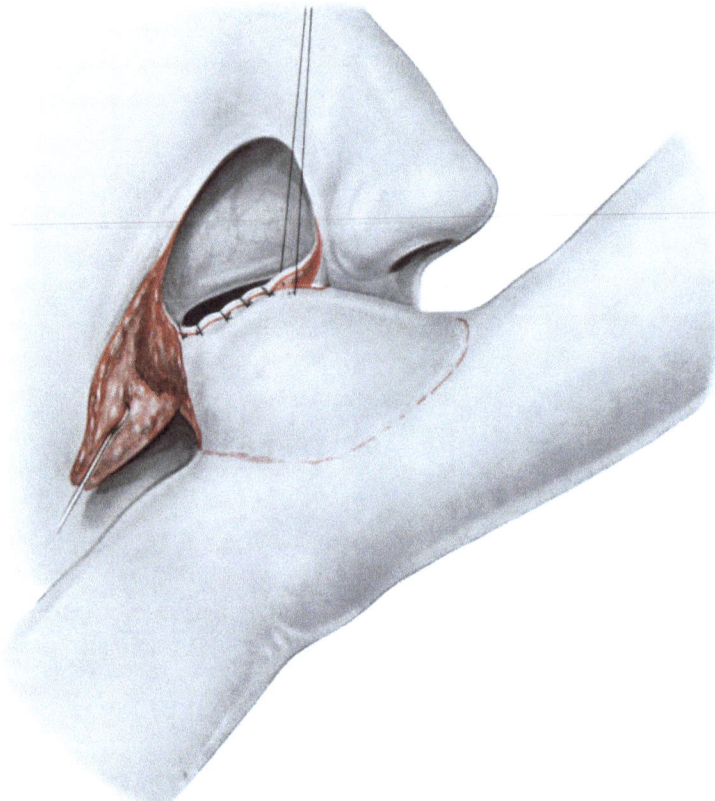

Abb 472e. Einnahen der Innenauskleidung. Abdominalhaut wird im Bereich des unteren Randes am Mucosadefekt eingenäht

in den äußeren Hautdefekt eingenäht. Bei einer gleichzeitigen Perforation des Mundvorhofes zum Nasendefekt hin kann die Mundschleimhaut erst in einer vierten Sitzung mit dem unteren Teil der in der Nase schon eingeheilten Bauchhaut vernäht werden.

VI. Subtotale und totale Ersatzplastik der Nase
1. Die indische und die italienische Methode

Es dürfte ziemlich sicher sein, daß schon vor 3000—4000 Jahren in Indien die plastische Chirurgie der Nase, insbesondere die rekonstruktive Chirurgie, entwickelt war. Auf diesem Gebiet der Chirurgie soll damals schon ein hoher Grad von Können vorhanden gewesen sein, zumal die Verstümmelungen besonders

Subtotale und totale Ersatzplastik der Nase

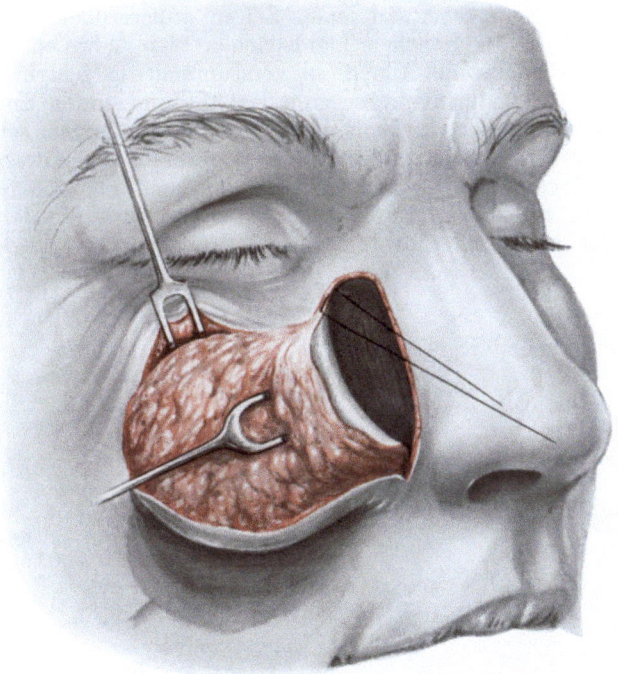

Abb. 472f. Lappen am Arm abgesetzt, Abdominalhaut wird zur volligen Deckung des Mucosadefektes vernaht, Verarbeitung des Restlappens mit Unterarmhaut zur Außendeckung

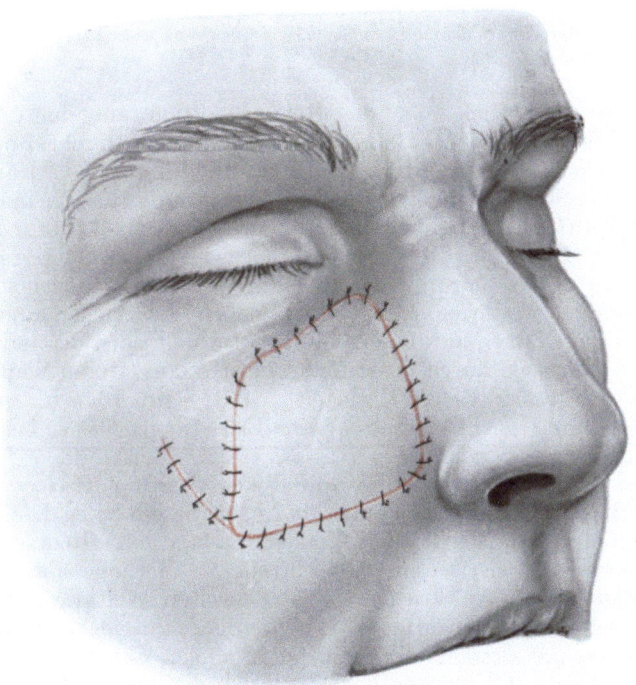

Abb. 472g. Zustand nach Defektversorgung

in Kriegen an Gefangenen zu jenen Zeiten außerordentlich grausam waren. Außerdem soll es in manchen Landstrichen Sitte gewesen sein, Verbrechern die Nase abzuschneiden. Alle diese verstümmelten Menschen hatten selbstverständlich das Bedürfnis, diese zum Teil diffamierenden Entstellungen nach ihrer Freilassung beseitigen zu lassen. So entstand damals schon die indische Methode des Stirnlappens. Bevor dieses Verfahren in der westlichen Welt bekannt wurde, verging eine große Zeitspanne. Erst um 1450 führte es BRANCA in Catania in einem Teil Europas ein, und erst über ein Jahrhundert später gelangte die plastische Chirurgie durch TAGLIACOZZI (1546—1599) zu hoher

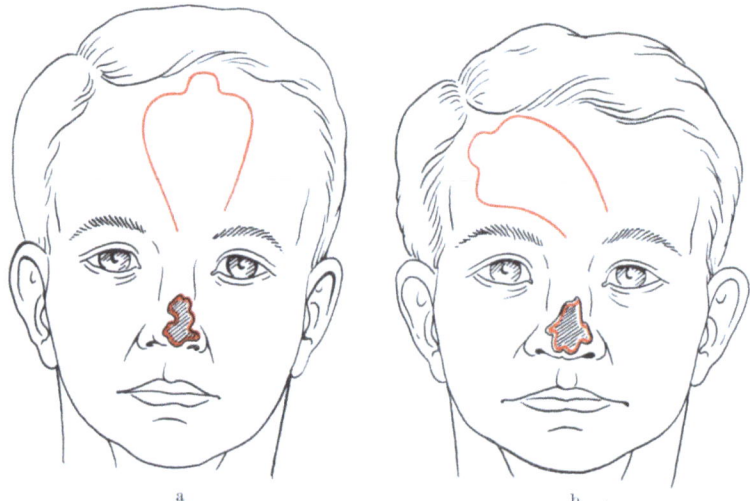

Abb. 473a u. b. Stirnlappen nach der indischen Methode. a Original medianer Lappen. b Schrager Lappen bei niedriger Stirn (NÉLATON)

Blüte. Er war es auch, der die Rekonstruktion aus dem Arm, die sog. italienische Methode, welche BRANCAs Sohn erstmalig durchgeführt haben soll, weiter entwickelte. Zeitweise wurde dann die plastische Chirurgie der Nase von Kirche und Staat behindert. Durch CARPUE wurde 1815 die indische Methode wieder aufgegriffen. In Deutschland waren es GRÄFE, REINER, DIEFFENBACH, in Frankreich DELPECH, DUPUYTREN, LISFRANC, SERRE, in Amerika WORN, die die rekonstruktive Chirurgie der Nase durch eigene Methoden stark förderten. Vor dem ersten Weltkrieg machte sich neben zahlreichen anderen Autoren J. JOSEPH einen Namen auf diesem Gebiet. Im und nach dem ersten Weltkrieg wurde diese Chirurgie durch Operateure wie GILLIES, JOSEPH und LEXER u.a. außerordentlich stark weiterentwickelt. 1931 legte JOSEPH, nun schon ein reiner Nasen- und Gesichtsspezialist, seine Erfahrungen in der bekannten Monographie nieder.

Standen bis zum ersten Weltkrieg die Rekonstruktion der Nase aus Stirn- und Armlappen im Vordergrund, so kam in und nach diesem Krieg die Rekonstruktion mit Rundstiellappen (Fern- und Wanderlappen), von GILLIES, GANZER und FILATOW entwickelt, als weitere sehr vorteilhafte Methode hinzu. Sie ist dann zwischen den beiden Weltkriegen, in dem zweiten Weltkrieg und danach zur Perfektion geführt worden. Heute noch werden zahlreiche Modifikationen und Kombinationen mit alten Methoden herausgebracht. GILLIES, der sein Verfahren 1917 bekanntgab, hat im wesentlichen dieser bedeutenden Methode zum Durchbruch verholfen. Auch GANZER, der seine Methode und ihre Anwendungsmöglichkeit

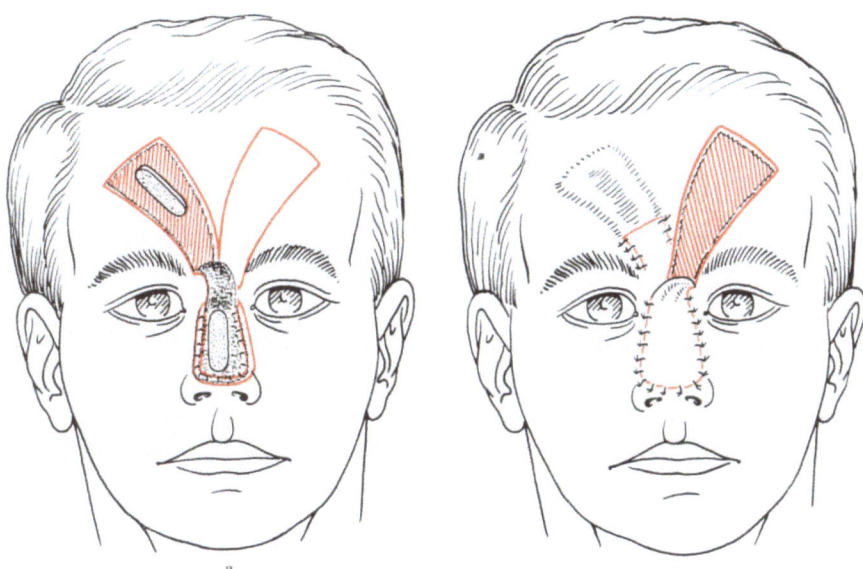

Abb. 474a u. b. Rekonstruktion der Nase nach Franz König (1886) Bildung von zwei Stirnlappen, von denen einer zur Innenauskleidung der Nase dient und zur Stützung mit einem anhaftenden Knochenperiostspan versehen ist. Der andere wird zur äußeren Deckung benutzt a Innenauskleidung mit Knochenstütze eingenäht, äußerer Decklappen umschnitten. b Außendeckung vernäht. Die später nach der Einheilung zu vollziehende Rückverlagerung der Basis des knochenspantragenden Lappens in die mit Thiersch gedeckte Entnahmestelle ist angedeutet. In gleicher Weise wird die Basis der äußeren Deckung in die Entnahmefläche (rot schraffiert) so weit wie möglich zurückverlagert

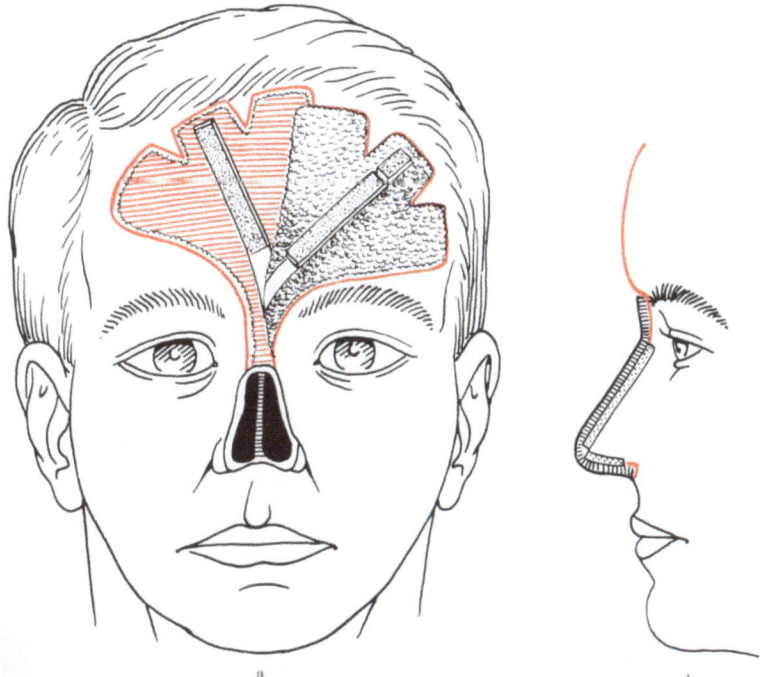

Abb. 475a u. b. Rekonstruktion der Nase nach von Hacker (1887). Bildung eines einseitigen schrägen Stirnlappens unter Mitnahme eines Knochenspans zur Gestaltung der äußeren Nasendecke mit Profilgerüst. Zur Innenauskleidung wird die Wundfläche partiell gethierscht. a Lappen samt knöchernem Stützgerüst abgehoben (Entnahmefläche rot schraffiert). b Seitlicher Querschnitt des Profilgerüstes bei vernähtem Lappen

am 30. März 1917 auf der Berliner laryngologischen Gesellschaft publizierte, hat den Stranglappen, wie er ihn zuerst nannte, bei seinen plastischen Eingriffen immer wieder angewendet. Wie aus seiner Publikation hervorgeht, hat er ihn zunächst für die Deckung eines Gaumendefektes herangezogen. Da derartige Eingriffe längere Zeit beanspruchen, kann man vermuten, daß auch er diese Methode schon 1916 zur Anwendung gebracht hat. Da die drei Autoren damals in verschiedenen, durch den Krieg voneinander getrennten Staaten lebten, haben sie durch die ins Riesenhafte anwachsende Zahl an Verwundeten in der Not, um eine bessere Wiederherstellung zu gewährleisten, an drei verschiedenen Orten die gleiche neue Idee geboren, nachdem die von DIEFFENBACH schon 1845 angewandte Lappentechnik in Vergessenheit geraten war. Unter dem Einfluß der Sulfonamide und Antibiotica hat die Ersatzplastik der Nase

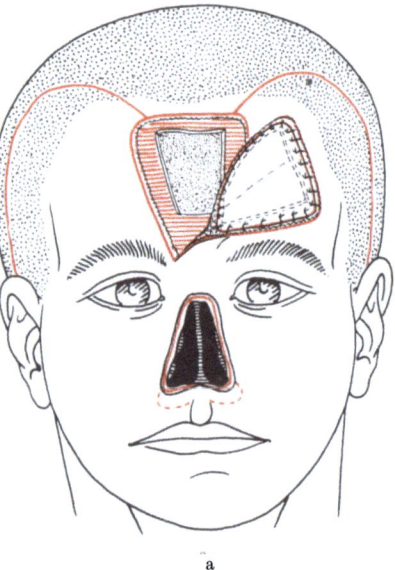

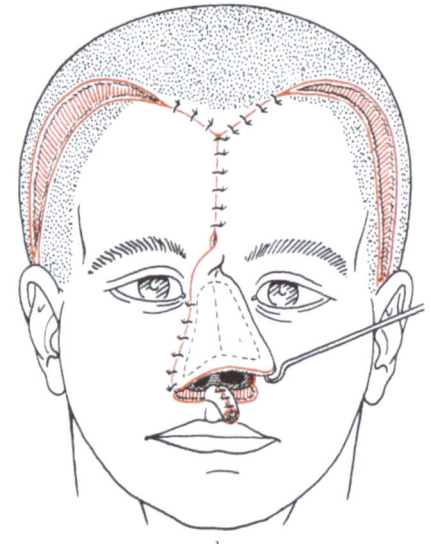

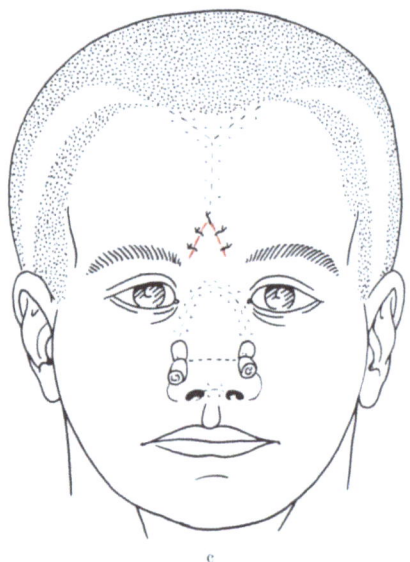

Abb. 476a—c. Rekonstruktion der Nase nach SCHIMMELBUSCH (1895). Bildung eines medianen Stirnlappens unter Mitnahme einer großen Knochenplatte, welche zur Gestaltung eines großen Dachfirstes median gespalten wird. a Abheben des Haut-Knochenlappens, auf den ein Thiersch-Transplantat genäht ist; seitliche Deckungslappen für die Entnahmeflache durchgehend rote Linie; bilaterale Läppchen an der Oberlippe zur Bildung der Columella: rot gestrichelte Linie. b Einnähen des Lappens in den Nasendefekt; Columella gebildet, Entnahmeflache durch bilaterale Schlafenlappen gedeckt. Rot schraffiert. Deckung durch Thiersch. c Basis des Lappens zurückverlagert, durchgehende Fixationsnaht im unteren Drittel der Nase zur Formung der Nasenspitze

einen ungeahnten Auftrieb erfahren, zumal die Komplikationen auf ein Mindestmaß reduziert werden konnten.

Die Grundlage für die obenerwähnten, zum Teil recht komplizierten *Stirnlappenmethoden* bildet das *indische Verfahren* (Abb. 473a u. b), das ursprünglich aus einer medialen Lappenbildung bestand. FRANZ KÖNIGs Idee (1886), mit dem häutigen Stirnlappen gleichzeitig Knochenmaterial aus dem Stirnbein abzuheben und als Stütze zu verwenden (Abb. 474a u. b), basiert zum Teil auf den Vorarbeiten von OLLIER und LANGENBECK, die benachbarten Knochen zum Stützgerüst verwendeten, und hat zu weiteren Modifikationen wie denen von v. HACKER (Abb. 475a u. b), SCHIMMELBUSCH (Abb. 476a—c) und LEXER I (Abb. 477a—c) angeregt. Wie dabei im einzelnen verfahren wird, ist am besten aus den Abbildungen und ihren Legenden zu ersehen. — Die Epithelisierung des Stirnbeinknochens mit Thiersch-Haut ist nicht zuverlässig, was später Veranlassung dazu gegeben hat, die Stütze aus anderem Material herzustellen, zumal auch die Entnahmestelle an der Stirn schwer zu beseitigen war. — Das Prinzip einer knöchernen Stütze hat ISRAEL 1896 auf die italienische (brachiale) Methode

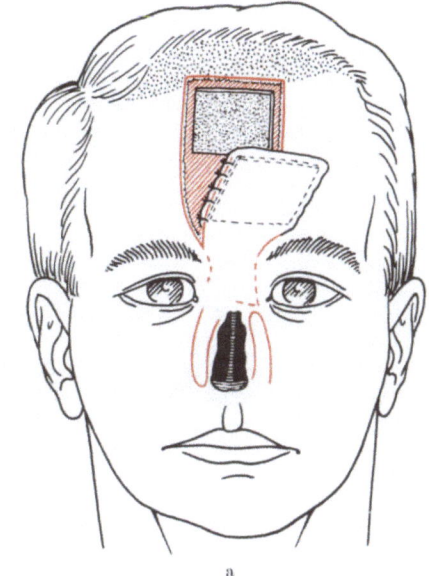

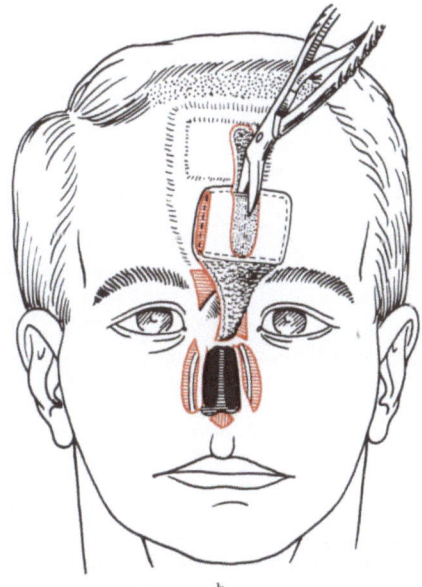
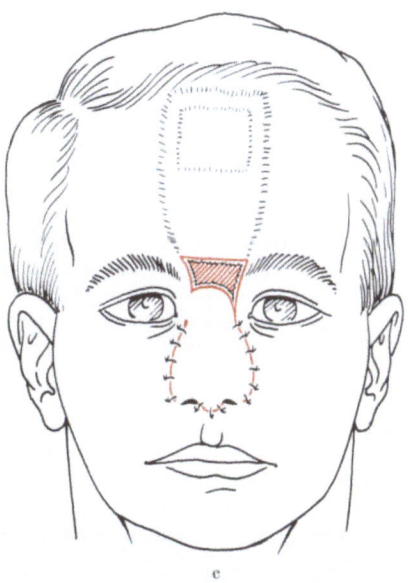

Abb. 477a—c. Rekonstruktion der Nase nach LEXER I. Bildung eines Stirnlappens unter Mitnahme einer breiten Knochenplatte im obersten Teil. Der Lappen wird zunächst zur beiderseitigen Epithelisierung der Knochenplatte einmal umgeschlagen, um dann erst auf den Defekt der Nase geklappt zu werden. a Haut-Knochenlappen umgeschlagen vernäht. Rot punktierte Linie: Erweiterung des basalen Stieles; beiderseits an der Apertura piriformis rot ausgezogene Linie: Narbenexcision und Lappenbildung zur Erweiterung der Nasenöffnung. b Spaltung der Knochenplatte medial und Abheben eines Hautlappchens, das zur Columellabildung dienen soll; Anfrischen der Einnähungsflächen. c Stirnlappen auf den Defekt geschwenkt und eingenäht; Entnahmefläche an der Stirn gethierscht. Rot schraffiert Gebiet für die Rückverlagerung der Lappenbasis

übertragen, indem er einen Knochenspan aus der Ulna mit dem Hautlappen abhob. — Als weiterer Schritt ist die Verpflanzung von körpereigenem Knorpel

(NÉLATON) und Knochen aus der Tibia (FORAMITTI und LEXER) unter den Stirnlappen anzusehen. So hat LEXER seine erste Methode durch die Transplantation eines Tibiaspans modifiziert (Abb. 478a—c). Er empfahl dieses Prinzip der Knochenverpflanzung zur Gerüstbildung später auch für die italienische Methode. Um eine sichere Funktion der Nase zu garantieren, wurden zur Innenauskleidung Lappen aus der Nachbarschaft herangezogen. Dadurch sind Methoden wie die von THIERSCH, v. HACKER und JOSEPH mit lateralen Nasolabiallappen und oberen Randlappen (Abb. 479a—d), die von JOSEPH mit modifiziert eingenähten Nasolabiallappen (Abb. 480a u. b) sowie die von PAYR und VOLKMANN ausgearbeitet worden. GILLIES (Abb. 481a u. b) hat das Verfahren von PAYR, nach welchem die beiden Nasolabiallappen mit Knorpel armiert und zur Bildung eines Septums mit Innenauskleidung der Nase medial vernäht werden, mit dem ebenfalls mit Knorpel verstärkten Glabellalappen

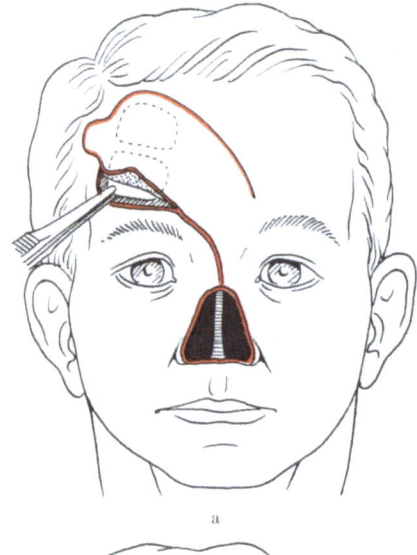
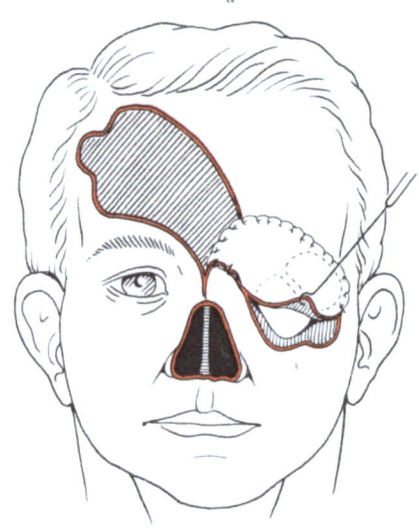
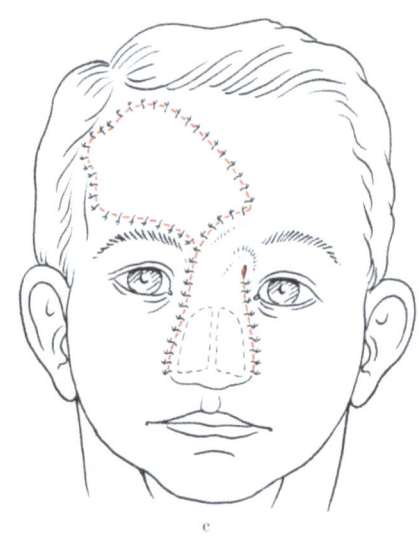

Abb. 478a—c. Rekonstruktion der Nase nach Lexer II. Bildung eines schrägen Stirnlappens, der mit zwei Knochenplatten aus der Tibia unterfüttert und an der Wundfläche gethierscht ist a Einfügen der Tibiaspäne b Deckung der Wundfläche mit Epidermistransplantat. c Zustand nach Drehung und Einnähung des Lappens, Entnahmefläche durch Ganzhautlappen gedeckt

von VOLKMANN kombiniert. In Erweiterung und Vervollkommnung des Israelschen und Lexerschen Verfahrens hat FRITZ KÖNIG 1914 bei der brachialen Methode die Nase am Oberarm durch Unterfütterung mit einem kreuzförmigen Knochen-Knorpeltransplantat aus dem Sternum und durch Epithelisierung der Columella vorgebildet (Abb. 482a u. b). Solche Knochen- und Knorpeleinpflanzungen sind dann bei späteren Modifikationen der indischen Methode nachträglich in den schlaffen, in den Defekt bereits eingeheilten Weichteilkomplex eingefügt worden, wie es zuerst JOSEPH mit Knochentransplantaten und später SCHUCHARDT mit drei Rippenknorpelspänen gezeigt haben (Abb. 483 a u. b). Doch hat schon

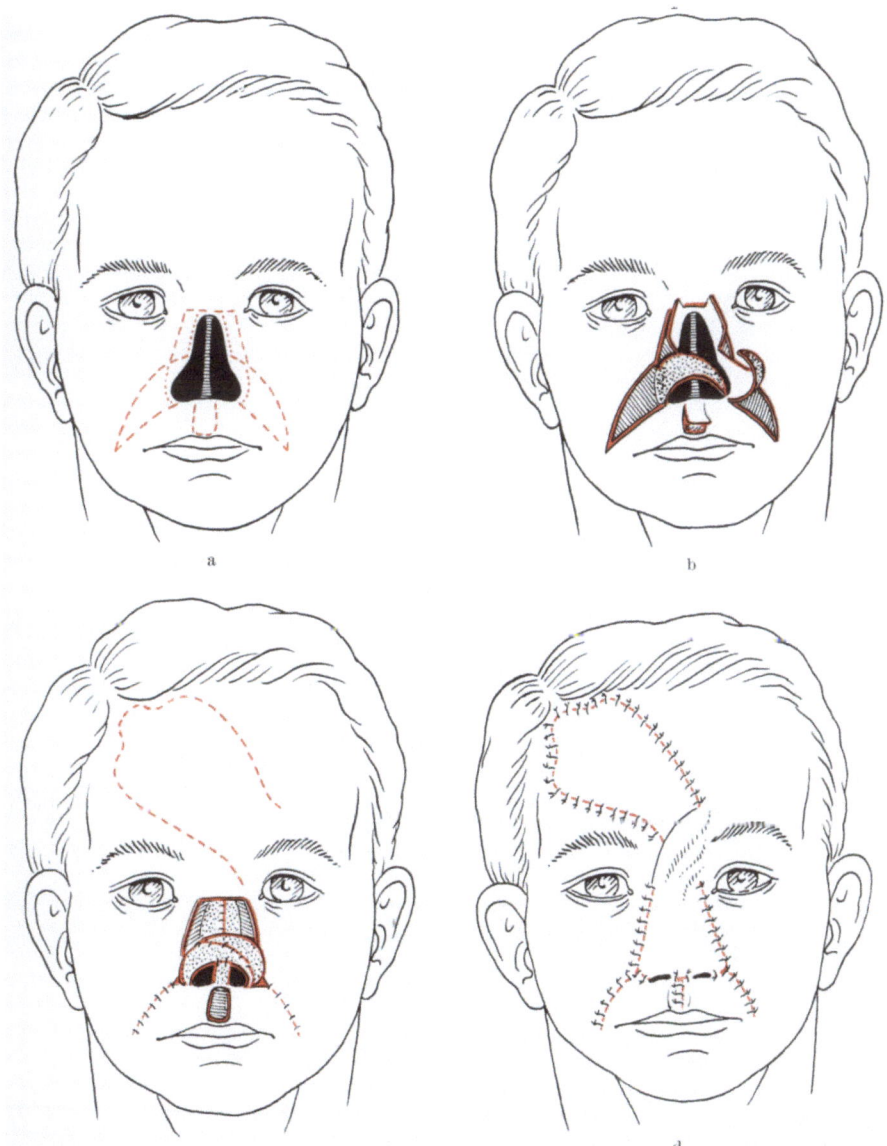

Abb 479a—d. Rekonstruktion der Nase nach der kombinierten Methode von THIERSCH, V. HACKER, JOSEPH. Die Innenauskleidung durch bilaterales Einschlagen der Nasolabialfalten und der seitlichen Randpartien des Defekts ausgeführt, äußere Deckung durch schrägen Stirnlappen a Umschneiden der benachbarten Haut im Bereich der knöchernen und knorpeligen Nase sowie der Columella b Einschlagen der entsprechenden Hautlappen. c Vernähen der Lappen, Verschluß der nasolabialen Entnahmestellen, Bildung eines Stirnlappens zur äußeren Deckung. d Stirnlappen eingenäht und Entnahmestelle an der Stirn gedeckt

LEXER auf den Nachteil der Weichteilschrumpfung und des Decubitus bei nachträglicher Spaneinpflanzung aufmerksam gemacht.

Wenn bei der indischen Methode die Schnittführung des Lappens in die behaarte Kopfhaut reicht, dann muß dieser Kopfschwartenanteil von den Haaren befreit werden. Dies geschieht am besten durch sorgfältiges Abtragen der Haarbälge, die als schwarze Pünktchen sichtbar sind, von der Wundfläche her nach RÉTHI.

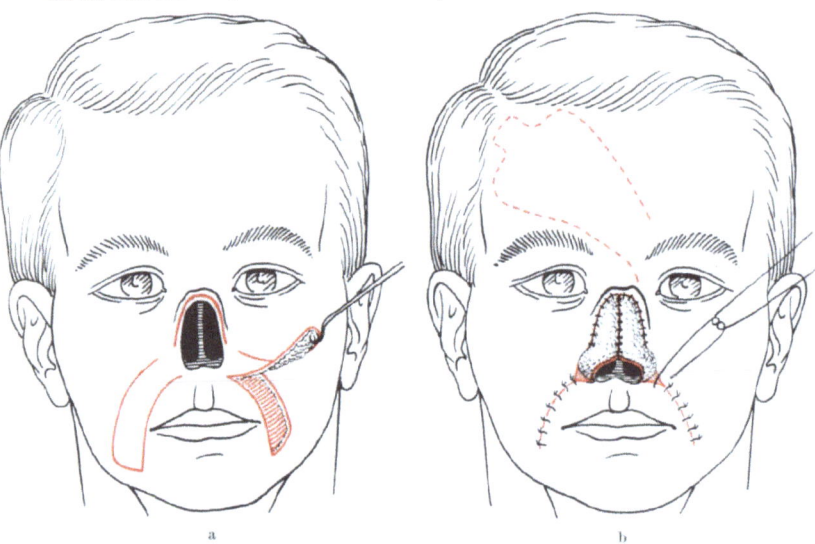

Abb. 480a u. b. Rekonstruktion der Nase nach JOSEPH. Zur Innenauskleidung wird beiderseits ein Nasolabiallappen benutzt, zur Deckung ein schräger Stirnlappen. a Begrenzungslinie des Nasolabiallappens rot ausgezogen. Einschwenken des Lappens. Entnahmefläche rot schraffiert. Defektrand angefrischt. b Nasolabiallappen beiderseits zur Innenauskleidung eingenäht, Entnahmefläche vernäht, frontaler Deckungslappen angedeutet (rot punktiert)

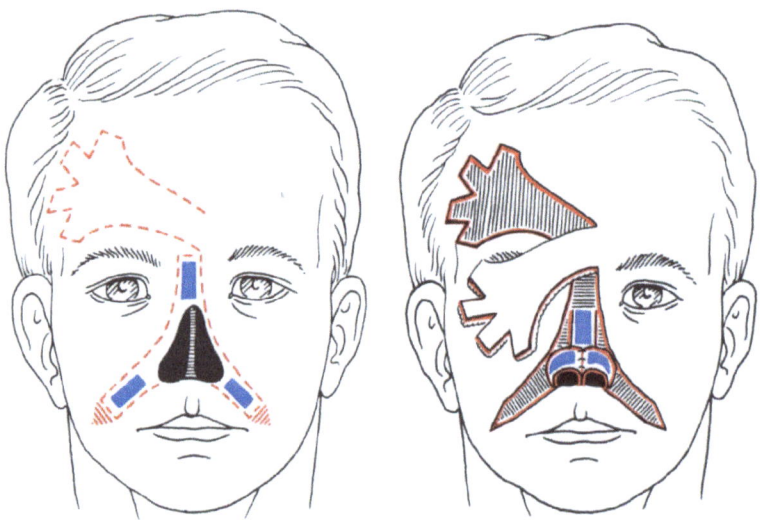

Abb. 481a u. b. Rekonstruktion der Nase nach GILLIES. Bildung eines mit Knorpel unterfütterten Glabellalappens (VOLKMANN) sowie zweier ebenfalls mit Knorpel armierter Nasolabiallappen (PAYR) zur Innenauskleidung und zur Bildung des Septums. Außendeckung durch einen entsprechend geformten schrägen Stirnlappen. Die Entnahmefläche des glabellaren Klapplappens nimmt den basalen Anteil vom Stiel des Stirnlappens auf. a Knorpelunterfütterung (blau) der drei Lappen am Defektrand, Stirnlappen (rot gestrichelt) angedeutet. Die beiden Nasolabiallappen (PAYR) und der Glabellalappen (VOLKMANN) sind samt Knorpel zur Innenauskleidung eingeklappt und vernäht. Der Stirnlappen ist abgehoben

Wo es nicht möglich ist, eine Innenauskleidung des subtotalen oder totalen Nasendefektes durch Lappen aus der Nachbarschaft wie Nasolabialfalte und Oberlippe nach THIERSCH, v. HACKER, PAYR, JOSEPH usw. (Abb. 479—481) herzustellen, muß der Stirnlappen in seinem mittleren Anteil vor der Überpflanzung auf die Nase mit Thiersch-Haut unterfüttert werden. Das laterale Drittel des Stirnlappens aber braucht diese Unterfütterung nicht, weil es ja zur Formung und völligen Epithelisierung von Nasenflügeln und Columella umgeschlagen wird.

Der mediane Stirnlappen von KAZANJIAN (Abb. 394) kann für gewisse Fälle von subtotalen Nasendefekten gerade noch verwendet werden. Er dient aber dann nur zur Innenauskleidung der Nase, seine nach außen sehende Wundfläche muß mit einem Dermatomlappen mittlerer Dicke oder besser, wenn die Zirkulationsverhältnisse günstig genug sind, durch einen Ganzhautlappen gedeckt werden. Der Lappen von der Stirn soll dann freilich breiter als $1^1/_2$ bis 2 cm geschnitten werden. Der Entnahmedefekt läßt sich nicht durch Zusammenbringen der Wundränder schließen, sondern muß, wie das KAZANJIAN auch angegeben hat, durch das Rotieren von zwei großen, die ganze Stirnhaut einnehmenden Lappen mit der Basis an der Schläfe gedeckt werden.

Von GILLIES wurde ein hakenförmiger Stirnlappen entwickelt, der in die behaarte Kopfhaut hineinreicht

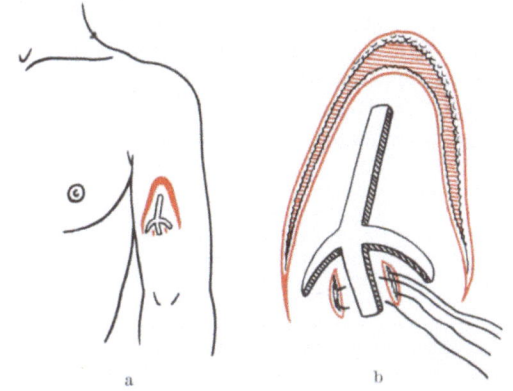

Abb. 482a u. b. Vorbildung des Nasengerüstes am Arm nach FRITZ KÖNIG. Ein kreuzförmiges Knochen-Knorpelstück aus der Mitte des Brustbeins ist über dem Bizeps unter die Armhaut transplantiert. a Knochen-Knorpel in situ am Arm. b Vorbereitung der Columella durch Umschließen des für das Septum bestimmten Kreuzschenkels mit Haut. Rot schraffiert Wundfläche nach Durchtrennung der Haut zur Umstellung der Ernährung des Transplantates

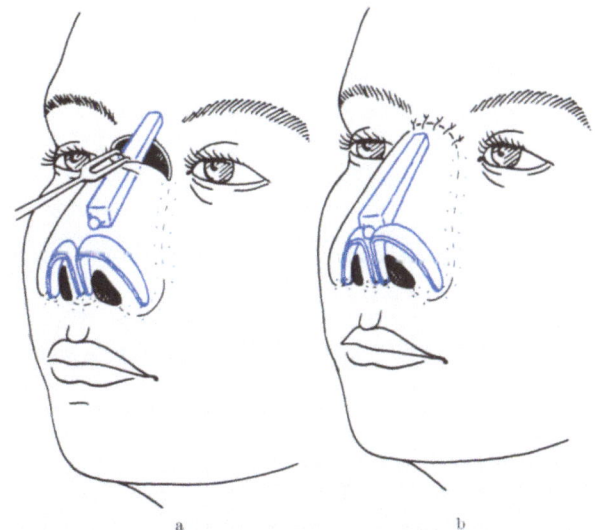

Abb. 483a u. b. Zweizeitige Bildung des knorpeligen Gerüstes nach SCHUCHARDT beim Totalersatz der Nase. a Einlegen eines Nasenrückenspanes aus Rippenknorpel. Der beiderseitige Flügelknorpelersatz ist bereits 1 Monat vorher ausgeführt worden. b Vollendete Knorpelunterfütterung

und der durch die paramediane Lage der Basis eine gute arterielle Versorgung aufweist. Er ist heute als „up and down flap" bekannt (Abb. 484).

Ein ähnlicher Lappen, dessen Ernährung auch durch den Ramus frontalis der A. temporalis superficialis und die Aa. frontales medialis und lateralis gewährleistet ist, wurde von KILNER beschrieben (Abb. 485).

Der von NEW angegebene temporo-frontale Sichellappen („sickle flap"), welcher als Weiterentwicklung dieser Lappenarten angesehen werden kann, reicht für den subtotalen und totalen Ersatz der Nase nicht aus. Er ist im Kapitel der Rekonstruktion der Nasenflügel abgehandelt (Abb. 434 und 435).

Hingegen haben DURHAM und GILLIES diesen Sichellappen von NEW in vergrößerter Form angegeben. Es wird dabei das distale Lappenende für den Aufbau der unteren Nasenweichteile durch eine doppelte Faltenbildung wie in Abb. 486c präpariert. Die Idee der Modellierung einer Nasenspitze mit Flügeln und Columella aus dem distalen Ende eines Lappens ist schon vor über 100 Jahren von

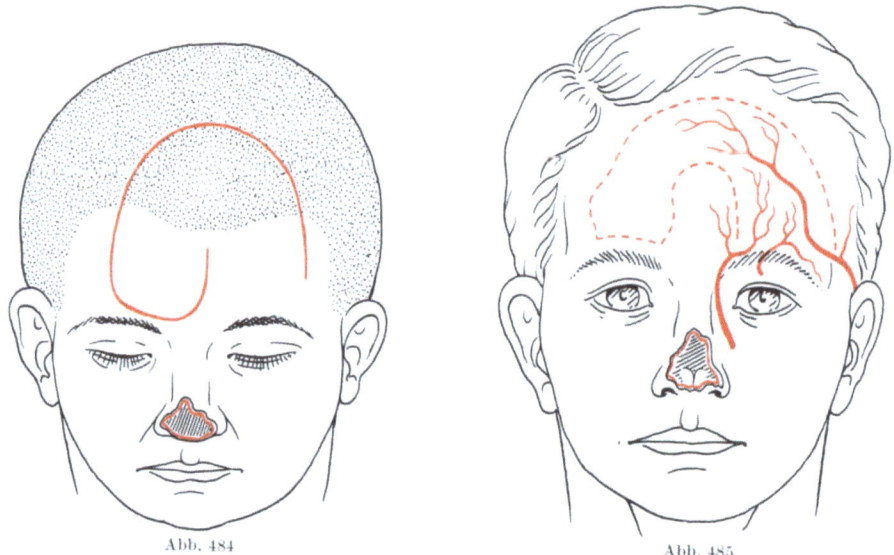

Abb. 484. „Up and down flap" nach GILLIES

Abb. 485. Gebogener Stirnlappen nach KILNER mit der arteriellen Versorgung seiner Basis durch den frontalen Ast der A temporalis superficialis und durch die Aa. frontales mediales und laterales

PETRALI in die Tat umgesetzt worden. Diese Art der Vorformung der Nase wurde dann von SERRE 1842, BLAIR, SMITH sowie von SANVENERO-ROSSELLI aufgegriffen.

Einen ebenfalls sehr großen Sichellappen, dessen distales Ende bis zum Superciliarbogen reicht, wird von GONZALES ULLOA und STEVENS verwendet. Die durch diesen Lappen rekonstruierte Nase erhält nachträglich eine L-förmige Kunststoffstütze. Da die Stirn durch die Entnahme eines so großen Lappens nach Deckung des Entnahmegebietes erheblich verunstaltet ist, empfehlen die Autoren, auch die noch verbliebene Stirnhaut zu entfernen und danach die gesamte Stirn durch ein mittels Dermatom gewonnenes Hauttransplantat zu ersetzen („regional aesthetic unit"). Natürlich ist eine derartige Versorgung der Stirn kosmetisch trotz der resultierenden Starrheit besser als der einseitige Ersatz der Entnahmestelle, bei dem eine Bewegungsasymmetrie entsteht. Dennoch möchten wir, wenn derartig große Hautpartien zum Ersatz der Nase benötigt werden, auf die Verunstaltung der Stirn überhaupt verzichten und empfehlen die Benutzung von Fernlappen.

Einen breiten Lappen mit der Basis über dem Ohr und dem distalen Ende auf der kontralateralen Stirnpartie bis knapp über dem Augenbrauenbogen wird von MILLARD nach entsprechender Unterfütterung mit Thiersch-Haut in den Defekt geschlagen. Um die unangenehmen Narbeneinziehungen der Nahtlinie am Übergang von der Nase auf die Wange zu vermeiden, läßt er zunächst den Defekt durch den Lappenrand überragen und fixiert nur mit Matratzennähten. In einer weiteren Sitzung wird dann die Modellierung des Wundrandes vollzogen. Diesen glatten Übergang kann man nach unserer Erfahrung durch entsprechende Ausbildung der Defekt- und Lappenränder mit schräger Kontaktfläche sofort erzielen.

1942 hat CONVERSE eine neue Lappenmethode ausgearbeitet, den „scalping forehead flap". Dieser Lappen hat den Vorteil, daß die Incisionen hinter der Haargrenze liegen. Nur die unbehaarte Haut in einem der Stirnwinkel wird in den Lappen mit einbezogen. Von ihrer lateralen Begrenzung wird ein bogenförmiger Schnitt über die behaarte Kopfhaut auf die Schläfe der anderen Seite gelegt. Der Lappen im Stirnwinkel wird median bis zur Haargrenze umschnitten und ohne M. frontalis und Galea aponeurotica abgehoben. Im übrigen Teil des breitbasigen Lappens, der fast die ganze Stirnhaut und ein Gebiet der behaarten Kopfschwarte einnimmt, werden sowohl der Frontalmuskel als auch die Galea aponeurotica mit abgehoben, so daß das Periost des Schädelknochens zutage tritt. Der Lappen wird in einer großen Faltung nach unten gewälzt, damit der unbehaarte Teil auf den Nasendefekt zu liegen kommt. Er wird auf der Nase an beiden Seiten und an der Columella eingenäht,

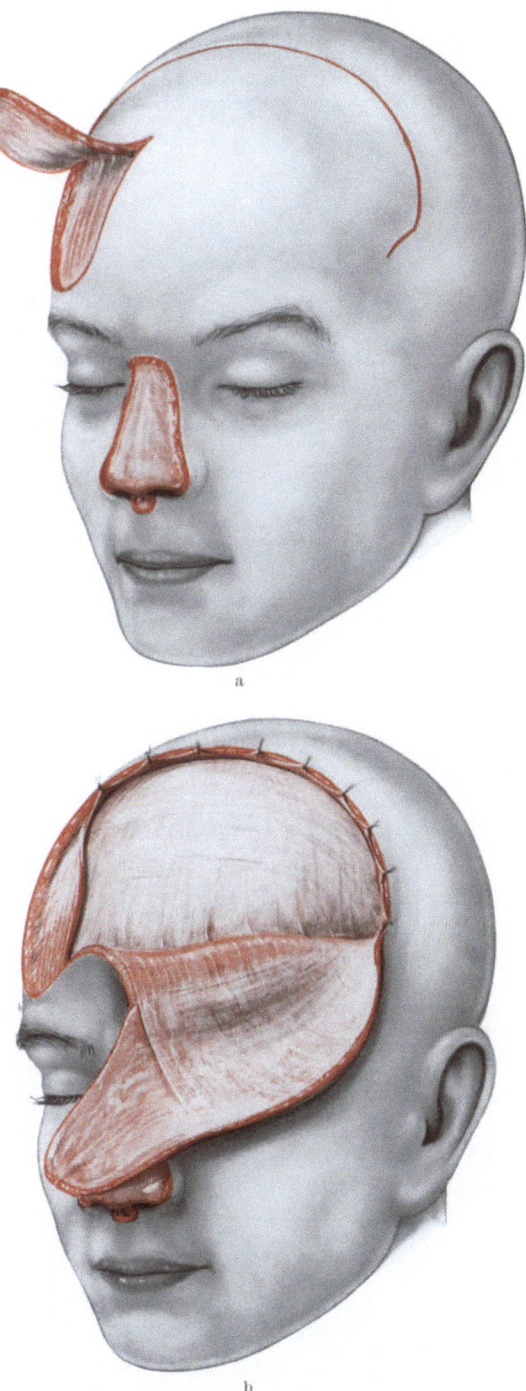

Abb. 486a—e „Scalping fore head flap" nach CONVERSE a Ein dem Defekt angepaßter, unbehaarter Hautlappen aus dem Stirnwinkel ist ohne Stirnmuskulatur abgehoben. Ausgedehnte Lappenbasis an Stirn und behaarter Kopfschwarte eingezeichnet. b Decklappen samt Basis abgehoben. An der Basis werden der Frontalmuskel und die Galea aponeurotica mit abgehoben

wobei er zur Bildung der Nasenflügel beiderseits oder eines Teiles derselben und der Columella ausreicht. An der Stirn wird der obere Rand der Lappenfalte mit

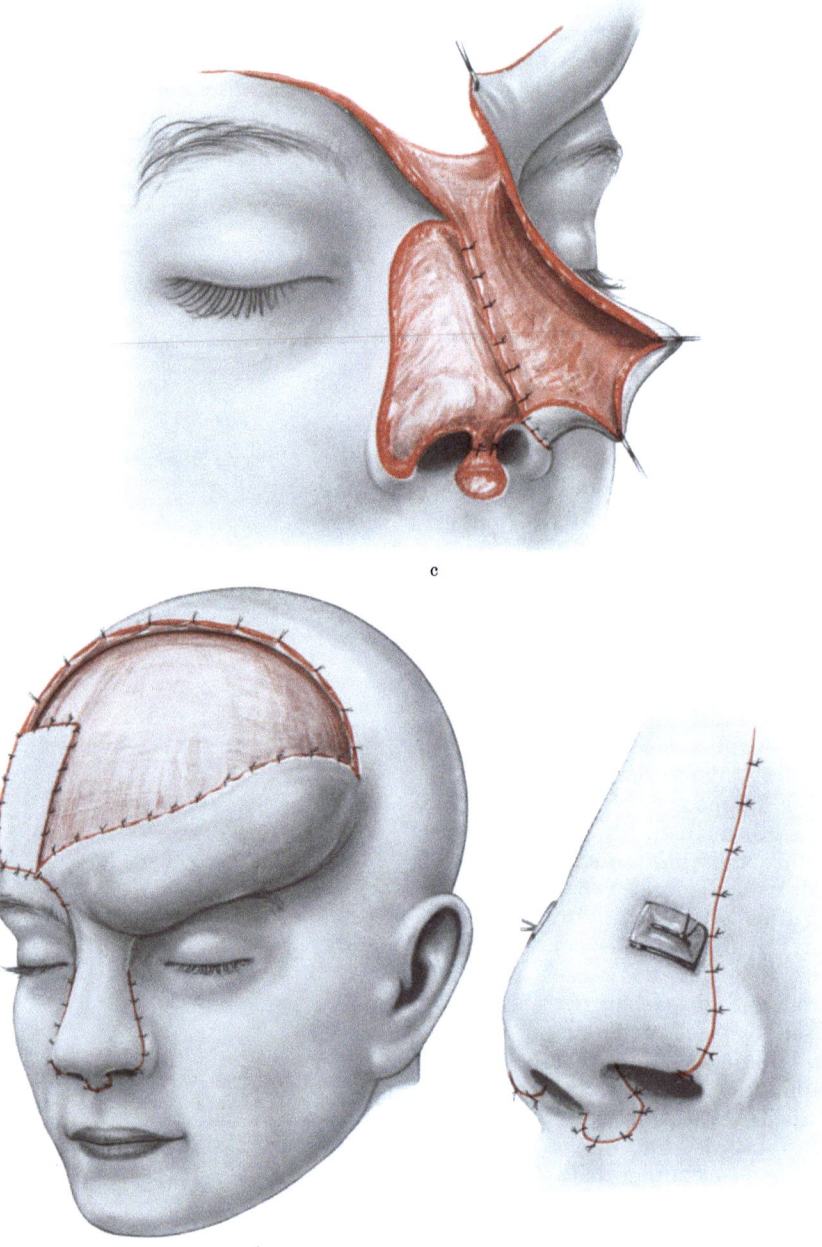

Abb. 486 c—e. c Basaler innerer Columellaanteil aus einem Philtrumlappchen gebildet und mit der Innenauskleidung an der Nasenspitze vernaht. Zur Außendeckung wird der scalping flap auf den Defekt gewalzt und unter Einschlagen des unteren Randes eingenaht. Durch die Randdoppelung werden Nasenflugel und Columella geformt. d Scalping flap im Defekt eingenaht. Stirnwinkel durch Ganzhautlappen gedeckt, ubrige Entnahmeflache provisorisch gethierscht. Sie wird spater nach Einheilung des nasalen Anteils des Lappens durch Zuruckverlagerung des basalen Stiels endgultig gedeckt. e Zur Sicherung der schmalen Nasenform und des Nasenruckens werden durchgehende Drahtplatten-Nahte in Hohe der Dreiecksknorpel gesetzt

dem Periost vernäht, um den Lappen zu fixieren. Im Stirnwinkel, wo die unbehaarte Haut für die Nase abgehoben worden ist, soll ein Ganzhautlappen eingenäht werden, während die übrige Entnahmefläche der behaarten Kopfhaut nur gethierscht wird. Den Thiersch-Lappen kann man mit Situationsnähten fixieren.

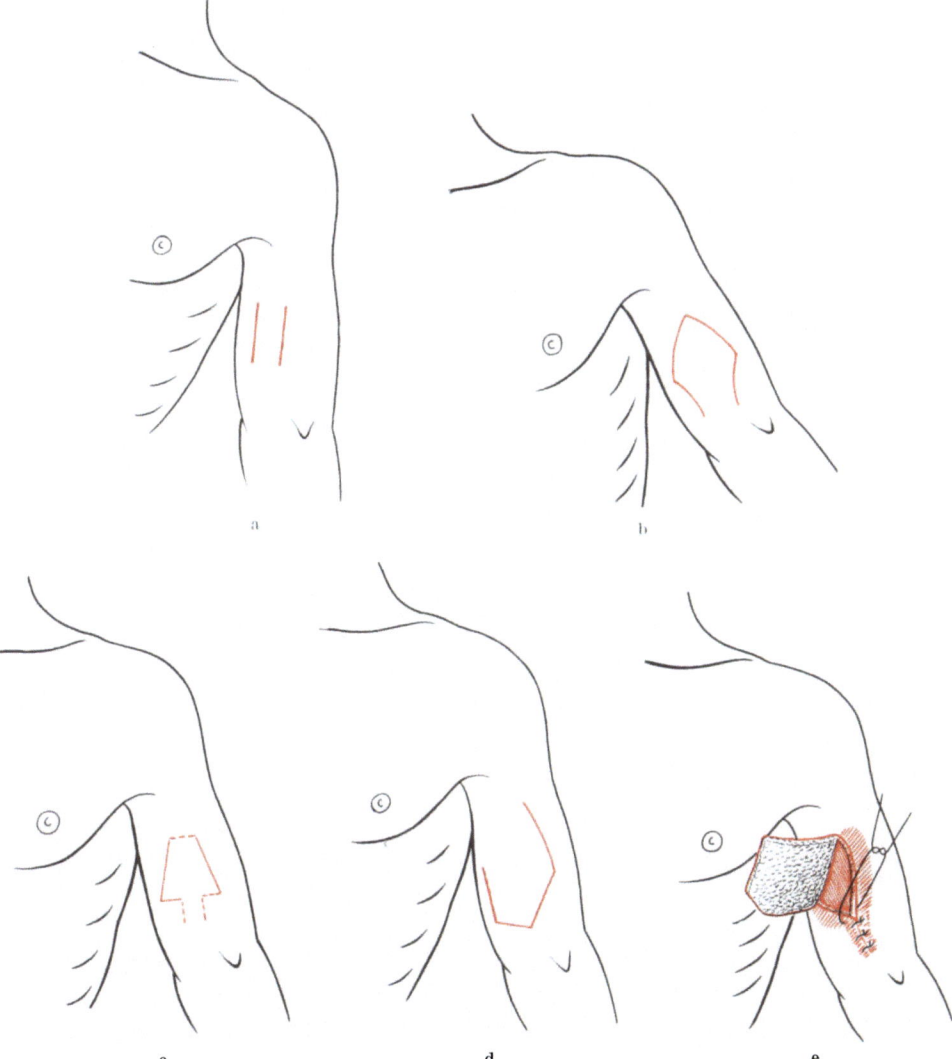

Abb. 487a—e. Lappenform am Arm für die italienische (brachiale) Methode. a nach TAGLIACOZZI (unten gestielt), b nach GRAEFE (unten gestielt); c nach DIEFFENBACH (unten gestielt); d nach JOSEPH (oben oder seitlich gestielt). e Versorgung der Entnahmefläche am Arm nach Abheben des Josephschen Lappens. Rot schraffierte Haut Unterminierung

Der Druckverband soll nur die beiden Transplantate decken. Der Ganzhautlappen für den Stirnwinkel wird von der retroauriculären Gegend entnommen. — Zur Bildung der Columella wird ein Hautzipfel von der oberen Philtrumgegend abgehoben, nasenwärts geschlagen und an der Nasenspitze mit dem Rand der Innenauskleidung der Nasenvorhöfe vernäht. Darüber wird dann das zu einem Steg gefaltete Lappenende geschlagen und eingenäht (Abb. 486). — Nach 2 bis

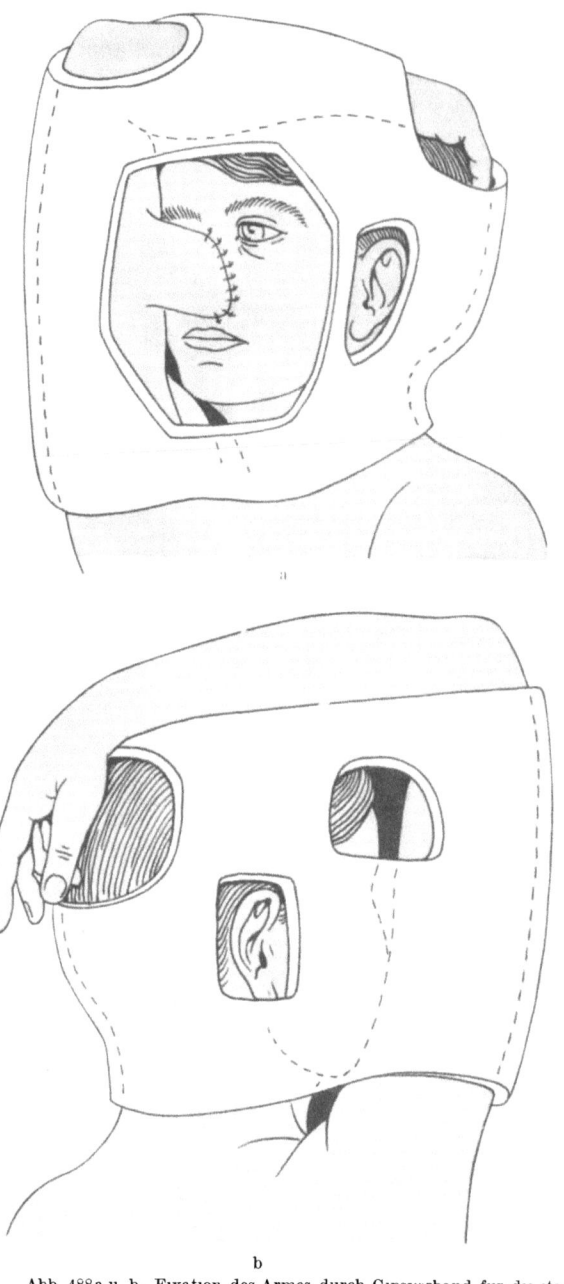

Abb. 488a u. b. Fixation des Armes durch Gipsverband für die italienische Methode. a Ansicht schräg von vorne, Ellbogen, Handgelenk, Ohrmuschel und Gesicht frei. b Ansicht schräg von hinten mit Modifikation des Fixationsverbandes. Der Unterarm ist vom Gipsverband ausgeschlossen

3 Wochen kann der breite Stiel an der Haargrenze im Bereich der Glabella abgesetzt und die ganze Lappenfalte wieder auf den Schädel zurückgewälzt und geglättet werden. Dazu muß der Thiersch-Lappen, welcher das Periost bedeckt, entfernt werden. Der Ganzhautlappen hingegen bleibt erhalten (Abb. 486 d).

Alle diese älteren und neueren Stirnlappen sind bei Männern mit wenig Haaren nicht geeignet, da bei der zunehmenden vorderen Calvities die Narben stark in Erscheinung treten. Aber auch für Frauen mit relativ glatter Stirn mochten wir sie nicht empfehlen, da die mehr oder weniger ausgedehnten Narben hier in der Regel als sehr störend empfunden werden.

Für die Vorbildung der Weichteildeckung nach der *italienischen, brachialen Methode* sind im Laufe der Zeit verschiedene Lappenformen wie die von TAGLIACOZZI, GRAEFE, DIEFFENBACH, JOSEPH u. a. entwickelt worden (Abb. 487 a—e). Der am Oberarm oben, d. h. zum Schultergelenk hin, gestielte Lappen weist nach dem Einnähen die geringsten Durchblutungsstörungen auf, da der venöse Abfluß besser gewährleistet ist als bei entgegengesetzt angelegter Lappenbasis. Die Fixation des Armes für die italienische Methode wurde damals wie auch noch heute mittels Gipsverbandes durchgeführt (Abb. 488a u. b). Auch andere fixierende Verbände sind möglich. Näheres darüber ist auf S. 384 zu finden. Eine differenzierte Formung der Nasenflügel und der Columella am Lappenende wurde sowohl für die indische als auch für die italienische Methode von LABAT,

PETRALI und von FILATOV eingeführt. Genauere Abmessungen des Lappenendes für die Doppelung der unteren Weichteile der Nase an Stirn und Arm stammen von BLAIR und SMITH.

2. Rekonstruktion durch Visierlappen oder Brückenlappen

Von MOURE, DUFOURMENTEL sen. u. PERTHES stammt ein Brückenlappen oder *Visierlappen aus der Stirn*, der mit Basis an beiden Schläfen gestielt ist und visierartig auf die Nase heruntergeklappt wird.

LEXER hat halbseitige *Visierlappen aus der behaarten Kopfhaut* und der Stirn zur Ersatzplastik an Nase und Oberlippe geformt. Der obenerwähnte Sichellappen von NEW zur Nasenflügelrekonstruktion (Abb. 434 und 435) ähneln diesem Lexerschen Lappen.

GILLIES hat zur Innenauskleidung den mit Knorpel oder Knochen armierten Glabellalappen nach VOLKMANN (1874) und zwei seitliche Randlappen verwendet. Außerdem hat er den Brückenlappen an seinem unteren Rand dahin modifiziert, daß eine doppelte Epithelisierung der Nasenflügel zustande kommt (Abb. 489). Ein erweiterter Lappen dieser Art nach SCHUCHARDT (Abb. 490) ermöglicht die gleichzeitige

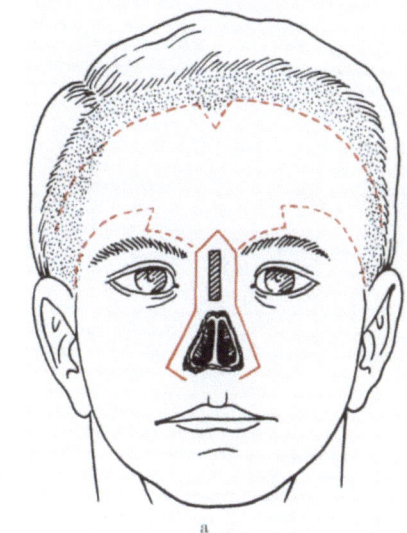

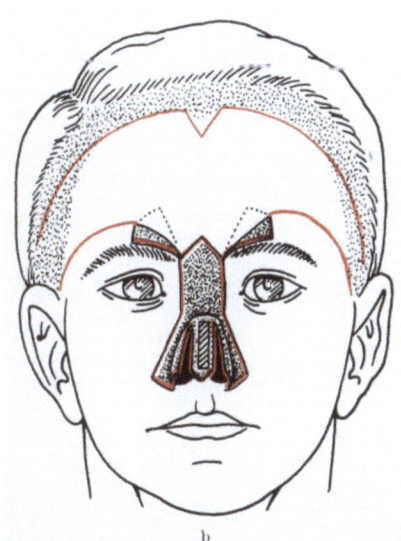

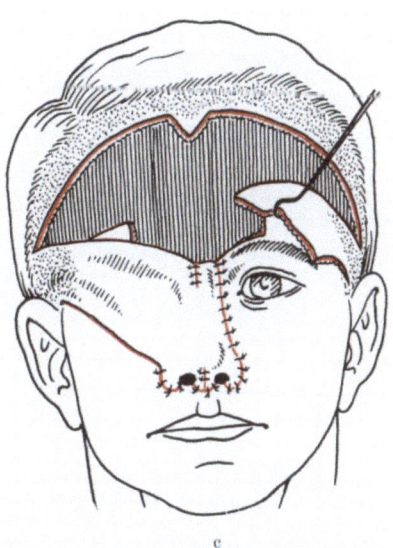

Abb. 489a—c. Rekonstruktion der Nase durch Brückenlappen aus der Stirn nach MOURE-GILLIES. a Rot gestrichelt Grenzen des Lappens. Rot ausgezogen Begrenzung des Läppchens für die Innenauskleidung (Glabellalappen nach VOLKMANN) b Innenauskleidung eingeschlagen. Schwarz punktierte Linie Einschlagen der Haut zur Doppelung der Nasenflügel angedeutet. c Brückenlappen zur Außendeckung auf die Nase geschwenkt und eingenäht. Die temporo-frontalen Lappenstiele werden nach Einheilung des mittleren Abschnittes auf der Nase nacheinander abgesetzt und zurückverlegt. Situation beim Zurückverlegen des einen Brückenlappenanteils

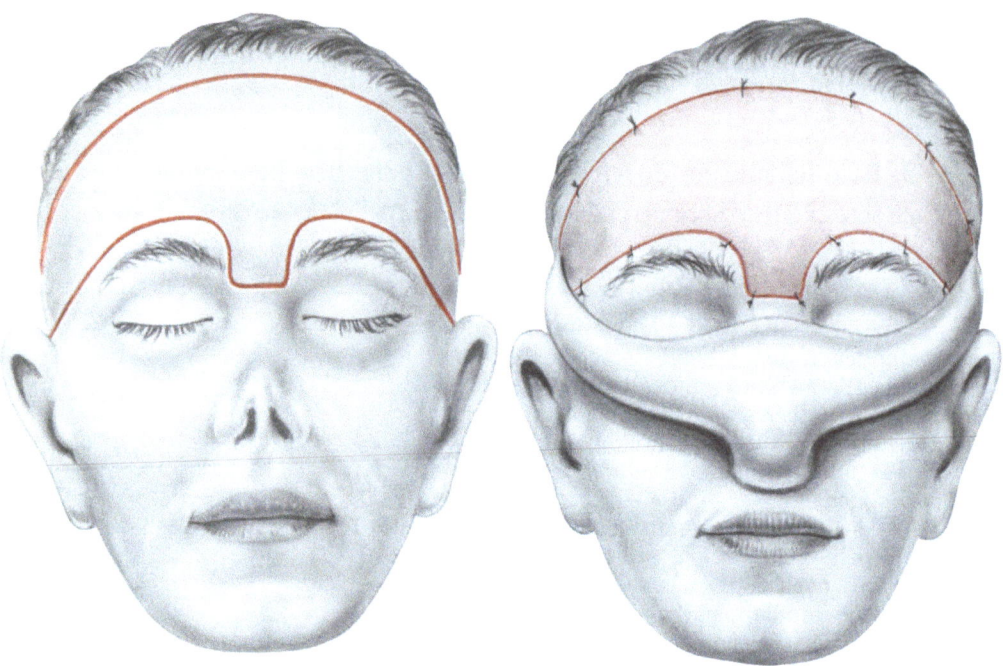

Abb. 490 a u. b. Modifikation des Gilliesschen Visierlappens nach SCHUCHARDT

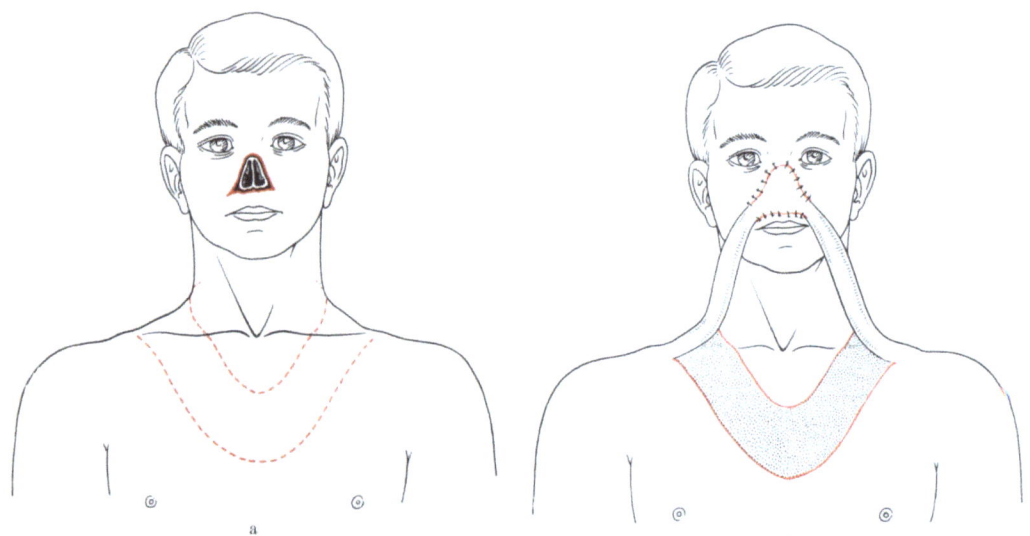

Abb. 491 a u. b. Totale Rekonstruktion der Nase mit pectoralem Bruckenlappen nach GILLIES.
a Gestrichelte Linie Begrenzung des Lappens an Hals und Brust. b Verlagerung des Lappens auf den Nasendefekt; die Innenauskleidung kann mit Thiersch-Haut vollzogen werden

Rekonstruktion der Oberlippe, wenn diese ebenfalls fehlt (Abb. 487). — Ein großer Teil der Patienten, vor allem jüngere Menschen mit relativ straffer Haut, wird sich an den bei diesen Verfahren unvermeidlichen ausgedehnten Narben im Bereich der Stirn stören und andere Ersatzplastiken bevorzugen. GILLIES hat gezeigt, daß auch in umgekehrter Weise ein *Brückenlappen aus dem Brust- und Halsgebiet* auf die Nase nach oben geschlagen werden kann (Abb. 491). Die seitlichen Stiele des Lappens können zu Rundstielen verarbeitet werden.

3. Rekonstruktion durch fronto-temporale Lappen

Die Methode von SCHMID mit den fronto-temporalen Lappen, die im Kapitel Flügel- und Spitzenrekonstruktion abgehandelt ist (s. S. 364, 377), findet auch in der subtotalen und totalen Rekonstruktion der Nase ihre Anwendung.

Wir (R. MEYER) haben auch für subtotale und totale Nasendefekte eine Modifikation der Schmidschen Technik angewandt. Zunächst wird beiderseits oberhalb der Augenbraue und an der Schläfe der S. 364 u. 377 beschriebene Stiellappen gebildet. Bevor diese Lappen auf die Nase heruntergeklappt werden, wird ein Rundstiellappen vom Hals oder ein Wanderlappen brückenförmig über dem Nasendefekt mit der einen Basis an der Glabella und mit der anderen am oberen Philtrumende eingepflanzt. Durch diesen Rundstiellappen werden der Nasenrücken und die Columella gebildet. Vom columellaren Anteil des Lappens können kleine Läppchen auf den eventuell noch bestehenden Rest des Septums geschlagen werden. In diesen Weichteilbogen hinein kann dann ein Knorpel- oder Knochentransplantat als L-förmige Stütze eingesetzt werden. Diese Stütze kann dem Rippenknorpel entnommen werden. SCHMID hat auch Knochenstücke aus der Scapula transplantiert. Nun besteht eine durch Transplantate gestützte Platte in der Medianlinie, an die die seitlichen Nasenabhänge und die Nasenflügel angelagert werden können. Dazu werden die beiden Stirn-Schläfenlappen herabgeholt und eingenäht. Die schuhförmigen Teile der Lappen werden als Nasenflügel eingesetzt und die Brückenlappen als Seitenwände in der Weise an das mediane Material angelagert, daß der gestützte Rundstiellappen zur Aufnahme der aus der Supraciliargegend stammenden Lappenstiele beiderseitig seitlich geschlitzt wird. Erst nach Einheilung dieser Seitenwände, die lateral mit der Wangenhaut vernäht worden sind, kann der Lappenstiel beiderseits am Augenbrauenkopf abgesetzt und an der Seitenwand der Nase verarbeitet werden. — In einer zweiten Variante des Vorgehens von SCHMID kann ein L-förmiges Knorpelprofilgerüst bereits unter die Haut der Stirn über der Augenbraue und der Schläfe vorgepflanzt und somit dem stiefelförmigen Lappen einverleibt werden, bevor dieser auf die Nase heruntergeklappt wird. Diese Variante eignet sich am besten für die Ersatzplastik bei unsymmetrischen Defekten der Nase, wenn auf einer Seite noch ein wesentlicher Teil des Nasenflügels und seitlichen Abhangs vorhanden ist.

4. Rekonstruktion durch Rundstiellappen

Bei Verwendung von Rundstiellappen stehen für den Totalersatz der Nase sehr viel Haut und Fettgewebe zur Verfügung. Da außerdem bei den Ersatzplastiken der Nase zusätzliche Narben in der Nachbarschaft möglichst vermieden werden sollen, hat diese Lappenart in den letzten Jahrzehnten an Bedeutung gewonnen, wenn auch die Bearbeitung des Lappenmaterials mehr Zeitaufwand erfordert. Wie bei den besprochenen Methoden besteht auch hier die Möglichkeit, das Stützgerüst der Nase aus Knorpel oder Knochen sowohl bei der Anlage des Lappens an anderen Körperstellen als auch nach dessen Einheilung im Defekt einzufügen. Es kann mit dem Rundstiellappen leicht ein Überschuß an Material herangebracht werden, dessen Schrumpfung abzuwarten ist. Wenn das Stützgerüst erst nach dieser Schrumpfung eingesetzt wird, ist die Gefahr des Decubitus und des Durchstoßens der Transplantate stark verringert. Wie weiter unten dargelegt wird, halten geschickt gewählte Narben an der Haut und im Fett des Lappens die Form der neuen Nase auch ohne stützende Einschlüsse, doch muß betont werden, daß zuweilen nach Jahren durch Auflockerung und Nachgeben der Narben eine gewisse Abflachung und Senkung des Aufbaus mit Verlegung der Luftpassage eintreten kann.

Der Nachteil des Rundstiellappens liegt einerseits darin, daß die feinere Formung technisch schwieriger zu erreichen ist als mit anderen Lappenarten, zum

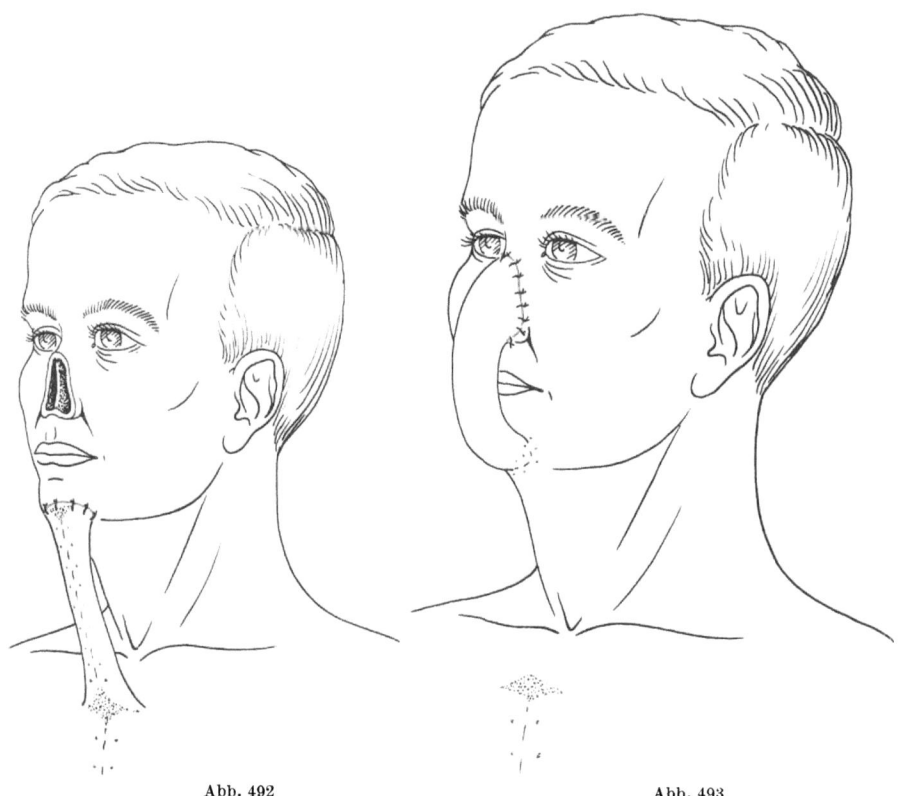

Abb. 492 Abb. 493

Abb. 492. Totalersatz der Nase durch Rundstiellappenplastik. Rundstiellappen am Kinn eingenaht

Abb. 493. Totalersatz der Nase durch Rundstiellappenplastik. Der über dem Sternum gebildete Rundstiellappen ist mit Zwischenstation am Kinn in den Defekt eingenaht

andern ist die Differenz der Pigmentierung gegenüber der benachbarten Gesichtshaut in der ersten Zeit manchmal erheblich. Gewisse Tönungen der Gesichtshaut, besonders in Richtung der rötlichen Farbe, wie es sich bei pathologischer Durchblutung findet, können sogar eine Gegenindikation gegen den Rundstiellappen bedeuten, da die transplantierte viel hellere Nasenhaut erheblich abstechen würde. Geringe Pigmentierungsunterschiede gleichen sich erfahrungsgemäß nach mehreren Monaten unter Lichteinwirkung aus.

Die für den Nasenersatz am häufigsten gebrauchten Rundstiellappen sind *der acromio-claviculare und der acromio-pectorale Lappen,* die mit medialer oder lateraler Lappenbasis angelegt werden können. Acromio-pectorale und sternale Rundstiellappen benutzen beim Wandern am besten die seitliche submentale oder die mediale submentale Region als Zwischenstation (Abb. 492). Supraclaviculäre Lappen benötigen drei Operationssitzungen, um in die Nase verpflanzt zu werden, infraclaviculäre Lappen drei bis vier. Bei den supraclaviculären Lappen bestehen die Sitzungen erstens aus der Anlage des Rundstiellappens, zweitens aus der Verlegung des einen Lappenendes auf den Defekt und drittens aus dem Absetzen der Basis. CRAWFORD empfiehlt einen längeren Wanderungsweg für den Rundstiellappen der Claviculargegend. Er läßt ihn zunächst in die Submandibularregion wandern, näht ihn dann in die Mundschleimhaut der Unterlippe nahe am Mundwinkel ein und schlägt ihn schließlich, in der vierten Etappe, auf den Nasendefekt. Die Intervalle dauern auch bei ihm etwa 3 Wochen. Bei Lappen, die außerhalb des minimalen Entfernungskreises liegen, erhöht sich die Zahl der Sitzungen entsprechend. Wenn weniger dicke Rundstiellappen benötigt werden, können sie am Hals entnommen werden. Bei mageren Patienten muß ein *Bauch- oder Flankenlappen* angelegt werden, der entweder über die Brust wandernd oder mittels Einheilung am Unterarm in das entsprechende Defektgebiet transportiert wird. Die Lappen sollen eine gute Durchblutung aufweisen, bevor sie verpflanzt werden. Als Zirkulationstest können kurzdauernde Abschnürungen ausgeführt werden. Auch darf der Lappen vor seiner Verpflanzung kein Ödem und keine Verfärbung zeigen. Hautinfektionen dürfen nicht vorliegen und der Patient darf sich auf keinen Fall in einem schlechten Allgemeinzustand befinden. Vor der endgültigen Einheilung des Lappens in den Defekt ist darauf zu achten, daß die Patienten den wandernden Lappen keiner stärkeren Sonnenbestrahlung aussetzen, was sie manchmal tun, um eine Pigmentierung dieser Haut zu erzeugen. Bei einem Sonnenbrand am Rundstiellappen kommt es zu Zirkulationsstörungen, die Nekrosen eines Lappenteils bedingen können, da sich der zirkuläre Hautschlauch nicht weiter dehnen kann. Ist es infolge derartiger Kreislaufstörungen im Lappen zur Blauverfärbung gekommen, dann zögere man nicht, den Lappen durch Incision an seiner Längsnarbe aufzuspalten — also zu entspannen — und damit die Durchblutung zu fördern. Auch beim Erysipel können diese Maßnahmen notwendig werden.

Bevor man den Rundstiellappen *im Bereich der Nase einnäht*, sorge man nach Möglichkeit dafür, daß die den Lappen dann ernährende Basis der Länge des Lappens entsprechend hoch genug im Bereich des Halses angelegt ist. Wünschen die Patienten kein Narbengebiet im Bereich des Halses, dann muß man die letzte Basis des Lappens kurz oberhalb der Clavicula stationieren und einen relativ langen Rundstiellappen zur Verfügung haben, um mit dem anderen Ende des Lappens das Glabellaniveau zu erreichen. Unter Umständen bleibt nichts weiter übrig, als dem Patienten für die Dauer der Einheilung des Rundstiellappens im Bereich der Glabella und der Nase ein nach vorn geneigtes Haupt zuzumuten. In solchen Fällen greift man besser auf die Einheilung am Unterarm mit Transport des Lappens zur Nase zurück. Bei sehr *stark strahlengeschädigter Haut sowie bei Lupus- und Tumoroperationsnarben* hat es sich bewährt, auch bei genügend langen Rundstiellappen die Patienten in einer bequemen Körperhaltung einzugipsen und dafür zu sorgen, daß der Kopf gegen die Basis des Rundstiellappens nicht bewegt werden kann. Das hat den Vorteil, daß der angefrischte Defektrand, der in solchen Fällen eine relativ schlechte Heilungstendenz zeigt, in Ruhigstellung das eine Ende des Rundstiellappens sicherer aufnehmen kann. Während des Schlafes besteht dann keine Möglichkeit, die frischen Wundverklebungen durch scharfen Zug bei Bewegung des Kopfes in ihrer Heilung zu stören. Diese Sicherheitsmaßnahmen beschleunigen die Einheilung im Gesicht und die Ernährung von hier aus sehr wesentlich. Die Patienten gewöhnen sich nach 1 bis 2 Tagen an diese Position. Durch Medikation verschafft man ihnen entsprechende Linderung. Da der Rundstiellappen ein erhebliches Gewicht haben kann, sollte

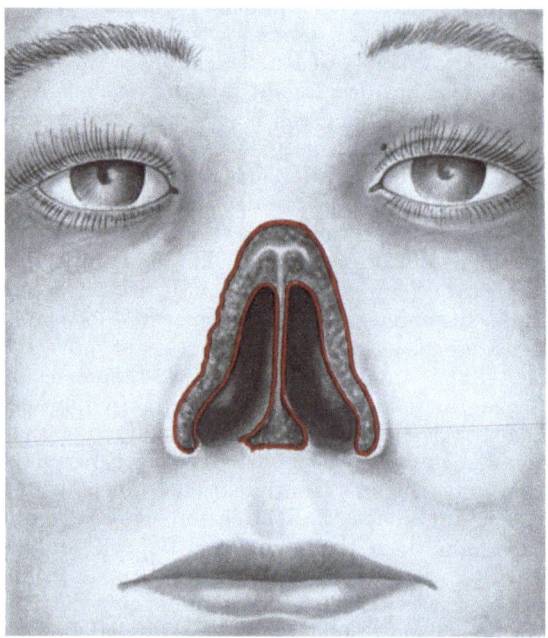

Abb. 494. Totaldefekt der Nase (nach Abriß). Ersatzplastik mittels Rundstiellappen vorgesehen

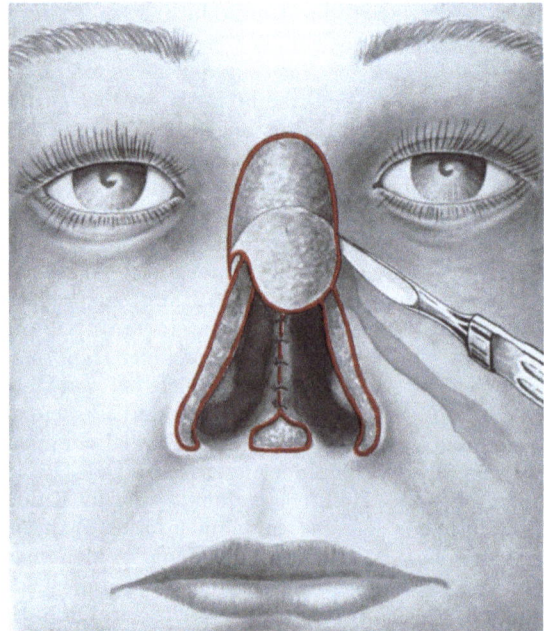

Abb. 495. Herunterklappen eines Glabellalappens in die Nasenhohle zum Teilersatz der Innenauskleidung. Im Bereich der Basis des Glabellalappens mussen beiderseits kleine Gebiete, die reseziert werden, mit der Außenlippe des Defektes in Verbindung stehen

die Wundnaht im Bereich der Nase für die ersten 8 bis 10 Tage durch Heftpflasterzüge gegen die Stirn entlastet werden. Die Heftpflasterstreifen dürfen nicht am Gips fixiert werden, da sonst die Basis des Rundstiellappens bei eventueller Verschiebung des Gipses gegen den Körper so stark angezogen werden kann, daß das periphere Lappenende nekrotisch wird. Bevor die an der Nase zur Aufnahme des Rundstiellappens beabsichtigten Wundflächen geschaffen werden, überlege man, wieweit vorhandenes Gewebe zur Plastik benutzt werden kann. Totaldefekte (Abb. 494), die bis an die Glabella reichen, benötigen die *Innenauskleidung* vollständig aus dem Rundstiellappen. Ist das knöcherne Gerüst der Nase erhalten, dann empfiehlt es sich, die dieses Gebiet noch deckende Haut zur Innenauskleidung umzuschlagen und den gesamten Nasenrücken aus dem Rundstiellappen zu bilden (Abb. 495). Auf diese Weise wird eine querverlaufende, eventuell einziehende Narbe zwischen zwei verschieden pigmentierten Hautpartien vermieden. Bei Lupus und stark bestrahlten Carcinomfällen sollte man das auf der knöchernen Nasenpartie lagernde Hautgewebe nicht zur Innenauskleidung herunterklappen, da die Ernährungsstörungen unberechenbar sind und Hautnekrosen spätere Stenosen der Nasenwege bedingen können. Es soll also auch bei diesen subtotalen Ersatzplastiken der Nasenrücken in ganzer

Länge bis hinauf an die Glabella aus einem Hautstück gebildet werden.

Das Einnähen des Endes des Rundstiellappens in den Defekt geschieht also entweder, im günstigeren Falle, durch Einbeziehen des heruntergeklappten Glabellalappens (Abb. 496 bis 498) oder, wenn dieser Lappen nicht gebildet werden kann, durch möglichst ausgedehntes Anfrischen des Defektrandes (Abb. 498). Wenn die Innenauskleidung komplett aus dem Rundstiel geformt wird, ist besonders dafür zu sorgen, daß sich die entsprechend zurechtgeschnittene Wundfläche am Rundstiel kongruent und ohne Spannung in den Defektrand einfügt. — Reißt ein Rundstiellappen aus den verschiedenartigsten Gründen vom Wunddefekt ab, so versuche man, den Lappen sofort wieder einzunähen. Bei unruhigen Patienten lege man einen entsprechenden Fixationsverband zwischen Kopf und Thorax an.

Ist der Lappen nach 12 bis 14 Tagen an der neugeschaffenen Basis eingeheilt, dann beginne man vorsichtig mit dem stundenweisen *Abschnüren an der Basis* im Bereich des Halses oder des Unterarms. Bei stark bestrahltem Gewebe im Bereich der Nase gedulde man sich mit der Abtragung der Basis etwa 1 Woche länger. Erscheint die neugeschaffene Basis an der Nase für den Rundstiellappen zu klein, dann erweitere man sie, solange die ursprüngliche Basis am Hals noch vorhanden ist, in Richtung auf die Nasenflügel. Es ist dabei auch zu bedenken, daß der Lappen wenn er am Halse abgetrennt ist und man den plastischen Eingriff an der Nase fortsetzt, einen Teil der ernährenden Basis durch diesen Eingriff verliert und daß

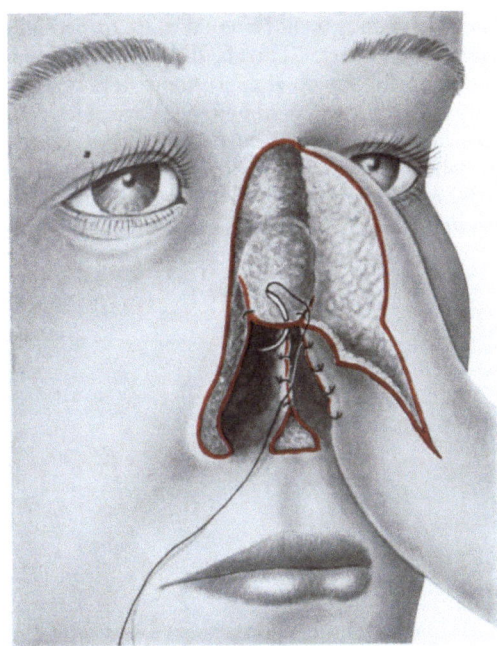

Abb. 496. Einnähen des Rundstiellappens zur Ergänzung der Innenauskleidung der Nasenhöhle. Vernahen des Glabellalappens mit der Innenlippe des Defektes und einem Teil des Rundstiellappens. In den angefrischten Wunddefekt an der Columellabasis kann zur späteren Columellabildung ebenfalls ein Teil des Rundstiellappens eingenäht werden

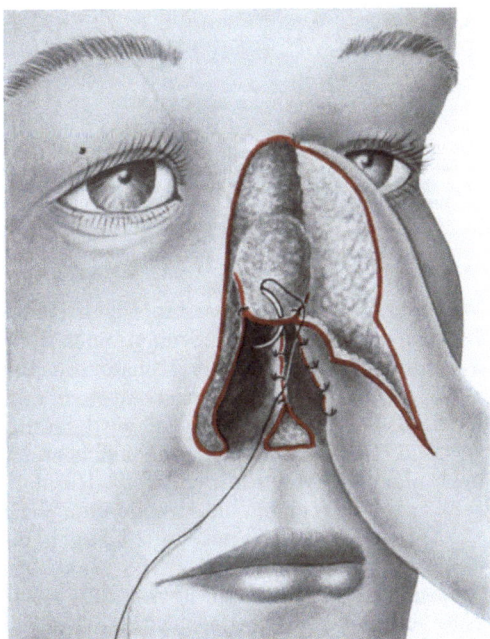

Abb. 497. Innenauskleidung mit Vestibulum gebildet. Der obere Teil der Innenauskleidung stammt hier von einem Glabellalappen. Rot gestrichelte Linie Lappen für die in späterer Sitzung vorzunehmende Columellabildung

das die frisch geschaffene Wunde umgebende Ödem die Basis für den Lappen noch mehr stört. Durch den Schwellungszustand der Haut wird bei dieser Lappenform ein starker Innendruck erzeugt, wodurch die Ernährung im Fettgewebe des Lappens abgedrückt werden kann. Von solchen Lappen drohen ganze Strecken abzusterben, wenn man sich dann nicht sofort entschließt, den Lappen an seiner Längsnaht zu öffnen und die Spannung zu vermindern. Damit diese Gefahr vermieden wird, ist es zu empfehlen, den Rundstiellappen beim *Abschneiden der Basis am Halse* nicht sich selbst zu überlassen, sondern seine Wunde so zu versorgen, daß sie primär heilt. Auf die Gefahr, die ein Erysipel bzw. ein Sonnenbrand der Haut des Rundstiellappens für die Ernährung mit sich bringt, wurde schon oben hingewiesen.

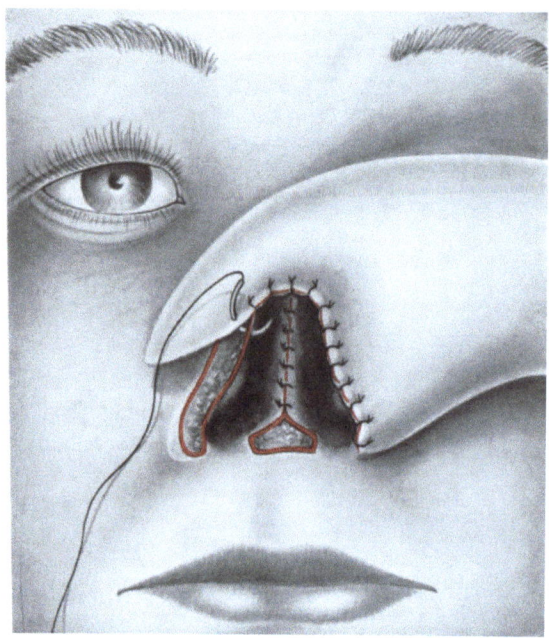

Abb. 498. Einnähen des Rundstiellappens in den Defektrand, Naht an der Innenlippe des Defektrandes. Das hier schon eingezeichnete Anfrischen im Bereich der Columellabasis dient später zur Aufnahme des für die Bildung des Steges bestimmten Rundstiellappenanteils (s. auch Abb. 497 und 500, gestrichelte Linie). Die Lappenbreite reicht in diesem Fall bei Gewährleistung einer genügenden Prominenz der Spitze beiderseits bis an den Nasenflügelansatz

Ist die Basis gesichert, so beginne man mit dem *Aufbau der Nase*. In günstigen Fällen bei relativ schmaler Nase und genügend dicken, mit Fett versorgten Stiellappen ist es möglich, die Nasenform bis zur Nasenspitze mit der genügenden Prominenz auf einmal herzustellen. Oft zeigt sich aber, daß beim Rundstiellappen, besonders dann, wenn ein Teil seiner Haut zur Innenauskleidung benutzt werden muß, im Bereich von Nasenflügel und Spitze wegen der Breite der Nase nicht genügend Haut zur Modellierung der Spitze zur Verfügung steht. Man ist dann gezwungen, die eine untere Wandpartie aus dem überschüssigen Rundstiellappen durch Zurückschlagen des Lappenendes zu bilden. Stehen noch Reste der Nasenflügel an der Basis zur Verfügung, so sind diese meistens in die Höhe geschrumpft. Man löst sie aus ihrem narbigen Gebiet aus und verarbeitet sie mit den entsprechenden Rundstiellappenpartien. Der Aufbau der Nase wird hierdurch wesentlich erleichtert. In diesem Zustand wird der Eingriff zunächst beendet. Um zu verhindern, daß der restliche noch nicht verarbeitete pendelnde Rundstiellappenanteil die frischen Nähte ausreißt, wird er in einem entsprechenden Verband fixiert.

Nach einem Zeitraum von 14 Tagen bis 4 Wochen und mehr erfolgt die *Bildung der Nasenlöcher und des Septumsteges* aus dem überschüssigen Rundstiellappen. Dabei kann es notwendig werden, narbiges Gewebe im Innern der Nase submukös zu entfernen oder Fett aus dem Rundstiel zu excidieren, um dann erst die entsprechenden Hautpartien zu verlagern oder in das Naseninnere hinein zu vernähen. Durch entsprechend geformte Kunststoffröhrchen (Abb. 502), die weit genug in die Nase hineinreichen müssen und nach Einheilen der Columella an ihrer Basis eingelegt werden, soll allzu starke Verengung der Nasenlöcher durch Schrumpfung vermieden werden. Sie dürfen in den Nasenlöchern aber auf keinen Fall eine so starke Spannung erzeugen, daß der neugeschaffene Septumsteg an der Oberlippe ausreißt oder gar Drucknekrosen im Naseninnern entstehen. Die Kunststoffröhrchen werden von den Patienten über mehrere Monate getragen. Inzwischen kann die äußere Form vollendet werden. Durch einen modellierenden Eingriff (Abb. 503), der vom Naseninnern aus durchzuführen ist, werden unschöne Narbenwülste geglättet. Danach wird die Nase in der gewünschten Form für 14 Tage bis 3 Wochen oder länger eingegipst. Auf diese Weise lassen sich sowohl die Übergänge von der Nase zur Wange als auch der Nasenrücken in vorteilhafte Form bringen (Abb. 504).

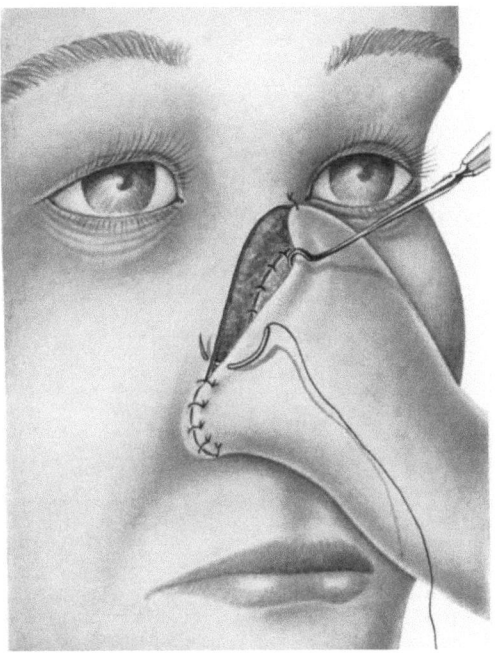

Abb. 499. Naht im Bereich der äußeren Lippe des Defektrandes, nachdem die Innenauskleidung ohne Glabellalappen vollkommen aus dem Rundstiel aufgebaut wurde. Im Bereich der Columellabasis kann der Rundstiel ebenfalls schon fixiert werden, damit später hier die Columella gebildet werden kann

Die meisten Rundstiellappen kann man so zum Totalersatz der Nase verwenden. Selbstverständlich sind auch andere Variationen möglich oder nötig, besonders dann, wenn die Nasenbasis breit und die zur Verfügung stehende *Breite des Rundstiellappens unzureichend* ist. Beim Einnähen des Lappens gegen die Wange beiderseits, d. h. also bei der Festlegung der Lappenbreite ist auch die Prominenz der Nasenspitze und die eventuell erforderliche Einfügung eines Stützgerüstes zu berücksichtigen. Es darf dann keine Spannung entstehen, durch die das Implantat zum Decubitus führen würde. In derartig gelagerten Fällen wird der Rundstiellappen zunächst einseitig in den Defekt eingenäht. In einer zweiten Sitzung wird der untere Anteil des Lappens so umgeschlagen, daß er die andere Nasenseite bildet. Der Knick des Lappens kommt dabei in den

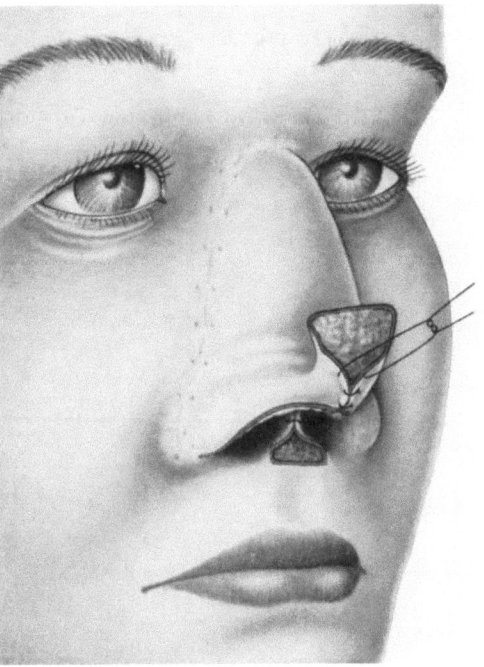

Abb. 500. Bildung der Columella aus dem restlichen Rundstiellappenanteil mit dem in Abb. 497 angedeuteten Lappen

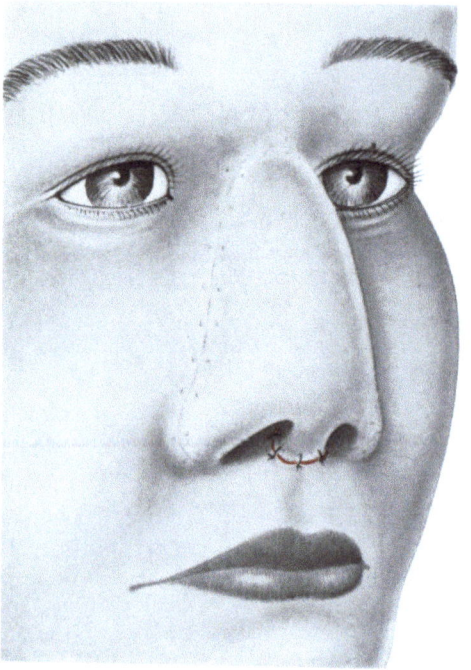

Abb. 501. Zustand nach Einnahen der Columella im Bereich der Basis

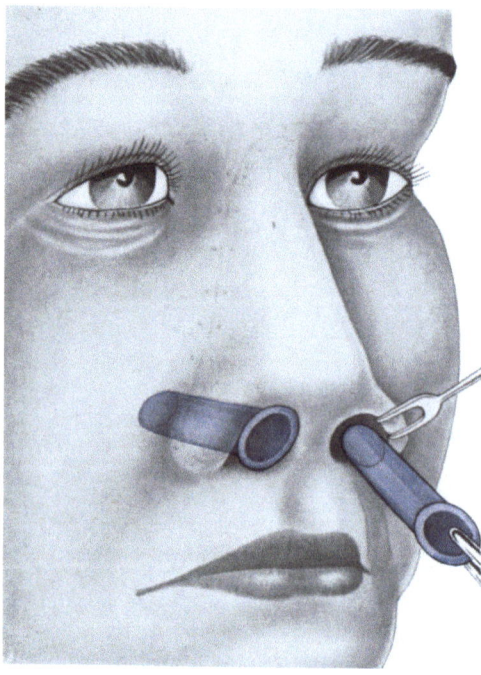

Abb. 502. Einlegen von Kunststoffröhrchen, die der Form des Nasenlochs angepaßt sein sollen

Bereich der später zu bildenden Nasenspitze, der Columella und der Nasenflügel zu liegen. HERLYN hat bei dünnen Lappen den Aufbau der Nase sogar mit dreifachem Aneinanderlagern der Rundstielteile vorgeschlagen (Abb. 505), während VOGEL zum Aufbau der unteren Nasenhälfte die beiden Rundstiellappenanteile kreuzt.

Bei einmaligem Umschlagen des Rundstiellappens werden die Nasenlöcher nach JOSEPH gebildet, wobei wie bei den Atresien ein dreiecksförmiger Türflügel umschnitten und Fett entsprechend exzidiert wird (Abb. 330 und 331). Es ist dabei vorteilhaft, den Rundstiellappen schon beim Umschlagen im Bereich der Basis der später zu bildenden Columella einzunähen. Die beiderseitigen Türflügelläppchen werden dann zur seitlichen Auskleidung des Nasenstegs verwendet, während die seitliche Wand des Vestibulums beiderseits durch einen am Nasenflügelansatz basierenden Lappenanteil versorgt wird. Die Bildung von Nasenloch und Columella kann unter Umständen bei guter Ernährung des Rundstiels einzeitig ausgeführt werden. Um eine Nekrose der seitlichen Deckung der Columella und die dadurch bedingte Einziehung zu vermeiden, empfehlen wir in diesen Fällen, zunächst das eine und in einer späteren Sitzung das zweite Nasenloch zu bilden. Eine Asymmetrie braucht dabei nicht zu entstehen.

1948 empfahl HITROV in Rußland für den Totalersatz der Nase die Methode des *entfetteten Rundstiellappens*. Er verwarf die allgemeine Auffassung, daß die Grundernährung des Rundstiellappens durch die Gefäße erfolge, die durch das Fettgewebe des Stammes dringen, und entfettete den Lappen. Der Blut- und Lymphkreislauf des so vorgebildeten Lappens reiche für die neugebildete Nase vollkommen aus. Nach Ansicht HITROVs erleichtert die Entfernung des Fettes die Formung der Nase. Nachdem der Lappen an der

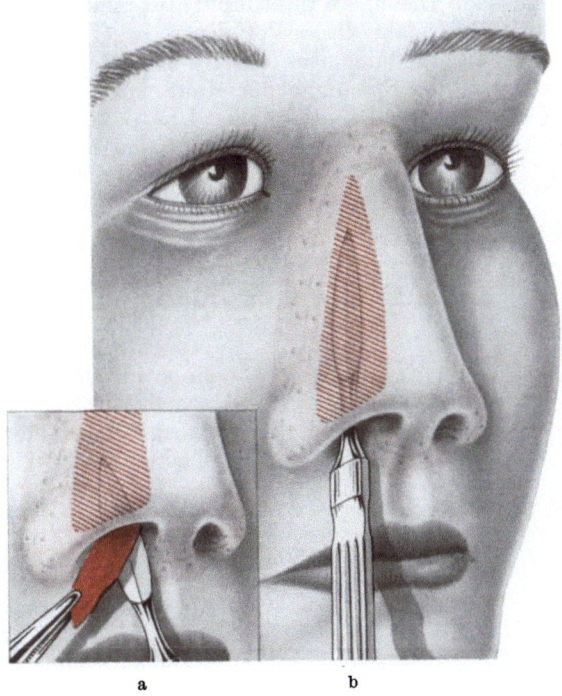

Abb. 503 a u. b. Modellierung der Nase durch Fettexcision. a Besonders an den seitlichen Nasenhangen wird das uberschussige Fettgewebe vom endonasalen Hautschnitt aus entfernt. b Schichtweises Entfernen von Fett. Rot schraffiert Excisionsgebiet, das sich haufig etwas vorwulstet

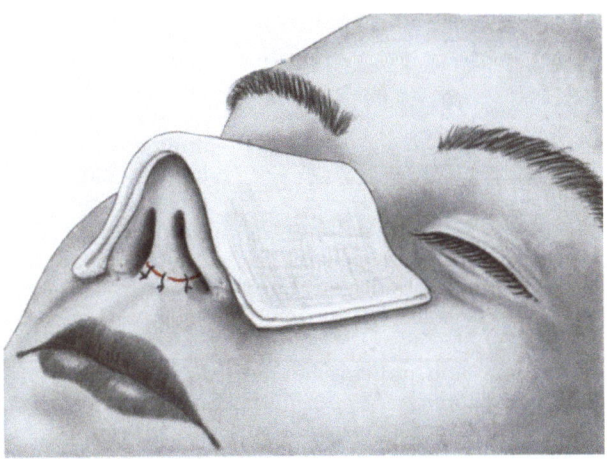

Abb. 504. Nach Modellierung der Nase wird durch Anlegen eines Gipsverbandes uber mehrere Wochen die Form gehalten. Wenn notwendig, kann der Winkel an der Basis der Columella bei der Modellierung gleichzeitig korrigiert werden (durch die Naht angedeutet)

Glabella eingeheilt, entfettet und an seiner Basis abgesetzt ist, wird der Restlappen in entsprechender Länge zur Innenauskleidung der Nase unter das ausgebreitete und entfettete Hautband geschlagen und eingenäht. Um die äußere

Form der Nase zu bilden, faltet HITROV nun den doppelten Hautlappen um seine Längsachse. Damit bekommt der Lappen die Form eines Daches, und es entsteht der Nasenrücken. Die innere Hautduplikatur bildet unter dem Dachfirst ebenfalls eine Falte. Die Gefahr dieses Verfahrens liegt in der schlechten Ernährung infolge der Faltenbildung, was unseres Erachtens bei geringen technischen Fehlern, wie z.B. der Spannung der Haut, zu Teilnekrosen der Innenauskleidung und der Scheidewand führen kann. Um die Nachteile zu vermeiden, modifizierte KAVRAKIOV diese Methode, indem er den Lappen nur in seinem unteren die Nasenflügel und die Columella bildenden Anteil doppelte. Damit wird eine bessere Ernährung des Lappens gewährleistet. Der an Glabella und Oberlippe eingeheilte Rundstiellappen wird im Bereich der Oberlippe in der Weise längs gespalten, daß er zur Deckung der lateralen Defektränder der Nase am Übergang zur Wange verwendet werden kann. Der an der Glabella inserierende Lappen wird entfettet und zur Formung der äußeren Nase benutzt. Zur Innenauskleidung der Nase im mittleren Gebiet wird ein zungenformiger Lappen aus dem Rundstiellappen geschnitten und beiderseits seitlich vernäht. In Polen wurde das Hitrowsche Verfahren durch BARDACH modifiziert. Er schneidet für die Innenauskleidung ein dreieckiges Hautstück aus dem Rundstiellappen.

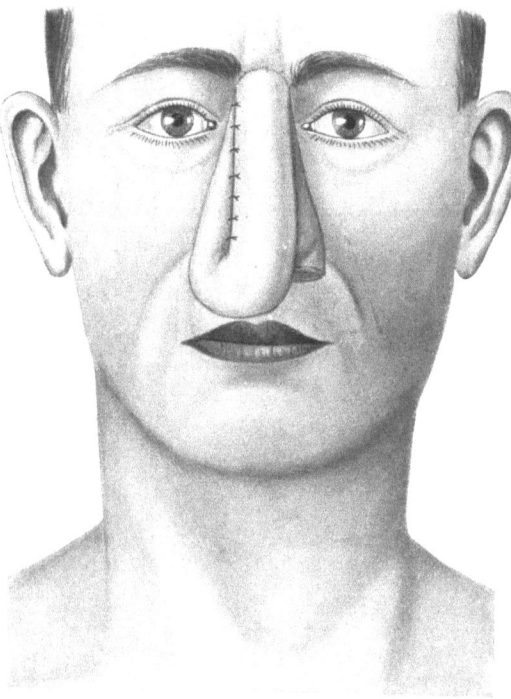

Abb. 505. Das neue freie Ende des Rollappens wird zum Ersatz der linken Nasenseitenwand und des Nasenflügels eingepflanzt. Danach wird der Steg mit der zukünftigen Nasenspitze vereinigt In entsprechender Weise erfolgt der Ersatz der rechten Nasenseitenwand. (Aus HERLYN)

Wir können uns die Verwendung eines entfetteten Rundstiellappens nach diesen Vorschlägen nicht als geeignet vorstellen und glauben, daß die Einheilung des gewöhnlichen Rundstiellappens sicherer ist. Auch die nachträgliche Modellierung des eingeheilten fetthaltigen Lappens durfte unseres Erachtens ein besseres kosmetisches Resultat garantieren als die vorherige Verdünnung des Lappens.

Wie für die indische und italienische Methode kann auch für den Rundstiellappen die *Nasenform an einem Lappenfuß* im Sinne von PETRALI, am Arm oder an der Brust, *vorgebildet* werden. Die Nasenform wird dann mit dem Rundstiellappen auf die Nase verpflanzt (Abb. 506, 507). Bei der Vorformung der Nase im Lappenfuß ist das Gerüst so einzulegen, daß man der Drehung des Rundstiellappens Rechnung trägt. Eines dieser Verfahren stammt von GILLIES, der einen acromio-pectoralen Rundstiellappen benutzte und dessen Ende in der Form einer Nase mit Flügeln und Columella ausbildete (Abb. 508). — Von anderen Autoren wurden Modifikationen dieses Verfahrens, die Nasenform vorzubilden, beschrieben (Abb. 509).

Beim Vorliegen einer stark behaarten Brusthaut ist die Anlage des Rundstiellappens nach NEW von der infraclavicularen Gegend bis zum Acromion oder

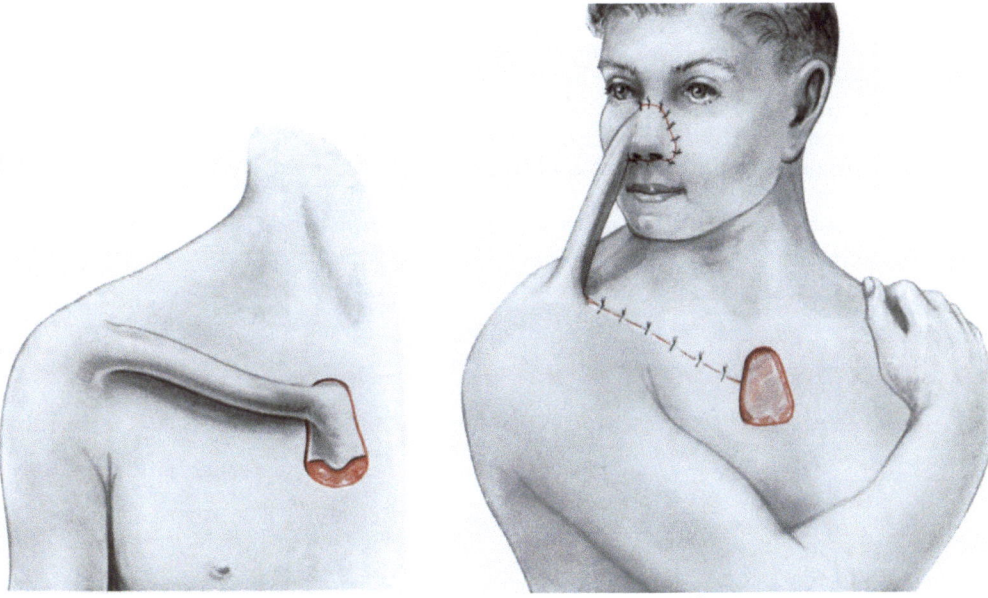

Abb. 506.   Abb. 507.

Abb. 506. Nasenform an einem Lappenfuß vorgebildet. Haut zur Vestibulumauskleidung und Columellabildung eingeschlagen. Eventuell Stützgerüsteinpflanzung in späterer Sitzung, desgleichen kann schon Thiersch-Haut zur Innenauskleidung unterfuttert werden

Abb. 507. Vorgebildete Nasenform am Rundstielende in den Defekt versetzt und vernäht. Entnahmestelle an der Brust wird durch Rotationslappen gedeckt. Die Fixation der Kopf-Schulterstellung erfolgt am besten durch einen Gipsverband

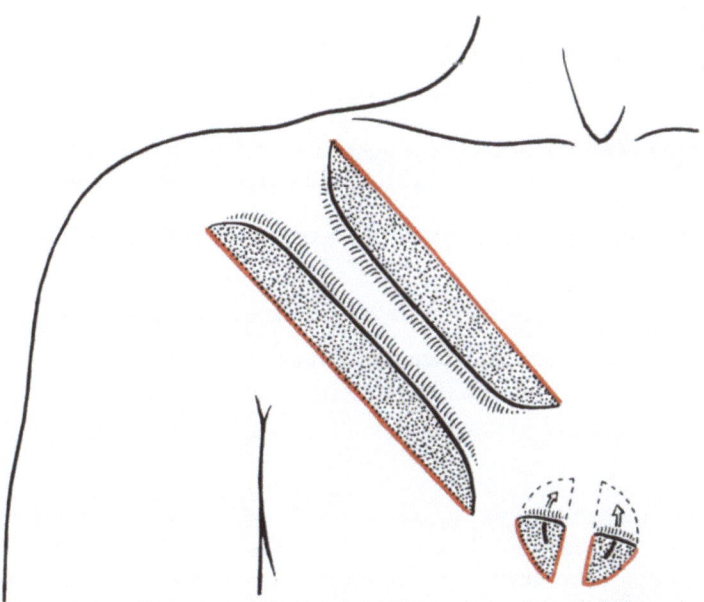

Abb. 508. Anlage der Columella und der Flügel nach GILLIES, Doppelung zur Innenauskleidung der Vorhöfe (Richtung des Pfeils)

nach SMITH und SANVENERO-ROSSELLI vom Acromion bis in die Gegend des Biceps zu wählen.

Es besteht natürlich die Möglichkeit, die Verfahren des Gerüstaufbaues mit jeder der Methoden des Hautersatzes zu kombinieren:

1. die indische Plastik mit nachträglicher Einpflanzung eines Profilgerüstes in die fertige Weichteilnase;
2. die indische Plastik mit vorgepflanztem Profilgerüst;
3. die indische Plastik mit vorgepflanztem Nasendach;
4. die italienische Plastik mit nachträglicher Einpflanzung eines Profilgerüstes in die fertige Weichteilnase;
5. die italienische Plastik mit vorgepflanztem Profilgerüst;

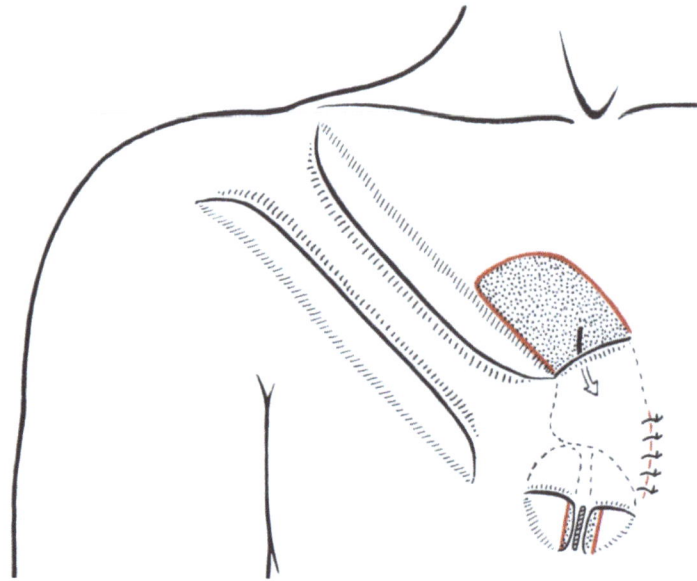

Abb. 509. Modifikation der Gilliesschen Methode; Doppelung des Lappens (Pfeil) für die Innenauskleidung der Nase

6. die italienische Plastik mit vorgepflanztem Nasendach;
7. der Rundstiellappen mit nachträglicher Einpflanzung eines Profilgerüstes in die fertige Weichteilnase;
8. der Rundstiellappen mit vorgepflanztem Profilgerüst.

VII. Plastisches Vorgehen bei Nasentumoren

1. Zugangswege und Rekonstruktionen nach Tumorabtragung an und in der Nase

Nicht in allen Fällen ist es möglich, gleich nach der Entfernung des Tumors den entstehenden Defekt durch eine Plastik zu decken. Viele Operateure sind der Ansicht, daß es nach Entfernung maligner Tumoren vorsichtiger ist, damit $1/2$ bis 1 Jahr abzuwarten, bis man eine gewisse Sicherheit hat, daß kein Rezidiv entsteht. Wir glauben, daß bei dem heute üblichen, operativen Vorgehen, das zum Teil mit der Lupe erfolgt, in vielen Fällen ein hinreichender Grad an Sicherheit für die Sofortplastik geschaffen werden kann, insbesondere, da durch die Beherrschung der modernen plastischen Chirurgie in diesem Gebiet die Sicherheitsgrenze bei der Exstirpation der Tumoren weiter ins Gesunde verlagert ist. Man muß diese Dinge aber von Fall zu Fall abwägen und darf dabei die Sicherheit des Patienten keinesfalls gefährden.

Kann der plastische Eingriff sofort nach Entfernung eines malignen Tumors erfolgen, weil die Excision nach menschlichem Ermessen im Gesunden vollzogen wurde, so ist ein möglichst kurzfristiges plastisches Verfahren zu wählen, damit der Patient relativ bald der entsprechenden Nachbestrahlung zugeführt werden kann. Bei sehr großen Defekten, bei denen für Anlage eines Rundstiels am Körper oder am Hals Zeit benötigt wird, ist dieser Zeitraum eventuell durch Einlage radioaktiver Isotopen oder durch Beginn der entsprechenden Nachbestrahlung auszufüllen. Man muß dann eben die schlechtere Heilungstendenz des Gebietes bei der Einheilung des Rundstiellappens in Kauf nehmen. Oft ist es aus psychischen Gründen nicht ratsam, eine fast einjährige Sicherheitsperiode abzuwarten. Man kann die Zeit allerdings durch provisorische plastische Maßnahmen überbrücken. So können z. B. größere Defekte der Nase durch Lappendrehung geschlossen und erst Monate später die darunterliegenden Skeletstrukturen, welche bei der Tumorabtragung ebenfalls zerstört wurden, wiederhergestellt werden. Auf jeden Fall sollte sich der Operateur bei der Exstirpation eines Tumors im Bereich der Nase über die Art, in der die Ersatzplastik auszuführen ist, im klaren sein.

Kleine oberflächliche bösartige Tumoren können durch Kauterisation oder besser mit dem Messer im Gesunden excidiert werden, ohne daß größere Defektplastiken angeschlossen werden müssen. Es genügt das Zusammenziehen der Ränder nach Mobilisation (Abb. 510) oder eine Lappentransposition (Abb. 511). Im allgemeinen ist bei der Abtragung von kleinen Tumoren der Nasenhaut die Defektdeckung nach Möglichkeit durch Rotation und Verschiebung der benachbarten Haut mittels Excision von Burowschen Dreiecken zu improvisieren. Man ist dabei versucht, den Defekt so klein wie möglich zu gestalten, doch sollte die Radikalität der Tumorentfernung auf keinen Fall darunter leiden. Bei spinocellulären Carcinomen ist die Sicherheitsgrenze besonders groß zu wählen, wenn dabei auch ein erheblicher Mehraufwand für die plastische Deckung nötig wird. Bei den Basaliomen darf man hingegen etwas zurückhaltender sein. Die Excisate sollte man ihrer Lage nach in allen Fällen während des Eingriffs mit Nadeln, Tinte oder Fäden am Rande markieren, damit der Pathologe nach Durchführung der Serienschnitte die Excision im Gesunden bestätigen oder anzweifeln kann. Eine Nachexcision im entsprechenden Gebiet ist im letzteren Fall natürlich erforderlich.

Bei tiefer greifenden Tumoren am Nasenrücken muß eventuell ein durchgehender Keil des knöchern-knorpeligen Skelets herausgeschnitten werden. Wie es HOLDSWORTH und SUGRUE gezeigt haben, ist es möglich, einen solchen Keil wie einen Orangenschnitz aus der Nase herauszunehmen und den Defekt so zu schließen, daß eine Verkürzung der Nase entsteht. Dies ist natürlich nur bei zu langen Nasen zu empfehlen. Es werden dann zunächst die Schleimhautränder sowohl des Septums als auch der lateralen Wand der Nasenhöhle sorgfältig vernäht und erst zuletzt die Wundränder der äußeren Nase geschlossen. Tumoren, welche das Nasenskelet betreffen und welche subcutan liegen wie Gliome, Glomustumoren des Nasenrückens und Dermoidcysten ohne Fistel nach außen, können nach der *Dekortikationsmethode* von SERCER, die von REHRMANN „offene Methode" genannt wird, zugänglich gemacht werden. Es ist dies eine Erweiterung der Methode des Aufklappens der Columellahaut nach GENSOUL-LEXER. Für diesen Zugang umschneiden wir auch die Columella (Abb. 233). Wenn man den Dekortikationsschnitt von SERCER weiter um den Nasenflügel herumführt, bekommt man die Schnittführung, welche COUGHLIN für die Korrektur der flachgedrückten

Nasenspitze bei dem sog. „dish face" angegeben hat. HAGE hat diesen Zugangsweg 1959 für die Tumorentfernung an der Nase gezeigt. Es kann dabei nach Abheben des gesamten häutigen und knorpeligen Nasendachs auch noch das Septum oberhalb der Nasenspitze schräg nach hinten gegen den Vomer durchtrennt werden.

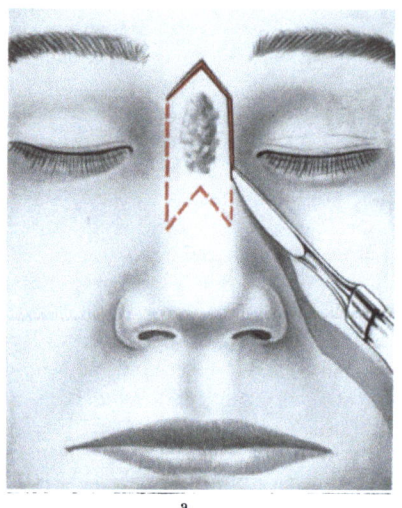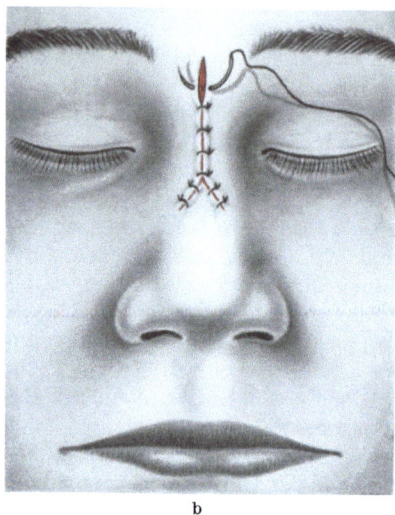

Abb. 510a u. b. a Tumorexcision an der Nasenwurzel nach H. MARTIN. b Verschluß des Defektes durch Mobilisation und Zusammenziehen der Ränder. Ein Verziehen der medialen Augenwinkel ist zu vermeiden

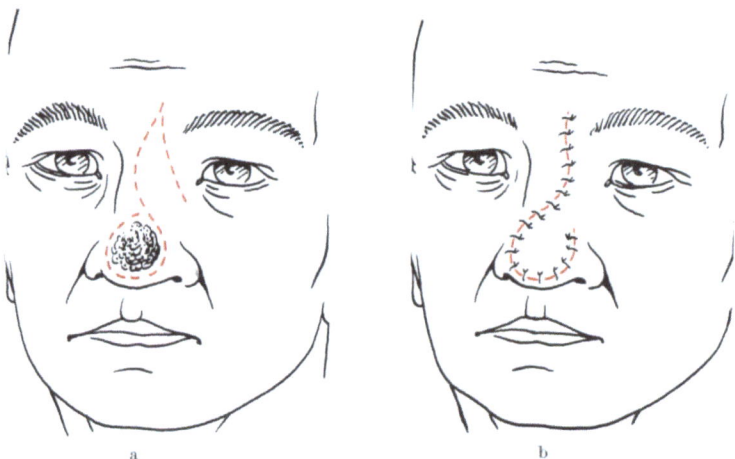

Abb. 511 a u. b. a Tumorexcision an der Nasenspitze. b Versorgung des Defektgebietes durch Transpositionslappen

Hierbei wird die Nasenhöhle durch Herunterklappen oder Seitwärtsbiegen des unteren Septumanteils weiter eröffnet. Es können aber auch, wie HAGE gezeigt hat, sowohl die Dreiecksknorpel als auch die Flügelknorpel paramedian vom Septum abgetrennt werden.

Der einfachste Zugang für die *Resektion von Nasennebenhöhlentumor* ist die Incision von MOURE oder DIEFFENBACH, die von der Columellabasis zum Nasenflügel, um dessen seitlichen Ansatz herum nach oben auf den lateralen Nasenabhang bis etwa 1 cm medial vom nasalen Canthus reicht. Ferner kann man den erweiterten

Schnitt von LISTON-NÉLATON oder FERGUSSON, bei dem obige Schnittführung nach unten durch Spaltung der Oberlippe in der Medianlinie und nach oben durch einen Bogenschnitt unter dem Unterlid verlängert wird, benützen. HEATLY, SCHALL und COTTLE haben diese Schnitte als laterale Rhinotomie modifiziert, indem sie die laterale Wand der knöchernen Nase entfernten. — Die Spaltung der häutigen und knöchernen Nase neben der Mittellinie — als Ableitung einer alten hypokratischen Methode — nach LINHART dürfte heute als obsolet betrachtet werden. — Von den Verfahren, die ganze Nase unter Umschneidung gegen die Stirn zurück-

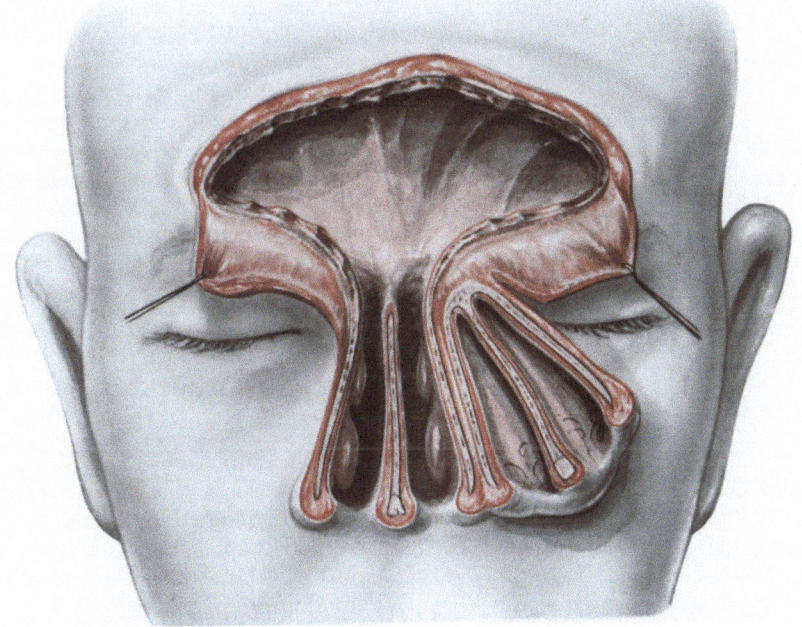

Abb. 512. Aufklappen der gesamten Nasenpyramide durch beidseitige laterale Osteotomie als erweiterte Rhinotomie nach BORDLE und LANGMIRE

zuklappen, sind die von CHASSAIGNAC und von v. BRUNS am bekanntesten. Dabei werden die Skeletteile der Nase samt dem Septum mit Säge oder Meißel quer durchtrennt. Bei der Methode von OLLIER hingegen bleibt die Nase an ihrem unteren Ansatz mit der Unterlage verbunden, während der Schnitt quer über die Nasenwurzel und beiderseits über den seitlichen Nasenabhang hinweg bis zum Nasenflügelansatz verläuft. Die knöcherne Nase wird durch obere transversale und durch beidseitige seitliche Osteotomie eröffnet und kann nun ohne weitere Trennung der knorpeligen Teile heruntergeklappt werden. Auch diese Technik dürfte heute zugunsten der seitlichen Aufklappung allgemein verlassen sein. — BORDLEY und LONGMIRE führen beiderseits laterale Osteotomien aus, durchtrennen das Septum an der Basis und können dadurch das ganze Nasengerüst nach der Seite aufklappen (Abb. 512), ein Zugangsweg, der von RÉTHI 1963 für das Angehen des Sinus cavernosus bei Thrombophlebitis befürwortet wurde. — Nach der Methode COTTLE verläuft die Incision von der Sutura nasofrontalis medial vom inneren Canthus auf den Nasenflügelansatz um diesen herum in das Vestibulum nasi. Der Knochen wird durch die laterale paramediane und obere transversale Osteotomie mobilisiert und kann somit als Deckel mit der darüberliegenden Haut, die, um Ernährungsstörung zu vermeiden, nur in geringer

Ausdehnung decolliert wird, abgehoben werden. Dadurch entsteht ein weiter Zugang zu der einen Nasenhöhle.

Ein besonders schwieriges Problem bilden die *Tumoren bei Kindern* und die durch ihre Abtragung notwendigen Plastiken. Bei der partiellen und totalen Rekonstruktion der kindlichen Nase ist das Wachstum der umgebenden Organe zu berücksichtigen. Glücklicherweise sind solche Eingriffe am wachsenden Schädel selten. Man findet sie auch kaum in der Literatur. CROSBY berichtete 1957 über einen Fall von Rhabdomyosarkom an der Nase bei einem 18jährigen Mädchen, nach dessen Abtragung eine Ersatzplastik des Nasenflügels und des angrenzenden Wangenteils notwendig war. Über Gliome der Nase und Neurofibrome sind Angaben von W. B. MACOMBER und M. KAI-HSI WANG gemacht worden. Auch bei der operativen Behandlung der Meningocelen und Encephalocelen ist die plastische Gesichtschirurgie von Bedeutung. Die Behandlung der Wahl ist die Excision der Cele mit sofortigem Verschluß des Duradefektes.

Hat der Tumor bei jahrelangem Bestehen den wachsenden knöchernen Gesichtsschädel auseinandergetrieben, dann soll unmittelbar nach der Exstirpation das Reponieren einzelner Skeletteile versucht werden. Im Bereich der Orbita mit Verlagerung der Bulbi warte man mit der Verlagerung eventuell bis zur Beendigung des Wachstums ab, da sich ein spontaner Ausgleich in erheblichem Maße zeigen kann. Am ausgewachsenen Schädel können dann noch restliche Korrekturen vorgenommen werden.

2. Versorgung der Defekte des Nasenbodens nach Tumorentfernung

Große Defekte des Nasenbodens, welche gewöhnlich auch mit Wangen- und Nasendefekten verbunden sind, können praktisch nur durch Rundstiellappen ersetzt werden. MACOMBER und BERKELEY haben 1947 ein Verfahren publiziert, durch welches sie einen solch ausgedehnten Defekt mit einem dicken Rundstiellappen vom Hals ersetzten. Der Rundstiel wurde durch die große paranasale Fistel, die den medialen Teil der Wange einnahm, in die Nasenhöhle gedreht und das Lappenende anschließend in den Defekt eingenäht. Die Wundfläche am Lappenende wurde zum Teil mit einem Thiersch-Lappen gedeckt, der dann die orale Auskleidung des Defektes darstellte und mit der Gaumenschleimhaut vernäht werden konnte. Nach Absetzen des Lappens am Nasenboden konnte der Rest fur den Verschluß der paranasalen Fistel verwendet werden. Wir halten die Deckung des Lappens mit Thiersch zur oralen Seite hin für unzweckmäßig. Da beim Rundstiellappen praktisch immer genügend Haut zur Verfügung steht, kann man diese für die orale und nasale Epithelisierung benutzen.

Einer der drei Erfinder des Rundstiellappens, GANZER, hat das oben beschriebene Verfahren gerade bei diesen Defekten erstmalig erprobt (1916). Durch ROSENTHAL, AXHAUSEN, WASSMUND u.a. wurde die Verwendung des Rundstiellappens für die Defektplastik an Gaumen und Nasenboden ausgebaut. Wir verweisen auf das Kapitel Gaumenplastik im II. Band und möchten in diesem Zusammenhang nur die neuere Methode des abdomino-brachialen Sandwich-Lappens nach CONVERSE-JAYES erwähnen, die im Kapitel der partiellen Rekonstruktion der Nase abgehandelt worden ist (Abb. 472).

3. Behandlung der Hämangiome der Nase

Die Hämangiome der Nase liegen meist auf der Nasenspitze oder im Bereich der Nasenwurzel. Sie sind angeboren. Sehr oft sind sie bei der Geburt nur als kleine Pünktchen sichtbar und wachsen in den ersten Monaten beträchtlich, um vom Alter von 3 bis 4 Monaten an eine gewisse Stagnation des Wachstums zu zeigen. Heute ist als Tatsache anerkannt, daß sich die meisten kleinen Hämangiome des Säuglings- und Kindesalters spontan zurückbilden. In manchen Fällen jedoch erfolgt die Rückbildung langsam und in einem geringen Prozentsatz überhaupt nicht. Man kann der Geschwulst aber nicht ansehen, ob sie spontan zurückgeht oder nicht. Es liegt deshalb im Interesse des Patienten, die Geschwülste einer Behandlung zuzuführen, solange es kein Kriterium gibt, die fortschreitenden von den sich zurückbildenden zu unterscheiden. Für die Behandlung kommen Röntgenbestrahlung, Spickung mit Radon, Thorium-X, Vereisung mit Kohlensäureschnee, Injektionen von kochendem Wasser oder sklerosierenden Substanzen wie Na-Morrhuat und die chirurgische Excision in Frage. Es besteht noch immer keine Einigkeit über das Mittel der Wahl.

Die Säuglingshämangiome sind bei weiblichen Säuglingen doppelt so häufig wie bei männlichen. Man unterscheidet viele Typen von Hämangiomen. Sie können aber einfachheitshalber in zwei Gruppen eingeteilt werden: das Hämangioma simplex und das Hämangioma cavernosum. Das Hämangioma simplex befällt nur die Haut und das subcutane Gewebe. Es tritt kongenital oder gleich nach der Geburt auf und wächst dann langsam. Der zweite Typus, das Hämangioma cavernosus, besteht aus kavernösem Gewebe mit vielen miteinander verbundenen blutgefüllten Hohlräumen. Es tritt auch kongenital auf, zeigt aber mehr infiltrativen Wachstumscharakter und beschränkt sich nicht auf das Befallen der Haut und des subcutanen Gewebes allein. Im Gegensatz zum Naevus flammeus, welcher die Nase kaum allein befällt, reagiert das frische Hämangioma cavernosum sehr gut auf die *Strahlentherapie* und bildet sich in den meisten Fällen zurück. Nach der Strahlentherapie bestehen aber häufig häßliche Narben mit feinen Einziehungen, Pigmentverschiebungen, Teleangiektasien und andere Schäden. Bei unsachgemäßer Strahlenbehandlung des Hämangioms können sogar Skeletveränderungen, d.h. Wachstumsstörungen im knorpeligen und knöchernen Gerüst der Nase, auftreten. Die mehr oder weniger deutlichen Narbenbildungen entstehen, wenn die Strahleneinwirkung auf tiefere Hautschichten, teilweise auf die Subcutis, übergreift. — Die Behandlung mit Kohlensäureschnee ist heute praktisch verlassen. Die Elektrokoagulation wird noch von manchen Autoren angewandt. Hierbei besteht die Gefahr der Mitzerstörung des umliegenden Gewebes. Die Diathermiebehandlung wird heute nur noch wenig geübt. Die Behandlung mit Gammastrahlen, Radium, Radon, Röntgen ist beim Angehen solcher benigner Geschwülste in der frühen Kindheit nicht ohne Gefahr, da es sich gezeigt hat, daß das Wachstum der darunterliegenden knorpeligen und knöchernen Strukturen Schaden erleiden kann. Jahrzehnte später erkennt man besonders im Spitzenbereich die Wachstumsschädigung der Flügelknorpel.

Wie an anderen Gebieten des Gesichtes sind auch an der Nase Versuche mit der *Injektion von kochendem Wasser* nach WYETH in die Hämangiome unternommen worden. Am besten sprechen auf diese Therapie oberflächlich liegende, d.h. cutane Hämangiome an, die zur Schrumpfung gebracht und etwa $1/2$ Jahr später excidiert werden können. Diese Behandlungsmethode hat sich besonders für ausgedehntere Hämangiome und auch Lymphangiome der Lippen und der Mundschleimhaut als geeignet erwiesen. Es kann dazu gewöhnliches Wasser oder physiologische Kochsalzlösung verwendet werden. Bei der Injektion werden über die Gummihandschuhe noch Zwirnhandschuhe gezogen und die Spritze wird mit Gummi armiert, um die Hände des Arztes vor Verbrennung zu schützen. Das Wasser wird mit der Spritze kochend aus dem Behälter aufgezogen und sofort an verschiedenen Stellen in das Hämangiom eingespritzt.

Es kann aber anstatt kochenden Wassers auch ein sklerosierendes Mittel, d. h. ein Varicenmittel, Verwendung finden. Viele Amerikaner benutzen *5%iges Na-Morrhuat* (MACOMBER und WANG). LEWIS mischt das 5%ige Na-Morrhuat mit Prokainlösung ($^1/_3$ zu $^2/_3$) und fügt noch Hyaloronidase (150 E) hinzu. Er zeigte 1957 ein sehr gutes kosmetisches Resultat mit dieser Injektion bei einem kavernösen Hämangiom der Nasenspitze eines Kleinkindes. Über gute Erfolge mit Na-Morrhuat berichteten auch OWENS und STEPHENSON 1948. Auch sie kombinieren diese Therapie mit der späteren Excision des geschrumpften Gewebes. — Der Erfolg der Sklerosierung wird darin gesehen, daß zu gegebener Zeit die operative Behandlung weniger eingreifend ist. Es können dann unter Umständen kleinere Excisionen ohne große Lappendrehung vorgenommen werden. Auch MATTHEWS empfiehlt für viele Fälle dieses kombinierte Vorgehen. MACOMBER und WANG berichten über ein größeres Hämangiom an der Nasenwurzel und am seitlichen Abhang der Nase bei einem $2^1/_2$ Monate alten Säugling. Mit acht Einspritzungen von 5%igem Na-Morrhuat in Intervallen von 6 Wochen konnte ohne einen zusätzlichen chirurgischen Eingriff ein gutes Ergebnis erzielt werden. — Wir (R. MEYER) injizierten in geeigneten Fällen außer im Bereich von Nasenspitze und Nasenflügeln eine Lösung von *Chinin-Urethan*. — OLSEN verwendet kleine Dosen von *Varex oder Varicocid* als präoperative Maßnahme. Er führt die Injektionen viermal in einem Intervall von 4 Wochen aus.

Während der Injektion des sklerosierenden Mittels soll ein Druck auf das Hämangiom ausgeübt werden, um eine mögliche Embolie zu vermeiden und um einer zu raschen Diffusion des Mittels entgegenzuwirken. Der Druck muß für etwa 1 Std anhalten. — Die postoperative Schwellung ist nach dieser Behandlung für 2 Tage beträchtlich. Besondere Vorsicht ist geboten, wo Knorpel unter der Haut liegt, wie z. B. am Nasenflügel oder über der Nasenspitze. Es dürfen hier nur ganz kleine Dosen injiziert werden, da sonst der zu starke interstitielle Druck eine Hautnekrose und ein Absterben des Knorpels erzeugt. Deshalb wiederhole man die Injektionen öfter in einem Intervall von 1 Monat, wie es MATTHEWS u. a. empfehlen.

Während das kochende Wasser eine Koagulation des Eiweißes und dadurch eine Schrumpfung des Gewebes bewirkt, hat die Injektion von sklerosierenden Substanzen eine entzündliche Thrombose mit sekundärer Sklerose und Atrophie zur Folge. Es kann sowohl in die kavernösen Räume des Hämangioms als auch in die Umgebung und an die Basis des Tumors injiziert werden (MACOMBER und WANG).

Da an der Nase nur in wenigen Fällen ein wirklich gutes Ergebnis mit der Injektionsbehandlung erreicht wird und man in den meisten Fällen durch die Schrumpfung ein kosmetisch unzulängliches Resultat erhält, muß nach etwa $^1/_2$ Jahr die plastische Operation angeschlossen werden. Wir haben in letzter Zeit die Injektionsbehandlung der Hämangiome an der Nasenspitze aus kosmetischen Gründen ganz verlassen und das alleinige chirurgische Vorgehen gewählt.

Bei der *Elektrokoagulation* wird eine feine Nadel an der isolierten Elektrode verwendet. Mit dieser Nadel wird direkt in das Hämangiomgewebe eingestochen. Wir glauben, daß es schwierig sein dürfte, die richtige Intensität für die Koagulation herauszufinden und daß man bei vorsichtigem operativem Herauspräparieren des Tumors bessere kosmetische Resultate erzielen kann.

Die Ansichten über den *Zeitpunkt der operativen Entfernung* der Hämangiome und die eventuelle Verbesserung des kosmetischen Resultats durch vorherige Verödung gehen auseinander. Während einige Autoren besonders bei Wachstumsneigung der Tumoren die frühzeitige Resektion ohne Vorbehandlung (DENECKE,

JEREMIAH u. a.) oder auch mit vorheriger Sklerosierung (STEPHENSON u. a.) empfehlen, raten andere (BLACKFIELD u. Mitarb.), 2 bis 3 Jahre abzuwarten, bis der operative Eingriff nach einer eventuell einsetzenden spontanen Rückbildung des Tumors erleichtert ist. Nach MACOMBER ist die operative Behandlung bei

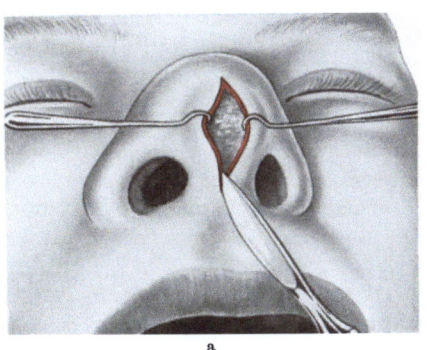
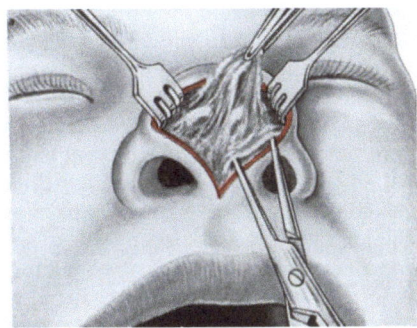

folgenden Hämangiomen angezeigt:

1. Größere Tumoren, eventuell nach Vorbehandlung mit Radon.
2. Schnellwachsende und leicht blutende Tumoren.
3. Leicht ulcerierende Tumoren.
4. Tumoren, die durch starken Farbunterschied das Gesicht entstellen.
5. Tumoren, die auf andere Behandlungsmethoden nicht angesprochen haben. — Dieser Indikationsstellung pflichten wir im wesentlichen bei.

Die *operative Entfernung der (subcutanen) kavernösen Hämangiome der Nase* erfolgt unter möglichst weitgehender Schonung der Haut. Häufig befinden sich die Tumoren im Bereich der Nasenspitze. Wir gehen in solchen Fällen so vor, daß wir die Nasenspitze durch eine medio-collumellare Incision (Abb. 513) oder

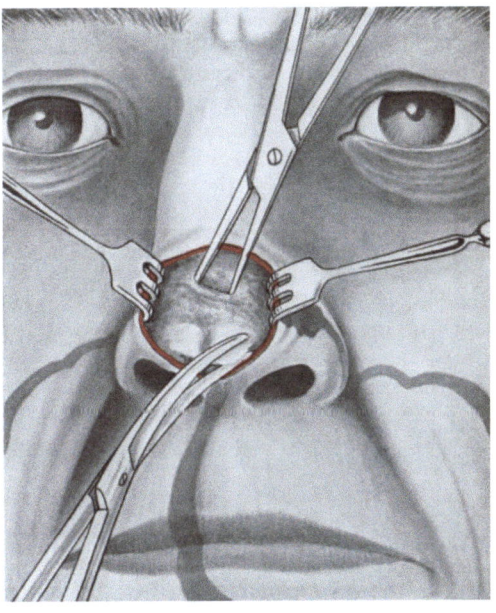

Abb. 513a—c. Auspraparieren eines Hamangioms der Nasenspitze. a Medio-columellare Incision. b Stumpfes Herauspraparieren im columellaren Anteil. c Auslosen des Tumors oberhalb der Flugelknorpel. Mit der Schere durfen Perichondrium und Knorpel nicht verletzt werden

einen Schnitt nach RÉTHI (Abb 124) oder nach SERCER freilegen. Nach dem Décollement der Haut wird das subcutan oder intracutan gelegene Hämangiom unter sorgfältigem Präparieren herausgelöst. Dieses Vorgehen ist natürlich bei subcutan gelegenen Hämangiomen besser als bei cutanen. Bei der Schnittführung nach RÉTHI empfiehlt es sich, die Incision am Vestibulumrand nach lateral fortzusetzen, so daß die Haut der Nasenspitze ebenfalls freipräpariert und hochgeklappt werden kann, womit die ganze Ausdehnung des Tumors zu Gesicht kommt. Die Blutung ist gewöhnlich nicht beträchtlich und kann leicht beherrscht werden. Das Tumorgewebe wird sorgfältig von der knorpeligen und bindegewebigen Unterlage abgeschabt, am besten mit einem feinen, scharfen Löffel oder mit einer ganz feinen Curette, wie sie im Instrumentarium der modernen Ohrchirurgie vorhanden sind. Das Perichondrium der Flügelknorpel und Dreiecksknorpel muß, wenn möglich, geschont werden, um Wachstumsschäden zu vermeiden. Die Hautunterlage wird ebenfalls gleichmäßig abgeschabt, so daß kein Rest des bläulichen Tumorgewebes zurückbleibt. Dann kann der hochgeklappte Hautlappen wieder auf die Unterlage gelegt werden. Seitlich und am unteren Ende des Columellalappens kann etwas Haut excidiert werden, damit der nach der Tumorabtragung zu große Hautlappen wieder auf die Unterlage paßt. Ein solches Vorgehen ist nur möglich, wenn das Hämangiom subcutan liegt und bläulich durchschimmert, nicht aber, wenn es sich um *intracutane Hämangiome* handelt. In solchen Fällen excidieren wir die vom Hämangiom durchsetzte Haut und decken den Defekt durch Lappen aus der Nachbarschaft oder durch Rotations- bzw. Verschiebeplastiken oder durch freie Ganzhautlappen, bei denen wir besonders darauf achten, den Defekt symmetrisch zu gestalten. Auf die Bedeutung der symmetrischen Deckung durch Vollhauttransplantate für das Erreichen eines ästhetisch guten Resultates an der Nase („aesthetic unit") wird heute immer wieder hingewiesen (GONZALES-ULLOA, CLEMENTSCHITSCH). Da sich die mit dem Dermatom gewonnene Spalthaut mit der Zeit gelblich oder bräunlich verfärbt, gibt man heute allgemein der Ganzhaut den Vorzug. Nur ist die Wahl des Entnahmegebietes für Vollhauttransplantate mit gleicher oder ähnlicher Pigmentierung wie die Umgebung der Nase zuweilen recht schwierig. Es kommen dafür die retroauriculäre Region, die supraclaviculäre Region und die Innenseite der Oberarme in Frage. Wir halten die Verwendung eines Stirnlappens für die Deckung eines großen Hautdefektes nach Excision eines Hämangioms an der Nase, wie es TRAUNER vorschlägt, nicht für angezeigt und ziehen für solche Fälle Wolfe-Krause-Lappen oder fronto-temporale Stiellappen oder, wenn möglich, Hautverschiebungen aus der Umgebung vor. *Ganz oberflächliche Hämangiome* können unter Umständen mit der Fräse (Dermabrasio) behandelt werden (s. S. 456). *Lymphangiome* werden in gleicher Weise behandelt wie Hämangiome.

C. Anhang
I. Nasenplastik bei Kindern

Über die Indikation zu den Eingriffen an der äußeren Nase und am Septum im Kindesalter ist bereits in einzelnen Kapiteln wie z. B. in dem der Septumoperationen, der Nasenfrakturen und der Nasenmißbildungen auf Einzelheiten eingegangen worden. Auch im Abschnitt über die Hasenschartennase konnten Hinweise für die im Säuglings- und Kindesalter angezeigten zusätzlichen Operationen gegeben werden. Prinzipiell können chirurgische Eingriffe an der Nase schon von frühester Jugend an vorgenommen werden, doch wird die Indikation dazu im wesentlichen von der funktionellen Notwendigkeit des Eingriffes bestimmt. Wegen der Folgen einer Nasenobstruktion ist die operative Herstellung einer unbehinderten Nasenatmung im Säuglings- und Kleinkindesalter eine Therapiemaßnahme von besonderer Bedeutung. Ihre zeitgerechte, frühzeitige Durchführung bewahrt den Organismus vor folgenschweren körperlichen und seelischen Schäden. Eine Aufzählung aller nachteiligen Folgen der angeborenen oder traumatisch bedingten Behinderung der Nasenatmung im Säuglings- und Kindesalter findet man u. a. in einer Zusammenstellung von NEUBERGER.

Wenn es sich um Geburtstraumen handelt, ist gewohnlich eine *Verkrummung des Septumknorpels* und damit auch des Nasenrückens vorhanden. Diese kann leicht manuell oder instrumentell reponiert werden. Wenn pränatale intrauterine Traumen vorliegen, besteht meist eine Deviation der ganzen knöchernen Nasenpyramide. Diese kann nicht manuell eingerichtet werden. Nach KIRCHNER bildet sich diese Krümmung in den ersten 3 Monaten des Lebens zurück. Wir haben dies aber noch nie beobachten können. Bei starken Deviationen ist in diesem Fall eine blutige oder, wenn möglich, unblutige Reposition im Alter von 3 bis 6 Monaten in Rauschnarkose oder in Lokalanaesthesie vorzunehmen. Geringgradige oder vor allem für die Funktion unwesentliche Deviationen können bis zum Alter von 3 bis 5 Jahren zurückgestellt werden. Allerdings können sich Deviationen, die im Kleinkindalter leichtgradig sind, im Laufe des Wachstums wesentlich verstärken, so daß sich oft eine Septumplastik vor dem Schulalter als notwendig erweist. Wie im Kapitel der Septumoperationen schon erwähnt wurde (s. S. 119), muß dann dieser Eingriff unter möglichster Schonung der Knorpel ausgeführt werden. Vor allem sollen keine Resektionen, sondern nur Incisionen, Transpositionen und unter Umständen Reimplantationen von Knorpelanteilen vorgenommen werden. Wenn die Deviation des Septums nur im Bereich des Vomers liegt, sollte die Operation so lange wie möglich hinausgeschoben werden, damit die Wachstumszone nicht verletzt wird (s. S. 8). Ist bei einer Septumdeviation auch der Vomer mit deviiert, so soll man nach basaler Infraktion überkorrigieren und durch Tamponade fixieren. Die Tamponade soll das Septum länger als im späteren Alter in der korrigierten Stellung halten. Deviationen im vorderen unteren Teil des Septums wie auch Subluxationen sollten, wenn möglich, frühzeitig korrigiert werden. Gerade bei dieser Korrektur aber darf niemals Knorpel entfernt werden. Man kann im frühen Kindesalter eine partielle Septumkorrektur vornehmen, um dann im Alter von über 16 Jahren eine Nachkorrektur mit üblicher Knorpel- und Knochenresektion durchzuführen. GOLDMAN empfiehlt seine Operationstechnik zur Septumrekonstruktion bei Deviationen auch für Korrekturen bei Kindern. Er reseziert hinter zwei Knorpelpfeilern der Lamina quadrangularis nur einen schmalen Knorpelstreifen.

Wenn eine *frische Fraktur der Nasenknochen* vorliegt, muß sie in jedem Alter versorgt werden. Wenn möglich, sollte aber die Reposition geschlossen erfolgen (s. S. 213). Einzelne Autoren, wie GOLDMAN und GALANTI, raten, die Knochenreposition bei Nasenfrakturen nicht vor dem Alter von 16 Jahren auszuführen. Wir stimmen mit dieser Auffassung nicht überein. Wenn wir nicht sofort eine manuelle Reposition von außen oder ein Heben der eingedrückten Nasenwand durch ein mit Gaze armiertes Instrument vornehmen können, dann warten wir mindestens 3 Wochen ab und reponieren offen, d.h. wir bringen nach Décollement der Haut am Nasenhang den frakturierten Nasenknochen von einem intercartilaginären Schnitt aus mittels Walsham-Zange in die richtige Lage. Dies geschieht je nach Alter des Kindes in Lokalanaesthesie, in Rauschnarkose oder in Mundspatelnarkose. Gleichzeitig mit der inneren Reposition mit der Walsham-Zange kann von außen der Finger bei der Modellierung des Nasenrückens mithelfen. Die Nase muß danach mindestens für 2 Tage tamponiert und für 1 bis 2 Wochen eingegipst werden.

Auch Mißbildungen mit Behinderung der Nasenatmung müssen bei Kindern frühzeitig durch plastische Operationen korrigiert werden. Es ist dies für das weitere Wachstum der Nase, für die Entwicklung des Oberkiefers und für die Verhütung funktioneller Störungen der Nase und ihrer Nebenhöhlen, wie Störungen des Geruchssinnes oder chronische Sinusitiden von Bedeutung. Die Behebung der nasalen Obstruktionen dient in derartigen Fällen auch als Vorbeugung gegen Mittelohrleiden und zur Beseitigung von Sprachstörungen (Rhinolalia clausa). Als Folge eines Traumas kann nach LEFKON auch das knorpelige Septum gegenüber dem Vomer verschoben werden, woraus ein Zurückbleiben des Oberkieferwachstums und ein schlechter Biß resultieren können.

Es darf auch nicht außer acht gelassen werden, daß man mit einer möglichst frühzeitigen Korrektur von angeborenen oder erworbenen Deformierungen und Defekten der Nase bei Kindern das Entstehen von Minderwertigkeitskomplexen verhindern kann. Allerdings ist bei stärkeren Deformitäten der Nase zunächst nur ein provisorischer Eingriff möglich, und man wird die definitive Korrektur erst im Erwachsenenalter durchführen. Die frühzeitige Operation zur Vermeidung von psychischen Störungen ist besonders im Alter zwischen 13 und 16 Jahren von Bedeutung. Wir haben in diesem Alter auch schon zu kosmetischen Eingriffen, z.B. Höckerabtragungen, schreiten müssen. Diese Fälle sind aber eine Seltenheit. Wenn nicht besondere Umstände vorliegen, nehmen wir kosmetische Nasenplastiken wie Höckerabtragungen, Nasenspitzenverschmälerungen, Verkürzung oder Verschmälerung der Nase nicht vor dem 18. bis 20. Lebensjahr vor. Sattelnasen, die stärkere psychische Komplexe hervorrufen, können unter Umständen schon im Alter von 12 bis 13 Jahren korrigiert werden. Es empfiehlt sich dann, körpereigenes Material anzuwenden. Bei Stülp- oder Schrumpfnasen, bei denen man den Nasenrücken unter Umständen öfter in Abständen von einigen Jahren unterfüttern muß, kann mit der Füllplastik auch schon im 10. Lebensjahr begonnen werden. Wir haben dies einige Male mit gutem Erfolg getan. Bei den ersten Operationen haben wir Kunststoffe verwendet (Acrylate oder Polyäthylene), um dann beim definitiven Eingriff autoplastisches Material wie Knorpel oder Knochen zu verwenden (s. auch S. 166). — Bei Durchführung einer Nasenplastik im Kindesalter müssen natürlich alle die Gewebspartien, die bei einer späteren plastischen Operation gebraucht werden könnten, geschont werden, worauf auch PETTERSON hingewiesen hat.

Einen interessanten Versuch hat SELTZER zur Verhinderung von vererbter Nasenhöckerbildung bei Kindern unternommen. Mittels eines Nasenformers versucht er die beginnende Bildung eines heriditären Nasenhöckers beim 8- bis 9jährigen Kind zu unterdrücken. Der Former gleicht dem von JOSEPH, hat aber neben den seitlichen Pelotten noch eine mittlere, welche senkrecht auf den Nasenrücken drückt. Er wird anfänglich täglich 20 min, dann allmählich länger bis zu 3 Std von den Eltern appliziert. Diese Methode lehnt sich an das Prinzip des pervertierten Knochenwachstums der Chinesenfüße und der Indianerflachköpfe an. Der Nutzen dieser Methode wird sich erst später erweisen.

II. Wundversorgung und Verbände

Der Operateur sollte sich im Bereich der Nase der atraumatischen *Nahttechnik* mit dem entsprechenden atraumatischen Nahtmaterial bedienen. Als feines atraumatisches Material kennen wir Perlon, Nylon, Polyäthylen, Treflon, Orlon, feine Seide und feinen Stahldraht. Betreffs der Nahttechnik verweisen wir auf die Operationslehren der allgemeinen und der plastischen Chirurgie (HEGEMANN, KAZANJIAN und CONVERSE, SANVENERO-ROSSELLI, MAY, McGREGOR). Bei Nähten an der Nase oder im übrigen Gesicht verwenden wir Fäden von 0000000-, 000000- oder 00000-Stärke. Wir setzen die Nähte 1 bis 2 mm voneinander entfernt und knüpfen sie ohne starken Zug. Die Nähte werden 4 bis 6 Tage belassen, wenn kein besonderer Gewebszug vorliegt. Bei Wundverschluß in gerader Linie bevorzugen wir die intradermale Naht nach HALSTED und belassen die Nähte 6 bis 10 Tage. Bei Verschluß von Entnahmestellen eines Hautlappens an der

Stirn oder der Wange kann man die Nähte auch früher als nach 4 Tagen entfernen, falls man die Narbe durch Schmetterling-Heftpflastertechnik versorgt. Man kann sich selbst sanduhrförmige Heftpflasterstreifen anfertigen und sie auf die Haut an beiden Seiten der Narbe aufkleben, so daß der feine Brückenteil mit einer gewissen Spannung über der Narbe zu liegen kommt. In USA stehen die fertig zurechtgeschnittenen Streifen als ,,band-aid surgical closures" (Butterfly) oder ,,steri-strips" zur Verfügung. Wir fassen, wenn möglich, die Haut beim Nähen nur mit feinen Einerhäkchen und nicht mit der Pinzette und halten uns an die neuere verfeinerte Technik, wie sie in den letzten Jahren besonders von BORGESE, MARINO, MCGREGOR, CRIKELAIR, GONZALES-ULLOA, GOLOMB und NEWMANN entwickelt worden ist.

Bei der korrektiven Nasenplastik verschließen wir die *Incisionswunde am Vestibulumrand* nur selten, und zwar dann, wenn sich am Ende der Operation die Wundränder nicht von selbst leicht adaptieren. Dasselbe gilt für die intercartilaginäre Incision. Hingegen werden beide Incisionswunden in allen Fällen, in denen ein Transplantat oder ein alloplastisches Implantat in den Nasenrücken verpflanzt worden ist, verschlossen, damit sich die aneinandergelagerten Gewebsteile nicht verschieben können.

An der *Transfixionswunde* legen wir 1 bis 4 Matratzennähte aus Nylon 00 oder 000 an. In Fällen, in denen die Columella mit einem Knorpelspan unterfüttert ist oder nach vorn verlagert werden soll (hidden-columella), wird die Transfixionswunde mit atraumatischen Nähten beiderseits vernäht. Diese Nähte werden nach 5 bis 12 Tagen entfernt. Wenn zugleich das Septum operiert worden ist, und zwar durch einen separaten einseitigen Schleimhautschnitt nach KILLIAN und nicht vom Transfixionsschnitt aus, dann legen wir an diese weiter hinten liegende Incision ein bis zwei Matratzennähte mit Nylon 00 oder 000 an. — Die Matratzennähte an der Transfixionsstelle dienen hauptsächlich zur Bestimmung der Lageverhältnisse von Columella und Spitze. So richtet sich auch der Zeitpunkt ihrer Entfernung nach der gewünschten Höhe und Lage von Columella und Spitze. Wenn man den Eindruck hat, daß die Columella bereits zu stark angehoben ist, kann man die Transfixionsnähte 4 bis 8 Tage nach der Operation entfernen, um eine baldige und stärkere Senkung zu ermöglichen. Will man aber die postoperative Senkung der Columella, die in jedem Falle mehr oder minder eintritt, hintanhalten, dann können die Matratzennähte auch länger, also 2 bis 4 Wochen, belassen werden.

Man deckt die Nahtreihen, die in unmittelbarer Nähe der Nasenlöcher angelegt sind, z.B. bei der Korrektur der Hasenschartennase, bei der auch die Oberlippe korrigiert wurde, mit flüssigem sterilen Kunststoffverband, um die Wunde vor Maceration durch Nasensekret zu schützen. Diese sog. *flüssige Haut* kann entweder mit einem Metallspatel in dickflüssiger Form aufgetragen oder aus einer Sprühdose auf die Nase gesprüht werden. Es handelt sich bei diesen Substanzen um Acrylsäurederivate. Der eingetrocknete Film kann am Tag der Fadenentfernung mit den durchtrennten Fäden als Streifen abgehoben werden. Bei Verschiebelappen und bei freien Transplantaten verwenden wir die flüssige Haut nicht, damit die Nahtstelle nicht von der Luft abgeschlossen wird.

Zur *Tamponade* der Nasenhöhle und der Vorhöfe benutzen wir Fettpudergaze, z.B. Vasenolgaze. Bei Fällen, bei denen nach den entsprechenden Osteotomien eine Medianverlagerung der Nasenknochen ausgeführt worden ist, tamponiert man die Nasenhöhle nur locker, um den medianverlagerten Knochen nicht wieder auseinanderzudrängen. Wenn das Septum mitoperiert worden ist, wird nur im unteren Nasengang fest tamponiert. Die Nasenvorhöfe sollen ganz mit Vasenolgaze ausgefüllt werden, damit Nasenflügel und Nasenspitze durch den äußeren

Verband gegen eine relativ feste Unterlage in die gewünschte Form gedrückt werden können. Die beiderseitige Tamponade wirkt dann als formgebendes Widerlager. In den angelsächsischen Ländern wird vor allem Vaselingaze oder Vaselin-Petrulatumgaze verwendet. Einige wenige benutzen auch Gelfoam und Oxycel, Aureomycingaze oder in Bepanten getränkte Gaze zur Tamponade.

Um dem Patienten das unangenehme Gefühl der ausgestopften und verlegten Nase zu ersparen und die Nasenatmung trotz der Tamponade zu erhalten, kann man auf den Nasenboden vor dem Tamponieren beiderseits ein Kunststoffröhrchen einlegen (GREVEN). Aureomycin-Dressing-Tape legen wir in gewissen Fällen auf die durch Thiersch-Lappen oder durch Ganzhautlappen ersetzte Außen- oder Innenauskleidung der Nase, speziell aber bei zusammengesetzten Ohrmuscheltransplantaten als Schutz des Transplantates. Diese Dressinggaze hat eine gute, etwas elastische Konsistenz und schmiegt sich leicht an die Schleimhautwände an. — Telfa-Dressings aus Polyester-Plastikfilm mit absorbierender Watte eignet sich für die Deckung feiner Nähte.

Wir halten das Anlegen eines straffen *Heftpflasterverbandes* für eine sehr wichtige Phase der Nasenplastik. Er soll bei der Modellierung der Nase mithelfen, die Nasenform zu akzentuieren. Nach AUFRICHT wird die Nasenspitze durch zwei 1 cm breite Heftpflasterverbände ruhig gestellt. FOMON und GOLDMAN kleben multiple schmale Heftpflasterstreifen quer über den Nasenrücken und um die Nasenspitze herum. Wir formen den Heftpflasterverband in ähnlicher Weise und beginnen mit straffem Aufkleben von 1 cm breiten Streifen quer über die Nasenwurzel, die seitlich fast bis zum Cantus reichen. Nach unten gegen die Spitze zu wird dieses Aufkleben von querverlaufenden Pflasterstreifen dachziegelartig fortgesetzt. Die Streifen werden immer länger geschnitten und reichen somit immer mehr lateral gegen die Wange. Wenn der Nasenrücken mit Knorpeltransplantaten unterfüttert ist und an der betreffenden Stelle durch den Verband eher eine verstärkte Erhöhung gewünscht wird, dann legt man die Streifen hier nur locker auf und drückt dafür andere oberhalb und unterhalb der gewollten Prominenz straffer auf den Nasenrücken auf. Besonders wichtig erscheint es uns dabei, die leichte Delle oberhalb der Nasenspitze durch den Pflasterverband noch etwas zu verstärken, indem man den Heftpflasterstreifen an dieser Stelle straffer anlegt. Dann führen wir ein paar Streifen seitlich von einem Nasenabhang zum Nasenflügelansatz der anderen Seite in der Weise, daß sie sich über der Columella kreuzen und daß sie besonders das mediale Drittel der Nasenflügel etwas eindrücken, d.h. gegen den Widerstand der Vorhofstamponade pressen. Auf diese Art bekommt man die richtige Form der Nasenspitze und kann die geriffelten Flügelknorpel in ihrer neuen Form und Wölbung festhalten.

CONVERSE legt die Heftpflasterstreifen in gleicher Weise an wie AUFRICHT. Nach FOMON wird über dem vorderen Teil der Columella der querverlaufende Heftpflasterverband etwas angekniffen und die überschüssige Falte abgeschnitten, worauf man diese Stelle nochmals mit einem zweiten, kleineren Heftpflasterstreifen überklebt. Wenn wir beim Anlegen von Heftpflasterstreifen kleine Falten im Gebiet der Nasenspitze erhalten, schneiden wir sie ebenfalls sorgfältig an ihrer Basis vom Streifen ab und überkleben die Schnittstellen mit einem zweiten, kürzeren Streifen.

Zur *Fixation* der neu modellierten, verkleinerten oder geradegerichteten Nase sind sehr viele Verfahren und Materialien in Gebrauch. TRENDELENBURG, der schon 1889 der Behandlung der Schiefnase den Weg gewiesen hat, fixierte die korrigierte Stellung der Nase durch Tamponade und ein bruchbandähnliches Gerüst. JOSEPH konstruierte zur Retention der begradigten oder verschmälerten knöchernen Nase eine *Nasenklammer* mit Pelotten, die durch

Schrauben verengt werden konnte. Dieses Gerät ist heute bei manchem Operateur noch in Gebrauch. SAFIAN hat eine ähnliche Halterung aufgebaut. 1947 publizierte HERBERT eine eigene Konstruktion, bei der er an ein Stirnband ein Drahtgestell fixierte, durch dessen Federung eine Gipskappe auf die Nase gedrückt wurde. Ein ähnliches Gerät wie JOSEPH hat 1954 der Russe RADZIMIRSKIJ angegeben. Es handelt sich um einen Stirnreifen, an dem vorn beiderseits medial Hebel mit Pelotten zum Aufsetzen auf die seitlichen Nasenwände angebracht sind und durch Schrauben in beliebiger Stellung fixiert werden können. Außerdem ist genau in der Sagittalebene ein dritter Hebel angebracht, der an seinem unteren Ende eine gummiüberzogene Klammer zur Fixierung des Septums trägt. Kompliziertere Retentionsapparate für die Nase nach Frakturen sind im Kapitel über Nasenfrakturen erwähnt oder beschrieben.

Ein sehr gebräuchliches Material für den Stützverband der Nase ist die *Stentsmasse*, die auch schon von JOSEPH verwendet wurde. Besonders AUFRICHT, BARSKY, BERSON, SELTZER und FOMON haben die Anwendung von Stentsmasse propagiert. Nach AUFRICHT wird die Stentsplatte mit Flanell unterfüttert (Abb. 514), dem Nasenrücken in Form und Größe angepaßt und mittels Heftpflasterstreifen an Stirn und Wange fixiert. FOMON legt die Stentsmasse auf ein Leintuch und schneidet die gewünschte Form heraus. BARSKY deckt den Stentsbelag mit einer Zinnform, die dem Ganzen noch mehr Halt geben soll. In ähnlicher Weise legt CONVERSE den Belag aus Stentsmasse auf ein Leinenläppchen und deckt es mit einer Metallform aus Zinn.

Manche Autoren verwenden *Metallformen* ohne Unterlage aus Stentsmasse. Besonders Aluminium ist ein beliebtes Material für solche Stützen (BROWN, McDOWELL, SANVENERO-ROSSELLI, GALTIER, FARINA u. a.). Wir haben bis vor wenigen Jahren auch Stents, Aluminium oder kombinierte Aluminiumformen als äußere Nasenstützen verwendet. Die Aluminiumformen lassen sich leicht mit einer Gipsschere aus einer Platte im richtigen Ausmaß herausschneiden und zurechtdrücken (Abb. 515). Wenn sie nicht mit Stentsmasse unterfüttert waren,

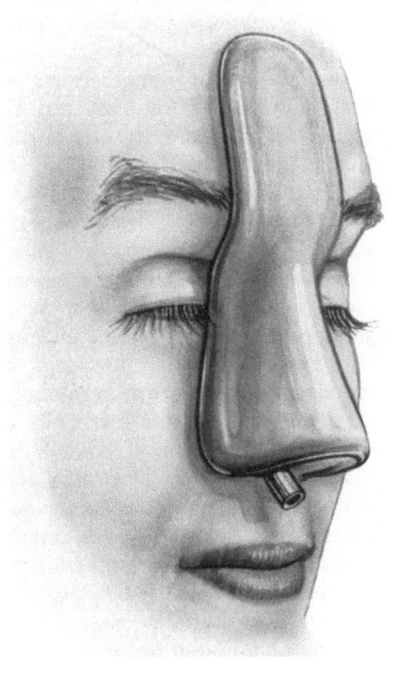

Abb. 514. Fixationsverband der Nase aus Stentsmasse

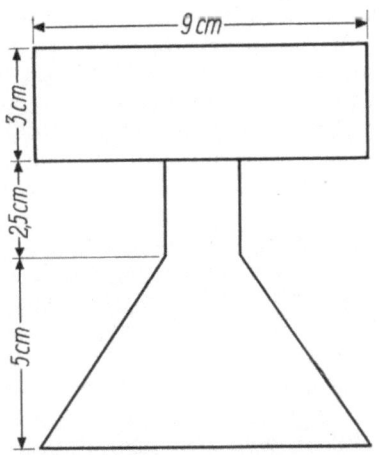

Abb. 515. Ausmaße zur Anfertigung eines Fixationsverbands aus Metall

legten wir Watte, Filz oder Flanell zur Polsterung darunter. Aber trotz dieser Unterpolsterung erlebten wir in einigen Fällen Decubitalgeschwürchen über den Nasenflügeln oder an den Seitenabhängen der knöchernen Nase, weshalb wir dann die Anwendung des Aluminiumdaches verließen. Die Ursache für die Decubitalgeschwüre lag darin, daß wir das schon gutsitzende Dach durch seitlichen Druck noch verschmälert haben, um die seitliche Kompression der verlagerten Nasenknochen noch zu verstärken. Ein Kupferdach verwendete auch F. SMITH, während ASHLEY und KING die Nasenform aus Tantalum fertigten. MAY legt auf beide Seiten der Nase je einen halben Korkzapfen und fixiert die beiden Stücke mit Heftpflaster. Bei der Korrektur der Schiefnase verwendet er nur ein Korkstück.

Von vielen Operateuren werden *Gipsverbände* angelegt, welche wie die bisher genannten Stentslappen oder Blechformen von der Glabella über den Nasenrücken bis zur Nasenspitze reichen (Abb. 261). McINDOE und die meisten Engländer sowie HERLYN, LENZ, WIELAND benützen Gips und fertigen sich die Gipskappe so an, daß sie aus einer 7 bis 10 cm breiten Cellona-Gipsbinde, in 5 bis 6 Falten übereinandergelegt, eine Platte bilden, aus der sie die für Glabella und Nase geeignete Form herausschneiden. Die Gipsform soll die Nasenpyramide decken und sich an der Stirn abstützen. Die Nasenspitze wird meist mit einem zweiten feineren Gipsstreifen zusammengehalten, der die Nasenlöcher zum größten Teil freiläßt. Der Gips schmiegt sich der neuen Nasenform gut an. — HAUBERRISSER legt einen dünneren Gipsverband ohne Abstützung an der Glabella an, den er mit Schaumgummi unterpolstert. Er verlängert den Gipsverband seitlich bis über die Wange und fixiert ihn mit Bändern um den Kopf. — Wir legen den Gipsverband nach der Korrektur von Schief-, Breit- und Höckernasen mit Medianverlagerung der Nasenknochen immer an. Drei Streifen aus einer 7 bis 8 cm breiten Cellonabinde werden je nach der gewünschten Dicke und Festigkeit des Verbandes drei- bis viermal zusammengelegt. Der erste Bindestreifen wird auf den Nasenrücken bis knapp über die Nasenspitze gelegt. Seine seitlichen Ränder werden am Übergang der Nase zur Wange und medial vom Canthus umgefaltet. Mit dem zweiten Streifen, den man längs zusammenfaltet, damit er nur 3 bis 4 cm breit ist, wird die untere Seite der Nase, die Nasenspitze, die Columella und ein Teil der Nasenlöcher bedeckt. Der dritte Bindestreifen wird in dem Teil, der auf die Glabella zu liegen kommt, durch Fältelung verschmälert. In seinem unteren Teil wird er in voller Breite zur Deckung der ersten beiden Lappen auf die Nase gelegt.

Nach unserer Ansicht soll der Gipsverband immer an der Glabella abgestützt sein (Abb. 261). Deshalb verzichten wir nie auf den dritten, bis auf die Glabella reichenden Bindestreifen. Das verhütet das Wackeln des Gipses nach wenigen Tagen. Die zugeschnittenen und gefalteten Bindenteile werden entsprechend lange ins Wasser getaucht und unmittelbar vor dem Auflegen mit einem Tuch etwas abgetrocknet. Während des Festwerdens des Gipses wird der Verband leicht auf die Nase gedrückt. Wenn nötig, wird ein leichter seitlicher Druck auf die Nasenknochen ausgeübt, um die Verschmälerung des knöchernen Nasenanteils noch etwas zu verstärken. Bei der Korrektur einer Schiefnase lassen wir den Druck während des Festwerdens des Gipses leicht überkorrigierend nach einer Seite überwiegen. Wenn der Gips erkaltet und fest ist, fixiert man ihn mit Heftpflasterstreifen. Bei Nasenfrakturen legen wir ebenfalls einen Gipsverband an, auch wenn es sich um Verletzungen handelt, bei denen wir eine Drahtfixation der frakturierten Nasenknochen vornehmen mußten.

Für Fälle von korrektiver Nasenplastik, bei denen wir keinen besonderen seitlichen Druck auf die Nase ausüben wollen, fertigen wir eine Nasenform aus einem *polymerisierenden Kunststoff*, Plexidon, an. Der Kunststoff wird in Form von Pulver und zwei Flüssigkeiten geliefert. Zur Herstellung des starren Verbandes wird das Pulver in vorgeschriebenem Verhältnis mit den beiden Flüssigkeiten in einer kleinen Schüssel zu einem Teig gemischt. Die teigige Masse wird auf die mit Heftpflasterstreifen bedeckte Nase aufgetragen, sobald sie knetbar ist und nicht mehr eine klebende Konsistenz hat. Sie ist dann durch die Polymerisation warm. Der Kunststoffteig wird regelmäßig zu einer etwa 0,5 cm dicken Schicht verteilt. In ein paar Minuten erstarrt die gelbliche Masse und erreicht dabei vorübergehend eine Temperatur von 40°C. Sie wird dann steinhart und hat den großen Vorteil, viel leichter als ein Gipsverband zu sein. Wenn die Form starr und wieder erkaltet ist, fixiert man sie in gleicher Weise wie die Gipskappe mit zwei bis drei Heftpflasterstreifen.

Nach 2 bis 4 Tagen werden die Vasenoltampons aus der Nase entfernt. Dies muß sehr vorsichtig geschehen. Mit einer Arterienklemme faßt man einen Zipfel des Tampons und zieht ihn langsam heraus. Bei dieser Gelegenheit kann man den eventuell mit Blut beschmutzten unteren Teil des Heftpflasterverbandes, der die Gips- oder Plexidonkappe an die umgebende Haut fixiert, erneuern. Empfehlenswert ist die *Entfernung des ganzen Verbandes* nach 1 Woche. Bei Schiefnasen soll er etwa 2 Wochen belassen werden. Bei der Entfernung hebt man die Nasenform samt aller daranklebenden Heftpflasterstreifen vorsichtig von oben nach unten ab. Die Nase und ihre Umgebung werden mit Benzin abgewaschen und die Nasenlöcher mit Bormentholsalbe bestrichen, um der Bildung von Krusten entgegenzuwirken. Der Patient wird angewiesen, täglich Salbe in die Nasenlöcher zu applizieren.

Wir empfehlen den Patienten, bei welchen eine laterale Osteotomie und Infrakturierung der Knochen ausgeführt worden ist, in den folgenden 2 Wochen keine harte Nahrung zu beißen. GRIESMANN rät sogar in den ersten 6 Wochen nach der Operation, bis eine Konsolidierung der operativen Nasenfraktur eingetreten ist, das Abbeißen mit den Frontzähnen zu unterlassen, da die laterale Osteotomie eine Unterbrechung der Übertragung der Kaukräfte auf Glabella und Stirngegend bewirke, was sich vorübergehend auf die Spannungsverhältnisse der Nasen- und Oberkieferknochen nachteilig auswirkt.

III. Fehler und Komplikationen bei Nasenplastiken

Wie jede Operation, so hat auch die ästhetische Nasenplastik ihre Gefahr. Lehrbücher können zuweilen den Eindruck erwecken, daß beste Ergebnisse dem Operateur auf den ersten Wurf gelingen. Doch der Erfahrene weiß, daß oft Retuschen notwendig sind, die gut überlegt und sauber ausgeführt sein sollen. An ästhetische Operationen werden große Anforderungen gestellt, zumal Laien ohne Kenntnis der Probleme das Resultat beurteilen. Bei anderen Operationen sind die Komplikationsmöglichkeiten oft durch die Eigenart der Krankheit bedingt, während bei den plastischen Operationen am praktisch gesunden Patienten operiert wird. Die *allgemeinen Operationsgefahren*, durch Herz- und Kreislaufstörungen, Blutungsneigung, Diabetes usw., die bei jedem chirurgischen Eingriff bestehen, haben für plastische Eingriffe praktisch wenig Bedeutung, da beim Vorliegen einer solchen Grundkrankheit, die den Eingriff ungünstig beeinflussen könnte, selten operiert wird. Trotzdem können derartige Komplikationen, die auch bei größter Vorsicht nicht immer zu vermeiden sind, einmal eintreten.

Oft stellt der Patient zu große *Ansprüche* und erwartet von einer ästhetischen Operation das, was man ihm nicht bieten kann. Dann besteht die Verpflichtung, ihn über alle Möglichkeiten einer eventuellen Enttäuschung vor dem Eingriff aufzuklären. Es kann aber vorkommen, daß eine Operation nicht das gewünschte und erwartete Resultat bringt. Dann ist es für den Operateur wichtig, herauszufinden, woran die Unzulänglichkeit liegt. Einleitend haben wir auch die *Bedeutung der Physiognomie* für die Indikation der Nasenplastik erwähnt und können nur nochmals betonen, daß durch die Mißachtung der Physiognomie nicht nur die Fehler, sondern auch die Gefahren wachsen.

In den Werken über plastische Chirurgie wird auf die Operationsgefahren relativ wenig eingegangen. Auch JOSEPH erwähnt kaum etwas über die Komplikationsmöglichkeiten. Nirgends schreibt er, daß es gelegentlich notwendig sei, eine Nase zwei- oder dreimal zu operieren. Dagegen haben DUFOURMENTEL, SAFIAN, BERNDORFER, COHEN, LENZ, LEVIGNAC, HAAS und GRIGNON einige Beiträge über Fehler und Gefahren bei der Nasenplastik geliefert.

Eine der häufigsten Komplikationen ist die zu langsame Resorption der *postoperativen Schwellung*. Im allgemeinen schwillt die Nase in der zweiten Woche nach der Operation, also nach der Entfernung des Verbandes, allmählich ab. Die Schwellung ist nach 2 Wochen nur noch leicht sichtbar. Gewöhnlich besteht dann noch eine leichte Schwellung der Unterlider, während die Suffusion derselben abgeklungen ist. Die Nase zeigt dann eine gewisse Steifheit. Sie läßt sich zu dieser Zeit noch nicht rümpfen, und die mimische Muskulatur der Nase und ihrer unmittelbaren Umgebung ist noch inaktiv. Hat man es aber bei der Operation mit einer stärkeren Blutung als üblich zu tun, oder blutet es nachträglich trotz eines gut anliegenden Verbandes infolge der Verletzung eines größeren Blutgeäßes, dann erlebt man eine langsamere Abschwellung der Nase. Kleine infizierte Hämatome und Pusteln auf der Nasenspitze und am Nasenrücken, kleinste Nekrosen von Knochensplittern und Fremdkörperreaktion bei Implantaten verzögern ebenfalls die Abschwellung. Beim Vorliegen von Nebenhöhlenaffektionen führen wir, wenn möglich, keine korrigierenden Nasenplastiken aus, es sei denn, es besteht eine Indikation wegen Behinderung der Nasenatmung. Es soll dann unter einer Antibioticaabschirmung mit höheren Dosen als üblich operiert werden. Dennoch beobachten wir postoperativ in solchen Fällen eine stärkere Schwellung und ein langsameres Abschwellen.

Manchmal entstehen durch unrationellen Gebrauch von Raspeln oder durch Belassen von Knochensplittern, wenn das Operationsgebiet nach Höckerabtragung oder nach Verschmälerung des knöchernen Nasengerüstes nicht sauber abgesaugt wurde, *traumatische Periostitiden mit späteren Hyperostosen* vor allem im Bereich der lateralen Osteotomie und der Glabella. Solche Periostödeme und Callusbildungen werden therapeutisch nach dem Vorschlag von GOLDMAN und CERRI mit Röntgenbestrahlung angegangen, was wir aber nicht für zweckmäßig halten. Stärkere Störungen der Callusbildung müssen unter Umständen in einer späteren Sitzung, frühestens nach 1 Jahr, beseitigt werden.

Wie bei allen Septumresektionen können auch bei der Nasenplastik vordere und hintere *endonasale Blutungen* auftreten, die ein längeres Tamponieren der Nase notwendig machen. In extremen Fällen ist unter Umständen eine Belloque-Tamponade des Nasen-Rachenraumes bei Blutung vom Vomer notwendig. Auch die transmaxilläre Unterbindung der A. maxillaris interna nach SEIFFERT kann bei rezidivierenden Blutungen oder bei Korrekturen nach frischen Unfällen indiziert sein. — Durch die Injektion von Hyaluronidase, die im Kapitel über die Operationsvorbereitungen erwähnt ist, konnten wir keine augenfällige Verminderung der Blutungsneigung oder der Schwellung beobachten. Deshalb haben wir die Beigabe von Hyaluronidase in die Anaesthesielösung verlassen. Hingegen injizieren wir in Fällen von starker Schwellung manchmal kleine Dosen von Hyaluronidase postoperativ subcutan in das Gebiet der seitlichen Nasenabhänge und der Unterlider neben dem Nasenverband. Sonst geben wir, wie eingangs erwähnt, routinemäßig α-Chymotrypsin in allen Fällen, in denen wir eine postoperative Schwellung erwarten. Um die postoperative Blutungsneigung zu verringern, verabreichen wir Vitamin K und C und andere blutungshemmende Mittel.

In Fällen von *besonders langdauernden postoperativen Schwellungen* haben wir auch die Applikation von Infrarotbestrahlungen versucht, wie es ERSNER und ALEXANDER empfohlen haben. Wir konnten aber keine bedeutenden Erfolge dieser Therapie beobachten. ERSNER und ALEXANDER schreiben eine verlängerte Persistenz der postoperativen Schwellung einem Hypothyreoidismus zu und geben in solchen Fällen Thyroideaextrakte.

Bei langdauernder Schwellung kann die Haut am Nasenrücken und an der Nasenspitze durch veränderte Blutzirkulation eine *rötliche oder bläuliche Verfärbung* bekommen, speziell im Gebiet der Knorpelanteile. Diese Verfärbungen sind besonders Witterungseinflüssen unterworfen. Sie treten im Winter viel stärker auf als im Sommer, so daß bei Patienten mit besonders schlechter Blutzirkulation als Operationstermin eher das Frühjahr oder der Sommer anzuraten sind, weniger der Herbst oder der Frühwinter. Bei Nasen, die schon mehrmals operiert worden sind, treten solche örtlichen Zirkulationsstörungen besonders stark in Erscheinung. Während normalerweise die operierte Nase nach 6 bis 8 Wochen ihre bleibende Form erhält, d.h. kaum mehr Spuren von Schwellungen aufweist, kann in seltenen Fällen eine infiltrative Schwellung am Nasenrücken noch nach Monaten vorhanden sein. Es bildet sich dann fibröses Gewebe, welches bei einer operativen Nachkorrektur excidiert werden muß. Nach der Erfahrung von SAFIAN werden solche unliebsamen späten Schwellungen in 8 bis 10% der Fälle beobachtet. NÜRNBERGK macht u. a. orale Fokalherde mit Lymphdrüsenblockade für die langdauernden Schwellungszustände nach Eingriffen an der Nase verantwortlich und empfiehlt, dieser Stauung mit geringen Dosen von Ultraschall, Massage u. a. entgegenzuwirken.

Nicht so selten kommt es vor, daß Patienten nach Entfernung des Verbandes ihre operierte Nase irgendwo anstoßen und das gute Resultat durch kleine *sekundäre Traumen* beeinträchtigen. Man sollte den Patienten deshalb die Betätigung in gewissen Sportarten für einige Wochen untersagen.

Besondere Beachtung muß sowohl bei Primäroperationen als auch bei Nachkorrekturen der *Beschaffenheit der Nasenhaut* geschenkt werden. Wenn die Haut besonders im Bereich der Nasenspitze *sehr dünn* ist und z.B. wenig subcutanes Fett aufweist, dann ist eine sehr vorsichtige Behandlung der darunterliegenden Strukturen vor allem der Dreiecks- und Flügelknorpel angezeigt. Die Haut wird postoperativ eher dünner und läßt jede Unregelmäßigkeit und Asymmetrie der Unterlage erkennen. Gerade in solchen Fällen soll man möglichst keine Excisionen am Gewölbe des Flügelknorpels vornehmen oder, wenn notwendig, nur sehr sparsam und im Bereich des Crus mediale excidieren. Auch die Methode von LIPSETT (S. 93) ist hier zu empfehlen. In derartig gelagerten Fällen ist es manchmal auch besser, die Modellierung des Flügelknorpels durch die Eversionsmethode (S. 84) statt durch die Luxationsmethode (S. 82) vorzunehmen, damit die Flügelknorpel im Bereich des unteren Randes intakt bleiben. Auch mit subcutanen Einschlüssen von Knorpelstreifen muß bei dünner Haut sehr vorsichtig vorgegangen werden. Wie auch LENZ festgestellt hat, kann die Spitze ihre Form sowohl in den Wochen, die dem Eingriff folgen, als auch noch nach mehreren Jahren ändern. Man muß also auf Grund der Erfahrungen voraussehen, welches Ausmaß an Excisionen mit der besonderen Beschaffenheit der Haut tragbar ist. Die Spitze soll am Ende der Operation etwas kürzer sein, als man sie endgültig haben will, weil die postoperative Gewebsverdichtung im Bereich des Doms der Flügelknorpel zu berücksichtigen ist.

Auch die *dicke Haut über Nasenrücken und Spitze* kann Sorge bereiten. Sie legt sich nicht immer nach Wunsch dem neumodellierten knöchernen und knorpeligen Gerüst an. Besonders im Bereich der Spitze ist sie nicht elastisch genug, um die neue Form vollständig anzunehmen. Gelegentlich adaptiert sich fette, schwammige Haut über der Nasenspitze ausgesprochen schlecht. Wenn man eine sehr große, dicke und lange Nase mit schwammiger Haut reduzieren soll, muß man den Patienten vorher besonders deutlich darauf aufmerksam machen, daß eventuell eine spätere Nachkorrektur notwendig ist.

Beim Versuch, die Nasenspitzenhaut in solchen und ähnlichen Fällen in die neue Form zu drücken und in dieser durch straffe Tamponade der Nasenvorhöfe und festen Heftpflasterverband mit Gipskappe festzuhalten, besteht die Gefahr von kleinen *Decubitalulcera durch den äußeren Druck des Verbandes* an Nasenflügeln und Nasenspitze. Diese sind allerdings meist nicht gefährlich, da sie fast immer nach einigen Wochen verschwinden, ohne sichtbare Narben zurückzulassen. Sie bedürfen einer Behandlung mit Salben, z.B. mit Hydrocortisonsalbe. Die Gefahr der Entstehung solcher Druckgeschwürchen läßt sich durch Unterpolsterung des Gipsverbandes mit Watte vermindern (HAAS). Auch die neueren elastischen Heftpflaster bringen infolge des etwas stärkeren Zuges eine gewisse Nekrosegefahr für die Haut mit sich, wenn sie stark gespannt werden, und man sollte sie besonders bei nachoperierten Nasen besser nicht benutzen. Auch im Bereich der nach medial verlagerten Nasenknochen nach Korrektur von Breit- und Höckernasen kann eine kleine, circumscripte Hautnekrose auftreten. Die Stellen solcher Nekrosen können noch nach Jahren durch leichte bläuliche Verfärbung der Haut sichtbar bleiben. Es ist also vor zu starkem Druck des Verbandes, sei er aus Gips, Kunststoff, Metall oder Stentsmasse, zu warnen. Bei Drehung kleiner Hautläppchen am seitlichen Nasenflügelansatz oder an der Columellabasis können ebenfalls kleine Nekrosen der Haut entstehen, wenn das Einnähen der Läppchen nicht sorgfältig genug ausgeführt wird oder wenn die Hautläppchen zu schmal geschnitten sind oder Drainröhrchen auf die kleinen Lappen drücken. Auch bei der Fixation des Belloque-Tampons, dessen Fäden vor dem Nasensteg geknüpft werden, sind Drucknekrosen möglich. Man sollte diese Gefahr durch entsprechende Polsterung meiden.

Zuweilen kommt es vor, daß die Haut im Bereich des seitlichen Abhanges der Nase und besonders medial vom inneren Canthus nach einigen Wochen eine leichte Pigmentverschiebung im Sinne der Hyperpigmentierung aufweist. Auch in der Lidfalte können solche Hyperpigmentierungen später noch auftreten. Der Patient klagt dann über Ringe um die Augen herum. Nach MCGREGOR u. Mitarb. soll dies bei Brünetten mit olivfarbener Haut häufiger auftreten.

Nach SAFIAN können drei unvorhergesehene Veränderungen immer noch einige Wochen nach einer lege artis ausgeführten Nasenplastik auftreten, auch dann, wenn schon ein gutes Resultat erzielt worden ist. Es handelt sich dabei um die Schwellung am Nasenrücken, das Absinken der Nasenspitze und die unregelmäßige Retraktion des Nasenflügelrandes. GRIGNON nennt diese späten Veränderungen mit Recht „unkontrollierbare Komplikationen". Die Schwellung am Nasenrücken ist oben besprochen worden (s. S. 448). Das *Ausmaß nachträglicher Spitzensenkung* ist sehr verschieden und durch die Kontraktur der Narbe im membranösen Septumanteil sowie durch den Zug der Lippenmuskeln beim Sprechen und Lachen bedingt. Es spielt also hier der Musculus depressor septi, der bei der Nasenspitzenplastik erwähnt ist (S. 102), eine wichtige Rolle. Um dem postoperativen Absinken der Nasenspitze entgegenzuwirken, ist ein leichtes Überkorrigieren bei der Operation notwendig. Es kann vorkommen, daß die Spitze, die postoperativ zu weit nach unten sinkt, sekundär nochmals gehoben werden muß. Bei der Nachoperation darf man jedoch nicht mehr zuviel überkorrigieren, da weniger überschüssiges und noch dehnbares Gewebe vorhanden ist.

Die unregelmäßige *Einziehung des Nasenflügelrandes*, die dritte unliebsame postoperative Veränderung, auf die SAFIAN aufmerksam gemacht hat, ist nach unserer Erfahrung eine seltenere Komplikation. Wir nehmen an, daß sie vermieden werden kann, wenn der Schnitt am Vestibulum nicht zu nahe am Rand geführt wird, besonders nicht im Bereich des weichen Dreiecks von CONVERSE an der vorderen Commissur des Nasenloches (Abb. 1). Durch unsauberes Vorgehen beim Décollement der Haut über den Flügelknorpeln können kleine Einrisse am Vestibulumrand und speziell im Bereich des weichen Dreiecks entstehen, durch deren spätere Vernarbung ebenfalls kleine Einziehungen möglich sind. Es soll also auf ein möglichst wenig traumatisches Décollement durch Spreizen der Scherenblätter (manœuvre de LAGARDE, Abb. 101) Wert gelegt werden. Auf die Wichtigkeit exakter Arbeit beim Décollement hat auch DUFOURMENTEL hingewiesen. — Durch Incision am Vestibulumrand und Einlagerung eines dreieckigen, feinen Knorpelspans kann die Einziehung am Nasenflügelrand nach dem Vorschlag von SAFIAN behoben werden.

Postoperative Infektionen treten am häufigsten in der Columella auf, und zwar in den Stichkanälen der Matratzennähte an der Transfixionswunde. Es können sich daraus richtige Furunkel der Columella bilden. Gelegentlich können solche Eiterungen an der Columellabasis durch Infektion an zurückgebliebenen Fadenresten beobachtet werden, wenn die Fadenentfernung nicht exakt ausgeführt und kontrolliert worden ist. Selten treten auch sekundäre Sinusitiden durch die Tamponade der Nasenhöhlen auf.

Bei *Kolliquation von Knorpelimplantaten im Nasenrücken* muß der Absceß mehrmals abpunktiert werden. Es bilden sich nach der Punktion wieder kleinere Einschmelzungsherde am Nasenrücken, die wiederum durch Punktion oder durch Incision von der intercartilaginären Falte aus entfernt werden. Mit der Zeit entsteht an der Einschmelzungsstelle häufig so viel reaktives Bindegewebe, daß der Defekt wieder vollständig ausgefüllt ist und keine Delle entsteht. — *Knochensequester* am seitlichen Nasenhang beobachtet man gelegentlich bei Korrekturen nach Unfällen. Sie können zu langwierigen Eiterungen Veranlassung geben. Deshalb ist die Entfernung des Sequesters durch Stichincision angezeigt. — Nach TESSIER soll durch wiederholtes Unterfüttern der Columella mit einem Span aus Kunststoff oder aus autoplastischem Material die Gefahr der Columellanekrose entstehen. TESSIER hat Fälle beobachtet, bei denen durch dieses Vorgehen die Columella stark deformiert wurde.

Wenn die Haut über einem eingeheilten Implantat unter zu starker Spannung steht, so kann man im Laufe der Zeit ein *Dünnerwerden der Haut über dem Ende des Implantats* beobachten. Man sollte das Implantat in solchen Fällen entfernen, ehe es zu einer Hautperforation mit späterer Narbenbildung kommt.

Ein relativ häufiges schlechtes Resultat nach Nasenplastik ist die leichte *Wölbung knapp oberhalb der Spitze* im Bereich des „schwachen Dreiecks" von CONVERSE (Abb. 1). Nach Totalreduktionen der Nase entsteht infolge unzulänglicher Technik ein fibröser Hocker knapp oberhalb der Spitze, der die sog. „*Papageiennase*" von SARNOFF und LENZ bildet. Um dies zu verhindern, muß nach der Entfernung des Nasenhöckers auch vom knorpeligen Teil des Nasenrückens von der Lamina quadrangularis knapp oberhalb ihres vorderen unteren Winkels eine Leiste entfernt werden, in die sich das überschüssige subcutane Gewebe versenken kann. LIPSETT empfiehlt sogar, an dieser Stelle eine kleine Kerbe in den Knorpel zu schneiden (Abb. 98). Die Ursache der postoperativen Papageienschnabelform der Nase kann nebst der zu hohen Lamina quadrangularis auch eine der neuen

Profillinie nicht genügend angeglichene Prominenz der Spitzenknorpel sein (HAAS). Es muß am Ende der Operation knapp oberhalb der Nasenspitze, die durch die Flügelknorpel bestimmt ist, eine leichte Einsattelung vorliegen, die sich nachträglich mit Bindegewebe ausfüllt. Wenn man am Ende des Eingriffes oberhalb der Nasenspitze einen geraden Nasenrücken gebildet hat, dann entsteht durch die seitliche Kompression des Verbandes unweigerlich eine Höckerbildung mit fibrösem Gewebe, welche sich nach der Entfernung des Verbandes nur schwerlich beseitigen läßt. Es ist sogar notwendig, knapp oberhalb der Nasenspitze durch straffes Anlegen von querverlaufenden 1 cm breiten Heftpflasterstreifen die leichte Eindellung zu prononcieren. Ein sorgfältiges Anlegen des Heftpflasterverbandes ist von großer Wichtigkeit. Besonders wenn dicke, sich schlecht an die neue Unterlage adaptierende Haut vorliegt, muß durch den Verband und durch die Tamponade vermieden werden, daß sich ein zu großer toter Raum im „schwachen Dreieck" von CONVERSE oder in der Einsenkung von LIPSETT bilden kann. GRIGNON bezeichnet solche subcutanen toten Räume als Nester überschüssiger bindegewebiger Reaktionen. — Unter Umständen muß man die „Papageiennase" $1/2$ bis 1 Jahr später durch Entfernung von fibrösem Gewebe aus dem „schwachen Dreieck" von einem intercartilaginären Schnitt aus in einem eventuell ambulanten Eingriff nachkorrigieren.

Wenn zuviel von den Knorpelbögen an der Nasenspitze und am unteren Rand des Septumknorpels entfernt worden ist, erhält man die sog. „Krähennase" („nez en bec du corbin", S. 94), bei der die Nasenspitze zu stark gegen die Lippe und diese ihrerseits zu sehr nach vorn gezogen wird. Die Columella kommt dabei zu kurz heraus. Man kann diesen Fehler durch Unterfüttern der Columella mit einem Knorpelstreifen („batten") beheben (Abb. 122).

Nach WALTER und HAAS ist eine postoperativ auftretende *leichte Sattelbildung knapp oberhalb der Nasenspitze*, also im „schwachen Dreieck" von CONVERSE (Abb. 1), nebst einer Einziehung der Columella auf eine zu radikale Entfernung der Spina nasalis anterior bei der Septumkorrektur zurückzuführen.

Eine weitere Fehlerquelle ist die *schlechte Adaptierung der Columellahaut an die Septumhaut* im Bereich des Septum membranaceum beim Verschluß der Transfixionswunde. Die Columella muß vollständig symmetrisch fixiert werden, sei es nun durch Matratzennähte oder durch Vernähen der Wundränder auf beiden Seiten. Dabei muß darauf geachtet werden, daß die Columella vorgelagert bleibt und nicht auf die gleiche Höhe wie die Flügel nach innen gezogen wird.

Es kann vorkommen, daß im Bereich der Wölbung der *Flügelknorpel an der Nasenspitze zu viel Knorpel entfernt* worden ist. Dann soll zur Nachkorrektur ein Knorpeltransplantat eingelegt werden. Am besten eignet sich ein gewölbtes Stück Ohrmuschelknorpel, das nach Freilegung des Flügelknorpels von einem Schnitt am Vestibulumrand aus und nach Trennung des crus mediale vom crus laterale in die dazwischen entstehende Lücke geschoben wird. Das Transplantat wird dann an den caudalen Rand des lateralen Schenkels des Flügelknorpels genäht.

Ein relativ häufiger Fehler ist die *zu ausgiebige Resektion* nicht nur des Flügelknorpels in seinem Winkel, sondern auch *der entsprechenden Vestibulumhaut*. Im unteren Teil des Nasenvorhofs muß die innere Hautauskleidung unbedingt geschont werden, damit keine narbigen Einziehungen am Übergang von Nasenflügel zur Nasenspitze entstehen, die das häßliche Aussehen der „*nez chirurgical*" der Franzosen oder der „*pinched nose*" der Amerikaner bewirken. Diese Gefahr besteht vor allem bei Anwendung der Methoden von SAFIAN, JOSEPH, GOLDMAN (S. 87, 88, 90) und ähnlichen. Bei diesen Methoden mit vollständiger Durchtrennung der Vestibulumhaut und des Flügelknorpels an der Grenze zwischen crus mediale und crus laterale, für die empfohlen wird, die Vestibulumhaut über dem Knorpelexcisat mitzuentfernen, muß genau darauf geachtet werden, daß die Wundränder nach der streifenförmigen Excision wieder miteinander vernäht werden, damit keine ungedeckten Wundflächen im Vestibulum entstehen, die in vielen Fällen zu entstellenden Retraktionen führen würden. Diese Gefahr besteht natürlich bei der Formung der Flügelknorpel nach Freilegung mittels Luxationsmethode (S. 82) oder besser noch mittels Eversionsmethode (S. 84) kaum. — Die Excision von Vestibulumhaut und Schleimhaut im Bereich der Dreiecksknorpel ist dagegen praktisch ungefährlich, weil dort kaum Einziehungen entstehen können.

COHEN und LEWIN haben sich besonders mit den nach rhinoplastischen Eingriffen entstehenden *narbigen Adhäsionen im Bereich der Vorhöfe* beschäftigt, die neben der Funktionsbehinderung auch den Nachteil haben können, bewegliche Teile wie Nasenflügel, -spitze und Columella durch Narbenzug in unerwünschte, kosmetisch unschöne Stellung zu bringen. Sie betonen, daß ihre Entstehung leicht verhindert werden könne, wenn man es sich zur Regel macht, am Ende eines rhinoplastischen Eingriffes keine epithelfreien Wundflächen zu belassen. Solche Wundflächen sollen immer sofort mit kleinen Läppchen aus der Nachbarschaft gedeckt werden. Ist das nicht möglich, so erfüllt die freie Transplantation von Mundschleimhaut, Thiersch-Haut oder eines Ganzhautlappens aus der retroauriculären Region den gleichen Zweck. Besonders bei einander gegenüberliegenden Wundflächen im Bereich der vorderen Commissur des Nasenvorhofs bilden sich Synechien aus. Auch *zwischen Septum und lateraler Nasenwand* können nach Nasenplastiken solche Verwachsungen entstehen. Zu ihrer Korrektur folgen auch wir dem Grundsatz von COHEN, sie nicht nur zu excidieren und die Wundflächen durch Salbentampons bis zur allmählichen Epithelisierung auseinanderzuhalten, sondern sie sofort entweder durch freie Transplantation oder durch Lappen aus der Nachbarschaft zu decken. Auch LEWIN empfiehlt die freie Hauttransplantation mit Fixation durch Tampons und Matratzennähte. Wir haben wie auch COHEN mit kleinen zusammengesetzten Ohrmuscheltransplantaten aus zwei Schichten (Knorpel und Haut) zur Innenauskleidung des Vorhofs an den Defektstellen gute Resultate erzielt.

Eine leichte *Asymmetrie* der Nasenflügel kann durch intranasale V-Y-Plastik in einer späteren Sitzung korrigiert werden. Asymmetrien der Nasenspitze und der Columella in ihrem vorderen Teil können nach ausgiebigem Décollement der Haut durch Einpflanzung eines schmalen, dreieckigen Knorpelstücks zwischen die medialen Schenkel der Flügelknorpel korrigiert werden.

Gelegentlich kommt es bei weniger geübten Operateuren vor, daß durch Unachtsamkeit mit dem Messer, der Schere oder der Säge eine kleine *Schnitt- oder Rißwunde am Nasenflügel* entsteht. Diese muß mit feinstem Nahtmaterial am Ende der Operation sorgfältigst vernäht werden.

Durch das vielgeübte Verfahren von STRAITH, das auch in den Techniken von GOLDMAN und FOMON übernommen worden ist und bei dem die medialen Schenkel der Flügelknorpel von den lateralen abgetrennt, aufgestellt und zusammengenäht werden, können *häßliche Prominenzen an der Nasenspitze* entstehen, die wie Hörner anmuten. Dies trifft besonders bei Nasen mit dünner Haut zu. Der Fehler kann durch Implantation eines rundlichen oder ovalen Knorpelstücks, welches flach unter die Spitzenhaut gelegt wird, ausgemerzt werden. Wie im Kapitel der Nasenspitzenplastik erwähnt, wird in den Fällen, in denen zur Erhöhung und Verlängerung der Nasenspitze der Flügelknorpel durchtrennt werden muß, von vornherein einen Knorpelstreifen („batten") in die Columella eingepflanzt (S. 96), um einer „pinched nose" vorzubeugen. Manchmal ist es zusätzlich notwendig, nach FOMON und SILVER sowohl eine Knorpelstütze in die Columella als auch ein rundliches Knorpeltransplantat in die Spitze zu verpflanzen (s. S. 96).

Unzulänglichkeiten können am knöchernen Nasengerüst durch schlechte *Formung des Nasofrontalwinkels* nach Abtragung eines Hockers entstehen. Dann ist es zuweilen nötig, auch ein Stück vom Stirnbein mit dem Meißel oder mit der Luer-Zange zu entfernen. Der Knochenrand an der Abtragungsstelle des Hockers muß natürlich mit der Raspel geglättet werden. — Es kommt immer noch vor, daß nach einer Höckerabtragung die Verschmälerung der knöchernen Nase durch Medianverlagerung der Knochen unterlassen wird. Dadurch entsteht das *offene Nasendach ("open roof")* mit den Beschwerden, die von COTTLE beschrieben worden sind (s. S. 50). Wenn die Höckerabtragung zu ausgiebig erfolgt ist, soll man sich nicht scheuen, am Ende der Operation einen Knorpelspan aus dem Excisat als freies Reimplantat wieder einzulegen.

Durch schlechtes Einbrechen der durch Osteotomie mobilisierten Nasenknochen kann eine *feine Knochenleiste an der Nasenwurzel ungebrochen* zurückbleiben und etwas vorspringen. Dies geschieht eher bei der manuellen Technik als bei dem Vorgehen mit der Walsham-Zange. Der Sporn muß mit einer Zange entfernt werden, sonst kommt die Prominenz des nicht eingebrochenen Knochenstreifens später nach abgeschlossener Abschwellung des Nasenrückens deutlich zum Vorschein, und die Infraktion muß nachgeholt werden. Wenn an der Sutura naso-frontalis die *transversale Osteotomie unterlassen* worden ist, können die median verlagerten Nasenknochen postoperativ allmählich wieder lateralwärts zurückfedern, so daß später wieder refrakturiert werden muß.

Viele Autoren führen die Incision für die laterale Osteotomie der Knochen als zweiten kleinen Separatschnitt ganz lateral in der intercartilaginären Falte am Rand der Apertura piriformis aus und verbinden sie nicht mit der ersten intercartilaginären Incision. Sie behaupten, daß durch die Verlängerung der ersten Incision nach lateral ein *Stenosering zwischen Vorhof und Nasenhöhle* entstehen könne. Wir haben dies mit je einem intercartilaginären Schnitt beidseits nie erlebt, können uns aber vorstellen, daß Adhäsionen möglich sind, wenn die Incision zu weit lateral und zu nahe an den Rand der Plica nasi, d.h. an den Rand des Dreiecksknorpels, geführt wird. Wir bilden durch stumpfes Ablösen mit dem Raspatorium eine Tasche gegen die Wange, in die das proximale Ende des Sägeblattes der Bajonettsäge oder der Ragnell-Säge gelegt werden kann, wenn die laterale Osteotomie ausgeführt wird.

Ehe eine *Nachkorrektur* ausgeführt wird, soll mindestens $1/2$ Jahr, wenn möglich ein ganzes Jahr abgewartet werden. Es ist von Wichtigkeit, dem Patienten vor der ersten Operation zu erklären, daß eine Nachkorrektur gelegentlich einmal notwendig werden kann und daß es nicht immer möglich ist, in der ersten Sitzung ein befriedigendes Resultat zu erreichen. Wenn kleine technische Fehler gemacht worden sind, muß man sich diese eingestehen und dem Patienten die Nachoperation unbedingt anempfehlen. Es soll hier betont werden, daß die unzulänglichen Resultate der Nasenplastik in den allermeisten Fällen nicht auf Kunstfehlern beruhen, sondern daß es sich um Tücken dieser heiklen Chirurgie handelt. Ebenfalls kann der Operateur nicht für ein unvollkommenes Resultat verantwortlich gemacht werden, wenn nicht grobe Fehler begangen worden sind, wie z.B. das Zurücklassen von Tupferresten oder eine zu gleichgültig ausgeführte Nachbehandlung. Wenn sich der Patient der notwendigen Nachbehandlung entzieht, ist er für ein eventuell schlechtes Resultat selbst verantwortlich.

Bei Nachkorrekturen muß bekanntlich eine ausgiebigere Lokal- und Leitungsanaesthesie ausgeführt werden, da das Gewebe viel empfindlicher ist und das Anaestheticum infolge der Narbenbildungen nicht überall hindiffundiert. Eventuell sind Nachoperationen, welche die ganze Nase, also auch das knöcherne Skelet, betreffen, in Narkose durchzuführen. Bei leichten Asymmetrien der knöchernen Nase muß immer die ganze Osteotomie und Infraktion wiederholt werden. Die Blutung ist auch beträchtlicher als bei der primären Operation, so daß hier blutdrucksenkende Mittel am Platze sind. Postoperative Infektionen entstehen bei Nachoperationen viel leichter als bei primären Operationen. Die Abschirmung mit Antibiotica ist deshalb besonders dringend erforderlich. Auch die Abschwellung dauert länger als bei der ersten Operation, und die Verfärbung der Haut ist, wie oben erwähnt, ebenfalls häufiger und beträchtlicher. Wichtig ist bei der Sekundäroperation, daß man sich genau an die anatomischen Verhältnisse hält, auch wenn diese nicht mehr leicht ersichtlich sind. Dies gilt vor allem für das Gebiet der Flügel- und Dreiecksknorpel, wo es manchmal schwierig zu unterscheiden ist, ob Knorpelgewebe oder fibroses Narbengewebe vorliegt.

Die *Keloidbildungen* stellen eine schwerwiegende Komplikation derjenigen Nasenplastiken dar, bei denen eine äußere Incision notwendig war wie z.B. bei der Korrektur von Hasenschartennasen und anderer Nasenmißbildungen und bei den Ersatzplastiken. Es genügt nicht immer, die Veranlagung des Patienten zur Keloidbildung zu kennen. Denn es ist bekannt, daß sich die Keloidbildung auf bestimmte Körperteile beschränken kann. So kann sich z.B. trotz einer keloidfreien Bauchnarbe bei der Nasenplastik ein Keloid bilden und umgekehrt. Bei keloidveranlagten Patienten operiert man natürlich, wenn möglich, nur mit inneren Incisionen. — Keloide bilden sich ohne Behandlung nur selten zurück, und wenn, dann nur sehr langsam. Es würde hier zu weit führen, eingehend über die Keloidbehandlung, die auch in den Händen der Dermatologen liegt, ausführlicher zu berichten. Wir wenden Röntgenbestrahlung an und kombinieren sie mit lokalen Injektionen von Hydrocortison.

IV. Sonstige Erkrankungen der Nase in ihrer Beziehung zur plastischen Chirurgie

1. Nasenplastik bei Lupus vulgaris

Das Problem der Rekonstruktion von Defekten bei Lupus ist größtenteils bereits bei der Besprechung der vorderen Stenosen und Atresien und der Nasenspitzenersatzplastiken abgehandelt worden (s. S. 259, 369). Kleinere oberflächliche Defekte können durch Ganzhauttransplantate nach WOLF-KRAUSE repariert werden.

Vor einer Ersatzplastik bei Lupus muß man sich vergewissern, daß kein lupöses Gewebe mehr vorhanden ist. Man muß Probeexcisionen vornehmen, und zur Sicherheit gibt man dem Patienten noch eine Kur von Vitamin D 2 in Kombination mit Streptomycin oder Isoniacin. In Zusammenarbeit mit den Dermatologen haben wir dies bei unseren Fällen ebenfalls durchgeführt.

C. BUNGER hat als erster 1833 zur Zeit von DIEFFENBACH eine Lupusnase bei einer Frau durch freie Hauttransplantation restauriert. 1932, also zu einer Zeit, als die Lupusbehandlung noch nicht den hohen Erfolgsgrad der heutigen Zeit aufwies, warnte KILNER vor verfrühter Excision von aktivem Lupusgewebe. Er berichtete über Fälle mit ausgedehnter Excision von inaktiven narbigen Bezirken und von Hautflächen mit Radiodermatitis sowie über die Deckung der Wundflächen durch gestielte Lappen oder freie Hautüberpflanzung. Heute sind die Operationsgebiete bei Lupus dank der Chemotherapie früher frei von aktivem lupösem Gewebe und die Resultate der plastischen Rekonstruktion entsprechend günstiger. REES publizierte 1957 mehrere Fälle von Lupus der Nasenspitze, die er mit großen Stirnlappen korrigierte. Er zeigte dabei einen Stirnlappen, der eine Mittelstellung zwischen dem horizontalen Stirnlappen und dem „scalping flap" von CONVERSE einnahm (Abb. 486). In einem anderen Fall verwendete er einen acromeo-pectoralen Rundstiellappen nach GILLIES, und in einem weiteren Fall deckte er einen Totaldefekt der Nase im Randgebiet mit einer Epithese.

In manchen Fällen wird gleichzeitiges Vorkommen von Carcinomen beobachtet. GRIFFITH berichtete 1957 über 57 Fälle von Lupus vulgaris, die carcinomatös entartet waren und sämtlich chirurgisch behandelt wurden. Die meisten davon betrafen die Nase. Die Wiederherstellung der Nase wurde nach Excision des Carcinoms im Gesunden überwiegend durch gestielte Stirnlappen erreicht. Bei kleineren Defekten an der Columella wurden gestielte Rundstiellappen aus der Tabatière am Handrücken verwendet (Abb. 390). GRIFFITH bediente sich unter anderem auch der „scalping flap"-Methode von CONVERSE. — Nach den Erfahrungen von NEWMANN und BEN-HUR heilen „composite grafts" bei Nasen, die durch Lupus verändert sind, nur schlecht oder nur partiell ein.

2. Schleifen und Fräsen bei Erkrankungen der Nasenhaut (Dermabrasio)

Das Schleifen und Fräsen der Haut findet auch in der Nasenplastik Anwendung. Die Benutzung von Rotationsinstrumenten zur Behandlung von Hautkrankheiten geht auf den Berliner Dermatologen KROMEYER zurück. Er empfahl dreierlei Instrumente: das Zirkulier- bzw. Zylindermesser, dessen schneidender Teil der Rand eines Hohlzylinders ist, ferner das Scheiben- oder Kreismesser, dessen Schneideanteil der Rand einer kreisrunden Scheibe ist und schließlich den Bohrer oder die Fräse, deren meist gewundene Schneiden oder Zähne mehr oder weniger schräg zur Rotationsachse stehen, so daß sie nicht schneiden, sondern schaben (E. KROMEYER, zit. von SCHREUS). SCHREUS hat die Technik modifiziert, indem er hochtourige Apparaturen mit Umdrehungszahlen von über 30000 pro Minute einführte. Wir bedienen uns dieser feinen Behandlungsmethoden für die Entfernung von Narben an der Nase, für die Planierung von Acne-Narben (doch darf das Schleifverfahren nicht bei frischer Acne mit entzündlichen Vorgängen angewandt werden), für die Korrektur beginnender Rhinophyme, für die Beseitigung von Schmutztätowierungen nach Unfällen und Explosionen sowie zur Beseitigung von Teleangiektasien und zur Behandlung ganz oberflächlicher Hämangiome. Bei Schmutztätowierungen, bei denen wir die ganze Haut abtragen und mit einer Ganzhauttransplantation ersetzen, müssen wir zuweilen kleinere Randgebiete, die aus gewissen Gründen nicht mitentfernt werden konnten, nachträglich noch mit der elektrischen Fräse behandeln. Das Schleifverfahren ist ein ausgezeichnetes Hilfsmittel, das uns manche Ausbesserung nach größeren Ersatzplastiken anzubringen erlaubt. Hier möchten wir deshalb auf die Monographie von SCHREUS und auf die darin enthaltenen Literaturangaben hinweisen.

In USA wurde schon vorher ein ähnliches Verfahren zum Abschleifen der Haut geübt, doch benutzte man Glaspapier anstatt der Fräsen. MCEVITT hat es für die Behandlung der Acne-Narben eingeführt und nennt seine Methode „sandpapering". Später wurde von COURTIN und ELLER ein Schleifverfahren mit Bürsten ausgearbeitet. Die Bürsten bieten die gleichen Vorteile wie die Fräsen; sie nehmen aber das abzuschleifende Material weniger schnell weg als die Fräsen. Da sie zum Planieren von großen Oberflächen besonders geeignet sind, verwendet sie COURTIN vor allem zum Bearbeiten des Gesichts.

3. Behandlung der Paraffinome der Nase

Nach Injektion von Paraffin (s. auch S. 174), die zum Auffüllen von Eindellungen am Nasenrücken vor 30 Jahren noch vielfach geübt wurde, entwickeln sich Spätschäden, geschwulstartige Granulome, sog. Paraffinome. Diese Erkrankungsgebiete fühlen sich sehr derb an und sind gegen ihre Umgebung äußerlich meist gut abgrenzbar. Die Haut darüber ist in der Regel mehr oder weniger entzündlich gerötet und bläulich-livide verfärbt. Sie läßt sich kaum verschieben. Manchmal kommt es zu Durchbrüchen nach außen mit sekundärer Infektion und starker Schmerzhaftigkeit. WIELAND und MUNDSCHENK berichteten 1956 über einen schweren Fall von Paraffingranulom bei einer 70jährigen Patientin, welche sich vor 50 Jahren der Korrektur einer Sattelnase durch Paraffininjektion unter die Haut unterzogen hatte. 50 Jahre lang war die Paraffinsubstanz scheinbar reaktionslos in der Subcutis vertragen worden. Ein mechanischer Reiz soll ein überschießendes Wachstum veranlaßt haben, das infolge seiner starken Infiltrationstendenz klinisch als nicht gutartig bezeichnet werden mußte. Die Frau starb an dieser Geschwulst.

Nicht selten müssen Nasen nach einer 20—30 Jahre zurückliegenden Paraffininjektion noch nachkorrigiert werden. In solchen Fällen raten wir den Patienten, den Paraffineinschluß durch ein Knochen- oder Knorpeltransplantat ersetzen zu lassen. Dies geschieht durch ausgiebiges Décollement der Nasenrückenhaut von den beiderseitigen intercartilaginären Schnitten aus, die mit der Transfixion am Septumrand verbunden sind. Die meist zu Kügelchen zusammengeschrumpften Paraffineinschlüsse lassen sich gut herausholen. Sie sind mit der Umgebung meist nicht stark verwachsen. Das umliegende Bindegewebe ist narbig und sollte in toto mit entfernt werden. Der entstandene Defekt wird am besten durch Autotransplantate aufgefüllt. Oft ist die Haut über den Paraffineinschlüssen durch Vernarbung höckerig. Nach der Paraffinentfernung müssen diese Höcker durch Excision und mit der Schere durch die beim Décollement gebildete Tasche von innen geglättet werden. Wird die Haut dadurch zu stark verdünnt oder ist sie vom Paraffinom bis an die Oberfläche ergriffen, dann reseziert man den gefährdeten Teil und greift auf eine der früher erwähnten Rekonstruktionsmethoden zurück.

V. Epithesen

Trotz der großen Fortschritte der plastischen Chirurgie müssen größere Defekte des mittleren Gesichtsschädels nach Tumorabtragung, nach Excision von Lupusgewebe oder nach Traumen aus den verschiedensten Gründen in bestimmten Fällen auch heute noch durch Kunststoffe ersetzt werden. Zwar ist in den letzten Jahren das Indikationsgebiet der Epithesen mehr und mehr zusammengeschrumpft, doch wird es immer eine kleine Zahl von Kranken geben, die vorübergehend oder endgültig prothetisch versorgt werden müssen. — Man macht heute keinen Unterschied mehr zwischen der Bezeichnung Gesichtsepithese und Gesichtsprothese. KUKULIES bezeichnete den Ersatz, der von einer Brille oder von einer Gaumenplatte gehalten wurde, als Epithese und den, der sich in den Defekt einfügte und durch besondere Haltevorrichtung eine enge Verbindung zu den angrenzenden Gesichtsteilen unterhielt, als Prothese.

Die Versuche, Verstümmelungen des Gesichtes künstlich zu korrigieren, reichen weit in die Geschichte der Menschheit zurück. Bei den Asiaten sollen zerstörte Nasen durch Gipsnasen ersetzt worden sein. Auch an ägyptischen Mumien wurden künstliche Nasen gefunden. Von den Chinesen sind künstliche Nasen aus Wachs oder Harzen angefertigt worden. Kaiser Otto III. trug eine künstliche Nase aus Gold. AMBROISE PARÉ, der die Möglichkeit einer Nasenplastik sehr skeptisch beurteilte, empfahl Nasenprothesen aus Metall, Emaille und Papier, die er mittels Draht am Kopf befestigte. 1875 beschrieb BARDELEBEN einen Nasenersatz aus Holz. Seit Beginn des 20. Jahrhunderts wurde für Nasenprothesen ein Gemisch von Gelatine und Glycerin verwendet (SALAMON, SPITZER, BERCOLWITSCH, zit. von ZUHLKE und SEIDEL). Dieser Stoff schien erstmals die gewünschten Eigenschaften, Elastizität und gute Färbbarkeit, aufzuweisen. Die Haltbarkeit war allerdings begrenzt, da das Material sich durch Feuchtigkeit und Wärme veränderte. Auch Epithesen aus Kautschuk, wie sie hauptsächlich von den Amerikanern propagiert wurden (BULBULLIAN, BARSKY, BLAIR und BROWN, CLARKE u. a.) zeigten keine genügende Beständigkeit und Wetterfestigkeit. Bei der Kautschukmethode wurde der flüssige, vorvulkanisierte Latexgummi in die Gipsform gegossen und auf 70°C erhitzt. Man ließ ihn dann sehr langsam erkalten, damit er sich nicht verformte (BARSKY). Vielfach waren es früher Zahnärzte, die sich auf Grund ihrer besonderen Kenntnisse auf dem Gebiet geeigneter Werkstoffe mit dem Problem der kosmetischen Prothetik und Epithetik beschäftigt haben. HENNING, ein Chemiker, Maler und Plastiker, war der erste, der hervorragende Gesichtsmasken in größerer Zahl angefertigt hat. Er gab dem Patienten eine Form in die Hand, mit deren Hilfe er imstande war, sich die Epithese aus einer Wachsmasse selbst zu gießen. Die Zusammensetzung der elastischen Epithesenmasse hat er aber geheimgehalten. SPITZER hat erstmalig eine Technik beschrieben, welche eine routinemäßige Herstellung von Epithesen ermöglichte.

Als ideale Lösung wurden elastische Epithesen angestrebt. Sie wurden lange Zeit und werden zum Teil auch heute noch nach der Gelatinemethode hergestellt, doch ist man mit der Verbesserung der Kunststoffe mehr und mehr zu diesen übergegangen. Die Forderungen, die heute an das Material der Epithesen gestellt werden, sind folgende: Beständigkeit bei längerem Tragen, Widerstandsfähigkeit gegen Witterungseinflüsse, gegen Gewebsflüssigkeit und Sekrete und möglichst komplikationslose Herstellung. Hinzu kommt der Wunsch nach Elastizität, doch hat sich gezeigt, daß sowohl die Starre als auch die Elastizität Nachteile haben. Mit der Einführung *harter Kunststoffe* wie der Acrylstoffe in die Zahnprothetik wurden diese auch für die Herstellung von Epithesen benutzt, da sie sich vor allem durch Beständigkeit und Gewebsfreundlichkeit auszeichneten. Sie sind jedoch unelastisch und dadurch schwer zu befestigen und zeigten ungenügenden Randschluß. WEISSKOPF verwendete den Kunststoff Tiacryl, ein Acrylsäurederivat. Dieser Kunststoff hat aber ebenfalls den Nachteil der Starrheit. Auch verliert er im Laufe der Zeit an Farbe. Die Epithese erscheint dann etwas dunkler und hebt sich von der Umgebung ab. — Bei starren Epithesen sieht man an den Defekträndern gewöhnlich einen feinen Spalt zwischen dem Ersatzstück und der Haut der Nachbarschaft. In dieser Beziehung ist die Gelatine-Epithese dem starren Kunststoff überlegen. Mit dem Aufkommen der *weichen Kunststoffe* haben diese aber sowohl die Gelatine-Epithesen als auch die Epithesen aus hartem Kunststoff verdrängt. Zunächst wurde als weicher Kunststoff das *Polyvenylchlorid*, das eine hohe Elastizität aufwies, versucht. Die Polyvenylchloridpaste wurde gummiartig und elastisch verformt. Prinzipiell kam man dadurch mit einer elastischen Epithese, die gleichzeitig eine gute Ähnlichkeit mit der Haut aufwies, dem Idealzustand näher, doch reizte der ursprünglich bei der Herstellung beigefügte Weichmacher das Gewebe. Nach Verwendung eines von WEIKART gefundenen und geprüften anderen Weichmachers wurden diese Hautreizungen später vermieden. In letzter Zeit sind in den Vereinigten Staaten entwickelte *Venylchloracetat-Kunststoffe* (Skin-Tex, Dicor A-S 79, Epidon und Flexi-Derm) empfohlen worden. Die mangelnde Farbbeständigkeit dieser Stoffe wurde nach WELLINGTON durch einen Stabilisator ausgeglichen. — RITZE hat über den weichbleibenden Kunststoff *Plexiderm* und die damit erzielten Erfolge berichtet. Plexiderm ist haltbar, gewebefreundlich, widerstandsfähig gegen Hitze und Kälte sowie gegen Feuchtigkeit und Sekrete. Es schmiegt sich elastisch den Gesichtsformen an und stört das Minenspiel nicht. Allerdings soll es durch Sekrete ausgebleicht werden. Die Verarbeitung ist relativ einfach. In üblicher Weise wird ein Modell aus Gips und danach ein Negativ der zu ersetzenden Nase angefertigt. Darin wird die Epithese durch Plexiderm ausgegossen, nachdem man der Gußmasse die der Hauttonung des Patienten entsprechenden Farbstoffe zugefügt hat. Es lassen sich noch nachträgliche Korrekturen anbringen. — Neuere Epithesematerialien wie der Kunststoff *WE 35*, den DIETRICH und RITZE erprobten, und *WE 50*, der von ROSENTHAL, ZÜHLKE und SEIDEL bekanntgemacht wurde, werden laufend weiterentwickelt. WE 50 ist ein Mischpolymerisat auf der Basis der Acrylstoffe und erhält seine Elastizität durch einen nichtflüchtigen inneren Weichmacher. *WE 60*, das aus dem WE 50 heraus entwickelt wurde, unterscheidet sich von diesem dadurch, daß es im Innern eine aufgelockerte Struktur aufweist, die nach außen durch eine weiche kompakte Rinde abgeschlossen ist. Das Gewicht der Epithese wird dadurch reduziert, die Geschmeidigkeit vergrößert. Der Speichel soll diese strukturell wie farblich sehr widerstandsfähigen Materialien allerdings vergilben (STOIBER).

Die *Herstellung einer Hohlform* erfolgt für Gelatine- und Kunststoffepithesen in gleicher Weise. Zunächst wird ein *Abguß oder Abdruck des Gesichts* aus Gips oder anderen Materialien gewonnen. Gips gibt die Formen an sich ausreichend genau wieder, doch empfehlen ZÜHLKE und SEIDEL die Verwendung von Silikon-Kautschuk, der elastischer sei und die feinen Buchten, die die Defektränder unterminieren, besser darstelle, was für das Haften der Epithese später von besonderer Bedeutung sei. DIETRICH empfiehlt als Abdruckmasse Zelex, das alle leichten Unebenheiten ebenfalls sehr genau wiedergibt, und stabilisiert seinen Abdruck durch einen in die plastische Masse eingedrückten Maschendraht, dem bei größerer Ausdehnung des Abdrucks noch eine Gipsschicht aufgelegt werden kann. — Der Abguß oder Abdruck wird nun für die Herstellung eines Gipsmodells, des *Positivs*, vorbereitet. Um ihn widerstandsfähiger zu machen, wird er mit einer alkoholischen Schellacklösung bestrichen. Danach wird er mit flüssigem Paraffin eingefettet und mit Talkum dünn überpudert, damit sich das Positiv später besser vom Abguß löst. Das Positiv gewinnt man, indem man den vorbereiteten Abguß mit Gips ausgießt. Nach dem Erhärten des Gipses werden Abguß und Positiv voneinander gelöst, was manchmal nicht sofort gelingt und was man sich durch vorsichtiges Beklopfen mit dem Holzhammer von der Seite erleichtern kann. — Auf das Positiv wird die *spätere Epithese in Plastilin* oder Wachs modelliert. Plastilin ist dem Wachs vorzuziehen, da es sich besser verarbeiten läßt. Bei der Modellierarbeit ist darauf zu achten, daß die Nasenlöcher nicht zu tief ausgehöhlt werden. — Das Positiv mit der Plastilin-Epithese wird nun seinerseits mit flüssigem Paraffin gefettet und mit Talkum überpudert und damit für die Herstellung eines weiteren Gipsabgusses, des *Negativs*, vorbereitet. Man übergießt nun das Positiv und die Plastilin-Epithese mit einer einige Zentimeter dicken Gipsschicht, nach deren Erhärten die beiden Teile, Positiv und Negativ, voneinander getrennt werden. Das dazwischenliegende Epithese-Modell aus Plastilin oder Wachs wird entfernt, wonach beim Aufeinanderlegen von Gips-Positiv und Gips-Negativ ein Hohlraum entsteht, der der gewünschten Form der Epithese entspricht. Der Hohlraum kann nun mit der Epithesenmasse ausgegossen oder ausgelegt werden.

Die Masse der *Gelatine-Epithesen* besteht aus Gelatine, Glycerin und den entsprechenden Farbstoffen; man kann auch etwas Tischlerleim zusetzen. Zur Herstellung werden 100 g Glycerin im Wasserbad zum Kochen gebracht. Unter ständigem Rühren werden dann 50 g farblose Gelatine, die zuvor in Wasser eingeweicht war, zugefügt. Wenn die Gelatine ganz gelöst ist, werden kleine Mengen der in wenig Wasser aufgelösten Wasserfarben vorsichtig in die kochende Masse hineingegossen. Dabei wird weiterhin ständig gerührt. Zunächst fügt man etwas Deckweiß bei, dann Karminrot und zum Schluß bei brauner Hautfarbe etwas lichten Ocker. Es ist sehr wichtig, daß die Farbe der Masse mit der Hautfarbe des Patienten genau übereinstimmt. Man kann zur Vortäuschung oberflächlicher Hautgefäße mit der Farbe auch einige feine rote Wollfusseln zusetzen. — Will man die Masse durch Tischlerleim etwas fester machen, was aber keineswegs nötig ist, so weicht man 15 g davon für 24 Std ein, damit er quillt, und gibt ihn vor den Farbstoffen unter Rühren der kochenden Masse zu. — In möglichst heißem Zustand wird die fertige gefärbte Masse in das mit Schellack gefestigte, mit flüssigem Paraffin eingefettete und mit Talkum ausgepuderte Negativ hineingegossen und das in gleicher Weise vorbereitete Positiv rasch mit der Hand daraufgepreßt. Die Masse wird beim Erkalten schnell steif, deshalb ist in diesem Moment Eile geboten. — Da die nach obigem Rezept hergestellte Gelatinemasse für nur eine Nase natürlich viel zu groß ist, kann man den Überschuß für die Herstellung weiterer Epithesen aufbewahren. Die Masse wird beim Erhitzen jederzeit wieder flüssig. — Bevor man die Epithese aus ihrer Form herausnimmt, stellt man sie für etwa 1 Std in einen kühlen Raum, eventuell in den Kühlschrank. Beim Lösen des Positivs vom Negativ muß man die Formen wieder mit dem Holzhammer leicht von der Seite beklopfen. Die Epithese hat nun eventuell noch etwas überstehende Ränder, die man mit der Schere abträgt. Um sie hautartig matt erscheinen zu lassen, kann man sie überpudern.

Für die Herstellung von *Kunststoff-Epithesen* ist es notwendig, Gips-Positiv und Gips-Negativ in eine Cuvette einzubetten, da diese beiden Teile nach dem Einbringen des Kunststoffs in einer Presse fest aufeinandergepreßt werden müssen und der Kunststoff während des Erhärtungsprozesses im Thermostaten oder im Wasserbad erhitzt wird. Die Bearbeitung der Kunststoffe erfolgt nach den Vorschriften der Herstellerfirmen. Es würde zu weit führen, hier auf Einzelheiten einzugehen, zumal immer wieder neue verbesserte Kunststoffe gefunden werden. Ausführliche Beschreibungen über die Herstellung von Kunststoff-Epithesen stammen von ZUHLKE und SEIDEL, von DIETRICH und von PASCHKE.

Die Gelatine-Epithesen müssen des öfteren erneuert werden, da die Masse wasserhaltig ist und demzufolge austrocknet. Der Patient lernt es aber leicht, Epithesen zu gießen und sie über dem Defekt zu fixieren.

Beim Farben der Kunststoffepithesen ist zu beachten, daß die Farbe der hellsten Hautpartie entspricht, da der Kunststoff nach dem Auspolymerisieren zwar nachgefärbt, nicht aber aufgehellt werden kann. Nach Beendigung der Polymerisation muß der Kunststoff langsam abkühlen und soll erst ausgebettet werden, wenn die Form vollständig erkaltet ist. Die auf der Gesichtshaut aufliegenden Teile der Epithese werden auspoliert, um eine glatte Auflage zu ermöglichen, was bei harten Kunststoffen nur mit Fräsen und Sandpapier erfolgen kann.

Als Klebemittel werden von verschiedenen Autoren Mastix (Mastisol), Uhu und neuerdings die Wundschnellverbände auf Kunststoffgrundlage wie Nobecuthan und ein mit Klebemittel beschicktes Pflaster der Firma Beiersdorf angegeben. Letzteres wird in kleinen Streifen an mehreren Stellen der Epithese aufgelegt.

Viele Epithesen der Nase werden mittels des Brillengestells fixiert. Es wird bei Kommunikation der Defekthohle mit der Mundhohle auch versucht, Epithese und Zahnprothese durch geeignete Mittel, z. B. eine Druckknopf- oder Stiftverankerung, miteinander zu verbinden. KAZANJIAN und CONVERSE zeigen die Möglichkeit der Befestigung von Epithesen mittels eines Häkchens, das am Bügel der Brille über der Glabella eingreift. Ein zungenförmiger Fortsatz der Epithese nach hinten ruht dem Nasenboden auf.

Zuweilen muß die Applikation von Nasenepithesen mit chirurgischen Maßnahmen verbunden werden, z. B. wenn der Defekt weit in die Wange hineinreicht oder auch die Oberlippe einnimmt. Es müssen dann wenigstens der Randdefekt und vor allem der Lippendefekt durch Lappendrehung aus der Nachbarschaft ersetzt werden, bevor eine Epithese aufgesetzt werden kann. 1947 hat schon KAZANJIAN ein Beispiel für die Kombination von Epithetik und Chirurgie gegeben.

Literatur

Allgemeiner Teil

ADRIANI, J., C. WEBB and L. STEINER: Preanesthetic medication: 1958 Concepts. Sth. med. J. (Bgham, Ala.) **52**, 1137 (1959). — ALLGOWER, M.: La trypsine et la chymotrypsine en chirurgie. VIIe Congr. Internat. de Thérapeutique, Genève 1961. — ANDRESEN, V., K. HAUPL u. L. PETRIK: Funktionskieferorthopadie. Munchen: Johann Ambrosius Barth 1957. — ARMSTRONG, H. G.: Principles and practice of aviation medicine. Baltimore: Williams & Wilkins Co. 1939. — AUBRY, M. M.: Applications de la trypsineet de la chymotrypsine en oto-rhino-laryngologie. VIIe Congr. Internat. de Thérapeutique, Genève 1961. — AUBRY, M., L. CAUSSÉY, C. DUFOURMENTEL u. H. GOLDBLUM: Alle zit. von VALDECASAS und PUIG-MUSET; s. dort. — AUBRY, M., L. CAUSSÉY et R. PAILLER: Communication ou 57e congr. franç. d'otolaryngol. Paris 19. 10. 1959. — AUBRY, M., et J.-CH. GIRAUD: Chirurgie functionnelle correctrice et restauratrice du nez. La rhinoplastie. Soc. franç. oto-rino-laryng. Congr. de 1956. Paris: Arnette 1956. — AUBRY, M., et R. PALFER-SOLLIER: Chirurgie correctrice des nez busquès: présentation du rabot-guillotine. Ann. Oto-laryng. (Paris) **71**, 848 (1954). — AUFRICHT, G.: History of plastic surgery in U.S.A. Trans. of Amer. Soc. of plast. and reconstr. surg., 13th annual meeting, New Orleans 1944.

BALON, J. R.: Use of local hypothermia in reconstructive surgery. Vestn. Khir. **78**, 6 (1957). — BARACH, A. L.: Studies on positive pressure respiration: Subjective, clinical and psychological effects of continuous positive pressure breathing at high altitudes. J. Aviat. Med. **18**, 252 (1947). — BARRON, J. N.: A knife handle for the B. P. No. 15 Blade. Brit. J. plast. Surg. **8**, 175 (1955). — BARTON, R. T.: Instrument for endotracheal anesthesia during oropharyngeal surgery. J. Amer. med. Ass. **153**, 1017 (1953). — BAUD, C.: Harmonie der Gesichtszuge. Aesthet. Med. **12**, 285 (1963). — BECK, F. W.: Paraseptal cartilage in some mammals including man. Laryngoscope (St. Louis) **28**, 72, 144 (1962). — BECKER, O.: La correction du tiers inférieur du nez dans la chirurgie rhinoplastique. Sem. Hôp. Ann. Chir. plast. **2**, 119 (1957). — BELL, R. C.: The use of antibiotics in plastic surgery. Internat. Congr. Plastic Surg. London 1959. — BENTEL, H., and J. PENN: Hypotensive anesthesia in plastic surgery. A report on 500 cases. S. Afr. med. J. **22**, 405 (1953). — BERNDORFER, A.: Die Aesthetik der Nase vom plastisch-chirurgischen Standpunkt aus betrachtet. Wien: Wilhelm Maudrich 1949; — Importance of physignomy in aesthetic rhinoplasty. Plast. reconstr. Surg. **6**, 242 (1950). — BERSON, M. I.: Important considerations in rhinoplastic procedures. Eye, Ear, Nose Thr. Monthly **22**, 424 (1943); — A new rhinometer. Amer. J. Surg. **63**, 148 (1944); — Atlas of plastic surgery. London: Heinemann 1948. — BEST, C. H., and N. B. TAYLOR: The living body: a text in human physiology. New York: Henry Holt & Co. 1938; — The physiologic basis of medical practice. Baltimore: Williams & Wilkins Co. 1945. — BHISHAGRATNA, V.: The indian method of restoration. Übersetzung. — BLAIR, V. P.: Correction of losses and deformities of external nose. Calif. west. Med. **36**, 308 (1932). — BLAIR, V. P., and J. B. BROWN: Nasal abnormalities, fancied and real. Surg. Gynaec. Obstet. **53**, 797 (1931). — BOEKER, H.: Die außere Nase als anatomische Struktur. Z. Morph. Anthrop. **34**, 47 (1934). — BOLK, L.: Das Problem der Anthropogenese. Jena: Gustav Fischer 1926. — BOLLOBAS, B.: Experimentelle Untersuchung der Wirkung des „Sandoz"-Cocktails bei der Vorbereitung zu otorhinolaryngologischen Eingriffen. Z. Laryng. Rhinol. **42**, 606 (1963). — BROADBENT, T. R., und V. L. MATHEWS: Artistic relationships in surface anatomy of the face: application to reconstructive surgery. Plast. reconstr. Surg. **20**, 1 (1957). — BROCA: Recherches sur l'indice nasale. Rev. Anthrop. 1872. Zit. von SERCER und von BERNDORFER; s. dort. — BROWN, J. B., and F. MCDOWELL: Plastic surgery of the nose. London: Kimpton 1951. — BROWN, J. M.: The future of otolaryngology. J. Amer. med. Ass. **135**, 471 (1947). — BURKET, L. C., and P. GYOERGY: Clinical observations on the use of hyaluronidase. Pediatrics **34**, 56 (1949). — BUSHMAN, J. S.: Surgical observations on the restoration of the nose. London: H. Highly 1833.

CALNAN, J. S.: The surgical treatment of nasal speech disorders. Ann. roy. Coll. Surg. Engl. **25**, 119 (1959). — CARLIER u. CARON: Zit. von VALDECASAS und PUIG-MUSET. — CARPUE, J. C.: An account of two successful operations for restoring a lost nose, from the integuments of the forehead. London 1816. — CASTIGLIONI, A.: Le origini delle rinoplastica. Arch. ital. Otol. **63**, 317 (1952). — CATTERBERG, J.: Anestesia general en cirurgia plastica.

Pren. méd. argent. **42**, 43 (1955). — CAUSSÉY, L.: Séance de la soc. de laryngologie des hôpitaux de Paris, 16. 3. 1959. Ann. Oto-laryng. (Paris) **76**, 922 (1959). — CLAOUÉ, C., et J. BERNARD: La chirurgie reparatrice dans ses rapsorts avac la jurisorudence. Paris: Maloine 1936. — COATES, G. M.: Two problems: Care of deafened and rhinoplastic surgery. Trans. Amer. Acad. Ophthal. Otolaryng. **51**, 11 (1946). — COHEN, S.: Planning the rhinoplasty. Arch. Otolaryng. **43**, 283 (1946). — Verwendung des Meißels in der Nasenplastik. Eye, Ear, Nose Thr. Monthly **35**, 435 (1956); — Neurosis por rinoplastia. Rev. lat.-amer. Cirug. plást. **3**, 51 (1957); — CONNEL, J. F., and L. M. ROUSSELOT: The clinical evaluation of a new inflamatory agent. Amer. J. Surg. **98**, 31 (1959). — CONVAY, H., and R. B. STARK: Plastic surgery at the New York hospital one hundred years ago. New York: P. B. Hoeber 1953. — CONVERSE, J. N.: The cartilaginous structures of the nose. Ann. Otol. (St. Louis) **64**, 220 (1955). — CORSO, PH. F.: Variations of the arterial venous and capillary circulation of the soft tissues of the head by decades. Plast. reconstr. Surg. **27**, 160 (1961). — COTTLE, M. H., J. A. WEISS, E. POTTORFF and E. HERZON: Hyaluronidase in rhinoplasty. Arch. Otolaryng. **52**, 369 (1950). — CRIKELAIR, G. F.: Drug addiction in reconstructive surgery. Plast. reconstr. Surg. **19**, 424 (1957); — Reduction rhinoplasty. Plast. reconstr. Surg. **26**, 626 (1960).

DALEY, J.: Retaining a correct septo-labial angle. Zit. von AUBRY s. oben. — DANERS, G.: Über die Anwendung eines Phenothiazinderivates bei kleineren Operationen in der H.N.O.-Heilkunde. HNO (Berl.) **5**, 152 (1955). — DAVIES, R. M.: Hazards of hypotension. Brit. J. plast. Surg. **14**, 44 (1961). — DEMJEN, S.: Rhinoplasty. Acta Chir. plast. **2**, 85 (1960). — DIEFFENBACH, J. F.: Die operative Chirurgie. Leipzig: F. A. Brockhaus 1845. — DINGMAN, R. O.: Local anesthesia for rhinoplasty, and the nasal septum in rhinoplastic surgery. Plast. reconstr. Surg. **28**, 3, 251 (1961). — DOBKIN, A. B.: Efficacy of ataractic drugs in clinical anaesthesia: a review. Canad. Anaesth. Soc. J. **5**, 177 (1958). — LA DOUBLE, A. F.: Traité des variations des os de la face de l'homme. Paris: Vigot Frères 1903. — DUFOURMENTEL, C., R. MOULY et J. PRÉAUX: Presse méd. **68**, 213 (1960). — DUFOURMENTEL, L.: Chirurgie correctrice du nez. Paris: Masson & Cie. 1926.

ECKEL, H.: Inverse Blutdruckreaktionen bei der potenzierten Dampfung. HNO (Berl.) **5**, 353 (1955/56). — EDGERTON, M., W. JACOBSON and E. MEYER: Surgical-psychiatric study of patients seeking elastic surgery. Brit. J. plast. Surg. **8**, 136 (1960). — EITNER, E.: Kosmetische Operationen. Wien: Springer 1932. — ENDERBY, G. E. E. H.: Hypotensive anaesthesia in plastic surgery. Brit. J. plast. Surg. **14**, 41 (1961). — ETIENNE, R.: Chirurgie nasale esthétique et fonctionelle. Acta oto-rhino-laryng. belg. **10**, 420 (1956).

FARINA, R.: Rhinoplasty. Rev. lat.-amer. Cirug. plást. **2**, 7 (1956). — FINEBERG, N. L.: Disposable rhinoplastic blades. Arch. Otolaryng. **64**, 412 (1956). — FIOR, R.: L'ipotensione controllata nei grandi interventi cervico-facciali. Arch. ital. Otol. **66**, 89—105 (1955). — FOMON, S.: Surgery of injury and plastic repair. Baltimore: Williams & Wilkins Company 1928; — Otolaryngologic plastic surgery. Kap. 26 des Buches Otolaryngologic von COATES, SCHENCK und MILLER, Bd. 3. New York: W. F. Prior Co. — FOMON, S., J. W. BELL, J. LUBART, A. SCHATTNER and V. R. SYRACUSE: Rhinoplastic diagnosis. Eye, Ear, Nose Thr. Monthly **41**, 365 (1962); — Diagnosis of long nose. Eye, Ear, Nose Thr. Monthly **41**, 457 (1962). — FOMON, S., J. G. GILBERT, A. L. CARON and S. SEGAL jr.: Collapsed ala: pathologic physiology and management. Arch. Otolaryng. **51**, 465 (1950). — FOMON, S., W. Y. SAYAD, A. SCHATTNER and H. NEIVERT: Physiological principles in rhinoplasty. Arch. Otolaryng. **53**, 256 (1951). — FOMON, S., A. SCHATTNER and J. BELL: Narrowing of the wide nose. Arch. Otolaryng. **59**, 290 (1954). — FOMON, S., A. G. SILVER, J. G. GILBERT and V. R. SYRACUSE: Physiologic surgery of the nares. Arch. Otolaryng. **39**, 608 (1948); **47**, 608 (1940). — FREY, R., W. HUGIN u. O. MAYERHOFER: Lehrbuch der Anaesthesiologie. Berlin-Gottingen-Heidelberg: Springer 1955. — FRUHWALD, V.: Korrektive Chirurgie der Nase, der Ohren und des Gesichtes. Wien: W. Maudrich 1952; — Kritische Bemerkungen zu den korrektiv-chirurgischen Eingriffen an Nase, Ohren und Gesicht. J. med. Kosmet. **4**, 11 (1955).

GALL, W. J., and C. H. TALBOT: Chymotrypsin in the reduction of postoperative bruising and oedema. Brit. J. plast. Surg. **15**, 20 (1962). — GALTIER, M.: Chirurgie esthétique nasale. Paris: G. Doin 1950. — GEGENBAUER, C.: Lehrbuch der Anatomie des Menschen, S. 228. Leipzig: Engelmann 1899. — GIDOLI, S. H.: Pre-operative management in rhinoplasty. Eye, Ear, Nose Thr. Monthly **33**, 465 (1954). — GILBERT, J.-G., and L. J. FEIT: The nasal aponeurosis and its role in rhinoplasty. Arch. Otolaryng. **61**, 433 (1955). — GNUDI, M. T., and J. P. WEBSTER: The life and times of Gaspare Tagliacozzi. New York: Reichner 1950. — GOLDBLUM, R. W., V. LINDGREN, W. N. PIPER and A. CAMPBELL: The enzymatic separation of human epidermis and dermis. Plast. reconstr. Surg. **15**, 68 (1955). — GOLDMAN, I. B.: Cartilage perforator. Arch. Otolaryng. **62**, 442 (1955). — „Throw-avay" button-end knife blade. Arch. Otolaryg. **55**, 720 (1952). — Angular bone-cutting forceps for rhinoplasty. Arch. Otolaryng. **58**, 744 (1953); — Direct vision bone cutting forceps for rhinoplasty. Trans. Amer. Acad. Ophthal. Otolaryng. **57**, 628 (1953). — GOLDMAN, J. B., J. FREEMAN and S. BLOOM:

The effect of cortogen in rhinoplasty. Eye, Ear, Nose Thr. Monthly **31**, 548 (1952). — GONZALES-ULLOA, M.: Quantitative principles in cosmetic surgery of the face (profileplasty). Plast. reconstr. Surg. **29**, 186 (1962); — Planning the integral correction of the human profile. J. int. Coll. Surg. **36**, 364 (1962). — GOODALE, R.: The correction of old lateral deplacement of the nasal bone. Boston med. surg. J., Nov. 1901. — GOODWIN, M. R.: Rhinoplastic repair in negroes. Eye, Ear, Nose Thr. Monthly **41**, 633 (1962). — GRABER, T. M.: A critical review of clinical cephalometric radiography. Amer. J. Orthop. **40**, 1 (1954). — GRAEFE, K. F. v.: Chirurgie und Augenheilkunde. Berlin: Reimer 1820. Zit. von JOSEPH. — GREGORY, W. K.: Our face from fish to man: A portrait gallery of our ancient ancestors and kinsfolk, together with a concise history of our best features. New York: G. P. Putnam's Sons 1929. — GRIESMAN, B. L.: Muscles and cartilages of nose from standpoint of a typical rhinoplasty. Arch. Otolaryng. **39**, 334 (1944); — Suspension mechanism of lip and columella. Arch. Otolaryng. **50**, 36 (1949); — Base of nose; anatomy and plastic repair. Arch. Otolaryng. **51**, 541 (1950). — GUNTERT, G.: Diagnostische und therapeutische Technik. Zur maschinellen Beseitigung des knöchernen Nasenhöckers. HNO (Berl.) **2**, 65 (1951); — Photometrische Aufnahmen der Nase. J. med. Kosmet. **3**, 99 (1955); — Zum maschinellen Operieren in der Hals-Nasen-Ohrenheilkunde. HNO (Berl.) **3**, 151 (1952).

HAXHOLDT, B. F.: Pre-anaesthetic medication with new drugs. Brit. J. Anaesth. **30**, 226 (1958). — HEGEMANN, G.: Allgemeine Operationslehre, Bd. I, Teil 2. Berlin-Gottingen-Heidelberg: Springer 1958. — HOLDEN, H. M.: Noses. Cleveland: World Publ. Co. 1950. — HOLMES, E. M.: The correction of nasal skeletal defects. Trans. Amer. Acad. Ophthal. Otolaryng. **63**, 501 (1959). — HOOTON, E. A.: Up from the ape. New York: Macmillan Company 1931. — HOTZ, R.: Orthodontie in der taglichen Praxis, 2. Aufl. Bern u. Stuttgart: H. Huber 1957. — HOVORKA, O.: Die außere Nase. Wien: Alfred Holder 1893. — HOWELL, W. H.: A textbook of physiology, edit. by J. F. FULTON. Philadelphia: W. B. Saunders Co. 1949. — HRDLICKA, A.: Physiological and medical observations among indians of Southwestern United States and Northern Mexico. Bulletin 34, Dep. of the Interior, Bureau of Amer. Ethnology 1908. — HYSON, J. M.: Use of buccal streptokinase in the treatment of infection and oedema. Oral Surg. **13**, 812 (1960).

IZAWA, T., I. HAMANO, S. YAMAZAKI, A. UCHIDA, H. IDEDA, U. UCHIDA, T. SUZUKI, Z. FUKAMI and S. TANAKA: Problems on the external nose. I. Relationship with the desire for cosmetics. Oto-rhino-laryng. (Tokyo) **2**, 58 (1959).

JACOBSON, W. E., E. MEYER, M. T. EDGERTON, A. CANTOR and R. SLAUGHTER: Screening of rhinoplasty patients from the psychologie point of view. Plast. reconstr. Surg. **28**, 279 (1961). — JENNES, M. L.: Photography in rhinoplasty. Arch. Otolaryng. **60**, 695 (1954). — JOSEPH, J.: Nasenplastik und sonstige Gesichtsplastik. Leipzig: Curt Kabitzsch 1932. — JSRAEL, J.: Zwei neue Methoden der Nasenplastik. Langenbecks Arch. klin. Chir. **53**, 255 (1896).

KILLIAN, H.: Lokalanasthesie und Lokalanasthetika. Stuttgart: Georg Thieme 1959. — KIRCHNER, L.: Die Bedeutung der Gesichtsproportionen für die Wiederherstellungschirurgie. Tagg Dtsch. Ges. für Kiefer- und Gesichtschirurgie, Salzburg 1960; — Die Altersentwicklung des menschlichen Gesichtes im Verlaufe des Lebens. Dtsch. zahnarztl. Z. **15**, 1088 (1962). — KOCHLIN, H.: New instruments in rhinoplasty. Plast. reconstr. Surg. **8**, 132 (1951). — KOST, C., u. H. SCHROEDER: HNO (Berl.) **4**, 188 (1953). — KRAUS, M.: Drei Jahrzehnte Fortschritt in der korrektiven Nasenplastik. Mschr. Ohrenheilk. Wien **95**, 57 (1961). — KROATH, F.: Über Nasenspitzenplastiken. Mschr. Ohrenheilk. **89** (1), 43 (1955). — KRUGEL, K.: Photographie und Dokumentation von Befunden im Nasen-Rachen-Raum. Arch. Ohr.-, Nas.-, u. Kehlk.-Heilk. **175**, 549 (1959). — KULAKCI, N.: Esthetical surgery of the nose. Bull. Soc. turque Méd. **19**, 437 (1953).

LABAT, L.: De le rhinoplastie et de la rhinorhaphie soit dans les cas congénitaux ou d'enlevement accidental de la partie dorsale du nez. Ann. méd. physiol. **24**, 619 (1833). — LABORIT, H., et T. HUGUENARD: Pratique de l'hibernothérapie en chirurgie et médecine. Paris: Masson & Cie. 1953. — LENZ, L.: Über Blutungen bei kosmetischen Gesichtsoperationen. Aestet. Med. **9**, 247 (1960). — LEPOINTE, G.: La responsabilité en matière de chirurgie esthétique. Rev. Prat. (Paris) **8**, 3149 (1958). — LIGHTOLLER, G. H. S.: The muscles of the nose. J. Anat. (Lond.) **60**, 1 (1925). — LINDER-ARONSON, ST., and A. BACKSTROM: A comparison between mouth and nose breathers with respect to occlusion and facial dimensions. Stomatologie **62**, 374 (1961). — LINN, L., and I. B. GOLDMAN: Psychiatric observations concerning rhinoplasty. Psychosom. Med. **11**, 1105 (1949). — LUONGO, R. A., and J. R. R. A. LUONGO jr.: Anatomical observations for rhinoplastic surgery. Laryngoscope (St. Louis) **68**, 1076 (1958). — LUTZKI, A. v.: Anaesthesie bei Gesichtsplastiken. J. med. Kosmet. **4**, 228 (1955).

MACLEOD, J. J. R.: MacLeod's physiology in modern medicine, ed. 9. St. Louis: C. V. Mosby Co. 1941. — MALBEC, E. F.: Tecnica precisa de anestesia local du cas rinoplasties. J. int. Coll. Surg. **9**, 495 (1946); — Rinoplastias. Algunas consideraciones relacionadas con la preparacion del paciente e instrumental quirurgico. E. Dia Médico (B. Aires) **89**, 2994 (1955);

Rinoplastia. Verificacion de la operacion. Sem. méd. (Paris) **27**, 944 (1956); — L'anaesthesie locale dans les rhinoplasties. Ann. Chir. plast. **32**, 81 (1956). — MAUR, N.: Die Enzymtherapie. Ther. Umsch. **13**, 1 (1961). — MARMOR, W. A.: Modern concepts of rhinoplastic surgery. Urol. cutan. Rev. **55**, 209 (1951). — McDOVELL, F., J. A. VALONE and J. B. BROWN: Bibliography and historical note one plastic surgery of the nose. Plast. reconstr. Surg. **10**, 149 (1952). — McLAUGHLIN, C. R.: Hypotensive anaesthesia in plastic surgery: a surgeon's view. Brit. J. plast. Surg. **14**, 39 (1961). — MEYER, K.: The biological significance of hyaluronic acid and hyaluronidase. Arch. Otolaryng. **52**, 369 (1950). — MEYER, R.: Über angeborene äußere Nasendeformitaten. Pract. oto-rhino-laryng. **18**, 399 (1956). — MEYER-BOTHLING, H. J.: Zur praktischen Anwendung von Xylocain in der Hals-Nasen-Ohrenheilkunde. Z. Laryng. Rhinol. **36**, 619 (1957). — MILLARD, D. R.: The thimble hook. Plast. reconstr. Surg. **26**, 555 (1960). — MILLER, C. C.: Cosmetic surgery. Philadelphia: Davis 1924. — MILLER, J. M., G. C. GODFREY, M. GINSBERG, C. J. PAPASTRAT and F. HOWARD: Klinische Erfahrungen mit oromucosal verabreichter Streptokinase. J. Amer. med. Ass. **166**, 478 (1958). — MINK, P. J.: Physiologie der oberen Luftwege. Leipzig: Vogel 1920. — MOORE, F. T.: Report of seventy-five patients treated with Chymar. Brit. J. plast. Surg. **11**, 335 (1959). — MORANI, A. D.: The use of the enzyme chymotrypsin in plastic surgery. J. med. Wom. Fed. **20**, 2 (1950). — MORANI, A. D., O. SERLIN, R. M. KING and J. R. FLYNN: Internation abstracts of P.R.S. Wound healing: Chymotrypsin. Plast. reconstr. Surg. **27**, 635 (1961). — MORICCA, G., L. PONTI e R. CAVALIERE: L'analgesia loco-regionale potenziata nella chirurgia correttiva delle strutture osteo-cartilaginee del naso. Minerva otorinolaring. **12**, 155 (1962). — MUKHERJEE, M.: Plastische und rekonstruktive Chirurgie der Nase. Indian J. Surg. **17**, 337 (1955). — MUTHU, C. D. J. A.: The antiquity of hindu medicine, 3. Aufl. New York: Hoeber 1931. — MYERS, D.: A perforating chisel for completing nasal fracture. A new instrument for use in rhinoplasty. Arch. Otolaryng. **61**, 475 (1955).

NEGUS, V.: The comparative anatomy and physiology of the nose and paranasal sinuses. Baltimore: Williams & Wilkins Company 1960. — NUERNBERGK, W.: Wie mache ich einen Gipsabdruck? J. med. Kosmet. **3**, 320 (1954); — Nachbehandlung von Nasenplastiken. Aesthet. Med. **12**, 62 (1963).

OGURA, S.: A new method in aesthetic nasal plastic surgery. Otolaryng. Japan **22**, 15 (1950). — ORSO, L.: Vorbereitung der Hals-, Nasen-, Ohren-Operationen mittels Largactil. [Ungarisch mit dtsch. Zus.fass.] Ful-Orr-Gége-gyóg. **64**, 169 (1957).

PALMER, A., and S. BLANTON: Mental factors in relation to reconstructive surgery of nose and ears. Arch. Otolaryng. **56**, 148 (1952). — PECH, A., M. GARCIN et S. CAHIER: Notre expérience dans les rhinoplasties. Méd. et Hyg. (Genève) **611**, 845 (1963). — PEER, L. A., and J. C. WALKER jr.: New instruments for rhinoplasty. Plast. reconstr. Surg. **10**, 372 (1952). PERRET, W.: Kosmetische Chirurgie und Haftpflicht. J. med. Kosmet. **1**, 254 (1952). — PEYRUS, J.: Chirurgie plastique du nez. Lyon: Ed. Camugli 1956. — PFEIFER, H.: Über den Einfluß entzundungshemmender Substanzen nach Kieferoperationen. Schweiz. Mschr. Zahnheilk. **70**, 899 (1960). — PFLUGER, H.: Örtliche Betaubung oder Allgemeinnarkose bei plastischen Gesichtsoperationen. J. med. Kosmet. **9**, 214 (1960). — PICKRELL, K. L.: Nasal deformities and their repair. Surgery **20**, 285 (1946). — PIOLINO, G., u. W. HUGIN: Fragen der Allgemeinbetaubung bei oto-rhino-laryngologialen Operationen. Anaesthesist **7**, 208 (1958). — PORTMANN, G., P. LEDUC et M. PORTMANN: L'anesthésie en oto-rhino-laryngologie. Paris: Doin 1956. — PROETZ, A. W.: Essays on the applied physiology of the nose. St. Louis: Annals Publ. Co. 1941; — Physiology of the nose from the standpoint of the plastic surgeon. Arch. Otolaryng. **39**, 514 (1944).

RADZMINSKI, M. A.: Rapports entre la perméabilité nasale et les mouvements du thorax. Ann. Oto-laryng. (Paris) **76**, 356 (1959). — REHRMANN, A.: Korrektive und rekonstruktive Nasenplastik. Aesthet. Med. **1**, 176 (1952). — REICHEL, J.: Anaesthesist **2**, 190 (1953). — REICHENBACH, E., u. O. BRUCKL: Kieferorthopadische Klinik und Therapie, 3. Aufl. Leipzig: Johann Ambrosius Barth 1956. — REIDY, J. P.: Corrective rhinoplasty. Brit. J. plast. Surg. **9**, 52 (1956). — REINKE, O.: Z. Laryng. Rhinol. **34**, 501 (1955). — REISER, H. G., R. PATTON and L. C. ROETTIG: Tryptic débridement of necrotic tissue. Arch. Surg. **63**, 568 (1951). — ROBIN, J. L.: Intérêt d'un test caractérologique préopératoire pour la chirurgie correctrice du nez. Rev. Laryng. (Bordeaux) **79**, 770 (1958). — ROE, J. O.: The deformity termed pug nose and its correction by a simple operation. Med. Rec. (N.Y.) **31**, 621 (1887); — The correction of angular deformities of the nose by subcutaneous operation. Med. Rec. (N.Y.) **40**, 57 (1891). — RONGETTI, J. R.: New perichondral elevator. Arch. Otolaryng. **61**, 663 (1955). — RONVIÈRE, H.: Anatomie des lymphatiques de l'homme. Paris: Masson & Cie. 1932. — ROWLAND, A. L.: A new cross-action nasal hump rongeur. Plast. reconstr. Surg. **15**, 509 (1955). — RUBIN, L. R.: A new rhinoplastic instrument. Plast. reconstr. Surg. **3**, 86 (1948).

SALINGER, S.: The role of the rhinologist in rhinoplasty. Laryngoscope (St. Louis) **58**, 232 (1948); — Rhinoplasty in twins. Eye, Ear, Nose Thr. Monthly **35**, 187 (1956). — SALZMANN, J. A.: Principles of orthodontics. Philadelphia: J. B. Lippincott Company 1943. —

Schmalix, J.: Gipsabgusse in der kosmetischen Chirurgie. Kosmetikerınnen-Fachztg **38**, 9 (1955); — Zur Frage der Vorstellung beim Nasenplastıker. Kosmetıkerınnen-Fachztg, Baden-Baden **62**, 3 (1957). — Schorcher, F.: Kosmetische Chirurgie. Munchen: J. F. Lehmann 1953. — Schultz, A. H.: Relations of the external nose to the bony nose and nasal cartilages in whites and negroes. Amer. J. Physıol. and Anthrop. **1**, 329 (1918). — Schwarz, A. M.: Wie der angehende Kieferorthopade Gesicht und Schadel kennen lernt. Wien: Urban & Schwarzenberg 1955. Zit. von Andresen-Haupl-Petrik. — Sécail, J.: L'anesthésie en chırurgıe plastıque. Ann. Chir. plast. **2**, 259 (1957). — Seltzer, A. P.: Plastic surgery of the nose. Phıladelphia: J. B. Lippincott Company 1949; — A cartılage punch of new design for use in rhinoplasty. Trans. Amer. Acad. Ophthal. Otolaryng. **56**, 89 (1952). — A new design for a rongeur to be used in lowering the bony septum. Laryngoscope (St. Louıs) **62**, 1235 (1952); — A new guide for the electric saw in rhinoplasty. Plast. reconstr. Surg. **14**, 249 (1954); — Useful substitute for the mallet and chisel in rhınoplasty. Arch. Otolaryng. **59**, 111 (1954); — Seltzersche Sage fur Nasenplastik. Plast. reconstr. Surg. **13**, 500 (1954); — Verwendung der elektrischen Sage. Eye, Ear, Nose Thr. Monthly **35**, 440 (1956); — Esthetic surgery of the face and neck. Where shall the ear, nose and throat specialist stand on the question? Arch. Otolaryng. **63**, 580 (1956); — Use of the electrıc saw ın rhınoplasty. Eye, Ear, Nose Thr. Monthly **35**, 440 (1956); — The rhinoplastic surgeon and the possibility of lawsuıt. Ann. Otol. (St. Louis) **66**, 208 (1957). — Seltzer, A. P., A. H. Thomas, C. M. Harris and R. Lee: Nasal plastic surgery and the general practitioner. J. Amer. méd. Ass. **44**, 339 (1952). — Serafini, G.: Indıcazioni e controindicazionı della rınoplastıca correttiva. Valsalva **31**, 125 (1955). — Sercer, A.: Contributo alla risoluzione dı alcuni problemi di chirurgia plastica in oto-rino-laringologia. Arch. Ottal. **63**, 613 (1952). — Serre, P.: Traıté sur l'art de restaurer les diformitées de la face. 1842. Zit. von Joseph. — Shaeffer, J. R., E. J. Pulaski and C. W. Tennison: The place of antibiotics in plastic and reconstructive surgery. Plast. reconstr. Surg. **7**, 388 (1951). — Sironi, P. G., e G. Brambilla: Anestesıa per setto-o-rınoplastica. Ann. Laring. (Torino) **61**, 34 (1962). — Slaughter, W. B., J. W. Henry and J. C. Berger: Changes in blood vessel pattern in bilateral cleft lip. Plast. reconstr. Surg. **26**, 166 (1960). — Smith, F.: Plastic and reconstructive surgery. Philadelphia: W. B. Saunders Co. 1950. — Sommer, W. J.: Fortschritte in der kosmetischen Nasenchirurgie. J. med. Kosmet. **5**, 1 (1956). — Sternstein, H. J.: Quantitative study of nasal obstructıon. Arch. Otolaryng. **23**, 475 (1936). — Sternstein, H. J., and J. B. McGregor: Effect of nasal ventılation upon tubal equalizing efficiency in flying personnal. J. Aviat. Med. **15**, 244 (1944). — Stevens, A.: Man's farthest aloft. Nat. Geog. Mag. **69**, 59 (1936). — Stewart, G. G.: The antihistamines and corticosteroids in the reduction of post operative sequelae followıng endodontic surgery. Oral Surg. **9**, 406 (1956). — Straatsma, B. R., and C. R. Straatsma: The anatomical relationship of the lateral nasal cartilage to the nasal bone and the cartılaginous nasal septum. Plast. reconstr. Surg. **8**, 443 (1951). — Straatsma, C.: Correction of the hypertrophied nose. Intern. Coll. Surg. Kongr.-Ber. 1955, S. 1009. Edit. Med. Hyg., Genf. — Stringham, J. D., and T. R. Broadbent: Pediatric anesthesia in plastic surgery. Plast. reconstr. Surg. **17**, 17 (1956). — Stucchi, C., and B. Shapiro: The use of sparıne as premedication in cataract surgery. Ophthalmologica (Basel) **138**, 146 (1959). — Stuteville, O. H., R. P. Lanfranchi and S. Wallach: Trypsın in the treatment of swellings of the head and neck. A preliminary report. Amer. J. Surg. **96**, 787 (1958). — Suriani, U.: Il problema dell'emorragıa nell'anestesia generale. Otorinolaring. ital. **23**, 58 (1955). — Susruta Samhita: The hindu system of medicine, ubersetzt aus dem Sanskrit von A. F. R. Hoernle. Calcutta: J. N. Bose 1897; — Ayurveda, publiziert von Kaviray lal Bhishagratna, Calcutta, 1907, 1916. Zit. von Joseph. — Sved, A.: A critical revıew of cephalometrics. Amer. J. Orthop. **40**, 567 (1954).

Taabor, H.: Le modificazioni del viso ın soggetti di tipo caucasico, mongoloide o negroıde dopo intervento dı rinoplastica. Studio antropologico ricostruttivo. Minerva otorinolaring. **7**, 210 (1957). — Tagliacozzi, G.: De curtorum chırurgia per insitionem. Venetiis: G. Bindonus 1597. — Tamerin, J. A., and E. J. de Polo: Experiences in the use of general anesthesia for corrective rhinoplasty. Anesthesiology **13**, 94 (1952). — Testa, V.: Sull'uso della chimotripsına per vıa intramuscolare in chırurgia plastica. Terapia e science affinı. Serono Rom **59**, 15 (1960). — Thale, H. B.: Use of lyophilized hyaluronidas in cosmetic surgery about the face. Plast. reconstr. Surg. **10**, 260 (1952). — Thévenin, J.: La vascularısation artérielle du nez. Ses rapports avec certaines réactions plastiques après interventions correctrices. Plastica chir. **1**, 155 (1940). — Thorwald, J.: Das Jahrhundert der Chirurgen. Stuttgart: Steingruben-Verlag 1956. — Topinard, P.: De la morphologie du nez. Bull. de la soc. d'anthropologie 1873. Zit. von Berndorfer. — Tuerk, M., A. E. Trevaskis and K. M. Marcks: A practical photographic set-up for the plastic surgeon. Plast. reconstr. Surg. **6**, 477 (1956).

Valdecasas, F. G., et P. Puig-Muset: L'alpha-chymotrypsine thérapeutique. Méd. et Hyg. **472**, 573 (1960).

WALTER, C.: Die Verwendung des Alphachymotrypsins „Choay" in der operativen Ohrenheilkunde sowie in der plastischen Chirurgie. HNO (Berl.) **10**, 212 (1962). — WALTER, P.: Über die Vorbereitung zur Tonsillektomie sowie der endoskopischen Untersuchungsmethoden mit Atoxie und Megaphen. HNO (Berl.) **4**, 270 (1953). — WEGENER, H. E.: Zur Vermeidung von postoperativen Komplikationen in der plastischen Chirurgie. Cong. Intern. coll. surg. Rom, Mai 1960. — WEIR, R. F.: On restoring sunken noses. N.Y. med. J. **56**, 449 (1892). — WEISS, J. A.: Nasal neurology in relation to local anesthesia in rhinoplasty. Eye, Ear, Nose Thr. Monthly **29**, 491 (1950). — WENINGER: Morphologische Betrachtungen an der äußeren Nase und an den Weichteilen der Augengegend. (Sitzungsber. der Anthropolog. Ges. Wien 1927. Zit. von BERNDORFER.) DUFOURMENTEL, L.: Chirurgie réparatrice et correctrice des téguments et des formes. Paris: Masson & Cie. 1939. — WIELAND, H.: Über die plastische Chirurgie in England. Z. Laryngol. Rhinol. **36**, 685—698 (1957). — WILLEMOT, J.: Histoire de la chirurgie plastique du nez. Acta chir. belg. **61**, 204 (1962). — WIRTINGER, W.: Arch. Ohr.-, Nas.- u. Kehlk.-Heilk. **163**, 281 (1953). — WODAK, E.: Einige Formfehler der Nasenspitze und ihre Behebung. Med. Klin. **1931 II**, 1606; — Defekte der Nasenspitze. Chirurgische Korrektur. Med. Klin. **27**, 1606 (1931); — Erfolge und Mißerfolge in der Nasenplastik. Rev. Chir. plast. **2**, 157 (1932). — WOLFE, M. M.: Verfahren der hohen Nasenruckenplastik. Laryngoscope (St. Louis) **66**, 304 (1956). — WRIGHT, J.: The nose and throat in medical history. St. Louis: Matthews 1898. — WYLIE, W. L.: Present beliefs in the practicability of cephalometric studies in individual case analysis. Prognosis and treatment. Amer. J. Orthop. **38**, 836 (1952).

ZEIS, E.: Die Literatur und Geschichte der plastischen Chirurgie. Leipzig 1863.

Spezieller Teil

Korrigierende Nasenplastik. Knöcherner Nasenteil

AUBRY, M.: Chirurgie restauratrice et fonctionnelle endo-nasale. Ann. Oto-laryng. (Paris) **13**, 214 (1946). — AUBRY, M., et S. PALFER-SOLLIER: Chirurgie correctrice des nez busqués: présentation du rabot guillotine. Presse méd. **51**, 1083 (1954); — Ann. Oto-Laryng. (Paris) **71**, 848 (1959). — AUFRICHT, G.: Combined nasal plastic and chin plastic. Amer. J. Surg. **25**, 292 (1934); — Hints and surgical details in rhinoplasty. Laryngoscope (St. Louis) **53**,-317 (1943); — Combined plastic surgery of the nose and chin. Resume of twenty-seven years' experience. Amer. J. Surg. **95**, 231 (1958); — Combined plastic surgery of the nose and chin. Resume of twenty-seven years' experience. Plast. reconstr. Surg. **6**, 495 (1958); — Surgery of the radix and the bony nose. Preliminary report of a new type of nasal clamp. Plast. reconstr. Surg. **22**, 315 (1958); — Symposium on corrective rhinoplasty. Plast. reconstr. Surg. **28**, 241 (1961).

BAMES, H. O.: Elective Rhinoplasty. Plast. reconstr. Surg. **8**, 113 (1951). — BARSKY, A. J.: Principles and practice of plastic surgery. Baltimore: Williams & Wilkins Co. 1950. — BEEKMANS, J., and E. H. HUIZING: The surgical treatment of ozaena. Pract. oto-rhinolaryng. (Basel) **25**, 124 (1963). — BENINCASA, T.: I seni mascellari nell'ozena. Ann. Laring. (Torino) **59**, 213 (1960). — BERSON, M. I.: Atlas of plastic surgery. New York: Grune & Stratton 1948. — BOJIDAR SEKOULITSCH, M.: Nos considérations sur le traitement des rhinites atrophiques. Ann. Oto-laryng. (Paris) **5**, 465 (1955). — BOZZI, E., S. LA FERLA e R. MEYER: Trattamento chirurgico dell'ozena. Oto-rino-laring. ital. **28**, 1 (1959). — BRAIN, E. S.: Ozaenic atrophic rhinitis. Recalibration with polystan. Rev. Med. Cordoba **45**, 207 (1957). — BROWN, J. B., and F. McDOWELL: Plastic surgery of the nose. St. Louis: C. V. Mosby 1951.

CALDERIN, M. A. M.: Ozène, notre théorie pathogénique. Ann. Oto-laryng. (Paris) **76**, 413 (1959). — CHERUBINO, M., G. B. GALIOTO and A. BIGONI: Endonasal sphygmomanometry in vasomotor, atrophic and ozenous rhinitis. Arch. ital. Otol. **73**, 796 (1962). — CINELLI, J. A.: Surgical landmarks in rhinoplasty. Arch. Otolaryng. **68**, 325 (1958). — CLERICI, E., e. R. MANZINI: Esiti a distanza degli innesti di placenta nell' ozena nasale. Arch. ital. Otol. **66**, 904 (1955). — COHEN, L.: Correction of external nasal deformities by subcutaneous method. Maryland med. J. **57**, 222 (1914). — COHEN, S.: Some suggestions in cosmetic rhinoplasties and microgenia. Plast. reconstr. Surg. **11**, 435 (1953); — Operative complications in rhinoplasty. Plast. reconstr. Surg. **17**, 463 (1956); — The use of the chisel in rhinoplasty. Eye, Ear, Nose Thr. Monthly **35**, 435 (1956). — CONVERSE, J. M.: Corrective surgery of the nasal tip. Laryngoscope (St. Louis) **67**, 16 (1957). — COTTLE, M. H.: Nasal roof repair and hump removal. Arch. Otolaryng. **60**, 408 (1954). — CRICKELAIR, G. F.: Operative Behandlung atrophischer Zustande des Naseninnern. Arch. Laryng. Rhin. (Berl.) **31**, 103 (1918); — Reduction Rhinoplasty. Plast. reconstr. Surg. **26**, 626 (1960).

DE AMICIS, E., e L. CORBETTA: Lisozima ed ozena: Il comportamento del tasso lisozimico nel snague, nelle lacrime, nella saliva e nel tessuto turbinale xell'ozenatoso nella fase della malattia e dopo trattamento chirurgico. Ann. Laring. (Torino) **60**, 399 (1961). — DEGELS, L.: Modalités dans l'application de ma technique opératoire de l'ozène. Acta oto-rhino-laryng. belg. **15**, 178 (1961); — Advantages and disadvantages of an operative method for ozaena. J. Laryng. **76**, 352 (1962).

ECKEL, W.: Beitrag zur Operation knocherner Breitnasen. Z. Laryng. Rhinol. **34**, 394 (1955). — EITNER, E.: Schiefnasenplastik. Med. Klin. **19**, 238 (1923).

FOMON, S.: Cosmetic surgery: principles and practice. Philadelphia: J. B. Lippincott Co. 1960. — FOMON, S., J. W. BELL, A. SCHATTNER and V. R. SYRACUSE: Recent trends in rhinoplastic surgery. Arch. Otolaryng. **61**, 38 (1955). — FOMON, S., A. SCHATTNER and J. BELL: Narrowing of the wide nose. Arch. Otolaryng. **59**, 290 (1954). — FRUHWALD, V.: Progres dans la chirurgie plastique. Rev. de Chir. plast. **3**, 155 (1933).

GATEWOOD, W. L.: Substitution of chisel for saw in reconstructive surgery of nose. Plast. reconstr. Surg. **2**, 149 (1947). — GATTI MANACINI, C., C. SBERNINI e A. FRANA: L'estratto lipoideo dei nuclei diencefalici nel trattamento dell'ozena. Ulteriori sperimentazioni cliniche, rilievi istologici ed esiti a distanza. Arch. ital. Otol. **71**, 50 (1960). — GERSTMEIER, H. M.: Elektrische Hockerabtragung an der Nase, ihre Vorteile und Gefahren. Med. Kosmetik **8**, 248 (1959). — GOLDMAN, I. B.: Direct vision bone-cutting forceps for rhinoplasty. Trans. Amer. Acad. Ophthal. Otolaryng. **57**, 628 (1953). — GONZALES-ULLOA, M.: Plastic surgery of nose. Vida nueva **58**, 65 (1946); — Planning the integral correction of the human profile. J. int. Coll. Surg. **36**, 364 (1962). — GORLIA, O.: Correction chirurgicale des nez deriés. Acta oto-rhino-laryng. belg. **9**, 467 (1955). — GOTTSCHALK, G. H.: The transverse osteotomy. A new rhinoplastic technique. Arch. Oto-laryng. **62**, 322 (1955). — GUNTERT, G.: Zur maschinellen Beseitigung des knochernen Nasenhockers. HNO (Berl.) **2**, 5 (1950); — Zur maschinellen Beseitigung des knochernen Nasenhockers. HNO (Berl.) **2**, 65 (1951); — Zum maschinellen Operieren in der Hals-Nasen-Ohrenheilkunde. HNO (Berl.) **3**, 151 (1952); — Ein weiterer Schritt im maschinellen Operieren. Med. Kosmetik **7**, 309 (1958); — Die Handstucksage nach GUNTERT und die Nasensage nach HILDMANN. Med. Kosmetik **6**, 185 (1958). — GUTTERIDGE, E.: Reparative surgery of the external nose. Med. J. Aust. **42**, 408 (1955).

HILDMANN, K.: Über die Abwandlung der Nasensage in ein Messer mit Kullenschliff. Med. Kosmetik **6**, 269 (1956); — Neukonstruktion einer elektrisch angetriebenen Sage zur speziellen Verwendung bei Nasenplastiken. Med. Kosmetik **12**, 363 (1957). — HINSBERG, V.: Operative Behandlung der Ozaena. Mschr. Ohrenheilk. **55**, 1969 (1921). — HOFFMANN, K.: Zur operativen Behandlung der Ozaena. HNO (Berl.) **4**, 369 (1955). — HOPKIN, G. B.: Hypoplasia of the middle third of the face associated with congenital absence of the anterior nasal spine, depression of the nasal bones, and angle class III malocclusion. Brit. J. plast. Surg. **12**, 146 (1963). — HUFFMAN, W. C., and D. M. LIERLE: Transoral lateral osteotomy of the nose. Plast. reconstr. Surg. **25**, 45 (1960).

JACOD, M.: Translation, chez certains ozèneux de toute la cloison sinuso-nasale et son maintien par de l'acrylic encastrée. J. franç. Oto-rhino-laryng. **1**, 612 (1952). — JAKOBI, H.: Ozaena, ein ästhetisches und therapeutisches Problem. Kongr.-asthet. Medizin Wien 1960; — Zur operativen Ozaenabehandlung. HNO (Berl.) **10**, 136 (1962). — JANTSEK, G., u. A. GOTZE: Spätresultate der mit Akrylat ausgefuhrten nasenverengenden Operationen. Pract. oto-rhino-laryng. (Basel) **20**, 224 (1958). — JATHO, K.: Betrachtungen zur konservativen und chirurgischen Therapie der Ozaena unter besonderer Beruksichtigung der Methode von EYRIES mit Verwendung von alloplastischem Substitutionsmaterial. HNO (Berl.) **9**, 19 (1960). — JESCHEK, J.: Über den Versuch einer Mundschleimhautplastik bei Ozaena. Arch. Ohr.-, Nas.- u. Kehlk.-Heilk. **172**, 704 (1960); — Die oronasale Schleimhautplastik bei Ozaena. Mschr. Ohrenheilk. **95**, 282 (1961). — JORDAN, L. W.: External nasal pyramid and septum reconstruction. Arch. Otolaryng. **67**, 521 (1958). — JOSEPH, J.: Nasenplastik und sonstige Gesichtsplastik. Leipzig: C. Kabitzsch 1932.

KARWOUSKI, R., y H. O. SIENKIEWICS: Aplicacion de acrilico en la rinoplastia y ozena. Rev. lat.-amer. Cirug. plást. **3**, 39 (1957). — KAZANJIAN, V. H., and J. M. CONVERSE: Special rongeur-forceps for removal of nasal hump. Arch. Otolaryng. **45**, 362 (1947); — The surgical treatment of facial injuries. Philadelphia: Williams and Wilkins Co. 1949. — KOECHLIN, H.: New instruments in rhinoplaty. Plast. reconstr. Surg. **8**, 132 (1951). — KOPP, M. D.: Atrophic rhinitis in plastic surgery. Laryngoscope (St. Louis) **50**, 510 (1940).

LAFERLA, S.: Chirurgia combinata funzionale e cosmetica della platirinia ozenatosa. Arch. ital. Otol. **70**, 1103 (1959). — LAUTENSCHLAGER, A.: Die Eingriffe am Ohr und an der Nase. In: Kirschners Operationslehre. Berlin 1934. — LENZ, I.: Über Blutungen bei kosmetischen Gesichtsoperationen. Aesthet. Med. **9**, 247 (1960). — LEVIGNAC, J.: Des petits et des gros ennuis dans la rhinoplastie. Ann. Oto-laryng. (Paris) **75**, 560 (1958). — LEWKOWITZ, A.: Surgery of ozena. Ann. Otol. (St. Louis) **64**, 1078 (1955). — LEXER, E.: Kosmetische Operationen der Nase. In: Handbuch der H.N.O.-Heilkunde von DENKER-KAHLER, Bd. V,

S. 991. 1929. — LOEB, P.: Nasal osteotomy — Modification of technique. Rev. lat.-amer. Cirug. plást. **5**, 57 (1961).
MAJER, J.: Zur operativen Ozaenabehandlung mit Polystan. Acta oto-laryng. (Stockh.) **42**, 413 (1952). — MALBEC, E. F.: Rinoplastias. Consideraciones relacionadas con la resection de la giba y la osteotomic de las apofisis montantes. Jornada méd. **13**, 559 (1956). — MALINIAC, J. W.: Rhinoplasty and restoration of facial contour. Philadelphia: F. A. Davis Co. 1947. — MANZO, E., e G. FANONI: Descrizione di un accorgimento tecnico nella terapia chirurgica dell'ozena col metodo di Eyriés. Arch. ital. Laring. **69**, 174 (1961). — MARTONE, M.: Terapia chirurgica dell'ozena con innesto di osso spugnoso. Ann. Laring. (Torino) **55**, 4 (1957). — MAY, H.: The Réthi incision in rhinoplasty. Plast. reconstr. Surg. **8**, 123 (1951). — McINDOE, A., and C. R. McLAUGHLIN: Advances in plastic surgery. Practitioner **169**, 427 (1951). — MESSERKLINGER, W.: Korrektur der Flachnase. Med. Klin. **45**, 1022 (1950). — MEYER, R.: Neuerungen in der Nasenplastik. Pract. oto.-rhino-laryng. **13**, 373 (1951); — Äußere und innere chirurgische Behandlung der Ozaena-Nase. Mschr. Ohrenheilk. **95**, 29 (1961). — MOOTNICK, M. W.: Lowering glabella in rhinoplasty. Laryngoscope (St. Louis) **55**, 28 (1945). — MUNDNICH, K.: Zur Plastik der knöchernen Nase. Mschr. Ohrenheilk. **89**, 27, 111 (1955).

NEIVERT, H.: Reduction of nasofrontal angle in rhinoplasty. Disarticulation technic. Arch. Otolaryng. **53**, 196 (1951); — Principles and mechanics of surgery of the bony vault. Arch. Otolaryng. **61**, 585 (1955). — NELATUN, C., et L. OMBREDANNE: La rhinoplastie. Paris: Steinheil 1904.

ORSO, L.: Über Ozaenaoperationen. Mschr. Ohrenheilk. **95**, 435 (1961).

PEER, L. A., and J. C. WALKER jr.: Procedure for rhinoplasties. Reduction in size and repositioning of nose. Arch. Otolaryng. **56**, 574 (1952). — PIETRANTONI, L.: Innesti ossei ed cartilaginei omoplastici ed eteroplastici ed innesti di resine acriliche nel trattamento chirurgico dell'ozena. Minerva otorinolaring. **2**, 5 (1952). — PROUD, O. G.: Acrylic resin implant for atrophic rhinitis. Laryngoscope (St. Louis) **57**, 257 (1947).

RAMADIER, J. A., et C. EYRIÈS: Le traitement chirurgical de l'ozène. Rapport au Congr. de la Soc. J. franç. Oto-rhino-laryng. **55**, 107 (1948). — RAUCH, S.: Transplantation of Stenon's duct in ozaena and keratitis sicca. Pract. oto-rhino-laryng. (Basel) **20**, 86 (1958). — REIDY, J. P.: Corrective rhinoplasty. Brit. J. plast. Surg. **9**, 52 (1956). — RÉTHI, A.: Operative treatment of ozaena. J. Laryng. **62**, 139 (1948); — Le traitement chirurgical de l'ozène. Ann. Otolaryng. (Paris) **76**, 413 (1959); — Chirurgische Behandlung der Ozaena. HNO (Berl.) **9**, 34 (1960). — RICCABONA, A.: Die Wittmaacksche Operation bei der Ozaena. Mschr. Ohrenheilk. **13**, 304 (1956). — RISH, B.: New osteotome for rhinoplasty. Arch. Otolaryng. **57**, 206 (1953). — RISH, B. B.: Combined defects of the cosmetic profile. Corrective rhinoplasty with simultaneous repair of simple retruded chin. Laryngoscope (St. Louis) **61** 9 (1955); — The frontonasal angle in cosmetic rhinoplasty. Arch. Otolaryng. **65**, 337 (1956). — ROWLAND, A. L.: The treatment of the hump in rhinoplasty. Arch. Otolaryng. **62**, 28 (1955); — A new practical osteotome. Plast. reconstr. Surg. **15**, 512 (1955). — ROY, J. N.: Method of choice for the correction of hump nose. Canad. med. Ass. J. **33**, 158 (1935).

SAFIAN, J.: Corrective rhinoplastic surgery. New York: P. Hoeber 1935; — Incontrollable factors in rhinoplasty. Plast. reconstr. Surg. **12**, 24 (1953); — Use of the saw in rhinoplasty. Eye, Ear, Nose Thr. Monthly **35**, 438 (1956). — SANVENERO-ROSSELLI, G.: Chirurgio plastica del naso. Roma: Pozzi 1931. — SAPORITI, E. M.: La rinoplastia en el tratamiento del ocena. Presentacion de un caso. Pren. méd. argent. **48**, 436 (1961). — SCEVOLA, P.: Osservazioni sulla chirurgia dell'ozena. Otorinolaring. ital. **20**, 413 (1952). — SCHULTHESS, G.: Erfahrungen mit einer neuen nasenverengernden Operation bei Ozaena. Pract. oto-rhino-laryng. (Basel) **19**, 445 (1957). — SELTZER, A. P.: Plastic surgery oft the nose. Philadelphia: J. B. Lippincott Co. 1949; — The Seltzer circular rhinoplastic saw. Plast. reconstr. Surg. **5**, 261 (1950); — A case of receding chin and hump nose with corrective method. Laryngoscope (St. Louis) **61**, 1030 (1951); — A curved chisel for use in nasal surgery. Ann. Otol. (St. Louis) **61**, 276 (1952); — Excavator for use in narrowing nasal bridge. Arch. Otolaryng. **55**, 718 (1952); — Improved modification of right angle saw for rhinoplasty. Laryngoscope (St. Louis) **64**, 220 (1954). — Useful substitute for the mallet and chisel in rhinoplasty. Arch. Otolaryng. **59**, 111 (1954); — Seltzersche Sage fur Nasenplastik. Plast. reconstr. Surg. **13**, 500 (1954); — Use of the electric saw in rhinoplasty. Eye, Ear, Nose Thr. Monthly **35**, 440 (1956). — SMITH, F.: Plastic and reconstructive surgery. Philadelphia: W. B. Saunders Co. 1950. — SOMMER, W. J.: Neue Methode zur Totalverkleinerung der Nase ohne äußere Incision. Arch. Ohr.-, Nas.- u. Kehlk.-Heilk. **159**, 324 (1951); — Fortschritte in der kosmetischen Nasenchirurgie. Med. Kosmetik **5**, 1 (1956). — STAFFIERI, M.: Osteotomia basale per via del fornice gengivale Congr. gruppo Otologi ospedalieri italiani, Neapel Mai 1961. — STRAATMA, C. R.: The simplification of nasal plastic surgery. N.Y. St. J. Med. **32**, 871 (1932). — STRAATSMA, C.: Correction of hypertrophied nose. Int. Coll. Surg. Kongr. Ber. 1955, S. 1009. Edit. Med. Hyg., Genf. — STRAATSMA, C. R.: Surgery of the

bony nose: comparative evaluation of chisel and saw technique. Plast. reconstr. Surg. **28**, 246 (1961).
TAMERIN, J. A.: Lateral osteotomy, Kongr. plast. Chirurgie London 1959. — TAUSEND, S. S.: A new instrument for rhinoplastic surgery by STANLEY S. TAUSEND. Brit. J. plast. Surg. **1**, 65 (1949).
UNTERBERGER, S.: Über Nasenspitzenplastiken. Mschr. Ohrenheilk. **89**, 41 (1955).
VASILIU, D.: New studies of ozena, respiration in ozena, experiment tests. Rev. Laryng. **83**, 319 (1962).
WEBSTER, G. V.: Rhinoplasty: the saw technique. Plast. reconstr. Surg. **28**, 249 (1961). — WOLF, G. D.: Rhinoplasty and its relation to rhinology. Trans. Sect. Laryng. Otol. Rhinol. Amer. med. Ass. **81** (1941).
ZORZOLI, E.: Prime osservazioni sul trattamento chirurgico della rinite atrophica mediante innesti di cartilagine bovina. Arch. ital. Otol. **61**, 660 (1950).

Korrigierende Nasenplastik. Weichteile der Nase

AUBRY, M., N. GIRAUD, I. LEVIGNAC, P. SÉNECHAL et L. COUZIN: Chirurgie fonctionelle correctrice et restauratrice du nez. Paris: Arnette 1956.
BECKER, O.: Principles of otolaryngologic plastic surgery, herausgeg. durch Amer. Acad. Ophthalm. and Otol. 1952; — La correction du tiers inférieur du nez en chirurgie rhinoplastique. Ann. Chir. plast. **2**, 119 (1957). — BECKER, O. J.: Aids in rhinoplastic procedures. Ann. Otol. (St. Louis) **55**, 562 (1946). — BEINFIELD, H. H.: The creation of a mesial crus "arm" to prevent the tip from dropping. Ann. Otol. (St. Louis) **67**, 227 (1958). — BERSON, M. I.: Atlas of plastic surgery. London: William Heinemann 1948. — BROWN, J. B.. and F. MCDOWELL: Plastic surgery of the nose. London: Henry Kimpton 1951.
CARAZA, E. J.: Técnica propia para corregir la forma de la alas de la nariz. Rev. méd. ci. A.F. (Méx.) **10**, 320 (1952). — CINELLI, J. A.: Correction of combined elongated nose and recessed nasolabial angle. Plast. reconstr. Surg. **21**, 139 (1958). — COHEN, S.: Some suggestions in cosmetic rhinoplastics and microgenia. Plast. reconstr. Surg. **11**, 435 (1953). — CONVERSE, J. M.: The cartilaginous structures of the nose. Ann. Otol. (St. Louis) **64**, 220 (1955); — Corrective surgery of the nasal tip. Laryngoscope (St. Louis) **67**, 16 (1957). — CONVERSE, J. M., and V. H. KAZANJIAN: The surgical treatment of facial injuries, 2. Ausgabe. Baltimore: Williams & Wilkins Co. 1959. — CRIKELAIR, G. F.: Reduction rhinoplasty. Plast. reconstr. Surg. **26**, 626 (1960).
DALEY, J.: Bedeutung der Septumnahte bei der Nasenplastik. Arch. Otolaryng. **45**, 178 (1947).
EISENSTODT, L. W.: The nasal tip in routine rhinoplasty. Eye, Ear, Nose Thr. Monthly **26**, 372 (1947). — EITNER, E.: Kosmetische Korrekturen im Bereiche der Nasenspitze. J. med. Kosmet. **2**, 154 (1953).
FARINA, R., O. DE CASTRO and R. BAROUDI: The importance of the cartilaginous framework in plastic surgery of the nose. Brit. J. plast. Surg. **12**, 160 (1959); — The importance of the alar, triangular and quadrangular cartilages in rhinoplasties. Rev. paul. Med. **54**, 1 (1959). — FILIPPI, B.: Rinoplastica correttiva. Minerva otorinolaryng. **7**, 197 (1957). — FINE, I. J.: The "L"-incision in tip modelling (Goldman technique). Eye Ear Nose, Thr. Monthly **35**, 430 (1956). — FLURIN, H., and F. BONNET-ROY: Une nouvelle application de soufre colloidal en oto-rhino-laryngologie. Ann. Oto-laryng. (Paris) **13**, 258 (1946). — FOMON, S., J. W. BELL, A. SCHATTNER and V. R. SYRACUSE: Shortening the long nose. Arch. Otolaryng. **58**, 677 (1953); — Rhinoplasty, orthodox and heterodox. Arch. Otolaryng. **59**, 170 (1954); — Neue Richtungen in der rhinoplastischen Chirurgie. Arch. Otolaryng. **61**, 38 (1955). — FOMON, S., A. L. CARON, J. W. BELL and A. SCHATTNER: Rhinologic versus orthopedic rhinoplasty. Arch. Otolaryng. **62**, 409 (1955). — FOMON, S., I. B. GOLDMAN, H. NEIVERT and A. SCHATTNER: Management of deformities of the lower cartilaginous vault. Arch. Otolaryng. **54**, 467 (1951); — Rhinoplastic aphorisms, reflections and paradoxes. Eye, Ear, Nose Thr. Monthly **31**, 537 (1952). — FOMON, S., and V. R. SYRACUSE: Routine technic of typical rhinoplasty. Illinois med. J. **94**, 242 (1949). — FRED, G. B.: Nasal tip in rhinoplasty; invaginating technique to prevent secondary dropping. Ann. Otol. (St. Louis) **59**, 215 (1950); — Role of depressor septi nasi muscle in rhinoplasty. Arch. Otolaryng. **62**, 37 (1955); — Jacques Joseph's letzte Nasenplastik. Eye, Ear, Nose Thr. Monthly **36**, 283 (1957); — Evaluation of the orthopedic septo-columellar suture in rhinoplasty. Laryngoscope (St. Louis) **68**, 1700 (1958).
GALTIER, M.: Chirurgie esthétique nasale. Paris: G. Doin & Cie. 1950. — GLUSHAK, L.: Nasenspitzenchirurgie. Aesthet. Med. **12**, 107 (1963). — GOLDMAN, I. B.: Preferred knot tying in rhinoplasty. Eye, Ear, Nose Thr. Monthly **41**, 640 (1962). — GOLDMAN, J. B.: New technique for corrective surgery of the nasal tip. Arch. Otolaryng. **58**, 183 (1953); — The importance of the mesial crura in nasal tip reconstructions. Arch. Otolaryng. **65**, 143 (1957). —

Gonzales-Ulloa, M.: Quantitative principles in cosmetic surgery of the face (Profileplasty). Plast. reconstr. Surg. **29**, 186 (1962). — Griesman, B. I,.: Suspension mechanism of the upper lip and the columella. Arch. Otolaryng. **50**, 36 (1949); — Die Nasenspitze. Eye, Ear, Nose Thr. Monthly **31**, 551 (1952). — Guillermin, Delatour et Pellegrini: Correction de la pointe du nez tombante et hypertrophique par autoplastie; procédé personnel. J. franç. Oto-rhino-laryng. **8**, 459 (1959).

Hauberisser, E.: Zur Operationstechnik mißgestalteter und verlagerter Nasenknorpel. J. med. Kosmet. **4**, 37 (1956). — Herlyn, K. E.: Die Eingriffe im Gesicht, an der Zunge, an den Speicheldrüsen und an der Ohrmuschel. In: Kirschners Operationslehre, 2. Aufl., Bd. 4. Berlin-Göttingen-Heidelberg: Springer 1956.

Joseph, J.: Nasenplastik und sonstige Gesichtsplastik. Leipzig: Curt Kabitzsch 1932. — Kleine, E. H. de: Nasal tip reconstruction through external incision. Plast. reconstr. Surg. **15**, 502 (1955). — Kroath, F.: Über Nasenspitzenplastiken. Mschr. Ohrenheilk. **89**, 43 (1955).

Lenz, L. L.: Fehler bei Nasenspitzen-Operationen. Med. Kosmetik **6**, 97 (1957). — Levignac, J.: Des petits et des gros ennuis dans la rhinoplastie. Ann. Oto-laryng. (Paris) **75**, 560 (1958). — Link, R.: Zur Plastik des knorpeligen Nasengerüstes. Z. Laryng. Rhinol. **30**, 84 (1951). — Lipsett, E. M.: A new approach to surgery of the lower cartilaginous vault. Arch. Otolaryng. **70**, 42 (1959).

Malbec, E. F.: Rinoplastias. Consideraciones relacionadas con el tratamiento de los cartilagos alares. Jornada méd. **106**, 248 (1955); — Rinoplastias. Consideraciónes relacionadas con las vias de acceso y la liberacion de la cubierta cutanea. Orientacion med. **169**, 1164 (1955). — Malbec, E. F., and A. R. Beaux: Deformities of the nasal tip. Brit. J. plast. Surg. **12**, 86 (1959). — Marino, H.: Réconstruction du squelette cartilagineux des ailes du nez. Acta otorino-laring. ibero-amer. **2**, 28 (1951). — Mathé, H.: Die totale Nasenverkleinerung, eine Standardoperation. HNO (Berl.) **3**, 251 (1952).

Nuernberg, W.: Schöne Nasen — aber ohne Funktion. Kosmetikerinnen-Fachztg **83**, 6 (1959).

Oghi, A.: Resorte modelador para rinoplastias. Rev. lat.-amer. Cirug. plàst. **1**, 274 (1958).

Pitanguy, I.: Rinoplastias. Técnica e complicaçòes. Rev. bras. Cirurg. **38**, 284 (1959); — Management of alar cartilage. Plast. reconstr. Surg. **25**, 84 (1960). — Potter, J.: Some nasal tip deformities due to alar cartilage abnormalities. Plast. reconstr. Surg. **13**, 358 (1954).

Réthi, A.: Über die korrektiven Operationen der Nasendeformitaten. Chirurg **1**, 1103 (1929); — Raccourcissement du nez trop long. Rev. chir. plast. **2**, 85 (1934); — Right and wrong in rhinoplastic operations. Plast. reconstr. Surg. **3**, 361 (1948). — Rish, B. B.: Combined defects of the cosmetic profile. Corrective rhinoplasty with simultaneous repair of simple retruded. Laryngoscope (St. Louis) **65**, 9 (1955). — Rode, C.: Zur Technik des Gipsverbandes in der Behandlung der Nasenbein-Frakturen und Deformitäten. Z. Hals-, Nas.- u. Ohrenheilk. **43**, 294 (1938); — Nasenplastik bei Elephantiasis der Nase. Zbl. Chir. **72**, 430 (1947).

Safian, J.: Deceptive concepts in rhinoplasty. Plast. reconstr. Surg. **18**, 127 (1956); — Facts and fallacy. Brit. J. plast. Surg. **11**, 45 (1958). — Salinger, S.: Verkleinerung der Nasenspitze. Eye, Ear, Nose Thr. Monthly **35**, 433 (1956). — Schultz, L. W.: Deformities of the nasal tip. Amer. J. Surg. **96**, 808 (1958). — Seeley, R. C.: Reconstruction of the nasal tip; a new technique. Plast. reconstr. Surg. **4**, 594 (1949). — Seltzer, A. P.: Plastic surgery of the nose. Philadelphia: J. B. Lippincott Co. 1949; — Place of columella in submucous resection. Arch. Otolaryng. **56**, 57 (1952); — A plastic method for creating an esthetic nasal tip. Eye, Ear, Nose Thr. Monthly **32**, 704 (1953). — Šercer, A.: Dekortikation der Nase. Chir. maxillofac. plast. (Zagreb) **1**, 149 (1958); — Sheehan, J. E.: Plastic surgery of the nose. New York: Hoeber 1936. — Sommer, W. J.: Fehler bei rhinoplastischen Korrekturen. Arch. Ohrenheilk. **158**, 263 (1950); — Eine einfache und zuverlässige Methode zur kosmetischen Umformung der Knorpelnase. Arch. Ohr.-, Nas.- u. Kehlk.-Heilk. **167**, 671 (1955). — Straatma, C.: Correction of hypertrophied nose. Int. Coll. Surg. Kongr.-Ber. 1955. Genf: Edit. Med. Hyg. S. 1009.

Walter, C.: Die plastische Korrektur knöcherner und knorpeliger Nasendeformitaten nach der Methode von Goldman. Ärztl. Kosmetik **4**, 146 (1957); — Moderne Aspekte der Nasenplastik. HNO (Berl.) **6**, 170 (1957); — Die Möglichkeiten der Korrektur der Nasenspitze. Med. Kosmetik **8**, 76 (1959). — Wolfe, M. M.: Procedure of high dorsal rhinoplasty. Laryngoscope (St. Louis) **66**, 304 (1956).

Septum

Aagesen, W. J.: Transact. Indiana Acad. of ophtalm. and otolaryng. 41 annual meeting, May 7—8, 1958. — Adams, G.: Brit. med. J. **1875**, 13, 421. — Alyea, O. E. van: The embryology of the ear, nose and throat. Prepared for the use of graduates in medicine by the American Academy of Ophthalmology and Otolaryngology, Section on Instruction. 1949. — AMERSBACH, I.: Arch. Ohr.-, Nas.- u. Kehlk.-Heilk. **143** (2). — ANDERSON, E. R. V.: Laryngoscope (St. Louis) **62**, 792 (1952). — AREY, L. B.: Developmental anatomy: A textbook and laboratory manual of embryology, 5th ed. Philadelphia: W. B. Saunders Co. 1946. — ASCH, M.: A new operation for deviation of the nasal septum, with a report of cases. Trans. Amer. Laryng. Ass. New York: D. Appleton & Co. 1891, p. 76. — AUBONE JOSÉ, C.: Rev. Méd. arg. **10**, 669 (1937). — AUBRY, M., et J. GAREZ: Ann. Oto-laryng. (Paris) **75**, 1 (1958). — AUFRICHT, G.: Combined nasal plastic and chin plastic: Correction of microgenia by osteocartilaginous transplant from large hump nose. Amer. J. Surg. **25**, 292 (1934); — A few hints and surgical details in rhinoplasty. Laryngoscope (St. Louis) **53**, 317 (1943). — AZZOLINI, A.: Il septum nasi e il cavo rino-faringeo nella palatoschisi. Minerva chir. **10**, 972 (1955).

BALLENGER, H. C.: Otology, rhinology and laryngology. Philadelphia: Lea & Febiger 1943. — BECKER, O. J.: Aids in rhinoplastic procedures. Ann. Otol. (St. Louis) **55**, 562 (1946); — Nasal fractures: An analysis of 100 cases. Arch. Otolaryng. **48**, 344 (1948); — Problems of the septum in rhinoplastic surgery. Transact. Amer. Acad. Ophthal Otolaryng., Jan.-Feb. (1951); — The problems of the septum in rhinoplasty. Arch. Otolaryng. **53**, 622 (1951); — Principles of otolaryngologic plastic surgery. Omaha: Douglas Printing Co. 1952; — Otolaryngologic plastic surgery; — 1960. Arch. Otolaryng. **74**, 562 (1961). — BERSON, M. I.: Atlas of plastic surgery. London: William Heinemann 1948. — BOLOTOW, N.: Arch. Otolaryng. No 40 (1944). — BOSWORTH, F.: Med. Rec. **31**, 115 (1887). — BUTTNER, G.: Otolaryng. pol. **9**, 47 (1955). — BROWN, J., and F. McDOWELL: Plastic surgery of the nose, p. 240. London: H. Kimpton 1951. — BURCKHARDT, M.: Bericht uber die chirurgische Abteilung der Ludwigshospital Charlottenhilfe wahrend der Jahre 1885—1887.

CABRERA TRIGO, I. S., y L. IAPALUCCI: Tratamiento de la perforacion del septum nasal por abordaje vestibulo-oral. Pren. méd. argent. **47**, 2152 (1960). — CASTILLO MORALEZ, J. M.: Historia de la cirugia del septo nasal. Rev. esp. Oto-neuro-oftal. **11**, 71 (1954). — CHASSAIGNAC, C.: Gazette des Hôpitaux, p. 419. Paris 1851. — CLIMO, S.: Plast. reconstr. Surg. **17**, 410 (1956). — CLINE, S.: Rhinoplasty. Arch. Otolaryng. **67**, 527 (1958). — COHEN, S.: Role of the septum in surgery of nasal contour. Arch. Otolaryng. **30**, 12 (1939); — Dislocation of the septal cartilage. Arch. Otolaryng. **30**, 12 (1939) (II); — Dislocation of the septal cartilage. Arch. Otolaryng. **46**, 601 (1947). — CONVERSE, J. M.: Corrective surgery of nasal deviations. Arch. Otolaryng. **52**, 671 (1950). — CONVERSE, J. M., E. M. HOLMES and W. C. HUFFMAN: The deviated nose ans septum: A panel discussion. Trans. Amer. Acad. Ophthal. Otolaryng. **58**, 741 (1954). — COTTLE, M. H.: Modified nasal septum operations. Eye, Ear, Nose Thr. Monthly **29**, 480 (1950). — COTTLE, M. H., and R. M. LORING: Corrective surgery of the external nasal pyramid and the nasal septum for restoration of normal physiology. Eye, Ear, Nose Thr. Monthly **26**, 147, 207 (1947). — COTTLE, M. H., R. M. LORING, G. FISCHER and I. E. GAGNON: The maxilla-premaxilla approach to extensive nasal septum surgery. Arch. Otolaryng. **68**, 301 (1958).

DIEFFENBACH, J.: Die operative Chirurgie, S. 366. Leipzig 1845. — DINGMAN, R. O.: Correction of nasal deformities due to defects of the septum. Plast. reconstr. Surg. **18**, 291 (1956). — DUMARQUAY, J.: Gaz. Hôp. (Paris) **32**, 470 (1859).

ELSBACH, E. J.: Cartilaginous septum in the reconstruction of the nose. A modified procedure. Arch. Otolaryng. **44**, 207 (1946). — ENGEL: Zit. von AZZOLINI. — ERICH, J. B.: Plastic correction of the crooked nose. Proc. Mayo Clin. **34**, 397 (1959). — ERSNER, M. S.: Reconstr. of the nasal septum. Eye, Ear, Nose Thr. Monthly **28**, 67 (1949). — EVERETT, R.: Arch. Otolaryng., ottobre (1946).

FEIT, L. J.: Rhinoplastic approach to certain rhinological procedures. Arch. Otolaryng. **55**, 12 (1952). — FILIPPI, B.: Rinoplastica correttiva. Considerazioni e deduzioni pratiche sulla base degli interventi eseguiti in un anno nella clinica otoringologica di Torino. Minerva otorinolaring. **7**, 197 (1957). — FILIPPI, B., e G. MORETTO: Minerva otorinolaring. **9**, 89 (1959). — FOMON, S.: Reimplantation of the septal cartilage. Arch. Otolaryng. **47**, 7 (1948). — FOMON, S., J. W. BELL, E. L. BERGER, I. B. GOLDMAN, H. NEIVERT and A. SCHATTNER· New approach to ventral deflections of the nasal septum. Arch. Otolaryng. **54**, 356 (1951). — FOMON, S., J. G. GILBERT, A. G. SILVER and V. R. SYRACUSE: Plastic repair of the obstructing nasal septum. Arch. Otolaryng. **47**, 7 (1948). — FOMON, S., V. R. SYRACUSE, N. BOLOTOW and M. PULLEN: Plastic repair of the deflected nasal septum. Arch. Otolaryng. **44**, 141 (1946). — FORSTER, H.: The submucous rectification of the nasal septum. Proc. roy. Soc. Med. **42**, 283 (1949). — FRED, G. B.: Nasal tip in rhinoplasty. Ann. Otol. (St. Louis) **59**, 215 (1950); — Role of depressor septi nasi muscle in rhinoplasty. Arch. Otolaryng. **62**, 37 (1955); — Postoperative dropping of the nasal tip after rhinoplasty. Arch. Otolaryng. **67**, 177 (1958). — FREER, O.: The correction of deflections of the nasal septum with a minimum of traumatism. J. Amer. med. Ass. **38**, 636 (1902); — Deflections of the nasal septum: A critical review of the methods of their correction by the window resection, with a report of 116 operations. Ann. Otol. (St. Louis) **15**, 213 (1905). — FRITZ, K.: Funktionelle Nasenscheidewandoperationen. Arch. Ohr.-, Nas.- u. Kehlk.-Heilk. **173**, 452 (1958). — FUCHS, J.: A rapid approach to the deviated septum rhinoplasty. Plast. reconstr. Sug. **18**, 133 (1956).

GALANTI, S.: Tecnica di J. B. GOLDMAN per la cura delle deviazioni anteriori del setto nasale mediante rinoplastica. Valsalva **30**, 27 (1954). — GALLOWAY, T.: Ref. to by S. FOMON, N. BOLOTOW and M. PULLEN. — GOLDMAN, I. B.: The maxillofacial triad and its correction, with special reference to the nasal septum. J. Mt Sinai Hosp. **16** (1950); — J. int. Coll. Surg. **17**, 167 (1952). — GOLDMAN, I. R.: New technique in surgery of the deviated nasal septum. Arch. Otolaryng. **46**, 183 (1956). — GRAVOT, P.: Correction rhinoplastique des déviations antérieurs septales par la méthode de reposition. Thèse Paris 1949.

HEYLEN, P.: Annales de la soc. de med. d'anvers. Gaz. méd. **5**, 819 (1847). — HOLMES, M.: 63 Annual Session of the Amer. Acad. of Opht. and Otol., Oct. 12—17, 1958 Chicago. — HUFFMAN, W. C., and D. M. LIERLE: The nasal deviations. Ann. Otol. (St. Louis) **63**, 62 (1954); — Progress in septal surgery. Plast. reconstr. Surg. **20**, 185 (1957); — Progress in septal surgery. Plast. reconstr. Surg. **20**, 185 (1957).

JENNES, M. J.: Corrective nasal surgery in children. E.E.N.T.Month. **33**, 583 (1959). — JORDAN, L. W.: Rekonstruktion der außeren Nasenpyramide und des Septums (Bericht uber einen Fall). Arch. Otolaryng. **67**, 521 (1958). — JOSEPH, H.: Nasenplastik und sonstige Gesichtsplastik: Nebst einem Anhang uber Mammaplastik und einige weitere Operationen aus dem Gebiete der außeren Korperplastik. Leipzig: Curt Kabitzsch 1931.

KAZANJIAN, V. H.: The surgical treatment of facial injuries. Baltimore: Williams & Wilkins Co. 1949. — KILLIAN, G.: Die submucose Fensterresektion der Nasenscheidewand. Arch. Laryng. Rhinol. (Berl.) **16**, 362 (1904); — The submucous window resection of the nasal septum. Ann. Otol. (St. Louis) **14**, 363 (1905). — KOENIG, F.: Langenbecks Arch. klin. Chir. **124**, 1 (1923). — KRETSCHMANN, F.: Zit. von KATZ et al. in Handbuch der speziellen Chirurgie des Ohres und der oberen Luftwege, Bd. III., S. 335. Wurzburg: Curt Kabitzsch 1913. — KRIEG, L.: Berl. klin. Wschr. **26**, 699 (1889). — KRISTENSEN, H. K.: Reconstruction versus submucous resection of deflected septum combined with deviation of the nose. Acta oto-laryng. (Stockh.), Suppl. **116**, 166 (1954).

LA FERLA, S.: Settoplastica. Nuovi orientamenti nella correzione chirurgica del setto nasale deviato. Arch. ital. Otol. **70**, 789 (1959); — Chirurgia correttiva e funzionale della porzione cartilaginea del naso. Chir. correttiva e funzionale del naso. Relazione al 14. Congr. Nazionale Otologi Ospedalieri Italiani, Napoli 1961. — LANGENBECK, v. B.: Handbuch der Anatomie. Gottingen 1843. — LEONI, P.: Settoplastica nasale secondo SELTZER e FUCHS. Gazz. sanit. **31**, 579 (1960). — LEVIGNAC, G.: Rev. Stomat. (Paris) **55**, 372 (1954). — LEVIGNAC, J.: Greffes et implants, greffes ou implants, dans la réparation du soutien nasal après enfoncement. Ann. Oto-laryng. (Paris) **76**, 758 (1959). — LEWY, R. B., and A. HAMMOND: Septal dermatoplasty. Observation, technique and results. Ann. Otol. (St. Louis) **71**, 411—418 (1962). — LIERLE, D. M., and W. C. HUFFMAN: Grafts of preserved bovine cartilage in rhinoplasty. Laryngoscope (St. Louis) **59**, 858 (1949).

MALBEC, E. F.: Deviation de la nariz. Pren. méd. argent. **36**, 1109 (1949); — Nasal deviations. Surgical treatment. Plast. reconstr. Surg. **20**, 92 (1957); — Rinodesviaciones. Tratamiento quirurgico. Dia méd. **29**, 620 (1957). — MALINIAC, J. W.: Role of the septum in rhinoplasty. Arch. Otolaryng. **48**, 189 (1948). — MARTINO, F., u. R. DUMITRESCO CANCIU: Viata med. **6** (11), 1019 (1959). — METZENBAUM, M.: Replacement of the lower end of the dislocated septal cartilage versus submucous resection of the dislocated end of the septal cartilage. Arch. Otolaryng. **9**, 282 (1929); — Replacement of the lower end of the septal cartilage. Arch. Otolaryng. **16**, 690 (1932); **24**, 78 (1936); — Asymmetry of the nares. Arch. Otolaryng. **16**, 696 (1932). — METZENBAUM, M. F.: Recent fracture of nasale base lines of both outer nasal walls with divergent displacement. Arch. Otolaryng. **34**, 723 (1941). — MEYER, R.: Pract. oto-rhino-laryng. (Basel) **373**, 131 (1951). — MEYER, R., e G. ZAOLI: Settoplastiche per perforazioni. Minerva otorinolaring. (1964) (im Druck). — MILLAR, T. G.: Plasty of nasal septum. Med. J. Aust. **41**, 133 (1954). — MISSAL, S. C.: Laryngoscope (St. Louis) **69** (2), 268 (1959). — MORGAGNI, G.: De sedibus et causis morborum. Padua 1762. — MOSHER, H. P.: The direct method of correcting lateral deformity of the nasal bones. Laryngoscope (St. Louis) **16**, 28 (1906); — The premaxillary wings and deviation of the septum. Laryngoscope (St. Louis) **17**, 480 (1907). — MOWLEM, R.: Bone and cartilage transplants: Their use and behavior. Brit. J. Surg. **29**, 182 (1941). — MUSKAT, I.: Plastic repair of the fractured nasal septum. Fundamental procedures and applications. (Plastische Wiederherstellung des frakturierten Septums. Grundlegende Verfahren und Anwendungen). J. int. Coll. Surg. **23**, 117 (1955).

PAIN, F.: Thèse Paris 1959. — PEER, L. A.: An operation to repair lateral displacement of the lower border of the septal cartilage. Arch. otolaryng. **25**, 475 (1937); — Cartilage grafting. Surg. Clin. N. Amer. **24**, 408 (1944). — PERRET, P.: Correction chirurgicale des nez déviés. Pract. oto-rhino-laryng. (Basel) **20**, 115 (1958). — PLANAS, J.: Complete removal of the septum. Third intern. Congr. of Plast. Surg., Washington D. C. 1963. — PONTI, L.: La chirurgia correttiva del setto nasale nei bambini. Valsalva **33**, Suppl. 97 (1957). — PRUVOT, M.: Le pansement de la résection de cloison. Rev. Laryng. (Bordeaux) **75**, 592 (1954).

QUELMALZ, E.: Haller's Disputat ad morborum historiam. Paris 1757.

RANZOLIN, G., e G. JOST: La condro-riposizione nella settoplastica per deviazioni anteriori. Minerva otorinolaring. **21**, 245 (1963). — REVERDIN, J.: J. Arch. gen. méd. **19**, 555 (1872). — ROWLAND, A. L.: Rhinoplastic applications to submucous resection of the nasal septum. Surgical anatomy: Technique of a modified procedure. Arch. Otolaryng. **59**, 739 (1954). — RUPRECHT, W.: Wien. med. Wschr. **18**, 1157 (1868).

SAFIAN, J.: Corrective rhinoplastic surgery. New York: Paul B. Hoeber, Inc. 1935. — SALINGER, S.: Deviation of septum in relation to twisted nose. Arch. Otolaryng. **29**, 520 (1939). — SALINGER, S., and B. M. COHEN: Surgery of the difficult septum. (Chirurgie der schwierigen Scheidewand.) Arch. Otolaryng. **61**, 419 (1955). — SANVENERO ROSSELLI, G.: Chirurgia plastica del naso. Pozzi 1931; — Ed. Capelli Bologna 1940; ed. Pozzi Roma 1931; ed Vallardi Milano 1946. — SAUNDERS, W. H.: Septal dermoplasty for control of nosebleeds caused by hereditary haemorrhagic teleangiectasia of septal perforations. Trans. Amer. Acad. Ophthal. Otolaryng. **64**, 500 (1960); — Dermatoplastik des Nasenseptums. HNO (Berl.) **10**, 92 (1962); — Hereditare haemorrhagische Teleangiectasie. Familiare Beispiele, klinische Characteristica und chirurgische Behandlung. Arch. Otolaryng. **76**, 245—260 (1962). — SCOTT BROWN, W. G.: Diseases of the ear, nose and throat. London: Butterworth & Co. 1952. — SEELEY, R. S.: Laryngoscope (St. Louis) **59**, 130 (1949). — SELTZER, A. P.: The nasal septum: Plastic repair of the deviated septum associated with a deflected tip. Arch. Otolaryng. **40**, 433 (1944). — SOMMER, W. J.: Arch. Ohr.-, Nas.- u. Kehlk.-Heilk. **161**, 478 (1952). — SPECTOR, M.: Indications for a submucous resection. Arch. Otolaryng. **70**, 334 (1959). — STEELE, H.: St. Louis Courier of Med. **1**, 485 (1879). — STEFFENSEN, W. H.: Reconstruction of the nasal septum. Plast. reconstr. Surg. **2**, 66 (1947). — STOVIN, J. S.: The septoplasty for correction of the deviation of the nasal septum. Arch. Otolaryng. **58**, 168 (1953); — The importance of the membranous nasal septum. Arch. Otolaryng. **67**, 540 (1958).

TERRACOL, J.: Les maladies des fosses nasales. Paris: Masson & Cie. 1953. — TERRACOL, J., J. TURCHINI et H. HARANT: L'appareil cartilagineux en oto-rhino-laryngologie. Monographie oto-rhino-laryngologique No 23 (1931). — THOMSON, S.: Submucous excision of deviations and spurs of the nasal septum, with a report of 30 operations. London: Cassell & Co. 1906. — THOMSON, S., and V. E. NEGUS: Diseases of the nose and throat; A textbook for students and practitioners, 4th ed. New York: D. Appleton-Century Co., Inc. 1937. — TOBIAS, A.: Día méd. **19**, 1030 (1947). — TRAUNER, R., u. F. WIRTH: Die Nasenkorrekturen bei einseitigen Lippen-Kiefer-Gaumenspalten. Z. Laryng. Rhinol. **36**, 621 (1957); — Die Korrekturen der vorderen Anteile des Septumknorpels zur Verbesserung der Nasenform und Atmung. Z. Laryng. Rhinol. **37**, 674 (1958); — Zur Chirurgie des Septumknorpels und der Nasenscheidewand bei Lippen-Kiefer-Gaumenspalten. Dtsch. Zahn-, Mund- u. Kieferheilk. **33**, 1, 2, 6 (1960). — TRUFFERT, F.: Traité de technique chirurgicale, tome II. Paris: Masson & Cie. 1952.

WEXLER, M. N.: The submucous resection of the nasal septum in children. J. Amer. med. Ass. **157**, 333 (1955). — WIELAND, H.: Beitrag zur Chirurgie des vorderen Septums. Z. Laryng. Rhinol. **37**, 186 (1958); — Behinderte Nasenatmung durch traumatische Nasendeformierung und ihre Behandlung. Med. Kosmetik **7**, 156 (1958); — Behinderte Nasenatmung bei traumatischen Nasendeformierungen und ihre Behandlung. Med. Kosmetik **8**, 54 (1959). — WOLFE, J.: Brit. med. J. **1875**, 9, 259. — WRIGHT, J. A.: History of rhinology and laryngology. Philadelphia and New York: Lea & Fiebiger 1914.

ZARNIKO, S.: Arch. Laryng. Rhinol. **15**, 248 (1904). — ZORZOLI, E.: I reinnesti di cartilagine nella correzione chirurgica delle deformazioni del setto nasale. Arch. ital. Laring. **58**, 5 (1950); — Sul meccanismo patogenetico e sulla correzione chirurgica delle deviazioni della porzione columellare del setto. Boll. Mal. Orecch. **68**, 575 (1950); — La correzione delle deformazioni traumatiche del naso nei pugili mediante impiego di materiale autogeno locale. Med. Chir. Sport **10** (1953); — L'impiego per reinnesto di materiale operatorio nella correzione delle deformazioni del naso di origine traumatica. Arch. ital. Laring. **61**, 3 (1953); — Il reinnesto subtotale della cartilagine del setto nella correzione dei difetti dell'estremità distale del naso. Minerva chir. **14**, 329 (1959); — Le correzioni chirurgiche del setto nasale nell'età pubere. Minerva chir. **15**, 1025 (1960); — In tema di settoplastiche: il comportamento a distanza di tempo dei reinnesti di materiale autogeno locale. Ann. Laring. (Torino) **60**, 480 (1961).

Sattelnase

AAGESEN, W. J., L. E. MORRISON and C. B. STUTH: How to handle acute nasal injuries. Arch. Otolaryng. **60**, 367 (1954). — ALBEE, F. H.: Bone graft surgery in disease, injury and deformity. New York: D. Appleton-Century Co. 1940. — ALEXANDER, S.: An experimental test of the protective action of glycerol on frozen cartilage. Brit. J. plast. Surg. **36** (1957). — ALLEN, B. E., and J. G. GOLDMAN: Absorption of nasal autogenous cancellous bone grafts. Eye, Ear, Nose Thr. Monthly **29**, 432 (1950). — ALVES, O.: Costal graft and ivory inclusion in reconstructions of saddle nose by trans-superciliary route. Rev. otolaring. de Sao Paulo **4**, 843 (1936). — AMLER, M. H., P. L. JOHNSON and G. BEVELANDER: Bone regeneration following grafts with polyvinyl plastic sponge. Plast. reconstr. Surg. Nr 6, 579 (1958). — ARESPACOCHAGA, F. E.: Anales. II. Congr. Chir. Plast. Buenos Aires 1942.

BARRILE, N., y C. GUERRIERI: Banco dehuesos, Metodos de consercacion. El. dia. medico. Buenos Aires **29**, 3289 (1957); — Banco de huesos, métodos de conservacion. Rev. lat.-amer. Cirug. plast. No 1, 267 (1958). — BARRY, W. B.: Tissue reactions to implants. Arch. Otolaryng. **67**, 660 (1958); — Tissue reaction to plastics. Arch. Surg. **76**, 997 (1958). — BARSKY, A. J.: The molded bone graft. Surgery **18**, 755 (1945). — BARTH, A.: Über histologische Befunde nach Knochenimplantationen. Langenbecks Arch. klin. Chir. **46**, 409 (1893). — BASSETT, C. A. L.: Bibliographie of bone transplantation. Addendum No 4. Plast. reconstr. Surg. **23**, 118 (1959). — BAUR, M.: Nasenplastik, fec. Prof. RUEDI in 3 Phasen. Seengen 1929. — BECKER, O. J.: Principles of otolaryngologic plastic surgery, 2nd edit. Rochester (Minn.): Whiting Press 1958; — Otolaryngologic Plastic surgery. Arch. Otolaryng. **74**, 102 (1961). — BECKER, O. J., J. M. CONVERSE and L. A. PEER: Implants in nasal plastic surgery: A panel discussion. Trans. Amer. Acad. Ophthal. Otolaryng. **59**, 522 (1955). — BECKMANN, W.: Ein Beitrag zur Nasenplastik mit Paladon. Med. Mschr. **3**, 264 (1949). — BELL, J. W., A. SCHATTNER and A. G. SILVER: Observations on the corrections of the saddle-nose deformity. Ann. Otol. (St. Louis) **64**, 1109 (1955). — BENAGIANO, L.: Il problema biologico negli impianti alloplastici. (Das biologische Problem der alloplastischen Implantate.) Ann. Stomat. (Roma) **8**, 465 (1959). — BERKIN, C. R., P. M. YEOMAN, G. M. WILLIAMSON, K. ZINNEMANN and F. DEXTER: Freeze-dried bone grafts. Lancet **1957 I**, 730. — BERSON, M. I.: Atlas of plastic surgery. London: W. Heinemann 1948. — BETZEL, F.: Die Transplantation von Knochen. (Vorteile und Nachteile der verschiedenen Verfahren.) Dtsch. med. Wschr. **81**, 2016 (1956); — Med. Kosmetik **3**, 85 (1957). — BIENERT, F.: Korrekturen mit Paladon im Bereiche der Nase. HNO (Berl.) **4**, 247 (1954). — BING, J.: The tissue reaction to implanted plastics. Separatum Acta path. microbiol. scand., Suppl., No 105 (1954); — Aus dem Vyzkumny Laborator N. P. Dental. Duracryl — ein neuer schnellhartender dentaler Kunststoff des N. P. Dental. Dtsch. Stomat. Nr 12, 377 (1954). — BLACKSTONE, C. H.: Bone grafting, head and neck. Freeze-dried bank bone and its application in clinical oral surgery. Plast. reconstr. Surg. **14**, 257 (1954); — Milit. Surg. **114**, 437 (1954). — BLEGVAD, N. R.: Correction of saddle-nose with india rubber prothesis. Pract. oto-rhino-laryng. (Basel) **10**, 162 (1948); — Correccion de las narices concavas por un metodo espanol. (Korrektur konkaver Nasen nach einer spanischen Methode.) Acta oto-rino-laring. ibero-amer. **5**, 441 (1954). — BOGOMOLOBA, O. R., N. S. LEBEDEVA, E. D. SAVTSCHENKO u. G. S. KRUTSCHKOVA: Zum Problem der Gewebsreaktion auf Tantal. Chirurgija **3**, 69 (1956). — BOGORODINSKY, W. A.: Nasenplastik mit Silberrahmen. Zbl. Chir. **52**, 2830 (1925). — BONFIGLIO, M., W. S. JETER and C. L. SMITH: The immune concept; its relation to bone transplantation. Ann. N.Y. Acad. Sci. **59**, 417 (1955). — BRADTMOLLER, H.: Plexiglas und seine Verwendung als neuartiges heteroplastisches Implantationsmaterial in der plastischen Nasenchirurgie. Z. Hals-, Nas.- u. Ohrenheilk. **49**, 12—23 (1943). — BRIAN, D. W., and T. GIBSON: Absorption for autogenous cartilage grafts in man. Brit. J. plast. Surg. **9**, 177 (1956). — BROWN, J. B.: Preserved and fresh homotransplants of cartilage. Surg. Gynec. Obstet. **70**, 1079 (1940); — Sculpturally molded synthetic implants in plastic surgery. Arch. Otolaryng. **39**, 179 (1944). — BROWN, J. B., and M. P. FRYER: Silicone and teflon prothesis, including full jaw substitution. Ann. Surg. **157**, 932 (1963). — BROWN, J. B., M. P. FRYER and D. A. OHLWILER: Study and use of synthetic materials, such as silicones and teflon, as subcutaneous prostheses. Plast. reconstr. Surg. **26**, 264 (1960). — BROWN, J. B., M. P. FRYER, D. A. OHLWILER and P. KOLLIAS: Dimethylsiloxane and halogenated carbons as subcutaneous prostheses. Amer. Surg. **28**, 146 (1962). — BROWN, J. B., and MCCARTHY DE MERE: Establishing of a preserved cartilage bank. Plast. reconstr. Surg. **3**, 283 (1948). — BROWN, J. B., D. A. OHLWILER and M. P. FRYER: Investigation of and use of dimethyl siloxanes, halogenated carbons and polyvinyl alcohol as subcutaneous prostheses. Ann. Surg. **152**, 534 (1960). — BRUCK, H.: Knochenimplantation bei Sattelnasen. Wien. klin. Wschr. **67**, 79 (1955). — BRUNNER, H.: Fate of autogeneous repcartilage transplantated into the nose. Plast. reconstr. Surg. **4**, 439 (1949). — BRYDON SMITH, J.: The wire fixation of autogenous bone grafts in the difficult rhinoplastie. Arch. Otolaryng. **64**, 140 (1956). — BUCHER, O.,

u. J. TH. WEIL: Der Einfluß von Knochenextrakt (Ossopan) auf die Konsolidation von Frakturen in vitro. Experiential (Basel) **7**, 38 (1951). — BUERKLE DE LA CAMP, H.: Betrachtungen uber die Knochenverpflanzung. Med. Kosmetik Nr 7, 227 (1960). — BURIAN, FR.: Rev.Chir. plast. **4**, 1 (1934).

CARRELSON: zit. von H. GREVEN, Zur Frage der Kunststoffanwendung bei Nasenplastiken. Ärztl. Kosmet. **4** (1957). — CARTER, W. W.: Transplantation of bone for correction of depressed deformities of the nose with report of cases. Laryngoscope (St. Louis) **21**, 95 (1911). — CERBY, E.: Erfahrungen mit Akrylatderivaten in plastischen Operationen an der Nase und Stirne. Cs. Stomat. **3**, 114 (1956). — CHERIDJIAN, Z.: Chirurgie plastique du nez avec greffe osseuse et paraffine. Rev. méd. Suisse rom. **49**, 751 (1929). — CIBIS, P.: Supramid als neues chirurgisches Implantations- und Nahtmaterial. Naturwissenschaften **34**, 24 (1947). CLYBOURNE, H. E.: The bone graft. J. Amer. osteopath. Ass. **56**, 588 (1957; — Plast. reconstr. Surg.; Bibl. Sect. **412**, 119 (1959). — COHEN: zit. von T. WINTER, in: Déformité du nez. In: Encyclopédie médicale chir. oto-rhino-laryng. 1960, 20325, S. 3. — CONVERSE, J. M.: Experiences with a bone bank in surgery. Plast. reconstr. Surg. **6**, 258 (1950); — Restoration of facial contour by bonegrafts introduced through the oral cavity. Plast. reconstr. Surg. **6**, 295 (1950); — Technique of bone grafting for contour restoration of the face. (Technik der Knochentransplantation fur die Wiederherstellung der Gesichtskonturen.) Plast. reconstr. Surg. N.Y. **14**, 332 (1954). — CONVERSE, J. M., O. J. BECKER and L. A. PEER: Implants in nasal plastic surgery. A panel discussion. Trans. Amer. Acad. Ophthal. Otolaryng. **59**, 522 (1955). — CONVERSE, J. M., and R. M. CAMPBELL: Bone grafts in surgery of the face. Surg. Clin. N. Amer. **34**, 375 (1954); — Neue Methode fur die Wiederherstellung des Nasenskeletts. Ann. Stomat. Roma **8**, 693 (1959). — Bone grafts in surgery of the face. Surg. Clin. N. Amer. **34**, 3 (1955). — COTTLE, M. H., T. J. QUILTY and A. R. BOCKINGHAM: Nasal implants in children and in adults, with preliminary note on the use of ox cartilage. Ann. Otol. (St. Louis) **61**, 1220 (1952); **62**, 169 (1953). — CRAIGMYLE, M. B. L.: Studies of cartilage autografts and homografts in the rabbit. Brit. J. plast. Surg. **8**, 93 (1955); — Boiled cartilage heterografts in relation to transplantation immunity. Brit. J. plast. Surg. **12**, 208 (1959). —

DAHMANN, H.: Folia otolaryng. **15**, 20 (1931); — Z. Laryng. Rhinol. **20**, 451 (1931). — DAVIDSON, M.: Bibliography on cartilage transplantation: A study of the fate of autogenous cartilage grafts. Laryngoscope (St. Louis) **69**, 1259 (1959). — DAVIS, W. B., and T. GIBSON: Absorption of autogeneous cartilage grafts in man. Brit. J. plast. Surg. **9**, 177 (1956). — DE AMICIS, E.: Osservazione clinica e radiologica dello sviluppo di autoinnesti di osso iliaco. Arch. ital. Otol. **68**, 65 (1957). — DELLATHIANE RAWSON, R.: Anales II Congr. lat.-amer. Cir. plast. Buenos Aires 1942. — DEMPSTER, W. J., B. W. RYCROFT and A. L. SCHOFIELD: The present status and future prospects of homologous tissue transplantation. Trans. med. Soc. Lond. **69**, 91 (1953). — DENCER, D.: The flanged acrylic implant in nasal reconstruction. (Scheibenformiges Implantat aus Acrylat.) Plast. reconstr. Surg. **15**, 328 (1955). — DICK, I.L., and W. D. GRAHAM: The transplantation of bone. J. roy. Coll. Surg. Edinb. **2**, 191 (1957); — Plast. reconstr. Surg. **24**, 119 (1959). — DINGMAN, R. O.: The use of iliac bone in the repair of facial and cranial defects. Plast. reconstr. Surg. **6**, 179 (1950); — Korrektion of nasal deformities due to defects of the septum: Plast. reconstr. Surg. **18**, 291 (1956). — DOBRIN, V. B.: Zur Frage der Zweckmaßigkeit der Anwendung alloplastischer Materialien zur Korrektur der Sattelnase. Vestn. Oto-rino-laring. **14**, 75 (1952). — DONATI v. GRALATH, R.: Protesi e epitesi per la riparazione di difetti acquisiti e congeniti del naso (Prothesen und Epithesen fur die Reparaturen von erworbenen und angeborenen Nasendefekten. Minerva chir. **15**, 1040 (1960). — DOROSCHENKO, T. T.: Zur Frage der plastischen Operationen der Nase. Arch. Ohr.-, Nas.- u. Kehlk.-Heilk. **141**, 5 (1936). — DRAHONOVSKY, V.: Spofacryl. Dtsch. Stomat. Nr 12, 377 (1954). — DUBOST, C.: L'utilisation des prothèses inertes en chirurgie artérielle (nylon et ivalon). Mém. Acad. Chir. **81**, 77 (1956). — DUCLOS, L.: Greffes d'os et de cartilage en chirurgie maxillofaciale. Rev. Chir. orthop. **45**, 76, Suppl. (1959); — Plast. reconstr. Surg. **26**, 477 (1960). — DUMAS, P.: Les résines dans les interventions visant à rétablir les contours et le modèle de la face. Rev. Stomat. (Paris) **63**, 519 (1962). — DUMAS, P., u. J. BRUGIER-ARD: Propava nosnega grebena z. implantatom heterogens brustanca. (Korrektur des Nasenruckens durch Einpflanzung von heterogenem Knorpel.) Zieukenhuiswezen **27**, 165 (1954). — DUPERTUIS, S. M.: Growth of young human cartilage grafts. Plast. reconstr. Surg. **5**, 486 (1950).

ECKERT-MOBIUS, A.: Implantation von maceriertem spongiosen Rinderknochen zur Behandlung der Rhinitis atrophicans simplex et foeda. Z. Hals-, Nas.- u. Ohrenheilk. **7**, 108 (1924). — Die praktischen klinischen Ergebnisse vierjahriger operativer Behandlung der Ozaena mittels Implantation von maceriertem spongiosen Rinderknochen. Z. Hals-, Nas.- u. Ohrenheilk. **15**, 214 (1926). — ECKERT-MOBIUS, A.: Rec. von PERWITSCHKY in: Macerierte Knochenspongiosa als vielseitig verwendbares Implantationsmaterial. HNO (Berl.) **2**, 321 (1951). — EITNER, E.: Kosmetische Operationen. Wien: Springer 1932. — EITNER, E.: Erfahrungen mit alloplastischen Implantaten bei kosmetischen Nasenkorrekturen: J. med.

Kosmet. **4**, 261, (1955). — ELCHANAN, H.: Acrylic-implants in dorsal line reconstruction and tip support of the nose. (Acrylic-Implantate in der Wiederherstellung der Nasenruckenlinie und Hebung der Spitze.) J. Laryng. **69**, 673 (1955). — ERDELYI, R.: The surgical treatment of saddle nose. Acta Chir. plast. (Praha) **II**, 3, 190 (1960); — The significance of transplants of cartilage, fat and corium in the reconstruction of the face. Plast. reconstr. Surg. **26**, 477 (1960).

FARINA, R.: Deformity of nasal dorsum through loss of substance. Plast. reconstr. Surg. **8**, 320 (1951); — Déformation du dos du nez par perte de substance ostéocartilagineuse. An. paul. Med. Cirurg. **65**, 339 (1953); — Nose tip collapse through loss of chondro-mucous substance (repair of nasal living). (Einfallen der Nasenspitze durch Substanzverlust an Knorpel und Schleimhaut [Wiederherstellung der Nasenauskleidung].) Plast. reconstr. Surg. **13**, 137 (1954); — FARINA, R., J. V. DIAS and A. O. DE CASTRO: Development of bone graft integration, as established by x-ray follow-up, in correction of deformity of nasal dorsum. Plast. reconstr. Surg. **20**, 297 (1957). — FEUZ, J.: A propos de la correction des ensellures du nez. Rev. méd. Suisse rom. **53**, 801 (1933). — FISCHER, E.: Dtsch. Z. Chir. **17**, 362 (1882). — FOMON, S., J. W. BELL, J. LUBART, A. SCHATTNER and V. R. SYRACUSE: Saddle nose and the L-shaped graft. Arch. Otolaryng. **71**, 932 (1960). — FOMON, S., J. W. BELL, A. SCHATTNER and A. G. SILVER: Ovservations on the correction of the saddle-nose deformity. Ann. Otol. **64**, 1109 (1955). — Fox, S. L.: Tantalum in Rhinoplastic surgery. Ann. Otol. **58**, 40 (1949). — FRANKLIN, R. A.: Chirurgische Einpflanzung flussiger Kunststoffe. Zbl. Chir. **83**, 684 (1958). — FREEMAN, S.: Complications following subcutaneous insertion of plastig sponge. Plast. reconstr. Surg. **15**, 149 (1955). — FRUHWALD, V.: Korrektive Chirurgie der Nasen, der Ohren und des Gesichtes, S. 36. Wien: Wilhelm Maudrich 1952.

GABBERT, W.: Über Nasenprothesen unter besonderer Berucksichtigung von Paladon als Werkstoff. Dtsch. zahnarztl. Z. **18**, 1614 (1941). — GANZER, H.: Operation der Stulpnase. Ärztl. Kosmet. (Berl. Kongr.) **4**, 142 (1956). — GEIG, S.: Vitallium skull plates. J. Amer. med. Ass. **149**, 117 (1941). Zit. von PERWITZSCHIKY. — GELBKE, H.: Das ,,Schusselgesicht". Langenbecks Arch. klin. Chir. **286**, 1 (1957). — GERKE, J. G.: Kunststoffe in der Zahn-, Mund- und Kieferheilkunde zu epithetischen und prothetischen Zwecken. Ärztl. Kosmet. (Berl. Kongr.) **4**, 108 (1956). — GERRIE, J., G. E. CLOUTIER and F. M. WOOHLHOUSE: Carved cancellous bone grafts in rhinoplasty. Plast. reconstr. Surg. **6**, 196 (1950). — GERRY, R. G., and P. J. GIOTTA: Die Rolle von Tantalum in der Rekonstruktion von orbitomalaren und mikrogenen Deformitaten. J. oral Surg. **15**, 11 (1957). — GERSUNY: Zit. von C. CLAOUÉ u. L. CHWATT, Les paraffinomes. Paris: Maloine 1939. — GIBSON, T.: Transplant. Bull. **1**, 3, 85 (1954); — Die Korrektur von Deformitaten des Nasenruckens unter besonderer Berucksichtigung der Benutzung autogener Knorpeltransplantate. Fortschr. Kiefer- u. Gesichtschir. **4**, 124 u. Diskussion 409 (1958): — Cartilage grafts. Bull. Soc. int. Chir. **18**, 553 (1959); — GIBSON, T., and R. C. CURRAN: An in vitro test for the vitality of adult human cartilage; its application to problems of cartilage grafting and storage. Trans. Internat. Soc. Plast. Surg. Stockholm 1955, S. 507. Baltimore: Williams & Wilkins Company.- GIBSON, T., and W. B. DAVIS: The fate of preserved bovine cartilage implants in man. Brit. J. plast. Surg. **6**, 4 (1953); — Some further observations on the use of preserved animal cartilage. Brit. J. plast. Surg. **8**, 85 (1955); — The distortion of auto genous cartilage grafts: its cause and prevention. Brit. J. plast. Surg. No 4, 257 (1958). — The encapsulation of preserved cartilage grafts with prolonged survival. Brit. J. plast. Surg. **12**, 22 (1959). — GIBSON, T., W. B. DAVIS and R. C. CURRAN: The long-term survival of cartilage homografts in man. Brit. J. plast. Surg. **11**, 177 (1958). — GIBSON, TH., and W. B. DAVIS: The long-term survival of cartilage homografts in man. Brit. J. plast. Surg. No 3, 177 (1958); — The distorsion of autogenous cartilage grafts: its cause and prevention. Brit. J. plast. Surg. **10**, 257 (1958). — GILLIES, H. D.: Plastic surgery of the face, S. 13. London: Oxford University Press 1920; — Ann. Chir. plast. 282 (1952). — GILLIES, H., and H. K. KRISTENSEN: Ox cartilage in plastic. Surg. Brit. J. plast. Surg. **4**, 63 (1951). (STOUT, T. S., zit. von GILLIES u. KRISTENSEN). — GINESTET, G.: Les hétérogreffes de cartilage. Presse méd. **72**, 1191 (1954). — GODEL, R.: Paladon als Implantat und Stutzmaterial in der Gesichtschirurgie. HNO (Berl.) **1**, 2 (1948). — GOHRBANDT, E.: Bedeutung homoioplastischer Transplantate. Langenbecks Arch. klin. Chir. **273**, 451 (1952/53); — Homoio-Hetero- und Alloplastik an der 71. Tagg der Dtsch. Ges. fur Chirurgie, Munchen 1954. — GOLDMAN, I. B.: Restored viability of implanted preserved necrocartilage in rhinoplasty. J. Mt Sinai Hosp. **17**, 142 (1950); — Glabella perforator. Arch. Otolaryng. **67**, 98 (1958); — Homogenous grafts. Eye, Ear, Nose Thr. Monthly **38**, 150 (1959); — Plast. reconstr. Surg. **26**, 477 (1960). — GONZALEZ-ULLOA, M.: An articulated acrylic prosthetic structure for the repair of flat nose. J. int. Coll. Surg. **27**, 359 (1957). — GORBUNOFF, W. D.: Langenbecks Arch. klin. Chir. **161**, 651 (1930). — GORDON, S., and A. HAM: Experimental study of fate and function of transplanted cancellous bone, in essays in surgery presented to Dr. W. E. GALLIE. Toronto: University of Toronto Press 1950. — GORSKI, M.: Emploi de greffons iliaques en milieux infectées. Ann. Chir. plast. No 2, 143 (1958). — GREVEN, H.: Zur Frage der Kunststoffanwendung bei Nasenplastiken. Ärztl. Kosmetik **4** (1957) und Tagungsbericht Ver.igg westdeutsch. HNO-Arzte, Dusseldorf Sept. 1956. HNO (Berl.) **6**, H. 5, 155); — Zur Frage der Kunststoffanwendung bei Nasenplastiken. Ärztl. Kosmetik **4**, 114 (1957). — GRINDLAY, J. H., and J. M. WAUGH: Arch. Surg. **63**, 288 (1951). Zit. von FREEMAN s. weiter unten. GRUNERT, H. H.: Durch Fremdkorper bewirkte Gewebsvorgange und Schlußfolgerungen fur die alloplastische Chirurgie. Chirurg **5**, 212 (1957). — GUNTERT, G.: Ist die Kunststoffimplantation noch zu verantworten ? J. med. Kosmet. **4**, 304 (1955).

HAGERTY, R. F.: Characteristics of fresh human cartilage. Surg. Gynec. Obstet. **110**, 3 (1960); — Human cartilage stored in plasma. Surg. Gynec. Obstet. **110**, 277 (1960); — Human cartilage grafts stored in air. Surg. Gynec. Obstet. **110**, 433 (1960). — HAGERTY, R. F., T. B. CALHOON, W. H. LEE and J. T. CUTTINO: Human cartilage grafts stored in air. Surg. Gynec. Obstet. **110**, 433 (1960). — HANSEN, H. J. J.: The replacing of cartilage in the acute phase of septal abscess by polyethylene. Pract. oto-rhino-laryng. (Basel) **19**, 314 (1957). — De vervanging van kraakbeen in de acute fase van septum-absces door polyethyleen. Ned. T. Geneesk. **101**, 1785 (1957). — HARDIE, J.: On a new rhinoplastic operation. Brit. med. J. **1875**, 339. — HARRISON, J. H., D. S. SWANSON and A. F. LINCOLN: A comparison of the tissue reactions to plastic materials. Arch. Surg. **74**, 139 (1957). — HAUBERISSER, E.: Zur Bewertung der Implantate bei der Operation der Sattelnase. J. med. Kosmet. **8**, 266 (1954). — HAYES, H.: Inclusion cyst of the chin following transplant of nasal hump. Plast. reconstr. Surg. **25**, 622 (1960). — HELLER, E.: Zur Leistungsfahigkeit der Autotransplantation von Knorpelgewebe. Zbl. Chir. **85**, 1010 (1960). — HILDING, A. C.: Method of shaping plastic implant for reconstruction of nasal bridge. Ann. Otol. (St. Louis) **61**, 648 (1952). — HOFFMANN, K.: Nasenkorrektur durch Injektion von Palavit. HNO (Berl.) **4**, 20 (1953); — Konservierung von Knorpel fur plastische Operationen im Hals-, Nasen- Ohrengebiet. HNO (Berl.) **6**, 183 (1957). — HOLMES, E. M.: A new concept of nasal bone grafts. Arch. Otolaryng. **62**, 253 (1955); — A new concept of nasal bone grafts. Plast. reconstr. Surg. No 3, 263 (1957); — The correction of nasal skeletal defects. Plast. reconstr. Surg. **28**, 510 (1961). — HOLMSTRAND, K.: Biophysical investigations of bone transplants. Plast. reconstr. Surg. **19**, 265 (1957). — HOLT, J. A. B., and R. S. LLOYD: The use of methylmethacrylate implants. Arch. Oto-laryng. **47**, 406 (1948). — HUGHES, W. L.: Tantalum oxide powder. Plast. reconstr. Surg. **11**, Nr 3, 211 (1953). — HUTCHISON, J.: Fate of experimental bone autografts and homografts. Brit. J. Surg. **39**, 552 (1952).

IGLAUER, S.: The use of preserved human cartilage in reconstruction facial surgery. Ann. Otol. (St. Louis) **50**, 1072 (1941). — INCLAN, A.: Use of preserved bone graft in orthopedic surgery. J. Bone Jt Surg. **24**, 81 (1942). — ISRAEL, J.: Zwei neue Methoden der Nasenplastik. Langenbecks Arch. klin. Chir. **53**, 255 (1896). — IVY, R.: The repair of bony and contour deformities of the face. Surgery **15**, 56 (1944).

JATHO, K.: Über die Verwendung von weichbleibendem Implantationsmaterial in der plastischen Gesichts- und Nasenchirurgie. HNO, (Berl.) **5**, 179 (1955). — JAYES, P. H.: L'Opération de remplissage de GILLIES dans le traitement de la difformité syphilitique. Ann. Chir. plast. **2**, 4, 282 (1957). — JEREMIAH, B. S.: Prefabricated acrylic reconstructive surg. Plast. reconstr. Surg. No 3, 252 (1950). — JOHNSON, H. A., and J. H. GRINDLAY: Experimental alteration of nasal contour by the use of polyvinyl sponge. Plast. reconstr. Surg. **14**, 293 (1954). — JOSEPH, J.: Nasenplastik und sonstige Gesichtsplastik. Leipzig: Curt Kabitzsch 1931. — JOUNG, F.: The surgical repair of nasal deformities. Plast. reconstr. Surg. **4**, 59 (1949). — JUDET, R., J. JUDET, J. LAGRANGE et J. DUNOYER: Communications sur les hétérogreffes. Mém. Acad. Chir. Dezember, 3 (1952).

KAZANJIAN, V. H.: Plastic repair of defects about lover part of the nose resulting from loss of tissue. Trans. Amer. Acad. Ophthal. Otolaryng. **42**, 338 (1937). — KAZANJIAN, V. H., and J. M. CONVERSE: The surgical treatment of facial injuries. London and Baltimore: Williams & Wilkins Co. 1949. — KAZANJIAN, V. H., and J. M. CONVERSE: The surgical treatment of facial injuries, second édit. London: Bailliére, Tindall & Cox 1959. — KIEHN, C. L., H. L. FRIEDELL and W. J. MCINTYRE: Study of vitality of tissue transplants by means of radioactive phosphorus preliminary report. Plast. reconstr. Surg. **3**, 335 (1948). — KIRKHAM, H.: Ann. Surg. **111**, 896 (1940). — KISELEVA, E. Z.: Die Anwendung von fixiertem Leichenknorpel in der Kiefer- und Gesichtschirurgie. Stomatologiya (Mosk.) **3**, 39 (1952) [Russisch]. — KLEINE, E. H. DE: The chondrojet: Simplified method for handling of diced cartilage: Plast. reconstr. Surg. **3**, 95 (1948). — KLEINSCHMIDT, O.: Plexiglas zur Deckung von Schadellucken. Chirurg **13**, 273 (1941). — KLEITSCH, W. P.: Vitallium in reconstructive surgery about the face. Plast. reconstr. Surg. **10**, 444 (1952). — KLICPERA, L.: Operative Korrektur der Sattelnase. Wien. klin. Wschr. 1. Dez. (1950); — Munch. med. Wschr. **1952**, 758 u. FRUHWALD, V.: J. med. Kosmet. **11**, 358 (1953). Beide rezensiert von F. BIENERT, Korrekturen mit Paladon im Bereiche der Nase. HNO (Berl.) **4**, 247 (1954). — Demonstration von Nasendifformitaten, welche durch Schienung des Nasenruckens und Nasenseptums vermittels eines Knorpelimplantates korrigiert wurden. Mschr. Ohrenheilk. **89**, 26 (1955); — Zur Sattelnasenkorrektur: Wien. klin. Wschr. **9**, 448 (1955). — KOECHLIN, H.: Survie des cellules dans les greffes. Helv. chir. Acta **18**, 273 (1951); — Quelques réflexions concernant les greffes osseuses. Ann. chir. plast. **11**, 147 (1957). — KOENIG, F.: Reaktion des Knorpels auf Trauma. Langenbecks Arch. klin. Chir. **124**, 1 (1923). — KOSTEK, T.: Uber die Verwendungsmoglichkeit von gefrorenem Kalbsknorpel zu Gesichtsplastiken. [Polnisch: Omožliwošci Stosowania w plastykach twarzy mrozonej chrzastki cielecej.] Otolaryng. pol. **8**, 219 (1954); — A study on the vitality and behaviour of rib cartilage grafts in the animal. Trans. Internat. Soc. Plast. Surg. Stockholm 1955. Baltimore: Williams & Wilkins Co. 1957. — KRENAR, J.: Homotransplantation of cartilage, in the reconstructive surgery of the face. Clin. of Plastic Surg., Univ. Brno., Rev. Czech. Med. **4**, 322 (1958); — Zbl. Hals.-, Nas.- u. Ohrenheilk. **66**, 10 (1960). — KREUZ, F. B., G. W. HYATT, T. C. TURNER and A. L. BASSETT: J. Bone Jt Surg. **33**, 863 (1951). Beide rezensiert von J. P. REIDY, Homogenous bone grafts. Brit. J. plast. Surg. **9**, 89 (1956). — KRISTENSEN, H. K.: Polyethylene for correction of nasal deformities. Acta oto-laryng. (Stockh.), Suppl. **109**, 94 (1953). — KUHNS, J. G., and T. A. POTTER: Nylon arthroplasty of the knee joint in chronic arthritis. (Kniegelenkplastik mit Nylonmembran bei chronischer Arthritis.) Surg. Gynec. Obstet. **91**, 351 (1950). — KUKOWSKI, H.: Grundsatzliches zur Korrektur der Breit- und Sattelnase. (Principles of correction of broad saddle nose.) Z. Laryng. Rhinol. **36**, 542 (1957).

LEE, W. H., R. F. HAGERTY and H. L. BRAID: Measurements of cellular viability. A comparative study of neutral red and radioactive sulfate in the examination of the viability of cartilage. Plast. reconstr. Surg. **26**, 280 (1960). — LEGLER, U.: Zur Technik der operativen Korrektur der Sattel-Plattnase mit Supramid-Winkelspanen. Z. Laryng. Rhinol. **36**, 215 (1957). — LENTZ, W.: Die Grundlagen der Transplantation von fremdem Knochengewebe. Stuttgart: Georg Thieme 1955. — LEOPOLD, G.: Virchows Arch. path. Anat. **84**, 283 (1881). — LERICHE, R., and A. POLICARD: Fundamental principles in pathology of bone. Surg. Gynec. Obstet. **43**, 308 (1926); — Normal and pathological physiology of bone. St. Louis: C. V. Mosby Co. 1928. — LESTER, CH. W.: Tissue replacement after subperichondrial resection of costal cartilage: two case reports. Plast. reconstr. Surg. **23**, 49 (1949). — LEVIGNAC, J.: Greffes et implants. Greffes ou implants, dans la réparation du soutien nasal après enfoncement? Ann. Oto-laryng. (Paris) **76**, 758 (1959). — LEXER, E.: Kosmetische Operationen der Nase. In: Handbuch der Hals-, Nasen- Ohrenheilkunde, Bd. 5, S. 981. 1929. — LIEBERMANN, TH.: Z. Hals-, Nasen- u. Ohrenheilk. **30** (IV), 562 (1932). — LIMBERG, A. A.: Plastie de soutien et de contour par injection de cartilage broyé. Presse méd. **65**, No 86 (1957). — LIMBERG jun. A. A.: Diced cartilage inserted by needle as support and outline of plastic procedure. Vestn. Khir. **78**, 68 (1957). — The use of diced cartilage by injection with a needle. Part. I. Clinical investigations. Plast. reconstr. Surg. **28**, 523 (1961). — LINDER, F., u. M. SCHWAIGER: Supramid — ein neuer Kunststoff in der Chirurgie. Chirurg **17**, 675 (1947). — LINK, R.: Zur Plastic des knorpeligen Nasengerustes. Z. Laryng. Rhinol. **30**, 84 (1951). — LIPSCOND, P. P.: The bone bank. Surg. Gynec. Obstet. **89**, 485 (1949). — LLOYD-ROBERTS, G. C.: Experiences with boiled cadaveric bone. J. Bone Jt Surg. **34** B, 428 (1952). — LONGACRE, DE STEFANO: Experimental observations of the repair of extensive defects of the skull with split-rib grafts. Plast. reconstr. Surg. No 5, 372 (1958). — LONGMIRE, W. P., J. A. CANNON and R. A. WEBER: General surgical problems of tissue transplantation im Buch ,,Preservation and transplantation of normal tissue, S. 23. London: Churchill 1954. — LORENZ, O.: Die Behandlung der traumatischen Sattelnase ohne Spaneinpflanzung. (Treatment of traumatic saddle nose without bone graft.) Dtsch. Zahnarztl. Z. **4**, 677 (1949).

MAATZ, R.: Der Tierspan in der Knochenbank. Dtsch. med. J. **8**, 190 (1957). — MACEWEN, W.: Growth of bone. Glasgow: Maclehose and sons 1912. Rez. in S. FOMON, J. W. BELL, A. SCHATTNER and A. G. SILBER: Observations on the correction of the saddle-nose deformity. Ann. Otol. **64**, 1109 (1955). — MACOMBER, D. W.: Cancellous iliac bone in depressions of forehead, nose and chin. Plast. reconstr. Surg. **4**, 157 (1949). — MALBEC, E. F.: Nariz en silla de montar. Pren. méd. argent. **44**, 2111 (1957); — Nariz en silla de montar. Técnica operatoria. Rev. lat.-amer. Cirug. plàst. No 1, 274 (1958). — MALBEC, F. F.: Notre expérience avec les résines synthétiques. Ann. Chir. plast. **1**, 79 (1956). — MALINIAC, J. W.: Rev. Chir. plast. **27**, 3 (1933). Rezensiert in SMITH F.: Plastic and reconstructive surgery; sowie in SERCER, A.: L'inclinaison de l'orifice narinaire comme cause de l'insuffisance respiratoire. Acta oto-laryng. (Stockh.) **35**, 565 (1947). — A procedure for elevation of the nasal dorsum by transposition of the laterals cartilages. Arch. Otolaryng. **41**, 214 (1949). — MANNHEIM, A., u. B. ZYPKIN: Über freie autoplastische Knorpeltransplantationen: Langenbecks Arch. klin. Chir. **141**, 668 (1926). — MARINO, H.: Cartilago bovino. N. Cirurg. Plast. Pren. méd. argent. **30**, 216 (1949). Zit. in Plast. reconstr. Surg. **5**, 460 (1950). — MARRANGONI, A. G., and L. P. CECCHINI: Ann. Surg. **134**, 977 (1951). — MARTIN, B. C.: Cancellous bone grafts for restoration of nasal contour. Plast. reconstr. Surg. **3**, 202 (1948). — MAY, H.: Reconstructive and reparative surgery. Philadelphia: F. A. Davis Co. 1949. — The Réthi incision in rhinoplasty. Plast.

reconstr. Surg. 8, 123 (1951). — McLaren, L. R.: The reconstruction of the syphilitic saddle nose: a review of 7 cases. Brit. J. plast. Surg. 10, 236 (1957). — Mazzoni, F. A., S. E. Upchurch and C. J. Lambert: An experimental study of silicone as a soft tissue substitute. Plast. reconstr. Surg. 24, 600 (1959). Messerklinger, W.: Zur Korrektur der Plattnase. Med. Klin. 45, 1022 (1950). — Meyer, R.: Neuerungen in der Nasenplastik. Pract. oto-rhino-laryng. (Basel) 13, 373 (1951). — Mir y Mir, L.: The role of the meniscus of the knee in plast. reconstr. Surg. 10, 431 (1952); — Las inclusiones organicas in cirugia plastica. Cirug. Ginec. Urol. 6, 578 (1953). — Moritz, W.: Über die operative Korrektur der Sattel-Blatt-Nase aus kosmetischer und funktioneller Indikation. HNO (Berl.) 10, 141 (1962). — Mowlem, R.: Bone and cartilage transplants, their use and behavior. Brit. J. Surg. 29, 182 (1941/42); — Lancet 1944 I, 746; — Proc. roy. Soc. Med. 38, 171 (1945). — Mowlem, R.: Transplantation of bone. Brit. J. plast. Surg. 9, 231 (1952). — Muller, Ch.: Amer. med. J. 31, 164 (1925).

Nélaton, C. H., et L. Ombrédanne: La rhinoplastie. Paris: G. Steinheil 1904. — Neugebauer, G.: Paladon in der korrektiven kosmetischen Nasenchirurgie. HNO (Berl.) 1, 266 (1949). — Neuman, Z.: The use of non-absorbable polyethylene spone. (Polystan sponge, as a subcutaneous prosthesis.) Brit. J. plast. Surg. 9, 195 (1956). — New, G. B., and J. B. Erich: A method to prevent fresh costal cartilage grafts from warping. Amer. J. Surg. 54, 435 (1941). — North, J. F.: The use of preserved bovine cartilage in Plastic. Surg. Plast. reconstr. Surg. 11, 261 (1953). — Nuernbergk, W.: Ein neues Material fur Knochenplastiken. Aesthet. Medizin 5, 164 (1961).

O'Connor, G. D., and G. W. Pierce: Refrigerated cartilage isografts. Surg. Gynec. Obstet. 67, 796 (1938). — Otto, E.: Chirurg 21, 488 (1950).

Padgett, E. C., and K. L. Stephenson: Plastic and reconstructive surgery Springfield (Ill.): Ch. C. Thomas 1948. — Peer, L. A.: The fate of living and dead cartilage transplantated un humans. Surg. Gynec. Obstet. 68, 603 (1939); — Fate of autogeneous cartilage after transplantation in human tissues. Arch. Otolaryng. 34, 696 (1941); — Diced cartilage grafts. Arch. Otolaryng. 28, 196 (1943); — Diced cartilage grafts. New method for repair of skull defects, mastoid fistulas and nose deformities. Arch. Otolaryng. 38, 156 (1943); — Cartilage grafting S. Clin. N. Amer. 24, 404 (1944); — The neglected septal cartilage graft. Arch. Otolaryng. 42, 384 (1945); — Experimental observations on the growth of young human cartilage grafts. Plast. reconstr. Surg. 1, 108 (1946); — Autogenous bone transplants in humans. Plast. reconstr. Surg. 13, 56 (1954). — Diced cartilage grafts. J. int. Coll. Surg. 22, 283 (1954); — Cartilage grafting. Brit. J. plast. Surg. 7, 250 (1954); — Transplant. Bull. 1, 87 (1954); 2, 70 (1955); — Transplantation of tissue. Baltimore: Williams & Wilkins Co. 1955); — Bibliography of cartilage transplantation. Transplant. Bull. 20, 70 (1955); — [Plast. reconstr. Surg. 17, 419 (1956)]; — Extended use of diced cartilage grafts. Plast. reconstr. Surg. 14, 178 (1958); — Transplantation of tissues, vol. 1. Baltimore: Williams & Wilkins Co. 1958; — Bibliographie section: bibliography of cartilage transplantation. Addendum No 5. Plast. reconstr. Surg. 23, 438 (1959). — Peer, L. A., and R. J. Pullen: Skin and cartilage homografts: New trends in research and clinical use. J. int. Coll. Surg. 34, 353 (1960). — Peer, L. A., and J. C. Walker: Behavior of autogenous bone chips in the perichondrial sheath. Plast. reconstr. Surg. 19, 121 (1957). — Peer, L. A., J. M. Converse, O. J. Becker and L. A. Peer: Implants in nasal plastic surgery: A panel discussion. Trans. Amer. Acad. Ophth. Otolaryng. 59, 522 (1955). — Perret, P.: La greffe osseuse en chirurgie nasale. Pract. oto-rhino-laryng. (Basel) 23, 199 (1961). — Perwitzschky, R.: Wiederherstellungschirurgie des Gesichtes, S. 141. Berlin: W. de Gruyter & Co. 1951. — Pfeiffer, R., and W. Legal: Bibl. Sect. 446. Storungen der Einheilung frei transplantierter Knochenspane. [Z. Orthop. 89, 379 (1957)]; — Plast. reconstr. Surg. Nr 1, 120 (1959). — Pierce, C. W., and G. D. O'Connor: Reconstruction surgery of the nose. Ann. Otol. (St. Louis) 47, 437 (1938), refrigerated cartilage isografts). — Pluschke, W.: Die Gesichtsprothesen in ihrer Beurteilung als Immediatersatz unter besonderer Berücksichtigung verschiedener Werkstoffe. Dtsch. zahnarztl. Wschr. 41, 895 (1938). — Pressman, J. J.: Nasal implants. Trans. Amer. Laryng. Rhin. Otol. Soc. 56. Meeting 1952, S. 173. — Proskuryakov, S. A.: Milling shavings of the cartilage used in plastic surgery in otorhinolaryngology [Russian text]. Vestn. Oto-rino-laring. 20, 13 (1958).

Rapin, M.: Pract. oto-rhino-laryng. (Basel) 11, 425 (1949); — Huit ans d'expérience avec les matières plastiques acryliques dans la rhinoplastie. Méd. et Hyg. (Genève) No 150, 231 (1949). — Redler, I.: Chemical Osteosynthesis. Plast. reconstr. Surg. 25, 174 (1960). — Rehm, A. H: Zahn-, Mund- und Kieferheilkunde 1951. — Rehrmann, A.: Plastische Operationen im Gesicht-Kieferbereich. HNO (Berl.) 6, 139 (1957); — A new method of nasal reconstruction. Trans internat. Soc. plast. Surg. Stockholm 1955. Baltimore: Williams & Wilkins Co. 1957; — Korrektive und rekonstruktive Nasenplastik nach der offenen Methode. Langenbecks Arch. klin. Chir. 292, 273 (1959). — Reidy, J. P.: Homogenous bone grafts. Brit. J. plast. Surg. No 2, 89 (1956). — Réthi, A.: Operationstechnik. Operationen wegen entstellender Sattelnase. Chirurg 27, 356 (1956). — Reynolds, F. C., and D. R. Oliver: Clinical evaluation of the merthiolate bone bank. J. Bone Jt Surg. 31 A, 792 (1949). — Ricca, C.: Degli innesti di cartilage bovina conservata. Minerva med. **43**, 1295 (1952); — Innesti di cartilagine conservata in rinoplastiche correttrici. Minerva chir. **8**, 124 (1953). — ROB, C.: Preservation and transplantation of human tissues. Lancet **1954 I**, 267. — ROBERTSON, E. M., and J. N. BARON: A method of treatment of chin osteitis. J. Bone Jt Surg. **28**, 19 (1946). — ROBIN, J.-L.: Transplantation d'os mastoidien. Ann. Chir. plast. No 1, 55 (1958). — ROBIN, J.-L., et A. HORBER: Un curieux cas de mutilation nasale et sa réparation. (Ein eigenartiger Fall von Nasenverstummelung und seine Heilung.) Rev. Laryng. (Bordeaux) **78**, 930 (1957). — ROHM, O.: Inauguraldissertation Tubingen 1901, zitiert von KLEINE NATROP, H. E.: Kunststoffe in der Nasenprothetik. Ärztl. Kosmetik **4**, 123 (1956). — ROLLIN, H.: Zur Frage der Korrektur der Sattelnase. Hals-, Nas.- u. Ohrenarzt **28**, 97 (1937); — Zur Frage der Korrektur der Sattelnasen. Hals-, Nas.- u. Ohrenarzt, 1. Teil **28**, 97 (1937). — ROLLO, S.: Ann. ital. Chir. **9**, 374 (1930). — ROTH, H.: Die Konservierung von Knochengewebe fur Transplantationen. Wien: Springer 1952. — RUBIN, L. R.: Polysobutelene—A two year review of a case. Plast. reconstr. Surg. **6**, 307 (1950). — RUBIN, L. R., and R. H. WALDEN: A seven year evaluation of polyethylene in facial reconstructive surgery. Plast. reconstr. Surg. **16**, 392 (1955). — RUBIN, L. R., G. W. ROBERTSON and R. N. SHAPIRO: Polyethelene in reconstructive surgery. Plast. reconstr. Surg. **3**, 586 (1948).

SALINGER, S.: Cartilage homografts in rhinoplasty a critical evalmation. Ann. Otol. (St. Louis) **61**, 533 (1952); — Ivory implant: Survival after 23 years. Arch. Otolaryng. **63**, 419 (1956). — SATALOFF, J.: Repair of ossicular defects with ostamer. Arch. Otolaryng. **70**, 415 (1959). — SCHATTEN, W. E., D. M. BERGENSTAL, W. M. KRAMER, R. L. SWARM and S. SIEGEL: Biological survival and growth of cartilage grafts. Plast. reconstr. Surg. No 1, 11 (1958). — SCHMALIX, J.: Korrektur der Sattelnase durch nahtlose Hautraffung. Med. Mschr. **10**, 455 (1956). — SCHMID, E.: Die Wiederherstellung des Nasengerustes. Mschr. Ohrenheilk. **89**, 27 (1955); — Über neue Wege in der plastischen Chirurgie der Nase. Bruns' Beitr. klin. Chir. **184**, 385 (1952). — SCHNEIDER, K. W.: Z. Hals-, Nasen- u. Ohrenheilk. **49 b**, 30 (1943). — SCHORCHER, S.: Kosmetische Chirurgie. Munchen: J. F. Lehmann 1953. — SCHOFIELD, A. L.: Homologous tissue transplantation. Brit. med. J. **1953 I**, 329. — SCHOFIELD, A. L.: A preliminary report on the use of preserved homogenous cartilage implants. Brit. J. plast. Surg. **6**, 26 (1953). — SCHUBERT, G., u. G. UHLMANN: Zur krebserzeugenden Wirkung von Kunststoffen. Dtsch. Zahn-, Mund- u. Kieferheilk. **24**, 338 (1956). — SCHUCHARDT, K.: Operationen im Gesicht und im Kieferbereich. In: BIER, BRAUN u. KUMMEL, S. 429. 1954. — SCHWARTZ, A. W., M. B. DOCKERTY and J. H. GRINDLAY: Calcification of polyvinyl-formal (Ivalon) sponge. Plast. reconstr. Surg. **26**, 110 (1960). — SCHWARTZ, W.: Use of ox cartilage in rhinoplasty. (Verwendung von Ochsenknorpel in der Nasenplastik.) Eye, Ear, Nose Thr. Monthly **33**, 593 (1954). — SEELEY, R. C.: Composite bone graft in saddle nose. Plast, reconstr. Surg. **4**, 252 (1949). — SELTZER, A. T.: The surgically enduced saddlenose. Eye. Ear, Nose Thr. Monthly **30**, (5), 250 (1951). — SEYFARTH, H.: Chir. Universitatsklinik Jena, berichtet uber „Kunststoff als Implantationsmaterial im Schadelgebiet". Berichte. Dtsch. Stomat. **5**, 56 (1955). — SHEEHAN, J.: Plast. Surg. of the nose, second edit. New York: Hoeber 1936. — SHEEHAN, J. E., and W. A. SWANKER: "Gelatinised" bone for repair of skeletal losses. Plast. reconstr. Surg. **2**, 268 (1950). — SHULMAN, J., TH. WIZNITZER and Z. NEUMAN: A comparative study of sarcoma formation by implanted polyethylene film and mesh in white rats. Brit. J. plast. Surg. **16**, 336 (1963). — SMITH, J. B.: The wire fixation of autogenous bone grafts in the difficult rhinoplasty. A study in osteogenese. Arch. Otolaryng. **64**, 140 (1956). — SNYDER, C. C., E. WARDLAW and N. KELLY: Gas sterilization of cartilage and bone implants. Plast. reconstr. Surg. **28**, 568 (1961). — SOLJAK, A. M.: Zur Vereinfachung der Methodik der Anwendung des Kunststoffes AKR-7 fur die operative Korrektur von Nasendeformationen. Vestn. Oto-rino-laring. **14**, 84 (1952) [Russisch]. — SOMMER, W. J.: Eine neue Methode zur funktionellen und formalen Wiederherstellung der traumatischen Sattel- und Breitnase. Arch. Ohr.-, Nas.- u. Kehlk.-Heilk. **165**, 550 (1954); — Fortschritte in der kosmetischen Nasenchirurgie J. med. Kosmet. Nr. 1, 1 (1956). — SPANIER, F.: Revue chir. struct. **6**, 391 (1936t. Zit. von FRUHWALD. — SPEIRS, A. C., and R. BLOCKSMA: New implantable silicone rubbers. An experimental evaluation of tissue response. Plast. reconstr. Surg. **31**, 166 (1963). — SPINA, V., u. J. LOURENCO: Sattelnase. Autoplastik. Rev. bras. Oto-rino-laring. **22**, 82 (1954) [Portugiesisch]. — STRAATMA, C. R.: Use of dermal graft in the repair of small saddle-defects of the nose. Arch. Otolaryng. **16**, 506 (1932); — Book review. Preservation and transplantation of normal tissues is a Ciba foundation symposium. Plast. reconstr. Surg. **14**, 385 (1954). — STRAITH, C. L.: Reconstructions about the nasal tip. Surg. Gynec. Obstet. **62**, 73 (1936). — STRAITH, C. L., and M. A. PILLING: Plastic, Surg. in Industry. Amer. J. Surg. **74**, 335 (1947). — STRAITH, C. L., and W. B. SLAUGHTER: Grafts of preserved cartilage in restorations of facial contour, J. Amer. med. Ass. **116**, 2008 (1941). — STUCCHI, G.: An easy method of bone grafting for saddle onse. Trans. Int. Soc. Plast. Surg. First Congr. Baltimore: Williams & Wilkins Co. 1957. — SVETLAKOV, M. I.: Über die Korrektur der posttraumatischen Sattelnase. Vestn. Oto-rino-laring. **16**, 30 (1954) [Russisch].

TERRACOL, J.: A propos des greffes osseuses nasales. J. franç. Oto-rhino-laryng. 3, 14 (1954). — THEISSING, G.: Über die Behandlung von Oberkieferfrakturen mit Supramidstutzen, sowie die Verwendung des Supramids zu Nasenplastiken und kunstlichen Trommelfellen. Z. Laryng. Rhinol. 29, 81 (1950). — THOMPSON, N.: Dermis grafts to the nose symposium. Plast. Surg. of the face. New York 1963.

USHER, S. C., and S. H. WALLACE: Tissue reactions to plastics. Arch. Surg. 73, 997 (1958). — USHER, W.: Tissue reaction of plastics. Plast. reconstr. Surg. 22, 285 (1958).

VEREBLE, C. S., and W. G. STUCK: General considerations of metals for burried appliances in surgery. Surg. Gynec. Obstet. 76, 297 (1943). — VIDAURRE, S.: Saddle noses: Their treatment with the semilunar cartilage of the knee joint. Plast. reconstr. Surg. 10, 35 (1952). — VINOGRADOVA, T. P.: The cartilage transplantation in man. Acad. of Med. Science of S.U. Moscow 1950.

WARDILL, W. E. M., and J. SURIMEY: Bovine cartilage in plastic surgery: preliminary communication. Lancet 1947 II, 389. — WATKINS, A. B. K.: Twisting of cartilage in saddle nose implants. (Verbiegung von Knorpelimplantat bei Sattelnasen.) Med. J. Aust. 2, 43 (1957). WEAVER, J. B.: Experiences in the use of homogenous bone. J. Bone Jt Surg. 31 A, 778 (1949). Rezensiert von H. ROTH, Die Konservierung von Knochengewebe fur Transplantationen, S. 46. Wien: Springer 1952. — WEGENER, E. H.: Die Sattelnase und ihre Korrektur. J. med. Kosmet. 3, 89 (1954); — Kosmetikerinnen-Fachztg Juli 1957 u. Med. Kosmetik H. 3, 84 (1958). — WEIKART, T.: Zahn-, Mund- und Kieferheilk. 8, 10 (1951). — WERNER, R.: Über die Anwendung weichbleibender Kunststoffe in der Somato-Prothetik. Aesthet. Med. 5, 164 (1961). — WIBLE, L. E., A. TROMBETTA and G. E. WINEINGER: Use of tantalum screen in repair of nasal deformities. U.S. armed Forces med. J. 2, 653 (1951). (PRESSMAN, J. J.: Nasal implants. Laryngoscope (St. Louis) 62, 582 (1952)]. — WILSON, P. D.: Experiences with bone bank. Ann. Surg. 86, 126 (1947). — WINKLER, E.: Wiederherstellung traumatischer Nasendeformitaten. Med. Kosmetik 7, 367 (1958); — Kongr. der Ges. fur aesthetische Medizin, Bochum 1958. — WIRTH, F.: Die Verwendung von Knorpeltransplantaten in der Kiefer-Gesichts-Chirurgie. [Med. Kosmetik, H. 9, 270 (1959)]; — Langenbecks Arch. klin. Chir. 292 (1959). — WODAK, E.: Cosmetic surgery of the nose in Israel. J. int. Coll. Surg. 18, 179 (1952). — WOLFE, M. M.: The partial saddle nose: a simplified technique without the use of implant or transplant. Eye, Ear, Nose Thr. Monthly 33, 414 (1954).

YOUNG, F. A.: Surgery 17, 616 (1945).

ZORZOLI, E.: La traumatologia pugilistica del naso nei giovani, nei suoi rapporti con i processi d'accrescimento locali e regionali. Stud. med. chir. sport. 4, 311 (1950); — La traumatologia del naso dei pugili. (Die Lehre der Nasenverletzungen der Boxer.) II. Otorinolaring. ital. 27, 223 (1959). — ZHUKOV-VEREZHNIKOV, N. N., M. M. KAPICHNIKOV, P. M. CHENOV y E. A. ZOTIKOV: Rev. lat.-amer. Cirurg. plast. No 1, 35 (1958). — ZUEHLKE, D.: Über einige Verwendungsformen der elastischen Kunststoffprothese in der Hals-, Nasen-, Ohren-Heilkunde. 42. Vers. d. Sudwestdtsch. Hals-, Nasen- u. Ohrenarzte, Bad Durkheim 1958; — Zur Korrektur von Sattelnasen mit Winkelspanen aus weichbleibenden Kunststoffen. Bericht uber die technische Ausfuhrung von Winkelspanen, die, je nach Beanspruchung, in ihren einzelnen Abschnitten verschieden elastisch gearbeitet werden. HNO (Berl.) 8, 88 (1959); — Weiche, elastische Kunststoffe in der HNO-Heilkunde. Pract. Oto-rhino-laryng. (Basel) 22, 99 (1960).

Schrumpfnase-Bibliographie

BATTLE, R. J. V.: Deseases of the ear, nose and throat. London: Butterworth & Co. 1952. — BOLLOBAS, B.: Über die Korrektur der Sattelnase mittels Pseudomigration des claviculo-abdominalen Rollappens. HNO (Berl.) 11, 147 (1963).

CINELLI, A. H.: The syphilitic nose. Laryngoscope (St. Louis) 50, 520 (1940). — CONVERSE, J. M.: Reconstruction of the nose by the scalping flap technique. Surg. Clin. N. Amer. 39, 335 (1959). — COUGHLIN, W. T.: New procedure for relief of facies scaphoideadish-face. Surg. Gynec. Obstet. 40, 109 (1925).

DONATI VON GRALATH, R.: Correzione proetsica in un caso di malformazione congenita della faccia. Minerva chir. 12, 987 (1958); — Protesi e epitesi per la correzione di difetti nasali congeniti e acquisiti. Minerva chir. 15, 1040 (1960).

FOMON, S., J. B. GOLDMAN, H. NEIVERT and A. SCHATTNER: Rhinoplastie aphorisms, reflections and paradoxes. Eye, Ear, Nose Thr. Monthly 31, 537 (1952).

GANZER, H.: Operation der Stulpnase. Ärztl. Kosmetik 4, 142 (1957). — GILLIES, H. D.: Deformities of the syphilitic nose. Brit. med. J. 1923 II, 977.

JAYES, P. H.: L'opération remplissante de GILLIES dans le traitement des déformations syphilitiques du nez. Ann. Chir. plast. 2, 281 (1957).

KAZANJIAN, V. H.: Treatment of nasal deformities. J. Amer. med. Ass. **84**, 177 (1925); — Nasal deformities of syphilitic origin. Plast. reconstr. Surg. **3**, 517 (1948). — KINGSLEY, N.W.: Oral deformities, p. 315. London: Appleton & Co. 1880. — KOECHLIN, H.: Quelques réflexions concernant les greffes osseuses. Ann. Chir. plast. **2**, 147 (1957).

LEGLER, U.: Zur Technik der operativen Korrektur der Sattel-Plattnase mit Supramidspanen. Z. Laryng. Rhinol. **36**, 215 (1957).

MARTIN, C.: Prothèse immédiate. Paris: Masson & Cie. 1889. Zit. von KAZANJIAN. — McLAREN, L. R., and D. PENNEY: The reconstruction of the syphilitic saddle nose: a review of seven cases. Brit. J. plast. Surg. **10**, 236 (1957). — McINDOE, A. H.: Surgery **1**, 535 (1937). Zit. von McLAREN and PENNEY.

RETHI, A.: Operationen wegen entstellender Sattelnase. Chirurg **27**, 336 (1956).

SHAW, M. H., and S. FELL: Brit. J. plast. Surg. **1**, 3 (1948). Zit. von McLAREN and PENNEY. — SHEEHAN, J. E.: Plastic surgery of the syphilitic nose. Laryngoscope (St. Louis) **35**, 22 (1925).

XI. Rhinophym-Bibliographie

ARDOUIN, P.: Le rhinophyma dans la médicine et dans l'art classique. Rev. Laryng. (Bordeaux) **80**, 461 (1959).

BECHET, J.: Rhinophyma in a woman. Arch. Derm.-Syph. (Chic.) **14**, 86 (1926). — BEHDGET, H.: Behandlung des Rhinophyma. Derm. Wschr. **88**, 129 (1929). — BERSON, M. I.: Rhinophyma. Plast. reconstr. Surg., **3**, 740 (1948); — Atlas of plastic surgery. London: W. Heinemann 1948. — BLASI, R.: Radioterapia del rinofima. G. ital. Mal. esot. e trop. **7**, 16 (1934). — BORGES, A.: Rinofima. Combinacion de técnicas en su reconstruccion. Rev. Confed. méd. panamer. **4**, 26 (1957); — Rinofima. Rev. Confed. méd. panamer. **4**, 326 (1957). — BRUNS, P. v.: Über das Rhinophyma. Bruns' Beitr. klin. Chir. 391 (1903). — Zit. von JOSEPH. — BURKS, J. W.: Wire brush surgery. Springfield (Ill.): Ch. C. Thomas 1956.

CAMPOS, R.: Combined use of surgery and radium in the treatment of rhinophyma. Ars méd. (Barcelona) **12**, 85 (1936). — CINELLI, J. A.: Rhinophyma. New York St. J. Med. **40**, 1672 (1940). — CLARK, W. L.: The treatment of rhinophyma by the dessication method. Urol. cutan. Rev. **25**, 63 (1921). — COLDREY, R. S.: Treatment of rhinophyma. Brit. J. Med. **2**, 518 (1930). — CRABTREE, W. C.: Rhinophyma. Calif. west. Med. **45**, 485 (1936). — CUCOURTIOUX, M.: Rhinophyma et son traitement. Presse méd. **47**, 799 (1939).

DEBIDOUX, A.: Présentation d'un cas de rhinophyme géant operé par greffe libre avec resultat sept ans plus tard. Mém. Acad. Chir. **78**, 122 (1952). — DENECKE, H. J.: Die otorhino-laryngologischen Operationen. In: Kirschners Operationslehre. Berlin-Gottingen-Heidelberg: Springer 1953. — DESOUTTES, L.: Technique of surgical therapy of rhinophyma. Techn. chir. **25**, 177 (1933). — DICKINSON, J. T., and E. ADAMOPOULOS: Surgical treatment of rhinophyma. Arch. Otolaryng **74**, 251 (1961). — DIEFFENBACH, J. F.: Die operative Chirurgie. Leipzig 1845. — DORIGO, L.: Use of electric bistoury for removing rhinophyma. Bollettino **11**, 62 (1937).

ELLER, J. J.: A simple procedure for the cure of rhinophyma. N.Y. J. Med. **33**, 741 (1933).

FARINA, R.: Rinofima. Decorticacao eletro. cirurgica simples. Apresantacao de 2 cases. Rev. Hosp. clin. Janeiro **4**, 107 (1949); — Rhinophyma. Plastic correction. Plast. reconstr. Surg. **6**, 461 (1950). — FEDERSPIEL, M. N.: Rhinophyma with report of case. Internat. J. Orthodontia **18**, 92 (1932). — FISCHKIN, E. A.: The treatment of rhinophyma. Amer. J. clin. Med. **20** (1913). — FISHOF, F. E.: Rhinophyma. Arch. Otolaryng. **69**, 424 (1959). — FIUMICELLI, F.: Rhinophyma: caso di diathermocoagulazione. Minerva med. **1**, 228 (1934). — FOWLER, R. S.: Rhinophyma. Operative treatment. Amer. J. Surg. **25**, 258 (1911). — FULD, J. E.: The surgical treatment of rhinophyma. J. Amer. med. Ass. **72**, 1734 (1919).

GALTIER, M.: Chirurgie esthétique nasale. Paris: G. Doin & Cie. 1950; — Le traitement du rhinophyma. Mém. Acad. Chir. **85**, 436 (1959). — GERSUNY: Zit. von BORGES. — GIBBON, J. H.: Rhinophyma. Ann. Surg. **46**, 320 (1907). — GINSBURG, L.: Rhinophyma in a woman. Arch. Derm. Syph. (Chic.) **32**, 468 (1935). — GRATTAN, J. F.: Rhinophyma. J. Amer. med. Ass. **74**, 1450 (1920). — Rhinophyma. A report of six cases cured by radical operation followed by x-ray and acid treatment to relieve the associated hypertrophy of the skin. Surg. Gynec. Obstet. **41**, 99 (1925). — GUÉRIN, A.: (TRENDELENBURG) zit. KLEINE-NATROP. — GURDIN, M., and W. J. PANGMAN: A simple electrosurgical treatment of rhinophyma. Calif. Med. **73**, 171 (1950).

HARET, M.: Rhinophyma. Case cured by radiotherapy. Bull. Soc. Radiol. méd. France **16**, 236 (1928). — HEINECK, A. P.: A case of rhinophyma successfully treated by decortication. J. Amer. med. Ass. **62**, 105 (1914). — HERLYN, K. E.: Die Eingriffe im Gesicht, an der Zunge, an den Speicheldrusen und an der Ohrmuschel. In: Kirschners Operationslehre, 2. Aufl., Bd. 4. Berlin-Gottingen-Heidelberg: Springer 1956.

IAPALUCCI, LUIS, y J. S. CABRERA-TRIGO: El pulido quirurgico en el rinofima. (Das chirurgische Abschleifen beim Rhinophym.) Pren. méd. argent. 48, 447 (1961).
JOSEPH, J.: Nasenplastik. Leipzig: Kabitzsch 1931.
KLEINE, E. H.: Nasal tip reconstruction through enternal incisions. Plast. reconstr. Surg. 15, 502 (1955). — KLEINE-NATROP, H. E.: Entwicklung und Methodik der Rhinophymoperation. Med. Kosmetik 6, 258 (1957). — KULENKAMPFF, D.: Über die Behandlung des Rhinophyms und des Zungenkropfes. Ein Beitrag zur Genpathologie. Chirurg 23, 405 (1952).
LANGENBECK, O. V.: Zit. von JOSEPH. — LENZ, L. L.: Praxis der kosmetischen Chirurgie. Stuttgart: Hippokrates 1954. — LEWIS, G. K.: Rhinophyma. Plast. reconstr. Surg. 24, 190 (1959). — LORENZO, O.: Beitrage zur Nasenplastik. Med. Mschr. 9, 384 (1955). — LOWENTHAL, G.: Rhinophyma: Surgical excision following oblique cutaneous incision. Trans. Amer. Acad. Ophthal. Otolaryng. 57, 625 (1953).
MACOMBER, D. W.: Surgical cure of acne rosacea and rhinophyma. Rocky Mtn med. J. 43, 466 (1946). — MALBEC, E. F.: Cirugia plastica, rinofimas, resultados operatorios. Día. méd. 20, 298 (1948); — Rhinophyma, results of surgical therapy. Congr. Latino. Amer. Cir. Plast. 4, 355 (1949); — Rhinophyma. Surgical treatment. Transactions of the Internat. Soc. of Pl. Surgeons, Stockholm 1955. Baltimore: Williams & Wilkins 1957. — MALINCAC, J. W.: Rhinophyma: Its treatment and complications. Arch. Otolaryng. 13. 279 (1931). — MALINIAK, J. W.: Rhinophyma: Treatment and its complications. Soc. Scient. Française de Chir. Repar. Plast. et Esthet. C.R. Acad. Sci. (Paris) 250—257 (1930); — Rhinophyma. Its treatment and complications. Arch. Otolaryng. 13, 270 (1931). — MANGABEIRA-ALBERNAZ, P.: Rhinophyma. Pathogenesis and therapy. Rev. Laryng. (Bordeaux) 56, 1199 (1935). — MARTIN, A.: Rhinophyma therapy by Ollier's surgical decortication. Bull. Soc. franç. Derm. Syph. 46, 705 (1939); — Rhinophyma and its treatement. Canad. med. Ass. J. 58, 69 (1948). — MASON, M. L., and H. S. ALLEN: Surgical correction of rhinophyma. Case report. Quart. Bull. Northw. Univ. med. Sch. 25, 60 (1951). — MATTON, G., K. PICKRELL, W. HUNGER and E. POUND: The surgical treatment of rhinophyma. Plast. reconstr. Surg. 30, 403—404 (1962). — MILLIGAN, W.: Rhinophyma. Its etiology, pathology and treatment. Lancet 1915, 643.
NETO, J. R.: Rinofima. Revista otolaring. (S. Paulo) 4, 811 (1936). — NEW, G. B.: Rhinophyma. Laryngoscope (St. Louis) 29, 391 (1919); — Rhinophyma. Clin. N. America 1, 1393 (1921). — NIEDELMAN, M. L.: Rhinophyma. Treatment by electroshoving. Arch. Derm. Syph. (Chic.) 70, 91 (1954). — NYLEN, B.: Operative treatment of rhinophyma. Acta Soc. Med. upsalien. 62, 17 (1957).
ODOU, B. L., and E. R. ODOU: Rhinophyma. Amer. J. Surg. 102, 3 (1961). — OLLIER: 1875 zit. von JOSEPH.
PERL, M.: Diathermy treatment of rhinophyma. Prat. du Nord de l'afrique 5, 150 (1932). — PITANGUY, I., e M. SZPILMAN: Rinofima. J. bras. Cir. 1, 133 (1962).
REES, TH. D.: Basal cell carcinoma in association with rhinophyma. Plast. reconstr. Surg. 16, 282 (1955). — ROSENBERG, W. A., and J. M. FELSHER: Rhinophyma and acne rosacea treated with electrosection current. Illinois med. J. 96, 281 (1950).
SANVENERO-ROSSELLI, G.: Chirurgia plastica del naso. Roma: Casa editrice Luigi Pozzi 1931. — SCHREUS, H. TH.: Schleifen und Frasen der Haut. Aesthet. Med. (Heidelberg) 2 (1955). — SCOTT, M. J.: Rhinophyma, A procedure for office treatment. Northw. Med. (Seattle) 55, 46 (1956). — SELTZER, A. P.: On a hereditary factor in rhinophyma with associated agromegalic condition. Med. Wld (Lond.) 61, 310 (1943); — The effect of ACTH in the surgical treatment of acne and rhinophyma. Am. Practit. 2, 882 (1951). — SHANTUROV, A. G.: Plastic surgery of the nose with a split skin flat after removal of rhinophyma. Vestn. Oto-rino-laring. 21, 88 (1959). — SHEEHAN, J. E.: Zit. von SANVENERO-ROSSELLI. — SHEEHAN, J. E., and W. A. SWANKER: Unusually extensive case of rhinophyma. N.Y. J. Med. 50, 2841 (1950). — SMITH, A. E.: Correction of advanced rhinophyma by means of plastic reconstructive surgery. Amer. J. Surg. 96, 792 (1958). — SMITH, F.: Plastic and reconstructive surgery. Philadelphia and London: W. B. Saunders Co. 1950. — STROMEYER: Zit. von JOSEPH.
TAMERIN, J. A., and L. A. BORNSTEIN: Trichloracetic acid in the management of rhinophyma. Zit. von REES u. FISHOF, Harlem Hosp. Bull. 3. Juni (1950). — THENLOT: Zit. von KLEINE-NATROP.
VILLA-FUERTE: Plastic surgery for rhinophyma. J. Philipp. med. Ass. 31, 68 (1955). — VILLIÉRS, R. DE: Rinofima. Rev. cuba. Oto-rino-laring. 5, 111 (1956); — Rinofima. Rev. lat.-amer. Cirurg. plást. No 1 274 (1958); — Rev. Cabara otorinolaringol. 5, No 3 (1956).
WEHR, R. H.: Rhinophyma. Case report. Arch. Otolaryng. 50, 433 (1949). — WEINLECHNER: Zit. von JOSEPH. — WITTELS, W.: Methoden und Ergebnisse der operativen Rhinophymbehandlung. Wien. klin. Wschr. 72, 372 (1960). — WOLFE, M. M.: Rhinophyma

with new etiologie and therapeutic considerations. Laryngoscope (St. Louis) **53**, 172 (1953). — WOOD, J. C.: Rhinophyma. Surg. Gynec. Obstet. **15**, 622 (1912). — WUCHERPFENNIG, V.: Über das elektrische Schneiden mit der Drahtschlinge. Jena 1932.

Verletzungen

AAGESEN, W. J., L. E. MORRISON and C. D. STUTH: How to handle acute nasal injuries. Arch. Otolaryng. **60**, 367 (1954). — ADAMS, W. M., and L. H. ADAMS: Internal wire fixation of facial fractures. Amer. J. Surg. **92**, 12 (1956). — ALOIN, H.: A propos du traitement des fractures du nez. Note de technique chirurgicale. J. franç. Oto-rhino-laryng. **1**, 302 (1952). — AUBRY, M.: Les déviations latérales de la partie haute du nez. Rev. méd. franç. **25**, 134 (1944). — AUBRY, M., et CH. FREIDEL: Chirurgie de la face et de la région maxillofaciale. Paris: Masson & Cie. 1952. — AUBRY, M., et J. CH. GIRAND: La rhinoplastic. Soc. franc. d'oto-rhino-laryngol. Congr. (1956) **1**, 34. Paris. Libr. Arnette.
BABLIK, L.: Fruhkorrektur nach Trummerfraktur der Nase durch Bleiplattendrahtnaht. Mschr. Ohrenheilk. **86**, 326 (1952). — BARON, S. H.: Nasal injury. Trans. Pacif. Cst oto-ophthal. Soc. **39**, 39 (1958). — BAUSMER, G.: Parallel stainless steel wires used as an intradermal splint. Plast. reconstr. Surg. **20**, 92 (1957). — BÉRARD, M. F.: Petite histoire d'une synéchie nasale. Ann. Otolaryng. (Paris) **79**, 111 (1962). — BERENDES, J.: Doppelter autoplastischer Verschluß größerer Duradefekte. HNO (Berl.) **6**, 220 (1957). — BERGONZELLI, V., e A. FONTANA: Sulle fratture del terzo medio dello scheletro facciale. Minerva chir. **14**, 1105 (1959). — BIENIAS, G. B.: Eigene Erfahrungen mit der Okklusions-Aufnahme bei Nasenfrakturen. Z. Laryng. Rhinol. **38**, 334 (1959). — BOENNINGHAUS, H. G.: Die Behandlung der Schadelbasisbruche. Stuttgart: Georg Thieme 1960. — BONNIN, J. G.: A textbook of fractures and related injuries. Brit. J. plast. Surg. **4**, 336 (1958). — BOURDIAL, J., et J. POLLET: Une méthode de reduction des fractures du nez. Ann. Oto-laryng. (Paris) **74**, 605 (1957). — BROWN, J. M.: The future of otolaryngology. J. Amer. med. Ass. **135**, 471 (1947). — BRUCK, H., u. M. HUSSAREK: Eine neue Methode zur Reposition von Nasenbeinfrakturen in Lokalanaesthesie. J. med. Kosmet. **4**, 123 (1955).
CAPEROSA, R. Y., and A. R. ZAVATZKY: The occlusal film. Arch. Otolaryng. **66**, 503 (1957). — CERRI, A. S., e A. MAESTRI: A proposito di una particolare proiezione nella diagnostica radiologica delle fratture nasali. Ateneo parmense **29**, 187 (1958). — CLAUS, K.: Die „spontane" Liquorrhoe. Dtsch. Z. Nervenheilk. **180**, 157 (1960).
DECHAUME, M., M. GRELLET et D. CLAUDIN: Complications orbitaires des fractures de l'étage supérieur de la face. Rev. Stomat. (Paris) **60**, 385 (1959). — DENECKE, H. J.: Zur Diagnose und operativen Behandlung von Liquorfisteln. HNO (Berl.) **6**, 152 (1957). — DINGMAN, R. O., and R. L. HARDING: Treatment of malunion fractures of facial bones. Plast. reconstr. Surg. **6**, 505 (1951).
FILIPPI, B., G. F. LOVO e B. MORELLI: Considerazioni su alcuni casi di frattura delle strutture nasali da incidente stradale. Minerva oto-rino-laring. **13**, 139 (1963). — FOMON, S., A. SCHATTNER, J. W. BELL, L. KLEINFELD and R. LEVY: Management of recent nasal fractures. Arch. Otolaryng. **55**, 321 (1952). — FRENCKNER, P., and N. RICHTNER (Sweden): Operative treatment of skull fractures through the frontal sinus. Acta oto-laryng. (Stockh.) **51**, 63 (1960). — FRUHWALD, V.: Korrektive Therapie der Nase, der Ohren und des Gesichtes, S. 27. Wien: Wilhelm Maudrich 1952.
GEJROT, T., and G. MARTENSSON (Sweden): Transnasal fixation of nasal-fractures. Acta oto-laryng. (Stockh.) **51**, 175 (1960). — GILLIES, H. D., and T. P. KILNER: Lancet **1929**, 147. Zit. von OLDFIELD u. GOSSEREZ. — GINESTET, G., F. LE DINH et R. BUCHET: Radiologie et traumatisme maxillo-facial. Atlas de Radiologie clinique de la Presse medicale **21**, 1 (1958). — GONZALEZ-ULLOA, M.: Nose fractures treated with rhinotractor. Plast. reconstr. Surg. **2**, 607 (1947). — GOODALE, J. L.: A new method for the operative correction of exaggerated roman nose. Boston med. surg. J. **140**, 112 (1899). — GOODDALE, R. L., and L. L. MONTGOMERY: Arch. Otolaryng. **68**, 271 (1958). — GOSSEREZ, M.: Les lésions profondes dans les fractures du nez par ecrasement. Diagnostic radiologique. Traitement par transfixion metallique. Semaine des hopitaux. Ann. Chir. **32**, 159, 198 (1956); — Fractures recentes du nez par ecrasement. Etude radiologique methodique, traitement par transfixion metallique. J. franç. Oto-rhino-laryng. **5**, 66 (1956); — Deep lesions in crushing fractures of the nose. Plast. reconstr. Surg. **20**, 181 (1957). — GURDJIAN, E. S., and J. E. WEBSTER: Mechanisms, diagnosis and management. Head Injuries. Boston: Little Brown & Co. 1958.
HAGE, J.: An "external", intraseptal approach to the sphenoid sinus and the hypophysis, for closure of cerebro-spinal fluid leaks. Arch. chir. Neurol. **13**, 183 (1961). — HERRERA, C. A.: Tratamiento de las fracturas del piso medio de la cara. Sem. méd. (B. Aires) **63**, 1086 (1956). — HILGER, J. A.: The open reduction of nasal fractures. Laryngoscope (St. Louis) **71**, 292 (1961). — HIMMEL, J. G.: Cuidados y tratamiento de las fracturas recientes de la

nariz. Ohio med. J. **4**, 52 (1956). — HODGSON, H. G.: Radiology of the accessory nasal sinuses. Brit. J. Radiol. **4**, 421 (1931). — HORBST, L.: Über Liquorrhoe. Mschr. Ohrenheilk. **81**, 505, 636 (1961).

JORDAN, L.: The rhinoplastic management of recent nasal fractures. Ann. Otol. (St. Louis) **62**, 692 (1953). — JOSEPH, J.: Nasenplastik und sonstige Gesichtsplastik. Leipzig: Curt Kabitzsch 1932.

KAZANJIAN, V. H.: Fractures of the nasal bones. Trans. Amer. Acad. Ophthal. Otolaryng. **56**, 565 (1952). — KAZANJIAN, V. H., and J. M. CONVERSE: The surgical treatment of facial injuries. Baltimore: Williams & Wilkins Co. 1949. — KORBER, E., u. F. SCHNURBUSCH: Ein Fixierungsgerat fur die frakturierte Nase. HNO (Berl.) **5**, 314 (1958). — KRUGER, D. V.: Die Behandlung der Liquorrhoe nasalis. Acta neurochir. (Wien) **2**, 301 (1952). — KUCERA, M., and K. HONSIG: Fractures of the nasal bones in children. Čs. Otolaryng. **9**, 169 (1960).

LAW, F. M.: Nasal accessory sinuses. Ann. Roentgenol. **15**, 53 (1933). — LEFAURE, J. P.: Traitement des fractures récentes du nez. Thèse 132 p. 1954.

MAINART, L.: Zit. von J.-M. MONTSERRAT-VILADIU: Fracturas de la nariz. Acta oto-rinolaring. ibero-amer. **8**, 641 (1957). — MASING, H.: Zur Versorgung von Nasenflugelverletzungen. Z. Laryng. Rhinol. **42**, 370 (1963). — MATSUDA KAZUO: A new closed reduction method of fresh nasal fractures. Otol. Fukuoka **1**, 94 (1954). — McCOY, F. J.: Complications of middle third facial fractures. J. int. Coll. Surg. **30**, 207 (1958). — McKENZIE, W. R.: Fractures of the facial bones. Arch. Otolaryng. **52**, 257 (1950). — MILLER, M. S.: Diagnosis and treatment of recent and neglected nasal fractures. Canad. med. Ass. J. **65**, 348 (1951). — MONTSERRAT VILADIU, J. M.: Nasal fractures (Surgery). Acta oto-rino-laring. ibero-amer. **8**, 641 (1957).

PEYRUS, J.: Chirurgie plastique du nez. Edition Camugli. Lyon 1956. — POTTER, H. E.: Grid diaphragm principle applied to roentgenography of paranasal sinuses. Amer. J. Roentgenol. **25**, 814 (1931). — POULIN, J. E.: Nasal fractures. J. Maine med. Ass. **44**, 263 (1953).

RENK, H.: Zur Behandlung der Nasenbein-Mittelgesicht-Frakturen. Z. Laryng. Rhinol. **42**, 862 (1963). — RUBINSTEIN, M.: Fractures and post-traumatic deformation of the nose. Arch. Otolaryng. **63**, 355 (1956). — RUPPENTHAL, R.: Technique of X-raying the facial bones. X-ray Techn. **14**, 184 (1943). — RUZIC, J.: Sulle fratture della fossa cranica anteriore con particolare riguardo alla lamina cribrosa. Arch. ital. Otol. **63**, 1 (1952).

SAFIAN, J.: Corrective rhinoplastic technique. Amer. J. Surg. **55** (1935). Zit. von C. L. SAMUEL, E.: Clinical radiology of the ear, nose and throat. New York and London: P. B. Hoeber 1952. — SCHMALIX, J.: Die traumatische knocherne Schiefnase und ihre Korrektur. HNO (Berl.) **10**, 209 (1962). — SEIFERTH, L. B.: Die Unfallverletzungen der Nase, der Nasennebenhohlen und der Basis der vorderen Schadelgrube. Arch. Ohr.-, Nas.- u. Kehlk.-Heilk. **1**, 165 (1954). — SMITH, F.: Plastic and reconstructive surgery. A manual of management. Philadelphia: W. B. Saunders Co. 1950. — STOCKDALE, C. R.: A middle-third fracture of the facial skeleton complicated by loss of vision. Brit. J. plast. Surg. **12**, 78 (1959). — STOKES, R. F.: Complications of facial bone fractures. Plast. reconstr. Surg. **17**, 73 (1956). — STRAITH u. H. DE KLEINE, Surgery of the head and neck. Int. Abstr. Surg. **66**, 9 (1938). — STRAITH, C. L., and W. B. SLAUGHTER: Maxillofacial injuries. Clin. Radiology. Philadelphia: Davis 1946. — STRAITH, R. E., J. L. TEASLEY, M. G. v. LINDE and L. T. MOORE: The treatment of lateral deviations of the nose by pin-fixation. Plast. reconstr. Surg. **15**, 346 (1955). — SZABON, J.: Unsere Erfahrungen mit Septumknorpelimplantationen in posttraumatischen Fallen. HNO Klin., Szeged. Otolaryng. pol. **16**, 201 (1962).

TANIEWSKI, J.: Eine Sutur, die den Nasenrucken fixiert. Szew ustalajacy grzbiet nosa. Oto-laryng. pol. **11**, 243 (1957). — TERRACOL, J., J. FURCHINI et H. HARANT: Les fractures du cartilage de la cloison. Monogr. oto-rhino-laryng. **23**, 144 (1931). — TRENDELENBURG, F.: Über die operative Behandlung schiefer Nasen. Chir. Kongr. Verh. **1**, 82 (1889). — TRESLEY, I. J.: Nasal fractures: Diagnoses and management. Illinois med. J. **110**, 120 (1956).

VOLKOV, YU. N.: The improvement of nodes of therapy in fresh fractures of nasal bones (Russischer Text). Vestn. Oto-rino-laring. **20**, 61 (1958).

WALDEN, R. H., P. R. WOHLGEMUTH and J. H. FITZ-GIBBON: Fractures of the facial bones. Amer. J. Surg. **92**, 915 (1956). — WATERS, C. A., and C. W. WALDRON: Roentgenology of the accessory nasal sinuses describing modifications of the occipito-frontal positions. Amer. J. Roentgenol. **2**, 366 (1914). — WULLSTEIN, H., u. S. ZEHM: Zur Frage der Schutzung des operativ reparierten Nasengerustes nach schweren Impressionstraumen. Z. Laryng. Rhinol. **39**, 769 (1960).

ZORZOLI, E.: La traumatologia del naso nei pugilatori. Arch. ital. Otol. **62**, 99 (1951). —

Plastische Operationen im Bereich der Glabella und der Stirnhöhle

BAUER, K.: Mschr. Ohrenheilk. **95**, 242 (1961) (Diskuss.). — BOENNINGHAUS, H.-G.: Die Behandlung der Schadelbasisbruche. Stuttgart: Georg Thieme 1960.

DENECKE, H.-J.: Die oto-rhino-laryngolog. Operationen. In: Kirschner, Op.-Lehre, Bd. V. Berlin-Göttingen-Heidelberg: Springer 1953; — Mschr. Ohrenheilk. **95**, 242 (1961) (Diskuss.).

FRITZ, K.: Mschr. Ohrenheilk. **95**, 242 (1961) (Diskuss.).
GLANINGER, J.: Über die plastische Korrektur nach Radikaloperation der Stirnhöhle. Mschr. Ohrenheilk. **95**, 235 (1961).
HAGER, A.: Verunstaltung des Gesichts nach frontobasaler Verletzung. Mschr. Ohrenheilk. **95**, 229 (1961).
KRUGER, D. W.: Über neuro-chirurgische Maßnahmen bei einer neuen Methode der zweiteiligen Versorgung frontobasoler Verletzungen. Mschr. Ohrenheilk. **95**, 219 (1961).
SCHOBEL, H.: Das Schablonenverfahren als Fixationsmethode für Stirnplastiken. Mschr. Ohrenheilk. **95**, 239 (1961).

Hasenschartennase

AUBRY, M., et CH. FREIDEL: Chirurgie de la face et de la région maxillo-faciale. (Bibliogr.) Paris: Masson & Cie 1939. — AUBRY, M. E., and J. LEVIGNAC: La correction secondaire de la région naso-labiale dans le bec-de-lièvre unilatéral. Ann. Chir. plast. **2**, 127 (1957). — AUFRICHT, G.: A few hints and surgical details in rhinoplasty. Laryngoscope (St. Louis) **53**, 317 (1943).
BARDACH, J.: The personal method of plastics of deformed nasal wings in older children and in adults after the operation of unilateral cleft upper lip. Otolaryng. pol. **11**, 139 (1957). — BARSKY, A. J.: Principles and practice of plastic surgery. Baltimore: Williams & Wilkins Co. 1950. — BERKELEY, W. T.: The cleft-lip nose. Plast. reconstr. Surg. **23**, 567 (1959). — BLAIR, V. P.: Nasal deformities associated with cleft of the lip. J. Amer. med. Ass. **84**, 185 (1925); — Correction of losses and deformities of the external nose, including those associated with harelips. Calif. west. Med. **23**, 57 (1932). — BLAIR, V. P., and J. B. BROWN: Nasal abnormalities, fancied and real. Surg. Gynec. Obstet. **80**, 422 (1945). — BLAIR, V. P., and G. LETTERMAN: The role of the switched lower lip flap in upper lip restorations. Plast. reconstr. Surg. **5**, 1 (1950). — BRAUER, R. O.: Consideration of Le Mesurier technique of single cleft lip repair with new concept as to its use in incomplete and secondary hare lip repairs. Plast. reconstr. Surg. **11**, 275 (1953). — BROADBENT, R. T.: The badly scarred bilateral cleft lip. Total resurfacing. Plast. reconstr. Surg. **6**, 485 (1957). — BROWN, J. B., B. CANNON, C. E. LISCHER, W. B. DAVIS, A. MOORE and J. MURRAY: Further repairs on the use of composite free grafts of skin and cartilage from the ear. Plast. reconstr. Surg. **1**, 130 (1946). BROWN, J. B., and F. MCDOWELL: Secondary repair of cleft lips and their nasal deformities. Ann. Surg. **114**, 101 (1941); — Plastic surgery of the nose including reconstruction of war injuries and of deformities from neoplastic, traumatic, radiation, congenital and other causes. St. Louis: C. V. Mosby Comp. 1951. — BULATOVSKAYA, B. YA.: The technique of operative correction of deformation of the ala nasi following the operation for congenital hare-lip. Vestn. Oto-rino-laring. **21**, 79 (1959). — BURIAN, F.: Chirurgie rozstepu rtu a patra. Prag 1954; — Chirurgie der Lippen- und Gaumenspalten. Berlin: Verlag Volk und Gesundheit 1963. — BYARS, L. T.: Surgical correction of nasal deformities. Surg. Gynec. Obstet. **84**, 65 (1947).
CALLISTER, A. C.: A technique designed to prevent lateral creeping of the alar cartilage in the repair of hare-lip. Plast. reconstr. Surg. **3**, 617 (1948). — CANNON, B.: The split vermillion bordered lip flap. Surg. Gynec. Obstet. **73**, 95 (1941). — CONVERSE, J. M.: Corrective surgery of nasal tip. Laryngoscope (St. Louis) **67**, 16 (1957). — CRIKELAIR, G. F. JU., and F. C. SYMONDS: A method for alaplasty in cleft lip nasal deformities. Plast. reconstr. Surg. **24**, 588 (1959). — CRONIN, T. D.: A new method of nasal tip reconstruction utilising a local caterpillar flap. Brit. J. plast. Surg. **4**, 180 (1952); — Lengthening columella by use of skin from nasal floor and alae. Plast. reconstr. Surg. **21**, 417 (1958).
D'ALESSIO, ELIO: La rinoplastica. Il problema tecnico. G. ital. Chir. **10**, 632 (1954). — DAVIS, A. D.: Management of the wide unilateral cleft lip with nostril deformity. Plast. reconstr. Surg. **8**, 249 (1951). — DEILEN, A. W. v.: Some aspects in the secondary repair of cleft lip palate and nasal deformities, with case report. Plast. reconstr. Surg. **6**, 460 (1952). — DEKLEINE, E. H.: Nasal tip reconstructions through external incisions. Plast. reconstr. Surg. **15**, 502 (1955). — DIEFFENBACH, J. F.: Zit. von G. AXHAUSEN, Technik und Ergebnisse der Spaltplastiken. München: Hauser 1952. — DINGMAN, R. O.: Correction of nasal deformities due to defects of the septum. Plast. reconstr. Surg. **18**, 291 (1956); — Ostectomy of the mandible in cleft lip and palate rehabilitation. Plast. reconstr. Surg. **25**, 213 (1960). — DUFOURMENTEL, L.: Chirurgie réparatrice des téguments et des formes. Paris: Masson & Cie. 1939 (Bibliogr.); — Introduction à la chirurgie constructive. Paris: Jeune Parque 1946; — Les malformations du nez dans les becs-de-lièvre et leur correction. Acta oto-rhinolaryng. belg. **6**, 397 (1952). — DUPERTUIS, S. M.: Free earlobe grafts of skin and fat; their value in reconstruction about the nostrils. Plast. reconstr. Surg. **1**, 135 (1946). — DUPUIS, A.: Séquelles vélo-palatines du bec-de-lièvre. Traitement chirurgical. Ann. Chir. plast. **8**, 33 (1963).

EITNER, E.: Kosmetische Korrekturen im Bereiche der Nasenspitze und ihrer Umgebung. Z. Laryng. Rhinol. **26**, 46 (1935). — ENGSTROM, H., and G. BLOOM: The structure of the olfactory region in man. Acta oto-laryng. (Stockh.) **43**, 11 (1953). — ERICH, J. B.: A technic for correcting a flat nostril in cases of repaired harelip. Plast. reconstr. Surg. **12**, 320 (1953). — ERICH, J. B., and L. V. KRAGH: Technique for lengthening the columella in cases of repaired bilateral harelip. Minn. Med. **42**, 1592 (1959).

FARKAS, L. G., and B. STOCKAR: Corrective operation on the lip and nose. Acta Chir. orthop. Traum. čech. **25**, 43 (1958). — FOMON, S., J. W. BELL, A. SCHATTNER and V. SYRACUSE: Revision nasal en labio leporino. Rev. lat.-amer. Cirug. plast. **1**, 259 (1958).

GELBKE, H.: Die Schnittfuhrung nach LE MESURIER und andere moderne Gesichtspunkte bei der Operation von Lippenspalten. Bruns' Beitr. klin. Chir. **188**, 44 (1954); — The nostril problem in unilateral harelips and its surgical management. Plast. reconstr. Surg. **18**, 65 (1956); Die Gesichtsspaltenkorrektur unter besonderer Berucksichtigung der Nasenform. Aesthet. Med. **12**, 39 (1963). — GILLIES, H., and T. P. KILNER: Harelip: Operations for the correction of secondary deformities. Lancet **1932 II**, 1369. — GILLIES, H., and D. R. MILLARD: The principles and art of plastic surgery. London: Butterworth & Co. Ltd. 1957. — GILLIES, H. D.: Operative surgery, 1er vol. London: Grey-Turner 1931. — GINESTET, G.: Sequelles des becs-de-lèvre et divisions palatines. Ann. Chir. plast. **8**, 29 (1963). — GINESTET, G., et L. MERVILLE: L'asymetrie narinaire du bec-de-lièvre unilateral. Correction chirurgicale secondaire. Ann. Chir. plast. **8**, 39 (1963). — GLANZ, S.: Correction of secondary cleft-lip deformities with closure of oro-nasal fistulae. Plast. reconstr. Surg. **24**, 74 (1959). — GOTZ, J.: Einschichtige oder doppelschichtige Deckung des Nasenbodens bei durchgehenden Lippen-Kiefer-Gaumenspalten. Fortschr. Kiefer- u. Gesichtschir. **1**, 61 (1955). — GOLDMANN, I.: New technic que for corrective surgery of nasal tip. Arch. Otolaryng. **58**, 183 (1953).

HERFERT, O.: Korrekturoperationen nach Lippen-Kiefer-Gaumenplastik. Arch. Ohr.-, Nas.- u. Kehlk.-Heilk. **166**, 487 (1955); — Nasenkorrektur bei einseitigen Lippen-, Kiefer-Gaumenspalten durch Knorpelimplantate aus Ohr und Rippenbogen. Dtsch. Zahn- usw. Heilk. **27**, 67 (1957). — HUFFMAN, W. C., and D. M. LIERLE: Studies on the pathologic anatomy of the unilateral hare-lip nose. Plast. reconstr. Surg. **4**, 225 (1949); — The repair of the bilateral cleft lip. Plast. reconstr. Surg. **4**, 489 (1949). — Progress in septal surgery. Plast. reconstr. Surg. **20**, 185 (1957). — HUMBY, G.: The nostril in secondary hare-lip. Lancet **1938**, 4, 1275.

IMMENKAMP, A.: Technik und Spatergebnisse der Plastik nach HAGEDORN-LE MESUVIER bei einseitiger Kiefer-Gaumenspalte. Fortschr. Kiefer- u. Gesichtschir. **5**, 273 (1959).

JOHANNSON, B., u. A. OHLSSON: Die Osteoplastik bei Spatbehandlung der Lippen-Kiefer-Gaumenspalten. Langenbecks Arch. klin. Chir. **295**, 876 (1960). — JOSEPH, J.: Nasenplastik und sonstige Gesichtsplastik nebst Mammaplastik, S. 114. Leipzig: Curt Kabitzsch 1931.

KAPLAN, S.: Reconstruction of the underdeveloped premaxilla in conjunction with nasal deformities. Eye, Ear, Nose, Thr. Monthly **30**, 370 (1951). — KILNER, T. P.: The management of the patient with cleft lip and/or palate. Amer. J. Surg. **95**, 204 (1958). — KILNER, T. P., and H. GILLIES: Hare lip: Operations for corrections of secondary deformities. Lancet **1932 I**. — KLEINE, E. H. DE: Nasal tip reconstruction through external incisions. Plast. reconstr. Surg. **15**, 520 (1955). — KLICPERA, L.: Zur Korrektur der Nasenspitze. Mschr. Ohrenheilk. **87**, 89 (1953). — KORKHAUS, G.: Die kieferorthopadische Behandlung von Lippen-Kiefer-Gaumenspalten. Fortschr. Kiefer- u. Gesichtschir. **1**, 138 (1955). — KROGMAN, W. M.: The problem of the cleft palate face. Plast. reconstr. Surg. **14**, 370 (1954).

LA FERLA, S.: La correzione chirurgica dell'abnorme brevità della columella nasale. Arch. ital. Otol. **70**, 979 (1959). — LAMONT, E. S.: Reparative surgery of cleft lip and nasal deformities. Surg. Gynec. Obstet. **80**, 422 (1945). — LÉVIGNAC, J.: La correction secondaire de bec-de-lièvre unilatéral. Rev. Stomat. (Paris) **63**, 389 (1962). — LEXER, E.: Zur Gesichtsplastik. Langenbecks Arch. klin. Chir. **92**, 306 (1910).

MARCKS, K., A. TREVASKIS and M. PAYNE: Elongation of columella by flap transfer and Z-plastic. Plast. reconstr. Surg. **20**, 466 (1957). — MARCKS, K. W., A. E. TREVASKIS and J. E. KICOS: Repair of nasal deformities associated with secondary cleft lip defects, presented at the International Congress on plastic surgery. London 1959. — McINDOE, A. H.: Correction of alar deformity in cleft lip. Lancet **1938 I**, 607. — McINDOE, A., and TH. REES: Synchronous repair of secondary deformities in cleft lip and nose. Plast. reconstr. Surg. **24**, 150 (1959). — McNEIL, C. K.: Congenital oral deformities. Brit. dent. J. **101**, 6, 191 (1956). — MEADE, R. J.: Composite ear grafts for correction of columella. Composite ear grafts for the correction of nasal deformities associated with cleft lip and other congenital and posttraumatic deficiencies of the columella. Plast. reconstr. Surg. **23**, 134 (1959). — MERVILLE, M. L.: L'asymétrie narinaire du bec-de-lièvre unilatéral. Correction chirurgicale secondaire. Rev. Stomat. (Paris) **63**, 392 (1962). — METZENBAUM, M.: Replacement of lower end of dislocated septal cartilage versus submucous resection of dislocated end of septal cartilage. Arch. Otolaryng. **9**, 282 (1929). — MEYER, R.: Über angeborene außere Nasendeformitaten. Pract.

oto-rhino-laryng. (Basel) **18**, 399 (1956); — Zur Korrektur der Hasenschartennase. Helv. chir. Acta **26**, 299 (1959); — Sekundare Nasenplastik bei Lippen-Kiefer-Gaumenspalten. Aesthet. Med. **9**, 30 (1960); — Neue Aspekte in der Korrektur einseitiger Lippenspalten. Helv. chir. Acta **27**, 509 (1960); — Correzione secondaria delle deformazioni nasali del labbro leporino. Ann. Laring. (Torino) **60**, 269 (1961); — Die Korrektur der Hasenschartennase. Arch. Ohr.-, Nas.- u. Kehlk.-Heilk. **180**, 537 (1962). — MEYER, R., et G. C. OPPLIGER: Correction des déformations nasales chez le porteur de bec-de-lièvre. Rev. méd. Suisse rom. **83**, 990 (1963). — MILLARD, D. R.: Columella lengthening by a forked flap. Plast. reconstr. Surg. **5**, 454 (1958); — External excisions in rhinoplasty. Brit. J. plast. Surg. **12**, 340 (1960). — MIR Y MIR, L.: Deformidad nasal y labio leporino unilateral. Med. clin. **26**, 427 (1956). — Nasal deformity and unilateral harelip. Plast. reconstr. Surg. **5**, 418 (1957). — MOERS, P.: Opération de sequelles de bec-de-lièvre. Acta oto-rhinolaryng. belg. **8**, 673 (1954). MOREL-FATIO, D.: Treatment of secondary cleft lip deformities of the nose. Symposium in Plast. Surg. of the face, New York Univers. 1963. — MUSGRAVE, R. H.: Surgery of nasal deformities associated with cleft lip. Plast. reconstr. Surg. **28**, 261 (1961). — MUSGRAVE, R., and S. DUPERTUNIS: Revision of the unilateral cleft lip nostril. Plast. reconstr. Surg. **25**, 223 (1960).

OBERNIEDERMAYR, A., u. H. DERICHSWEILER: Zur Frage des Operationstermines und der postoperativen Kieferverbildung bei der Gaumenspalte. Chirurg **23**, 368 (1952). — OMBREDANNE, M.: Les récentes améliorations dans le traitement du bec-de-lièvre complet. Presse méd. **4**, 60 (1944); — Les déviations latérales du lobule du nez et de la sous-cloison. Leur traitement chirurgical. Gaz. méd. Fr. **52**, 463 (1945).

PAP, G.: Simultaneous secondary repair of the nasolabial deformity complex in unilateral cleft lip. Brit. J. plast. Surg. **8**, 320 (1956). — PEGRAM, M.: Repair of congenital short columella. Plast. reconstr. Surg. **14**, 305 (1954). — PELLICIARI, D. D.: Columella and tip reconstruction. Plast. reconstr. Surg. **4**, 59 (1949). — PESKOVA, H., and M. FARA: Lengthening of the columella in bilateral cleft. Acta Chir. plast. (Praha) **2**, 18 (1960). — PICHLER, H., u. R. TRAUNER: Mund- und Kieferchirurgie, Bd. II. Wien: Urban & Schwarzenberg 1948. — POTTER, J.: Some nasal tip deformities due to alar cartilage abnormalities. Plast. reconstr. Surg. **15**, 502 (1955).

RAGNELL, A.: Treatment of secondary deformity in case of hare-lip. Med. Press **1946**, 281. — Korrekturplastik nach Lippenspaltenoperation. Fortschr. Kiefer- u. Gesichtschir. **1**, 84 (1955). — RAPIN, M.: Chirurgie plastique dans l'otolaryngologie. Pract. oto-rhinolaryng. (Basel) **16**, 75 (1954). — REHRMANN, A.: Eine Methode zur Formverbesserung der Nase und der Lippe nach Operation einseitiger Lippenspalten. Dtsch. zahnarztl. Z. **10**, 15 (1955); — A new method of nasal reconstruction. Transact. Internat. Soc. Plast. Surg. I. Congr. Stockholm und Uppsala 1955. Baltimore: Williams & Wilkins 1957, p. 277. — Korrektive und rekonstruktive Nasenplastik. Ärztl. Kosmetik **12**, 166 (1955); — Plastische Operationen im Gesichts-Kieferbereich. HNO (Berl.) **6**, 139 (1957).

SCHJELDERUP, H.: Treatment of severe nasal deformity in secondary hare-lips. Plastic Kongr. Stockholm 1955, S. 113. — SCHMID, E.: Über neue Wege der plastischen Chirurgie der Nase. Bruns' Beitr. klin. Chir. **184**, 385 (1952); — Zur Behandlung und Prophylaxe der sekundaren Deformitaten nach Lippen-Kiefer-Gaumenspalten. Coll. int. Chir. 1955; — Zur Wiederherstellung des Mittelgesichtes nach Entwicklungsstorungen und Defekten des knochernen Unterbaues. Fortschr. Kiefer- u. Gesichtschir. **2**, 240 (1956); — Wiederherstellungsprobleme im Philtrumteil der Lippe unter Berucksichtigung der Unterentwicklung des Nasenstegs. Dtsch. Zahn-, Mund- u. Kieferheilk. **26**, 397 (1957); — Die Anwendung des Haut-Knorpeltransplantates nach KOENIG unter besonderer Berucksichtigung der Spaltplastik. Fortschr. Kiefer- u. Gesichtschir. **5**, 301 (1959). — SCHROEDER, F.: Der Zeitpunkt fur Korrekturoperationen bei Kindern und Jugendlichen mit Lippen-, Kiefer-, Gaumenspalten. Fortschr. Kiefer- u. Gesichtschir. **4**, 161 (1958). — SERCER, A.: Beitrage zur Technik der Lippen-Kiefer-Gaumenspaltenoperationen. Arch. Ohr.-, Nas.- u. Kehlk.-Heilk. **153**, 319 (1943). — SHEEHAN, J.: Plastic surgery of the nose. New York 1936. — SMITH, F.: Plastic and reconstructive surgery: a manual of management. Philadelphia: W. B. Saunders Company 1950. — STEFFENSEN, W. H.: Reconstruction of the nasalseptum. Plast. reconstr. Surg. **2**, 66 (1947); — A method for repair of unilateral cleft lip. Plast. reconstr. Surg. **4**, 144 (1949). — STENSTROEM, S. J., and T. R. H. OEBERG: The nasal deformity in unilateral cleft lip. Plast. reconstr. Surg. **28**, 295 (1961). — STERKERS, J. M.: La correction secondaire rhino-labiale du bec-de-lièvre unilatéral suivant la technique »á ciel ouvert« de MCINDOE et REES. Ann. Chir. plast. **6**, 89 (1961). — STRAITH, C. L.: Reconstructions about nasal tip. Surg. Gynec. Obstet. **62**, 73 (1936); — Elongation of the nasal columella. Plast. reconstr. Surg. **1**, 79 (1946); — Bilaterale Z-Plastik. Plast. reconstr. Surg. **1**, 79 (1946). — STRAITH, C., R. STRAITH and J. LAWSON: Reconstruction of the hare-lip nose. Plast. reconstr. Surg. **20**, 455 (1957).

TENNISON, CH. W., and E. P. WALLER: Repair of congenital notch deformity of ala of nose. Plast. reconstr. Surg. 14, 240 (1954). — THOMPSON, N.: The subcutaneous dermis graft. Plast. reconstr. Surg. 26 (1960). — TRAUNER, R.: Operationen bei Lippen-Kiefer-Gaumenspalten. In: Chirurgische Operationslehre von B. BREITNER, Bd. I. Wien: Urban & Schwarzenberg 1956; — Kombinierte Korrekturen an Nase und Kiefer. Langenbecks Arch. klin. Chir. 292 (1959); — Erreichung der Symmetrie von Nase und Lippe bei Lippen-Kiefer-Gaumenspalten. Dtsch. Zahn-, Mund- u. Kieferheilk. 37, 204 (1962). — TRAUNER, R., u. F. WIRTH: Die Nasenkorrekturen bei beidseitigen Lippen-Kiefer-Gaumenspalten. Z. Laryng. Rhinol. 37, 655 (1958); — Die Nasenkorrekturen bei einseitigen Lippen-, Kiefer-Gaumenspalten. Z. Laryng. Rhinol. 36, 621 (1957). — TRUSLER, H. M., and S. GLANZ: Secondary repair of unilateral cleft lip deformity. Plast. reconstr. Surg. 2, 83 (1952).

ULLIK, R.: Operative Korrekturen nach plastischem Verschluß von Lippenspalten. Öst. Z. Stomat. 23, 92 (1956).

WALTER, C.: Sekundarkorrekturen bei Hasenscharten. Aesthet. Med. 6, 185 (1963). — WASSMUND, M.: Lehrbuch der praktischen Chirurgie des Mundes und der Kiefer, Bd. 2. Leipzig 1939. — WEIR, R. F.: On restoring sunken nose without scoring the face. N.Y. med. J. 56, 449 (1892). — WIRTH, F.: Die Nasenkorrekturen des vorderen Septumknorpels zur Verbesserung der Nasenform und Atmung. Z. Laryng. Rhinol. 37, 674 (1958); — Nasenkorrekturen bei Lippen-, Kiefer-Gaumenspalten im Wachstumsalter. Fortschr. Kiefer- u. Gesichtschir. 4, 155 (1958). — WOLF, H.: Aus der Geschichte der Spaltchirurgie: Das nasale Blatt. Dtsch. Zahn-, Mund- u. Kieferheilk. 37, 177 (1962).

YOUNG, F.: The surgical repair of nasel deformities. Plast. reconstr. Surg. 4, 59 (1949).

Vordere Nasenstenosen, Choanal-Atresie und nasopharyngeale Stenosen

ABOULKER, T.: La voie d'abord palatine dans les interventions sur les choanes, le cavum et éventuellement le sphénoide. Ann. Oto-laryng. (Paris) 68, 255 (1951). — ALBRECHT, R.: Zur Diagnose und Therapie der angeborenen Choanalatresie. Arch. Ohr.-, Nas.- u. Kehlk.-Heilk. 170, 559 (1957). — ARAI, A.: Plastische Operation der vorderen Atresie der Nase. Otologia (Tokyo) 9 (1936). — AUBIN, A.: L'imperforation choanale et son retentissement palatodentaire. Rev. Stomat. (Paris) 55, 369 (1954). — AXHAUSEN s. bei Pharynxstenosen.

BAILEY, F. W.: Occlusion of the naso-pharynx. J. Jova. med. Soc. 7, 57 (1917). — BAKER, M. C.: Congenital atresia of posterior nares. Arch. Otolaryng. 58, 431 (1953). — BAUDEQUIN, J.: La voie transpalatine dans les imperforations choanales. Thèse Paris 1952. — BAUMGARTNER, T.: Zur operativen Behandlung der Pharynxatresie. Pract. oto-rhino-laryng. (Basel) 20, 72 (1958). — BECK, CH.: Einfache Verfahren zur Behandlung von Stenosen der oberen Luftwege. Arch. Ohr.-, Nas.- u. Kehlk.-Heilk. 180, 507 (1962). — BEICKERT, P.: Operative Behandlung der Verwachsungen des weichen Gaumens mit der Rachenwand (velopharyngeale Stenosen). Z. Laryng. Rhinol. 39, 377 (1960). — BEINFIELD, H. H.: Treatment of complete unilateral bony atresia of the posterior nares: New technique and brief reference to asphyxia neonatorum. Arch. Otolaryng. 53, 530 (1951); — Surgical management of complete and incomplete bony atresia of the posterior nares. 6. Internat. Congr. Oto-Laryng. Washington 1957, S. 158. Amer. J. Surg. 89, 957 (1955); — Atresia of the posterior nares in the infant. Relation ship to suffocation and its prevention. Eye, Ear, Nose Thr. Monthly 34, 577 (1955); — Surgery for bilateral bony atresia of the posterior nares in the new-born. Arch. Otolaryng. 70, 80 (1959). — BLAIR, V. P.: Congenital atresia or obstruction of the nasal air passage. Ann. Otol. (St. Louis) 40, 1021 (1931); — Trans. Amer. laryng. Ass. 53, 229 ((1931). — BLEGVARD, N. R.: Atrésie des choanes. Acta oto-laryng. (Stockh.), Suppl. 116, 46 (1954). — Choanal atresia. Acta oto-laryng. (Stockh.), Suppl. 116, 46. — BOCKSTEIN, F.: Eine neue Operationsmethode zur Beseitigung der vorderen Nasenatresie. Z. Hals-, Nas.- u. Ohrenheilk. 17, 180—187 (1927). — BOCKSTEIN, S.: Zbl. Hals-, Nas.- u. Ohrenheilk. 10, 506 (1927). Zit. von BACH. — BOLLOBAS, B., et L. NAGY: Sténoses non diphtériques des voies respiratoires supérieures. Ann. Oto-laryng. 76, 337 (1959). — BOURGEOIS u. POYET: Behandlung hartnackiger Nasen- und Pharynxstenosen mit Diathermie. X. Congr. intern. d'Otol. Paris. Zbl. Hals-, Nas.- u. Ohrenheilk. 3, 426. Zit. von KASER. — BRUNK, A.: Ein neuer Fall von einseitigem knochernen Choanalverschluß. Operationsverfahren vom Rachen aus. Z. Ohrenheilk. (Munchen) 59, 221 (1909).

CANUYT, G.: Les maladies du pharynx. Paris: Masson 1936. — CARRE, M. R. G.: A propos de cinq cas d'imperforation choanale. Thèse Paris, No 687, 1954. — CHAUMERLIAC u. WALTHER: Ein Fall von Symphysis velopalatina completa. Behandlung mit Dilatation und Diathermie. Arch. int. Laryng. 7, 186 (1928). — CINELLI, A. A.: Nasal atresia: A surgical critique. Ann. Otol. (St. Louis) 49, 912 (1940). — CURTIS, B. F.: Cicatricial stricture of pharynx cured by plastic operation. Ann. Surg. 33, 152 (1901).

DEBAIN, J. J.: Une malformation peu connue: l'imperforation choanale. J. Méd. Chir. prat. 125, 687 (1954). — DELANEY, A. J., et H. R. MORSE: Orifice accessoire du méat inférieur.

Relation d'un cas. Ann. Otol. (St. Louis) **60**, 635 (1951). — DENECKE, H. J.: Die chirurgische Behandlung von Stenosen und Atresien der oberen Luft- und Speisewege. Arch. Ohr.-, Nas.- u. Kehlk.-Heilk. **180**, 466 (1962). — DENNY, W. R., and C. P. WILSON: Nasopharyngeal stenosis. J. Laryng. **71**, 645 (1957). — DOHLMAN, G., u. A. THULIN: Stenosen im Pharynx. Acta oto-laryng. (Stockh.) **37**, 4 (1949). — DOLOWITZ, D. A., and E. B. HOLLEY: Congenital choanal atresia. Arch. Otolaryng. **49**, 587 (1949). — DORRANCE, G. M.: Arch. Otolaryng. **14**, 731 (1936). Zit. von RÉTHI. — DOUGLAS, B.: The relief of vestibular nasal obstruction by partial resection of the nasal process of the superior axilla. Plast. reconstr. Surg. **9**, 42 (1952). — DOWD, J. F.: Management of injuries of the face resulting from accident. Internat. College of Surgeons, S. 357. Genf: Médicine et Hygiène 1955. — DUFOURMENTEL, C., et R. MOULY: Chirurgie plastique. Paris: Ed. méd. Flammarion 1959. — DUFOURMENTEL, L.: Chirurgie réparatrice et correctrice des téguments et des formes, S. 181. Paris: Masson & Cie. 1939.

EICKEN, C. V.: Zur Behandlung der Choanalatresie. Verh. d. Vereins dtsch. Laryngol., S. 161. 1911. — ERSNER, M. S.: Case reports. Operative and postoperative management of bilateral bony atresia of the choana. Arch. Otolaryng. **58**, 96 (1953).

FERRERAS, E.: Occlusion choanale osseuse bilatérale et congénitale. Acta oto-rino-laring. ibero-amer. **4**, 45 (1953). — FIGI, F. A.: Stenosis of the naso-pharynx. Arch. Otolaryng. **10**, 480 (1929); — Cicatricial stenosis of the nasopharynx: correction by means of a skin graft. Plast. reconstr. Surg. **2**, 97 (1947). — FISHER, W. E.: The retronasal adherences. J. Laryng. **68**, 817 (1954). — FOMON, S., A. G. SILVER, J. G. GILBERT and V. R. SYRACUSE: Physiologic surgery of naves. Arch. Otolaryng. **47**, 608 (1948).

GALTIER: Buch S. 218. — GOODYEAR, H. M.: Nasopharyngeal atresia; description of operation. Arch. Otolaryng. **29**, 974 (1939).

HAAG, H.: Über Gesichtsschadelform, Ätiologie und Therapie der angeborenen Choanalatresie. Arch. Laryng. Rhin. (Berl.) **9**, 1 (1899). — HALL, F. J. V.: Adhaesion of soft palate to naso-pharynx. Brit. med. J. **1909 I**, 1, 18. — HALLE, M.: Zbl. Hals-, Nas.- u. Ohrenheilk. **4**, 222 (1924). — HANCKEL, R. W.: Bilateral choanal atresia. Ann. Otol. (St. Louis) **58**, 852 (1949). — HERRMANN, A.: Über Narbenstrikturen im Bereiche der Nase (eine neue Operationsmethode). Fortschr. Kiefer- u. Gesichtschir. **4**, 98 (1958). — HERY, J.: A propos de 2 cas d'oblitération choanale osseuse congénitale. Maroc méd. **31**, 66 (1952). — HEYMANN: Handbuch 1899, 2. Zit. von KASER.

IMPERATORI, C. J.: Atresia of the pharynx operated upon by the McKenty method. J. Otolaryng. **53**, 329 (1944). — ISAACS, H. E.: Stenosis of the naso-pharynx operation with prosthesis. Laryngoscope (St. Louis) **27**, 885 (1917).

KASER, R.: Über einen Fall hochgradiger palato-pharyngealer Stenose. Schweiz. med. Wschr. **74**, 399 (1944). — KATZ, L.: Handbuch der speziellen Chirurgie des Ohres und der oberen Luftwege, Bd. 3, S. 426. Leipzig: Kabitzsch 1913. — KATZ, PREYSING u. BLUMENFELD: Zit. von BLEGVARD, von St. CLAIR-THOMSON and NEGUS, Deseases of the nose and throat, S. 109. London 1948. — KATZANJIAN, V. H.: The treatment of congenital atresia of the choanal. Ann. Otol. (St. Louis) **51**, 704 (1942); — Stenosis of the oropharynx. J. oral Surg. **3**, 164 (1945). — KAZANJIAN, V. H., and J. M. CONVERSE: The surgical treatment of facial injuries, S. 472. Philadelphia: Williams & Wilkins 1949. — KAZANJIAN, V. H., and E. M. HOLMES: Stenosis of the nasopharynx and its correction. Arch. Otolaryng. **44**, 261 (1946). — KLAFF, D. D.: Arch. Otolaryng. **41**, 298 (1945). — KUBO, J.: Beidseitige Nasenatresie und ihre plastische Operation. Zbl. Hals-, Nas.- u. Kehlk.-Heilk. **19**, 160 (1933). — KYANDSKY, A. A.: Der gegenwartige Stand in der Frage plastischer Operationen auf dem HNO-Fachgebiet. Vestn. oto-rino-laring. **20**, 3 (1958) [Russisch].

LASZKA, B.: A contribution to the question of choanal atresia. Ref. in: Zbl. Hals-, Nas.- u. Ohrenheilk. **75**, 188 (1963). — LEMARIEY, S., et B. MULLER: A propos de 5 cas d'imperforation choanale. Ann. Otolaryng. (Paris) **71**, 466 (1954). — LEMOINE, J.: Un cas de sténose narinaire, traité par le procédé de la greffe en charnière en par diathermo-coagulation linéaire. Ann. Oto-laryng. (Paris) (1931). Zit. von WINTER; — Traitement de l'imperforation choanale du nourisson. Arch. franç. péd. **11**, 354 (1954). — Presse méd. **20**, 430 (1954). — LOOS, A.: Nasenstenose aus dentaler Ursache. Z. Stomat. **21**, 140 (1923). — LUBET-BARBON, F.: Zit. v. P. WINTER, Atrésie des fosses nasales et occlusion narinaire. Encyclopédie medicochir., Oto-Rhino-Laryngologie 20320.

MACKENTY, J. E.: Three new plastic operations on the nose and throat. Med. Rec. (Houston) **53**, 1071 (1911); — Nasopharyngeal atresia. Arch. Otolaryng. **6**, 1 (1927). — MACKENZIE, C. M.: Intubation following an operation for cicatricial stenosis of nasopharynx. Arch. Otolaryng. **34**, 1035 (1941). — McGOVERN, F. H.: Congenital choanal atresia laryngoscope (St. Louis) **60**, 815 (1950). — McGOVERN, F. H., and G. S. FITH-HUGH: Surgical management of congenital choanal atresia. Arch. Otolaryng. **73**, 627 (1961). — McGOVERN, S. H.: Congenital atresia of the nares associated with congenital cardiopathies. Ann. Otol.

(St. Louis) **62**, 894 (1953). — McINDOE, A. H.: Application of cavity grafting. Surgery **1**, 535 (1937). — McKENTY, J. E.: Nasopharyngeal atresia. Trans. Amer. laryng. Ass. **48**, 131 (1926). — McKENTY method. J. Oto-Laryng. **53**, 329 (1944). — McLAUGHLIN, C. R., and V. E. IRELAND: Nasopharyngeal atresia. Plast. reconstr. Surg. **6**, 301 (1950). — McNEILL, K. A., and L. WINTER-WEDDERBURN: Choanalatresia. J. Laryng. **67**, 365 (1953). — MEDOVY, H., and J. H. BECKMAN: Asphyxial attacks of the nowborn infant due to congenital occlusion of the posterior nares. Pediatrics **8**, 678 (1951). — MEYER, R.: Zur Korrektur der Hasenschartennase. Helv. chir. Acta **26**, 301 (1959). — MORROW, R. C.: A surgical ermergency in the newborn. J. Maine. med. Ass. **49**, 135 (1958).

NICHOLS, J. E. H.: The sequelai of syphilis in the pharynx and their treatment. Trans. Amer. Laryng. Ass. **18**, 161 (1897).

O'CONNOR, G. B.: An operation for the correction of atresia or stenosis of the anterior nares. Arch. Otolaryng. **25**, 208 (1937); — Pharyngeal reconstruction for naso-pharyngeal stenosis: a new operative procedure. Ann. Otol. (St. Louis) **46**, 376 (1937). — OTTO, A. W.: Zit. von J. S. WALKER, Transpalatine surgery for congenital bilateral choanalatresie. J. Amer. med. Ass. **54**, 753 (1954). — OWENS, H.: Observations in treating 7 cases of choanal atresia by transpalatine approach. Laryngoscope (St. Louis) **61**, 304 (1951). — OZAN, V.: Un cas d'occlusion congénitale du naso-pharyng. Ann. Oto-laryng. (Paris) **66**, 44 (1949).

PEER, L. A.: Contributions to plastic surgery during 1945. Arch. Otolaryng. **44**, 715 (1946). — PORTMAN, G.: Traité de technique opératoire oto-rhino-laryngologique. Paris: Masson & Cie. 1932 u. 1951.

RÉTHI, A.: Chirurgie der Verengungen der oberen Luftwege. Stuttgart: Georg Thieme 1959; — Die pernasale Dilatation bei der Verwachsung des weichen Gaumens mit der hinteren Rachenwand. Zbl. Hals-, Nas.- u. Ohrenheilk. **2**, 414. Zit. von KASER. — ROOPENIAN, A., and A. L. STEMMER: Congenital posterior choanal atresiae. Amer. J. Surg. **96**, 802 (1958). — RUDDY, L. W.: A transpalatine operation for congenital atresia of the choanaein the smal child or the infant. Arch. Otolaryng. **41**, 432 (1945).

SHEARER, W. L.: Atresia or stenosis of the nares. Neb. St. med. J. **32**, 116 (1947). — SHEEHAN, J. E., and W. A. SWANKER: Surgical repair of congenital choanal atresia. Laryngoscope (St. Louis) **59**, 1320 (1949). — STEWART, J. P.: Congenital atresia of the posterior nares. Arch. Otolaryng. **13**, 570 (1931). — STRAITH, C. L.: Zit. von FERRIS SMITH, S. 461 u. 510 in dessen Buch. — STUPKA, W.: Die Mißbildungen und Anomalien der Nase und des Nasenrachenraumes. Wien: J. Springer 1938. — Zur Synechiebehandlung mittels chirurgischer Diathermie. Z. Hals-, Nas.- u. Ohrenheilk. **11**, 57 (1955).

TRENDELENBURG, F.: Verletzungen und chirurgische Krankheiten des Gesichtes. **1**, S. 153. Stuttgart: Ferdinand Enke 1886.

VAUGHAN, H. S.: Nasopharyngeal atresie. Plast. reconstr. Surg. **1**, 309 (1946); — Nasopharyngeal stenosis: correction by transpose flaps. Plast. reconstr. Surg. **4**, 522 (1949). — VOGEL, K.: Operative Behandlung von Stenosen des Naseneinganges. Zbl. Hals-, Nas.- u. Ohrenheilk. **7**, 919 (1925).

WALKER, J. S.: Transpalatine surgery for congenital bilateral choanal atresia. J. Amer. med. Ass. **154**, 753 (1954); — Intervention transpalatine pour atrésie bilatérale congénitale des choanes. J. Amer. med. Ass. **154**, 753 (1954). — WALTER, C.: Diagnostische und therapeutische Technik. Erfahrungen mit dem transpalatinen Zugang bei der Operation der Choanalatresie. HNO (Berl.) **10**, 156 (1962). — WHITHAM, J.: The correction of nasal deformities combinet with nasal obstructions. N.Y. St. J. Med. **49**, 2413 (1949). — WILCZYNSKI, M.: A case of the congenital choanal atresia in a new-born. Otolaryng. pol. **15**, 229 (1961). — WILKERSON jr., W. W., and L. F. CAYCE: Congenital choanal occlusion. Trans. Amer. Acad. Ophthal. Otolaryng. **52**, 234 (1948). — WILLENBERG, W.: Eine Modifikation der postoperativen Behandlung eines Sauglings nach transnasalem Eingriff wegen Choanalatresie. Mschr. Ohrenheilk. **86**, 301 (1952). — WILSON, C. P.: The approach to the naso-pharynx. J. Laryng. **65**, 738 (1951); — Treatment of choanal atresia. J. Laryng. **71**, 616 (1957). — WINTER, P.: Atrésie des fosses nasaltes et occlusion narinaire. Malformations nasales. Oto-rhino-laryng. **1**, 4 (1951). — WRIGHT, J., and H. SMITH: Deseases of the nose and throat. Philadelphia: Lea & Febiger 1914. — WRIGHT, W. K., G. E. SHAMBOUGH and L. GREEN: Ann. Otol. (St. Louis) **56**, 120 (1947).

YOSHIDA, S.: Klinische Mitteilungen. Ref. in: Zbl. Hals-, Nas.- u. Ohrenheilk. **27**, 621 (1937).

ZARNIKO, F.: Die Krankheiten der Nase und des Nasenrachens, S. 267. Berlin 1905. Zit. von N. R. BLEGVARD, Choanalatresia. Acta oto-laryng. (Stockh.), Suppl. S. 46 (1954). — ZAUSCH, F.: Mißbildungen. In: DENKER-KAHLERs Handbuch der HNO-Heilkunde. **2**, 370 (1926). — ZUCKERMANN, A. P.: Über die chirurgische Behandlung der vorderen Nasenatresien. Ref. in: Zbl. Hals-, Nas.- u. Ohrenheilk. **25**, 325 (1935).

Mißbildungen

BALLANTYNE, J.W.: Trans. med.-chir. Soc. Edinb. **23**, 208 (1903/04); in: WALKER, D. GREER: Malformations of the face. Edinburgh and London: E. & S. Livingstone Ltd. 1961). — BELL, W. E., and M. W. VAN ALLEN: Agenesis of the corpus callosum with associated facial anomalies. Neurology (Minneap.) **2**, 694 (1959). — BENJAMIN, C.: Angeborene Epithelgange und Cysten auf dem Nasenrucken. Acta oto-laryng. (Stockh.) **24**, 284 (1936). — BERENDES, J.: Kosmetisch schonendes Operationsverfahren bei angeborener Fistel des Nasenruckens. Arch. Ohrenheilk. **180**, 784. — BERLINER, M. L., and S. GARTNER: Arch. Ophthal. **24**, 691 (1940); in: WALKER, D. GREER: Malformations of the face. Edinburgh and London: E. & S. Livingstone Ltd. 1961. — BERNDORFER, A.: Über die seitliche Nasenspalte. Aesthet. Med. **12**, 95 (1963). — BIRKETT, H. S.: Report of two cases of dermoid cyst of the nose. N.Y. med. J. **73**, 91 (1901). — BISHOP, B. W. F.: Lateral nasal proboscis. Brit. J. plast. Surg. **17**, 18 (1964). — BOENNINGHAUS, H. G.: Über mediane Epidermoidfisteln und -cysten der Nase. Z. Laryng. Rhinol. **34**, 800 (1955). — BRAITHWAITE, J. V. C.: Arch. Dis. Childh. **1**, 369 (1926) (GREER WALKER, D.: Malformations of the face. Edinburgh and London: E. & S. Livingstone Ltd. 1961). — BRAMANN: Über die Dermoide der Nase. Langenbecks Arch. klin. Chir. **40**, 101 (1890). Zit. von STEFANI, s. Mißbildungen der Nase. — BREMER, J. L.: Congenital anomalies of the viscera, 9. Cambridge: Harvard University Press 1957. Zit. von BELL u. VAN ALLEN. — BROWN, A., and R. K. HARPER: Quart. J. Med. **15**, 171 (1946); in: WALKER, D. GREER: Malformations of the face. Edinburgh and London: E. & S. Livingstone Ltd. 1961. BROWN, J. B., and F. MCDOWELL: Plastic surgery of the nose, S. 392. London: Kimptom 1951. — BRUCK, H.: 4 Falle von Dermoid des Nasenruckens. Wien. klin. Wschr. **74**, 387 (1962). — BRUNNER, H., and W. A. DONNELLY: Nasal and auricular fistulae. Plast. reconstr. Surg. **2**, 497 (1947). — BRUNNER, H., and J. W. HARNED: Dermoid cysts of dorsum of nose. Arch. Otolaryng. **36**, 86 (1942). — BRYANT, F. L.: Dermoid cysts of the nose. Plast. reconstr. Surg. **5**, 180 (1950). — BURIAN, S.: Median clefts of the nose. Indian med. Rec. **78**, 71 (1958).

CALVET, J., G. LAZORTHES, A. RIBET et Y. LACOMME: Les fistules liquidiennes post-traumatiques persistantes. Presse méd. **66**, 1306 (1958). — CHAMPION, R., and J. B. PRENDIVILLE: Dermoid cyst of the nose. Brit. J. plast. Surg. **5**, 94 (1952). — COLONNA, V., and F. COSTA: Rara malformazione congenita nasale. Arch. ital. laring. **65**, Suppl. 51 (1957). — CORNBLEET, T.: Transverse nasal stripe at puberty. Arch. Derm. **63**, 70 (1951). — COURVILLE, C.: Congenital malformation of the cerebrum associated with microcephaly. Bull. Los Angeles neurol. Soc. **1**, 2 (1936). Zit. von BELL u. VAN ALLEN. — CRAWFORD, H., C. MAGUIRE, N. GEORGIADE and K. L. PICKRELL: Dermoid cysts of the nose: a presentation of seven cases. Plast. reconstr. Surg. **16**, 237 (1955). — CRAWFORD, J. K., and J. P. WEBSTER: Congenital dermoid casts of the nose. Plast. reconstr. Surg. **9**, 235 (1952).

DALEY, J.: Retaining a correct septo-labial angle rhinoplasty. Arch. Otolaryng. **39**, 348 (1944). — DAVIS, A. D., and R. E. BERNER: Dermoid cysts of the nose. Plast. reconstr. Surg. **3**, 345 (1948). — DAVIS, J. S.: The story of plastic surgery. Ann. Surg. **132**, 11 (1941). — DENECKE, H. J.: Die oto-rhino-laryngol. Operationen in Kirschners Operationslehre, Bd. 5, S. 176. Berlin-Gottingen-Heidelberg: Springer 1953.

ERICH, J. B.: Sebaceous, mucous, dermoid and epidermoid cysts. Amer. J. Surg. **50**, 672 (1940); — Nasal duplication. Report of case of patient with two noses. Plast. reconstr. Surg. **29**, 159 (1962). — ERICH, J. B., and D. S. JOHNSEN: Congenital dermoid cyst. Amer. J. Surg. **85**, 104 (1953). — ESSER, E.: La fissure médiane du nez. Chir. plast. **1**, 40 (1939). — EVANS, J. H.: Median congenital fissures, fistulae and dermoid cysts of the nose. Brit. J. Child. Dis. **8**, 535 (1911).

FATTOVICH: Gazz. sanit. **3** (1948). — FEMENIC, B.: Über die Chirurgie der Doggennase. Mschr. Ohrenheilk. **89**, 109 (1955). — FERRATTI, C. E.: Quistes dermoides nasales. Ann. oto-rino-laring. Urug. **27**, 10 (1957). — FILATOV, J. V.: Utilisation of nasal skin in plasty of congenital nose defects. [Russisch.] Vestn. Oto-rino-laring. **20**, 16 (1958). — FURNISS, F. W.: Medial dermoid cysts of nose occuring in twin boys. J. Laryng. **53**, 314 (1938).

GABKA, J.: Zur Ätiologie der Lippen-Kiefer-Gaumenspalten. Fortschr. Kiefer- u. Gesichtschir. **1**, 9 (1955). — GARCIA LAGOS, A.: Labio leporino mediano y nariz bifida. Sem. méd. **2**, 237 (1944). — GAVRILOFF, E. J.: Surgical treatment of congenital anomalies of the nose. Vestn. Oto-rino-laring. **15**, 71 (1953) [Russisch]. — GELBKE, H.: Zur plastischen Operation der sog. Doggennase. Chirurg **24**, 209 (1953). — GLUSHAK, L. J.: Mikrorhinia. A nasal deformity, its surgical correction. Oto-laryng. israel **3**, 44 (1953). — GOSSEREZ, M.: Kystes dermoides et fistules congénitales médianes du dos nez. Ann. Oto-laryng. (Paris) **72**, 33 (1955). — GREER WALKER, D.: Malformations of the face. Edinburgh and London: E. & S. Livingstone Ltd. 1961. — GRIEG, D. M.: A case of congenital tumour in fronto-nasal region. Edinb. med. J. **19**, 383 (1917). — GRUNBERG, L.: In: E. SCHWALBE, Die Morphologie der Mißbildungen. Jena: Gustav Fischer 1909. — GUILLEMINET, M., J. ROUGIER et A. GATE: Un cas de division bilatéral de la face. Ann. Chir. plast. **2**, 295 (1957). — GUSIC, B.: Prilog poznavanju nekih nosnih congenitalnih anomalija s osobitim obzirom na proboscis lateralis. Liječ. Vjesn. **2** (1935) Zagreb.

HAGENS, E. W.: Congenital dermoid cyst and fistula of dorsum of nose; report of case. Arch. Otolaryng. **28**, 399 (1938). — HART, V. K.: Dermoid cyst of the dorsum of the nose; citation of case. Laryngoscope (St. Louis) **37**, 760 (1927). — HARTMANN, M.: Ätiologie und Vererbungsproblem der angeborenen Mißbildungen des Gesichts. Plast. chir. **1**, 52 (1939). — HAYM, J.: Seltene foetale Hemmungsbildungen im Gesichtsbereich und die Embryologie des Gesichts. Stoma (Konstanz) **5**, 175 (1952). — HOLMES, E. M.: Dermoid cysts of the nose. Ann. Otol. (St. Louis) **51**, 662 (1942); — Congenital triple nares. Arch. Otolaryng. **52**, 70 (1950). — HOROWITZ, M. S.: Un cas de malformation congénitale due à l'arrèt de développement de la structure ostéo-cartilagineuse de la pyramide nasale. Maroc méd. **31**, 319 (1952) und Presse méd. **1951**, 1686; — Congenital anomaly of nasal structures. Arch. Otolaryng. **67**, 364 (1958).

IVY, R. H.: Congenital anomalies. Plast. reconstr. Surg. **20**, 400 (1957).

JOHNSON, R.: Translucent cyst of root of nose. Trans. clin. Soc. Lond. **37**, 227 (1904). — JOSEPH, J.: Nasenplastik und sonstige Gesichtsplastik, S. 481. Leipzig: Curt Kabitzsch 1932. JUERS, A. L.: Dermoid of nasal septum; intranasal excision. Arch. Otolaryng. **33**, 851 (1941).

KANIA, H.: Considérations opératoires sur le traitement chirurgical du nez de dogue. Ann. Chir. plast. **2**, 291 (1957). — KAZANJIAN, V. H.: Treatment of dermoid cysts of the nose. Plast. reconstr. Surg. **21**, 169 (1958). — KAZANJIAN, V. H., and J. M. CONVERSE: Surgical treatment of facial injuries. Philadelphia: Williams & Wilkins Company 1949. — KAZANJIAN, V. H., and E. M. HOLMES: Treatment of median cleft lip associated with bifid nose and hyperthelorism. Plast. reconstr. Surg. **24**, 582 (1959). — KEITH, A.: Human embryology and morphology, p. 238. 6. edit. Baltimore: Williams & Wilkins Company 1948; — Human embryology and morphology, 6. edit. London: Arnold & Co. 1948. Zit. von MCLAREN. — KERNAHAN, D. A.: Types divers de malformations congénitals du nez. Ann. Chir. plast. **2**, 113 (1957). — KITLOWSKI, E. A.: Congenital anomaly of the face: Case report. Plast. reconstr. Surg. **23**, 64 (1959). — KLESTADT, W. D.: Nasal cysts and the facial cleft cyst theory. Ann. Otol. (St. Louis) **62**, 88 (1953). — KREDEL, H.: Die angeborenen Nasenspalten und ihre Operation. Dtsch. Z. Chir. **1889**, 47. Zit. von ZAUSCH. — KUNDRAT, H.: Arhinencephalie als typische Art der Mißbildung. Graz: Leuscher und Lubensky 1882. Zit. von NESSEL.

LAMONT, E. S.: Reconstructives surgery of the nose in congenital deformity, injury and desease. Amer. J. Surg. **65**, 17 (1944). — LEMARIEY, A.: Triple fistule et kyste du dos du nez d'origine congénitale. Ann. Oto-laryng. (Paris) **68**, 493 (1951). — LETO, L.: 27. Italienischer ORL-Kongr. 1931. Boll. Mal. Orecch. **50**, 129 (1932). — LEXER, E.: Angeborene mediane Spaltung der Nase. Dtsch. Z. Chir. **52** (1900); — Zur Gesichtsplastik. Langenbecks Arch. klin. Chir. **92** (1910). Zit. von JOSEPH; — Handbuch der praktischen Chirurgie, S. 675, Wiederherstellungschirurgie 1919/20. Zit. von JOSEPH. — LINDSAY, B.: A nose with supernumerary nostrils. Trans. path. Soc. Lond. **57**, 329 (1906). — LITTLEWOOD, A. H. M.: Congenital nasal dermoid cysts and fistulas. Plast. reconstr. Surg. **27**, 471 (1961). — LONGO, N.: Ein seltener Fall von congenitaler Deformität der Nase. Gazz. int. sci. med. **24** (1902). Ref. in Zbl. Laryngol. **20**, 438 (1904). — LUONGO, R. A.: Dermoid cyst of nasal dorsum. Arch. Otolaryng. **17**, 755 (1933).

MACHADO, R.: Hipertelerismo ocular. Rev. cuba. Oto-rino-laring. 190 (1954). — MACOMBER, W. B., and M. K. WANG: Congenital neoplasms of the nose. Plast. reconstr. Surg. **11**, 215 (1953). — MARINO, H.: Hipertelerismo ocula-nasal. Pren. méd. arch. **43**, 2863 (1956). — MARINO, H., y J. DAVIS: Hipertelorismo. Tratamiento quirurgico. Rev. lat.-amer. Cirug. plást. **1**, 58 (1954). — MASSON, H.: Voie d'abord esthétique pour exérèse de kyste dermoide important de la recine du nez. Rev. Laryng. (Bordeaux) **75**, 714 (1954). — MCLAREN, L. R.: A case of cleft lip and palate with polypoid nasal tubercle. Brit. J. plast. Surg. **8**, 57 (1955). — MCLAUGHLIN, C. R.: Absence of septal cartilage with retarded nasal development. Brit. J. plast. Surg. **2**, 60 (1950). — MCNEIL, C. K.: Oral and facial deformity. London: Pitman 1954. — MEYER, R.: Über angeborene äußere Nasendeformitäten. Pract. oto-rhino-laryng. (Basel) **18**, 399 (1956). — MIGLIORINI, L.: Il naso proboscidario. Contributo casistico. Oto-rino-laring. ital. **31**, 256 (1962). — MONTREUIL, F.: Cysts of the nasal vestibule. Ann. Otol. (St. Louis) **58**, 212 (1949).

NASH, W. G.: Lancet: **1898 I**, 28. Zit. von TENNISON. — NASSE, S.: Zwei Fälle von angeborener medianer Spaltung der Nase. Langenbecks Arch. klin. Chir. **49**, 767 (1895). — NESSEL, J.: Proboscis lateralis als seltene Mißbildung. HNO (Berl.) **7**, 25 (1958). — NEW, G. B., and J. B. ERICH: Dermoid cysts of head and neck. Surg. Gynec. Obstet. **65**, 48 (1937). — NIGGS, K. H.: Skinplastic approach for dermoid cysts of the nasal dorsum. Laryngoscope (St. Louis) **68**, 699 (1958). — NOMURA, K., and T. KOIZUMI: Clinical observation on 11 cases of postoperative paranasal cyst. Shinshu med. J. **4**, 210 (1955). — NYDELL jr., C. C., and J. K. MASSON: Dermoid cysts of the nose: a review of 39 cases. Ann. Surg. **150**, 1007 (1959).

O'Connor, G. B.: An operation for the correction of atresia or stenosis of the anterior nares. Arch. Otolaryng. **25**, 208 (1937). — Oldfield, M. C.: Brit. J. Surg. **25**, 757 (1938). — Ombrédanne, P., F. Lecointre et M. Triboulet: Deux nouveaux cas de kystes dermoides et fistules congénitales du dos du nez. Ann. Oto-laryng. (Paris) **72**, 78 (1955).

Padgett, E. C., and K. L. Stephenson: Plastic and reconstructiv surgery. New York: Ch. C. Thomas 1948. — Parkinson, S. N.: Dermoid cyst of nasal bridge. Arch. Otolaryng. **34**, 829 (1941). — Peet, M. E.: Absence congénitale du nez. 4. Kongr. der Soc. française de chirurgie plastique et reconstructive, September 1956. — Pelliccia, G.: Fistola mediana congenita del dorso del naso. Boll. Mal. oreal. **73**, 66 (1955). — Petterson, G.: Deformities and defects of the nose in children. Acta chir. scand. **107**, 539 (1954). — Pickerill, H. P.: Brit. J. Surg. **26**, 588 (1939). — Powell, L. S.: Dermoid cyst of nasal dorsum. Arch. Otolaryng. **19**, 67 (1934). — Pronic, C. A.: Fissure médiane congénitale de la face. Presse méd. **64**, 1847 (1956); — Ann. Chir. plast. **2**, 17 (1957). — Psaume, M. J.: A propos des anomalies faciales associées ala division palatine. Presse méd. **64**, 1847 (1956).

Recamier, J., et M. Florentin: Un type exceptionnel de malformation congénitale du nez. Ann. Chir. plast. **2**, 13 (1957). — Roe, P.: Zit. von Fomon, Caron und Bill, Arch. Otolaryng. **62**, 409 (1955). — Rosedale, R. S.: Congenital dermoid cysts of nose. Ohio St. med. J. **38**, 132 (1942). — Rosenthal, W.: Spezielle Zahn-Mund und Kieferchirurgie. Leipzig: Johann Ambrosius Barth 1951. — Ryan, A. J.: Dermoid cyst of the bridge of the nose. Conn. med. J. **12**, 218 (1948).

Scherbatov, J. G.: On congenital deformation of the nose. Vestn. Oto-rino-laring. **20**, 18 (1958) [Russisch]. — Schrudde, J.: Mißbildungen des Kopfes und Gesichtes. Klin. Chir. **5**, 959 (1961). — Schwartzmann, J., y J. E. Davis: Fistulas dorsonasales congenitas Rev. Med. Cienc. afin. (B.) Aires **22**, 186 (1954). — Sciuto, G.: Cisti dermoide mediana del naso in soggetto con alterazioni di ossificazioni della sutura metopica. Clin. Oto-rino-laring. **10**, 148 (1958). — Shanosy, F.: The correction of nasal deformities. Med. J. Aust. **39**, 635 (1952). — Sheftel, M. P.: Surgical elimination of a congenital middle splitting of the exterior nose. Vestn. Oto-rino-laring. **20**, 21 (1958) [Russisch]. — Shryock, H., and R. Knighton: Arhinendephaly with associated agenesis of the corpus callosum and ossa anomalies. Bull. Los Angeles neurol. Soc. **5**, 192 (1940). Zit. von Bell u. van Allen. — Simonetta, B.: Rara malformazione congenita del naso (sdoppiamento trasversale di una fossa nasale). Boll. Mal. Orecchio **54**, 361 (1936). — Smith, F.: Plastic and reconstructive surgery, S. 593 u. 594. Philadelphia: W. B. Saunders Company 1950. — Somers, K.: Dermoid cyst of the nose: a case report. Plast. reconstr. Surg. **10**, 365 (1952). — Stefani, F.: Considerazioni su di un caso di malformazione congenita rara della faccia (Naso doppio). Plast. chir. **1**, 160 (1940). — Stupka, W.: Zur Histologie und Pathogenese einiger schwerer Fehlbildungen der Nase. Acta oto-laryng. (Stockh.) **19**, 1 (1934); — Die Mißbildungen und Anomalien der Nase und des Nasenrachenraumes. Wien: Springer 1938. Zit. von Nessel; — Lateral nasal clefts. Amer. J. Path. **26**, 1093 (1950). Zit. von Tennison.

Taniewski, M.: Congenital fistula of the nasal drosum with two external apertures. Case report. Pol. Tyg. lek. Wiad. lek. **15**, 55 (1960). — Tawse, H. B.: Supernumerary nostril and cavity. Proc. Roy. Soc. Med. Sect. Laryngol. **13**, 28 (1919). — Tennison, C. W., and E. P., Waller: Repair of congenital notch deformity of ala of the nose. Plast. reconstr. Surg. **14**, 240 (1954). — Titche, L. L., and J. Glasser: Dermoid cyst of the nose. Med. Bull. Vid. Adm. **21**, 92 (1944). — Trendelenburg, F.: Verletzungen und chirurgische Krankheiten des Gesichts. In: Dtsch. Chirurgie, S. 153. Stuttgart: Ferdinand Enke 1886.

Ungerecht, K.: Teilweise Verdoppelung der äußeren Nase infolge Mißbildung. Arch. Ohr.-, Nas.- u. Kehlk.-Heilk. **157**, 674 (1951).

Vajna, G.: Considerazioni pratiche sulla chirurgia delle fistole mediane congenite del naso. Riv. Pat. Clin. **10**, 635 (1955). — Viezens, A., u. W. Willenberg: Zwei seltene Gesichtsmißbildungen im Hals-Nasen-Ohrenbereich: Doppelnase und Dysostosis mandibulo-facialis. Dtsch. med. J. **42**, 457 (1956). — Vogel, K.: Zur operativen Korrektur der Doppel-Nasenspitze. Med. Kosmetik **6**, 362 (1957).

Walker, D. Greer: Ann. roy. Coll. Surg. Engl. **21**, 90 (1957); — Malformation of the face. Edinburgh and London: E. & S. Livingstone Ltd. 1961. — Warynski u. Lehmann-Nitsche: Zit. von Zausch, s. dort. — Weaver, D. F., and D. H. Ballinger: Bifid nose associated with midline cleft of upperlip. Arch. Otolaryng. **44**, 480 (1946). — Webster, G. V., and E. G. Deming: The surgical treatment of bifid nose. Plast. reconstr. Surg. **6**, 1 (1950). — White, S. J.: Transverse nasal stripe. Arch. Derm. **64**, 791 (1951). — Wilke, J.: Doppel- und Spaltnasen. HNO (Berl.) **7**, 156 (1958); — Beitrag zum Problem der Doppelnasenbildung. Z. Laryng. Rhinol. **37**, 770 (1958). — Wilson, R.: Diseases of the ear, nose and throat in children. London: Heinemann 1955. — Witzel, R.: Über die angeborene mediane Spaltung der oberen Gesichtshälfte. Langenbecks Arch. klin. Chir. **27**, 529 (1884). Zit. von Stefani. — Wolsler, O.: Zur Kasuistik der medianen Gesichtsspalte. Langenbecks-Arch. klin. Chir. **40**, 795 (1890).

YEARSLEY, W.: Case of median dermoid cyst of the nose. Brit. J. Child. Dis. 9, 160 (1912). — YOUNG, F.: Surgical repair of nasal deformities. Plast. reconstr. Surg. 4, 59 (1959). ZAUSCH, F.: Die angeborenen Mißbildungen und Formfehler der Nase. Handbuch von A. DENKER und O. KAHLER, Bd. II. Berlin: Springer 1926.

Columella-Rekonstruktion — Rekonstruktive Nasenplastik

BERAIM, F., M. F. KIRSCHTEIN and R. DOCKHORN: Reconstruction of the nasal columella. Bol. y. Tr. Soc. Arg. Chir. 18, 129 (1957). — BERSON, M. I.: Atlas of plastic surgery, S. 159. London: William-Heinemann 1948. — BLAIR, V. P., and L. BYARS: Hits, strikes and outs in the use of pedicle flaps for nasal restoration. Surg. Gynec. Obstet. 82, 367 (1946). — BLAIR, V. P., and G. S. LETTERMAN: The role of switched lower lip flap in upper lip restoration. Plast. reconstr. Surg. 5, 1 (1950). — BROWN, I. B., and F. McDOWELL: Plastic surgery of the nose, S. 337. London: H. KIMPTON 1951.

CARDOSO, A. D.: Die Bedeutung eines den Arterien-Stumpf enthaltenden Lappens bei plastischer Wiederherstellung der Nasenspitze. Rev. méd. cir. bras. 17, 455 (1957) [Portugiesisch mit engl. Zus.fass.]; — Loss of columella after leishmaniasis. Reconstruction with subcutaneous tissue pedicle flab. Plast. reconstr. Surg. 21, 117 (1958). — CHAMPION, R.: Reconstruction of the columella. Brit. J. Plast. Surg. 12, 353 (1960). — CINELLI, J. A.: Correction of combined elongated nose and recessed nasolabial angle. Plast. reconstr. Surg. 21, 139 (1958). — CRONIN, T. D.: Lengthening columella by use of skin from nasal floor and alae. Plast. reconstr. Surg. 21, 417 (1958).

DEMJEN, S., L. SIMUM, and B. DELEZAL: Operation of sabatini. Acta Chir. plast. (Prague) 1, 34 (1959). — DIEFFENBACH, J. E.: Die operative Chirurgie, Bd. I, S. 344 u. 348. Leipzig: Brockhaus 1845. — DULANTO, FELIPE DE: La cirugia plastica dermatologica en la rehabilitacion de los enfermos de lep ra. (Die dermatologische plastische Chirurgie in der Rehabilitation der Leprakranken.) (Cat. de Dermatol., Univ., Granada.) Bol. cult. Cons. Col. méd. Esp. 25, 13 (1962).

FARINA, R., S. P. SANTOS e H. BATISTA: Columelloplastia. Rev. bras. oto-rino-laring. 23, 12 (1955). — FUNK, C. FR., and W. PILCHOWSKI: Plastisch-operative Wiederherstellung einer mutilierten und perforierten Nase einer Lupuskranken. Aesthet. Med. H. 2, 55 (1960). [Derm. Wschr. 140, 741 (1959).]

GILLIES, H. D.: Plastic surgery of the face. New York: Oxford University Press 1920; — The columella. Brit. J. plast. Surg. 1949 II, 192. — GILLIES, H.: The columella. Brit. J. plast. Surg. 2, 192 (1950). — GILLIES, H., and R. MILLARD jr.: The principles and art of plastic surgery, vol. I. London: Butterworth & Co. 1957.

HAVENS, F. Z.: Reconstruction of the columella nose: a method advantageous for the female patient. Surg. Clin. N. Amer. (Mayo No) 877 (1945). Zit. von SALINGER. — HEANLEY, C.: The subcutaneous tissue pedicle in columella and other nasal reconstruction. Brit. J. plast. Surg. 8, 60 (1956). — HILDEBRAND, O.: Columellarekonstruktion. Berl. klin. Wschr. 48, 1361 (1911). — HONIG, A.: Lupus. Fortschr. Kiefer- u. Gesichtschir. 1, 247 (1955).

IVY, R. H.: Repair of acquired defects of the face. J. Amer. med. Ass. 84, 181 (1925).

JOSEPH, J.: Nasenplastik und sonstige Gesichtsplastik. Leipzig: Curt Kabitzsch 1932.

KAZANJIAN, V. H.: Repair of nasal defects with median forehead flaps. Surg. Gynec. Obstet. 83, 37 (1946); — Nasal deformities of syphilitic origin. Plast. reconstr. Surg. 3, 517 (1948).

LABAT, L.: De la rhinoplastie et de la rhinoraphie soit dans les cas d'absence congénitale ou d'enlèvement accidental de la partie dorsale du nez. Ann. Méd. phys. 24, 619 (1833); — De la rhinoplastie. Ann. méd. phys. 25, 56 (1834). — LEXER, E.: Der plastische Ersatz des Septum cutaneum. Dtsch. Z. Chir. 81, 560 (1906); — Die gesamte Wiederherstellungschirurgie. Leipzig: Johann Ambrosius Barth 1931. — LISTON, R.: Practical surgery. London: J. and A. Churchill, Ltd. 1846. — LITTLEWOOD, A. H. M.: Robert Liston. Brit. J. plast. Surg. 13, 97 (1960).

MALBEC, E. F., and A. R. BEAUX: Reconstruction of columella. Brit. J. plast. Surg. 9, 142 (1958). — MAY, H.: Reconstructive and reparative surgery, S. 254. Philadelphia: Davis & Co. 1949. — MEADE, R. J.: Composite ear grafts for constriction of columella. Plast. reconstr. Surg. 23, 134 (1959). — METZENBAUM, M.: Remplacement of the loward and of the dislocated septal cartilage versus submucous ressection of the dislocated and of the septal cartilage. Arch. Otolaryng. 9, 282 (1929); — Dislocation of the lower and of the cartilage. Arch. Otolaryng. 24, 196 (1936); — Recents fractures of nasal base lines of both out nasal walls with divergent displacement. Arch. Otolaryng. 34, 729 (1941); — MEYER, R.: La ricostruzione del padiglione nella microzia. Minerva chir. 15, 1 (1960). — MIKULICZ, J. V.: Zur Bildung der hautigen Nasenscheidewand. Langenbecks Arch. klin. Chir. 30, 113 (1884). — MILLARD jr., D. R.: External excisions in rhinoplasty. Brit. J. plast. Surg. 12, 340 (1960).

Nélaton, Ch., et L. Ombrédanne: La rhinoplastie. Paris: Steinheil 1904.— Nélaton, Ch., L. Ombrédanne et Demons: Bull. Soc. Chirurgiens Paris **7**, 300 (1881). — New, G. B., and F. A. Figi: Use of pedicted flaps in reconstruction of nose. Surg. Gynec. Obstet. **53**, 780 (1931).

Paletta, F. X., and R. T. van Norman: Total reconstruction of the columella. Plast. reconstr. Surg. **30**, 322 (1962). — Pegram, M.: Repair of congenital short columella. Plast. reconstr. Surg. **14**, 305 (1954). — Pitanguy, I., A. Hahlbohm y G. L. da Costa: Leishmaniose. Tratamento Cirurgico de suas sequelas. Med. Cirurg. Farm. **297**, 9 (1962).

Salinger, S.: Reconstruction of the columella. Plast. reconstr. Surg. **2**, 87 (1947). — Sanvenero-Rosselli, G.: Chirurgia plastica del naso, S. 148. Rom: Pozzi 1931. — Schuchardt, K., u. W. Reichling: Die Operationen am Gesichtsteil des Kopfes. In: Bier-Braun-Kummel, Chirurgische Operationslehre, 7. Aufl., Bd. 2. Leipzig: Johann Ambrosius Barth 1954. — Serre, M.: Traité sur l'art de restaurer les difformités de la face. S. 271. Montpellier 1842 (in Joseph); M. Gaz. hebd. méd. Chir. **4**, 840 (1857). Zit. von Sanvenero-Roselli u. Champion. — Shaw, M. H., and S. R. Fell: Columella reconstruction. Brit. J. plast. Surg. **2**, 111 (1948). — Smith, F.: Plastic reconstruction. Philadelphia and London: W. B. Saunders Co. 1950; — Plastic and reconstructive surgery. S. 605 u. 586. Philadelphia and London: W. B. Saunders Company 1950. — Straith, C. L.: Elongation of the nasal columella. Plast. reconstr. Surg. **1**, 79 (1946). — Straith, R. E.: A new method of columella advancement. Plast. reconstr. Surg. **14**, 308 (1954). — Straith, R. E., M. G. v. Linde and J. L. Teasley: A new method of columellar advancement. Plast. reconstr. Surg. **14**, 308 (1954). — Szymanowski, J. K.: Handbuch der operativen Chirurgie, S. 342. Braunschweig 1870.

Young, F.: The surgical repair of nasal deformities. Plast. reconstr. Surg. **4**, 59 (1949).

Zeis, E.: Handbuch der plastischen Chirurgie, S. 326. Berlin 1838; — Die Literatur und Geschichte der plastischen Chirurgie, S. 246. Leipzig 1863.

Composite Graft

Ballantyne, D. L., and J. M. Converse: Vascularisation of composite auricular grafts transplanted to the chorioallantois of the chick embryo. Plast. reconstr. Surg. **22**, 373 (1958). Barsky, A. J.: Principles and practice of plastic surgery. Baltimore: Williams & Wilkins Co. 1950. — Becker, O. J.: Composite grafts in repair of defects of the ala nasi. Intern. Kongr. fur Oto-Laryngologie, Washington 1957, Auszuge S. 41; — Principles of otolaryngologic plastic surgery, S. 55. Omaha: Douglas & Co. 1958. — Extended applications of free composite grafts. Trans. Amer. Acad. Ophthal. Otolaryng. **64**, 649 (1960). — Berson, M. I.: Atlas of plastic surgery. London: William Heinemann 1948. — Brown, J. B., and B. Cannon: Composite free grafts of skin and cartilage from the ear. Surg. Gynec. Obstet. **82**, 253 (1946); Composite free grafts of two surfaces of skin and cartilage from ear. Ann. Surg. **124**, 1101 (1946). — Brown, J. B., B. Cannon, C. E. Lischer and W. B. Davis: Composite free grafts of skin and cartilage from ear. J. Amer. med. Ass. **143**, 1295 (1947). — Brown, J. B., B. Cannon, C. Lischer, W. B. Davis, A. Moure and J. Murray: Further reports of the use of composite free grafts of skin and cartilage from the ear. Plast. reconstr. Surg. **1**, 130 (1946). — Brown, J. B., and F. McDowell: Plast. surg. of the nose. London: H. Kimpton 1951; — Skin grafting, ed. 3. Philadelphia: J. B. Lippincott Co. 1958. — Budinger, F.: Eine Methode des Ersatzes von Liddefekten. Wien. klin. Wschr. **15**, 648 (1902).

Conley, J. J., and P. H. v. Fraenkel: The principle of cooling as applied to the composite graft in the nose. Plast. reconstr. Surg. **17**, 444 (1956). — Zit. von R. Trauner u. F. Wirth, Die Nasenkorrektur bei doppelseitigen Lippen-Kiefer-Gaumenspalten. Z. Laryng. Rhinol. **37**, 655 (1958). — Converse, J. M.: Reconstruction of nasolabial area by composite grafts from concha. Plast. reconstr. Surg. **5**, 247 (1950); — Siehe im Buch Kazanjian u. Converse, The surgical treatment of facial injuries, S. 371. Baltimore: Williams & Wilkins Company 1959.

Davenport, G., and F. D. Bernard: Improving the take of composite grafts. Plast. reconstr. Surg. **24**, 175 (1959). — Davis, W. B., C. J. Thuss and J. H. Nobel: Case report of unusual donor site of a composite graft. Plast. reconstr. Surg. **14**, 72 (1954). — Dubost, C., J. Bienaymé et C. Dufourmentel: Un cas d'amputation du nez traité par replantation immédiate et greffes composées ultérieures. Ann. Chir. plast. **2**, 193 (1957). — Dufourmentel, C.: Réparation de l'aile du nez par greffe libre du pavillon de l'oreille. J. Chir. (Paris) **67**, 485 (1951); — Les greffes composées du pavillon de l'oreille dans le traitement despertes de substance de l'aile et de la pointe du nez. Ann. Chir. plast. **2**, 59 (1957). — Dupertuis, S. M.: Free ear lobe grafts of skin and fat. Plast. reconstr. Surg. **1**, 135 (1946). — Dupuis, A.: Greffe de peau totale. Ann. Chir. plast. **5**, 263 (1960).

Farina, R.: Loss of substance from the nasal alae and tip. Plast. reconstr. Surg. **9**, 52 (1952). — Farina, R., O. de Castro and D. Mion: Enxertos compostos condrocutaneos e condrobicutaneos na reparacao das perdas de substancia da asa e da ponta do nariz. Rev. paul. Med. 58, 297 (1961).

GILLIES, H. D.: New free graft (of skin and ear cartilage) applied to reconstruction of nostril. Brit. J. Surg. 30, 305 (1943). — GOCKE: Zit. von K. E. HERLYN: Die Eingriffe am Gesicht, an der Zunge, an den Speicheldrüsen und an der Ohrmuschel, Bd. IV. der Operationslehre von KIRSCHNER, S. 617.

JOSEPH, J.: Nasenplastik und sonstige Gesichtsplastik, Mammaplastik. Berlin u. Leipzig: Curt Kabitzsch 1931; — Nasenplastik, S. 383. Leipzig: Curt Kabitzsch 1931.

KONIG, F.: Zur Deckung von Defekten der Nasenflugel. Berl. klin. Wschr. 39, 137 (1902); — Über Nasenplastik. Bruns' Beitr. klin. Chir. 94, 515 (1914). — KRAVCUK, A. N.: Freie Hauttransplantation bei Nasenplastik nach Entfernen eines Angioms. Vestn. Oto-rino-laring. 20, 92 (1958).

LEWIN, M. L.: Subtotal rhinoplasty with free grafts and contiguous flaps. Arch. Oto-laryng. 54, 675 (1951). — LEXER, E.: Die gesamte Wiederherstellungschirurgie. Leipzig: Johann Ambrosius Barth 1931. — LIMBERG, A. A.: Soviet. Khir. 9, 70 (1935).

MACFEE, D. F.: The surgical treatment of cancer of the nose with emphasis of methods of repair. Ann. Surg. 140, 475 (1954). — MACOMBER, D. W.: Necrosis of nose and cheek secondary to treatment of trigeminal neuralgia. Plast. reconstr. Surg. 11, 337 (1953). — McLAUGHLIN, C. R.: Absence of the septal cartilage with retraded nasal development. Brit. J. plast. Surg. 2, 61 (1949); — Composite ear grafts and their blood supply. Brit. J. plast. Surg. 7, 274 (1954); — Composite auricular grafts. Operat. Surg. 6, 119 (1959). — MEADE, R. J.: Composite ear grafts for construction of columella. Plast. reconstr. Surg. 23, 134 (1959). — MEYER, R.: Rekonstruktion der Nasenflugel mit zusammengesetztem Ohrmuscheltransplantat. Mschr. Ohrenheilk. 89, 27 (1955); — Über Ohrmuscheltransplantate. Pract. oto-rhino-laryng. (Basel) 17, 439 (1955).

PEGRAM, M.: Repair of congenital short columella. Plast. reconstr. Surg. 14, 305 (1954). — PELLICIARI, D. D.: Columella and nasal tip reconstruction using multiple composite free grafts. Plast. reconstr. Surg. 4, 98 (1949).

REES, T. D.: The transfer of free composite grafts of skin and fat: a clinical study. Plast. reconstr. Surg. 25, 556 (1960). — ROBINSON, F.: A large composite auricular graft. Brit. J. plast. Surg. 8, 330 (1956). — RUCH, M. K.: Utilisation of composite free grafts. J. int. Coll. Surg. 30, 274 (1958).

SCHMID, E.: Die Anwendung des Haut-Knorpel-Transplantates nach KONIG unter besonderer Berucksichtigung der Spaltplastik. Fortschr. Kiefer- u. Gesichtschir. 5, 301 (1959). — SCHUCHARDT, K.: Operationen am Gesichtsteil des Kopfes. In: BIER, BRAUN, KUMMEL, S. 425. Leipzig: Johann Ambrosius Barth 1954. — SNYDERMAN, R. K.: Composite grafts. Transplant. Bull. 1, 144 (1954). — STEISS, C. F.: Looking back at the reconstructed nose. Plast. reconstr. Surg. 9, 355 (1952). — SZLAZAK, J.: Repair of nasal defects with free auricular grafts. (Report of four cases.) Brit. J. plast. Surg. 1, 176 (1948).

TRAUT, H. F., and J. S. DAVIS: Origin and development of the blood supply of whole-thickness skin grafts. Ann. Surg. 82, 871 (1925).

ZOLTAN, J.: Ersatz der Nasenflugel. Zbl. Chir. 83, 545 (1958).

Flügelrekonstruktion

AGAZZI, B.: Sopra un caso di autoplastica cutanea secondo il metodo italiano per distruzione de lobulo e di un'ala del naso. Boll. Grazzi 37, 1 (1919).

BARSKY, A. J.: Principles and practice of plastic surgery. Baltimore: Williams & Wilkins Co. 1950. — BLAIR, V. P., and L. BYARS: Hits, strikes and outs in the use of pedicle flaps for nasal restoration. Surg. Gynec. Obstet. 82, 367 (1946). — BOCKENHEIMER: Plastische Operationen. Wurzburg 1912. Zit. von JOSEPH. — BOGORAZ, N. A.: Zit. von ZOLTAN. — BURIAN, F.: Presse méd. 39, 1418 (1931). Zit. von J. ZOLTAN.

CHOLNOKY, T. DE: Partial and total reconstructions of nostrils by pedicle nasolabial flaps. Proc. of 5. Internat. Congr. of Oto-Rhino-Laryng. 1953, S. 160. — CONVERSE, J. M., and J. ROBIN: Double plastique cutanée après exerese des cancers superficiels. Rev. Laryng. (Bordeaux) 74, 205 (1953). — CRAWFORD, H., C. MAGUIRE, N. GEORGIADE and K. L. PICKRELL: Dermoid cysts of the nose: a presentation of seven cases. Plast. reconstr. Surg. 16, 237 (1955).

DELPECH, H.: Observation d'opération de rhino-plastique. Rev. méd. franç. 2, 183 (1824). DIEFFENBACH, J.: Mémoire et observations sur la restauration du nez. J. Compl. sc. Méd. 39, 162 (1831). — DIEFFENBACH, J. E.: Chirurgische Erfahrungen in der Wiederanheilung zerstorter Teile. 1834; — Operative Chirurgie. Bd. I, S. 326. Leipzig: Brockhaus 1845. — DUPERTUIS, S. M.: Free ear lobe grafts of skin and fat. Plast. reconstr. Surg. 1, 135 (1946).

ERCZY, M.: Zit. von J. ZOLTAN. — ESSER, J. F. S.: Gestielte lokale Nasenplastik mit zweizipfligen Lappen, Deckung des sekundaren Defektes vom ersten Zipfel und den zweiten. Dtsch. Z. Chir. 143, 385 (1918).

FARINA, R.: Loss of substance from the nasal alae and tip. Plast. reconstr. Surg. **9**, 52 (1952).
GILLIES, H. D.: Plastic surgery of the face. New York: Oxford University Press 1920; — A new free graft applied to the reconstruction of the nostril. Brit. J. Surg. **30**, 305 (1943). — GINESTET, G., et R. SIRVEN: Chirurgie reconstructive du nez: les rhinoplasties basses. Rev. Odont. Stomat. (Paris) **7**, 229 (1949).
HAAS, E.: Nasenflugelersatzplastik im Greisenalter. Aesthed. Med. **4**, 129 (1961). — HABERER, J. P.: Zit. von J. ZOLTAN. — HAGERTY, R. F., and W. SMITH: The nasolabial cheek flap. Amer. Surg. **24**, 506 (1958). — HOLDSWORTH, W. C., and D. L. SUGRUE: The treatment of rodent ulcer in a plastic surgery centre. Brit. J. plast. Surg. **10**, 183 (1957). — HOLMES, E. M.: Reconstruction of the ala of the nose. Arch. Otolaryng. **61**, 397 (1955); — Reconstruction of soft tissue side of nose. Arch. Otolaryng. **61**, 397 (1955). — HOMES, E.: Reconstruccion del ala de la nariz. Arch. Otolaryng. **61**, 397 (1955).
IVY, R. H.: Repair of a acquired defects of the face. J. Amer. méd. Ass. **84**, 181 (1925).
JOSEPH, J.: Nasenplastik und sonstige Gesichtsplastik. Leipzig: Curt Kabitzsch 1932.
KAZANJIAN, V. H.: Reconstruction of ala using septal flap. Trans. Amer. Acad. Ophthal. Otolaryng. **42**, 338 (1937) und KAZANJIAN, V. H., u. J. M. CONVERSE: The surgical treatment of facial injuries, 2. ed., S. 352. Baltimore: Williams & Wilkins Co. 1959; — Plastic repair of deformities about lower part of nose resulting from loss of tissue. Trans. Amer. Acad. Ophthal. Otolaryng. **42**, 338 (1937); — Repair of nasal defects with median forehead flaps. Surg. Gynec. Obstet. **83**, 37 (1946) und KAZANJIAN, V. H., u. J. M. CONVERSE: The surgical treatment of facial injuries, 2. ed., S. 373. Baltimore: Williams & Wilkins Co. 1959; — Nasal deformities of syphilitic origin. Plast. reconstr. Surg. **3**, 517 (1948).
LABAT, L.: De la rhinoplastie et de la rhinoraphie soit dans les cas d'absence congénital ou d'enlèvement accidental de la partie dorsale du nez. Ann. Méd. phys. **24**, 619 (1833). — LEXER, E.: Die gesamte Wiederherstellungschirurgie. Leipzig: Johann Ambrosius Barth 1931. — LIMBERG, A. A.: Zit. von ZOLTAN. — LISTON, R.: Practical surgery. London: J. and A. Churchill, Ltd. 1846. — LITTLEWOOD, A. H. M.: Robert Liston. Brit. J. plast. Surg. **13**, 97 (1960). — LOEB, R.: Backward insertion of a median forehead flap in nasal deformities. Brit. J. plast. Surg. **12**, 349 (1960).
MAGGIORE, D. L.: La ricostruzione del naso con il lembo frontomastoideo. Congr. Colli intern. di Chirurgi, Roma, maggio 1960. — MAKARA, L.: Zit. von J. ZOLTAN. — MAY, H.: Reconstructive and reparative surgery. Philadelphia: F. A. Davis Co. 1949. — MCLAREN, L. R.: Nasolabial flap repair for alar margin defects. Brit. J. plast. Surg. **16**, 234 (1963). — MEYER, R.: Rinoplastica parziale con lembo frontale e frontotemporale. Minerva chir. 15. 1. 1960; — Die partielle Ersatzplastik der Nase. Aesthet. Med. **12**, 1 (1963).
NELATON, CH., et L. OMBREDANNE: La rhinoplastie. Paris: Steinheil 1904. — NEW, G. B.: Total rhinoplasty. J. Amer. med. Ass. **91**, 380 (1928); — Sickle flap for nasal reconstruction. Surg. Gynaec. Obstet. **80**, 497 (1945). — NEW, G. B., and J. B. ERICH: The use of pedicle flaps of skin in plastic surgery of the head and neck. Springfield: Thomas 1948. — NORDSTROM jr., N.: Partial reconstruction of the nose. Amer. J. Surg. **98**, 784 (1959).
PEGRAM, M.: Repair of congenital short columella. Plast. reconstr. Surg. **14**, 305 (1954). — PESKOVA, M.: Zit. von J. ZOLTAN. — POLYA, E.: Orv. Hetil. **61**, 65 (1917). Zit. von ZOLTAN; — Neue Technik fur Nasenplastik. Zbl. Chir. **48**, 257 (1921).
QUERVAIN, F. DE: Über partielle seitliche Rhinoplastik. Zbl. Chir. **29**, 297 (1902).
ROBIN, J. L.: A propos de la chirurgie réparatrice des mutilations de l'aile du nez. Rev. Laryng. (Bordeaux) **80**, 600 (1959); — Chirurgie réparatrice de l'aile du nez. Le lambeau trans-septal. Sem. Hôp. Ann. Chir. plast. **7**, 281 (1962).
SANVENERO-ROSSELLI, G.: Chirurgia plastica del naso. Roma: Casa Editrice Luigi Pozzi 1931. — SCHMID, E.: Über neue Wege in der plastischen Chirurgie der Nase. Bruns' Beitr, klin. Chir. **184**, 385 (1952). — SCHUCHARDT, K., u. W. REICHLING: Die Operationen am Gesichtsteil des Kopfes. In: BIER-BRAUN-KUMMEL, Chirurgische Operationslehre, 7. Aufl.. Bd. 2. Leipzig: Johann Ambrosius Barth 1954. — SERCER, A.: Contributo alla soluzione di alcuni problemi di chirurgia plastica in otorinolaringologia. Arch. ital. Otol. **63**, 613 (1952); — Plastische Operationen an der Nase. In: ŠERCER u. MUNDNICH, Plastische Operationen an der Nase und an der Ohrmuschel. Stuttgart: Georg Thieme 1962. — SIMANOVSKY, J. K.: Handbuch der operativen Chirurgie. Braunschweig 1870. — SMITH, F.: Plastic reconstruction. Philadelphia: W. B. Saunders Co. 1950. — STEISS, C. F.: Looking back at the reconstructed nose. Plast. reconstr. Surg. **9**, 355 (1952).
TENNISON, C. W.: Repair of congenital deformity of ala of nose. Plast. reconstr. Surg. **14**, 240 (1954). — TENNISON, C. W., and E. P. WALLER: Repair of congenital notch deformity of ala of nose. Plast. reconstr. Surg. **14**, 240 (1954).
WIELAND, H.: Plastische Operationen zur Beseitigung von Nasendefekten. Z. Laryng. Rhinol. **36**, 342 (1957). — WYNN, S. K.: Primary plastic repair of nasal defects with the nasal labial flap. Trans. Amer. Acad. Ophthal. Otolaryng. **61**, 614 (1957).
YOUNG, F.: The surgical repair of nasal deformities. Plast. reconstr. Surg. **4**, 59 (1949).

ZENO, L.: Discurso (Cirugia plastica). Ann. cir. **9**, 52 (1943). — ZIMANY, A.: The bi-lobed flap. Plast. reconstr. Surg. **11**, 424 (1953). — ZOLTAN, J.: Ersatz der Nasenflugel. Zbl. Chir. **83**, 545 (1958); — Die Anwendung des Spalthautlappens in der Chirurgie. Jena: Gustav Fischer 1962.

Spitzenrekonstruktion

BARSKY, A. J.: Principles and practive of plastic surgery. Baltimore: Williams & Wilkins Co. 1950. — BECKER, O. J.: Principles of oto-laryngic plastic surgery, S. 60. Omaha: Douglas & Co. 1952. — BERANGER, A., et F. FERAUD: Gaz. Hôp. (Paris) **1870**, Nr 53, 55, 56. — BERSON, M. I.: Atlas of the plastic surgery, S. 162. New York: Grune & Stratton Co. 1948.

CRONIN, T. D.: A new method of nasal tip reconstruction utilizing a local caterpillar flap. Brit. J. plast. Surg. **4**, 180 (1951); — Congr. de chirurgie plastique français 1956. Paris. Presse méd. **64**, 1847 (1956).

DOLBEAU, E., et G. FELIZET: Rhinoplastie im Dictionnaire (Dechambre), III. Ser., S. 341. Paris 1876. — DUBOST, C., J. BIENAYME et C. DUFOURMENTEL: Un cas d'amputation du nez, traité par replantation immédiate et greffes composées ultérieures. Ann. Chir. plast. **2**, 193 (1957). — DUFOURMENTEL, L.: Chirurgie réparatrice et correctrice des téguments et des formes. Paris: Masson & Cie. 1939.

FARINA, R.: Nose tip collapse through loss of chondro-mucous substance (repair of nasal lining). Plast. reconstr. Surg. **13**, 137 (1954); — Colapso total de la punta de la nariz en lepra: reparacion de la cubierta nasal; colgajo nasal versus colgajo naso-labial. Rev. lat.-amer. Cirug. plást. **2**, 8 (1954).

GINESTET, G.: Der cylindrische Lappen in der reconstructiven Chirurgie, 20387, A 50, S. 3, Encyclopedie ORL, A 10.

HERLYN, K. E.: Die Wiederherstellungschirurgie, S. 64 u. 599. Stuttgart: Georg Thieme 1949.

KAZANJIAN, V. H.: Treatment of nasal deformities. J. Amer. med. Ass. **84**, 174 (1925); — The use of skin flaps in the repair of facial deformities. Plast. reconstr. Surg. **5**, 522 (1950). — KAZANJIAN, V. H., and J. M. CONVERSE: Special rongeur-forceps for removal of nasal hump. Arch. Otolaryng. **45**, 362 (1947).

LAGROT, T., et J. GRECO: Les mutilations faciales au cours du terrorisme en algérie. Ann. Chir. plast. **2**, 67 (1957).

MALTZ, M.: Reconstruction of nasal tip. Amer. J. Surg. **63**, 203 (1944). — MARTIN, G.: Dissertation: De la durée de la vitalité des tissus et des conditions d'adhérence. Paris 1873. — MEYER, R.: La ricostruzione del padiglione nella microzia. Minerva chir. **15**, 1 (1960). — MOREL FATIO, M. D.: Utilisation des lambeaux locaux pour combler les pertes de substance cutanées ou muqueuses du nez. Congr. de chirurgie plastique, Paris 1956. Presse méd. **64**, 1847 (1956).

PERWITZSCHKY, R.: Wiederherstellungschirurgie des Gesichtes, S. 136. Berlin: W. de Gruyter & Co. 1951.

RAPIN, M.: Chirurgie plastique et Oto-rhino-Laryngologie. Pract. oto-rhino-laryng. (Basel) **16**, 27 (1954).

SANVENERO-ROSSELLI, G.: Der Gebrauch von gestielten Lappen aus der Gesichtshaut unter Vermeidung storender Narbenbildung. Fortschr. Kiefer- u. Gesichtschir. **7**, 23 (1961). SERCER, A.: Neue Gesichtspunkte der Rhinoplastik. Arch. Ohr.-, Nas.- u. Kehlk.-Heilk. **180**, 352 (1962). — SHEEHAN, J. E.: Plastic surgery of the nose, 2. Aufl. New York: Hoeber & Co. 1936. — STRAITH, C. L.: Reconstruction about the nasal tip. Surg. Gynaec. Obstet. **62**, 73 (1936); — Reconstruction about the nasal tip. Amer. J. Surg. **43**, 223 (1939).

TAGLIACOZZI, G.: De chirurgia curtorum per insitionem. 1597. — TOKMAKOFF, A. S.: Neue Methoden der plastischen Rekonstruktion von durch Erfrierung dritten Grades verursachten Defekten der Nasenspitze und der Flugel. Vestn. Khir. **5**, 119 (1955).

WEAVER, D. F.: Free skin grafts and pedicle flaps in the repair of nasal defects. Trans. Amer. ophthal. otolaryng. **62**, 84 (1958). — WIELAND, H.: Plastische Operationen zur Beseitigung von Nasendefekten. Z. Laryng. Rhinol. **36**, 342 (1957).

YOUNG, F.: The surgical repair of nasal deformities. Plast. reconstr. Surg. **4**, 59 (1949).

Partielle Rekonstruktion

ANDERSON, R.: Use of local rotation flaps. Panel discussion, session on path., biol. and treatment of tumors of facial features. Amer. Soc. Plast. Reconstr. Surg., 1960. Plast. reconstr. Surg. **31**, 527 (1963).

BALON, L. R.: Wiederherstellung von Nase und Oberlippe durch einen einzigen Filatovschen Lappen. Stomatologija **37**, 39 (1958). — BETHIA, H.: Closure of large nasal defects with double rotated pedicle flaps. Amer. J. Surg. **95**, 299 (1958). — BLAIR, V. D., and L. T. BYARS: "Hits, Strikes and Outs" in the use of pedicle flaps for nasal restoration of correction. Surg. Gynaec. Obstet. **82**, 367 (1946).

Coleman, C. C.: Scalp flap reconstruction in head and neck cancer patients. Plast. reconstr. Surg. **24**, 45 (1959). — Converse, J. M., and D. Wood-Smith: Experiences with the forehead island flap with a subcutaneous pedicle. Plast. reconstr. Surg. **31**, 521 (1963). — Conway, H., and R. B. Stark: Variations of the temporal flap. Plast. reconstr. Surg. **9**, 410 (1952); — The arterial vascularization of pedicles. Plast. reconstr. Surg. **12**, 348 (1953).
Dworacek, H.: Plastische Deckung eines durch Karzinom verursachten Nasenflugeldefektes. Mschr. Ohrenheilk. **90**, 59 (1956).
Erich, J. B.: Repair of nasal defects. Lancet **1957**, 77, 259; — Reparacion de defectos nasales cubriendo la perdida de tejido. Rev. lat.-amer. Cirug. plást. **1**, 35 (1958). — Esser, J. F.: Studies in plastic surgery of the face. Ann. Surg. **65**, 297 (1917).
Farina, R.: Deformity of nasal dorsum through loss of substance. Plast. reconstr. Surg. **8**, 320 (1951); — Rinoplastias. Rev. lat.-amer. Cirug. plàst. **2**, 14 (1956). — Figi, F. A., and W. L. Moorman: The median forehead flap. Indications and limitations. Plast. reconstr. Surg. **24**, 163 (1959). — Furnas, D. W., and H. Conway: Correction of major facial defects by pedicled flaps. Plast. reconstr. Surg. **31**, 407 (1963).
Gillies, H. D.: Up and down forehead flap, vol. 3, p. 762. New York: D. Appleton & Co. Inc. 1937; — Practical utilisation of the pedicle flap. Amer. J. Surg. **2** (1939) [in: Plast. chir. **1**, 170 (1940)].
Hagerty, R. F., and W. Smith: The nasolabial cheek flap. Amer. Surg. **24**, 506 (1958). — Heanley, C.: The subcutaneous tissue pedicle in columella and other nasal reconstruction. Brit. J. plast. Surg. **8**, 60 (1955). — Hitrov, F. M.: Plastisches Ausbessern von Gesichtsfehlern mit Filatovschen Rundstiellappen. Stomatologie H. 4 (1952) [Russisch]. Zit. von Kavrakiov. — Holdsworth, W. G., and A. D. Pelly: Forehead rhinoplasty. Brit. J. plast. Surg. **14**, 234 (1961).
Jayes, P. H.: Congr. plast. Chir. ital. Turin 1961. — Joseph, J.: Nasenplastik und sonstige Gesichtsplastik. Leipzig: Curt Kabitzsch 1932.
Kavrakirov, W.: Eine Modifikation der totalen Rhinoplastik nach Hitrov. Zbl. Chir. **84**, 1378 (1959). — Kazanjian, V. H.: The repair of nasal defects with the median forehead flap: Primary closure of the forehead wound. Surg. Gynec. Obstet. **83**, 37 (1946). — Kazanjian, V. H., and A. Roopenian: Median forehead flaps in the repair of defect of the nose and surrounding areas. Trans. Amer. Acad. Ophthal. Otolaryng. **60**/4 (557—566) (1956). — Kernahan, D. A., and A. H. M. Littlewood: Experiance in the use of arterial flaps about the face. Plast. reconstr. Surg. **28**, 207 (1961). — Krause, M.: Über die Transplantation großer, ungestielter Hautlappen. Verh. dtsch. Ges. Chir. **11**, 46 (1893). — Kubacek, V.: Transposition of flaps in the face on a subcutaneous pedicle. Acta Chir. plast. (Praha) **2**, 108 (1960). — Loeb, R.: Backward insertion of median forehead flap in nasal deformities. Brit. J. Surg. **12**, 349 (1960).
Meyer, R.: La ricostruzione del padiglione nella microzia. Minerva chir. **15**, 1 (1960). — Monks, G. H.: The restoration of a lower eyelid by a new method. Boston med. surg. J. **139**, 385 (1950).
Reginato, L. E.: Restauraçao do dorso nasal perfurado. Rev. paul. Med. **59**, 259 (1961). — Réthi, A.: Plastische Neubildung der Nasenspitze. Chirurg **1**, 695 (1929).
Sanvenero-Rosselli, G.: Chirurgia plastica del naso. Collona del Valsalva. Roma: L. Pozzi 1931; — Scienza ed arte di chirurgia plastica. Plast. chir. **1**, 3 (1939). — Schuchardt, K., u. W. Reichling: Die Operationen am Gesichtsteil des Kopfes. In: Bier-Braun-Kummel, Chirurgische Operationslehre, 7. Aufl., Bd. 2. Leipzig: Johann Ambrosius Barth 1954. — Serafini, G.: Il lembo a falcetto nella ricostruzione della piramide nasale. Policlinico, Sez. prat. **60**, 784 (1953). — Sercer, A., u. K. Mundnich: Plastische Operationen an der Nase und an der Ohrmuschel. Stuttgart: Georg Thieme 1962. — Smith, F.: Plastic and reconstructive surgery. A manual of management. Philadelphia: W. B. Saunders Co. 1950. — Straith sen., C. L.: Principle of plastic surgery in industry. J. int. Coll. Surg. **15**, 96 (1956).
Vilar-Sancho Altet, B.: Rinoplastia total por colgajo frontal modificado. Cirugia (Madr.) **5**, 91 (1959).
Zoltan, J.: La correction des préches pénétrantes et circonscrites de l'arête nasale. Ann. Chir. plast. **2**, 216 (1957); — Die Anwendung des Spalthautlappens in der Chirurgie. Jena: Gustav Fischer 1962.

Subtotale und totale Rekonstruktion

Aubry, M., and J. C. Giraud: Chirurgie fonctionnelle correctrice et restauratrice du nez. Paris: Arnette 1956. — Aymard, J. L.: Nasal reconstruction. Lancet **1917 I**, 888; — The tubed pedicle in plastic surgery. Lancet **1920 I**, 270.
Balon, L. R.: Restoration of the nose and uppen lip by a single Filatov's flap. Stomatologiya (Mosk.) **37**, 39 (1958) [Russisch]. — Bardach, J.: Personal modification of the plastics of partial nasal losses with a cylindrical flap (Własna modyfikacja plastyki cześciowych

ubyktéw platem cylindrycznym). Klin. Chir. Szczekowo-Twarzowej, A. M., Lódz. Otolaryng. pol. **11** (4) (379—389) (1957), Illus. 11. — BARSKY, A. J.: Plastic surgery. Philadelphia: W. B. Saunders Company 1938; — Filatov and the tubed pedicle. Plast. reconstr. Surg. **24**, 456 (1959). — BETHEA, H.: Closure of large nasal defects with double rotated pedicle flaps. Ann. J. Surg. **95**, 299 (1958). — BHYJEKAR, M. V.: A new technique in rhinoplasty. Arch. Surg. **72**, 394 (1956). — BLAIR, V. P., and L. T. BYARS: "Hits, Strikes and Outs" in the use of pedicle flaps for nasal restoration or correction. Surg. Gynec. Obstet. **82**, 367 (1946); — "Hits, Strikes and Outs" in the use of pedicle flaps for nasal restoration or correction. Plast. reconstr. Surg. **2**, 183 (1947). — BLANDIN, A.: De l'autoplastie. J. Méd. Chir. prat. 1883, p.403, Paris 1836. — BLOCKSMA, R., and C. O. INNIS: Reconstruction of the amputated nose. Plast. reconstr. Surg. **15**, 390 (1955). — BROWN, J. B., and F. McDOWELL: Skin grafting. Philadelphia: J. B. Lippincott Co. 1949; — Plastic surgery of the nose. St. Louis: C. V. Mosby Comp. 1951. — BROWN, O'CONNOR G., and M. W. McGREGOR: Reconstruction of subtotal nasal defects. Amer. J. Surg. **92**, 57 (1956). — BUEDINGER, F.: Eine Methode des Ersatzes von Liddefekten. Wien. klin. Wschr. **1902**, 648. — BUFF, H. U.: Hautplastiken. Indikation und Technik. Stuttgart: Georg Thieme 1952.

CARPUE, J. C.: An account of two succesful operations for restoring the lost nose from the integuments of the forehead. London 1816. — CHITROV, F. M.: Beschleunigtes Verfahren der totalen Rhinoplastik mit dem Filatovschen Stiel. Stomatologiya (Mosk.) **3**, 35 (1949) [Russisch]. — CONVERSE, J. M.: New forehead flap for reconstruction of nose. Proc. roy. Soc. Med. **35**, 811 (1942); — J. Laryng. **57**, 508 (1942); — Reconstruction of the nose by the scalping flap technique. Surg. Clin. N. Amer. **39**, 335 (1959).

DEINEK, I. YA.: Akademik Vladimir Petrovich Filatov. Vestn. Khir. **75**, 150 (1955). — DELMAR, F., and R. NEAVER: Free skin grafts and pedicle flaps in the repair of nasal defects. Trans. Amer. Acad. Ophthal. Otolaryng. **62**, 84 (1958). — DELPECH, J. M.: Chirurgie clinique de Montpellier ou observations et réflexion tirés des travaux de chirurgie de cett école. Paris: Gabon & Cie. 1923—1928. — DIEFFENBACH, J. F.: Operative Chirurgie. Leipzig 1845. — DUFOURMENTEL, C.: La greffe cutanée libré tubulée. Ann. Chir. plast. **3**, 311 (1958). — DUFOURMENTEL, C., et R. MOULY: Chirurgie plastique. Paris: Ed. méd. Flammarion 1959. — DUFOURMENTEL, L.: Chirurgie réparatrice et correctrice des téguments et des formes. Paris: Masson & Cie. 1939. — DUPUYTREN, G.: Leçons orales de clinique chirurgicale, faites à l'Hôtel-Dieu de Paris. Paris: G. Baillière 1832—1834.

ESSER, E.: Contribution à l'étude du lambeaux tubulés. Paris: L. Rodstein 1938.

FARINA, R.: Rinoplastias. Rev. lat.-amer. Cirug. plást. **2**, 14 (1956). — Total rhinoplasty for deformities following leprosy. Plast. reconstr. Surg. **20**, 78 (1957). — FILATOV, V. P.: Plastika na kruglom stebl. Vestn. Oftal. **4—5**, 149 (1917). — Zur Frage der Plastik mit einem wandernden Stiel. Klin. Mbl. Augenheilk. **68**, 557 (1922); — Opérations plastiques à tige ronde ambulante. Presse méd. **101**, 1061 (1923); — Runder Wanderstiel bei komplizierten Plastiken der Lider und des Gesichts. Langenbecks Arch. klin. Chir. **146**, 609 (1927); — O plastike na kruglom stebl v oftalmologii. Liječn. Vjesn. **2** (1928) ; — Plastic procedure using a round pedicle (trans). Surg. Clin. N. Amer. **39**, 277 (1959). — FILATOW, V. P.: Vestnik. ophthalmologie. 1917. — FOMON, S.: The surgery of injury and plastic repair. Baltimore: Williams & Wilkins Co. 1939. — FRUMIN, L. L.: New method for the repair of total and subtotal defects of the nose with Filatow's pedicled flap (Russian text). Vestn. Oto-rino-laring. **1956**, 1, (26—30), Illus. 8. — FURNAS, D. W., and H. CONWAY: Correction of major facial defects by pedicled flaps. Plast. reconstr. Surg. **31**, 407 (1963).

GANZER, H.: Weichteilplastik des Gesichts bei Kieferschuß-Verletzungen. Dtsch. Mschr. Zahnheilk. **35**, 348 (1917); — Verschluß großer Gaumendefekte mit Haut vom Oberarm usw. unter Verwendung langgestielter Stranglappen. Klin. Wschr. **54**, 1095 (1917); — Die Bildung von langgestielten Stranglappen bei Gesichtsplastik. Int. Zbl. Laryng. **34**, 145 (1918). — GILLIES, H. D.: Plastic surgery of the face. London: H. Frowde 1920; — Present day plastic operations of the face. J. nat. dent. Ass. **7**, 3 (1920); — Plastic surgery of facial burns. Surg. Gynec. Obstet. **30**, 121 (1920); — The tubed pedicle (letter to the editor). Lancet **1920**, 320; Plastic surgery of the face. Oxford: Medical Publications 1920; — The tubed pedicle in plastic surgery. N.Y. J. Med., Jan. 3., 1920 (reprint). — Practical utilisation of the pedicle flap. Amer. J. Surg. **42**, 2 (1939) [in: Plast. chir. **1**, 170 (1940).]. — Plastic surgery, Bd. 1. London: Butterworth & Co. 1957; — GINESTET, G.: La rhinoplastie totale. Rev. Stomat. (Paris) **7**, 474 (1954); — Chirurgie reconstructive de la pyramide nasale. Oto-rhino-laryng. **4**, 1 (1955). — GINESTET, G., et G. GINESTET: Les lambeaux cylindriques dans la chirurgie reconstructive. Paris: L'expansion scientifique française 1948. — GONZALEZ-ULLOA, M.: Reconstruction of the nose and forehead by means of regional aesthetic units. Brit. J. plast. Surg. **13**, 305 (1961). — GONZALEZ-ULLOA, M., and E. STEVENS: Reconstruction of the nose and forehead by means of regional aesthetic units. Brit. J. plast. Surg. **13**, 305 (1961). — GOSSEREZ, M.: Utilisation du cuir dans la réconstruction faciale. Ann. Chir. plast. **3**, 161

(1958). — GRAEFE, H.: Rhinoplastik, oder die Kunst, den Verlust der Nase organisch zu ersetzen. Berlin 1818.
HAAS, E.: Erfahrungen mit der Nasenersatzplastik nach CONVERSE. Z. Laryng. Rhinol. 8, 595 (1963). — HAGERTY, R. F., and W. SMITH: The nasolabial cheek flap. Amer. Surg. 24, 506 (1958). — HERLYN, K. E.: In: Kirschners Operationslehre, 2. Aufl., Bd. IV, Die Eingriffe im Gesicht, an der Zunge, an den Speicheldrusen und an der Ohrmuschel. Berlin-Göttingen-Heidelberg: Springer 1956. — HONIG, C. A.: Beispiele der Deckung von Gesichtsdefekten nach Lupus und Karzinom. Fortschr. Kiefer- u. Gesichtschir. 1, 247—249 (1955). (Plast.-Chir. Abt., Chir. Univ.-Klin. Utrecht.) — HONING, G.: Totale neusplastiek, Total plastic reconstruction of the nose. Ned. T. Geneesk. 2 (15), 916 (1952).
ISRAEL, J.: Chirurgenkongr. 1887.
JOSEPH, J.: Nasenplastik und sonstige Gesichtsplastik. Leipzig: Curt Kabitzsch 1931.
KAVRAKIROV, W.: Eine Modifikation der totalen Rhinoplastik nach HITROV. Zbl. Chir. 84, 1378 (1959). — KAZANJIAN, V. H.: Nasal deformities and their repair. Laryngoscope (St. Louis) 43, 955 (1933); — Plastic repair of deformities about the lower part of the nose resulting from loss of tissue. Trans. Amer. Acad. Ophthal. Otolaryng. 42, 338 (1937); — Surg. Gynaec. Obstet. 83, 2 (1946); — The repair of nasal defects with a median forehead flap. Primary closure of the forehead wound. Surg. Gynaec. Obstet. 83, 37 (1946). — KILNER, T. P.: Plastic surgery. Zit. von R. MAINGOT; Postgraduate surgery, vol. III. New York: D. Appleton-Century Co. 1937. — KONIG, F.: Deckung von Defekten der Nasenflugel. Berl. Wschr. 1902, Nr 7. — KONIG, F.: Zur Deckung von Defekten der Nasenflugel. Berl. klin. Wschr. 39, 137 (1902); — Über Nasenplastik. Bruns' Beitr. klin. Chir. 94, 515 (1914). KOLLE, F. S.: Plastic and cosmetic surgery. New York: D. Appleton Co. 1911. — KRAUSS, M.: Reconstruction of subtotal defects of the nose by abdominal tube flap. Brit. J. plast. Surg. 17, 70 (1964). — KURBANOV, G. R.: Beseitigung des totalen Defektes der Nase nach einem vom Verfasser vorgeschlagenen Verfahren. Chirurgija 6, 62 (1952) [Russisch].
LABAT, L.: De la rhinoplastie et de la rhinoraphie soit dans les cas d'absence congénitale, on d'enlèvement accidental de la partie dorsale du nez. Ann. Méd. Phys. 24, 619 (1833). — LAGROT, F., et J. GRECO: Les mutilations facialis au cours du terrorisme en Algérie et leur réparation. Presse méd. 64, 1193 (1956). — LEWIN, M. L.: Total rhinoplasty in infants. Report of a case of Waterhouse-Friederichsen syndrome. Plast. reconstr. Surg. 15, 131 (1955). — LEXER, E.: Die Rhinoplastik. In: Die freien Transplantationen. Teil II, Bd. 26, Neue deutsche Chirurgie, Bd. I, S. 344. Stuttgart: Ferdinand Enke 1924; — In: BIER-BRAUN-KUMMEL, Chirurgische Operationslehre, 6. Aufl., S. 417. Rhinoplastik. Leipzig: Johann Ambrosius Barth 1933. — LISFRANC, J.: Rhinoplastic. Clin. Hôp. (Paris) 2, 285 (1827). — LITTLEWOOD, A. H. M.: Liston Robert (1794—1847) "So swift thy hand, I could not feel the progress of the cutting steel." Brit. J. plast. Surg. 13, 97 (1960). — LORÉ jr., J. M.: An Atlas of head and neck surgery. Philadelphia and London: W. B. Saunders Company 1962.
MACFEE, W. F.: The surgical treatment of cancer of the nose, with emphasis on methods of repair. Ann. Surg. 140, 475 (1954). — MACOMBER, W. B., and W. T. BERKELEY: Use of neck tubed pedicles in reconstruction of defects of the face. Plast. reconstr. Surg. 2, 585 (1947). — MALINIAC, J. W.: Rhinoplasty and restoration of facial contour. Philadelphia: Davis 1947. — MATTHEWS, D. N.: The surgery of repair — injuries and burns. Springfield: Ch. C. Thomas 1943. — MAY, H.: Reconstructive and reparative surgery, 2. Aufl. Philadelphia: Davis Company 1949. — MEYER, R.: Vladimir Petrovich Filatov. Amer. Rev. Soviet Med. 2, 159 (1944). — MILTON, A. W.: The use of neighboring tissues in the correction of an extensive facial deformity. Plast. reconstr. Surg. 2, 105 (1947).
NÉLATON, C., et L. OMBRÉDANNE: La rhinoplastie. Paris: Steinheil 1904. — NEW, G. B.: Total rhinoplasty. J. Amer. med. Ass. 91, 380 (1928). — NEW, G. B., and J. B. ERICH: The use of pedicle flaps of skin in plastic surgery of the head and neck. Springfield: Thomas 1950.
PADGETT, E. C., and K. L. STEPHENSON: Plastic and reconstructive surgery. Springfield: Ch. C. Thomas 1948. — PEET, E. W., and T. J. S. PATTERSON: The essentials of plastic surgery. Oxford: Blackwell Sc. Publ. 1963. — PICK, J. F.: Surgery of repair. Philadelphia: J. B. Lippincott Co. 1949. — PICKERILL, H. P., and J. R. WHITE: The tube-flap and the tube-graft in facial surgery. Brit. J. Surg. 9, 321 (1922).
RAGNELL, A.: Plastisch-rekonstruktive Chirurgie. Eine Übersicht uber die moderne Technik. Öst. Z. Stomat. 50, 233 (1953). — REINER: Rhinoplastik. München 1817. — RÉTHI, A.: Plastische Neubildung der Nasenspitze. Chirurg 1, 695 (1929). — RICCA, C.: Zerstorung der Nasenspitze durch Lupus vulgaris und ihre Wiederherstellung mit Hilfe eines schlauchformigen Stuckes der Bauchhaut. Osp. Maggiore di S. Giovanni Battista e della Cittàdi Torino, Div. Chir. Astanteria Martini. Minerva chir. 7, 376—379 (1952).
SANVENERO-ROSSELLI, G.: Chirurgia plastica del naso. Roma: Casa editrice Luigi Pozzi 1931. — Il lembo tubulato in chirurgia plastica del viso. Atti mem. Soc. lombarda Chir. 3, 16 (1935); — Der Gebrauch von gestielten Lappen aus der Gesichtshaut unter

Vermeidung storender Narbenbildungen. Fortschr. Kiefer- u. Gesichtschir. **7**, 23 (1961). — SCHMID, E.: Partielle und totale Nasenplastik. Fortschr. Kiefer- u. Gesichtschir. **7**, 80 (1961). SCHMID, E., u. W. WIDMAIER: Über die Haut-Knorpeltransplantationen aus der Ohrmuschel und ihre funktionelle und asthetische Bedeutung bei der Deckung von Gesichtsdefekten. Fortschr. Kiefer- u. Gesichtschir. **7**, 48 (1961). — SCHUCHARDT, K.: Die Rundstiellappen in der Wiederherstellungschirurgie des Gesichts-Kieferbereiches. Leipzig: Georg Thieme 1944; — Operationen an der Nase. BIER-BRAUN-KUMMEL, Chirurgische Operationslehre, 7. Aufl., Bd. II, S. 377. Leipzig: Johann Ambrosius Barth 1954. — SCHUCHARDT, K., u. W. REICHLING: Die Operationen am Gesichtsteil des Kopfes. In: BIER-BRAUN-KUMMEL, Chirurgische Operationslehre, 7. Aufl., Bd. 2. Leipzig: Johann Ambrosius Barth 1954. — SÉCAIL, J.: Chirurgie plastique. Paris: L'expansion scientifique française 1955. — SERRE, M.: Traité sur l'art de restaurer les difformités de la face, selon la méthode par deplacement ou méthode française. Montpellier: L. Castel 1842. — SMITH, F.: Total rhinoplasty. Warthin Ann. 1927, S. 601. — Plastic and reconstructive surgery. A manual of management. Philadelphia: W. B. Saunders Co. 1950. — SPINA, V.: Neorrinoplastias. Rev. Hosp. Clin. Fac. Med. S. Paulo **13**, 416 (1958). — STARK, R. B.: Plastic surgery. New York: Hoeber Medical Division, Harper and Row 1962.

ULLIK, R.: Die plastische Chirurgie des Gesichtes, S. 109, Nasenplastik. Wien: 1948.

VASILEVA, N. G.: Die Wiederherstellung des durch Lupus zerstorten unteren Teils der Nase mit T-formigem Filatov-Stiel. Chirurgija **1955**, H. 4, 14—18 [Russisch]. — VILAR-SANCHO ALTET, B.: Rinoplastia total por colgajo frontal modificado. Cirugia (Madr.) **5**, 91 (1959). — VOGEL, K.: Kreuzlappenplastik zum operativen Aufbau der außeren Nase. HNO (Berl.) **4**, 65 (1953).

WALSER, E.: Lid- und Orbitalplastik. Fortschr. Kiefer- u. Gesichtschir. **7**, 89 (1961). — WEBSTER, J. P.: The problem of reconstruction in potential persistent malignancy. A foresight saga. Brit. J. plast. Surg. **9**, 289 (1957); — The problem of reconstruction in potential persistent malignancy: A foresight saga. Plast. reconstr. Surg. **21**, 111 (1958); — The early history of the tubed-pedicle flap. Surg. Clin. N. Amer. **39**, 261 (1959). — WIELAND, H.: Plastische Operationen zur Beseitigung von Nasendefekten. Z. Laryng. Rhinol. **36**, 342 (1957). — WINKLER, E.: Hautersatz durch gestielte Lappenplastik und freie Hauttransplantation. Wien-Bonn-Bern: Wilhelm Maudrich 1959. — WIRTH, F.: Die Ursachen von Zirkulationsstorungen bei Lappenplastiken und deren Behandlung. Langenbecks Arch. klin. Chir. **288**, 237 (1958).

ZOLTAN, J.: Ersatz der Nasenflugel. Zbl. Chir. **83**, 545 (1958); — Die Anwendung des Spalthautlappens in der Chirurgie. Jena: Gustav Fischer 1962.

Tumoren

ALEXANDER, F. W.: Granuloma grave de la nariz y de la cara. Ann. Otol. Rhinol. **63**, 17 (1954).—ANDERSON, F. M.: Intranasal encephalocele: Report of case with intracranial repair and a review of subject. Arch. Otolaryngol. **46**, 644 (1957).

BECK, F. W., C. W. BUNNELL and R. E. SWENSON: Primary hemangioma of the nasal bones, report of a case. Excerpta **13**, 97 (1960). — BERGMANN, E., P. BRUNS u. J. MIKULICZ: Handbuch der praktischen Chirurgie, Bd. I. Chirurgie des Kopfes, S. 983. Stuttgart: Ferdinand Enke 1900. — BLACK, B. K., and D. E. SMITH: Nasal glioma (two cases with recurrences). Arch. Neurol. Psychiat. (Chic.) **64**, 614 (1950). — BLACKFIELD, H. M., F. A. TORREY, B. J. MORRIS and B. V. A. LOBBER: The conservative treatment of hemangiomas in infants and children. J. int. Coll. Surg. **30**, 255 (1958). — BORDLEY, J. E., and J. CHERRY: The use of the rhinotomy operation in nasal surgery. Laryngoscope (St. Louis) **70**, 258 (1960). — BORDLEY, J., and W. P. LONGMIRE: Rhinotomy for exploration of the nasal passages and the accessory nasal sinuses. Ann. Otol. (St. Louis) **58**, 1055 (1949). — BORDLEY, J. E., and F. H. LINTHICUM jr.: Clinical evaluation of the rhinotomy operation. J. Ky med. Ass., Dez. 1957. — BROWN, J. B., and M. P. FRYER: Hemangiomas: Role of plastic surgery in early treatment for prevention of deformities and in repair of late lesions and defects. Plast. reconstr. Surg. **3**, 197 (1953). — BRUNS, P.: Eine neue Methode du Temporaren (osteoplastischen) Resektion der außeren Nase zur Entfernung von Nasen-Rachenpolypen. Berl. klin. Wschr. **9**, 137, 149 (1872).

CLEMENTSCHITSCH, F.: Über die Beeinflussung der Physiognomie durch Lokalisation sichtbarer Narben nach wiederherstellungschirurgischen Eingriffen am Gesicht. 10. Tagg Dtsch. Ges. f. Kiefer- u. Gesichtschirurgie, Salzburg 1960. — COLE, T. P., and A. H. HUNT: The treatment of cavernous hemangiomas and cirsoid aneurysmas by the injection of boiling water. Brit. J. Surg. **32**, 346 (1948). — CONWAY, H.: The surgery of benign and malignant tumors of the skin and of the head and neck. Rocky Mtn med. J. **49**, 673 (1952). — COPPO, L.: Considerazioni patogenetiche su di un caso di tumore misto del lobulo nasale. Mixed tumour of the tip of the nose. Valsalva **32** Suppl., 77 (1956). — CROSBY, J. F.: Unusual nasal tumors in children. Plast. reconstr. Surg. **19**, 143 (1957). — COTTLE, M. H.: Introduction to fundamentals of reconstructive surgery of nasal septum and external nasal pyramid. Zit. von WILLIAMS.

DAVIS, ALEXANDER: Congenital nasofrontal encephaloceles. J. Neurosurg. **16**, Nr 4 (1959). — DAVIS, E. W.: Gliomatous tumors in the nasal region. J. Neuropath. (Baltimore) **1**, 312 (1942). — DWORACEK, H.: Plastische Deckung eines durch Carcinom verursachten Nasenflugeldefektes. Mschr. Ohrenheilk. **90**, 59 (1956).

FIGI, F. A.: The treatment of hemangiomas of the head and neck. Plast. reconstr. Surg. **3**, 1 (1948). — Diagnosis and management of malignant tumors of the nose and accessory sinuses. Plast. reconstr. Surg. Nr 2, 183 (1958). — FINEMAN, PICH: Intranasal encephalomeningocele. Ann. Otol. (St. Louis) **62**, 114 (1953). — FIRNERMAN, W. B., and E. J. PICK: Intranasal encephalo-meningocele. Ann. Otol. (St. Louis) **62**, 114 (1953). — FUNK, C. F., u. W. PILCHOWSKI: Plastisch-operative Wiederherstellung einer mutilierten und perforierten Nase einer Lupuskranken. Derm. Wschr. **140**, 741 (1960) [Aesthet. Med. **9**, 55 (1960)].

GISSELSSON, L.: Intranasal forms of encephaloceles. Acta oto-laryng. (Stockh.) **35**, 519 (1947). — GRIFFITH, B. H.: The surgical treatment of lupus vulgaris and lupus carcinoma. Plast. reconstr. Surg. **20**, 155 (1957).

HAGE, J.: Zwei Falle von Nasengliom. Fortschr. Kiefer- u. Gesichtschir. **4**, 103 (1958); — Surgical approach to the external and internal nose: with a supplementary report on two cases of nasal glioma. Brit. J. plast. Surg. **12**, 327 (1960). — HAGGART, H. H., and D. J. A. REBELLO: Aids in early diagnosis of tumours on tip nose. J. Amer. med. Ass. **166**, 1010 (1958). — HEATLY, C. A.: Expanding tumors of the maxellary sinuses; value of lateral rhinotomy. N.Y. St. J. Med. **51**, 26 (1951). — HENDRICK, J. W.: Treatment of cancer of the paranasal sinuses and nasal fossa. Arch. Otolaryng. **68**, 604 (1958). — HOLDSWORTH, W. C., and D. L. SUGRUE: The treatment of rodent ulcer in a plastic surgery centre. Brit. J. plast. Surg. **10**, 183 (1957).

IODICE, S.: Neurogenic tumours of the nose. Case reports. Excerpta **13**, 97 (1960).

JEREMIAH, B. S.: Cavernous hemangiomas which failed to respond the varius forms of treatment other than surgery. Plast. reconstr. Surg. **7**, 302 (1951).

KATSNELSON, E. N.: A neurogenic tumor of the nose. Vestn. Oto-rino-laring. **21**, 94 (1959). — KAZANJIAN, V. H., and A. T. JOSEPH: Beryllium granuloma of the nose. A case report. Plast. reconstr. Surg. **6**, 156 (1950). — KAZANJIAN, V. H., and A. ROOPENIAN: Clinical experiences in the treatment of hemangiomata. Plastic reconstr. Surg. **13**, 325 (1954). — KETTESY, A., u. N. SIMON: Rehabilitierung schwerer Lupusfalle durch Hauttransplantation mittels Intermediarlappens. Ärztl. Kos. **7**, 47, Kongr. (1959). — KRAMER, B. M., and G. McCoy: Treatment of lateral nasal wall tumors through lateral rhinotomy approach. Arch. Otolaryng. **70**, 132 (1959). — KUMMEL, H.: Die Chirurgie der Nase und ihrer Nebenhohlen. In:Handbuch der praktischen Chirurgie v. BERGMANN, v. BRUNS u. v. MIKULICZ, Bd. I, S. 1179. Stuttgart: Ferdinand Enke 1926.

LASTERRA, P. A.: Tratamiento quirurgico de las meningoencephaloceles naso-orbitarias. Rev. clin. esp. **51**, 164 (1953). — LEWIS, J. R.: The treatment of hemangioma. Plast. reconstr. Surg. **19**, 201 (1957). — LIMBERGER, S.: Operative Behandlung des Lupus vulgaris in neuerer Sicht. Ärztl. Kos. **7**, 38, Kongr. (1959); — Operative Behandlung des Lupus vulgaris in neuerer Sicht. Med. Kosmetik **8**, 232 (1959). — LONGACRE, J. J.: The surgical management of local postradiation effects. Amer. J. Surg. **92**, 18 (1956). — LONGACRE, J. J., G. A. DE STEFANO, K. HOLMSTRAND, J. W. LEICHLITER and P. JOLLY: The immediate versus the late reconstruction in cancer surgery. Plast. reconstr. Surg. **28**, 549 (1961). — LORÉ jr., JOHN, M.: An atlas of head and neck surgery, S. 136. Philadelphia and London: W. B. Saunders Company 1962. — LOVO, G. F.: Criteri generali di chirurgia riparatrice successiva a demolizione per neoplasie. (Allgemeine Richtlinien fur die chirurgische Wiederherstellung nach verstummelnden Eingriffen zur Geschwulstentfernung.) Tumori **44**, 206 (1958).

MACOMBER, D. W.: Surgical aspects of hemangioma. Arch. Surg. **68**, 358 (1954). — MACOMBER, W. B., and M. KAI-HSI-WANG: Congenital neoplasms of the nose. Plast. reconstr. Surg. **11**, 215 (1953). — MATTHEWS, D. N.: Birthmaks and moles. Proc. roy. Soc. Med. **44**, 609 (1951); — Treatment of hemangiomata. Brit. J. plast. Surg. **6**, 83 (1953). — MAUREL, G.: Chirurgie maxillo-faciale, deux. édit. Paris: Le François, Edit. 1940. — McCORMICK, HARRIS: Neurogenic tumors of the nasal fossa. J. Amer. med. Ass. **157**, 318 (1955). — McGILLICUDDY, B.: Encephalomeningoceles in nasal cavities. Ann. Otol. (St. Louis) **51**, 516 (1942). — MOOD, G. F.: Congenital anterior herniations of brain. Ann. Otol. (St. Louis) **47**, 391 (1938). — MOORE, P. M.: Intranasal encephalomeningocele. Report of case. Laryngoscope (St. Louis) **62**, 659 (1952).

NEUMAN, Z., and N. BEN-HUR: Plastic repair of lupus vulgaris. Brit. J. plast. Surg. **13**, 310 (1961). — NEW, G. B.: Neurogenic tumors of nose and throat. Arch. Otolaryng. **46**, 163 (1947).

OLSEN, G.: Contributto the treatment of big progressive hemangiomas of the face. Acad. chir. scand. **105**, 222 (1953). — OSBORN, D. A.: New growths. Haemangiomas of the nose. J. Laryng. **73**, 179 (1959). — OWENS, N., and K. STEPHENSON: Hemangioma: An evaluation of treatment by injection and surgery. Plast. reconstr. Surg. **3**, 109 (1948).
PEYTON, W. T., and N. L. LEVEN: Hemangioma and its treatment. Surgery **3**, 702 (1938). — PORTMANN, G.: Traité te technique opératoire oto-rhino-laryngologique, S. 302. Paris: Masson & Cie. 1962.
REDER, F.: The treatment of angiomata by the injection of boiling water. Surg. Gynaec. Obstet. **21**, 61 (1915); — Hemangioma and lymphangioma, their response to the injection of boiling water. Med. Rec. **98**, 519 (1920). — REES, TH. D.: Surgical repair of lupus vulgaris. Plast. reconstr. Surg. **20**, 147 (1957). — REMS, J.: Neurilemmoma of the external nose. (Neurilemom zevnihi nosu). Cs. Otolaryng. **8**, 140 (1959). — ROSSI, T. E., e G. R. MITOLO: A proposito di un caso di meningocele a manifestazione nasale. Minerva pediat. **6**, 484 (1954).
SCHALL, L. A.: Cancer of the nose and nasal sinuses. Laryngoscope (St. Louis) **53**, 240 (1943). — SCHMIDT, M. D.: Über seltene Spaltbildungen im Bereich des mittleren Stirnfortsatzes. Virchows Arch. path. Anat. **162**, 340 (1900). — SCHWARZ, A. A., and H. J. ISAACS: Glioma (Astrocytoma of the nares). Arch. Otolaryng. **34**, 838 (1941). — SIDI, E., et L. BOURGEOIS-SPINASSE: Les nez rouges. Thérapeutique **34**, 634 (1958). — STEPHENSON, K. L.: The management of vascular tumors. J. int. Coll. Surg. **30**, 229 (1958).
TAKAHASHI, R.: Kavernoses Hamangiom des Nasenbeins. Mschr. Ohrenheilk. **96**, 575 (1962). — THEISSING, G.: Zur plastischen Korrektur des deformierten Naseneinganges nach Lupus vulgaris. Med. Kosmetik **7**, 221 (1955). — THOMA, K. H.: Oral surgery, S. 1374. St. Louis: C. V. Mosby 1952. — TRAUNER, R.: Plastiken bei Gesichtshamangiomen. Aesthet. Med. **10**, 69 (1961).
WALKER, E., W. W. MOORE and C. SIMPSON: Intranasal encephaloceles. Survey of problem with recommendation for reducing mortality. Arch. Otolaryngol. **55**, 182 (1922). — WARD, G. H., and J. W. HENDRICK: Tumors of the head and neck. Baltimore: Williams & Wilkins Company 1950. — WEBSTER, J. P.: The problem of reconstruction in potential persistent malignancy: A foresight saga. Brit. J. plast. Surg. **9**, 289 (1957). — WIELAND, H., u. A. MUNDSCHENK: Spätschaden nach kosmetischer Paraffininjektion in die Nase. Z. Laryng. Rhinol. **35**, 205 (1956). — WILLIAMS, R. J.: Utilisation of rhinoplastic technique. Hemi-lateral rhinotomy. Laryngoscope (St. Louis) **67**, 796 (1957). — WILLIAMSON, W. P., and P. A. BARELLI: Intranasal encephalocele. J. Neurosurg. **8**, 231 (1951). — WIRTH, F.: Die Ursachen von Zirkulationsstorungen bei Lappenplastiken und deren Behandlung. Langenbecks Arch. klin. Chir. **288**, 237 (1958). — WISE, R. A., and H. W. BAKER: Surgery of the head and neck. Chicago: Year book medical publ. Inc. 1962. — WYETH, J. A.: The treatment of vascular tumors by the injection of water at a high temperature. J. Amer. med. Ass. **40**, 1778 (1903).
ZETTERGREN, L.: On the so-called nasal gliomas. Acta path. microbiol. scand. **25**, 672 (1948).

Sonstige Erkrankungen der Nase. — Operationen im Kindesalter.
Verbände. — Epithesen.

ASHLEY, F. L., and E. D. KING: New type of metal nasal splint. Plast. reconstr. Surg. **5**, 536 (1950). — AUFRICHT, G.: Dental molding compound cast and adhesive strapping in rhinoplastic surgical procedure. Arch. Otolaryng. **32**, 333 (1940).
BARDELEBEN, F.: Zit. von D. ZUHLKE u. S. SEIDEL: Kunststoff-Epithesen. Med. Kosmetik **8**, 199 (1959). — BERCOWITSCH: Wiederherstellung des Gesichtes. Dtsch. Mschr. Zahnheilk. **14**, 625 (1929). Zit. PASCHKE. — BERNDORFER, A.: Die Aesthetik der Nase, S. 82. Wien: Wilhelm Maudrich 1949; — Importance of physiognomy in esthetic rhinoplasty. Plast. reconstr. Surg. **6**, 242 (1950). — BERSON, M. E.: Prevention of deformities in corrective rhinoplasty. Laryngoscope. (St. Loius) **53**, 276 (1943). — BERSON, M. I.: Atlas of plastic surgery. London: W. Heinemann 1948. — BLACKFIELD, H. M., F. A. TORREY, B. J. MORRIS and B. V. A. LOBBER: The conservative treatment of hemangiomas in infants and children. J. int. Coll. Surg. **30**, 255 (1958). — BLAIR, V. P., and J. B. BROWN: Total and subtotal restoration of the nose. J. Amer. med. Ass. **85**, 931 (1925). — BORGES, A.: Cirugia plastica de una herida cutanea. Rev. Conféd. méd. panamer. **5**, 1 (1958). — BORGES, A. F.: Improvement of antitension-lines scar by the "W-Plastic" operation. Brit. J. plast. Surg. **12**, 29 (1959); — Scar prognosis of wounds. Brit. J. plast. Surg. **13**, 47 (1960). — BROWN, A. M.: Protheses of the nose. Beschreibung der Anfertigung von Kautschuknasen und ihrer Bemalung. J. int. Coll. Surg. **10**, 53 (1947). — BROWN, J. B.: Plastic surgery of the nose. London: H. Kimpton 1951. — BROWN, J. B., and M. P. FRYER: Hemangiomas: role of plastic surgery in early treatment for prevention of deformities and in the repair of late lesions and defects.

Plast. reconstr. Surg. **11**, 197 (1953). — BULBULLIAN, A. H.: Facial prothesies. Philadelphia: W. B. Saunders Company 1945. — BURKHARDT, E.: Untersuchungen an Hand eines größeren klinischen Krankengutes uber die Vertraglichkeit des Perlon als chirurgisches Nahtmaterial. Dtsch. Zahn-, Mund- u. Kieferheilk. **24**, 324 (1956).
CERRI, S. A.: Indicationi e tecnica delle rino-orto-plastiche. Ateneo parmense **29**, Suppl. 3, 199 (1958). — CLAOUÉ, C., et L. CHWATT: Les paraffinomes. Paris: Ed. N. Malome 1939. — CLARKE, C. D.: Facial and body prothesses. St. Louis: C. V. Mosby Comp. 1945. — COHEN, S.: Postrhinoplastic intranasal adhaesions. Arch. Otolaryng. **54**, 683 (1951); — Some suggestions in cosmetic rhinoplastics and microgenia. Plast. reconstr. Surg. **11**, 435 (1953); — Operative complications of rhinoplasty. Plast. reconstr. Surg. **17**, 463 (1956); — Complications following rhinoplasty. Plast. reconstr. Surg. **18**, 213 (1956). — COLE, T. P., and A. H. HUNT: The treatment of cavernous hemangiomas and cirsoid aneurysms by the injection of boiling water. Brit. J. Surg. **36**, 346 (1948). — CONVERSE, J. M.: Corrective surgery of nasal deviations. Arch. Otolaryng. **52**, 5 (1950). — COTTLE, M. H.: Nasal surgery in children. Eye, Ear, Nose Thr. Monthly **30**, 32 (1951). — CRIKELAIR, G. F.: Skin suture marks. Plast. reconstr. Surg. **25**, 207 (1960).
DAVIS, J. S.: Present evaluation of the merits of Z plastic operation. Plast. reconstr. Surg. **1**, 26 (1946). — DESPONS, J., R. NICLAUSSE et G. MORIN: La chirurgie fonctionelle endo-nasale dans la correction des troubles de l'insuffisance respiratoire de l'enfant. Rev. Laryng. (Bordeaux) **81**, 430 (1960). — DETTINGER, G. B., and W. F. BOWERS: Tissue response to orlon and dacron sutures. Plast. reconstr. Surg. **6**, 497 (1957). — DIETRICH, H.: Verbesserung der Methodik zur Herstellung von Epithesen durch neue Werkstoffe. Fortschr. Kiefer- u. Gesichtschir. **2**, 266 (1956). — DONATI VON GRALATH, R.: Correzione protesica in un caso di malformazione congenita della faccia. Minerva chir. **13**, 987 (1958); — Protesi e epitesi per la correzione di diffeti nasali congeniti o acquisiti. Minerva chir. **15**, 1040 (1960). — DUFOURMENTEL, L.: Chirurgie réparatrice et correctrice des téguments et des formes, S. 154. Paris: Masson & Cie. 1939. — DUFOURMENTEL, M.: Difficultés et dangers de la chirurgie corrective nasale. Congr. franç. d'ORL. Paris 1953. Presse méd. **62**, 152 (1954).
EPSTEIN, E.: Skin surgery. Philadelphia: Lea & Febiger 1962. — ERSNER, M. S.: Nasal injury. Ann. Otol. (St. Louis) **53**, 552 (1944). — ERSNER, M. S., and M. H. ALEXANDER: Preoperative and post-operative medical therapeutics in rhinoplasty. Eye, Ear, Nose Thr. Monthly **26**, 23 (1947).
FIGI, F. A.: The treatment of hemangiomas of the head and neck. Plast. reconstr. Surg. **3**, 1 (1948). — FOMON, S., J. LUBART, J. W. BELL, A. SCHATTNER and V. R. SYRACUSE: Rhinoplasty, past and present. Arch. Otolaryng. **68**, 426 (1958). — FRENKEL, G.: Die Deckung plastisch nicht versorgbarer Gesichtsdefekte mit Epithesen aus weichbleibendem Kunststoff. Therapiewoche **12**, 884 (1962).
GALANTI, S.: Moderni concetti di chirurgia plastica del naso. Valsalva **31**, 84 (1955). — GERKE, J.: Kunststoffe in der Zahn-Mund- und Kieferheilkunde zu epithetischen und prothetischen Zwecken. Ärztl. Kosmetik 4, 108 (1957). — GILBERT, J. G., and S. SEGAL: Growth of the nose and the septo-rhinoplastic problem in Youth. Arch. Otolaryng. **68**, 673 (1958). — GINESTET, G., L. CHEMIN et M. JÉROME: Nouvelle technique de prothèse nasale. Rev. Stomat. (Paris) **48**, 321 (1945). — GIRARDIER, J. DE, et P. AUPECLE: Protection des plaies opératoires par pansement liquide plastique à base de résines acryliques. Presse méd. **72**, 1614 (1957). — GOLDMAN, D. B.: Consequences of rhinoplasty caused by the patients. Arch. Otolaryng. **63**, 252 (1956). — GOLDMAN, I. B.: A new nasal splint. Arch. Otolaryngol. **52**, 962 (1950). — GRAY, G. H., and H. W. JONES: A satisfactory non-adherent intranasal pack. Plast. reconstr. Surg. **17**, 471 (1956). — GREVEN, H.: Zit. nach H. WIELAND, Über die Verbandstechnik nach plastischer Gesichtschirurgie. J. med. Kosmet. **8**, 240 (1959). — GRIFFITH, B. H.: The surgical treatment of lupus vulgaris and lupus carcinoma. Plast. reconstr. Surg. **20**, 155 (1957).
HAUBERRISSER, E.: Zur Operationstechnik mißgestalteter und verlagerter Nasenknorpel. Bruns' Beitr. klin. Chir. **191**, 64 (1955). — HEBERT, J. G.: Another external nasal splint. Plast. reconstr. Surg. **2**, 159 (1947). — HEIM, W.: Fehler und Gefahren der kosmetischen Chirurgie. Berl. Med. **7**, 319 (1956). — HENNING, P.: Zit. von H. DIETRICH, Verbesserung der Herstellung von Epithesen durch neue Werkstoffe. HNO (Berl.) **5**, 319 (1936). — HERMANS, E. H.: Behandlung kosmetisch storender Hauterscheinungen mit rotierenden Instrumenten. Dermatologica (Basel) **111**, 294 (1955). — HERRMANN, H.: Postoperative Behandlung nach kieferchirurgischen Eingriffen. Dtsch. Zahnarztebl. **9**, 18 (1955). — HYNES, W.: Die Behandlung von Narben durch Abschaben und Hauttransplantationen. Med. Kosmetik **7**, 219 (1958).
JENNES, M. L.: Corrective nasal surgery in children (Goldman-technique). Eye, Ear, Nose Thr. Monthly **33**, 586 (1954). — JEREMIAH, B. S.: Cavernous hemangiomas which failed to respond the various forms of treatment other than surgery. Plast. reconstr. Surg. **7**, 302 (1951).
KAZANJIAN, V. H.: Restoration of the nose, lip and maxilla by surgery and protheses. Plast. reconstr. Surg. **2**, 531 (1947). — KAZANJIAN, V. H., u. J. M. CONVERSE: The surgical

treatment of facial injuries, 2. ed., S. 1041, Abbildung. Baltimore: Williams & Wilkins Co. 1959. — KAZANJIAN, V. H., and A. ROOPENIAN: Clinical experience in the treatment of hemangiomata. Plast. reconstr. Surg. **13**, 325 (1954). — KILNER, T. P.: Surgical help in the treatment of lupus. Trans. St. John's Hosp. derm. Soc. (Lond.) **1937**, 52. — KIRCHNER, J. A.: Traumatic nasal deformity in the newborn. Arch. Otolaryng. **62**, 139 (1955). — KISIN, M. M.: Zur Frage des rationellen Verbandes bei Traumen und Plastik der Nase. Vestn. Otol. it. d. **16**, 64 (1954). [Russisch.] — KLEINE, H. E. DE: Nasalorm splint. An external nasal splint for general use. Arch. Otolaryng. **54**, 422 (1951). — KURTIN, A.: Corrective surgical planing of skin. Arch. Derm. Syph. (Chic.) **68**, 389 (1953).

LABES, H.: Ein Beitrag zur Verwendung des Perlon als Nahtmaterial. Zbl. Chir. **80**, 66 (1955). — LEFKON, V. J.: Rhinoplasty in children. Arch. Otolaryng. **48**, 73 (1948). — LENZ, L. L.: Aesthetische Nasen-Operationen, Hinweise und Irrtumer. Z. Haut- u. Geschl.-Kr. **10**, 106 (1951); — Praxis der kosmetischen Chirurgie. Hippokrates (Stuttg.) (1954); — Die Nachbehandlung der plastisch verschmalerten Nase. J. med. Kosmet. **5**, 319 (1956); — Fehler bei Nasenspitzen-Operationen. Med. Kosmetik **6**, 97 (1957); — Kosmetische Operationen auf dem behaarten Kopf. Med. Kosmetik **5**, 364 (1957). — LEWIN, M. L.: Prevention and correction of cicatricial intranasal adhesions in rhinoplastic surgery. Arch. Otolaryng. **60**, 215 (1954); — Total rhinoplasty in infants-report of a case of Waterhouse-Friederichsen syndrome. Plast. reconstr. Surg. **15**, 131 (1955). — LEWIS, J. R.: The treatment of hemangioma. Plast. reconstr. Surg. **19**, 201 (1957). — LEVIGNAC, J.: Des petits et des gros ennuis dans la rhinoplastie. Ann. Oto-laryng. (Paris) **75**, 560 (1958). — LORENZ, O.: Beitrage zur Nasenplastik. Bericht uber die Behandlung von Paraffinomen. Med. Mschr. **9**, 384 (1955).

MACOMBER, D. W.: Surgical aspects of hemangioma. Arch. Surg. **68**, 538 (1954). — MACOMBER, W. B., and W. T. BERKELEY: Use of neck tubed pedicles in reconstruction of defects of the face. Plast. reconstr. Surg. **2**, 585 (1947). — MALBEC, E. F.: Algunos errores cometidos en las rinoplastias. Pren. méd. argent. **40**, 2470 (1953). — MALINIAC, J. W.: Surgical treatment of lupus of the skin. Amer. J. Surg. **55**, 123 (1942). — MARINO, H.: The levelling effect of Z-plasties on lineal scars of the face. Brit. J. plast. Surg. **12**, 34 (1959). — MARX, H.: Fehler und Gefahren bei Nasen- und Ohrenoperationen. Arch. Ohr.-, Nas.- u. Kehlk.-Heilk. **158**, 1 (1950). — MARZONI, F. A., UPCHURCH, S. E., and C. J. LAMBERT: An experimental study of silicone as a soft tissue substitute. Plast. reconstr. Surg. **24**, 600 (1959). — MATTHEWS, D. N.: Birthmaks and moles. Proc. roy. Soc. Med. **44**, 609 (1951); — Treatment of hemangiomata. Brit. J. plast. Surg. **6**, 83 (1953). — McEVITT, V. G.: Treatment of acne pits by abrasion with sandpaper. J. Amer. med. Ass. **142**, 647 (1950). — McGREGOR, I. A.: The theoretical basis of the Z-plasty. Brit. J. plast. Surg. **4**, 256 (1957). — McGREGOR, M. W., G. B. O'CONNOR and S. SAFFIER: Complications of rhinoplasty. J. int. Coll. Surg. **30**, 179 (1958). — MUSSINELLI, F.: Problemi di rinoplastica in esiti mutilanti di tbc. e di lue. Minerva chir. **18**, 742 (1963).

NEIVERT, H.: Principles and mechanics of surgery of the bony nasal vault. Arch. Otolaryng. **61**, 585 (1955). — NEUBERGER, F.: Über die Folgen der behinderten Nasenatmung im Sauglings- und Kindesalter. Wien. klin. Wschr. **33**, 585 (1957).

OLDFIELD, M. C., and W. R. ROBERTS: Splints for fractured noses. Brit. med. J. **1947 II**, 886. — OLSEN, G.: Contribution to the treatment of big progressive hemangiomas of the face. Acta chir. scand. **105**, 222 (1953). — ONDARZA, R. v.: In welchem Lebensalter kann man als Arzt chirurgische Eingriffe im Rahmen der asthetischen Medizin empfehlen ? Med. Kosmetik **7**, 40 (1958).

PAKOVICH, G. I.: Colloid bandage in plastic repairs of the nose. Vestn. Oto-rino-laring. **21**, 84 (1959). — PARÉ, A.: Zit. von: G. SANVENERO-ROSSELLI: Chirurgia plastica del naso. Roma: L. Pozzi 1931. — PASCHKE, H.: Die epithetische Behandlung von Gesichtsdefekten. Munchen: Johann Ambrosius Barth 1957. — PETTERSON, G.: Deformities and defects of the nose in children. Acta chir. scand. **107**, 539 (1954). — PEYTON, W. T., and M. L. LEVEN: Hemangioma and its treatment. Surgery **3**, 702 (1938). — POSTLETHWAIT, R. W., J. F. SCHAUBLE, M. L. DILLON and J. MORGAN: Wound healing. II. An evaluation of surgical suture material. Surg. Gynec. Obstet. **108**, 555 (1959).

RADZIMIRSKIJ, K. M.: Universal-Nasenkorrektor. Vestn. Oto-rino-laring. **16**, 69 (1954) [Russisch]. — RATTNER, H., and C. R. REIN: Treatment of acne scars by dermabrasion. Rotary brush method. J. Amer. med. Ass. **159**, 1299 (1955). — REDER, F.: The treatment of angiomata by the injection of boiling water (Weyeth's method). Surg. Gynaec. Obstet. **21**, 61 (1915); — Hemangioma and lymphangioma, their response to the injection of boiling water. Med. Rec. **98**, 519 (1920). — REES, P. D.: Surgical repair of lupus vulgaris. Plast. reconstr. Surg. **20**, 147 (1957). — RÉTHI, A.: Right and wrong in rhinoplastic operations. Plast. reconstr. Surg. **3**, 361 (1948). — RITZE, H.: Neue Werkstoffe zur Herstellung von Epithesen. Zahnarztl. Welt **7**, 14 (1952). — Die Herstellung der Ohrmuschelprothese aus plastischem Material. Fortschr. Kiefer- u. Gesichtschir. **2**, 180 (1956). — ROSENTHAL, W.: Die

Epithetik als pyscheschonendes Bindeglied zwischen Radikaloperation und Autoplastik. Med. Kosmetik **7**, 285 (1958). — ROWLAND, A. L.: Rhinoplasty as an esthetic procedure. Arch. Otolaryng. **59**, 579 (1954).

SAFIAN, J.: Zit. von M. C. OLDFIELD, Splints for fractures noses. Brit. med. J. **1947 I**, 23, 886; — The uncontrollable factors in rhinoplasty. Plast. reconstr. Surg. **12**, 24 (1953); — Fact and fallacy in rhinoplastic surgery. Brit. J. plast. Surg. **11**, 45 (1958). — SAKSON, J. A.: First-day removal of skin sutures. Arch. Surg. **78**, 304 (1959). — SALAMON: Nasenprothese aus Gelatine. Öst.-Ungar. Wschr. Zahnheilk. **1916**, 211. Zit. von PASCHKE. — SARNOFF, J.: Pitfalls and safeguards in plastic surgery. Plast. reconstr. Surg. **5**, 168 (1950). — SCHEUNEMANN, H.: Prothetische und epithetische Versorgung von Tumordefekten. Aesthet. Med. **5**, 162 (1961). — SCHREUS, H. T.: Schleifen und Frasen der Haut. Bd. II der Ästhetischen Medizin. Heidelberg: Huthig 1955. — SCHUTZ, W.: Neue Methode zum nahtlosen Wundverschluß. Aesthet. Med. **9**, 52 (1960). — SCHULTZ, L. W.: Nasal splints. Advantages, disadvantages and author's modifications. Amer. J. Surg. **94**, 897 (1957). — SEIFFERT, A.: Die Operationen an Nase, Mund und Hals, IV. Aufl. Leipzig: Johann Ambrosius Barth 1955. — SELTZER, A. P.: Plast. surgery of the nose. Philadelphia: J. B. Lippincott Co. 1949. — Prothesen aus Kautschuk und aus Methyl-Methacrylate. Beschreibung der Anfertigung; — A method to prevent a rhinoplasty. Eye, Ear, Nose Thr. Monthly **31**, 651 (1952); — Cautions in rhinoplastic surgery. Eye, Ear, Nose Thr. Monthly **32**, 35 (1935). — SIDI, E., et J. BOURGEOIS-SPINASSE: Therapeutique **34**, 634 (1958). — SILVER, A. G.: Pitfalls in the rhinoplasty. Eye, Ear, Nose Thr. Monthly **31**, 556 (1952). — SILVERSTONE, S. M.: Radiation therapy following rhinoplasty. Eye, Ear, Nose Thr. Monthly **34**, 735 (1955). — SMITH, FERRIS: Mechanical abrasion to remove pits, foreign bodies scars, etc. Plast. reconstr. Surg. **14**, 236 (1954). — SPITZER, L.: Wien. klin. Wschr. **1916**, 10. Zit. von DIETRICH. — STEPHENSON, K. L.: The management of vascular tumors. J. int. Coll. Surg. **30**, 229 (1958).

TESSIER, P.: Chirurgie réparatrice et morphologique du nez. Rev. Prat. (Paris) **93**, 3085 (1958). — TUCKER, A. L., and S. B. HARDY: Skin markings on dark races. Plast. reconstr. Surg. **6**, 643 (1959).

VIGLIOGLIA, P. A., R. O. LINARES and B. DEMARCHI: Cutaneus abrasion. Some considerations on instruments and technique. Plast. reconstr. Surg. **18**, 229 (1956).

WALLACE, A. F.: Maintenance of the post-operative nasal airway. Brit. J. plast. Surg. **15**, 318 (1962). — WEGENER, E. H.: Neue Hautraffklemme fur plastisch-kosmetische Chirurgie nach ZANTL. Med. Kosmetik **3**, 102 (1954); — Fehler und Gefahren bei plastisch kosmetischen Operationen. Med. Kosmetik **8**, 217 (1959). — WERNER, R.: Extranasale und intranasale Nasen-Retentionsapparate aus Kunststoff. Zahnarztl. Welt **59**, 235 (1958); — Die chirurgische Prothetik des Gesichtsschadels. Pract. oto-rhino-laryng. (Basel) **25**, 293 (1963). — WEYLER, A. M.: Post-rhinoplastic complications. Eye, Ear, Nose Thr. Monthly **31**, 553 (1952). — WIELAND, H.: Über die Verbandtechnik nach plastischer Gesichtschirurgie. J. med. Kosmetik **8**, 240 (1959), — WIELAND, H., u. A. MUNDSCHENK: Spatschaden nach kosmetischer Paraffininjektion in die Nase. Z. Laryng. Rhinol. **35**, 205 (1956). — WYETH, J. A.: The treatment of vascular tumors by the injection of water at a high temperature. J. Amer. med. Ass. **40**, 1778 (1903).

ZORZOLI, E.: Osservazioni sull'uso della medicazione grassa al Bepanten nella chirurgia delle vie aeree nasali. Gazz. med. ital. **4**, 116 (1957).

Fehler und Komplikationen bei plastischen Operationen

BERNDORFER, A.: Die Aesthetik der Nase, S. 82. Wien: Wilhelm Maudrich 1949; — Importance of physiognomy in esthetid rhinoplasty. Plast. reconstr. Surg. **6**, 242 (1950). — BERSON, M. E.: Prevention of deformities in corrective rhinoplasty. Laryngoscope (St. Louis) **53**, 276 (1943). — BERSON, M. J.: Atlas of plastic surgery, S. 136. New York: Grune & Stratton 1948.

CERRI, S. A.: Indicazioni e tecnica delle rino-orto-plastiche. Ist. di Clin. Otorinolaringol. Univ., Parma. Ateneo parmense **29**, 109 (1958). — CLAOUÉ, B., e J. C. FAGE: Fibrosis postopératoria del lobulo nasal. Origen hormonal en la mujer. Rev. lat.-amer. Cirug. plast. **3**, 39 (1957). — COHEN, S.: Postrhinoplastic intranasal adhaesions. Arch. Otolaryng. **54**, 683 (1951); — Some suggestions in cosmetic rhinoplastics and microgenia. Plast. reconstr. Surg. **11**, 435 (1953); — Operative complications of rhinoplasty. Plast. reconstr. Surg. **17**, 463 (1956); Complications following rhinoplasty. Plast. reconstr. Surg. **18**, 213 (1956).

DUFOURMENTEL, L.: Chirurgie réparatrice et correctrice des téguments et des formes, S. 154. Paris: Masson & Cie. 1939. — DUFOURMENTEL, M.: Difficultés et dangers de la chirurgie correctrice nasale. Congr. franç. d'ORL Paris 1953. Presse méd. **62**, 152 (1954).

ERCZY, M.: Hazard of plastic operations of the nose. Orv. Lapja **3**, 143 (1947). — ERSNER, M. S., and M. H. ALEXANDER: Preoperative and post-operative medical therapeutics in rhinoplasty. Eye, Ear, Nose Thr. Monthly **26**, 23 (1947).

FOMON, S., J. W. BELL, A. SCHATTNER and V. R. SYRACUSE: Postoperative elongation of nose. Arch. Otolaryng. **64**, 456 (1956). — FOMON, S., J. LUBART, J. W. BELL, A. SCHATTNER and V. R. SYRACUSE: Rhinoplasty, past and present. Arch. Otolaryng. **68**, 426 (1958). — GOLDMAN. E. B.: Consequences of rhinoplasty caused by the patients. Arch. Otolaryng. **63**, 252 (1956). — GOLDMAN, I. B.: Surgical tips on the nasal tip. Eye, Ear, Nose Thr. Monthly **33**, 583 (1954). — GRIGNON, J.-L.: Les échecs des rhinoplasties. Ann. Oto-laryng. (Paris) **80**, 51 (1963).

HAAS, E.: Fehler und Gefahren bei der korrektiven Rhinoplastik. Z. Laryng. Rhinol. **40**, 224 (1961). — HEIM, W.: Fehler und Gefahren der kosmetischen Chirurgie. Berl. Med. **7**, 319 (1956).

LENZ, L. L.: Aesthetische Nasen-Operationen, Hinweise und Irrtumer. Z. Haut- u. Geschl.-Kr. **10**, 106 (1951); — Praxis der kosmetischen Chirurgie. Stuttgart: Hippokrates 1954; — Fehler bei Nasenspitzen-Operationen. Med. Kosmetik **6**, 97 (1957). — LEVIGNAC, J.: Des petits et des gros ennuis dans la rhinoplastie. Ann. Oto-laryng. (Paris) **75**, 560 (1958). LEWIN, M. L.: Prevention and correction of cicatricial intranasal adhesions in rhinoplastic surgery. Arch. Otolaryng. **60**, 215 (1954).

MALBEC, E. F.: Algunos errores cometidos en las rinoplastias. Prens. méd. argent. **40**, 2470 (1953). — MARX, H.: Fehler und Gefahren der Operationen der Nase und der Ohren. Arch. Ohr.-, Nas.- u. Kehlk.-Heilk. **158**, 1 (1950). — McGREGOR, M. W., G. B. O'CONNOR and S. SAFFIR: Complications of rhinoplasty. J. int. Coll. Surg. **30**, 179 (1958).

RÉTHI, A.: Right and wrong in rhinoplastic operations. Plast. reconstr. Surg. **3**, 361 (1948).

SAFIAN, J.: The uncontrollable factors in rhinoplasty. Plast. reconstr. Surg. **12**, 24 (1953); — Deceptive concepts of rhinoplasty. Plast. reconstr. Surg. **2**, 127 (1956). — Fact and fallacy in rhinoplastic surgery. Brit. J. plast. Surg. **11**, 45 (1958). — SARNOFF, J.: Pitfalls and safeguards in plastic surgery. Plast. reconstr. Surg. **5**, 168 (1950). — SCHMID, E., u. W. WIDMAIER: Über die Haut-Knorpeltransplantationen aus der Ohrmuschel und ihre funktionelle und asthetische Bedeutung bei der Deckung von Gesichtsdefekten. Fortschr. Kiefer- u. Gesichtschir. **7**, 48 (1961). — SELTZER, A. P.: Cautions in rhinoplastic surgery. Eye, Ear, Nose Thr. Monthly **32**, 35 (1953); — Infektion infolge Verwendung eines Magnets als Instrumentenhalter wahrend der Operation. Laryngoscope (St. Louis) **63**, 1201 (1953). — SILVER, A. G.: Pitfalls in the rhinoplasty. Eye, Ear, Nose Thr. Monthly **31**, 556 (1952). — STEISS, CH. F.: Errors in rhinoplasty and their prevention. Plast. reconstr. Surg. **28**, 276 (1961).

TESSIER, P.: Chirurgie réparatrice et morphologique du nez. Rev. Prat. (Paris) **124**, 3085 (1958).

WEGENER, E. H.: Fehler und Gefahren bei plastisch kosmetischen Operationen. Ärztl. Kosmetik **7**, 16 (1959). — WEXLER, A. M.: Post-rhinoplastic complications. Eye, Ear, Nose Thr. Monthly **31**, 553 (1952).

Literatur — Nachtrag.

ABSOLON, K. B., W. ROGERS and B. AUST: The problem of transplantation and the head and neck surgeon. Amer. J. Surg. **106**, 721 (1963). — ANDERSON, J. R.: Rhinoplasty and the Otolaryngologist. South. med. J. (Bgham, Ala.) **53**, 321 (1960). — AUBRY, M., et P. PIALOUX: Traitement chirurgical des lésions ethmoidales et sphénoidales à l'aide de greffes dermo-epidermiques, mises on place par voie trans-ethmoidale. Rev. neurol. **107**, 379 (1962). — AXHAUSEN, W.: Die Bedeutung der Individual- und Artspezifitat der Gewebe fur die freie Knochenuberpflanzung. Hefte Unfallheilk. **72**, 117 (1962).

BECKER, O. J.: Nasal fractures. Arch. Otolaryng. **48**, 344 (1948); **56**, 890 (1952). — BENINEASA, T.: Considerazioni sul trattamento delle fratture nasali recent. Ann. Laring. (Torino) **62**, 161 (1963). — BERBLINGER, W.: Die Storungen des Formwechsels. Mißbildungen der Nase. In: HENKE-LUBARSCH, Handbuch der pathologischen Anatomie, Bd. 3. Berlin: Springer 1928. — BIBER, J. J.: Proboscis lateralis. J. Laryng. **63**, 734 (1949). — BLAIR, V. P.: Rhinoplasty, with special reference to saddle nose. J. Amer. med. Ass. **77**, 1479 (1921); — The retruded nose. Trans. Amer. laryng. Ass. **47**, 209 (1925). — Total and subtotal restoration of the nose. J. Amer. med. Ass. **85**, 1931 (1925); — Uses of transplanted pedicled flaps for restoration or correction of the nose. Trans. Amer. Soc. Plast. reconstr. Surg. **12**, 23 (1943). — BROWN, A. M.: Plastic operations for humpnose; Notes on artistic anatomy. Arch. Otolaryng. **31**, 827 (1940); — Elephantiasis nostras nasalis. Plast. reconstr. Surg. **6**, 467 (1950). — BROWN, E.: Treatment of alar collapse. J. Laryng. **46**, 545 (1931). — BROWN, G. V. I.: The surgery of oral and facial deseases and malformations. Philadelphia: Lea & Febiger 1938. — BROWN, J. B., and V. P. BLAIR: Nasal abnormalities, fancied and real. Surg. Gynec. Obstet. **53**, 797 (1931). — BUNGER, C.: Gelungener Versuch einer Nasenbildung. J. Chir. u. Augenheilk. **4**, 569 (1822).

CALZOLARI, L.: Principi di tecnica nella chirurgia plastica facciale post-traumatica interessante i tessuti cutanei. Minerva chir. **18**, 695 (1963).

Fomon, S., A. Schattner, J. W. Bell, L. Kleinfeld and R. Lewy: Management of recent nasal fractures. Arch. Otolaryng. **55**, 321 (1952).
Gill, J. A.: Management of the difficult septum. Arch. Otolaryng. **78**, 652 (1963). — Gollom, J.: Rhinoplastic considerations in the management of recent and old nasal injuries. Eye, Ear, Nose Thr. Monthly **33**, 343 (1960); — Problems in management of nasal fractures. Arch. Otolaryng. **78**, 676 (1963). — Grunberg, K.: In: E. Schwalbe, Die Morphologie der Mißbildungen des Menschen und der Tiere, Teil 3, Die Einzelmißbildungen des Kopfes. Jena 1913. — Guerrero-Santos, J.: Lepra y cirugia. Dermatología (Méx.) **7**, 127 (1963). — Guerrier, Y.: Quelques points de technique dans l'occlusion choanale bilaterale du nouveauné. J. franç. Oto-rhino-laryng. **12**, 623 (1963).
Hersh, J. H.: The management of fractures of the nasal bony vault. Ann. Otol. (St. Louis) **54**, 534 (1945).
Jennes, M. L.: Corrective nasal surgery in children. Arch. Otolaryng. **79**, 145 (1964). — Kazanjian, V. H., and A. Roopenian: The surgical treatment of the external nose. Trans. Amer. Acad. Ophthal. Otolaryng. **67**, 37 (1963). — Keros, P.: Anatomische Grundlagen einer erfolgreichen Leitungsanasthesie des Darmbeinkammes bei plastischen Operationen im Bereich des Gesichtes. Z. Laryng. Rhinol. **42**, 786 (1963). — Kraissl, C. J.: The selection of appropriate lines for selective surgical incisions. Plast. reconstr. Surg. **8**, 1 (1951). — Kundrat, H.: Arhinencephalie als typische Art von Mißbildung. Graz: Zeuschner & Lubensky 1882.
Lowenthal, G.: Diagnosis and early treatment of lesser facial fractures. Ann. Otol. (St. Louis) **62**, 995 (1953). — Lovino, G.: Karo caso di malformazione congenita nasale. Boll. Mal. Orecch. **81**, 36 (1963).
Metzenbaum, M. F.: Recent fractures of the nasal base lines of both outer nasal walls, with divergent displacement. Arch. Otolaryng. **34**, 723 (1941).
Panara, B.: Contributo alla conoscenza delle malformazioni congenite. Un caso di arhinencefalic. Arch. ital. Pediat. **22**, 436 (1963). — Peters, H.: Der Arzt und die Heilkunst in der Vergangenheit. Leipzig: E. Diederichs 1900.
Quisling, R. A.: Advantages of shatter-fracture lateral osteotomy A new technique. Arch. Otolaryng. **78**, 693 (1963).
Rao, B. P.: Proboscis lateralis. J. Laryng. **77**, 1028 (1963). — Rubin, L. R.: Langer's lines and facial scars. Plast. reconstr. Surg. **3**, 147 (1958).
Staffieri, M.: Diskuss. am 14. Kongr. G. Otol. Osp. ital., Napoli, Mai 1961. — Osteotomia basale per via del fornice gengivale. 14. Kongr. Gr. otol. osp. ital., Mai, 1961. — Steiner, A.: Certain aspects of nasal trauma in the prenatal-natalp eriod. Eye, Ear, Nose, Thr. Monthly **39**, 419 (1960). — Straatsma, C. R.: Surgical technique helpful in obtaining fine scars. Plast. reconstr. Surg. **2**, 21 (1947). — Stupka, W.: Die Mißbildungen und Anomalien der Nase und des Nasenrachenraumes. Wien: Springer 1938.
Taylor, R., B. C. Vancouver, J. H. Ogura, H. Owens and R. I. Williams: Reconstructive nasal surgery. Laryngoscope (St. Louis) **68**, 1507 (1958).
Warren, J. M.: Rhinoplastic operation. Boston med. surg. J. **16**, 69 (1837). — Wright, W. K.: General principles of lateral osteotomy and hump removal. Trans. Amer. Acad. Ophthal. Otolaryng. **65**, 854 (1961); — Lateral osteotomy in rhinoplasty. Further considerations. Arch. Otolaryng. **78**, 680 (1963).

In den Legenden zu den Abbildungen bedeutet der Hinweis „Aus H. J. Denecke" die Übernahme der Abbildung aus H. J. Denecke: Die oto-rhino-laryngologischen Operationen in allgemeine und spezielle chirurgische Operationslehre, begrundet von Martin Kirschner, Bd. V. Berlin-Gottingen-Heidelberg: Springer 1953.

Namenverzeichnis

Die *kursiv* gedruckten Seitenzahlen beziehen sich auf die Literatur

Aagesen, W. J. *471*
— L. E. Morrison u. C. B. Stuth 213, *475*, *485*
Abbé 247, 257
Aboulker, T. 273, *490*
Absolon, K. B., W. Rogers u. B. Aust *510*
Adamopoulos, E. s. Dickinson, J. T. *483*
Adams, G. 120, *471*
Adams, L. H. s. Adams, W. M. *485*
Adams, W. M., u. L. H. Adams *485*
Adriani, J., C. Webb u. L. Steiner *462*
Aelves 175
Agazzi, B. *498*
Albee, F. H. 157, *475*
Albrecht, R. 273, *490*
Alexander, F. W. *504*
Alexander, M. H. s. Ersner, M. S. *449*, *507*, *509*
Alexander, S. 25, 70, 177, *475*
Allen, B. E., u. J. G. Goldman 172, *475*
Allen, H. S. s. Mason, M. L. *484*
Allen, M. W. van s. Bell, W. E. 293, 295, *493*
Allgöwer, M. *462*
Aloin, H. 213, *484*
Alves, O. *475*
Alyea, O. E. van *471*
Amersbach, I. *472*
Amicis, E. De 172, 185, *476*
— u. L. Corbetta *467*
Amler, M. H., P. L. Johnson u. G. Bevelander *475*
Ammon, von 310
Anderson, E. R. V. 117, *472*
Anderson, F. M. *504*
Anderson, J. R. *500*, *510*
Andina 161
Andresen, V., K. Haupl u. L. Petrik *462*
Angle 16
Arai, A. *490*
Arespacochaga, F. E. *475*
Arey, L. B. *472*
Ardouin, P. *483*
Armstrong, H. G. *462*
Asch, M. 120, *472*
Ash 64
Ashley 117

Ashley, F. L., u. E. D. King 446, *506*
Aubin, A. *490*
Aubone, José, C. *472*
Aubry, M. 47, 53, 55, 158, 213, 222, 230, *467*, *485*
— L. Causséy, C. Dufourmentel u. H. Goldblum *462*
— — u. R. Pailler *462*
— u. Ch. Freidel *485*, *487*
— u. J. Garez 118, 129, *472*
— u. J. C. Giraud *501*
— u. J. Ch. Girand 213, *462*, *485*
— N. Giraud, J. Levignac, P. Sénechal u. L. Couzin *470*
— u. J. Levignac 246, *487*
— u. S. Palfer-Sollier 48, *462*, *467*
— u. P. Pialoux *510*
Aubry, M. M. 8, *462*
Aufricht, G. 19, 39, 44, 45, 57, 63, 66, 77, 82, 88, 90, 101, 102, 110, 217, 234, 444, 445, *462*, *467*, *487*, *506*
Aupecle, P. s. Girardier, J. de *507*
Aust, B. s. Absolon, K. B. *510*
Axhausen, W. 230, 235, 237, 242, 436, *490*, *510*
Aymard, J. C. *501*
Azzi 14
Azzolini, A. *472*

Baarsma 106
Bablik, L. *485*
Bach 263
Backstrom, A. s. Linder-Aronson, St. *464*
Bailey, F. W. *490*
Baker, H. W. s. Wise, R. A. *506*
Baker, M. C. *490*
Ballantyne, D. L., u. J. M. Converse 336, *497*
Ballantyne, J. W. *493*
Ballenger, H. C. 40, 122, 123, *472*
Ballinger, D. H. s. Weaver, D. F. *495*
Balon, L. R. *462*, *500*, *501*
Balsinger 45
Bames, H. O. 43, *467*
Band 62

Barach, A. L. *462*
Bard 39
Bardach, J. 428, *487*, *501*
Bardeleben, F. 458, *506*
Barelli, P. A. s. Williamson, W. P. *506*
Baron, J. N. s. Robertson, E. M. 167, 168, *481*
Baron, S. H. *485*
Baroni 2
Baroudi, R. s. Farina, R. *470*
Barrile, N., u. C. Guerrieri *475*
Barron, J. N. *462*
Barry, W. B. 184, *475*
Barsky, A. J. 38, 40, 47, 55, 65, 106, 110, 115, 158, 159, 161, 163, 164, 171, 185, 187, 200, 203, 236, 237, 239, 244, 263, 264, 349, 363, 445, 458, *467*, *475*, *487*, *497*, *500*, *502*
Barth, A. 157, *475*
Barton, R. T. 36, 40, 47, *462*
Bassett, C. A. L. *475*
— s. Kreuz, F. B. 169, 170, *479*
Batista, H. s. Farina, R. 316, 332, *496*
Battle, R. J. V. 200, *482*
Baud, C. *462*
Baudequin, M. 273, *490*
Bauer, K. 178, 228, 229, *486*
Baumgartner, T. 283, *490*
Baur, M. 178, *475*
Bausmer, G. *485*
Beaux, A. R. s. Malbec, E. F. 314, 316, 322, *471*, *496*
Beaver 39
Bechet, J. *483*
Beck, Ch. 275, *490*
Beck, F. W., 2, *462*
— C. W. Bunnell u. R. E. Swenson *504*
Becker, O. 19, 39, 54, 55, 247 *462*
Becker, O. J. 82, 87, 89, 91, 92, 132, 133, 134, 135, 138, 154, 158, 211, 212, 381, *470*, *472*, *475*, *497*, *500*, *510*
— J. M. Converse u. L. A. Peer *475*
— s. Converse, J. M. *476*
— s. Peer, L. A. *480*
Beckman, J. H. s. Medovy, H. *492*
Beckmann, W. 158, 178, *475*

Beekmans, J., u. E. H. Huizing 467
Behdget, H. *483*
Behring 184
Beickert, P. *480*
Beinfield, H. H. 91, 94, 270, 272, 273, 274, 275, 470, *490*
Beisenherz 203
Bell, J. W., A. Schattner u. A. G. Silver *475*
— s. Fomon, S. 55, 69, 214, 463, *468, 470, 472, 477, 485, 488, 507, 510, 511*
Bell, R. C. *462*
Bell, W. E., u. M. W. van Allen 293, 295, *493*
Benagiano, L. *475*
Ben Hur, N. 456
— s. Neuman, Z. *505*
Benincasa, T. *467, 510*
Benjamin, C. *493*
Bentel, H., u. J. Penn *462*
Beraim, F., M. F. Kirschten u. R. Dockhorn *496*
Beranger, A., u. F. Feraud *500*
Bérard, M. F. *485*
Berblinger, W. *510*
Bercowitsch *458, 506*
Berendes, J. *485, 493*
Bergenstal, D. M. s. Schatten, W. E. *481*
Berger, E. L. s. Fomon, S. *472*
Berger, J. C. s. Slaughter, W. B. *466*
Bergmann, E., P. Bruns u. J. Mikulicz *504*
Bergonzelli, V., u. A. Fontana *485*
Berkeley, W. T. 436, *487*
— s. Macomber, W. B. *503, 508*
Berkin, C. R., P. M. Yeoman, G. M. Williamson, K. Zinnemann u. F. Dexter *475*
Berliner, M. L., u. S. Gartner *493*
Bernard, F. D. s. Davenport, G. 340, 341, *497*
Bernard, J. s. Claoué, C. 26, *463*
Berndorfer, A. 448, *462, 493, 506, 509*
Berner, R. E. s. Davis, A. D. *493*
Berson, M. I. 17, 18, 21, 38, 45, 86, 98, 109, 110, 111, 128, 129, 158, 164, 186, 203, 204, 338, 380, 445, *462, 467, 470, 472, 475, 483, 496, 497, 500, 506, 509*
Best, C. H., u. N. B. Taylor *462*
Bethea, H. *500, 502*
Betzel, F. *475*
Bevelander, G. s. Amler, M. H. *475*
Bhajekar, M. V. *502*

Bhishagratna, V. *462*
Biber, J. J. *510*
Bienaymé, J. s. Dubost, C. 385 *497, 500*
Bienert, F. 179, *475*
Bienias, G. B. *485*
Bigoni, A. s. Cherubino, M. *467*
Bing, J. *475*
Birkett, H. S. 303, *493*
Bishop, B. W. F. *493*
Black, B. K., u. D. E. Smith *504*
Blackfield, H. M., F. A. Torrey, B. J. Morris u. B. V. A. Lobber 439, *504, 506*
Blackstone, C. H. *475*
Blair, V. P. 2, 120, 139, 140, 250, 263, 273, 414, 419, 458, *462, 487, 490, 510*
— u. J. B. Brown *462, 487, 506*
— u. L. Byars *496, 498, 500, 502*
— u. G. Letterman *487, 496*
— s. Brown, J. B. *510*
Blandin, A. 310, 360, *502*
Blanton, S. s. Palmer, A. *465*
Blasi, R. *483*
Blacksma, R., u. C. O. Innis *502*
— s. Speirs, A. C. *481*
Blegvad, N. R. 158, 176, 273, 274, *475, 490*
Bloebaum 201
Bloom, G. s. Engstrom, H. *488*
Bloom, S. s. Goldman, J. B. 33, 40, *463*
Blumenfeld, s. Katz *491*
Bockenheimer, M. 344, *498*
Bockingham, A. R. s. Lottle, M. H. 145, 154, 173, 180, *476*
Bockstein, F. 260, 267, 268, *490*
Boeker, H. *462*
Boenninghaus, H. G. 120, *485, 486, 493*
Bogomoloba, O. R., N. S. Lebedeva, E. D. Savtschenko u. G. S. Krutschkova *475*
Bogoraz, N. A. 369, *497*
Bogorodinsky, W. A. 183, *475*
Bojidar Sekoulitsch, M. *467*
Bolk, L. *462*
Bollobas, B. *462, 482*
— u. L. Nagy *490*
Bolotow, N. 129, *472*
— s. Fomon, S. *472*
Boncé 201
Bonfiglio, M., W. S. Jeter u. C. L. Smith 157, *475*
Bonnet 360
Bonnet-Roy, F. s. Flurin, H. *470*
Bonnin, J. G. *485*
Bordley, J. E., u. J. Cherry *504*
— u. F. H. Linthicum jr. *504*
— u. W. P. Longmire 435, *504*

Borges, A. 201, 443, *483, 506*
Bornstein, L. A. s. Tamerin, J. A. 201, *484*
Bosworth, F. 120, *472*
Bouisson 360
Bourdial, J., u. J. Pollet 213, *485*
Bourgeois u. Poyet *490*
Bourgeois-Spinasse, L. s. Sidi, E. *506, 509*
Bourguet 130, 138
Bowers, W. F. s. Dettinger, G. B. *507*
Bozzi, E., S. La Ferla u. R. Meyer *467*
Bradtmoller, H. 178, *475*
Braid, H. L. s. Lee, W. H. *479*
Brain, E. S. *467*
Braithwaite, J. V. C. *493*
Bramann 303, *493*
Brambilla, G. s. Sironi, P. G. *466*
Branca, A. 1, 382, 406
Brand 62
Brauer, R. O. *487*
Bremer, J. L. *493*
Brian, D. W., u. T. Gibson *475*
Brindel 174
Broadbent, T. R. *487*
— u. V. L. Mathews 18, *462*
— s. Stringham, J. D. *466*
Broca, 6, *462*
Brockaert 175
Brodie 231
Brown, A., u. R. K. Harper *493*
Brown, A. M. *506, 510*
Brown, E. *510*
Brown, G. O'Connor u. M. W. M. Gregor *502*
Brown, G. V. I. *510*
Brown, J. B. 115, 157, 185, 189, 211, 232, 249, 257, 316, 458, *462, 475, 485, 496, 506, 510*
— u. V. P. Blair *510*
— u. B. Cannon 334, 336, *497*
— — C. E. Lischer u. W. B. Davis *497*
— — — A. Moure u. J. Murray 255, *487, 497*
— u. M. P. Fryer *475, 504, 506*
— u. D. A. Ohlwiler *475*
— — u. P. Kollias *475*
— McCarthy, u. de Mere 151, 170, 181, *475*
— u. F. McDowell 21, 38, 43, 45, 79, 82, 85, 88, 90, 91, 92, 94, 110, 112, 199, 200, 203, 213, 217, 220, 222, 235, 245, 256, 274, 291, 297, 316, 338, 358, 361, *462, 467, 470, 472, 487, 493, 496, 497, 502*
— D. A. Ohlwiler, u. M. P. Fryer *475*
— s. Blair, V. P. *462, 487, 506*

Brown, J. B. s. McDovell, F. 21, 465
Browne, D. 232
Bruch 200
Bruck, H. 172, 475, 493
— u. M. Hussarek 213, 485
Bruckl, O. s. Reichenbach, E. 465
Brunings 28, 39, 174
Brugierard, J. s. Dumas, P. 476
Bruhn 219
Brunk, A. 490
Brunner, H. 158, 475
— u. W. A. Donnelly 493
— u. J. W. Harned 493
Bruns, P. s. Bergmann, E. 504
Bruns, P. v. 201, 435, 483, 504
Brunswick, H. v. 207
Bryant, F. L. 305 493
Brydon Smith, J. 172, 475
Bucher, O., u. J. Th. Weil 475
Buchet, R. s. Ginestet, G. 212, 485
Buck 175
Budinger, F. 334, 497, 502
Bunger 2
Burkle de la Camp, H. 2, 476
Buff, H. U. 502
Bulatowskaya, B. Ya. 487
Bulbullian, A. H. 458, 507
Bunger, C. 455, 510
Bunnell, C. W. s. Beck, F. W. 504
Burckhardt, E. 507
Burckhardt, M. 120, 472
Burian, Fr. 159, 253, 341, 369, 476, 487
Burian, S. 493
Burket, L. C., u. P. Gyoergy 462
Burks, J. W. 483
Bushman, J. S. 462
Buttner, G. 472
Byars, L. T. 21, 235, 236, 487
— Blair, V. P. 496, 498, 500, 502

Cabrera Trigo, I. S., u. L. Iapalucci 140, 472, 484
Cahier, S. s. Pech, A. 465
Calderin, M. A. M. 467
Caldwell 71, 271
Calhoon, T. B. s. Hagerty, R. F. 478
Caliceti 117, 118, 119, 273
Callister, A. C. 232, 487
Calnan, J. S. 462
Calvet, J., G. Lazorthes, A. Ribet u. Y. Lacomme 493
Calzolari, L. 511
Campbell 230, 231
Campbell, A. s. Goldblum, R. W. 463
Campbell, R. M. s. Converse, J. M. 168, 173, 476

Camp, Burkle de la s. Burkle de la Camp
Campos, R. 483
Canova 2
Cannon, B. 487
— s. Brown, J. B. 255, 334, 336, 487
Cannon, J. A. s. Longmire, W. P. 479
Cantor, A. s. Jacobson, W. E. 6, 8, 464
Canuyt, G. 490
Caperosa, R. Y., u. A. R. Zavatzky 212, 485
Caraza, E. J. 470
Carcin, M. s. Pech, A. 465
Cardaso, A. D. 329, 331, 496
Carlier u. Caron 33, 462
Caron s. Carlier 33, 462
Caron, A. L. s. Fomon, S. 463, 470
Carpue, J. L. 2, 406, 502
Carre, M. R. G. 490
Carrel 169
Carrelson, W. T. 175, 476
Carter, W. W. 156, 219, 254, 476
Castiglioni, A. 462
Castillo Moralez, J. M. 472
Castro, O. De s. Farina, R. 470, 477, 497
Catterberg, J. 462
Caussély, L. 463
— s. Aubry, M. 462
Cavaliere, R. s. Moricca, G. 465
Cayce, L. W. s. Wilkerson jr., W. W. 492
Cecchini, L. P., s. Marrangoni, A. G. 169, 479
Celsus, Aulus Cornelius 1
Cerby, E. 476
Cerri, A. S., u. A. Maestri 485
Cerri, S. A. 448, 507, 509
Champion, R. 496
— u. J. B. Prendiville 493
Chassaignac, C. 119, 435, 472
Chauliac, C. De 207
Chaumerliac u. Walther 490
Chemin, L. s. Ginestet, G. 507
Chenov, P. M. s. Zhukov-Verezhnikov, N. N. 482
Cheridjian, Z. 476
Cherry, J. s. Bordley, J. E. 504
Cherubino, M., G. B. Galioto u. A. Bigoni 467
Chevallet 210, 211
Chitrov, F. M. 502
Cholnoky, T. De 356, 357, 363 498
Chwatt 175
Chwatt, L. s. Claoué, C. 507
Cibis, P. 476
Cinelli, A. H. 269, 270, 482, 490
Cinelli, J. A. 81, 100, 203, 467, 470, 483, 496

Claoué 55, 175
Claoué, B., u. J. C. Fage 509
Claoué, C., u. J. Bernard 26, 463
— u. L. Chwatt 507
Clark, W. L. 483
Clarke, C. D. 458, 507
Claudin, D. s. Dechaume, M. 485
Claus, K. 485
Clementschitsch, F. 440, 504
Clerici, E., u. R. Manzini 467
Climo, S. 141, 472
Cline, S. 472
Cloutier, 185
Cloutier, G. E. s. Gerrie, J. 172, 185, 189, 477
Clybourne, H. E. 476
Coates, G. M. 463
Cohen, B. M. s. Sulinger, S. 135, 474
Cohen, S. 26, 47, 55, 84, 119, 138, 161, 448, 453, 463, 467, 470, 472, 476, 507, 509
Coldrey, R. S. 483
Cole, T. P., u. A. H. Hunt 504, 507
Coleman, C. C. 501
Colonna, V., and F. Costa 302, 493
Connel, J. F., u. L. M. Rousselot 463
Conley, J. J., u. P. H. Vonfraenkel 336, 340, 497
Converse, J. M. 3, 8, 9, 38, 43, 44, 45, 51, 59, 60, 66, 83, 84, 85, 86, 87, 89, 91, 99, 116, 119, 131, 133, 144, 146, 158, 185, 188, 189, 190, 199, 200, 213, 217, 247, 254, 262, 263, 264, 341, 342, 343, 374, 415, 444, 445, 451, 452, 456, 461 463, 467, 470, 472, 476, 482, 487, 497, 502, 507
— O. J. Becker u. L. A. Peer 476
— u. R. M. Campbell 168, 173, 476
— E. M. Holmes u. W. C. Huffman 472
— u. V. H. Kazanjian 470
— u. J. Robin 356, 498
— u. D. Wood-Smith 398, 403, 501
— s. Ballantyne, D. L. 336, 497
— s. Becker, O. J. 475
— s. Kazanjian, V. H. 442, 468, 478, 486, 491, 494, 500, 508
— s. Peer, L. A. 480
Conway, H. 366, 379, 504
— u. R. B. Stark 396, 463, 501
— s. Furnas, D. W. 502
Cooghlin 97, 186
Coppo, L. 504

Corbetta, L. s. De Amicis, E. 467
Cornbleet, T. 309, *493*
Corso, Ph. F. *463*
Cortesi 1
Costa, F. s. Colonna, V. 302, *493*
Costa, G. L. da s. Pitanguy, I. *497*
Coughlin 433
Courville, C. *493*
Cottle, M. H. 47, 50, 70, 109, 124, 130, 131, 134, 435, *467, 472, 507*
— u. R. M. Loring *472*
— — G. Fischer u. I. E. Gagnon *472*
— T. J. Quilty u. A. R. Bockingham 145, 154, 173, 180, *476*
— J. A. Weiss, E. Pottorff u. E. Herzon 34, 40, *463*
Coughlin, W. T. *482*
Courtin 456
Couzin, L. s. Aubry, M. *470*
Crabtree, W. C. *483*
Craig 123, 124
Craigmyle, M. B. L. 150, *476*
Crawford 380
Crawford, H., C. Maguire, N. Georgiade u. K. L. Pickrell 306, *493, 498*
Crawford, J. K., u. J. P. Webster 305, 306, 307, *493*
Crikelair, G. F. 5, 55, 443, *463, 467, 470, 507*
Crikelair, G. F. Ju., u. F. C. Symonds 235, *487*
Cronin, T. D. 251, 253, 254, 255, 372, *487, 496, 500*
Crosby, J. F. 436, *504*
Cucourfioux, M. *483*
Curran, R. C. s. Gibson, T. *477*
Curtis, B. F. *490*
Cuttino, J. T. s. Hagerty, R. F. *478*

Dadidson, M. *476*
D'Agota 387
Dahmann, H. *476*
D'Alessio, E. *487*
Daley, J. 8, 99, 100, 101, 102, *463, 470, 493*
Daners, G. *463*
Davenport 2
Davenport, G., u. F. D. Bernard 340, 341, *497*
Davies, R. M. *463*
Davis, A. D. *487, 505*
— u. R. E. Berner *493*
Davis, E. W. *505*
Davis, J. S. 36, 149, 247, *493, 507*
— s. Marina, H. 288, *494*
— s. Schwartzmann, J. 304, *495*

Davis, J. S. s. Traut, H. F. *498*
Davis, W. B., u. T. Gibson 158, 159, *476*
— C. J. Thuss u. J. H. Nobel 342, *497*
— s. Brown, J. B. 255, *487, 497*
— s. Gibson, T. 150, 153, 154, 159, 160, 164, *477*
De Amicis, E. s. Amicis, E. De
Debain, J. J. *491*
Debidoux, A. 203, *483*
Dechaume, M., M. Grellet u. D. Claudin 485
Degels, L. *468*
Deilen, A. W. v. *487*
Deinek, I. Ya. *502*
Dekleine, E. H. s. Kleine, E. H. De
Delaney, A. J., u. H. R. Morse *491*
Delanger 174
Delatour s. Guillermin *471*
Delezal, S. s. Demjen, S. *496*
Dellathiane Rawson, R. *476*
Delmar, F., u. R. Neaver *502*
Delonnes 201
Delpech, H. *498*
Delpech, J. M. 406, 5*02*
Demarchi, B. s. Viglioglia, P. A. *509*
Deming, E. G. s. Webster, G. V. 287, 288, *495*
Demjen, S. *463*
— L. Simum, u. B. Delezal *496*
Demons 311
— s. Nélaton 311, *497*
Dempster, W. J., B. W. Rycroft u. A. L. Schofield *476*
Dencer, D. 178, *476*
Denecke, H. J. 28, 29, 52, 62, 102, 103, 109, 110, 111, 112, 114, 121, 122, 123, 128, 141, 142, 193, 202, 214, 216, 217, 224, 227, 229, 261, 270, 277, 283, 284, 296, 306, 318, 319, 321, 322, 391, 438, *483, 485, 486, 491, 493, 511*
Denker 75, 296, 298
Denny, W. R., u. C. P. Wilson 280, *491*
Denonvilliers 344, 345, 346, 349
Derichsweiler, H. s. Oberniedermayr, A. *489*
Despons, J., R. Niclausse u. G. Morin *507*
Desouttes, L. *483*
De Stefano s. Stefano, De
Dettinger, G. B., u. W. F. Bowers *507*
Dexter, F. s. Berkin, C. R. *475*
Diakonoff 280
Dias, J. V. s. Farina, R. *477*
Dick, I. L., u. W. D. Graham *476*

Dickinson, J. T., u. E. Adamopoulos *483*
Dieffenbach, J. E. 2, 3, 119, 190, 201, 204, 205, 207, 250, 291, 310, 311, 343, 352, 354, 359, 366, 372, 406, 408, 417, 418, 434, 455, *463, 472, 483, 487, 496, 498, 502*
Dietrich 459, 460, *507*
Dillon, M. L. s. Postlethwait, R. W. *508*
Dingman, R. O. 135, 136, 146, 149, 168, 172, 187, 188, 189, *463, 472, 476, 487*
— u. R. L. Harding *485*
Dinh, F. Le s. Ginestet, G. 212, *485*
Dobkin, A. B. *463*
Dobrin, V. B. *476*
Dockerty, M. B. s. Schwartz, A. W. *481*
Dockhorn, R. s. Beraim, F. *496*
Doderlein 122
Dorfel 180
Dohlman, G., u. A. Thulin 277, *491*
Dolbeau, E., u. G. Felizet *500*
Dolowitz, D. A., u. E. B. Holley 273, *491*
Donathi von Gralath, R. 200, *476, 482, 507*
Donnelly, W. A. s. Brunner, H. *493*
Dorigo, L. *483*
Dorcschenko, T. T. 176, *476*
Dorrance, G. M. *491*
Double, A. F. La 5, *463*
Douglas, B. 76, 268, *491*
Dowd, J. F. 55, 264, *491*
Doyen 163
Drahonovsky, V. *476*
Druckrey 184
Dubost, C. *476*
— J. Bienayme u. C. Dufourmentel 385, *497, 500*
Duclos, L. 185, *476*
Durer 14
Dufourmentel, C. 50, 82, 130, 137, 158, 222, 223, 448, 451, *497, 502, 509*
— u. R. Mouly 263, 264, *491, 502*
— — u. J. Préaux 33, *463*
— s. Aubry, M. *462*
— s. Dubost, C. 385, *497, 500*
Dufourmentel, L. 16, 17, 244, 246, 247, 260, 419, *463, 487, 491, 500, 502, 507*
Dufourmentel, M. *507, 509*
Dulanto, Felipe De *496*
Dumarguay, J. *472*
Dumas, P. *476*
— u. J. Brugierard *476*
Dumitresco Canciu, R. s. Martino, F. *473*

33*

Dundas 106
Dunoyer, J. s. Judet, R. 172, *478*
Dupertuis, S. M. 334, 335, 341, *476, 487, 497, 498*
Dupertunis, S. s. Musgrave, P. *487*
Dupont 139
Dupuis, A. 336, *487, 497*
Dupuytren, G. 2, 311, 352, 354, 406, *502*
Duray 39
Durham 414
Dworacek, H. *501, 505*
Dybeck 2

Eckel, H. 31, 32, *463*
Eckel, W. 62, 68, 76, *468*
Eckert-Mobius, A. 70, 171, 178, *476*
Eckhoff 40, 47
Eckstein 174, 175
Edgerton, M. W. Jacobsen u. E. Meyer *463*
Edgerton, M. T. s. Jacobson, W. E. 6, 8, *464*
Eicken, C. V. 270, *491*
Eisenstodt, L. W. 70, 118, 128, *470*
Eitner, E. 40, 45, 47, 49, 50, 66, 82, 87, 88, 89, 94, 96, 97, 99, 106, 175, 176, 185, *463, 468, 470, 476, 488*
— s. New, G. B. *463, 468*
Elchanan, H. 178, *477*
Eller, J. J. 456, *483*
Elsbach, E. J. 128, *472*
Enderby, G. E. E. H. *463*
Engel *472*
Engstrom, H., u. G. Bloom *488*
Epstein, E. *507*
Erczy, M. 369, *498, 509*
Erdelyi, R. 117, *477*
Erich, J. B. 190, 237, *472, 488, 493, 501*
— u. D. S. Johnsen *493*
— u. L. V. Kragh *488*
— s. New, G. B. 159, 303, *480, 494, 499, 503*
Ersner, M. S. 70, *472, 491, 507*
— u. M. H. Alexander 449, *507, 509*
Escat 14
Esser, E. 287, 291, 293, *493, 502*
Esser, J. F. 357, 358, 387, 388, *498, 501*
Estlander 247, 257
Etienne, R. *463*
Evans, J. H. 131, 132, 133, *493*
Everett, P. *472*
Eyriès, C. 72
— s. Ramadier, J. A. 70, *469*

Fage, J. C. s. Claoué, B. *509*
Fanoni, G. s. Manzo, E. *469*
Fara, M. s. Peskova, H. *489*

Farina, R. 172, 185, 188, 201, 445, *463, 477, 483, 497, 499, 500, 501, 502*
— O. De Castro u. R. Baroudi *470*
— — u. D. Mion *497*
— J. V. Dias u. A. O. De Castro *477*
— S. P. Santos u. H. Batista 316, 332, 334, *496*
Farkas, L. G., u. B. Stockar *488*
Fattovich *493*
Federspiel, M. N. *483*
Fcit, L. J. *472*
— s. Gilbert, J.-G. *463*
Feldbausch 106
Felizet, G. s. Dolbeau, E. *500*
Fell, S. R. s. Shaw, M. H. 200, 319, 320, *483, 497*
Felsher, J. M. s. Rosenberg, W. A. 201, *484*
Femenic, B. 288, 295, *493*
Feraud, F. s. Beranger, A. *500*
Fergusson 435
Ferratti, C. E. *493*
Ferreras, F. *491*
Feuz, J. *477*
Fienus, Thomas 1
Figi, F. A. 277, 285, *491, 505, 507*
— u. W. L. Moorman *501*
— s. New, G. B. *497*
Filatov, J. V. 291, 297, *493*
Filatow, V. P. 380, 406, 419, *502*
Filippi, B. *470, 472*
— G. F. Love u. B. Morelli *485*
— u. G. Moretto *472*
Fine, I. J. *470*
Fineberg, N. L. 39, *463*
Fineman, Pich *505*
Fink 158
Fior, R. *463*
Firnermann, W. B., u. E. J. Pick *505*
Fischer, E. 150, *477*
Fischer, G. s. Cottle, M. H. *472*
Fischkin, E. A. *483*
Fisher, W. E. *491*
Fishof, F. E. 201, 203, 205, 206, *483*
Fith-Hugh, G. S. s. McGovern, F. H. *491*
Fitz-Gibbon, J. H. s. Walden, R. H. *486*
Fiumicelli, F. 3, *483*
Florentin, M. s. Recamier, J. 301, 302, *495*
Flurin, H., u. F. Bonnet-Roy *470*
Flynn, J. R. s. Morani, A. D. *465*
Fomon, S. 20, 21, 25, 39, 40, 44, 45, 53, 59, 60, 66, 74, 78, 84, 96, 104, 105, 106, 107, 109,

110, 113, 117, 119, 128, 129, 130, 136, 171, 173, 184, 211, 213, 245, 246, 445, *463, 468, 472, 502, 511*
— J. W. Bell, E. L. Berger, I. B. Goldman, H. Neivert u. A. Schattner *472*
— — J. Lubart, A. Schattner u. V. R. Syracuse *463, 477*
— — A. Schattner u. A. G. Silver *477*
— — u. V. R. Syracuse 55, 91, *468, 470, 488, 510*
— A. L. Caron, J. W. Bell u. A. Schattner *470*
— J. G. Gilbert, A. L. Caron u. S. Segal jr. *463*
— A. G. Silver u. V. R. Syracuse *472*
— I. B. Goldman, H. Neivert u. A. Schattner 77, 82, 96, 190, *470, 482*
— J. Lubat, J. W. Bell, A. Schattner u. V. R. Syracuse *507, 510*
— W. Y. Sayad, A. Schattner u. H. Neivert 38, *463*
— A. Schattner u. J. Bell 55, 69, *463, 468*
— — J. W. Bell, L. Kleinfeld u. R. Levy 214, *485, 511*
— A. G. Silver, J. C. Gilbert u. V. R. Syracuse 260, 261, *463, 491*
— u. V. R. Syracuse *470*
— — N. Bolotow u. M. Pullen *472*
Fontana, A. s. Bergonzelli, V. *485*
Foramitti 410
Forster, H. *472*
Fowler, R. S. *483*
Fox, S. L. 183, *477*
Foy 14
Frana, A. s. Gatti Manacini, C. *468*
Franklin, R. A. 181, *477*
Fred, G. B. 99, 102, 103, 116, *470, 472*
Freeman, J. s. Goldman, J. B. 33, 40, *463*
Freeman, S. 180, *477*
Freer 2, 39, 40, 120, 129, *472*
Freidel, Ch. s. Aubry, M. *485, 487*
Frenckner, P., u. N. Richtner (Sweden) *485*
Frenkel, G. *507*
Frey, R., W. Hugin u. O. Mayerhofer 37, *463*
Fricke 311
Fridell, H. L. s. Kiehn, C. L. 157, *478*
Fritz, K. *472, 487*

Fruhwald, V. 38, 45, 53, 55, 81, 106, 153, 175, 179, 212, *463*, *468*, *477*, *485*
Frumin, L. L. *502*
Fryer, M. P. s. Brown, J. B. *475*, *504*, *506*
Fuchs, J. 134, 135, 138, *473*
Fukami, Z. s. Izawa, T. *464*
Fuld, J. E. *483*
Funk, C. Fr., u. W. Pilchowski *496*, *505*
Furchini, J. s. Terracol, J. *474*, *486*
Furnas, D. W., u. H. Conway 3, *501*, *502*
Furniss, F. W. *493*

Gabbert, W. 178, *477*
Gabka, J. *493*
Gagnon, I. E. s. Cottle, M. H. *472*
Galanti, S. 441, *473*, *507*
Galioto, G. B. s. Cherubino, M. *467*
Gall, W. J., u. C. H. Talbot *463*
Gallier 203
Galloway, T. 125, 126, 129, *473*
Galtier, M. 18, 59, 60, 86, 92, 116, 161, 164, 201, 204, 263, 264, 445, *463*, *470*, *483*, *491*
Gandela 175
Ganzer, H. 190, 191, 406, 436, *477*, *482*, *502*
Garangot, G. 207, 385
Garcia Lagos, A. *493*
Garez, J. s. Aubry, M. 118, 129, *472*
Gartner, S. s. Berliner, M. L. *493*
Gate, A. s. Guilleminet, M. 302, *493*
Gatewood, W. L. 44, 47, 55, *468*
Gatti Manacini, C., C. Sbernini u. A. Frana *468*
Gavriloff, E. J. *493*
Gegenbauer, C. 8, *463*
Geig, S. 184, *477*
Geigy 34
Gejrot, T. u. G. Martensson (Sweden) *485*
Gelbke, H. 185, 232, 287, *477*, *488*, *493*
Gensoul 108, 113, 185, 186, 249, 253, 257, 291, 316
Georgiade, N. s. Crawford, H. 306, *493*, *498*
Gerke, J. G. *477*, *507*
Gerrie, J., G. E. Cloutier u. F. M. Woohlhouse 172, 185, 189, *477*
Gerry, R. G., u. P. J. Giotta *477*
Gerstmeier, H. M. 49, *468*
Gersuny 174, *477*, *483*

Gibson, T. *477*
— u. R. C. Curran *477*
— u. W. B. Davis 150, 153, 154, 159, 160, 161, 164, *477*
— — u. R. C. Curran *477*
— s. Brian, D. W. *475*
— s. Davis, W. B. 158, 159, *476*
Gidoli, S. H. 33, *463*
Gilbert, J.-G., u. L. J. Feit *463*
— u. S. Segal *507*
— s. Fomon, S. 260, 261, *463*, *472*, *491*
Gill, J. A. *511*
Gillies, H., u. H. K. Kristensen 153, *477*
— u. R. Millard jr. *488*, *496*
— s. Kilner, T. P. *488*
Gillies, H. D. 2, 39, 97, 113, 114, 115, 116, 158, 159, 161, 164, 165, 185, 187, 198, 199, 200, 291, 311, 312, 315, 316, 326, 329, 331, 333, 334, 361, 374, 406, 410, 412, 413, 414, 419, 420, 430, 431, 455, *477*, *482*, *488*, *496*, *498*, *499*, *501*, *502*
— u. T. P. Kilner 215, *485*, *488*
Ginestet, G. 247, *477*, *488*, *500*, *502*
— L. Chemin u. M. Jérome *507*
— u. G. Ginestet *502*
— F. Le Dinh u. R. Buchet 212, *485*
— u. L. Merville 238, *488*
— u. R. Sirven *499*
— s. Ginestet, G. *502*
Ginsberg, M. s. Miller, J. M. *465*
Ginsburg, L. *483*
Giotta, P. J. s. Gerry, R. G. *477*
Girardier, J. de, u. P. Aupecle *507*
Giraud 213
Giraud, J. C. s. Aubry, M. 213, *462*, *485*, *470*, *501*
Gisselsson, L. *505*
Glaninger, J. *487*
Glanz, S. *488*
— s. Trusler, H. M. 237, 238, *490*
Glasser, J. s. Titche, L. L. *495*
Gluck, von 175
Glushak, L. J. *470*, *493*
Gnudi 382
Gnudi, M. T., u. J. P. Webster *463*
Godfrey, G. C. s. Miller, J. M. *465*
Gocke, M. 339, 340, *498*
Godel, R. *477*
Gotz, J. 231, *488*
Gotze, A. s. Jantsek, G. *468*
Gohrbandt, E. 157, *477*
Goldbach, H. J. 25

Goldblum, H. s. Aubry, M. *462*
Goldblum, R. W., V. Lindgren, W. N. Piper u. A. Campbell *463*
Goldman, I. B. 39, 47, 77, 78, 90, 91, 96, 119, 134, 148, 188, 441, 448, 452, 453, *463*, *468*, *470*, *473*, *477*, *488*, *507*, *510*
— J. Freeman u. S. Bloom 33, 40, *463*
— s. Fomon, S. 77, 82, 96, 190, *470*, *472*, *482*
— s. Linn, L. *464*
Goldman, J. G. s. Allen, B. E. 172, *475*
Gollom, J. *511*
Golomb 443
Gomoiu 106
Gonzalez-Ulloa, M. 66, 110, 178, 185, 187, 188, 219, 220, 440, 443, *464*, *468*, *470*, *477*, *485*, *502*
— u. E. Stevens 414, *502*
Goodale, J. L. *485*
Goodale, R. 2, 137, *464*
Goodale, R. L., u. L. L. Montgomery *485*
Goodwin, M. R. *464*
Goodyear, H. M. 277
Gorbunoff, W. D. 150, *477*
Gordon, S., u. A. Ham *477*
Gorlia, O. 58, 59, 140, 217, *468*
Gorski, M. *477*
Gosserez, M. 211, 212, 213, *485*, *493*, *502*
Gottschalk, G. H. 59, 61, *468*
Graber, T. M. *464*
Gräf, C. F. v. 2, *464*
Graf, H. 406, 417, 418, *503*
Graham, W. D. s. Dick, I. L. *476*
Grant 106
Grattan, J. F. 206, *483*
Gravot, P. *473*
Gray, G. H., u. H. W. Jones *507*
Greco, J. s. Lagrat, T. 372, 373, *500*, *503*
Green 271
Green, L. s. Wright, W. K. *492*
Gregory, W. K. *464*
Grellet, M. s. Dechaume, M. *485*
Greven, H. 180, 181, 184, 444, *478*, *507*
Grieg, D. M. *493*
Griesman, B. L. 9, 447, *464*, *471*
Griffith, B. H. 297, 344, 348, 356, *505*, *507*
Griffon 1
Grignon, J.-L. 448, *510*
Grindlay, J. H., u. J. M. Wang 180, *478*
— s. Johnsen, H. A. *478*
— s. Schwartz, A. W. *481*

Grunberg, L. 297, *493*
Grunberg, K. *511*
Grunert, H. H. 176, *478*
Grupper 206
Guntert, G. 19, 49, 56, 58, 179, 184, *464, 468, 478*
Guérin, A. 201, *483*
Guerrero-Santos, J. *511*
Guerrier, Y. *511*
Guerrieri, C. s. Barrile, N. *475*
Guilleminet, M., J. Rougier u. A. Gate 302, *493*
Guillermin, Delatour u. Pellegrini *471*
Gunter 297
Gurdin, M., u. W. J. Pangman *483*
Gurdjian, E. S., u. J. E. Webster *485*
Gusic, B. 298, *493*
Gutteridge, E. *468*
Gyoergy, P. s. Burket, L. C. *462*

Haag, H. *491*
Haas, E. 171, 178, 448, 450, 452, *499, 503, 510*
Haberer, J. P. 334, *499*
Hachmann 184
Hacker v. 353, 407, 410, 411, 413
Haupl, K. s. Andresen, V. *462*
Hage, J. 108, 225, 434, *485, 505*
Hagens, E. W. *494*
Hager, A. *487*
Hagerty, R. F. *478*
— T. B. Calhoon, W. H. Lee u. J. T. Cuttino *478*
— u. W. Smith 390, *498, 501, 503*
— s. Lee, W. H. *479*
Haggarth, H. H., u. D. J. A. Rebello *505*
Hahlbohm, A. s. Pitanguy, I. *497*
Hall, F. J. V. *491*
Halle, M. 70, 106, *491*
Halsted 442
Ham 157
Ham, A. s. Gordon, S. *477*
Hamano, I. s. Izawa, T. *464*
Hammond, A. s. Lewy, R. B. 144, *473*
Hanckel, R. W. 273, *491*
Hansen, H. J. J. 150, *478*
Harant, H. s. Terracol, J. *474, 486*
Hardie, J. 155, *478*
Harding, R. L. s. Dingman, R. O. *485*
Hardy, S. B. 201
— s. Tucker, A. L. *509*
Haret, M. *483*
Harned, J. W. s. Brunner, H. *493*
Harper, R. K. s. Brown, A. *493*

Harris, C. M. s. Seltzer, A. P. *466*
Harrison, J. H., D. S. Swanson u. A. F. Lincoln *478*
Hart, V. K. *494*
Hartmann, M. 120, 203, *494*
Hauberrisser, G. 97, 158, 176, 446, 471, *478, 507*
Havens, F. Z. 322, *496*
Haxholdt, B. F. *464*
Hayes, H. *478*
Haym, J. *494*
Heanley, C. 328, 331, 333, 398, *496, 501*
Heatly, C. A. 435, *505*
Hebra 201
Heermann, J. 55, 270
Hegemann, G. 26, 36, 442, *464*
Heidenreich 2
Heim, W. *507, 510*
Heineck, A. P. *483*
Heller, E. *478*
Hendrick, J. W. *505*
— s. Ward, G. H. *506*
Henning, P. 458, *507*
Henry, J. W. s. Slaughter, W. B. *466*
Herbert, J. G. 445, *507*
Herfert, O. 241, 246, 256, *488*
Herlyn, K. E. 110, 137, 169, 185, 194, 234, 380, 428, 430, 446, 471, *483, 500, 503*
Hermans, E. H. *507*
Herrera, C. A. *485*
Herrmann, A. *491*
Herrmann, H. *507*
Hersh, J. H. *511*
Hery, J. *491*
Herzon, E. s. Cottle, M. H. 34, 40, *463*
Heylen, P. 119, *473*
Heymann *491*
Hildebrand, O. 322, *496*
Hilding, A. C. 178, 187, *478*
Hildmann, K. 46, 56, *468*
Hilger, J. A. 221, 223, *485*
Himmel, J. G. *485*
Hinsberg, V. 70, *468*
Hirsch, O. 225
Hirschberg 341
Hitrov, F. M. 428, 429, 430, *501*
Hodgson, H. G. *486*
Hofft 2
Horbst, L. 224, *486*
Hoffmann s. Lierle 125
Hoffmann, K. 74, 151, 180, *468, 478*
Holden, H. M. *464*
Holdsworth, W. C., u. D. L. Sugrue 433, *498, 505*
Holdsworth, W. G., u. A. D. Pelly 393, *501*
Hollender 283
Holley, E. B. s. Dolowitz, D. A. 273, *491*

Holmes, E. M. 119, 172, 185, 188, 189, 299, 302, 358, *464, 473, 478, 494, 498*
— s. Converse, J. M. *472*
— s. Kazanjian, V. H. 291, *491, 494*
Holmstrand, K. *478*
— s. Longacre, J. J. *505*
Holt, J. A. B., u. R. S. Lloyd 177, 185, 187, *478*
Homes, E. *498*
Honig, C. A. *496, 503*
Honing, G. *503*
Honsing, K. s. Kucera, M. *486*
Hooton, E. A. *464*
Hopkin, G. B. *468*
Horber, A. s. Robin, J. L. *481*
Horowitz, M. S. *494*
Hotz, R. *464*
Hovorka, O. 3, 4, 5, 6, *464*
Howard, F. s. Miller, J. M. *465*
Howarth 40
Howell, W. H. *464*
Hrdlicka, A. *464*
Huet 124
Hueter 311
Huffman, W. C., u. D. M. Lierle 53, 54, 232, 233, 248, *468, 488*
— s. Converse, J. M. *472*
— s. Lierle, D. M. 125, *473, 488*
Hughes, W. L. *478*
Hugin, W. s. Frey, R. 37, *463*
— s. Piolino, G. *465*
Huguenard, T. s. Laborit, H. 30, 31, *464*
Huguet 218, 219
Huizing, E. H. s. Beekmans, J. *467*
Humby, G. 236, *488*
Hunger, W. s. Matton, G. *484*
Hunt 206
Hunt, A. H. s. Cole, T. P. *504, 507*
Hussarek, M. H. s. Bruck, H. 213, *485*
Hutchinson, J. 2, 157, *478*
Hyatt, G. W. s. Kreuz, F. B. 169, 170, *479*
Hynes, W. *507*
Hyson, J. M. 34, *464*

Iapalucci, L. s. Cabrera Trigo, I. S. 140, *472, 484*
Ideda, H. s. Izawa, T. *464*
Iglauer, S. 158, *478*
Immenkamp, A. 232, *488*
Imperatori, C. J. *491*
Inclan, A. 157, *478*
Ingals, 2, 120
Ingraham 177
Innis, C. O. s. Blocksma, R. *502*
Iodice, S. *505*
Ireland, V. E. s. McLaughlin, C. R. 280, *492*

Isaacs, H. E. *491*
Isaacs, H. J. s. Schwarz, A. A. 506
Israel, J. 156, 158, 409, *464, 478, 503*
Ivy, R. *478, 494, 496, 498*
Izawa, T., I. Hamano, S. Yamazaki, A. Uchida, H. Ideda, U. Uchida, T. Suzuki, Z. Fukami u. S. Tanaka *464*

Jacobsen, W., s. Edgerton, M. 463
Jacobsen, W. E., E. Meyer, M. T. Edgerton, A. Cantor u. R. Slaughter 6, 8, *464*
Jacod, M. 74, *468*
Jagues 273
Jakobi, H. 70, *468*
Jankau 106
Jantsek, G., u. A. Gotze *468*
Jarjavay 134, 135, 210, 211
Jatho, K. *468, 478*
Jatho, K. s. Seiferth, L. B. 180, 181
Jayes, P. H. 200, 403, *478, 482, 501*
Jennes, M. L. 119, *464, 473, 507, 511*
Jeremiah, B. S. 177, 439, *478, 505, 507*
Jérome, M. s. Ginestet, G. *507*
Jeschek, J. 70, 395, *468*
Jeter, W. S. s. Bonfiglio, M. 475
Johannsen 230, 231
Johannson, B., u. A. Ohlsson *488*
Johnsen, D. S. s. Erich, J. B. 493
Johnson, H. A., u. J. H. Grindlay *478*
Johnson, P. L. s. Amler, M. H. 475
Johnson, R. *494*
Jolly, P. s. Longacre, J. J. *505*
Jones, H. W. s. Gray, G. H. *507*
Jordan, L. W. 53, 110, 213, 214, *468, 473, 486*
Joseph, A. T. s. Kazanjian, V. H. *505*
Joseph, J. 2, 16, 17, 39, 40, 41, 43, 44, 45, 46, 51, 52, 53, 61, 63, 64, 68, 74, 75, 77, 78, 79, 81, 86, 87, 88, 96, 97, 98, 100, 101, 102, 103, 108, 109, 110, 111, 112, 113, 115, 116, 120, 137, 139, 140, 156, 163, 169, 175, 176, 185, 195, 196, 201, 203, 204, 217, 219, 234, 235, 251, 260, 261, 263, 265, 287, 291, 292, 310, 311, 312, 334, 338, 344, 345, 348, 352, 353, 355, 356, 359, 366, 371, 382, 384, 389, 406, 410, 411,
412, 413, 417, 418, 428, 442, 444, 445, 448, 452, *464, 468, 471, 473, 478, 484, 486, 488, 496, 498, 501, 503*
Jost, G. s. Ranzolin, G. 140, 474
Joung, F. *478*
Judet, J. s. Judet, R. 172, *478*
Judet, R., J. Judet, J. Lagrange u. J. Dunoyer 172, *478*
Juers, A. L. 305, *494*
Jurasz 214

Kaser, R. 276, 279, *491*
Kahler 296, 298
Kai-Hsi-Wang, M. s. Macomber, W. B. 436, 437, *505*
Kania, H. 291, *494*
Kantorovicz 16
Kapichnikov, M. M. s. Zhukov-Verezhnikov, N. N. *482*
Kaplan, S. 117, 128, 247, *488*
Karwouski, R., u. H. O. Sienkiewics *468*
Kasche 29
Katsnelson, E. N. *505*
Katz, L. *491*
Katz, Preysing u. Blumenfeld *491*
Kavrakirov, W. *501, 503*
Kazanjian, V. H. 38, 40, 42, 43, 45, 46, 47, 87, 88, 90, 139, 140, 146, 147, 148, 149, 185, 186, 194, 195, 196, 199, 200, 213, 217, 219, 237, 252, 281, 282, 283, 284, 285, 297, 322, 323, 344, 346, 348, 349, 350, 352, 353, 354, 358, 359, 360, 364, 376, 393, 413, 461, *473, 478, 483, 486, 491, 494, 496, 498, 500, 501, 503, 508*
— u. J. M. Converse *468, 478, 486, 491, 494, 500, 508*
— u. E. M. Holmes 291, *491, 494*
— u. A. T. Joseph *505*
— u. A. Roopenian *501, 505, 508, 511*
— s. Converse, J. M. *470*
Keat 96, 101
Keith, A. 297, *494*
Kelly 167, 215
Kelly, N. s. Snyder, C. C. *481*
Kempf 34
Kernahan, D. A. *494*
— u. A. H. M. Littlewood 398, *501*
Keros, P. *511*
Kertész 277, 281
Kettesy, A., u. N. Simon *505*
Kicos, J. E. s. Marcks, K. W. *488*
Kiehn, C. L., H. L. Friedell u. W. J. McIntyre 157, *478*
Killian, G. 119, 120, 123, *473*

Killian, H. 2, 37, 39, 443, *464*
Kilner, T. P. 39, 154, 157, 158, 413, 455, *488, 503, 508*
— u. H. Gillies *488*
— s. Gillies, H. D. 215, *485*
King 117
King, E. D. s. Ashley, F. L. 506
King, R. M. s. Morani, A. D. 465
Kingsley, N. W. *483*
Kirchmeyer 298
Kirchner, J. A. 441, *508*
Kirchner, L. *464*
Kirkham, H. 150, *478*
Kirschner, M. 26
Kirschten, M. F. s. Beraim, F. 496
Kiseleva, E. Z. 151, *478*
Kisin, M. M. *508*
Kitlowski, E. A. 286, 295, *494*
Kivimaki 33
Klaff, D. D. *491*
Kleine, E. H. De 98, 152, 203, 205, 219, 241, *471, 478, 484, 487, 488, 508*
Kleine, H. De s. Straith *486*
Kleine-Natrop, H. E. 201, 203, 484
Kleinfeld, L. s. Fomon, S. 214, *485, 511*
Kleinschmidt, O. 109, 115, 178, 218, 265, 317, 331, 340, 345, *478*
Kleitsch, W. P. 183, 184, *478*
Klestadt, W. D. 303, *494*
Klicpera, L. 96, 179, 245, 247, 256, *478, 488*
Kneight 84
Knight 40
Knighton, R. s. Shryock, H. 495
Koch 49, 178, 179
Kochlin, H. 58, 59, 65, 157, *464, 468, 479, 483*
Koenig, C. J. 175
Koenig, F. 153, 255, 334, 335, 338, 340, 407, 409, 410, 413, *473, 479, 498, 503*
Korber, E., u. F. Schnurbusch 219, *486*
Koizumi, T. s. Nomura, K. 303, *494*
Kolle, F. S. *503*
Kollias, P. s. Brown, J. B. *475*
Koopenian, A. s. Kazanjian, V. H. *501*
Kopp, M. D. 70, *468*
Korkhaus, G. 19, *488*
Kost, C., u. H. Schroeder 31, *464*
Kostek, T. 154, *479*
Kragh, L. V. s. Erich, J. B. *488*
Kraissl, C. J. *511*

Kramer, B. M., and G. McCoy 505
Kramer, W. M. s. Schatten, W. E. *481*
Kraus, M. 25, 230, *464*
Krause, M. 343, 352, 356, *501*
Krauss, M. *503*
Kravčuk, A. N. 335, *498*
Kredel, H. 292, *494*
Krenar, J. *479*
Kretschmann, F. 124, 187, *473*
Kreuz, F. B., G. W. Hyatt, T. C. Turner u. A. L. Basset 169, 170, *479*
Krieg, L. 2, 120, *473*
Kristensen, H. K. 134, *479*
— s. Gillies, H. 153, *477*
Krmpotic 74
Kroath, F. 92, *464, 471*
Krogman, W. M. *488*
Kromeyer, E. 456
Kruger, D. V. 226, *486, 487*
Krugel, K. *464*
Krutschkova, G. S. s. Bogomoloba, O. R. *475*
Kubacek, V. *501*
Kubo, J. *491*
Kucera, M., u. K. Honsing *486*
Kummel, H. *505*
Kuhn 213
Kuhns, J. G., u. T. A. Potter *479*
Kukowski, H. *479*
Kukulies 457
Kulakci, N. *464*
Kulenkampff, D. *484*
Kundrat, H. *494, 511*
Kurbanov, G. R. *503*
Kurtin, A. *508*
Kyandsky, A. A. 264, *491*

Labat, L. 2, 319, 320, 360, 364, 373, 418, *464, 496, 499, 503*
Labes, H. *508*
Laborit, H. u. T. Huguenard 30, 31, *464*
Lacomme, Y. s. Calvet, J. *493*
La Double, A. F. s. Double, A. F. La
Laferte 139
La Ferla, S. *468, 473, 488*
— s. Bozzi, E. *467*
Lagarde 83, 451
Lagrange, J. s. Judet, R. 172, *478*
Lagrot, F., u. J. Greco 372, 373, *500, 503*
Lambert, C. J. s. Mazzon, F. A. *480, 508*
Lamont, E. S. 131, 132, *488, 494*
Lane, 40, 47
Lanfranchi, R. P., s. Stuteville, O. H. 33, *466*
Lanfrancus 207

Lange 383
Langenbeck, O. v. 119, 201, 311, 353, 409, *473, 484*
Lasterra, P. A. 505
Laszka, B. *491*
Lauber 228
Lautenschlager, A. 12, 13, 53, 70, 71, 74, 123, 137, 269, *468*
Law, F. M. *486*
Lawson, J. s. Straith, C. 489
Lazerthes, G. s. Calvet, J. *493*
Lebedeva, N. S. s. Bogomoloba, O. R. *475*
Lecointree, F. s. Ombrédanne, P. *495*
Leduc, P. s. Portmann, G. *465*
Lee, R. s. Seltzer, A. P. *466*
Lee, W. H., R. F. Hagerty u. H. L. Braid *479*
— s. Hagerty, R. F. *478*
Lefaure, J. P. *486*
Lefkon, V. J. 442, *508*
Legal, W. s. Pfeiffer, R. *480*
Legler, U. 145, 179, 180, 187, 189, *479, 483*
Lehmann-Nitsche s. Warynski 286, *495*
Leichliter, J. W. s. Langacre, J. J. *505*
Lemariey, A. *494*
Lemariey, S., u. B. Muller 273, *491*
Lemoine, J. 260, 272, 275, *491*
Lenz, L. L. 51, 53, 203, 446, 448, 449, 451, *464, 468, 471, 484, 508, 510*
Lenz, W. 157, *479*
Leoni, P. *473*
Leopold, G. 150, *479*
Lepointe, G. *464*
Leriche, R., u. A. Policard 157, *479*
Lester, Ch. W. *479*
Leto, L. 302, *494*
Letterman, G. S. s. Blair, V. P. *487, 496*
Leven, N. L. s. Peyton, W. T. *506, 508*
Levy, R. s. Fomon, S. 214, *485, 511*
Levignac, G. *473*
Levignac, J. 51, 63, 82, 94, 103, 448, *468, 471, 473, 479, 488, 508, 510*
— s. Aubry, M. E. 246, *470, 487*
Lewin, M. L. 453, *498, 503, 508, 510*
Lewis, G. K. *484*
Lewis, J. R. 438, *505, 508*
Lewkowitz, A. *468*
Lewy, R. B. 144
— u. A. Hammond 144, *473*
Lexer, E. 45, 108, 109, 113, 137, 185, 186, 234, 248, 249, 257, 291, 310, 311, 316, 317, 334, 339, 406, 409, 410, 411, 419, *468, 479, 488, 494, 496, 498, 499, 503*
Liebermann, Th. 176, *479*
Lierle, D. M., u. W. C. Huffman 125, *473*
— s. Huffman, W. C. 53, 54, 232, 233, 248, *468, 473, 488*
Lightoller, G. H. S. *464*
Limberg, A. A. 334, 369, *479, 498, 499*
Limberger, S. *505*
Linares, R. O. s. Viglioglia, P. A. *509*
Lincoln, A. F. s. Harrison, J. H. *478*
Linde, M. G. v. s. Straith, R. E. *486, 497*
Lindemann 45, 218, 219
Linder, F., u. M. Schwaiger *479*
Linder-Aronson, St., u. A. Bäckstrom *464*
Lindgren, V. s. Goldblum, R. W. *463*
Lindsbay, B. *494*
Linhart 435
Link, R. 143, 148, 187, *471, 479*
Linn, L., u. I. B. Goldman *464*
Linthicum jr., F. H. s. Bordley, J. E. *504*
Lipscond, P. P. *479*
Lippset, E. M. 81, 82, 93, 95, 105, 449, 451, 452, *471*
Lischer, C. E. s. Brown, J. B. 255, *487, 497*
Lisfranc, J. 406
Lisrenc 2
Liston, R. 310, 311, *496, 499*
Littlewood, A. H. M. *494, 496, 499, 503*
— s. Kernahan, D. A. 398, *501*
Lloyd, R. S. s. Holt, J. A. B. 177, 185, 187, *478*
Lloyd-Roberts, G. C. 172, *479*
Lobber, B. V. A. s. Blackfield, H. M. 439, *504, 506*
Lobell 124
Loeb, R. 138, 375, 376, *499, 501*
Lowenthal, G. *511*
Loner 124
Longacre, J. J. *479, 505*
— G. A. De Stefano, K. Holmstrand, J. W. Leichliter u. P. Jolly *505*
Longmire, W. P., J. A. Cannon u. R. A. Weber *479*
— s. Bordley, J. 435, *504*
Longo, N. 298, 302, *494*
Loos, A. *491*
Loré jr., J. M. *503, 505*
Lorenz, O. *479, 484, 508*
Loring, R. M. s. Lottle, M. H. *472*
Lothrop 50

Lovino, G. *511*
Lovo, G. F. *505*
— s. Filippi, B. *485*
Lowenthal, G. 203, *484*
Lourenco, J. s. Spina, V. *481*
Loza 147, 148
Lubart, J. s. Fomon, S. *463, 477, 507, 510*
Lubet-Barbon, F. 260, 277, *491*
Luc 71, 271
Luev 79
Luongo, R. A. *494*
— u. J. R. R. A. Luongo jr. 5, *464*
Luongo jr., J. R. R. A. s. Luongo, R. A. 5, *464*
Lutzki, A. v. *464*

Maatz, R. 157, *479*
Macewen, W. 157, 169, *479*
Mac Fee, D. F. *498, 503*
Machado, R. 288, *494*
MacKenty, J. E. 278, *491*
Mackenzie, C. M. *491*
Macleod, J. J. R. *464*
Macomber, D. W. 172, 203, 436, 439, *479, 484, 498, 505, 508*
Macomber, W. B., u. W. T. Berkeley *503, 508*
— u. M. Kai-Hsi-Wang 436, 438, *505*
— u. M. K. Wang *494*
Maestri, A. s. Cerri, A. S. *485*
Maggiore, D. L. 364, *499*
Maguire, C. s. Crawford, H. 306, *493, 498*
Mainart, L. 212, *486*
Maisonneuve 297
Majer, J. *469*
Makara, L. 334, *499*
Malbec, E. F. 45, 88, 90, 138, 145, 175, 201, 203, 206, 212, *464, 469, 471, 473, 479, 484, 508, 510*
— u. A. R. Beaux 314, 316, 322, *471, 496*
Maliniac, J. W. 65, 125, 132, 145, 149, 173, 174, 175, 219, 220, 221, *469, 473, 479, 484, 503, 508*
Maltz 39, 40, *500*
Mangabeira-Albernaz, P. *484*
Mangold 158
Mannheim, A., u. B. Zypkin 150, 158, *479*
Manzini, R. s. Clerici, E. *467*
Manzo, E., u. G. Fanoni *469*
Marcks 294
Marcks, K., A. Trevaskis u. M. Payne 253, *488*
Marcks, K. M. s. Turek, M. *466*
Mareks, K. W., A. E. Trevaskis, u. J. E. Kicos *488*
Marino, H. 106, 203, 443, *471, 479, 494, 508*

Marino, H., u. J. Davis 288, *494*
Marmor, W. A. *465*
Marrangoni, A. G., u. L. P. Cecchini 169, *479*
Marrow 275
Martensson, G. (Sweden) s. Gejrot, T. *485*
Marti, Claude 64
Martin, A. 201, 205, *484*
Martin, C. 16, 138, 171, 172, 215, *479, 483*
Martin, G. 385, *500*
Martin, H. 434
Martino, F., u. R. Dumitresco Canciu *473*
Martone, M. *469*
Matson 177
Marx, H. *508, 510*
Marzoni, F. A., S. E. Upchurch u. C. J. Lambert *508*
Masing, H. *486*
Mason, M. L., u. H. S. Allen *484*
Masson, H. 305, *494*
Masson, J. K. s. Nydell, C. C. jr. *494*
Mathé, H. *471*
Mathews, V. L. s. Broadbent, T. R. 18, *462*
Matson 177
Matsuda Kazuo *486*
Matthews 45, 438, *503, 505, 508*
Matton, G., K. Pickrell, W. Hunger u. E. Pound *484*
Maur, N. *465*
Maurel 130, 137, *505*
Maurer 26
May, H. 47, 55, 97, 148, 185, 203, 204, 263, 268, 317, 352, 361, 442, *469, 479, 496, 499, 503*
Mayerhofer, O. s. Frey, R. 37, *463*
Mayo 40, 84
Mazzoni, F. A., S. E. Upchurch u. C. J. Lambert *480*
McCarthy s. Brown, J. B. 151, 170, 181, *475*
McCormick, Harris *505*
McCoy, F. J. 220, 222, *486*
McCoy, G. s. Kramer, B. M. *505*
McDowell 157, 185
McDowell, F., J. A. Valone u. J. B. Brown 21, *465*
— s. Brown, J. B. 21, 38, 43, 45, 79, 82, 85, 88, 90, 91, 92, 94, 110, 112, 199, 200, 203, 213, 217, 220, 222, 235, 245, 256, 274, 291, 297, 316, 338, 358, 361, 445, *462, 467, 470, 472, 487, 493, 496, 497, 502*
Mc Evitt, V. G. 456, *508*
McGillicuddy, B. *505*
Mc Govern, F. H., u. G. S. Fith-Hugh *491*
Mc Govern, S. H. 273, *491*
McGregor, I. A. 442, 443, *508*

McGregor, J. B. s. Sternstein, H. J. *466*
McGregor, M. W., G. B. O'Connor u. S. Saffir 450, *508, 510*
— s. Brown *502*
McIndoe, A., u. C. R. McLaughlin *469*
— u. Th. Rees 242, *488*
McIndoe, A. H. 25, 35, 39, 40, 47, 66, 83, 84, 85, 94, 105, 159, 200, 212, 215, 247, 446, *483, 488, 492*
McIntyre, W. J. s. Kiehn, C. L. 157, *478*
McKelly 161, 167
McKenty, J. E. 40, 281, *492*
McKenzie, W. R. 212, 213, 217, *486*
McLaren, L. R. 302, 357, *480, 494, 499*
— u. D. Penney 200, *483*
McLaughlin, C. R. 184, 309, 334, 341, 343, *465, 494, 498*
— u. V. E. Ireland 280, *492*
— s. McIndoe, A. *469*
McNeil, C. K. *488, 494*
McNeill, K. A., u. L. Winter-Wedderburn 268, *492*
Meade, R. J. 256, *488, 496, 498*
Medovy, H., u. J. H. Beckman *492*
Menzel 106
Mere De s. Brown, J. B. 151, 170, 181, *475*
Merville, L. s. Ginestet, G. 238, *488*
Merville, M. L. *488*
Messerklinger, W. 188, *480*
Mesurier, Le 232, 238, 239, 241, 243
Metzenbaum, M. F. 39, 119, 126, 127, 134, 212, 247, *473, 488, 496, 511*
Mounier 213
Meyer, E. s. Edgerton, M. *463*
— s. Jacobson, W. E. 6, 8, *464*
Meyer, H. 234
Meyer, K. *465*
Meyer, R. 48, 49, 57, 58, 59, 70, 73, 75, 76, 94, 108, 136, 140, 141, 143, 179, 186, 206, 238, 239, 242, 243, 253, 257, 258, 262, 263, 273, 286, 288, 294, 300, 301, 327, 330, 345, 347, 348, 351, 352, 366, 377, 378, 395, 403, *465, 473, 480, 488, 494, 496, 498, 499, 500, 501, 503*
— u. G. C. Oppliger *489*
— u. G. Zooli *473*
— s. Bozzi, E. *467*
Meyer-Bothling, H. J. *465*
Michelangelo 14
Migliorini, L. *494*

Mikulicz, J. s. Bergmann, E. 504
Mikulicz, J. v. 309, *496*
Millar, T. G. *473*
Millard, D. R. 108, 232, 253, 257, 414, *465*, *489*, *496*
— s. Gillies, H. *488*, *496*
Miller, C. C. *465*
Miller, J. M., G. C. Godfrey, M. Ginsberg, C. J. Papastrat u. F. Howard *465*
Miller, M. S. *486*
Milligan, W. *484*
Milton, A. W. *503*
Mink, P. J. 9, 13, *465*
Mion, D. s. Farina, R. *497*
Mir y Mir, L. 42, 55, 87, 152, 153, *480*, *489*
Missal, S. C. *473*
Mitolo, G. R. s. Rossi, T. E. *506*
Moers, P. 244, 263, *489*
Molinetti 1
Monks, G. H. 2, 396, 399, *501*
Montgomery s. Goodale, R. L. *485*
Montreuil, F. *494*
Montserrat Viladiu, J. M. 212, *486*
Mood, G. F. *505*
Moore, A. s. Brown, J. B. 255, *487*
Moore, F. T. 33, *465*
Moore, L. T. s. Straith, R. E. *486*
Moore, P. M. *505*
Moore, W. W. s. Walker, E. *506*
Moorman, W. L. s. Figi, F. A. *501*
Mootnick, M. W. 46, 66, *469*
Morani, A. D. *465*
— O. Serlin, R. M. King u. J. R. Flynn *465*
Morel-Fatio, D. 239, 251, 372, 375, *489*, *500*
Morelli, B. s. Filippi, B. *485*
Moretto, G. s. Filippi, B. *472*
Morgagni, G. *473*
Morgan, J. s. Postlethwait, R. W. *508*
Moricca, G., L. Ponti u. R. Cavaliere *465*
Morin, G. s. Despons, J. *507*
Moritz, W. *480*
Morris, B. J. s. Blackfield, H. M. 439, *504*, *506*
Morrison, L. E. s. Aageson, W. J. 213, *475*, *485*
Morrow, R. C.
Morse, H. R. s. Delaney, A. J. *491*
Mosher, H. P. 54, *473*
Mouley, R. s. Dufourmentel, C. 33, *463*

Moulonguet 47
Mouloy 222, 223
Mouly, R. s. Dufourmentel, C. 263, 264, *491*, *502*
Moure 174, 419, 434
Moure, A. s. Brown, J. B. *497*
Mowlem, R. 157, 159, 171, *473*, *480*
Muck 40
Muller, Ch. *480*
Mundnich, K. 49, 58, *469*
— s. Sercer, A. *501*
Mukherjee, M. *465*
Muller, B. s. Lemariey, S. 273, *491*
Mundschenk 457
Mundschenk, A. s. Wieland, H. *506*, *509*
Murray, J. s. Brown, J. B. 255, *487*, *497*
Musgrave, R., u. S. Dupertunis *487*
Musgrave, R. H. 255, 257, *489*
Muskat, I. *473*
Mussinelli, F. *508*
Muthu, C. D. J. A. *465*
Mutter 360
Myers 59, 61, *465*
Myron 14

Nagy, L. s. Bollobas, B. *490*
Nash, W. G. 296, *494*
Nasse, S. *494*
Neaver, R. s. Delmar, F. *502*
Negus, V. 36, *465*
Negus, V. E. s. Thomson, S. *474*
Neivert, H. 55, 59, 60, 65, 66, 67, 69, 84, *469*, *508*
— s. Fomon, S. 38, 77, 82, 96, 190, *463*, *470*, *472*, *482*
Nélaton 382, 406, 410
Nélaton, Ch., L. Ombrédanne u. Demons 311, *497*
Nelatun, C., u. L. Ombredanne 352, 354, 356, 357, *469*, *480*, *497*, *499*, *503*
Nessel, J. 302, *494*
Neto, R. 203, *484*
Neuberger, F. 440, *508*
Neugebauer, G. 178, *480*
Neuman, Z. 119, 291, *480*
— u. N. Ben-Hur *505*
— s. Shulman, J. *481*
New, G. B. 360, 361, 374, 414, 431, *484*, *499*, *503*, *505*
— u. J. B. Erich 159, 303, *480*, *494*, *499*, *503*
— u. F. A. Figi *497*
Newman 443, 456
Nichols, J. E. H. 277, *492*
Niclaussee, R. s. Despons, J. *507*
Niedelman, M. L. 201, *484*
Niggs, K. H. *494*

Nobel, J. H. s. Davis, W. B. 342, *497*
Nomura, K., u. T. Koizumi 303, *494*
Nordstrom jr., N. 355, *499*
Norman, van 372, 376
Norman, R. T. van s. Paletta, F. X. *497*
North, J. F. 154, *480*
Nothdurft 184
Nuernbergk, W. 21, 449, *465*, *471*, *480*
Nydell, jr. C. C., u. J. K. Masson *494*
Nylen, B. 201, 203, *484*

Oberg, T. R. H. s. Stenstrom, S. J. 233, *489*
Oberniedermayr, A., u. H. Derichsweiler *489*
O'Connor, G. B. 263, 285, *492*, *495*
— s. Brown *502*
— s. McGregor, M. W. 450, *508*, *510*
O'Connor, G. D. s. Pierce, C. W. 151, *480*
Odou, B. L., u. E. R. Odou *484*
Odou, E. R. s. Odou, B. L. *484*
Oghi, A. *471*
Ogura, J. H. s. Taylor, R. *511*
Ogura, S. 21, *465*
Ohlsson, A. s. Johannson, B. *488*
Ohlwiler, D. A. s. Brown, J. B. *475*
Oldfield, M. C., u. W. R. Roberts *508*
Oliver, D. R. s. Reynolds, F. C. 170, *480*
Ollier 201, 291, 409, 435
Olsen, G. 438, *506*, *508*
Ombrédanne, L. 352, 353
— s. Nélaton, C. H. 311, 352, 354, 356, 357, *469*, *480*, *497*, *499*, *503*
Ombrédanne, M. 101, 119, 125, 246, 382, *489*
Ombrédanne, P., F. Lecointree u. M. Triboulet *495*
Ondarza, R. v. *508*
Oppenheimer 184
Oppliger, G. C. s. Meyer, R. *489*
Orso, L. 31, 32, *465*, *469*
Osborn, D. A. *506*
Ott 106
Otto, A. W. *492*
Otto, E. *480*
Owens, H. *492*
— s. Taylor, R. *511*
Owens, N., u. K. Stephenson 438, *506*
Ozan, V. *492*

Padgett, E. C., u. K. L. Stephenson *480, 495, 503*
Pagochaga, A. 152
Pailler, R., s. Aubry, M. *462*
Pain, F. *473*
Pakovich, G. I. *508*
Paletta 372, 376
Paletta, F. X., u. R. T. van Norman *497*
Palfer 47, 222
Palfer-Sollier, S. s. Aubry, M. 48, *462, 467*
Palmer, A., u. S. Blanton *465*
Panara, B. *511*
Pangman, W. J. s. Gurdin, M. *483*
Pap, G. *489*
Papastrat, C. J. s. Miller, J. M. *465*
Paré, A. 458, *508*
Parker 39
Parkinson, S. N. *495*
Paschke, H. 460, *508*
Patterson, T. J. S. s. Peet, E. W. *503*
Patton, R. s. Reiser, H. G. *465*
Payne, M. s. Marchs, K. 253, *487*
Payr 333, 334, 410, 412, 413
Pech, A., M. Carcin u. S. Cahier *465*
Peer, L. A. 124, 125, 128, 131, 136, 150, 152, 153, 154, 155, 156, 157, 158, 171, *473, 480, 492*
— J. M. Converse, O. J. Bekker u. L. A. Peer *480*
— u. R. J. Pullen *480*
— u. J. C. Walker jr. 40, *465, 469, 480*
— s. Becker, O. J. *475*
— s. Converse, J. M. *476*
— s. Peer, L. A. *480*
Peet, E. W., u. T. J. S. Patterson *503*
Peet, M. E. 297, *495*
Pegram 114, 115, 255, 342, *489, 497, 498, 499*
Pellegrini s. Guillermin *471*
Pelliccia, H. 306, *495*
Pelliciari, D. D. 255, 338, 341, *489, 498*
Pelly, A. D. s. Holdsworth, W. G. 393, *501*
— s. Bentel, H. *462*
Penney, D. s. McLaren, L. R. 200, *483*
Perger 184
Perl, M. *484*
Perret, P. 136, *473, 480*
Perret, W. 26, *465*
Perthes 382, 419
Perwitzschky, R. 28, 183, 380, *480, 500*
Peskova, H., u. M. Fara *489*

Peskova, M. 369, *499*
Peters, H. 120, *511*
Petrali 414, 419, 430
Petrik, L. s. Andresen, V. *462*
Petterson, G. 442, *495, 508*
Peyrus, J. 212, 213, *465, 486*
Peyton, W. T., u. N. L. Leven 506, 508
Pfeifer, H. *465*
Pfeiffer, R., u. W. Legal *480*
Pfluger, H. *465*
Pialoux, P. s. Aubry, M. *510*
Pichler, H., u. R. Trauner 230, 231, *489*
Pick, E. J. s. Firnerman, W. D. 505
Pick, J. F. *503*
Picker 292
Pickerill, H. P. *495*
— u. J. R. White *503*
Pickrell, K. s. Matton, G. *484*
Pickrell, K. L. *465*
— s. Crawford, H. 306, *493, 498*
Pieler 178, 179
Pierce 50
Pierce, C. W., u. G. D. O'Connor 151, *480*
Pierce, G. W. s. O'Conner, G. D. 151, *480*
Pietrantoni, L. *469*
Pilchowski, W. s. Funk, C. Fr. *496, 505*
Pilling, M. A. s. Straith, C. L. *481*
Piolino, G., u. W. Hugin *465*
Piper, W. N. s. Goldblum, R. W. *463*
Pitanguy, I. 85, 92, 242, *471*
— A. Hahlbohm u. G. L. da Costa *497*
— u. M. Szpilman 203, *484*
Planas, J. *474*
Pluschke, W. 178, *480*
Polemann 184
Policard, A. s. Leriche, R. 157, *479*
Pollet, J. s. Bourdial, J. 213, *485*
Polo, E. J. De s. Tamerin, J. A. 30, *466*
Polya, E. 357, 389, *499*
Polyklet, 14
Pond 176
Ponti, L. 119, *474*
— s. Moricca, G. *465*
Portmann, G. 47, 185, 276, 279, 284, *492, 506*
— P. Leduc u. M. Portmann *465*
Portmann, M. s. Portmann, G. *465*
Postlethwait, R. W., J. F. Schauble, M. L. Dillon u. J. Morgan *508*
Potiguet 7, 134

Potter, H. E. *486*
Potter, J. 108, 241, 242, 254, *471, 489*
Potter, T. A. s. Kuhns, J. G. *479*
Pottorff, E. s. Cottle, M. H. 34, 40, *463*
Poulin, J. E. *486*
Pound, E. s. Matton, G. *484*
Powell, L. S. *495*
Poyet s. Bourgeois *490*
Préaux, J. s. Dufourmentel, C. 33, *463*
Preidlsberger 360
Prendiville, J. B. s. Champion, R. *493*
Pressman, J. J. 183, *480*
Preysing s. Katz *491*
Proetz, A. W. 13, 14, *465*
Pronic, C. A. *495*
Proud, O. G. *469*
Proskuyakov, S. A. *480*
Pruvot, M. *474*
Psaume, M. J. *495*
Puig-Muset, P. s. Valdecasas, F. G. *466*
Pulaski, E. J. s. Shaeffer, J. R. *466*
Pullen 129, 131
Pullen, M. s. Fomon, S. *472*
Pullen, R. J. s. Peer, L. A. *480*

Quaife 212
Quelmalz, E. 119, *474*
Quervain, F. De 358, 359, 395, 396, *499*
Quilty, T. J. s. Cottle, M. H. 145, 154, 173, 180, *476*
Quisling, R. A. *511*

Radzimirskij, K. M. 445, *508*
Radzminski, M. A. *465*
Ragnell, A. 50, 51, 242, 246, 247, 256, 258, *489, 503*
Ramadier, J. A., u. C. Eyriès 70, *469*
Ranzolin, G., u. G. Jost 140, *474*
Rao, B. P. *511*
Raoult 311
Rapin, M. 177, 190, 383, *480, 489, 500*
Rattner, H., u. C. R. Rein *508*
Rauch, S. *469*
Rawson, D. 152
Rebello, D. J. A. s. Haggart, H. H. *505*
Recamier, J., u. M. Florentin 301, 302, *495*
Reder, F. *506, 508*
Redler, I. *480*
Rees, P. D. 456, *508*
Rees, Th. D. 203, *484, 498, 506*
— s. McIndoe, A. 242, *488*
Reginato, L. E. 376, *501*

Rehm, A. H. 158, 180, *480*
Rehrmann, A. 97, 186, 242, 433, *465*, *480*, *489*
Reichel, J. 31, *465*
Reichenbach, E., u. O. Bruckl *465*
Reichling, W. s. Schuchardt, K. 313, 354, *497*, *499*, *501*, *504*
Reidy, J. P. 173, *465*, *469*, *480*
Rein, C. R. s. Rattner, H. *508*
Reiner 406, *503*
Reinke, O. 31, *465*
Reiser, H. G., R. Patton u. L. C. Roettig *465*
Reiter 184
Rems, J. *506*
Renk, H. *486*
Réthi, A. 41, 70, 86, 97, 102, 107, 148, 158, 178, 185, 186, 195, 196, 225, 238, 265, 266, 268, 271, 277, 279, 280, 281, 285, 373, 412, 435, 439, *469*, *471*, *480*, *483*, *492*, *501*, *503*, *508*, *510*
Réthi, M. *469*
Reverdin, J. *474*
Reynolds, F. C., u. D. R. Oliver 170, *480*
Riberi 2
Ribet, A. s. Calvet, J. *493*
Ricca, C. 151, *480*, *503*
Riccabona, A. *469*
Richtner, N. (Sweden) s. Frenckner, P. *485*
Riedel 226, 227
Riggs 117, 134
Risdon 217, 219
Rish, B. B. 55, 66, *469*, *471*
Ritze, H. 459, *508*
Rob, C. *481*
Roberts, W. R. s. Oldfield, M. C. *508*
Robertson, E. M., u. J. N. Baron 167, 168, *481*
Robertson, G. W. s. Rubin, L. R. 177, *481*
Robin, J. L. 359, *465*, *481*, *499*
— u. A. Horber *481*
— s. Converse, J. M. 356, *498*
Robinson, F. 343, *498*
Rode, C. 84, 85, 88, 90, *471*
Roe, J. O. 2, 41, 68, 77, 120, *465*
Roe, P. *495*
Rohm, O. 178, *481*
Roettig, L. C. s. Reiser, H. G. *465*
Rogers, W. s. Absolon, K. B. *510*
Rollin, H. 176, 183, *481*
Rollo, S. 150, *481*
Rongetti, J. R. 40, *465*
Ronvière, H. *465*

Roopenian, A., u. A. L. Stemmer *492*
— s. Kazanjian, V. H. *505*, *508*, *511*
Rosedale, R. S. *495*
Rosenberg, W. A., u. J. M. Felsher 201, *484*
Rosenthal, W. 298, 436, 459, *495*, *508*
Rossi, T. E., u. G. R. Mitolo *506*
Roth, H. 157, 178, *481*
Rouge 124
Rougier, J. s. Guilleminet, M. 302, *493*
Rousselot, L. M. s. Connel, J. F. *463*
Roux 360
Rowland, A. L. 40, 46, 47, 55, 59, 60, 66, 128, *465*, *469*, *474*, *509*
Roy, J. N. 45, *469*
Rubin, L. R. 86, *465*, *481*, *511*
— G. W. Robertson u. R. N. Shapiro 177, *481*
— u. R. H. Walden *481*
Rubinstein, M. 212, *486*
Ruch, M. K. *498*
Ruddy, L. W. 273, *492*
Ruedi, L. 276, 279
Ruppenthal, R. *486*
Ruprecht, W. 120, *474*
Russel 36
Ruzic, J. *486*
Ryan, A. J. 303, *495*
Rycraft, B. W. s. Dempster, W. J. *476*

Safian, J. 39, 43, 44, 45, 77, 86, 88, 90, 94, 96, 124, 127, 217, 445, 448, 449, 450, 451, 452, *469*, *471*, *474*, *486*, *509*, *510*
Saffir, S. s. McGregor, M. W. 450, *508*, *510*
Sakson, J. A. *509*
Salamon 458, *509*
Salinger, S. 84, 85, 126, 127, 138, 158, 175, 185, 322, *465*, *471*, *474*, *481*, *497*
— u. B. M. Cohen 135, *474*
Salzmann, J. A. *465*
Samuel, E. *486*
Santos, S. P. s. Farina, R. 316, 332, 334, *496*
Sanvenero-Rosselli, G. 33, 45, 91, 107, 161, 167, 204, 217, 312, 313, 317, 352, 353, 360, 362, 372, 373, 375, 389, 400, 401, 414, 432, 442, 445, *469*, *474*, *484*, *497*, *499*, *500*, *501*, *503*
Saporiti, E. M. *469*
Sargnon 55, 64
Sarnoff, J. 451, *509*, *510*
Sataloff, J. *481*
Saunders, W. H. 143, 144, *474*

Savtschenko, E. D. s. Bogomoloba, O. R. *475*
Sayad, W. Y. s. Fomon, S. 38, *463*
Sbernini, C. s. Gatti Manacini, C. *468*
Scalori 14
Scanes-Spicer 270
Scevola, P. *469*
Schadow 14, 16
Schall, L. A. 435, *506*
Schatten, W. E., D. M. Bergenstal, W. M. Kramer, R. L. Swarm u. S. Siegel *481*
Schattner 106
Schattner, A. s. Bell, J. W. *475*
— s. Fomon, S. 38, 55, 69, 77, 82, 91, 96, 190, 214, *463*, *468*, *470*, *472*, *477*, *482*, *485*, *488*, *507*, *510*, *511*
Schauble, J. F. s. Postlethwait, R. W. *508*
Scherbatov, J. G. 302, *495*
Scheunemann, H. *509*
Schimmelbusch 408, 409
Schjelderup, H. 239, 240, 244, *489*
Schmahl 184
Schmalix, J. 21, 148, *466*, *481*, *486*
Schmid, E. 21, 32, 40, 53, 161, 162, 169, 187, 231, 246, 257, 330, 356, 364, 376, 387, 421, *481*, *489*, *498*, *499*, *504*
— u. W. Widmaier *504*, *510*
Schmidt, M. D. 286, *506*
Schmidthuisen 106
Schneider, K. W. *481*
Schnurbusch, F. s. Korber, E. 219, *486*
Schobel, H. 228, *487*
Schorcher, F. 178, *466*, *481*
Schofield, A. L. 160, 151, *481*
— s. Dempster, W. J. *476*
Schreus, H. Th. 203, 456, *484*, *509*
Schroeder, F. *489*
Schroeder, H. s. Kost, C. 31, *464*
Schrudde, J. 231, *495*
Schubert, G., u. G. Uhlmann *481*
Schuchardt, K. 33, 38, 146, 185, 213, 217, 219, 231, 246, 343, 374, 382, 411, 413, 419, 420, *481*, *489*, *504*
— u. W. Reichling 313, 354, *497*, *499*, *501*, *504*
Schutz, W. *509*
Schulthess, G. *469*
Schultz, A. H. 7, 8, *466*
Schultz, L. W. *471*, *501*
Schwaiger, M. s. Linder, F. *479*
Schwartz, A. W. *481*
— M. Dockerty u. J. H. Grindlay *481*

Schwartzmann, J., u. J. E. Davis 304, *495*
Schwarz, A. A. 16, *466*
— u. H. J. Isaacs *506*
Schweckendieck 273
Sciuto, G. *495*
Scott, M. J. 203, *484*
Scott Brown, W. G. *474*
Sébileau 2, 40
Sécal, J. *465*, *504*
Sedermans 106
Sédillot 352, 354
Seeley, R. C. 168, 172, 178, *471*, *474*, *481*
Segal, S. s. Gilbert, J. G. *507*
Segal jr., S. s. Fomon, S. *463*
Ségoura 40
Seidel 458, 459, 460
Seiferth, L. B. *486*
— u. R. Jatho 180, 181
Seiffert, A. 70, 122, 141, 142, 448, *509*
Selenkoff 298
Seltzer, A. P. 21, 26, 39, 45, 48, 51, 52, 55, 56, 57, 65, 66, 80, 82, 84, 88, 91, 92, 94, 108, 109, 127, 128, 131, 137, 145, 158, 185, 203, 247, 263, 264, 442, 445, *465*, *469*, *471*, *474*, *481*, *484*, *509*, *510*
— A. H. Thomas, C. M. Harris u. R. Lee *466*
Sénechal, P. s. Aubry, M. *470*
Senn 382
Sennert, D. 201
Serafini, G. *466*, *501*
Šercer, A. 97, 148, 175, 185, 242, 343, 364, 365, 308, 433, 439, *466*, *471*, *489*, *499*, *500*
— u. K. Mundnich *501*
Serlin, O. s. Morani, A. D. *465*
Serre, M. 2, 312, 406, 414, *466*, *497*, *504*
Seyfarth, H. *481*
Shaeffer, J. R., E. J. Pulaski u. C. W. Tennison *466*
Shambaugh 271
Shambough, G. E. s. Wright, W. K. *492*
Shanosy, F. *495*
Shanturov, A. G. *484*
Shapiro, B. s. Stucchi, C. *466*
Shapiro, R. N. s. Rubin, L. R. 177, *481*
Shaw, M. H., u. S. R. Fell 200, 319, 320, *483*, *497*
Shearer, W. L. 268, 275, *492*
Sheehan, J. E. 38, 39, 54, 107, 108, 109, 146, 158, 185, 198, 199, 200, 203, 234, 237, 312, 317, 329, 374, 380, *471*, *481*, *483*, *484*, *489*, *500*
— u. W. A. Swanker 171, 273, *481*, *484*, *492*
Sheffel, M. P. *495*

Sherman 106
Shryock, H., u. R. Knighton *495*
Shulman, J., Th. Wiznitzer u. Z. Neuman *481*
Sidi, E., u. L. Bourgeois-Spinasse *506*, *509*
Siebenmann 270, 280
Siegel, S. s. Schatten, W. E. *481*
Sienkiewics, H. O. s. Karwouski, R. *468*
Signorini 2
Silver, A. G. 59, 60, 454, *509*, *510*
— s. Bell, J. W. *475*
— s. Fomon, S. 260, 261, *463*, *477*
Silverstone, S. M. *509*
Simon 16, 19
Simon, N. s. Kettesy, A. *505*
Simonetta, B. *495*
Simpson, L. s. Walker, E. *506*
Simum, S. s. Demjen, S. *496*
Sironi, P. G., u. G. Brambilla *466*
Sirven, R. s. Ginestet, G. *499*
Skoog 232, 374
Slaughter, R. s. Jacobson, W. E. *464*
Slaughter, W. B., J. W. Henry u. J. C. Berger *466*
— s. Straith, C. L. 151, 219, 220, *481*, *486*
Smith, A. E. *484*
Smith, B. 158, 185, 188, *481*
Smith, C. L. s. Bonfiglio, M. *475*
Smith, D. E. s. Black, B. K. *504*
Smith, F. 2, 46, 55, 59, 60, 132, 200, 206, 213, 217, 297, 300, 317, 318, 322, 355, 356, 361, 362, 369, 370, 374, 380, 391, 392, 414, 419, 432, 446, *466*, *469*, *484*, *486*, *489*, *495*, *497*, *499*, *501*, *504*, *509*
— s. Hagerty, R. F. 390, *501*, *503*
Smith, H. s. Wright, J. *492*
Smith, W. s. Hagerty, R. F. *498*
Snyder, C. C., E. Wardlaw u. N. Kelly *481*
Snyderman, R. K. *498*
Šoljak, A. M. 178, *481*
Sollier 47
Somers, K. *495*
Sommer, W. J. 69, 84, 105, 117, 146, *466*, *469*, *471*, *474*, *481*
Spanier, F. 153, 158, 175, *481*
Spector, M. *474*
Speirs, A. C., u. R. Blocksma *481*
Spina, V. *504*
— u. J. Lourenco *481*
Spitzer 458, *509*

Sputh, C. D. s. Aagesen, W. J. 213, *485*
Staffieri, M. 53, 319, *469*, *511*
Stark, R. B. *504*
— s. Conway, H. 396, *463*, *501*
Steele, H. *474*
Stefani, F. *495*
Stefano, De *479*
Stefano, G. A. De s. Longacre, J. J. *505*
Steffensen, W. H. 128, 132, *474*, *489*
Steiner, A. *511*
Steiner, L. s. Adriani, J. *462*
Steinzeug 273
Steiss, Ch. F. *498*, *499*, *510*
Stellmach 230
Stemmer, A. L. s. Roopenian, A. *492*
Stenstrom, S. J., u. T. R. H. Oberg 233, *489*
Stephenson, K. L. 439, *506*, *509*
— s. Owens, N. 438, *506*
— s. Padgett, E. C. *480*, *495*, *503*
Sterkers, J. M. *489*
Sternstein, H. J. *466*
— u. J. B. McGregor *466*
Stevens, A. *466*
Stevens, E., s. Gonzalez-Ulloa, M. 414, *502*
Stewart, G. G. 292, *466*
Stewart, J. P. *492*
Stockar, B. s. Farkas, L. G. *488*
Stockdale, C. R. *486*
Stokes, R. F. *486*
Stout 153
Stovin, J. S. 117, 126, 134, *474*
Straatsma, B. R., u. C. R. Straatsma 8, *466*
Straatsma, C. R. 3, 47, 55, 173, 174, *466*, *469*, *471*, *481*, *511*
— s. Straatsma, B. R. 8, *466*
Straith, C. L., u. M. A. Pilling *481*
— u. W. B. Slaughter 151, 219, 220, *481*, *486*
— R. Straith and J. Lawson *489*
Straith sen., C. L. 97, 98, 116, 117, 139, 148, 149, 236, 251, 252, 256, 262, 374, 380, 453, *481*, *489*, *492*, *497*, *500*, *501*
Straith, R. E., u. H. De Kleine *486*
— M. G. von Linde u. J. L. Teasley *497*
— J. L. Teasley, M. G. v. Linde u. L. T. Moore *486*
— s. Straith, C. *489*
Straith jr., R. E. 222, 223, *497*
Stringham, J. D., u. T. R. Broadbent *466*
Stromeyer 201, *484*

Stucchi, C. 156, 173, *481*
— u. B. Shapiro *466*
Stuck, W. G. s. Vereble, C. S. 183, *482*
Stupka, W. 292, 294, 296, *492, 495, 511*
Stuteville, O. H., R. P. Lanfranchi u. S. Wallach 33, *466*
Stuth, C. B. s. Aagesen, W. J. *475*
Subtenly 231
Sugrue, D. L. s. Holdsworth, W. C. 433, *498, 505*
Suriani, U. *466*
Susruta Samhita 1, *466*
Suzuki, T. s. Izawa, T. *464*
Sved, A. *466*
Svetlakov, M. I. *481*
Swanker, W. A. s. Sheehan, J. C. 171, 273, *481, 484, 492*
Swanson, D. S. s. Harrison, J. H. *478*
Swarm, R. L. s. Schatten, W. E. *481*
Sweeney, J. s. Wardill, W. E. M. 153, *482*
Swenson, R. E. s. Beck, F. W. *504*
Syme 2
Symonds, F. C. s. Crikelair, G. F. Ju. 235, *487*
Syracuse, V. R. 129
— s. Fomon, S. 55, 91, 260, 261, *463, 468, 470, 472, 477, 488, 491, 507, 510*
Szabon, J. *486*
Szlazak, J. *498*
Szpilman, M. s. Pitanguy, I. 203, *484*
Szymanowski, J. K. 310, 311, 360, *497, 499*

Taabor, H. *466*
Tagliacozzi, G. 1, 2, 382, 406, 417, 418, *466, 500*
Takahashi, R. *506*
Talbot, C. H. s. Gall, W. J. *463*
Tamerin, J. A. 54, 400, *470*
— u. L. A. Bornstein 201, *484*
— u. E. J. De Polo 30, *466*
Tanaka, S. s. Izawa, T. *464*
Taniewski, J. *486, 495*
Tanturri 155
Tausend, S. S. 61, 62, *470*
Tawse, H. B. *495*
Taylor, N. B. s. Best, C. H. *462*
Taylor, R., B. C. Vancouver, J. H. Ogura, H. Owens u. R. I. Williams *511*
Teasley, J. L. s. Straith, R. E. *486, 497*
Tennison, Ch. W. *499*
— u. E. P. Waller 232, 297, 344, *490, 495, 499*
— s. Shaeffer, J. R. *466*

Terracol, J. *474, 482*
— J. Furchini u. H. Harant *474, 486*
Tessier, P. *509, 510*
Testa, V. *466*
Thackrey 39
Thale, H. B. *466*
Theissing, G. 179, 376, *482, 506*
Thenlot *484*
Thévenin, J. 12, *466*
Thielemann 26
Thiersch 333, 334, 410, 411, 413
Thoma, K. H. *506*
Thomas 128
Thomas, A. H. s. Seltzer, A. P. *466*
Thompson, N. *482, 490*
Thomson, S. 2, 360, *474*
— u. V. E. Negus *474*
Thorwald, J. *466*
Thudichum 39
Thulin, A. s. Dohlman, G. 277, *491*
Thuss, C. J. s. Davis, W. B. 342, *497*
Titche, L. L., u. J. Glasser *495*
Tobias, A. *474*
Tokmakoff, A. S. *500*
Topinard, P. 14, *466*
Torrey, F. A. s. Blackfield, H. M. 439, *504, 506*
Traube 106
Trauner, R. 230, 231, 232, 233, 235, 237, 238, 239, 240, 241, 246, 247, 252, 440, *490, 506*
— u. F. Wirth 245, 248, *474, 490*
— s. Pichler, H. 230, 231, *489*
Traut, H. F., u. J. S. Davis *498*
Trélat 43, 44
Trendelenburg, F. 120, 137, 201, 207, 286, 292, 297, 310, 444, *486, 492, 495*
Tresley, I. J. *486*
Trevaskis, A. E. s. Turek, M. 253, *466, 487, 488*
Triboulet, M. s. Ombrédanne *495*
Trombetta, A. s. Wible, L. E. 183, *482*
Truffert, F. *474*
Trusler, H. M., u. S. Glanz 237, 238, *490*
Tucker, A. L., u. S. B. Hardy *509*
Turek, M., A. E. Trevaskis u. K. M. Marcks *466*
Turner, T. C. s. Kreuz, F. B. 169, 170, *479*

Uchida, U. s. Izawa, T. *464*
Udderstromer 9
Uffenorde 270, 273
Uhlmann, G. s. Schubert, G. *481*

Ullik, R. 314, 380, *490, 504*
Ungerecht, K. 296, *495*
Unterberger, S. 230, *470*
Upchurch, S. E. s. Mazzoni, F. A. *480, 508*
Usher, S. C., u. S. H. Wallace *482*
Usher, W. 184, *482*

Vajna, G. *495*
Valdecasas, F. G., u. P. Puig-Muset *466*
Valone, J. A. s. McDovell, F. 21, *465*
Vancouver, B. C. s. Taylor, R. *511*
Vasileva, N. G. *504*
Vasiliu, D. *470*
Vaughan, H. S. 279, 280, 281, *492*
Veau 230
Venable, C. S., u. W. G. Stuck 183, *482*
Vérhaege 360
Vidaurre, S. 152, *482*
Viezens, A., u. W. Willenberg *495*
Viglioglia, P. A., R. O. Linares u. B. Demarchi *509*
Vilar-Sancho Altet, B. *501, 504*
Villa-Fuerte 201, *484*
Villiérs, R. de 203, *484*
Vinci, Leonardo da 14
Vinogradova, T. P. *482*
Virchow 9
Virenque 161
Vitruvius 14
Vogel, K. 263, 271, 428, *492, 495, 504*
Volkmann 410, 412, 419
Volkov, Yu. N. *486*
Vonfraenkel 336, 340
Vonfraenkel, P. H. s. Conley, J. J. 336, 340, *497*

Walden, R. H., P. R. Wohlgemuth u. J. H. Fitz-Gibbon *486*
— s. Rubin, L. R. *481*
Waldron, C. W. s. Waters, C. A. 212, *486*
Walker 40
Walker, D. Greer *493, 495*
Walker, E., W. W. Moore u. L. Simpson *506*
Walker jr., J. C. s. Peer, L. A. 40, *465, 469, 480*
Walker, J. S. 273, 275, *492*
Wallace, A. F. 184, *509*
Wallace, S. H. s. Usher, S. C. *482*
Wallach, S., s. Stuteville, O. H. 33, *466*
Waller, E. P. s. Tennison, Ch. W. 232, 297, 344, *490, 495, 499*

Walser, E. *504*
Walsham 64, 215
Walter, C. 92, 236, 247, 452, *467, 471, 490, 492*
Walter, P. 31, *467*
Walther s. Chaumerliac *490*
Wang, J. M. s. Grindlay, J. H. 180, *478*
Wang, M. K. s. Macomber, W. B. *494*
Ward, G. H., u. J. W. Hendrick *506*
Wardill, W. E. M., u. J. Sweeney 153, *482*
Wardlaw, E. s. Snyder, C. C. *481*
Warren, J. M. 2, 297, *511*
Warynski u. Lehmann-Nitsche 286, *495*
Wassmund, M. 230, 231, 247, 436, *490*
Waters, C. A., u. C. W. Waldron 212, *486*
Watkins, A. B. K. 219, *482*
Watson-Williams 219
Weaver, D. F. 380, *500*
— u. D. H. Ballinger *495*
Weaver, J. B. 170, *482*
Webb, C. s. Adriani, J. *462*
Weber 360
Weber, R. A. s. Longmire, W. P. *479*
Webster, G. V. 382, 384, *470*
— u. E. G. Deming 287, 288, *495*
Webster, J. E. s. Gurdjian, E. S. *485*
Webster, J. P. *504, 506*
— s. Crawford, J. K. 305, 306, 307, *493*
— s. Gnudi, M. T. *463*
Wegener, E. H. 34, 62, 92, 146, 179, 187, *467, 509, 510*
Wehr, R. H. 203, *484*
Weikart, T. 180, *482*
Weil, J. Th. s. Bucher, O. *475*
Weinlechner 201, 204, *484*
Weir, R. F. 2, 68, 108, 109, 237, *467, 490*
Weiss, J. A. *467*
— s. Cottle, M. H. 34, 40, *463*
Weisskopf 458
Wellington 459
Weninger *467*
Werner, R. *482, 509*
Wexler, A. M. *510*
Wexler, M. N. *474*
Weyler, A. M. *509*
White, J. R. s. Pickerill, H. P. *503*

White, S. J. *495*
Wible, L. E., A. Trombetta u. G. E. Wineinger 183, *482*
Widmaier, W. s. Schmid, E. *504, 510*
Wieland, H. 117, 457, *467, 474, 499, 500, 504, 509*
— u. A. Mundschenk *506, 509*
Wilczynski, M. *492*
Wilke, J. *495*
Wilkerson jr., W. W., u. L. F. Cayce *492*
Willemot, J. *467*
Willenberg, W. *492*
— s. Viezens, A. *495*
Williams, R. J. *506, 511*
Williams, W. P., u. P. A. Barelli *506*
Williamson, G. M. s. Berkin, C. R. *475*
Wilson, C. P. 273, 274, *492*
— s. Denny, W. R. 280, *491*
Wilson, P. D. 171, *482*
Wilson, T. G. *495*
Winckler 124
Wineinger, G. E. s. Wible, L. E. 183, *482*
Winkler, E. 146, *482, 504*
Winter, P. 158, *492*
Winter-Wedderburn, L. s. McNeill, K. A. 268, *492*
Wirth, F. 136, 232, 233, 251, 252, *482, 490, 504, 506*
— s. Trauner, R. 245, 248, *474, 490*
Wirtinger, W. 31, *467*
Wise, R. A., u. H. W. Baker *506*
Witham, J. *492*
Wittels, W. *484*
Witzel, R. *495*
Wiznitzer, Th. s. Shulman, J. *481*
Wodak, E. 20, *467, 482*
Wohlgemuth, P. R. s. Walden, R. H. *486*
Woijatschek 167
Wolf, H. *490*
Wolfe, J. *474*
Wolfe, M. M. 91, 145, 203, 352, 356, *467, 471, 482, 484*
Wolsler, O. *495*
Wood, J. C. *485*
Wood-Smith, D. s. Converse, J. M. 398, 403, *501*
Woohlhouse, F. M. s. Gerrie, J. 172, 185, 189, *477*
Woolhouse 185

Worn 406
Wright, J. A. *467, 474*
— u. H. Smith *492*
Wright, W. K. 271, *511*
— G. E. Shambough u. L. Green *492*
Wucherpfennig, V. *485*
Wurtz, F. 207
Wullstein, H., u. S. Zehm *486*
Wurtzer 316
Wyeth, J. A. 437, *506, 509*
Wylie, W. L. *467*
Wynn, S. K. 355, *499*

Yamazaki, S. s. Izawa, T. *464*
Yearsley, W. *496*
Yeoman, P. M. s. Berkin, C. R. *475*
Yoshida, S. *492*
Young, F. A. 116, 150, 235, 239, 240, 256, 298, 299, 301, 319, 320, 321, 363, *482, 490, 496, 497, 499, 500*

Zaoli, G. 141
— s. Meyer, R. *473*
Zarniko, F. 268, *492*
Zarniko, S. *474*
Zaufal-Jansen 40, 79, 80
Zausch, F. 286, 295, 297, 298, *492, 496*
Zavatzky, A. R. s. Caperosa, R. Y. 212, *485*
Zehm, S. s. Wullstein, H. *486*
Zeis, E. 2, *467*
Zeis, R. *497*
Zeno, L. 175, 341, *500*
Zettergren, L. *506*
Zhukov-Verezhnikov, N. N., M. M. Kapichnikov, P. M. Chenov u. E. A. Zotikov *482*
Zimany, A. 357, 358, 389, *500*
Zimmermann 2
Zinnemann, K. s. Berkin, C. R. *475*
Zoltan, J. 341, 357, 389, 392, 394, *498, 500, 501, 504*
Zorzoli, E. 134, *470, 474, 482, 486, 509*
Zotikov, E. A. s. Zhukov-Verezhnikov, N. N. *482*
Zuckerkandl 352
Zuckermann, A. P. *492*
Zuhlke, D. 181, 458, 459, 460, *482*
Zwaardemaker 14
Zypkin, B. s. Mannheim, A. 150, 158, *479*

Sachverzeichnis

Abdominaler Rundstiellappen für die subtotale und totale Rekonstruktion der Nase 423

abdomino-brachialer Sandwichlappen zur Deckung von großen Nasen-Wangendefekten 403

abgetrennte Nasenteile, Wiedereinheilung 207

acromio-clavicularer Rundstiellappen für die subtotale und totale Rekonstruktion der Nase 422

acromio-pectoraler Rundstiellappen für die subtotale und totale Rekonstruktion der Nase 422

— — zur Rekonstruktion der Columella 322

acrylic implant, flanged 178

Acrylit 177

alloplastisches Implantationsmaterial, Charakteristika 184

— — für die Nase 174

Aluminium als Implantationsmaterial 183

amerikanische Nase, sog. moderne 16, 92

Anaesthesieverfahren 30

Anatomie der Nase 2

anglo-amerikanische Durchtrennungslinie bei der lateralen Osteotomie 53

Ansaugen der Nasenflügel, Korrektur 105

Antibiotica bei plastischen Operationen 34

Apertura piriformis, Anatomie 5

Aplasie der Nase, Korrektur 297

Arhinie 285

Arterien der Nase 10

assyrische Nase, Allgemeines 16

Atresie des Nasenlochs, Korrektur 260

Atresien und Stenosen der Nase am Übergang vom Vestibulum zum Cavum nasi, Korrektur 262

— — — auf längere Strecke, Korrektur 263

— — —, pathologische Anatomie 259

— — —, vordere membranöse, Korrektur 260

— — —, Zeitpunkt der Operation 259

— —, naso-pharyngeale, Korrektur 276

Aufklappen der Nase bei Nasen- und Nebenhöhlentumoren 435

Ausstoßen, postoperatives, von Implantaten 451

Autotransplantation von Knochen 155

— von Knorpel 151

Aztekennase, Allgemeines 16

„Batten" in die Columella 96

Beleuchtungsquellen 27

Blutdrucksenkung 31, 35

Blutungen, endonasale, bei und nach Nasenplastiken 448

Blutungsneigung, Prophylaxe 34

Bohrhitze 49

Boxernase, Allgemeines 16

boxing tip 92

break am Flügelknorpel 92

Breit-Flachnase, Korrektur 68

Breitnase bei Ozaena, Korrektur 70

—, isolierte knöcherne, Verschmälerung 67

—, laterale Osteotomie bei 68

—, Medianverlagerung der mobilisierten Knochenplatten bei 68

—, paramediane Osteotomie bei 68

—, transversale Osteotomie bei 68

Brückenlappen s. Visierlappen

Cartilage vomérien, Anatomie 8

Cartilagines sesamoideae, Anatomie 9

Cartilago quadrangularis, Anatomie 7

— vomeronasalis Jacobsoni, Anatomie 8

— nasi lateralis, Anatomie 8

— alaris, Anatomie 8

— nasi triangularis, Anatomie 8

caterpillar flap zur Hebung der Nasenspitze 251, 372

Choanalatresie, kongenitale, Diagnose 269

—, —, doppelseitige, Technik der Operation im Säuglingsalter 270

—, —, —, Zeitpunkt der Operation 269

—, —, einseitige, Zeitpunkt der Operation 269

—, —, endonasaler Operationsweg 271

—, —, pathologisch-anatomische Verhältnisse 268

—, —, permaxillarer Operationsweg 271

—, —, perseptaler Operationsweg 270, 271

—, —, transpalatinaler Operationsweg 273

Choanalverschluß, narbiger, Korrektur 275

Chondrojet zur Injektion von zerstückeltem Knorpel 152

chondroplastischer Lappen nach LIPSETT bei der Flügelknorpelkorrektur 93

Cocktail, lytischer 30

Columella, Anatomie 8

—, Aufklappen der, für die Einschlußplastik bei Sattelnase 185

—, „batten" in die 96

—, Bildung aus dem Rundstiellappen beim Totalersatz der Nase 426

—, Fixation des implantierten Spans 188

—, hängende, Korrektur 80, 111

—, hidden, Korrektur 81, 102, 116

—, Implantation in die 96, 99, 101, 124, 129

Sachverzeichnis

Columella, Rekonstruktion durch acromio-pectoralen Rundstiellappen 322
—, — durch freie Transplantate aus dem Ohrlappchen 341
—, — durch freie zusammengesetzte Ohrmuscheltransplantate 339
—, — durch fronto-temporalen Lappen 330
—, — durch Lappen aus der Nachbarschaft 310
—, — durch Lappen aus der Nasolabialfalte 333
—, — durch Rundstiellappen vom Oberarm 320
—, — durch Stiellappen aus der Innenhand 319
—, — — aus der Tabatière 319
—, — durch Stirnlappen 322
—, — durch den „superficial temporal artery flap" 329
—, — durch supraclavicularen Rundstiellappen 322
—, Schiefstand, Korrektur 115, 231
—, Teilrekonstruktion der, durch freies Transplantat aus dem Nasenflugel 342
—, Verlangerung der, bei der beiderseitigen Hasenschartennase 249
—, versteckte, Korrektur 81, 102, 116
—, zu lange, Korrektur 99, 112
—, zu kurze, Korrektur 113
—, zu breite, Korrektur 102, 110
collumellare, septo-, Matratzennaht 96, 100
composite grafts, Transport von, mittels retroauricularen Rundstiellappens 364
— — vom Nasenflugel zur Verlängerung der Columella 115
— — von der Ohrmuschel s. Ohrmuscheltransplantate
congenital notch, Korrektur 297
Crista iliaca, Knochenentnahme 167
cross-hatching bei Septumplastiken 125, 133
— der Dreiecksknorpel 103
— der Flugelknorpel 91
Crus mediale des Flugelknorpels, Anatomie 8
— laterale des Flugelknorpels, Anatomie 8

Décollement der Flugelknorpel 83, 85
— des Nasenruckens 42
Decortication, oberflachliche, beim Rhinophym 202
—, tiefe, beim Rhinophym 203
Decubitalulcera durch den Druck des Verbandes nach Nasenplastik 450
Dermabrasio der Nasenhaut 456
Dermalappentransplantation bei Sattelnase 174
Dermatomlappen, freie Transplantation von 385
Dermatoplastik bei hereditärer Teleangektasie 143
Dermoidcysten der Nase, Diagnose 303
— —, Operationstechnik 305
— —, pathologisch-anatomische Verhaltnisse 302
diced cartilage graft bei Sattelnase 152

dish-face s. Tellergesicht
Doggennase, hochgradige, Korrektur 291
—, leichte, Korrektur 98, 111, 286
— mittleren Grades, Korrektur 291
Dokumentation 18
Doppelbildungen der Nase, Korrektur 295
Dreiecksknorpel, Anatomie 8
—, Benutzung der, zur Korrektur der Sattelnase 148
—, Fixation der durch Naht bei Nasenverschmalerung 104
—, Resektion des unteren Randes 103
—, Riffelung des 103
Durafisteln im Bereich von Nase und Nebenhohlen, plastischer Verschluß 223

Einwilligungserklarung des Patienten 26
Elfenbein als Implantationsmaterial 175
„embracing flap" bei der Korrektur der Columella 102
Epipharynx, Stenosen und Atresien im, Korrektur 276
epithelial inlay, nasomaxillary, bei Schrumpfnase und Tellergesicht 198
Epithesen, Allgemeines 457
—, Materialien zur Herstellung von 457
—, technisches Vorgehen bei der Herstellung von 459
Erhohung der Nasenspitze 97, 101
Ersatzplastik, subtotale und totale, der Nase s. Rekonstruktion
Eversionsmethode zur Freilegung der Flugelknorpel 84

Facies scaphoidea s. Tellergesicht
Farbunterschiede bei der Transplantation von Fernlappen 383
Filmaufnahme zur Dokumentation 20
Fisteln zum Siebbein, Verschluß durch Stirnlappen 392
— zur Nasenhohle, Verschluß durch Stirnlappen 392
Fixation der Einschlusse bei der Sattelnasenplastik 187
— der korrigierten Nasenfraktur 216
— der Kunststoffplatten nach Korrektur der eingefallenen Stirn 228
— der verschmalerten knochernen Nase 69
— des Columellaspans 188
— des Nasenruckenspans 188
— des Armes an den Kopf bei Benutzung von Stiellappen vom Oberarm 384
— nach Korrektur der Schiefnase 138
Fixationsverband der Nase nach plastischen Operationen 69, 138, 444
Flach-Breitnase, Korrektur 69
Flachnase, kongenitale, Korrektur 308
Flugel s. Nasenflugel
Flugelknorpel, Anatomie 8
—, chondroplastischer Lappen nach LIPSETT 93
—, cross-hatching 91
—, Décollement 83, 85
—, Freilegung mittels Eversionsmethode 84
—, — mittels Luxationsmethode 82

Flugelknorpel, Freilegung mittels Schnittfuhrung von RÉTHI 97
—, Keilexcision 86, 90
—, Knorpelexcisionen 87
—, Korrektur beim Rhinophym 204
—, Korrektur von Form, Stellung und Große 82
—, kreuzweise Riffelung 91
—, L-formige Excision 90
—, obere Randexcisionen 88, 90, 91, 93, 94
—, Riffelung 94, 96
—, Streifenexcision 88, 89, 95
—, untere Randresektion 92
flying wing-Methode zur Korrektur der Sattelnase 147
Frasen der Haut beim Rhinophym 203
— — bei Schmutztatowierung 456
Frakturen des Nasengerustes, Diagnose 210
— —, Einteilung 208
— —, Fixation nach der Reposition 216
— — bei Kindern 441
— —, Reposition 213
fronto-temporaler Lappen zum Verschluß von Defekten an Nasenrücken und lateraler Nasenwand 395
— — zur Rekonstruktion des Nasenflugels 364
— — — der Columella 330
— — — der Nasenspitze 377
— — zur subtotalen und totalen Rekonstruktion der Nase 421

Ganzhauttransplantat s. Vollhauttransplantat
Gesichtsmaske zur Dokumentation 21
Gesichtsspalte, Korrektur der Nase bei 302
Gingivist 178
Gipsverband s. Fixation
Glabella, Rotationslappen von der, zur Deckung von Nasenruckendefekten 392
—, Verschiebelappen von der, zur Deckung von Nasenruckendefekten 387
glabellare, naso-, Grube, Auffullen der eingesunkenen 66, 228, 230
—, — —, Vertiefung der zu flachen 65
Gold als Implantationsmaterial 176, 183
Greisenalter, Indikation zu plastischen Eingriffen im 23
—, Knorpeltransplantation im 166
griechische Nase, Allgemeines 16

Hamangiome der Nase, Elektrokoagulation 438
— —, Injektionstherapie 437
— —, Strahlentherapie 437
— —, intracutane, Technik der operativen Entfernung 440
— —, subcutane kavernöse, Technik der operativen Entfernung 439
Halslappen, horizontaler, zur Rekonstruktion der Nasenspitze 381
—, schrager, zur Rekonstruktion der Nasenspitze 380

Halslappen, submentaler, zur Rekonstruktion der Nasenspitze 380
—, — — des Nasenflugels 363
—, supraclavicularer, zur Rekonstruktion der Columella 322
— zum Verschluß von Defekten der lateralen Nasenwand und des Nasenrückens 399
Hartkautschuk als Implantationsmaterial 176
Hasenschartennase, beiderseitige, Bildung des Nasenbodens 248
—, —, Hebung der Nasenspitze 250
—, —, pathologisch-anatomische Verhaltnisse 248
—, —, Primaroperation 248
—, —, Verlangerung der Columella 249
—, einseitige, Bildung des Nasenbodens 230
—, —, Erweiterung des nach Primaroperation verengten Nasenloches 233
—, —, Korrektur der Columella 231
—, —, Korrektur des Nasenflugels (Primaroperation) 231
—, —, — (Sekundaroperation) 234
—, —, pathologisch-anatomische Verhaltnisse 232
—, —, Primaroperation 230
—, —, Sekundaroperation 232
Haut der Nase, Einfluß ihrer Dicke auf die Nasenplastik 449
— —, Verfarbung nach Nasenplastik 449, 455
Heftpflasterverband der Nase nach plastischen Operationen 444
Heterotransplantation von Knorpel bei Sattelnase 153
Hibernation 31
Hockerabtragung, haßlicher Nasofrontalwinkel nach 454
—, laterale Osteotomie nach 51
—, Medianverlagerung der mobilisierten Knochenplatten nach 50, 63
— mit Bohrer 48
— mit Hobel 47
— mit Knochenzange 47
— mit maschinellen Instrumenten 47
— mit Meißel 47
— mit Sage 45
—, paramediane Osteotomie nach 62
—, transversale Osteotomie nach 58
—, Verschmälerung der Nase nach 50
Hockerbildung, Verhinderung der, bei Kindern durch Nasenformer 442
Homotransplantation von Knochen 157
— von Knorpel 152, 155
Hyperostosen nach Nasenplastik 448

Implantate im Nasenrucken 149
— —, postoperatives Ausstoßen der 451
Incisionen bei der Nasenplastik, außere 41
—, endobuccale 41
—, endonasale 41
Incisionswunde am Vestibulumrand, Naht 443
Indikation zu plastischen Eingriffen 22

indische Methode zum Ersatz und Teilersatz der Nase s. Stirnlappen
Infektionen, ortliche, nach Nasenplastik 451
infracturing 64
infrangieren 50, 64
Innenhand, Stiellappen aus der, zur Rekonstruktion der Columella 319
Insellappen zum Verschluß von Defekten der lateralen Nasenwand 396
Instrumentarium fur Nasenplastik 39
Intermediartransplantate (intermediate grafts) 385
Intubationsnarkose 34
Invaginationstechnik bei der Korrektur der Columella 102
italienische Methode zum Ersatz und Teilersatz der Nase s. Oberarm
Ivalon 180
inward fracturing 64

Juristische Fragen in der plastischen Chirurgie 25

Kallodent 177
Keloidbildung nach Nasenplastiken 455
Kieferhohlen-Wangen-Fisteln, Verschluß durch einen abdomino-brachialen Sandwichlappen 403
Kieferprofilfeld 16
Kieler Knochenspan 171
Kind, frische Nasenfraktur beim 441
—, Knorpeltransplantation beim 166
—, Nasedeformitat beim, psychische Einflusse 442
—, Nasenplastik beim 23, 440
—, Nasentumoren beim 436
—, Septumoperationen beim 119, 441
—, Verhinderung der Hockerbildung beim, durch Nasenformer 442
—, vorlaufige Unterfutterung der Stulp- oder Schrumpfnase beim 190
Kindesalter, Indikation zu plastischen Operationen 23
Knochen, gelatinisierter als Transplantat 171
—, Konservierungsmethoden 169
—, zerstuckelter, als Autotransplantat 171
Knochenbank 169
Knochenentnahme aus der Crista iliaca 167
— aus der Rippe 167
— aus der Tibia 169
Knochennahte, Anatomie 3
Knochensequester, postoperatives Ausstoßen von 451
Knochenspan, Kieler 171
Knochentransplantation, Allgemeines 155
— in die Nase, Resultate 171
Knollennase, Korrektur 99
Knorpel, zerstuckelter, als Autotransplantat 152
Knorpelbank 151
Knorpelentnahme aus der Rippe 158
Knorpelimplantate im Nasenrucken, postoperative Kolliquation 451
Knorpelspane aus der Rippe, Krummungsverhaltnisse 159, 189

Knorpelspane, zweiteilige, gegenseitige Verankerung 164
Knorpeltransplantat, Konservierung 166
—, sekundare Verkrummung 159, 189
Knorpeltransplantation bei Kindern und Greisen 166
—, Geschichtliches 150
Kolliquation, postoperative, der Knorpelimplantate im Nasenrucken 451
Komplikationen bei und nach Nasenplastik 447
Konservierungsmethoden fur Knochen 169
— fur Knorpel 166
kontinentale Durchtrennungslinie bei der lateralen Osteotomie 53
Kork als Implantationsmaterial 176
Krahennase, postoperative 94, 452
Kunststoffe, Chemie 181
—, harte, als Implantationsmaterial 176
— in Schwammform als Implantationsmaterial 180
—, weiche, als Implantationsmaterial 180
— zur Injektion 180
Kunststoff-Formen zur Fixation der Nase nach plastischen Operationen 446
Kunststoffplatten zur Hebung der Stirn nach Riedelscher Operation 227
Kunststoffspane, Herstellung 179

Lamelles inconstantes des Jacobon, Anatomie 8
Lamina perpendicularis, Anatomie 5
Lappenaustausch zur Korrektur des retrahierten Nasenflugels 345
laterale Osteotomie s. Osteotomie
Leishmanosis, Korrektur der eingesunkenen Nasenspitze mit vorderer Septumperforation bei 334
Leitungsanasthesie, Technik 38
ligne maîtresse des déviations de POTIQUET 7
Limen nasi, Anatomie 9
„Lippenbefreiende Technik" bei der Korrektur des Nasolabialwinkels 102
Lokalanasthesie der Nase, Technik 37
—, Medikamente fur die 32
Lorgnettennase, Allgemeines 14
—, Korrektur 189
Lucite 178
Lupenlampen 29
Lupus vulgaris, Nasenplastik bei 360, 376, 423, 455
Luxationsmethode zur Freilegung der Flugelknorpel 82
Lymphangiome der Nase 440
Lymphknoten, regionare, der mittleren Gesichtsregion, Anatomie 12
lytischer Cocktail 30

Matratzennaht, septo-columellare 96, 100
mediane Osteotomie s. Osteotomie, paramediane
Medianverlagerung der mobilisierten Knochenplatten bei Breitnase 68
— — — nach Hockerabtragung 50, 63
Membrana intercartilaginea, Anatomie 8

Meniscusknorpel als Homotransplantat 152
Metalle zur Implantation 183
Metallformen zur Fixation der Nase nach plastischen Operationen 445
Methacrylate 177
Mikrorhinie, kongenitale, Korrektur 309
Mißbildungen der Nase, Allgemeines 285
mixed grafts aus Ochsenknorpel und autotransplantiertem Septumknorpel 154
Monstren 285
Morbus Osler, Dermatoplastik bei 143
morcellement bonechips 171
Mundspatelnarkose 36
Mundvorhof, Zugang vom, bei Sattelnasenplastik 187
Muskeln der Nase, Anatomie 9

Nachkorrekturen nach Nasenplastiken 454
Nahttechnik in der plastischen Chirurgie 442
Narbe, besonders feine, durch Schmetterling-Heftpflastertechnik 443
Narkose, intravenose 32
—, Intubations- 34
—, Mundspatel- 36
nasal roof, syndrom of the open 50
Nase, Anatomie 2
—, Doppelbildungen der, Korrektur 295
—, Korrektur der, bei Gesichtsspalten 302
—, Physiologie 13
—, Totalverkleinerung 105
Naseaplasie, Korrektur 297
Nasenarterien, Anatomie 10, 11, 12, 13
Nasenbluten bei hereditarer Teleangektasie, Dermatoplastik 143
Nasenboden, Bildung des, bei beiderseitiger Hasenschartennase 248
—, — bei einseitiger Hasenschartennase 230
Nasenbodendefekte nach Tumorentfernung, plastische Versorgung 436
Nasendach, offenes, nach Hockerabtragung 50, 454
Nasenfissur, mediane, Korrektur 291
Nasenfisteln, mediane, Diagnose 303
—, —, Operationstechnik 304
—, —, pathologisch-anatomische Verhaltnisse 302
Nasenflugel, Ansaugen der, Korrektur 105
—, Asymmetrie der, Korrektur 96
—, freies Transplantat aus dem, zur Teilrekonstruktion der Columella 342
—, Korrektur bei einseitiger Hasenschartennase (Primaroperation) 231
—, — — (Sekundaroperation) 234
—, negroide, Korrektur 109
—, postoperative Asymmetrien nach Nasenplastik 453
—, postoperative Einziehungen nach Nasenplastik 452
—, retrahierter, Korrektur 343
—, Rekonstruktion bei gleichzeitigem Wangendefekt 343
—, — durch freies zusammengesetztes Ohrmuscheltransplantat 339
—, — durch einen fronto-temporalen Lappen 364

Nasenflugel, Rekonstruktion durch Lappen aus der Nachbarschaft 352
—, — durch einen retroaurikularen Rundstiellappen 363
—, — durch einen Septumlappen 358
—, — durch einen Sichellappen aus der Stirn 361
—, — durch einen submentalen Rundstiellappen 363
—, — durch einen Stiellappen aus dem Oberarm 366
—, — durch Stirnlappen 359
—, — durch einen Transpositionslappen aus dem Nasen-Wangenbereich 353
—, — durch einen Transpositionslappen aus der Nasolabialfalte 353, 356
—, — durch einen Transpositionslappen aus der Wange 354
—, — durch einen Verschiebelappen aus der Wange 355
—, — unter Benutzung von freien Vollhauttransplantaten 353, 356
—, Teilrekonstruktion durch ortliche Verfahren 343
—, zu dicke, Korrektur 110
—, flache, schlaffe, Korrektur 109
—, zu stark ausladende, Korrektur 108
—, zu tief ansetzende, Korrektur 108
Nasenflugelansatz, Lateralverlagerung 110
—, Medianverlagerung 110
Nasenflugelkollaps, Korrektur 105
Nasenflugelrand, postoperative Einziehung nach Nasenplastik 450
Nasenformen, Moglichkeiten der 14
Nasenformer zur Verhinderung der Hockerbildung bei Kindern 442
Nasenfrakturen bei Kindern 441
—, Diagnose 210
—, Einteilung 208
—, Fixation nach der Reposition 216
—, Reposition 213
Nasenhaut, Schleifen und Frasen der 203, 456
—, Schmutztatowierung der 456
Nasenklammern zur Fixation nach Frakturen 218
— — — nach plastischen Operationen 444
Nasenknochen, Anatomie 3
Nasenknorpel, Anatomie 7
Nasenloch, Atresie des, Korrektur 260
—, Stenose des, Korrektur 110, 260, 427
Nasenmuskeln, Anatomie 9, 10
Nasenplastik bei Kindern 23, 440
—, Geschichte 1
—, Komplikationsmoglichkeiten 447
Nasenprofil, normales 14
Nasenproportionen 16
Nasenrachen, Atresien und Stenosen des, Korrektur 276
— -Dilatator 280
— -Obturator 277
Nasenrucken, Deckung von Defekten durch freie Vollhauttransplantate 385
—, — — durch Rotationslappen von der Glabella 392

Nasenrucken, Deckung von Defekten durch Verschiebelappen von der Glabella 387
—, postoperative Kolliquation der Knorpelimplantate im 451
—, Verschluß von Defekten durch fronto-temporalen Lappen 395
—, — — durch Transpositionslappen aus der Wange 389
Nasenruckenimplantate, postoperatives Ausstoßen 451
Nasenruckenspan, Fixation 188
Nasenscheidewand s. Septum
Nasenspalte, laterale 296
—, mediane, s. Doggennase
Nasenspitze, Anheben der 77
—, Erhohung der 97, 101
—, flache, breite, Korrektur 98, 111
—, hangende, Korrektur 81
—, Hebung bei beiderseitiger Hasenschartennase 250
—, — mittels caterpillar flap 251, 372
—, — mittels Transpositionslappen aus den Nasolabialfalten 334
—, Modellierung aus dem Rundstiellappen beim Totalersatz der Nase 426
—, postoperative Prominenz 453
—, — Sattelbildung knapp oberhalb der 452
—, — Senkung nach Nasenplastik 81, 102, 450
—, — Vorwolbung knapp oberhalb der 451
—, Reimplantation der, nach vollstandiger Abtrennung 384
—, Rekonstruktion durch freies zusammengesetztes Ohrmuscheltransplantat 335
—, — durch einen fronto-temporalen Lappen 377
—, — durch einen horizontalen Rundstiellappen vom Hals 381
—, — durch Lappen aus der Nachbarschaft 369
—, — durch einen Lappen vom Unterarm 382
—, — durch einen Rundstiellappen vom Oberarm 382
—, — durch einen schragen Rundstiellappen vom Hals 380
—, — durch einen Stiellappen aus der Tabatière 382
—, — durch einen Stirnlappen 373
—, — durch Transpositionslappen aus der Nasolabialfalte 373
—, — durch einen Transpositionslappen aus der Wange 372
—, — durch Visierlappen 382
—, — im Schnellverfahren ohne Innenauskleidung 372
—, — unter Benutzung von freien Vollhauttransplantaten 369
—, Verschmalerung der 196
Nasenspitzenkorrektur, Gefahren der 103
Nasenspitzenplastiken 76
Nasenspitzenwinkel 17
Nasenstutzapparat 218

Nasentumoren, Operation bei Kindern 436
—, Zugangswege und plastische Versorgung 432
Nasenvenen, Anatomie 10
Nasenverkurzung, rotierende Hebung des unteren Knorpelgewolbes zur 77
Nasenwand, laterale-, Deckung von Defekten durch freie Vollhauttransplantate 385
—, —, Defektverschluß durch abdominobrachialen Sandwichlappen 403
—, —, — durch Insellappen 396
—, —, — durch Rotationslappen aus der Wange 387
—, —, — durch Rundstiellappen 399
—, —, — durch Septumlappen 396
—, —, — durch Stirnlappen 392
—, —, — durch Verschiebelappen aus der Wange 387
—, obere laterale, Defektverschluß durch fronto-temporalen Lappen 395
Nasenwinkel 17
Nasenwurzel, Verschluß von perforierenden Defekten durch Stirnlappen 392
Naso-Frontalwinkel, haßlicher, nach Hockerabtragung 454
naso-glabellare Grube, Auffullen der 66
— —, Vertiefung der 65
Nasolabialfalte, Lappen aus der, zur Rekonstruktion der Columella 333
—, Transpositionslappen aus der, zur Rekonstruktion der Nasenspitze 373
—, — — des Nasenflugels 353, 356
Nasolabialwinkel, Allgemeines 18
—, Korrektur 79, 100, 116
—, zu spitzer, Korrektur 100, 116
—, zu stumpfer, Korrektur 100, 116
nasomaxillary epithelial inlay bei Schrumpfnase und Tellergesicht 198
naso-pharyngeale Stenosen und Atresien, Korrektur 276
Nebenhohlentumoren, Zugangswege 434
negroide Nase, Korrektur 109
nervose Versorgung der Nase 12, 37
nez chirurgical 452
notch, congenital, Korrektur 297

Oberarm, Lappen vom, geschichtliche Entwicklung 1, 404
—, Rundstiellappen vom, zur Deckung von Defekten der lateralen Nasenwand und des Nasenruckens 399
—, — zur Rekonstruktion der Columella 320
—, — — der Nasenspitze 382
—, Stiellappen vom, zur Rekonstruktion des Nasenflugels 366
—, — zur subtotalen und totalen Rekonstruktion der Nase 418
Oberflachenanaesthesie 32
Ödembildung, postoperative 33
Ohrknorpeltransplantat bei Sattelnase 151
Ohrlappchen, freie Transplantate aus dem 341

Ohrmuscheltransplantate, freie zusammengesetzte, Entnahmetechnik 336
—, — —, Ergebnisse 341
—, — —, geschichtliche Entwicklung 334
—, — —, Indikation zur Transplantation 336
—, — —, Technik beim Einnahen 339
—, — —, Untersuchungen uber die Einheilung 334
—, — —, Verbandstechnik 341
—, — —, Versorgung der Entnahmestelle 337
—, — —, zur Korrektur der beiderseitigen Hasenschartennase 255
—, zweiteilige Haut-Knorpeltransplantate 341, 361
open nasal roof nach Hockerabtragung 50, 454
Operationsgefahren, allgemeine, bei plastischen Operationen 447
Operationslampen 27
Operationsmikroskop 29
Operationsraum 26
Ossa nasalia, Anatomie 3
— — accessoria, Anatomie 3
os sous-vomérien, Anatomie 8
Osteotomie, laterale, anglo-amerikanische und kontinentale Durchtrennungslinie 53
—, —, bei Breitnase 68
—, —, bei knocherner Schiefnase 137
—, —, bei Schmalnase 75
—, —, bei Totalverkleinerung der Nase 105
—, —, mit dem automatischen Hammer 55
—, —, mit dem Fissurenbohrer 57
—, —, mit dem Meißel 54
—, —, mit der elektrischen Frase 56
—, —, mit der elektrischen Pendelsage 56
—, —, mit der elektrischen Sage 55
—, —, mit der Sage 51
—, —, nach Hockerabtragung 51
—, paramediane, bei Breitnase 68
—, —, bei knocherner Schiefnase 137
—, —, bei Schmalnase 75
—, —, nach Hockerabtragung 62
—, transversale, bei Breitnase 68
—, —, bei knocherner Schiefnase 137
—, —, bei Schmalnase 75
—, —, bei Totalverkleinerung der Nase 105
—, —, falsche Bruchlinie nach 65, 454
—, —, nach Hockerabtragung 58
—, —, Spornbildung bei falscher Bruchlinie 65, 454
overlapping technique 78
Ozaena, Breitnase bei, Korrektur 70

Paladon 178
Palapont 178
Palavit 178, 180
Papageiennase, postoperative 451
Paraffinom 175, 457
Paraffin zur Unterfutterung 174
Paramediane Osteotomie s. Osteotomie
Perforationen der Haut uber implantierten Nasenspanen 451

Perforationen, multiple, in Nasenspanen 178, 187
Periostitis nach Nasenplastik 448
Perspex 178
pharyngeale, naso-, Atresien und Stenosen, Korrektur 276
Photographie zur Dokumentation 18
Photometer 18
Physiognomie, Bedeutung der, fur die Indikation zur Nasenplastik 448
Physiologie der Nase 13
pinched nose 452
Plastupulat 180
Plattnase, negroide, Korrektur 109
Plexiglas 178
Polyathylen 177
Polyvinylchlorid 180
postoperative Komplikationen nach Nasenplastiken 448
Pramedikation bei plastischen Operationen 30
Proboscis lateralis, Korrektur 298
Processus frontalis maxillae, Anatomie 5
Profil mit doppelter Abwinkelung 92
Profilometer 17
Profiloskop 20
Profilwinkel, Allgemeines 17
Proportionen der Nase 16
Prothesen der Nase s. Epithesen
—, endonasale bei Schrumpfnase und Tellergesicht 198
psychische Vorbereitung in der plastischen Chirurgie 25
Psychopathie und plastische Chirurgie 23

Regional aesthetic unit 414
Reimplantation der Nasenspitze nach vollstandiger Abtrennung 384
— von Knorpel in das Septum 129
Rekonstruktion der Nase, subtotale und totale, Bildung der Innenauskleidung 410, 413, 424
— —, subtotale und totale, Einnahen des Rundstiellappens 423, 425
— —, subtotale und totale, durch frontotemporale Lappen 421
— —, subtotale und totale, durch Rundstiellappen vom Korper 421
— —, subtotale und totale, durch Rundstiellappen vom Oberarm 418
— —, subtotale und totale, durch Stirnlappen 408
— —, subtotale und totale, durch Visierlappen 419
— —, subtotale und totale, Versteifung des Hautlappens 409
Retentionsapparate, endonasale, bei Schrumpfnase und Tellergesicht 198
Retentionsverband s. Fixation
retrahierter Nasenflugel, Korrektur 343
retroauricularer Rundstiellappen zum Transport von composite grafts 364
— — zur Rekonstruktion der Nasenspitze 380
— — — des Nasenflugels 363

Rhinophym, Korrektur des, Geschichtliches 200
—, Korrektur der Flugelknorpel beim 204
—, kreuzformige Excision 205
—, oberflachliche Decortication 202
—, Schleifen und Frasen der Haut 203
—, subcutane Exstirpation 204
—, tiefe Decortication 203
Rhinorrhoe, plastischer Verschluß der Durafisteln 223
Rhinotomie, laterale, bei Nasen- und Nebenhohlentumoren 435
Riedelsche Stirnhohlenoperation, Korrektur nach 226
Riffelung des Dreiecksknorpels 103
— des Flugelknorpels 94, 96
—, kreuzweise, bei Septumplastiken 125
—, — des Flugelknorpels 91
—, — des Septumknorpels 133
Rippenknorpel, Entnahme fur die Spantransplantation 158, 161
Rippenknorpelspane, ausbalancierte Schnitte 161
romische Nase, Allgemeines 16
Rontgenaufnahme zur Dokumentation 20
Rontgenkinematographie zur Dokumentation 21
Rotationslappen von der Stirn zur Deckung von Nasenwurzeldefekten 392
— von der Wange zur Deckung von Defekten der lateralen Nasenwand 387
rotierende Hebung des unteren Knorpelgewolbes zur Nasenverkurzung 77
Rundstiellappen, Abtrennen der Basis der 425
—, acromio-clavicularer, zur Rekonstruktion der Nasenspitze 380
—, Breite des, bei der subtotalen und totalen Rekonstruktion der Nase 427
—, entfetteter, zur subtotalen und totalen Rekonstruktion der Nase 428
—, fronto-temporale, zur subtotalen Rekonstruktion der Nase 421
—, fronto-temporaler, zur Deckung von perforierenden Defekten der lateralen Nasenwand 395
—, — zur Rekonstruktion der Columella 330
—, — — der Nasenspitze 377
—, — — des Nasenflügels 364
—, horizontaler, vom Hals zur Rekonstruktion der Nasenspitze 381
—, medianer, von der Stirn zur Rekonstruktion der Columella 322
—, — — zur Rekonstruktion der Nasenspitze 376
—, retroauricularer, zum Transport von composite grafts 364
—, — zur Rekonstruktion der Nasenspitze 380
—, — — des Nasenflügels 363
—, schrager, vom Hals zur Rekonstruktion der Nasenspitze 380
—, sichelformiger, von der Stirn zur Rekonstruktion der Columella 329
—, — — zur Rekonstruktion der Nasenspitze 379

Rundstiellappen, sichelformiger, von der Stirn zur Rekonstruktion des Nasenflugels 361
—, supraclavicularer, zur Rekonstruktion der Columella 322
—, submentaler zur Rekonstruktion der Nasenspitze 380
—, — — des Nasenflugels 363
— vom Korper zur Deckung von perforierenden Defekten der lateralen Nasenwand 400
— — zur Rekonstruktion der Columella 319
— — zur subtotalen und totalen Rekonstruktion der Nase 421
— vom Mundvorhof zur Rekonstruktion der Columella 317
— vom Nasenvorhof zur Rekonstruktion der Columella 318
— vom Oberarm zur Deckung von perforierenden Defekten der lateralen Nasenwand 400
— — zur Rekonstruktion der Columella 320
— — — der Nasenspitze 382
— — — des Nasenflügels 366
— vom Unterarm zur Rekonstruktion der Nasenspitze 382
— von der Nasolabialfalte zur Rekonstruktion der Columella 314
— von der Stirn zur Deckung von perforierenden Defekten der lateralen Nasenwand 401

Sandwichlappen, abdomino-brachialer, zur Deckung von großen Nasen-Wangendefekten 403
Sattelnase, Allgemeines 14
—, behinderte Nasenatmung durch 145
—, durch Schrumpfung nach Septumabsceß 154
—, Fixation der Einschlusse 187
—, gleichzeitige Korrektur anderer Formfehler 145
—, Incisionen fur die Einschlußplastik 185
—, Korrektur mit alloplastischem Material 174
—, — mit Dermalappen 174
—, — mit Dreiecksknorpel 148
—, — mit Einschlüssen 149
—, — mit Flugelknorpel 146
—, — mit Meniscusknorpel 152
—, — mit naseneigenem Gewebe 145
—, — mit Ohrmuschelknorpel 151
—, — mit Septumknorpel 145
—, — mit zerstückeltem Knorpel 152
—, leichte, Korrektur durch Raffnaht 148
—, Pseudo- 145
—, Ursachen 144
scalping forehead flap zum Ersatz der Nase 415
Schafsnase bei beiderseitiger Hasenscharte 248
Schiefnase, knocherne und knorpelige, Korrektur 137
—, Septumkorrekturen bei 120
Schiefstand der Columella, Korrektur 115

Schizophrenie und plastische Chirurgie 23, 25
Schizorhinie s. Doggennase
Schleifen der Haut beim Rhinophym 203
— —, Technik 456
Schmalnase, Korrektur 74
Schmetterling-Heftpflastertechnik für gute Narbenbildung 443
Schnellverfahren zur Rekonstruktion der Nasenspitze ohne Innenauskleidung 372
Schnittführung s. a. Incisionen
Schnittführung zum RÉTHI zur Freilegung der Flügelknorpel 97
Schnittwunden, Versorgung von frischen 206
Schockgefahr bei plastischen Operationen 31
Schrumpfnase, Korrektur 189
—, starke, endonasale Prothesen und Retentionsapparate 198
—, vorläufige Unterfütterung bei Kindern 190
Schrumpfungssattel nach Septumabsceß 154
Schüsselgesicht s. Tellergesicht
Schutzdach für Bohrer und Frasen 57
„Schwaches Dreieck" (CONVERSE) 9
Schwellung, postoperative, bei Nasenplastiken 448, 449, 450
semitische Nase, Allgemeines 16
septo-columellare Matratzennaht 96
Septum, Anatomie 5, 7, 8
—, aktive Wachstumszone 8
—, Dermatoplastik am, bei hereditärer Teleangektasie 143
—, Knorpelexcisionen am, bei Nasenspitzenplastiken 77
—, Subluxatio des 120, 124
—, Stützfunktion des 129
Septumabsceß, Schrumpfungssattel nach 154
Septumaplasie, kongenitale, Korrektur 309
Septumchirurgie, Entwicklung der 119
Septumdeformitäten, traumatische, Korrektur 134
Septumhämatome, frische, Versorgung 207
—, Schrumpfungssattel nach 154
Septumkante, Resektion der unteren 79
—, — der vorderen 79
Septumknorpel, cross-hatching des 133
—, Luxation und Subluxation des, Korrektur 135
Septumkorrekturen bei Schiefnase 120
Septumlappen zum Verschluß von Defekten der lateralen Nasenwand 396
— zur Teilrekonstruktion des Nasenflügels 358
Septumoperationen bei Kindern 119, 441
— und Nasenplastik 117
Septumperforationen, Verschluß 140
Septumplastik mittels cross-hatching 125
— mittels Reimplantation von Knorpel 129
— mittels swing-door-Methode 124
— mittels swinging-door-Methode 127
Septumresektion, submuköse, nach KILLIAN 120
Septumsteg s. Columella
Sesamknorpel, Anatomie 9
Sichellappen aus der Stirn zur Rekonstruktion des Nasenflügels 361

Sichellappen, großer, aus der Stirn zum Ersatz der Nase 414
sickle flap 361
Silastic 181
Silber als Implantationsmaterial 183
Sinus cavernosus 10
Spina nasalis ant., Anatomie 5
— — —, vorspringende, Korrektur 80, 100, 116
spitze Nase, Allgemeines 14
Spongiosaknochenplatte, Entnahme 168
Spornbildung bei falscher Bruchlinie nach transversaler Osteotomie 65
Stahl als Implantationsmaterial 183
Stentsverband der Nase zur Fixation nach plastischen Operationen 445
Stenosen am Übergang vom Vestibulum zum Cavum nasi, Korrektur 262
— der vorderen Commissur des Naseneingangs, Korrektur 260
— des Nasenlochs, Korrektur 260, 427
— und Atresien der Nase auf längerer Strecke, Korrektur 263
— — —, pathologische Anatomie 259
— — —, vordere membranöse, Korrektur 260
— — —, Zeitpunkt der Operation 259
— —, naso-pharyngeale, Korrektur 276
Stenosering, postoperativer, zwischen Vestibulum und Nasenhöhle 454
stenosierende Mißbildungen der Nase bei Kindern, Zeitpunkt der Operation 259, 269, 441
sternaler Rundstiellappen für die subtotale und totale Rekonstruktion der Nase 422
Stiellappen s. Oberarm, Rundstiellappen, Tabatière, Unterarm
Stirn, eingefallene, nach Riedelscher Operation, Korrektur 226
Stirnhöhlenoperation nach RIEDEL, Korrektur nach 226
Stirnlampe 27
Stirnlappen, geschichtliche Entwicklung 1, 404
— zum Verschluß von Defekten von Nasenrücken und lateraler Nasenwand 392
— zur Rekonstruktion der Columella 322
— — der Nasenspitze 373
— — des Nasenflügels 359
— zur subtotalen und totalen Rekonstruktion der Nase 408
Stirnlappenplastik bei Stülp- oder Schrumpfnase 194
Stirnnasenwinkel 17
Strangbildung in der Nase 309
Strömungsverhältnisse in der Nase 13
Stülpnase, Korrektur 189
—, vorläufige Unterfütterung bei Kindern 190
subluxatio septi 120, 124
submentaler Rundstiellappen zur Rekonstruktion der Nasenspitze 380
— — — des Nasenflügels 363
Sulcus praelacrimalis, Anatomie 5

„superficial temporal artery flap" zur Rekonstruktion der Columella 329
supraclavicularer Rundstiellappen zur Rekonstruktion der Columella 322
Supramid 179
Sutura internasalis, Anatomie 3
— nasofrontalis, Anatomie 3
— nasomaxillaris, Anatomie 5
swing-door-Methode bei Septumschiefstand 124
swinging-door-Methode bei Septumschiefstand 127
Synechien, postoperative, zwischen Septum und lateraler Nasenwand 453

Tabatière, Stiellappen aus der, zur Rekonstruktion der Columella 319
—, —, — der Nasenspitze 382
Tatowierung der Nasenhaut, Ersatz durch freie Vollhauttransplantate 385
Tatowierungsmethoden nach der Transplantation von Fernlappen 383
Tamponade der Nasenhohle nach plastischen Operationen 443
Tantal bzw. Tantalum 183
Teleangiektasie, hereditare, Dermatoplastik 143
Tellergesicht, endonasale Prothesen und Retentionsapparate 198
—, Korrektur 116, 189
Thierschsche Transplantate 385
Tibia, Knochenentnahme 169
Totalersatz der Nase s. Rekonstruktion, subtotale und totale, der Nase
total reduction der Nase 105
Totalverkleinerung der Nase 105
Transfixion 44
—, Hemi- 131
Transfixionsnaht, schlechte Adaptierung 152
Transfixionswunde, Naht 443
Transplantation, freie, aus dem Nasenflugel s. Nasenflugel, freies Transplantat aus dem
—, — aus der Ohrmuschel s. Ohrmuscheltransplantate
—. — von Dermalappen s. Dermalappen
—. — von Haut s. Dermatomlappen, Ganzhauttransplantate, Intermediartransplantate, Ohrlappchentransplantate, Thierschsche Transplantate, Vollhauttransplantate
—, — von Knochen s. Knochen
—, — von Knorpel s. Knorpel
— von Fernlappen s. Rundstiellappen, Sandwichlappen, Stiellappen
— von Fernlappen, Farbunterschiede 383
Transpositionslappen von den Nasolabialfalten zur Bildung der Innenauskleidung bei der subtotalen und totalen Rekonstruktion der Nase 412
— — zur Korrektur der eingesunkenen Nasenspitze 334
— — zur Rekonstruktion der Nasenspitze im sog. Schnellverfahren 372
— — — des Nasenflugels 352, 356

Transpositionslappen von der Oberlippe zur Rekonstruktion der Columella 310, 334
— von der Stirn zur Deckung von Defekten des Nasenruckens und der lateralen Nasenwand 392
— — zur subtotalen und totalen Rekonstruktion der Nase 408
— von der Wange zur Deckung von Nasenruckendefekten 389
— — zur Rekonstruktion der Columella 314
— — — der Nasenspitze 372
— — — des Nasenflugels 352
transversale Osteotomie s. Osteotomie
Trauma der Nase nach Nasenplastik 449
Tumoren, oberflachliche, der Nase, Defektdeckung 433
—, subcutane, der Nase, Entfernung mittels Decortikationsmethode 433
—, tiefergreifende, der Nase, Verschluß des Nasendefekts 433
— der Nase und der Nebenhohlen, Zugangswege 434
— des Nasenbodens, Versorgung der Defekte 436
Tunnelierung der Haut bei der Columellarekonstruktion durch einen frontotemporalen Lappen 331
— — bei der Nasenspitzenrekonstruktion durch einen Stirnlappen 375

Ulcera der Nasenhaut durch den Druck des Verbandes nach Nasenplastik 450
Unterarm, Stiellappen vom, zur Rekonstruktion der Nasenspitze 382
up and down flap aus der Stirn zum Totalersatz der Nase 413

Venen der Nase, Anatomie 10
Verbandstechnik bei Verwendung von composite grafts 341
— nach plastischen Operationen s. auch Fixation
Verfarbung, blauliche oder rotliche, der Nasenhaut nach Nasenplastik 449
Verkurzung der Columella 112
— der Nase s. Totalverkleinerung der Nase
Verlangerung der Columella 113
Verletzungen, alte, der Weichteilnase 208
—, frische, der knochernen Nase s. Frakturen
—, — der Weichteilnase 206
Verschiebelappen von der Glabella zur Deckung von Nasenruckendefekten 387
— von der Wange zur Deckung von Defekten der lateralen Nasenwand 387
— — zur Rekonstruktion des Nasenflugels 363
Verschiebelappenplastik bei Stulp- oder Schrumpfnase 190
— zur Korrektur des retrahierten Nasenflugels 345, 349
Verschiebeplastik auf der Stirn zur Deckung der Entnahmeflache von Stirnlappen 327
Verschmalerung der Columella 102, 110
— der isolierten knochernen Breitnase 67
— der Nase, Fixation nach 69

Verschmalerung der Nase nach Hockerabtragung 50
— der Nasenspitze 97
Vestibulumhaut, Gefahren der Resektion bei der Nasenplastik 452
Vestibulum nasi, narbige Adhasionen im, nach Nasenplastik 453
Visierlappen zur Rekonstruktion der Nasenspitze 382
— zur subtotalen und totalen Rekonstruktion der Nase 419
Visierlappenmechanismus nach FOMON 78
Vitallium 183
Vivosil 181
Vollhauttransplantat, freies bei der Rekonstruktion der Nasenspitze 369
—, — — des Nasenflugels 350, 353, 355, 356
—, — — zur Deckung von Defekten an Nasenrucken und lateraler Nasenwand 385
vorgebildete Nasenform im Ende eines Rundstiellappens 430

Wange, Rotationslappen aus der, zur Deckung von Defekten der lateralen Nasenwand 387

Wange, Transpositionslappen aus der, zur Deckung von Defekten der lateralen Nasenwand 389
—, — zur Rekonstruktion der Nasenspitze 372
—, — — des Nasenflugels 354
—, Verschiebelappen aus der, zur Rekonstruktion des Nasenflugels 355
—, — zum Verschluß von Defekten der lateralen Nasenwand 387
—, Verschluß von großen perforierenden Defekten durch einen abdomino-brachialen Sandwichlappen 403
Wangendefekt, Rekonstruktion des, bei angrenzendem Nasenflugeldefekt 343
„weiches Dreieck" (CONVERSE) 9
Wiedereinheilung abgetrennter Nasenteile 207
Winkelspane, Entnahme aus der Rippe 161
Winkelstenosen am Naseneingang, Korrektur 260

Zone active principale de croissance 8

MIX
Papier aus verantwortungsvollen Quellen
Paper from responsible sources
FSC® C105338

If you have any concerns about our products,
you can contact us on
ProductSafety@springernature.com

In case Publisher is established outside the EU,
the EU authorized representative is:
**Springer Nature Customer Service Center GmbH
Europaplatz 3, 69115 Heidelberg, Germany**

Printed by Libri Plureos GmbH
in Hamburg, Germany